A. M. Raem  R.W. Braun  H. Fenger  W. Michaelis
S. Nikol  S.F. Winter  (Hrsg.)

# Gen-Medizin

Springer-Verlag Berlin Heidelberg GmbH

A. M. Raem   R. W. Braun   H. Fenger
W. Michaelis   S. Nikol   S. F. Winter (Hrsg.)

# Gen-Medizin

## Eine Bestandsaufnahme

Mit Geleitworten von
E.-L. Winnacker, E.-G. Afting, J. Maurer und H. Lehrach

Mit 95 Abbildungen und 50 Tabellen

Springer

Arnold Maria Raem
Hasenbusch 27
48159 Münster

Hermann Fenger
Hedwigstraße 12
48149 Münster

Sigrid Nikol
Medizinische Klinik I
Klinikum Großhadern
Ludwig-Maximilians-
Universität München
Marchioninistraße 15
81377 München

Rüdiger W. Braun
Labor Prof. Enders & Partner
Rosenbergstraße 85
70193 Stuttgart

Wolfgang Michaelis
Universität Augsburg
Universitätsstraße 10
86159 Augsburg

Stefan F. Winter
Bundesärztekammer
Dezernat VI
(Wissenschaft und Forschung)
Herbert-Lewin-Straße 1
50931 Köln

In Kooperation mit der Arbeitsgruppe „Gesundheit Kontrovers". Eine Idee der Stadt Augsburg, der Universität Augsburg und des Zentralklinikums Augsburg.

ISBN 978-3-642-63152-8

Die Deutsche Bibliothek - CIP-Einheitsaufnahme
Gen-Medizin: eine Bestandsaufnahme / Hrsg.: Arnold Maria Raem....

ISBN 978-3-642-63152-8 ISBN 978-3-642-56818-3 (eBook)
DOI 10.1007/978-3-642-56818-3



Herstellung: PRO EDIT GmbH, Heidelberg
Umschlagabbildung: klick-design, Münster (www.klick-design.de)
Umschlaggestaltung: design & production, Heidelberg
Gedruckt auf säurefreiem Papier SPIN 10683410 27/3130 Di - 5 4 3 2 1 0

*„Nichts auf der Welt ist so mächtig wie eine Idee, deren Zeit gekommen ist“*

*Victor Hugo*

# Geleitwort

In der Medizin hat es in diesem Jahrhundert eine Reihe von Revolutionen gegeben, darunter die Entdeckung des blutzuckersenkenden Hormons Insulin, die Entdeckung des Penicillins, die Impfung gegen die Kinderlähmung oder die Einführung der Organtransplantation. Eine Entdeckung, die unverdientermaßen vielleicht gar nicht diese Aufmerksamkeit erregt hat, war die Aufklärung der Sequenz des Genoms eines Bakteriums vor knapp fünf Jahren. Damit war zweierlei gezeigt: Zum einen, daß einfache, autonome Lebewesen ein Minimum von knapp 2.000 Genen zum Leben brauchen, zum zweiten, daß es eben heute möglich ist, nicht nur den Informationsgehalt einzelner Gene zu identifizieren, sondern den ganzer Genome. Inzwischen ist die Genomkarawane weitergefahren. Heute sind nicht nur die Genome von Einzellern, wie eben Bakterien und Hefen, sondern auch von vielfachen Vielzellern, wie der Fadenwurm und der Taufliege Drosophila bekannt. In diesen Organismen steigt die Größe des Genoms kontinuierlich an, von ca. 6.000 Genen bei der Hefe bis zu gut 19.000 beim ersten Vielzeller, dessen Genomsequenz abgeschlossen wurde, dem erwähnten Fadenwurm. Bis Ende 2003 wird mit dem Abschluß des menschlichen Genoms gerechnet, dessen Größe auf etwa 80.000 bis 100.000 Gene geschätzt wird. Warum ist das interessant und warum verdient diese Einsicht das Attribut Revolution? Weil es nicht nur neue Wege zum Verständnis der Entwicklung von Lebewesen aufzeigt, sondern weil es auch die Aufklärung der Ursachen vieler Volkskrankheiten ermöglicht. Während die klassische Gentechnik Voraussetzungen für die Untersuchung der monogenen Erbkrankheiten schuf, deren molekulare Ursachen inzwischen fast ausnahmslos aufgeklärt sind, lassen sich vor dem Hintergrund des Wissens um die Genome auch solche Krankheiten angehen, die auf dem Ausfall mehrerer Gene gleichzeitig beruhen. Dies betrifft den Krebs, Herz-Kreislauferkrankungen und sogar bislang so unverstandene Krankheiten wie die Epilepsie und die Schizophrenie. Mit der Kenntnis der Ursachen von Krankheiten wird auch die Aussicht auf Therapien realistischer. Die genetischen Therapien befinden sich allerdings meist erst im Anfangsstadium ihrer Entwicklung. Im vorliegenden Handbuch wird hierauf an vielen Stellen eingegangen. Wie viele andere neuen Entwicklungen sind auch die Genomtechniken von den Ängsten vieler Mitmenschen begleitet. Diese Ängste müssen ernst genommen werden, gerade auch weil sie durch ethisch-moralische Bedenken hervorgerufen sind. Es geht in erster Linie um das Menschenbild, was hinter dem Eingriff des Menschen in seine eigene Natur steht oder stehen müßte. Am Beispiel der neuen diagnostischen Möglichkeiten läßt sich diese Problematik gut verdeutlichen. So lassen sich heute angesichts des schnellen Fortganges der Genomprojekte Krankheiten diagnostizieren, die nicht heilbar sind. Damit wird die Frage nach dem Recht auf Nichtwissen aufgeworfen. Oder die Tatsache, daß wegen des genetischen Generationsvertrages bei der Diagnose eines defekten Gens nicht nur die einzelne Person betroffen ist, sondern alle anderen Familienmitglieder auch. Schließlich sind Kranken- und Lebensversicherer an diesen Informationen interessiert. Es gilt also, in diesen und anderen Einsätzen moderner Genomtechnologie immer wieder auf die Einhaltung der Menschenrechte, der Menschenwürde oder dem Recht auf Leben zu drängen. Auch darauf wird in diesem Buch hingewiesen, zusammen mit Bemerkungen zu den juristischen Fragen, die der Umgang mit den Genomen aufwirft. Die Wissenschaft hat sich dieser Problematik schon in der Vergangenheit gewidmet und wird es auch in Zukunft tun. Ihre Maxime lautet, daß die Genetik dem Menschen und nicht dieser der Genetik zu dienen hat.

Bonn, August 2000 E.-L. Winnacker

# Geleitwort

Die Menschheit steht im gerade begonnenen Jahrtausend vor großen Herausforderungen und Aufgaben. In den Ländern der dritten Welt wächst die Weltbevölkerung weiterhin stetig, während sie in der industriellen Welt zunehmend überaltert. Für diese wachsende und zunehmend ins höhere Lebensalter kommende Weltbevölkerung muß in den bevorstehenden Jahrzehnten eine adäquate medizinische Versorgung und eine ausreichende Ernährung sichergestellt werden.

In der Medizin sind trotz aller wissenschaftlichen Erfolge im vergangenen 20. Jahrhundert auch heute noch nur ein Drittel aller bekannten Erkrankungen ursächlich heilbar. Zwei Drittel aller Krankheiten entziehen sich auch heute noch einer direkten medizinischen Therapie; nur Krankheitssymptome lassen sich lindern, auf Heilung oder fortschreitenden Krankheitsprozess hat die heutige Therapie noch keinen direkten Einfluß. Das gilt vor allem für die großen Volkskrankheiten, wie Herz-Kreislauf- und Tumor-Erkrankungen, an denen die meisten Menschen in den Industriestaaten versterben.

Auch die Diagnostik benötigt in vielen Krankheitsfeldern eine höhere Sensitivität, um Krankheitsprozesse früh- und rechtzeitig erkennen zu können. Im Bereich der soliden Tumor-Erkrankungen lassen sich Primärtumoren heute erst sicher erkennen, wenn sie etwa Kirschkerngröße erreicht haben und dann schon aus vielen Millionen Zellen bestehen, die das Immunsystem unterlaufen und vielfach schon Metastasen gebildet haben. Eine wirksame und heilende Therapie ist dann außerordentlich erschwert.

Vor allem die großen naturwissenschaftlichen Durchbrüche haben in den vergangenen Jahrhunderten die Medizin befruchtet und sich segensreich auf Diagnose und Therapie ausgewirkt. Das gilt für physikalische Erkenntnisse wie z.B. die Entdeckung der Röntgenstrahlen durch Konrad Röntgen im 19. Jahrhundert ebenso wie für biologische Erkenntnisse wie die Entdeckung des Herz-Kreislaufsystems durch William Harvey im 17. Jahrhundert oder die Etablierung der zellulären Pathologie durch Rudolf Virchow im 19. Jahrhundert.

Zwei bahnbrechende Erkenntnisse der vergangenen Jahrzehnte werden jedoch auf die Medizin der kommenden Jahre einen besonders prägenden Einfluß haben:

- die Herstellung und gezielte Anwendung von monoklonalen Antikörpern in Diagnose und Therapie,
- sowie die Anwendung der Gentechnik auf diagnostische und therapeutische Fragestellungen und Ansätze.

Beide Techniken, vor allem die Gentechnik, bieten die Chance, die Anzahl der unbehandelbaren Krankheiten in den nächsten Jahrzehnten entscheidend zu reduzieren.

Nach vorsichtiger Schätzung der WHO wird die Welt im Jahre 2025 von etwa 9 Milliarden Menschen bewohnt sein. Um diese Menschen zu ernähren, wird die Nahrungsmittelproduktion von heute $5 \times 10^{15}$ Kalorien pro Jahr auf $11 \times 10^{15}$ Kalorien pro Jahr ansteigen müssen. Bei allem geschätzen Fortschritt in Dünge-, Bewässerungs- und Pflanzenschutztechnik in den kommenden 25 Jahren wird ohne verantwortungsvollen Einsatz der Gentechnik dieses Ziel nach Einschätzung von Ernährungsexperten nicht zu erreichen sein. Man schätzt, daß der Einsatz der Gentechnik einen Mehrwert von etwa $2{,}5 \times 10^{15}$ Kilokalorien pro Jahr beitragen wird.

Die Gentechnik ist wegen ihrer besonders breiten und an die Grundlagen des Lebens herangehenden Prinzipien verständlicherweise in eine leidenschaftliche öffentliche Diskussion geraten. Emotio und Ratio kämpfen miteinander und erschweren häufig eine ausgewogenen Annäherung an dieses komplexe Thema.

Der große Maler Max Beckmann hat einen bemerkenswerten Satz im Jahre 1947 in sein Tagebuch geschrieben: Viele Spiegel sind notwendig, um hinter die Spiegel zu sehen. Auch in der Diskussion um die Gentechnik und ihrer Anwendung in der Medizin sollte man sich nicht durch einen Spiegel verblenden lassen und sich in Spiegelfechterei ergehen. Man sollte sich mit verschiedenen Perspektiv-Spiegeln ausrüsten, um hinter die Gentechnik, ihre verantwortungsvolle Anwendung und ihre ethischen Grenzen zu sehen.

Das vorliegende Buch möge hierzu einen grundlegenden, stimulierenden und zur Nachdenklichkeit anregenden Beitrag liefern.

München, August 2000 E.-G. Afting

# Geleitwort

Es herrschen unruhige Zeiten in der Biologie und Medizin. Allerorten wird von einer Revolution gesprochen, ausgelöst durch die bevorstehende vollständige Entschlüsselung des menschlichen Erbmaterials. Und tatsächlich: Die baldige Kenntnis der genetischen Blaupause des Menschen sowie ihrer Bedeutung für Gesundheit und Krankheit ist gegenwärtig dabei, weite Bereiche der Medizin grundlegend zu verändern.

Wir sind technologisch nun erstmals fähig, einen Organismus – auch den Menschen – in seiner Gesamtheit zu begreifen, in dem wir all seine Gene mit möglichst vielen Methoden analysieren, ihre Funktion, Regulation und Wechselwirkung kennen lernen und so langfristig in die Lage versetzt werden, Krankheiten als Störungen in einem extrem komplizierten Netzwerk zu begreifen, das dadurch therapeutisch auch gezielt beeinflusst werden kann. Um dieses Wissen zu erlangen, war es notwendig, in der biomedizinischen Forschung neue Herangehensweisen zu etablieren. Denn durch die extreme Größe und Komplexität des menschlichen Genoms versetzt uns nur eine weitgehend automatisierte Datenproduktion in die Lage, zu annähernd allen Genen Informationen zu generieren, die in einem weiteren Schritt dazu verwandt werden können, Lebensprozesse und Krankheitsentstehung zu modellieren. Die Einheit des Lebens ist das Genom, nicht das Gen!

Der Philosoph Hans Jonas umschrieb den bisher in der Erforschung des Lebens üblichen Reduktionismus als „naturwissenschaftliche Abstinenz": „Der Biologe, bei der Erforschung elementarer Lebensvorgänge ..... verfährt, als ob er nicht wisse, dass es den ganzen Organismus gibt, in dem sie stattfinden." (aus: „Das Prinzip Verantwortung"). Durch das Humangenomprojekt und die aus ihm entstehenden Erkenntnisse können wir nun beginnen, diese Abstinenz aufzugeben. Dieser Ansatz wird in vielen Bereichen zu einem ganz neuen Verständnis der Medizin führen, das in absehbarer Zeit auch Relevanz für den Kliniker und den Patienten erhalten wird. Die Analyse der Krankheitssymptomatik wird immer stärker durch eine genetisch-kausale Seite ergänzt werden. In nicht allzu ferner Zukunft wird es schwer vorstellbar sein, wie medizinische Forschung ohne das Humangenomprojekt abgelaufen ist, da es für jeden Wissenschaftler selbstverständlich sein wird, sich dieses Fundaments zu bedienen.

In dem bereits 1945 erschienenen Buch „What is Life?" des österreichischen Physikers Erwin Schrödinger heißt es: „Diese Chromosomen sind es ..... die in irgendeiner Form von Codeschrift das gesamte Muster für die zukünftige Entwicklung des Individuums und sein Funktionieren im Zustand der Reife enthalten ..... [Sie] sind gleichzeitig daran beteiligt, die Entwicklung, die sie vorausahnen lassen, zu bewerkstelligen ..... sie sind zugleich der Plan des Architekten und die Kunst des Baumeisters." Jeder Mediziner und jeder mit den Lebenswissenschaften beschäftigte Naturwissenschaftler, jeder Student dieser Disziplinen, sollte heute, wo die „Codeschrift" annähernd entschlüsselt ist, ihre Bedeutung für die Krankheitsentstehung einordnen können. Dieses Buch ist geeignet dazu, ihnen die Potentiale der Genmedizin sowie die damit verknüpften Folgen für unsere Gesellschaft nahe zu bringen.

Berlin, August 2000 Johannes Maurer und Hans Lehrach

# Vorwort

Wir leben in einer Zeit der schnellen technischen und sozialen Umbrüche. Unter diesen Umständen erscheint es angebracht, einmal zu zeigen, welche medizinisch-/technischen und sozialen Impulse dazu führten, daß sich Ende des 19. Jahrhunderts eine moderne GENMEDIZIN-FORSCHUNG entwickeln konnte und daß diese neue interdisziplinäre Aktivität in der aufblühenden medizinischen Diagnostik, der klinischen Ernährung sowie der Therapie im Rahmen einer höher qualitativen medizinischen Versorgung ihre Heimat fand.

Auch die pharmazeutische Industrie und ihre moderne Arzneimittelforschung geht neue Wege im Reich der Biotechnologie und bietet sehr interessante Arzneiinnovationen an. Mehrere Technologieschübe während dieses Jahrhunderts prägten die GENMEDIZINFORSCHUNG und eröffneten der sie unterstützenden Industrie neue Handlungsräume.

Heute hat sich die Situation abermals verändert. Einerseits sind neue Wissenschaftszweige und Technologien wie Genomwissenschaften, kombinatorische Chemie, Automatisierung und Bioinformatik im Begriff, der GENMEDIZINFORSCHUNG neue Einsichten sowie Perspektiven zu geben. Andererseits zwingen rasch ansteigende Entwicklungsprojekte ökonomische Maßstäbe anzulegen, die mit den medizinischen Bedürfnissen der Bevölkerung nicht immer im Einklang stehen. Die Situation wird dadurch kompliziert, daß die neuen Technologien zum großen Teil außerhalb der traditionellen Pharma-/Med.-Technik bzw. Gesundheitsindustrie enststanden und daß junge GEN-/BIOtechfirmen in den USA, Japan und Europa sich anschicken, Forschung- & Entwicklungsaufgaben der Hochschulen/Universitäten sowie der Gesundheitsindustrie in eigener Regie zu übernehmen.
Dieses Buch versucht Zukunftsszenarien und den derzeitigen Stand der GENMEDIZIN und seine Forschung zu entwerfen. Es soll einen Diskussionsbeitrag liefern, der zur Zeit in den europäischen Ländern über GEN-/BIOtechnologien in der Medizin, Pharmakologie und klinischen Ernährung sowie Diagnostik und ihre Innovationen im weiten Sinne geführt wird. Ebenso kommen Themen wie Ethik, Recht, Psychologie und Philosophie nicht zu kurz.

Unser besonderer Dank gilt an dieser Stelle, Ulf Schwarz, Köln/Wolfsburg; Dagmar Neuhaus, Herne;Ulrich Rohlmann, Münster;

Dorothée Neubert, Kerpen; Jörg Robbers, Köln/Düsseldorf/Berlin; Doris Bachg, Recklinghausen sowie allen Kollegen, Mitarbeitern und Freunden sowie den Mitarbeitern des Springer-Verlags, Heidelberg, Frau Anne Clauss und Herrn Dr. Rolf Lange, für konstruktive Hinweise, Anregungen, Korrekturlesen, und, und, und......

Münster, im August 2000

A. M. Raem
A. Gillessen
A. Voß
R. Zuck

# Inhalt

## Basisaspekte

## Therapie



## Ernährung

## Gesellschaft, Recht, Ethik und Philosophie



## Förderprojekte, Unternehmen und Märkte

## Technik

# Autorenverzeichnis

Adelhard, K.
Institut für Medizinische Informationsverarbeitung, Biometrie und Epidemiologie, Ludwig-Maximilians-Universität München, Marchioninistr. 15, 81377 München

Afting, E.-G.
GSF-Forschungszentrum, Ingolstädter Landstr. 1, 85764 Oberschleißheim

Arolt, V.
Klinik und Poliklinik für Psychiatrie und Psychotherapie der Westfälischen Wilhelms-Universität, Albert-Schweitzer-Str. 11, 48129 Münster

Beier, H.M.
Institut für Anatomie und Reproduktionsbiologie, Universitätsklinikum der RWTH Aachen, Wendlingweg 2, 52072 Aachen

Beljin, S.
Juristische Fakultät der Westfälischen Wilhelms-Universität, Universitätsstr. 14/16, 48143 Münster

Braun, R. W.
Labor Prof. Enders & Partner, Rosenbergstr. 85, 70193 Stuttgart

Brinkmann, B.
Institut für Rechtsmedizin an der Universität Münster, von-Esmarch-Str. 62, 48149 Münster

Buchner, E.
Lehrstuhl für Genetik, Biozentrum der Universität Würzburg, Am Hubland, 97074 Würzburg

Buckel, P.
XANTOS Biomedicine GmbH,
Fraunhofer Str. 22, 82512 Martinsried

Deckert, J.
Klinik und Poliklinik für Psychiatrie und Psychotherapie
der Westfälischen Wilhelms-Universität,
Albert-Schweitzer-Str. 11, 48129 Münster

Domdey, H.
BIO$^{M}$ AG, Am Klopferspitz 19, Geb. 7, 82152 Martinsried

Dörken, B.
Universitätsklinikum Charité Campus Buch,
Robert-Rössle-Klinik am Max-Delbrück Centrum
für Molekulare Medizin,
Medizinische Klinik mit Schwerpunkt Hämatologie,
Onkologie und Tumorimmunologie,
Lindenberger Weg 80, 13122 Berlin

Duschl, A.
Biozentrum der Universität Würzburg,
Physiologische Chemie II,
Am Hubland, 97074 Würzburg

Engsterhold, O.
Universität Münster,
Universitätsstr. 14/16, 48143 Münster

Felberbaum, R.E.
Klinik für Frauenheilkunde und Geburtshilfe
der Medizinischen Universität zu Lübeck,
Ratzeburger Allee 160, 23562 Lübeck

Fenger, H.
Hedwigstr. 12, 48149 Münster

Ganten, D.
Max-Delbrück-Centrum für Molekulare Medizin (MDC),
Robert-Rössle-Str. 10, 13125 Berlin

Gillesen, A.
Abteilung für Gastroenterologie,
Universitätsklinik Marienhospital
der Ruhr-Universität Bochum,
Hölkeskampring 40, 44625 Herne

Hallek, M.
Genzentrum und Medizinische Klinik III,
Klinikum Großhadern,
Ludwig-Maximilians-Universität München,
Marchioninistr. 15, 81377 München

Hamann, U.
Deutsches Krebsforschungszentrum,
Abteilung Molekulare Genomanalyse,
Im Neuenheimer Feld 280, 69120 Heidelberg

Haniel, A.
Institut für Technologie, Theol. Nat.,
Marsstr. 19/V, 80335 München

Hatz, B.
BIO$^{M}$ AG,
Am Klopferspitz 19, Geb. 7, 82152 Martinsried

Hauser, Ch.A.E.
Octagene GmbH,
Am Klopferspitz 19, 82152 Martinsried

Heckl, W.M.
Institut für Kristallographie und Center for NanoScience,
Ludwig-Maximilians-Universität München,
Theresienstr 41, 80333 München

Hillemanns, P.
Klinik und Poliklinik für Frauenheilkunde und Geburtshilfe,
Klinikum Großhadern,
Ludwig-Maximilians-Universität München,
Marchioninistr. 15, 81377 München

Hofschneider, H.-P.
Max-Planck-Institut,
Am Klopferspitz 18 a, 82152 Planegg

Irrgang, B.
Technische Universität Dresden,
Institut für Philosophie,
Zellescher Weg 17, 01062 Dresden

Jany, K.-D.
Molekularbiologisches Zentrum der Bundesforschungsanstalt
für Ernährung, Karlsruhe,
Haid und Neustr. 9, 76131 Karlsruhe

Kimmig, R.
Klinik und Poliklinik für Frauenheilkunde und Geburtshilfe,
Klinikum Großhadern,
Ludwig-Maximilians-Universität München,
Marchioninistr. 15, 81377 München

Lehrach, H.
Max-Planck-Institut für Molekulare Genetik,
Ihnestr. 73, 14195 Berlin

Leonhardt, H.
Max-Delbrück-Centrum für Molekulare Medizin (MDC),
Robert-Rössle-Str. 10, 13125 Berlin
und Franz-Vollhard-Klinik, Wiltbergstr. 50, 13125 Berlin

Ludwig, M.
Klinik für Frauenheilkunde und Geburtshilfe
der Medizinischen Universität zu Lübeck,
Ratzeburger Allee 160, 23562 Lübeck

Maschmeyer, G.
Universitätsklinikum Charité Campus Buch,
Robert-Rössle-Klinik am Max-Delbrück Centrum
für Molekulare Medizin,
Medizinische Klinik mit Schwerpunkt Hämatologie,
Onkologie und Tumorimmunologie,
Lindenberger Weg 80, 13122 Berlin

Meindl, A.
Abteilung Medizinische Genetik
der Ludwig-Maximilians-Universität München,
Goethestr. 29, 80336 München

Meisterernst, M.
Laboratorium für Molekulare Biologie -
Genzentrum der Ludwig-Maximilians-Universität München,
Feodor-Lynen-Str. 25, 81377 München

Michaelis, W.
Universität Augsburg,Philosophische Fakultät I,
Universitätsstr. 10, 86159 Augsburg

Mittmann, K.
Fachhochschule Münster,
Fachbereich Physikalische Technik,
Medizinische Bio- und Gentechnik,
Stegerwaldstr. 39, 48565 Steinfurt

Neesen, J.
Institut für Humangenetik der Universität Göttingen,
Goßlerstr. 12 d, 37073 Göttingen

Nikol, S.
Medizinische Klinik I.,
Klinikum Großhadern,
Ludwig-Maximilians-Universität München,
Marchioninistr. 15, 81377 München

Nippert, I.
Institut für Humangenetik,
Westfälische Wilhelms-Universität Münster,
Vesaliusweg 12–14, 48149 Münster

Maurer, J.
Max-Planck-Institut für Molekulare Genetik,
Ihnestr. 73, 14195 Berlin

Raem, A.M.
Hasenbusch 27, 48159 Münster

Ramser, J.
Abteilung Medizinische Genetik
der Ludwig-Maximilians-Universität München,
Goethestr. 29, 80336 München

Reich, J.G.
Max-Delbrück-Centrum,
Robert-Rössle-Str. 10, 13122 Berlin

Ruckpaul, K.
Max-Delbrück-Centrum für Molekulare Medizin (MDC),
Robert-Rössle-Str. 10, 13125 Berlin

Schmidtke, J.
Medizinische Hochschule Hannover,
Institut für Humangenetik,
Carl-Neuberg-Str. 1, 30625 Hannover

Schmitz, M.H.J.
Juristische Fakultät der Westfälischen Wilhelms-Universität,
Universitätsstr. 14/16, 48143 Münster

Schöffski, O.
Institut für Versicherungsbetriebslehre,
Universität Hannover,
Königsworther Platz 1, 30167 Hannover

Sebald, W.
Biozentrum der Universität Würzburg,
Physiologische Chemie II,
Am Hubland, 97074 Würzburg

Straus, J.
Max-Planck-Institut für ausländisches und internationales
Patent-, Urheber- und Wettbewerbsrecht
Marstallplatz 1, 80539 München

Thaler, C.J.
Klinik und Poliklinik für Frauenheilkunde und Geburtshilfe,
Klinikum Großhadern,
Ludwig-Maximilians-Universität München,
Marchioninistr. 15, 81377 München

Uhlenbrock, K.
Deutsche Bank AG,
Große Gallusstr. 10, 60272 Frankfurt

Vömel, Th.
Hüttenhospital Dortmund-Hörde,
Abteilung für Innere Medizin/Geriatrie,
Im Marksbach 28, 44269 Dortmund

Voß, A.
Gahlener Str. 122, 46569 Hauxe

Weiss, L.
MondoGen GmbH,
Am Klopferspitz 19, 82152 Martinsried

Wieacker, P.
Institut für Humangenetik,
Otto-von-Guericke-Universität,
Halberstaedter Str. 13, 39112 Magdeburg

Wiegand, P.
Institut für Rechtsmedizin an der Universität Münster,
von-Esmarch-Str. 62, 48149 Münster

Winnacker, E.-L.
Ludwig-Maximilians-Universität München,
Institut für Biochemie,
Genzentrum Laboratorium für Molekulare Biologie,
Feodor-Lynen-Str. 25, 81377 München

Winter, S.F.
Bundesärztekammer,
Dezernat VI (Wissenschaft und Forschung),
Herbert-Lewin-Str. 1, 50931 Köln

Wuermeling, H.-B.
Fichtestr. 5, 91054 Erlangen

Zankl, H.
Universität Kaiserslautern,
Abteilung Humanbiologie und Humangenetik,
Geb. 14-228, Paul-Ehrlich-Str., 67663 Kaiserslautern

# Basisaspekte

# KAPITEL 1

# Molekulare Medizin

D. Ganten und K. Ruckpaul

## 1 Einleitung

Wohl selten in der Geschichte der Medizin sind herkömmliche Methoden der Prävention, Diagnostik und Therapie in so kurzer Zeit so tiefgreifend verändert worden wie durch die Anwendung von Erkenntnissen, die in den letzten Jahrzehnten durch bahnbrechende Fortschritte auf dem Gebiet der Biowissenschaften erreicht worden sind. Mit der Erschließung der genomischen Ebene als Angriffspunkt für Diagnostik, therapeutische Interventionen und Prävention stehen wir am Beginn einer Ära der Molekularen Medizin, deren wesentliches Kennzeichen die Anwendung von gentechnischen Methoden für die Erkennung, Behandlung und Vorbeugung von Krankheiten auf molekularer Ebene ist.

Ihre wissenschaftlichen Grundlagen bezieht die Molekulare Medizin gleichermaßen aus der klassischen Medizin, die durch eine phänotypische Beschreibung der Krankheitsbilder gekennzeichnet ist, und aus der genotypischen Charakterisierung mit der Spezifik molekularbiologischer und gentechnologischer Methoden. Durch die breite Anwendung molekularmedizinischer Erkenntnisse auf der Grundlage molekularbiologischer Techniken und durch klinische Forschung erhält moderne ärztliche Tätigkeit eine entscheidende Prägung. Präzise klinische Beobachtung und ganzheitliche medizinische Betreuung bleiben jedoch Grundpfeiler auch der Molekularen Medizin. Ohne die gründliche ärztliche Untersuchung und eine detaillierte phänotypische Beschreibung sind keine aussagefähigen Phänotyp-Genotyp-Assoziationen zu erstellen und die Möglichkeiten einer detaillierten Genotypisierung könnten nicht genutzt werden. Sowohl für die Forschung wie auch für die ärztliche Betreuung behalten die klassische körperliche Untersuchung des Patienten und die Analyse des Genprofils gleichrangige Bedeutung.

Die Molekulare Medizin steht erst am Beginn ihrer Entwicklung. Ihre Bedeutung wird durch die Tatsache unterstrichen, dass die Sequenz der gesamten menschlichen Erbinformation, die in etwa 3 Milliarden Basencodons verschlüsselt ist, kurz vor ihrer Aufklärung steht. Teilergebnisse dieses weltumspannenden wissenschaftlichen Unternehmens bilden schon heute die Grundlage für eine Gen-Chip-Technologie und die Bioinformatik. Damit wird die Erkennung der molekularen Ursachen von Erkrankungen mit bisher in der Biomedizin unerreichter Präzision und Schnelligkeit möglich. Die Aufklärung des menschlichen Genoms wird die Entwicklung der Molekularen Medizin beschleunigen. Einschlägig ausgewiesene Einrichtungen in den USA, Großbritannien, Deutschland, Japan und Frankreich haben sich zu einer Organisation HUGO (Human Genome Organization; HGP) zusammengeschlossen, um die Basensequenz des menschlichen Genoms zu entschlüsseln (etwa 3 Milliarden Basencodons). Damit wird die Codierung von etwa 140.000 Genen und über diese die Aminosäuresequenz der entsprechenden Proteine zugänglich, die entscheidende Lebensprozesse einschließlich Altern und Tod regulieren.

Vor kurzem berichtete Craig Venter von der amerikanischen Gentechnikfirma 'Celera Genomics', daß sich 99% des gesamten menschlichen Erbgutes in der von ihm klonierten und sequenzierten Erbsubstanz befinden. Aufgrund der von ihm angewendeten Methode bei der Sequenzierung müssen die sequenzierten Abschnitte jedoch noch in die Gesamtsequenz eingeordnet werden. Vom HGP sind 2.4 von 3 Milliarden Basenpaaren sequenziert. Im Juni diesen Jahres sollen 2.7 Milliarden Basenpaare (90%) des Genoms durch HGP sequenziert sein.

Von etwa 5.000 Genen, deren Zahl organabhängig variiert, ist bisher die funktionelle Bedeutung bekannt. Die Zahl der direkt krankheitsverursachenden Gene wird zur Zeit auf etwa 10.000 Gene geschätzt. Inzwischen ist die Aufklärung zu einem Wettlauf zwischen staatlich und privatfinanzierten Einrichtungen geworden. Dabei spielen patentrechtliche Fragen eine zunehmend größer werdende Rolle. Nach Richtlinien der EU ist eine biotechnische Erfindung nur dann patentierungswürdig, wenn der Entdecker des DNS-Abschnittes die Funktion des Gens kennt, ein technisches Verfahren bereitstellt und darüber Auskunft gibt, wozu dieser Befund dienen könnte. Damit wird neben der Aufklärung der Sequenz deren Zuordnung zu definierten Funktionen zur entscheidenden wissenschaftlichen Aufgabe ('functional genomics').

Analogievergleiche mit bekannten Genomen anderer Organismen bieten hierfür wichtige Orientierungshilfen. Einige aufgeklärte Genomstrukturen liegen bis heute vor wie z. B. die von prokaryoten Mikroorganismen wie *Escherichia coli* und *Helicobacter pyloris*; eukaryoten Mikroorganismen wie der Bäckerhefe *Saccharomyces cerevisiae* und von vielzelligen Organismen wie dem Fadenwurm *Caenorhabditis elegans* sowie von der Fruchtfliege *Drosophila melanogaster*.

Die Genkarte von *Drosophila melanogaster* (13.601 Gene mit 180 Millionen Basenpaaren) wurde fast vollständig entschlüsselt. Der interessanteste Aspekt dieses aufsehenerregenden Befundes liegt in der Tatsache, dass 60% der genetischen Ausstattung der Fruchtfliege eine Entsprechung im menschlichen Genom besitzen. Von 289 Genen, die Krankheiten beim Menschen verursachen können, gibt es 177 entsprechende Varianten in der Fruchtfliege. Amerikanischen Wissenschaftlern gelang es vor kurzem, ein mit der Parkinson-Krankheit in Verbindung gebrachtes menschliches Gen in das Erbgut der Fruchtfliege einzuschleusen. Die anschließende Untersuchung der Fruchtfliege ergab Gleichgewichtsstörungen und andere Symptome der Nervenkrankheit wie bei an der Parkinson-Krankheit leidenden Menschen.

Kürzlich wurde die Basensequenz des zweitkleinsten menschlichen Chromosoms [Chromosom 22] von einem nichtkommerziellen Forscherteam entschlüsselt und ist damit der forschenden Öffentlichkeit zugänglich. Es ist das erste komplett entschlüsselte menschliche Chromosom mit 33 Millionen Basenpaaren. 545 Gene sind darauf bereits entdeckt. Defekte von bestimmten Genen auf diesem Chromosom sind vermutlich Ursache von Krankheiten wie Schizophrenie, Leukämie, Immunstörungen , Knochenkrebs und Hirntumoren.

Ebenso ist vor kurzem einem deutsch-japanischen Forscherteam die vollständige Entschlüsselung des kleinsten menschlichen Erbgutträgers [Chromosom 21] mit 225 Genen gelungen. Davon sind 127 eindeutig identifiziert und von 103 dieser Gene ist ihre Funktion bekannt. Die restlichen 98 Gene, die noch nicht ausreichend charakterisiert sind, spielen eine Rolle bei Krankheiten wie Alzheimer, ALS (amyotrophische Lateralsklerose), angeborener Taubheit, myoklonischer Epilepsie, myeloischer Leukämie und beim Down-Syndrom (Trisomie 21).

Die Molekulare Medizin ist bisher noch stärker bestimmt durch Erkenntnisgewinn in der Grundlagenforschung und weniger durch Überführungen in die klinische Praxis. Überzeugende therapeutische Durchbrüche sind bisher nur an wenigen Beispielen zu belegen (s. Abschnitt 'Forschungsschwerpunkte'). Große Anstrengungen sind deshalb erforderlich, um diese Entwicklung voranzubringen.

Aus der Möglichkeit einer therapeutischen Intervention an oder mit einem Gen erwächst für den Biowissenschaftler im Allgemeinen und für den Arzt im Besonderen eine große Verantwortung. Es versteht sich von selbst, daß unter gentherapeutischer Intervention ausdrücklich nur therapeutische Eingriffe auf der episomalen Ebene verstanden werden. Eingriffe in die Keimbahn sind trotz bestehender Möglichkeiten, wofür die Reproduktionsmedizin Beispiele liefert, aus bioethischen Gründen ausgeschlossen und durch eine entsprechende Gesetzgebung in Deutschland geregelt. Die zur Zeit von verschiedenen Seiten geführte Diskussion um die Stammzelltherapie und um die Präimplantationsdiagnostik (auch PGD [engl.] = preimplantation genetic diagnosis) verdeutlicht die Schwierigkeiten ethische, medizinische und wissenschaftliche Gesichtspunkte zu einer angemessenen Lösung zu führen. In welchem Umfang sich der therapeutische Handlungsspielraum in den nächsten Jahren erweitert, hängt vom Erkenntnisfortschritt ab, der die Grenzen der Gesetzgebung verschieben und möglicherweise eine neue gesellschaftliche Diskussion auslösen wird. Diese Entwicklung deutet sich an, zumal schon jetzt international unterschiedliche Bewertungsmaßstäbe erkennbar sind.

## 2 Wissenschaftliche Grundlagen und Entwicklung

Die Einführung neuer diagnostischer und therapeutischer Prinzipien erwächst aus dem wissenschaftlichen Erkenntnisfortschritt. Die Wurzeln der Molekularen Medizin reichen zurück bis zum Beginn des naturwissenschaftlichen Zeitalters am Ende des 19. Jahrhunderts.

Wegbereiter eines naturwissenschaftlich geprägten Denkens in Biologie und Medizin waren Charles Darwin und Gregor Mendel mit ihrer Evolutionstheorie und Vererbungslehre einerseits und Rudolf Virchow als Begründer der Zelltheorie bzw. Zellularpathologie andererseits. Ihre grundsätzlich neuen Konzepte und Methoden bildeten den Rahmen für die Entwicklung der Biologie zu einer experimentellen Wissenschaft und ebneten den Weg zur Erforschung zellulärer, subzellulärer und molekularer Strukturen. Mit dem physiologischen Erkenntnisgewinn zu Beginn des 20. Jahrhunderts und insbesondere den biochemischen Entdeckungen in den 20er und 30er Jahren wuchs das Verständnis für biochemische Zusammenhänge des Zellstoffwechsels.

Die Entwicklung der molekularen Genetik als zweiter entscheidender Disziplin der Molekularbiologie vollzog sich in ähnlicher Weise. Schon zu Beginn des Jahrhunderts weisen Theodor Boveri und Walter Stanborough Sutton auf die Chromosomen als Träger genetischer Information hin und stellen damit die Vererbungslehre auf eine molekulare Grundlage. Mit der Aufdeckung der chemischen Natur der Gene durch Thomas Hunt Morgan wurden die wissenschaftlichen Grundlagen für eine Genetik auf molekularer Ebene gelegt.

Zusammen mit den aufsehenerregenden Forschungsergebnissen in der Mitte unseres Jahrhunderts über die molekulare Struktur und Funktion von Biomakromolekülen waren die Voraussetzungen für die Entwicklung der Molekularbiologie herangereift. Damit verbunden waren vertiefte Einsichten in komplexe, medizinisch relevante Funktionsabläufe, woraus sich neue Möglichkeiten für die Analyse der Ursachen von Fehlfunktionen ergaben.

Eine Fülle von Entdeckungen in den 40er und 50er Jahren trugen entscheidend zur Entwicklung der Molekularbiologie bei. Dazu gehören, um nur einige zu nennen: die Entdeckung einer genetischen Kontrolle der Proteinsynthese durch George Wells Beadle und Edward Lawrie Tatum. Aus der Punktmutation eines einzelnen Gens, die mit der Störung eines einzelnen Stoffwechselschrittes verknüpft ist, schlossen Beadle und Tatum, dass ein einzelnes Gen für die Synthese eines einzelnen Enzyms verantwortlich ist. Mitte der 40er Jahre wies Joshua Lederberg die Genübertragung in *Escherichia coli* nach und bereitete damit den Weg für eine vertiefte Charakterisierung der Natur des Gens durch Oswald Avery, Colin MacLeod und MacLyn McCarty. Letztere wiesen nach, dass bestimmte Eigenschaften von Pneumococcen durch DNS übertragen werden können.

Als geistige Väter der molekularen Genetik und der Molekularbiologie gelten Max Delbrück, Alfred D. Hershey und Salvador E. Luria, die 1969 für die Entdekkung der genetischen Strukturen von Bakteriophagen als Modellsystem der molekularen Biologie mit dem Nobelpreis ausgezeichnet wurden. Während Delbrück als Physiker und Luria als Mediziner die theoretischen Grundlagen für die Virusreplikation legten, trug Hershey als biochemisch orientierter Experimentator durch grundlegende Untersuchungen an Bakteriophagen entscheidende Erkenntnisse über die genetische Kontrolle der Lebensprozesse bei.

Die moderne Ära der Molekularbiologie beginnt mit der Aufklärung der Doppel-Helix-Struktur der DNS durch Francis Harry Compton Crick , James Dewey Watson und Maurice Hugh Frederick Wilkins und der damit verbundenen Aufdekkung des Zusammenhanges zwischen der Struktur der DNS und ihrer Bedeutung für die Informationsübertragung. Zu diesem Erkenntnisgewinn hat die durch Erwin Chargaff nachgewiesene Gesetzmäßigkeit der Paarbildung der 4 Nukleinsäurebasen Thymin, Cytosin, Adenin und Guanin (A/T und G/C) ebenso beigetragen wie Rosalind Franklins strukturanalytische Arbeiten an DNS-Molekülen.

Umwälzende Entdeckungen in den 60er Jahren lieferten weitere entscheidende Grundlagen für die Entwicklung von Biologie und Genetik auf einer molekularen Ebene. Aufbauend auf der Kenntnis der Strukturen von Biomakromolekülen wurden entscheidende Erkenntnisfortschritte von Severo Ochoa und Arthur Kornberg durch Isolierung, Charakterisierung und Aufklärung vieler Einzelschritte der DNS-

Replikation und -Reparatur erreicht. Sie trugen damit zu einer Enzymologie der DNS bei und lieferten mit ihren Untersuchungen ein umfassendes Verständnis für die molekularen Grundlagen der Vererbung. Durch die Entschlüsselung des genetischen Codes durch Marshall Warren Nirenberg, Har Gobind Khorana und Robert William Holley und den Nachweis der Proteinsynthese in vitro wurde erstmals die biologische Speicherung von Informationen in molekularer Form und die Voraussetzungen für die Übersetzung einer biologischen Sprache in eine andere verstanden [DNS - RNS - Protein] und ist seitdem als biologisches Dogma bekannt.

Francois Jacob, André Lwoff, und Jaques Monod waren es dann, denen die Aufdeckung des Mechanismus der Genexpression und Genregulation gelang. Die Entdeckung einer Reihe von Enzymen, die in den Biosyntheseprozess als Struktur- und Regulatorgene einbezogen sind, lieferten die enzymatischen Grundlagen für das Operon, aus dem das Jacob-Monod-Modell der Genexpression abgeleitet wurde. Dadurch bereicherten sie ganz wesentlich unser Wissen über die Steuerung fundamentaler Prozesse und ermöglichten so die Einsicht, wie Gene als Träger der Erbmerkmale diese auf Proteine übertragen und dadurch die Zellfunktion lenken.

Von besonderer Bedeutung für die Gentechnologie war einige Jahre später die Entdeckung der Restriktionsenzyme durch Werner Arber, Daniel Nathans und Hamilton Othanel Smith (1968-1970). Diese Enzyme zerschneiden an bestimmten Stellen die DNS und erlauben die Lokalisierung von Genen und die Anlage von Genkarten. Sie erst machen die Sequenzierung großer Genabschnitte und letztendlich die des gesamten genetischen Codes von lebenden Organismen möglich. Diese Entdeckung führte zu einem Durchbruch in der Anwendung gentechnischer Methoden in der Molekularbiologie und in der Molekulargenetik.

Weitere umwälzende methodische Entwicklungen in der Molekularbiologie in den 70er und 80er Jahren liefern entscheidende Grundlagen für die Molekulare Medizin. Frederik Sanger, Walter Gilbert und Allan Maxam entwickeln Methoden für die Sequenzanalyse von DNS. Ein Durchbruch zum Verständnis des Mechanismus der Wechselwirkung von Tumorviren mit dem genetischen Material der Wirtszelle gelang mit dem Nachweis eines Enzyms, das die RNS in die DNS rückübersetzen kann und damit das bis dahin bestehende Dogma des Informationsflusses von DNS zu RNS umkehrt. Die Entdecker, Howard Martin Temin, David Baltimore und Renato Dulbecco bezeichneten dieses Enzym als reverse Transkriptase, das inzwischen unverzichtbarer Bestandteil gentechnischer Verfahren geworden ist.

Mit der Entwicklung der DNS-Rekombinationstechnologie durch Paul Berg, Stanley Cohen und Herbert W. Boyer sind damit die wesentlichen Werkzeuge für die Gentechnologie geschaffen. Weitere Meilensteine dieser Entwicklung sind die Aufdeckung der Exon-Intron-Struktur von Genen durch Phillip Allen Sharp und Richard John Roberts wie auch die Entwicklung von Techniken zur ortsgerichteten Mutagenese durch Michael Smith. Mit der Entwicklung der Polymerase-Kettenreaktion (PCR) eröffnet zu Beginn der 80er Jahre Kary Banks Mullis den Zugang zur gentechnischen und biochemisch-funktionellen Erschließung geringster Mengen DNS. Anfang der 80er Jahre machen Sidney Altmann und Thomas Robert Cech eine wichtige Entdeckung. Sie finden, dass Ribonukleinsäuren auch katalytische Eigenschaften besitzen, d.h. DNS-Sequenzen an bestimmten Stellen spalten können. Sie erschließen damit nicht nur ein neues biochemisches Arbeitsgebiet, indem sie die bis dahin gültige Lehrmeinung widerlegen, dass nur Proteine biologisch-chemische Reaktionen katalysieren können. Vielmehr öffnet ihre Entdeckung auch neue Wege für die Entwicklung neuer Arzneimittel - der Ribozyme - und besitzt damit für die Molekulare Medizin große Bedeutung.

Der durch die Entwicklung der Molekularbiologie möglich gewordene Erkenntnisfortschritt hat unser Wissen über die Funktion der Zellen und des Gesamtorganismus in revolutionierender Weise bereichert und wir beginnen, die Komplexität und bemerkenswerte Vielfalt von Regulationsprozessen auf molekularer Ebene zu verstehen und die daran beteiligten Molekülstrukturen zu erkennen. Genstruktur, Genfunktion und Genregulation, Zellbiologie, Zellwachstum, Zell-Zell-Erkennung, Zellkommunikation durch intra- und extrazelluläre Signale und durch Hormone sowie molekulare Mechanismen immunologischer Prozesse werden zum Forschungsgegenstand der Molekularen Medizin. Bisher nur phänotypisch zu beschreibende Krankheitszustände können häufig schon jetzt durch genotypische Veränderungen erklärt und verstanden werden. Eine Punktmutation eines einzelnen Nukleotids in dem 3 Milliarden Basenpaare umfassenden menschlichen Genom kann unter Umständen die Entwicklung einer Krankheit erklären. Der analytische Zugang zum genetischen Apparat und zu den ihn steuernden Molekülen erschließt in bisher nicht gekanntem Maße diagnostische Möglichkeiten. Bisher nicht zugängliche Moleküle werden zu Zielstrukturen für neue Arzneimittel. Nicht mehr nur Enzyme, Membranrezeptoren und Ionenkanäle sind als funktionstragende Moleküle Angriffspunkte für therapeutische Interventionen sondern in einem paradigmatischen Wechsel darüber hinaus jetzt auch informationstragende und an der Informationsübertragung beteiligte Moleküle wie beispielsweise Transkriptionsfaktoren der Genexpression. So ist vorstellbar, die traditionelle Anwendung einer chemischen Substanz als Arzneimittel zu ergänzen durch die Transplantation von Molekülen, die als Informationsträger den Körper befähigen, seine eigenen therapeutischen Substanzen zu synthetisieren. Damit ist eine neue Generation von therapeutischen Angriffspunkten in greifbare Nähe gerückt und erweitert in erheblichem Maße den Wirkungsbereich der Arzneimitteltherapie. Ein enges Zusammenwirken von klinischen Pharmakologen mit klinischen und theoretischen Medizinern aber auch Biochemikern, Genetikern und Molekularbiologen bringt Forschung und medizinische Anwendung in enge Nachbarschaft. Diese wechselseitige Abhängigkeit bildet eine notwendige Voraussetzung für eine Umsetzung in die klinische Praxis.

Wie jede wissenschaftliche Entwicklung birgt auch die Molekulare Medizin - wie oben bereits angedeutet - wegen der im genetischen Material der Zelle lokalisierten Zielstrukturen Gefahren des Mißbrauchs. Besondere Brisanz erfährt diese Entwicklung durch Forderungen des Nobelpreisträgers Harold Varmus, der zusammen mit Michael Bishop 1989 den Nobelpreis für Medizin für die Entdeckung des zellulären Ursprungs retroviraler Onkogene erhielt und zur Zeit Präsident der US-Gesundheitsforschungsinstitute (NIH) ist. Varmus fordert explizit staatliche Förderung der Forschung an menschlichen Embryonen, die seit 1995 nur von privaten Einrichtungen finanziert wird. Die Embryonenforschung könne nach Meinung vieler Wissenschaftler zu neuen Therapien zum Beispiel durch Züchtung von Stammzellen aus menschlichen Embryonen und damit zur Herstellung von Ersatzgewebe für Transplantationen führen. Offene gesellschaftliche Kontrolle und staatlich wachsame Begleitung sollte den notwendigen Ausgleich zwischen den Möglichkeiten der Wissenschaft, den ethischen Grenzen und den Bedenken der Bevölkerung bewirken.

Mit dem Hinweis auf ein gesondertes Kapitel in diesem Band über bioethische Fragen sei an dieser Stelle nur an zwei Beispiele aus der jüngeren Vergangenheit erinnert, welche die Notwendigkeit eines offenen gesellschaftlichen Dialogs und die schwierige Balance zwischen staatlicher Einflußnahme und öffentlicher Kontrolle des Fortschritts deutlich machen und die Ambivalenz wissenschaftlichen Fortschritts und mißbräuchlicher staatlicher Nutzung zeigen.

Die von T.H.Morgan begründete molekulare Genetik leitete eine neue Epoche in der Biologie ein, löste aber gleichzeitig auch Vorstellungen zur Eugenik aus. Dieser Begriff wurde von John Galton [1822–1911] einem Vetter von Charles Darwin geprägt. Dies veranlaßte einen Schüler Morgans nämlich Hermann Joseph Muller, Nobelpreisträger 1946 für Medizin, Vorstellungen zur 'Menschenverbesserung' zu entwickeln, womit er sich in geistige Nähe zu den Rassengesetzen der Nationalsozialisten brachte. Die barbarischen Auswirkungen der Rassengesetze durch die Nationalsozialisten sind ein entsetzliches Beispiel für den staatlich organisierten Mißbrauch der Wissenschaft, der sich hoffentlich in einer zivilisierten Welt nicht wiederholt.

Eine staatliche Einflussnahme ganz anderer Art auf den wissenschaftlichen Fortschritt führte dazu, dass sich die Erkenntnisse der Molekulargenetik an den Ländern Osteuropas und der damaligen Sowjetunion vorbeientwickelten. Zwar lieferte Aleksander Iwanowitsch Oparin entscheidende Beiträge zur Evolutionstheorie, die jedoch durch ein politisch-ideologisches Abdriften in unwissenschaftliche insbesondere durch Iwan Wladimirowitsch Mitschurin und Trofin Denissowitsch Lyssenko vertretene Ansichten keinen Einfluss auf die molekulare Genetik ausübten. Aufbauend auf Vorstellungen von Mitschurin versuchte der sowjetische Agrarbiologe Lyssenko eine Vererbung von durch Umwelteinflüsse erworbenen Eigenschaften nachzuweisen, um damit dem dialektischen Materialismus eine wissenschaftliche Grundlage für die direkte, erblich fixierbare Einflussnahme auf Lebewesen zu geben. Seine Theorie hat die Entwicklung der biologischen Forschung in der Sowjetunion und den sozialistischen Ländern über viele Jahrzehnte gehemmt.

Diese beiden Beispiele sollten Mahnung sein, über die Auswirkungen positiver und negativer Einflussnahme auf Wissenschaftsprozesse von seiten des Staates und der Gesellschaft nachzudenken und mit großer verantwortungsvoller Sorgfalt zu prüfen, ob alles wissenschaftlich Machbare auch tatsächlich gemacht werden sollte. Die Achtung vor der Schöpfung Mensch ist ein hohes Gut. Diesem sind wir Ärzte in besonderer Weise verpflichtet. Neben allen anderen biowissenschaftlichen Disziplinen trägt gerade die Molekulare Medizin eine hohe Verantwortung bei der Einhaltung ethischer Grundsätze. Der offene und öffentliche wissenschaftliche Dialog und die Verantwortung des Einzelnen sind wichtige Elemente bei der Entwicklung eines gesellschaftlichen Konsens und klar zu trennen von politischer und staatlicher Einflussnahme und Regelungen.

## 3 Wissenschaftliche Inhalte und Forschungsschwerpunkte

Unter Anwendung molekulargenetischer und molekularbiologischer Erkenntnisse haben sich dramatische Entwicklungen vollzogen. So werden zum Beispiel bisher nur phänomenologisch beschreibbare monogenetisch bedingte hereditäre Erkrankungen zunehmend diagnostizierbar und damit zukünftig einer kausalen Therapie zugänglich. Aber auch bisher nicht beeinflussbare Krankheiten, die ihrer Natur nach degenerativ (rheumatische Erkrankungen) oder proliferativ (maligne Erkrankungen) sind oder denen psychische Defekte zugrundeliegen und die durch Beeinflussung einzelner Gene nicht zu erfassen sind, da ihre Ursache pleiotroper Natur ist, rücken einem molekularen Verständnis und einer therapeutischen Intervention näher. Trotz enorm gewachsener Erkenntnisse werden noch viele Zusammenhänge nicht verstanden. Forschung besitzt deshalb gerade in diesem Bereich eine besonders große Bedeutung. Einige Schwerpunkte der Forschung lassen sich bereits heute erkennen und sollen im Folgenden kurz umrissen werden.

### 3.1 Erforschung der Molekülstrukturen

Der jetzige Kenntnisstand über die Steuerung von Wachstums-, Zellteilungs und Differenzierungsprozessen sowie das Überleben und Absterben von Zellen, d.h. von sehr komplexen Prozessen und über ihre Regulationsmechansimen z.B. über 'first, second und third messenger', Transkriptionsfaktoren und die entsprechenden cis-Elemente auf den Promotoren erlauben es, Strategien für die Entwicklung von Arzneimitteln zu entwickeln. Grundlage hierfür liefert die zu erwartende Aufklärung der Nukleotidsequenz des Genoms und die daraus ableitbaren etwa 140.000 funktionstragenden Gene und Genprodukte als neue Zielstrukturen für Diagnostik, Therapie und Prävention.

Voraussetzung für eine solche Strategie ist die Kenntnis der Struktur der Moleküle. Diese erst ermöglicht es, funktionelle Zusammenhänge wie zum Beispiel Wechselwirkungen zwischen Nukleinsäuren, Proteinen und Liganden auf molekularer Ebene zu verstehen, und liefert damit die Grundlage für eine rationale Entwicklung von Arzneimitteln auf der Basis therapeutisch relevanter Zielmoleküle. Das ist zum einen möglich durch die Strukturaufklärung mittels Röntgen- und Synchrotronstrahlung, Kernspinresonanz oder andere spektroskopische Verfahren, wobei die Methoden sich bezüglich ihres Einsatzes und ihrer Aussagefähigkeit ergänzen.

In der Anwendung theoretischer Verfahren zur Strukturvorhersage eines möglichen Arzneimittels und seiner Bindung an den Rezeptor besteht eine weitere Möglichkeit molekulare Strukturen zu ermitteln. Auf diesem Wege können pharmakologische Effekte abgeschätzt werden. Dieses Verfahren bedient sich hochentwickelter rechnergestützter Simulationsmethoden. In Verbindung mit Methoden der Kombinatorik ist bei Kenntnis der Topographie der Bindungsstellen die gezielte Entwicklung von Arzneimittelmolekülen möglich (Structure Based Drug Design).

Eine wichtige Ergänzung findet die Molekülstrukturforschung in der molekularen und genomischen Pharmakologie, die mit solchen Methoden entwickelte Verbindungen an isolierten Molekülen, Einzelzellen oder transgenen Tieren vor einer arzneitherapeutischen Anwendung auf ihre Verträglichkeit, Wirksamkeit, und Toxizität prüft.

## 3.2 Gendiagnostik

Die Nutzung gentechnischer Methoden läßt bereits heute einen tiefgreifenden Wandel in der Diagnostik erkennen. In Deutschland wird die molekulargenetische Diagnostik unter anderem für folgende erblich bedingte Erkrankungen pränatal wie auch postnatal durchgeführt: Cystische Fibrose, Chorea Huntington und spinocerebelläre Ataxien, Fragiles X-Syndrom (FRAXA), Duchenne/Becker-Muskeldystrophie, ß-Thalassämien, Charcot-Marie-Tooth-Syndrom (hereditäre sensomotorische Neuropathien), Prader-Willi-Angelman-Syndrom, Hereditäre nicht-polypöse Kolonkarzinome, Familiäre Brust-/Ovarialkarzinome (BRCA 1 und BRCA 2). Diese Liste wird fortlaufend ergänzt. Die Ergänzung ist abhängig von der Auffindung krankheitsverursachender Gene, die einerseits eine entsprechende Diagnostik ermöglichen und andererseits die notwendige Voraussetzung für therapeutische Interventionen am genetischen Apparat somatischer Zellen und damit für eine kausale Therapie bilden. Bei aller Kompliziertheit gestaltet sich ein solches Vorgehen bei monogenetischen Erkrankungen noch übersichtlich.

Eine große Zahl von Erkrankungen ist jedoch pleiotrop angelegt, d.h. besitzt nicht nur ein krankhaftes Gen sondern mehrere. So werden beispielsweise für die mit Hypertrophie einhergehenden Kardiomyopathien zur Zeit 5 verschiedene Gene verantwortlich gemacht, deren Fehlfunktion auf unterschiedliche Fehler ihrer Basensequenz zurückgeführt werden konnten (Mutation, Deletion, Insertion oder/und damit verbundene Verschiebungen des Leserahmens). Die Aufdeckung von 2 Genen, die für einen Schlaganfall prädestinieren, erklären dessen gehäuftes Auftreten in bestimmten Familien. Die Beispiele können erweitert werden. Sie sollen nur die Feststellung unterstreichen, dass die molekulargenetische Diagnostik bereits Eingang in die praktische Molekulare Medizin gefunden hat.

Die aufgeführten Beispiele sollen auch die Komplexität der Gendiagnostik verdeutlichen, die ja durch eine Fülle nachgeschalteter Untersuchungen zur Funktionsdiagnostik an experimentellen Modellen z.B. an transgenen Tieren ergänzt werden muss.

## 3.3 Gentherapie

Obwohl die hier skizzierten Forschungsschwerpunkte der Molekuklaren Medizin als ein aufeinander abgestimmter und sich ergänzender Komplex zu verstehen sind, bildet die Gentherapie eine besonders wichtige Stufe des in der Molekularen Medizin sich vollziehenden Paradigmenwechsels. Erstmals sind die Möglichkeiten vorhanden, bisher therapeutisch nicht zugängliche hereditäre (monogenetische, polygenetische) Erkrankungen zu behandeln. (1) Mit Hilfe gendiagnostischer

Techniken kann die Ursache der Erkrankung bestimmt werden, wodurch eine ursächliche arzneitherapeutische Intervention möglich wird. (2) Durch Gensubstitution oder Beeinflussung der Gentranskription mit Hilfe von DNS-Fragmenten, RNS-Antisense-Oligonukleotiden oder katalytisch wirksamen Ribozymen kann die Krankheitsursache direkt eliminiert werden. (3) Katalytische Aktivitäten des erkrankten Organismus bewirken die Therapie , z.B. durch Expression implantierter Gene.

Die Gentherapie steht heute trotz ihrer theoretisch ableitbaren Anwendungsmöglichkeiten noch am Beginn. Die ersten gentherapeutischen Untersuchungen erfolgten Anfang der 90er Jahre. Deshalb sind erst geringe Fallzahlen zugänglich. Bei so grundsätzlich neuen Therapieformen wie z.B. Tumorsuppression durch Angiogenesehemmer, Einschleusung von Tumorsuppressorgenen, Vakzinierungsverfahren oder Behandlung mit Ribozymen, um nur einige zu nennen, ist es verständlich, dass noch eine ganze Reihe offener Fragen existiert wie zum Beispiel Kurzlebigkeit der Therapie durch Abbau der eingeschleusten Vektoren, Vermeidung von Nebenwirkungen durch Suche nach Verfahren, die größere Zielgenauigkeit bieten (Spezifität). Da in einem gesonderten Abschnitt dieses Bandes auf die Gentherapie eingegangen wird, soll an dieser Stelle auf eine detailliertere Darstellung verzichtet werden.

## 3.4 Pharmakogenetik

Pharmakogenetik kann als eine spezialisierte Form der Gendiagnostik betrachtet werden, deren Ziel in der Erfassung von genetischen Polymorphismen arzneimittel-metabolisierender Enzyme besteht, die mit dem Auftreten unterschiedlicher unerwünschter Arzneimittelwirkungen (UAW) verbunden sein können.

Wirkungsstärke, Wirkungsdauer und Wirkungsqualität können abhängig vom jeweiligen Patienten erheblich variieren. Diesem individuellen Reaktionsverhalten liegt häufig ein genetisch bedingter Polymorphismus zugrunde, der Variationen in der individuellen Reaktionsweise gegenüber Arzneimitteln und Fremdstoffen verursacht. So führt, um nur wenige Beispiele zu nennnen, z.B. Glukose-6-Phosphat-Dehydrogenasemangel bei Trägern dieses Enzymdefektes in bestimmten Situationen z. B. bei Behandlung mit Primaquin oder Sulfonamiden zu schwerer Hämolyse. Seit 1953 ist bekannt, dass bei bestimmten Patienten, die mit dem Tuberkulostaticum Isoniazid behandelt wurden, keine Heilwirkung beobachtet werden konnte. Ursache hierfür ist eine individuelle besonders hohe Aktivität von N-Acetyltransferase, die zu einer schnellen Azetylierung und damit zu schneller Ausscheidung und Wirkungslosigkeit führt. Besonders tragische Folgen bis zur Erkennung der Ursache im Jahre 1956 hat ein Pseudocholinesterasemangel, der bei Trägern zu protrahierter Muskellähmung und sogar zum Tode durch Atemlähmung nach Gabe von Succinylcholin ( Narkosehilfsmittel bei künstlicher Beatmung) führte.

Diese individuelle Reaktionsvielfalt von Patienten auf die Gabe von Medikamenten ist Forschungsgegenstand der Pharmakogenetik. Wir beginnen zu verstehen, dass die induzierte Genexpression in Form einer Erhöhung von Enzymen mit Arzneimittelwirkungen und -nebenwirkungen eng verknüpft ist. Ursache hierfür ist häufig eine in ihrer Bedeutung bisher unterschätzte individuelle genetische

Disposition. Dabei kann es sich um Punktmutationen, Deletionen oder Insertionen handeln, die zum Ausfall oder zu gestörter Aktivität wichtiger Enzyme führen. Durch Kombination gentechnischer Methoden mit massenspektrometrischer Messtechnik (MALDI-TOF; Matrix-assisted laser desorption ionization - time of flight) ist eine schnelle Analytik möglich, die es erlaubt, die genetische Grundlage dieser Variationen mit großer Schnelligkeit und Präzision zu diagnostizieren und damit ein patientenspezifisches Reaktionsverhalten gegenüber bestimmten Arzneimitteln vorauszusagen. Dadurch könnte in Zukunft eine individualisierte Arzneitherapie mit geringeren Nebenwirkungen und höherer Wirksamkeit möglich werden.

## 3.5 Molekulare Pharmakoepidemiologie

Die Arzneimittelindustrie in den Industrieländern hat durch die massenhafte Anwendung von Arzneimitteln in den letzten Jahrzehnten eine bemerkenswerte Entwicklung erfahren. Die Erforschung von Arzneimittelwirkungen und von Arzneimittelrisiken in der Bevölkerung oder in bestimmten Teilen der Population ist besonders wegen der Zunahme der Häufigkeit und der sich ständig ändernden Modalitäten der Arzneimittelanwendungen und deren Folgeerscheinungen unerläßlich. Als Folge dieser Entwicklung hat die Bedeutung der Pharmakoepidemiologie erheblich an Bedeutung gewonnen. Medikamentenwirkungen und Nebenwirkungen unter Berücksichtigung der großen Zahl von Applikationsmodalitäten sind z.T. grundlegend anders als in einem kontrollierten klinischen Versuch mit streng definierten Einschluss- und Ausschlusskriterien der Patienten. Auch Kostenfragen des Arzneimittelmarktes gehören in diesen Bereich.

Die Entwicklung der Molekularen Medizin läßt einen weiteren Entwicklungsschub und neue Gesichtspunkte erwarten. Damit erhöht sich nicht nur die Bedeutung der Pharmakoepidemiologie, sondern erfordert auch eine Erweiterung ihres Forschungsrahmens hin zu einer molekularen Pharmakoepidemiologie als notwendige Ergänzung der Molekularen Medizin.

# 4 Molekulare Medizin: eine Herausforderung für die Klinische Pharmakologie

Durch den molekularbiologischen Erkenntnisfortschritt ist die Klinische Pharmakologie in besonderem Maße gefordert. Empirische Therapieprinzipien auf der Grundlage beschreibender Krankheitsbilder erfahren durch die Anwendung gentechnischer Methoden einen tiefgreifenden Wandel. Darüber hinaus wird die Entschlüsselung des menschlichen Genoms nicht nur eine Fülle neuer Forschungsansätze eröffnen, sondern auch neue Einsichten in Strukturen und deren pathologische Veränderungen erschließen. Daraus aber ergibt sich eine heute noch nicht absehbare Fülle von Daten als Grundlage für die Entwicklung neuer Arzneimittel (Structure Based Drug Design), die arzneitherapeutische Interventionen an informationstragenden Molekülen wie auch die Substitution krankhaft veränderter Gene ermöglichen werden.

Trotz erheblicher Anstrengungen und erster Erfolge ist die Molekulare Medizin in Deutschland nicht ausreichend entwickelt. Diese Situation hängt u.a.mit Besonderheiten unserer jüngsten Geschichte zusammen, was dazu führte, dass die Einführung der molekularen Genetik und molekularbiologischer Techniken sich spät und zögerlich vollzog. Infolgedessen ist wertvolle Zeit für die Erforschung dieser Gebiete verstrichen. Gleichzeitig damit ist ein erhebliches Ausbildungsdefizit entstanden und dadurch bedingt eine Anwendung molekularbiologischen Erkenntnisfortschritts in Gentechnik, Biotechnologie und in der Pharmazeutischen Industrie unterblieben. Aber mehr noch als in der Grundlagenforschung und teilweise auch in der biotechnologischen Anwendung hat sich dieser Zustand nachteilig auf klinischem Gebiet ausgewirkt.

Ein Weg, diesen Rückstand zu verringern besteht darin, die Klinische Pharmakologie als Mittler zwischen Grundlagenforschung und klinischer Anwendung in weit größerem Umfang als bisher an dieser Entwicklung verantwortlich zu beteiligen. Allerdings ist festzustellen, dass dieses Fach dringend einer Umorientierung und trotz bestehender Unterstützung einer weiteren Förderung bedarf, um diese Aufgaben erfüllen zu können. Ursache für den schleppenden Prozess der Entwicklung des Faches zu einem zukunftsorientierten medizinischen Hauptfach hängt mit tradierten Vorstellungen über Aufgaben und Inhalt der Klinischen Pharmakologie zusammen. Das Fach selbst ist ja im Vergleich zu den originären Disziplinen der experimentellen Pharmakologie und Toxikologie mit einer etwa 35-jährigen Tradition in Deutschland noch sehr jung Es entstand aus der Notwendigkeit, einem wachsenden Potential der sich schnell entwickelnden Pharmazeutischen Industrie, die eine Vielzahl potentiell therapeutischer Verbindungen hervorbrachte, einen klinischen Partner an die Seite zu stellen. Dessen Hauptaufgabe bestand zunächst darin, die in Tierexperimenten charakterisierten Verbindungen auf ihre Wirksamkeit und Verträglichkeit durch Pilotstudien am Menschen zu überprüfen. Hierzu war eine sorgfältige pharmakokinetische Analyse einschließlich optimaler Dosierung und der Erfassung möglicher Nebenwirkungen erforderlich. Diese Ausgangssituation hat sich unter den Bedingungen, Klinische Pharmakologie im Rahmen der molekularen Medizin zu betreiben, grundlegend gewandelt. Neben den klassischen Tätigkeitsmerkmalen eines klinischen Pharmakologen wird er heute zu einem notwendigen Bindeglied zwischen Forschung und Klinik. Seine Tätigkeit wird zukünftig viel stärker geprägt sein durch eigenständige Untersuchungen an humanisierten Zellkulturen, transgenen Tieren zur Entwicklung gendiagnostischer und gentherapeutischer Verfahren und durch die Prüfung von Anwendungsmöglichkeiten daraus entwickelter Arzneimittel am Menschen.

Die Anfänge der Klinischen Pharmakologie in Deutschland lassen sich bis zu Rudolph Buchheim [1820–1879] zurückverfolgen, der darum bemüht war, die Mechanismen von Arzneimittelwirkungen zu erklären. Eigentlicher Wegbereiter der Klinischen Pharmakologie in einem auch heute noch gültigen Sinne ist jedoch Paul Martini [1889–1964], der mit seinem 1932 erschienenen Buch 'Methodenlehre der therapeutischen Untersuchung' und mehr noch mit seiner 1947 erschienenen 'Methodenlehre der therapeutisch - klinischen Forschung' den Boden für die klinische Pharmakologie bereitet hat. Etwa zur gleichen Zeit hat Friedrich Hartmut

Dost [geb.1910] durch seine pharmakokinetischen Untersuchungen die theoretischen Grundlagen für ein entscheidendes Teilgebiet der Klinischen Pharmakologie gelegt.

Waren es in den 30er und 40er Jahren Chemotherapeutika, Antibiotika und Steroide, die zu einem wachsenden Potential der Pharmazeutischen Industrie führten und die Entwicklung der Klinischen Pharmakologie begünstigten bzw. notwendig machten, so ist es heute der molekularbiologische Erkenntnisfortschritt, der eine neue Entwicklungsphase für eine arzneitherapeutische Anwendung ausgelöst hat. Unsere Kenntnisse über zellbiologische Prozesse und die ihnen zugrundeliegenden molekularen Strukturen haben sich in revolutionierender Weise erweitert und in gleichem Maße angrenzende Gebiete der biowissenschaftlichen Grundlagenforschung wie Biochemie, Genetik, Immunologie, Strukturforschung und Pharmakologie durchdrungen und befruchtet. Aber auch die biologisch orientierten Anwendungsgebiete haben sich unter dem Einfluss der Molekularbiologie stürmisch entwickelt.

Molekularbiologie impliziert also gentechnische Verfahren, deren Auswirkungen in zweifacher Hinsicht für die Molekulare Medizin bedeutungsvoll sind. Zum einen werden hierdurch gentechnologisch hergestellte Arzneimittel für eine therapeutische Verwendung zugänglich, deren Herstellungsaufwand auf chemisch synthetischem Wege eine Anwendung bislang unmöglich gemacht hat. Die Biotechnologie hat sich aus dem Laboratoriumsmaßstab zu einer stetig wachsenden Industrie entwickelt und in der Pharmazeutischen Industrie haben sich gentechnische Verfahren durchgesetzt, die mehr und mehr zur bestimmenden Technik werden. Um den sich daraus ergebenden Untersuchungsumfang für die Klinische Pharmakologie zu verdeutlichen seien einige Zahlen genannt. Bereits heute werden etwa 40 gentechnologisch hergestellte Produkte vermarktet, etwa 300 weitere befinden sich zur Zeit in klinischen Studien, etwa 2500 Projekte werden vorklinisch bearbeitet. Die aus dem Genomprojekt sich ergebenden potentiellen Produkte werden diese Zahlen erheblich ansteigen lassen und bedeuten insbesondere für die Klinische Pharmakologie erhebliche Anforderungen in personeller Hinsicht wie auch investitionsmäßig. Zur Erfüllung dieser Aufgaben sind neue Strukturen wie etwa Zentren für Therapieforschung erforderlich (vgl. hierzu Abschnitt 5).

Das zweite Nutzungsfeld für eine medizinische Anwendung molekularbiologischer Erkenntnisse ist neben der Gendiagnostik die Gentherapie, d.h. der unmittelbare Eingriff in genetische Informationen, um genetische Dispositionen zu Krankheiten oder die Krankheiten selbst zu beheben. Erstmalig wurde 1990 in den USA ein gentherapeutisches Verfahren zur Behandlung des erblichen Adenosin-Desaminase-Mangels eingesetzt. Weitere Gentherapieverfahren an rund 1000 Patienten haben bisher nicht zu einer Heilung geführt. Trotz aller Erfolge insbesondere auf dem Gebiet der Gendiagnostik dürfen einige kritische Aspekte nicht außer Acht gelassen werden wie zum Beispiel die durch gendiagnostische Ergebnisse beim Patienten aufgeworfenen Konflikte durch die Diskrepanz zwischen Diagnose und Möglichkeiten zu einer Therapie.

Neben heute schon nutzbaren Forschungsergebnissen humaner DNS-Sequenzanalysen wie beispielsweise Humaninsulin, Erythropoetin, Blutgerinnungsfaktor VIII und Interferon, werden die Erkenntnisse der Genomaufklärung vor allem als Zielstrukturen für die Entwicklung neuer Arzneimittel von Bedeutung werden und sind damit auch eine wesentliche Grundlage für die Molekulare Medizin. Im Zuge dieser Entwicklung ist absehbar, dass viele bisher ursächlich nicht erklärbaren Krankheiten auf ihre genetischen Ursachen zurückgeführt werden können. Das betrifft hauptsächlich bisher nur in begrenztem Umfang ausgeschöpfte technische Möglichkeiten der Prophylaxe und Diagnostik auf verschiedenen Stufen der ontologischen Entwicklung.

Die Arzneitherapie, deren Bedeutung durch das Wachstum der Pharmazeutischen Industrie in der zweiten Hälfte des 20. Jahrhunderts bereits in beachtlicher Weise zugenommen hat, gewinnt dadurch eine noch größere Bedeutung. Gleichzeitig bildet diese Entwicklung für die Klinische Pharmakologie, die Forschung und Lehre der beim Menschen prophylaktisch, diagnostisch und therapeutisch angewendeten Stoffe und Zubereitungen umfaßt und damit die medizinische Grundlage für die Arzneitherapie bildet, eine erhebliche Herausforderung. Der durch die Molekularbiologie bewirkte Wechsel in der Arzneitherapie verändert nicht nur den inhaltlichen Rahmen der Disziplin sondern stellt den klinischen Pharmakologen auch vor gänzlich neue und erheblich erweiterte Aufgaben. Die den klinischen Pharmakologen bisher prägende vorwiegend analysierende und beratende Tätigkeit ändert sich zunehmend zu einer aktiv forschenden Rolle als Bindeglied zwischen Forschung und Klinik. Um diese zukunftsorientierte Entwicklung zu beschleunigen, bedarf sie einer intensiven Förderung.

## 5
## Klinische Forschung

Der durch die Erschließung der molekularen Integrationsebene möglich gewordene Paradigmenwechsel für arzneitherapeutische Interventionen im Rahmen der Molekularen Medizin erfordert eine Verbesserung der Leistungsfähigkeit der klinischen Forschung. Im Mittelpunkt notwendiger Bemühungen um eine solche Verbesserung stehen verschiedene Schwerpunkte.

Die Sicherung einer qualifizierten Ausbildung für den klinisch-wissenschaftlichen Nachwuchs durch Grundstudium und anspruchsvolle Weiterbildung ist eine wichtige Voraussetzung, die die Ausbildung, Weiterbildungsmaßnahmen, Promotion und Facharztausbildung einschließt. Frühe Unabhängigkeit der jungen Wissenschaftler und eine Aufhebung von disziplinären Grenzen zwischen Medizin, Biologie, Chemie und Physik sind besonders wichtig. Deshalb sollte der Ausbau der Zusammenarbeit nicht nur innerhalb der grundlagenvermittelnden biomedizinischen Fächer wie Biochemie, Biophysik, molekulare Pharmakologie, biologische Strukturforschung, Molekularbiologie, Molekulargenetik und Immunologie gefördert, sondern auch eine enge Verzahnung mit den klinischen Disziplinen angestrebt werden. Die Enge disziplinbestimmter Arbeitsgruppen sollte vermehrt durch projektorientierte Forschungsgruppen auf Zeit ersetzt werden. Dabei kann die Klinische Pharmakologie als Mittlerin zwischen den Grundlagendisziplinen und den klinischen Fächern eine entscheidende Rolle spielen. Die Molekulare Medizin stellt damit nicht nur einen tiefgreifenden Wandel therapeutischer Möglichkeiten dar, sondern auch einen Wandel im Selbstverständnis der Medizin von einer behandelnden zu einer zunehmend wieder naturwissenschaftlich forschenden Disziplin. Dieses macht allerdings notwendig, den fürsorgenden ärztlichen Charakter der klinischen Tätigkeit am Patienten immer wieder als wichtige Basis allen ärztlichen Tuns zu betonen.

Die Zunahme wissenschaftlicher Erkenntnisse und die sich daraus ergebende notwendige Umsetzung in die klinische Praxis bedarf auch einer Umverteilung von Finanzmitteln in den Kliniken, um Aufgaben in der Krankenversorgung und Aufgaben der Forschungsförderung sowie der Qualitätsverbesserung in der Ausbildung und Lehre gezielt fördern zu können. Diese Umverteilung schließt auch ein Umdenken z.T. tradierter Bewertungsmaßstäbe und Hierarchien zugunsten einer interdisziplinären Arbeit in der Klinik und in der Lehre ein.

Geht man in der Analyse der vorhandenen Situation einen Schritt weiter, so ergibt sich eine mit den zuvor beschriebenen Aufgaben zur Verbesserung der Leistungsfähigkeit klinischer Forschung eng verknüpfte weitere Aufgabe. Der Vielzahl neuer therapeutisch aktiver Wirkstoffe, die in den kommenden Jahren als Ergebnis einer leistungsfähigen pharmazeutischen Forschung zu erwarten sind, steht ein entwicklungs- und förderungsbedürftiges Prüfsystem auf der klinisch pharmakologischen Seite, dem Partner der Pharmaindustrie, gegenüber. Dabei ist nicht nur an eine tradierte klinisch-pharmakologische Forschung auf der Grundlage pharmakokinetischer Untersuchungen und Verträglichkeitsprüfungen hinsichtlich Wirkungseffizienz und Toxizität zu denken; auch nicht an eine heute bereits übliche Prüfung der Übertragbarkeit von an humanisierten Zellkulturen und transgenen Tieren erhaltenen Daten auf den Menschen. Vielmehr erfordert die Entwicklung weitaus größere Kapazitäten als zur Zeit verfügbar. Dazu gehört auch die Bereitstellung der Wirkstoffe, die unter besonderen Bedingungen in eigens dafür ausgestatteten Laboratorien hergestellt wurden (GMP-Labore; good medical practice) und eine Ausweitung von Möglichkeiten zur Durchführung klinisch-therapeutischer Studien der verschiedenen Phasen.

Die klinische Prüfung als eine der zentralen Aufgaben der Klinischen Pharmakologie umfaßt klinische Studien, die sich in 3 Phasen gliedern : Phase I umfaßt die Erstanwendung von Arzneistoffen an gesunden Probanden, Phase II beinhaltet die Erstanwendung an Patienten und die Phase III schließlich stellt den kontrollierten klinischen Versuch zur Untersuchung der Wirksamkeit und erwünschter Arzneimittelwirkungen an größeren Gruppen von Patienten dar. Die Phase IV beinhaltet schließlich eine Marktanalyse und die Markteinführung des neuen Arzneimittels. Die klinische Prüfung eines zukünftigen Arzneimittels erfordert die Verfügbarkeit von Patienten. Um den hohen international üblichen Prüftstandards genügen zu können, ist die Errichtung dafür geeigneter therapeutischer Kompetenzzentren notwendig. Derartige Zentren erfordern den Aufbau von Einrichtungen, die mit den notwendigen klinischen Erfordernissen ausgestattet sind. Neben klinischen Pharmakologen, die über grundlegendes Wissen u.a. in der Pathophysiologie, der Pathobiochemie und Pharmakologie verfügen, ist die Ausbildung von speziell geschultem medizinischem Personal erforderlich. Die von diesen therapeutischen Kompetenzzentren auf der Grundlage internationaler Standards erarbeiteten und damit vergleichbaren Ergebnisse sind Teil von multizentrischen Studien, die durch Koordinierungszentren für klinische Studien gebündelt werden. Die Koordinierungszentren haben aber auch die Aufgabe, forschende Ärzte der Region oder auch bundesweit bei der Anlage von klinischen Studien zu unterstützen zur Vermeidung von systematischen Fehlern (Bias), die zu gravierenden Fehlschlüssen führen können. Damit soll die klinische Forschung in Deutschland vermehrt aus einer Anwendung von Ergebnissen in eine aktiv forschende Situation gebracht werden.

Mit ihrer profilbestimmenden Funktion ist die klinische Forschung Schrittmacher für die Entwicklung der Molekularen Medizin. Und diese ist nicht mehr nur Gegenstand theoretischer Betrachtungen, sondern hat längst Einzug gehalten in das diagnostische Repertoire der klinischen Praxis. Aber es sind nicht nur die visionären Vorstellungen heute noch nicht absehbarer gen- und zelltherapeutischer Möglichkeiten, die das Bild klinischer Forschung in der Molekularen Medizin prägen, sondern eine Fülle wissenschaftlicher und organisatorischer Aufgaben bedürfen dringend einer Lösung: die Ausbildung durch geeignete Maßnahmen in Bahnen zu lenken, die eine solche Entwicklung überhaupt erst möglich machen; klinisch-pharmakologische Einrichtungen universitär oder außeruniversitär fest zu etablieren, die in der Lage sind, den wachsenden Anforderungen an die klinische Forschung gerecht zu werden und schließlich durch überzeugende biomedizinische Leistungen Barrieren abzubauen, die einem auf der Grundlage der Molekularen Medizin sich vollziehenden therapeutischen Wandel entgegenstehen.

## 6 Ausblick

Die Verbreitung molekularmedizinischen Denkens, die Einführung gentechnischer Methoden und ihre breite medizinische Anwendung erfolgt nicht im Selbstlauf. Ganz im Gegenteil bedarf es erheblicher Anstrengungen, um diese Entwicklung zu vollziehen. Traditionelles Denken und Vorurteile stehen einer schnellen Umsetzung entgegen. Daraus ergibt sich die Notwendigkeit, diese zukunftsweisende Entwicklung zu fördern und eine Diskussion auch der ethischen Probleme zum Beispiel in der Reproduktionsmedizin in der breiten Öffentlichkeit anzuregen bzw. fortzusetzen.

Die Einführung neuer diagnostischer und therapeutischer Prinzipien hängt in erster Linie von denjenigen ab, die mit dieser Therapie umgehen werden - also praktizierende Ärzte der verschiedenen Fachdisziplinen. Das sind aber auch Studenten, für die molekularmedizinische Prinzipien ihre spätere praktische Tätigkeit bestimmen werden. Für diese sei an dieser Stelle auf die Buchreihe "Molekulare Medizin" verwiesen, die sich als Ratgeber für alle diejenigen verstehen möchte, die sich für diese Entwicklung interessieren.

Da die Mehrzahl der heute praktizierenden Ärzte nur mit den Anfängen molekularbiologischer Methoden und Forschungsergebnisse vertraut ist, vermittelt der erste Band dieser Buchreihe dem Leser in gedrängter Form zunächst eine Übersicht über solche biochemischen und molekularbiologischen Grundlagen, die für das Verständnis der in den anschließenden Bänden dargelegten Behandlungsmöglichkeiten in der Molekularen Medizin notwendig sind. Die weiteren Bände sind nach Erkrankungen gegliedert und geben Übersichten über die Grundlagen von Tumorerkrankungen, der Herz-Kreislauferkrankungen, der molekularen Aspekte des Immunsystems und der Infektiologie sowie der molekularen Ursachen von Erkrankungen des Zentralnervensystems. Monogenetisch bedingte Erkrankungen bilden den thematischen Rahmen für weitere Bände ebenso wie die molekularen Ursachen von Endokrinopathien. Die Buchreihe "Molekulare Medizin" will das Interesse an einer der faszinierendsten medizinischen Entwicklungen wecken, die den therapeutischen Fortschritt in diesem Jahrhundert bestimmen wird.

# KAPITEL 2

# Genetische Modellorganismen im Humangenomprojekt

E. Buchner


## Zusammenfassung

Das Humangenomprojekt stellt zahlreiche Aspekte der Humanbiologie und der Medizin auf eine völlig neue Grundlage und hat daher bereits jetzt enorme Auswirkungen sowohl auf die biomedizinische Grundlagenforschung wie auf angewandte biotechnologische, humangenetische, pharmakologische und klinische Untersuchungen. Diese Entwicklung wird sich in den nächsten Jahren noch beschleunigen, wenn die vollständige Sequenz des menschlichen Erbguts vorliegt. Hier sollen der gegenwärtige Stand und die Ziele des Humangenomprojekts kurz dargestellt und Bedeutung, Stand und Perspektiven der Genomprojekte der wichtigsten genetischen Modellorganismen erläutert werden. Von besonderem Interesse sind dabei die multizellulären Eukaryonten, der Wurm (*Caenorhabditis elegans*, die Taufliege (*Drosophila melanogaster*), der Zebrafisch (*Danio rerio*) und die Maus (*Mus musculus*), da sich die Erkenntnisse über grundlegende biochemische und physiologische Prozesse, die an diesen Systemen gewonnen werden, im allgemeinen weitgehend auf humanbiologische Fragestellungen übertragen lassen.


## 1
## Das Humangenomprojekt (HGP)

Die Sequenzierung des gesamten menschlichen Genoms mit seinen ca. 3 Milliarden Basenpaaren sowie die Kartierung und Analyse der 50.000 bis 100.000 menschlichen Gene stellt eine einzigartige Herausforderung im Rahmen der Erforschung der belebten Natur dar. Als internationales Gemeinschaftsprojekt wird das HGP nicht nur einen nachhaltigen Einfluß auf den gesamten Bereich der Biologie und Medizin haben, sondern kann durch die Revolutionierung von Diagnostik und Prognostik zu einer verstärkten Entsolidarisierung im Gesundheitssystem führen und damit dessen bisherige Strukturen in Frage stellen.

Die Analyse genetischer Modellorganismen, insbesondere *E. coli*, *S. cerevisiae*, *C. elegans*, *Drosophila*, Zebrafisch und Maus, ist integraler Bestandteil des Humangenomprojekts. Jedes der entsprechenden Genomprojekte läßt sich in mehrere Teilvorhaben untergliedern: Rekombinations-Genkarte, physikalische Genkarte, vollständige DNA-Sequenz, Identifikation aller Gene und schließlich Funktionsanalyse der Gene. Letztere wird mit der Charakterisierung der Interaktionen zwischen den einzelnen Genen und ihren Produkten in den Stoffwechsel- und Signalnetzwerken des Körpers auf Jahrzehnte hinaus eine schier unerschöpfliche Quelle faszinierender Forschungsprojekte darstellen, deren Ziel in der möglichst vollständigen Aufklärung der Biologie der menschlichen Zellen und Organe besteht. Dieses Wissen wird die Medizin grundlegend verändern.

Für das menschliche Genom konnte eine Rekombinations-Genkarte mit einer durchschnittlichen Auflösung von 1 Centimorgan bereits 1994 veröffentlicht werden. Eine solche Karte, die aus der Wahrscheinlichkeit für die gemeinsame Vererbung monogenetisch bedingter Merkmale erstellt wird, legt die Nachbarschaftsbeziehungen der zugehörigen Gene fest. In der physikalischen Genkarte werden kurze Sequenzabschnitte (sequence tagged sites, STSs) der DNA auf Chromosomenbruchstücken lokalisiert und überlappende Bruchstücke zu einer Karte zusammengesetzt. Ende 1998 waren 52.000 STSs kartiert und in dieser Karte 30.000 Sequenzbruchstücke exprimierter Gene (expressed sequence tags, ESTs) lokalisiert (Collins et al. 1998). Klonierte Gene der Rekombinationsgenkarte können in die physikalische Genkarte eingeordnet werden und stellen die Verbindung zwischen den beiden Karten her. Die Zuordnung zu den zytogenetisch darstellbaren Chromosomenabschnitten erfolgt durch Fluoreszenz-in-situ-Hybridisierung (FISH) und anhand von Chromosomenfragmenten in Somazell- oder Strahlungshybriden. Die Sequenzierung wird gegenwärtig vorangetrieben durch Klonieren von größeren DNA-Abschnitten in YAC, BAC oder PAC-Klonen (yeast, bacterial, P1-phage artificial chromosomes) und Subklonierung von zufälligen Fragmenten in Cosmiden und Plasmiden. Diese Fragmente werden sequenziert und aufgrund von Überlappungen mit Hilfe von Computerprogrammen zusammengesetzt (shot-gun-Sequenzierung) (Pennisi 1998b). Durch die Aneinanderreihung von überlappenden Klonen werden sog. contigs erstellt, aus denen sich dann die vollständige Sequenz zusammensetzen lassen sollte. Schwierigkeiten verursachen vor allem die vielen mehrfach im Genom vorkommenden Sequenzen (z.B. Transposons), die zu falschen Zusammensetzungen führen können, sowie die großen Bereiche von sog. „simple sequence DNA" (>40% der menschlichen DNA), die aus kurzen, aber zigtausendfach identisch oder mutiert wiederholten Sequenzmotiven besteht. Um diese Schwierigkeiten zumindest teilweise zu umgehen, werden im öffentlich finanzierten Humangenomprojekt die Klone zunächst in die physikalische Karte eingeordnet. Trotzdem ist die korrekte Zusammensetzung der Sequenzfragmente sowie das Ausmerzen von Sequenzierfehlern aufwendiger als die eigentliche Sequenzierung. Im April 2000 befanden sich ca. 564 Mb korrigierte Sequenz oder 17,5% des menschlichen Genoms in den öffentlich zugänglichen Datenbanken, bis zum Jahr 2003 (zum 50. Geburtstag der Doppelhelix) soll die vollständige Sequenz in hoher Qualität (Fehlerrate <1:10.000) vorliegen. Parallel zum internationalen, öffentlich finanzierten Humangenomprojekt unternimmt die US-Firma Celera Genomics die vollständige shot-gun-Sequenzierung des Genoms ohne die zeitaufwendige Einordnung der Klone in eine Karte, und beabsichtigt, bis zum Frühjahr 2000 die vollständige Sequenz als Entwurf zu besitzen. Als Antwort auf diese privatwirtschaftliche Herausforderung wurden die Finanzmittel des akademischen Sequenzierprojekts durch die US-Regierung und den Wellcome Trust (Großbritannien) deutlich aufgestockt. Hierdurch und aufgrund weiterentwickelter Sequenzierautomaten (Mullikin and McMurray 1999) wurde erreicht, daß der öffentlich finanzierte 90%-Entwurf bereits im Sommer 2000 zur Verfügung stehen wird (Stand März 2000: 70% der Sequenz als Entwurf in der GenBank).

Was macht die Gewinnung der Sequenz des menschlichen Genoms so attraktiv, daß sowohl die öffentliche Hand als auch private Unternehmen gewaltige Ressourcen investieren, um dieses Ziel zu erreichen?

**Biomedizinische Grundlagenforschung.** Für die Aufklärung der molekularen Ursachen von Erbkrankheiten ist die Klonierung und Sequenzierung der betroffenen Gene notwendig. Bisher wurde dies von einzelnen, meist kleinen Arbeitsgruppen durchgeführt, die nicht auf Sequenzierung mit hohem Durchsatz spezialisiert waren. Generell können daher Forschungsmittel effizienter eingesetzt werden, wenn die Sequenzierung von hierauf spezialisierten Zentren durchgeführt wird. Durch die Verfügbarkeit der Sequenz werden Gene für erblich bedingte Krankheiten wesentlich rascher identifiziert werden können. Dies gilt natürlich auch für Gene, die ohne unmittelbare medizinische Anwendungsperspektive im Rahmen der biologischen Grundlagenforschung analysiert werden.

**Klinische Medizin.** Die Kenntnis von Genvarianten, die in Zusammenhang mit bestimmten Krankheiten vermehrt auftreten und somit als Dispositionsfaktoren identifiziert werden, erweitert die Möglichkeiten der pränatalen und präsymptomatischen Diagnostik dramatisch. Die Aufklärung der Funktion und Regulation von Genen, die mit einer Krankheit in ursächlichem Zusammenhang stehen, erlaubt die Entwicklung von rationalen Therapieansätzen. Darüberhinaus ist sie Grundlage für die zukünftige Entwicklung von gentherapeutischen Verfahren. Allerdings dürfte sich der überwiegende Teil des medizinischen Nutzens aus dem Humangenomprojekt erst in ca. 10–20 Jahren abzeichnen.

**Industrie.** Für Unternehmen beruht das Hauptinteresse an der Sequenz auf dem Bedarf der Pharmazeutischen Industrie an Zielmolekülen für Diagnose und Therapie wichtiger Krankheiten oder Dispositionen (Cohen 1997; Kleyn and Vesell 1998; Waterston and Sulston 1998). Kann aus der Kenntnis eines Gens die Entwicklung diagnostischer oder therapeutischer Hilfsmittel plausibel gemacht werden, so läßt sich dieses Gen patentieren. Gegenwärtig (4/2000) liegen Tausende von Gen-Anmeldungen bei den Patentämtern vor, die auf Bearbeitung warten. Man darf gespannt sein, wie restriktiv Gen-Patente erteilt werden und wie exklusiv Gen-Lizenzen letztendlich gehandhabt werden. Durch die Methoden der kombinatorischen Chemie stehen heute hunderttausende von Substanzen zur Verfügung, die darauf getestet werden können, ob sie mit einem bestimmten Protein interagieren. Von Interesse sind hierbei nicht nur die Proteine bzw. Gene, die für die seltenen, molekular noch unbekannten monogen vererbten Krankheiten verantwortlich sind, sondern vor allem Gene, die mit den häufigen Krankheiten in Verbindung stehen und für die polygen vererbte Dispositionen beobachtet werden. Zu dieser Gruppe gehören so verbreitete Krankheiten wie Asthma, Arteriosklerose, Diabetes, Schizophrenie und Krebs. Zur Identifizierung solcher Dispositions-Gene wird die Kenntnis von Stellen im Genom benötigt, an denen die Sequenz in der menschlichen Population uneinheitlich ist. Bisher dienen vor allem Restriktions-Fragment-Längen-Polymorphismen und kurze repetitive Sequenzen, die sich von Person zu

Person in ihrer Länge unterscheiden können (Mini- und Mikro-Satelliten), als genomische Marker für die Positionsklonierung. Die größte Dichte an Sequenz-Polymorphismen liegen im Genom als sog. SNPs (single nucleotide polymorphisms) vor, die man ca. alle 500 - 1.000 bp in der menschlichen DNA antrifft (Wang et al. 1998). SNPs sollten daher die genaueste Genkartierung ermöglichen (s. jedoch Pennisi 1998a). Für die Identifizierung von SNPs in großem Maßstab mit Hilfe der DNA-Chip-Technologie (Service 1998) ist die Kenntnis der Sequenz des menschlichen Genoms erforderlich. Wichtiges kommerzielles Ziel der shotgun-Sequenzierung des menschlichen Genoms durch die Firma Celera Genomics ist die Identifizierung und Patentierung von 100.000 SNPs, die in Zusammenhang mit Krankheitsgenen stehen könnten. Darüberhinaus sollen einige Hundert pharmakologisch interessante Gene mit klaren biomedizinischen Nutzungsvorstellungen patentiert werden (Venter et al. 1998).

**Ethische, juristische und soziale Implikationen des Genomprojekts.** Jede neue Technologie und jeder größere Wissenszuwachs führt zu gesellschaftlichen Veränderungen, die neben positiven Aspekten auch Risiken mit sich bringen. Ein offensichtliches Problem der Kenntnis von Krankheits- und Dispositions-Allelen ist die Verhinderung einer Diskriminierung einzelner Personen, Familien oder Bevölkerungsgruppen, die zufällig eine oder mehrere dieser Genvarianten tragen. Neben der Respektierung des selbstverständlichen Rechts auf Nichtwissen jedes Einzelnen muß bedacht werden, daß auch die freiwillig einmal getroffene Entscheidung für das Wissenwollen ein unwiderrufliches Ereignis mit möglicherweise schwerwiegenden psychischen Konsequenzen ist. Aber nicht nur das eigene Wissen um eine Genvariante kann problematisch sein, vor allem muß sichergestellt werden, daß genetische Daten nicht von privaten oder öffentlichen Institutionen mißbraucht werden können. Das Prinzip der Versicherung gegen Krankheit oder für den Todesfall beruht auf dem Nichtwissen über Ereignisse, die jeden gleichermaßen treffen können. Wenn durch genetische Analysen dieses Nichtwissen zerstört wird, kann das herkömmliche Prinzip der Versicherung nicht mehr greifen, da es zu einer unerträglichen Belastung der Träger von Risikofaktoren führen muß. Dies ist kein neues Problem der Genomsequenzierung, wird durch sie aber in dramatischem Maße verstärkt. Die Verfügbarkeit von detailierter diagnostischer und prognostischer Information würde die Abschaffung des Versicherungsprinzips für Krankheit und Leben zur Folge haben, an dessen Stelle eine einheitliche Absicherung z.B. aus Steuermitteln treten müßte. Derartige weitreichende Konsequenzen des Humangenomprojekts müssen im Voraus bedacht werden, damit entsprechende Vorkehrungen und politische Weichenstellungen getroffen werden können. Darüberhinaus könnte die Kenntnis von Gendefekten Anlaß zu neuen Überlegungen zur Eugenik geben, die besonders in Deutschland in der Vergangenheit zu schrecklichen Konsequenzen geführt hat. Die politischen Entscheidungen müssen bald getroffen werden, denn noch im Jahr 2000 kann mit einem „Arbeitsentwurf" der Sequenz aller menschlichen Chromosomen und ca. 2002 - 2003 mit der vollständigen korrigierten Sequenz gerechnet werden.

**Tabelle 1.** Modellsysteme im Humangenomprojekt

| | Genomgröße | Sequenziert 4/00 | Fertigstellung | Anzahl Gene |
|---|---|---|---|---|
| E. coli | 4,67 Mb | 100% | 9/97 | 4288 |
| S. cerevisiae | 12 Mb | 100% | 4/96 | 6241 |
| C. elegans | 97 Mb | 99% | 12/98 | 18.425 |
| D. melanogaster | 180 Mb | 99% des Euchromatins | 3/2000 | 13.601 |
| D. rerio | 1.700 Mb | (1.200 Marker) | ? | ? |
| Maus | 3.000 Mb | (12.000 STS) | 2005 | 50.000 - 100.000 |
| Mensch | 3.000 Mb | 17.5% | 2003 | 50.000 - 100.000 |

## 2 Modellsysteme

Die wichtigsten genetischen Modellorganismen, deren Genome im Rahmen des Humangenomprojekts sequenziert werden, sind zusammen mit dem gegenwärtigen Stand der Sequenzierung in Tabelle 1 zusammengestellt. Wichtigster Grund für die Einbeziehung von Modellsystemen in das HGP ist die offensichtliche Einschränkung der experimentellen Ansätze beim Menschen aus praktischen wie aus ethischen Gründen. Insbesondere ist natürlich die gezielte Ausschaltung oder Veränderung eines Gens und die Analyse des funktionellen Defekts am ansonsten intakten Organismus nur am Tiermodell möglich. Darüberhinaus erhält man aus dem Vergleich der verschiedenen Spezies wertvolle Erkenntnisse zur Evolution. Während Hefe vor allem als zellbiologisches Modell anzusehen ist, bieten *C. elegans*, *Drosophila*, Zebrafisch und Maus die Möglichkeit zur Untersuchung der komplexen interzellulären Wechselwirkungen in multizellulären Organismen. Jedes der vier Systeme hat spezifische Vorteile und Einschränkungen, deren Bedeutung für Humanbiologie und Medizin im folgenden kurz dargestellt wird.

### 2.1 C. elegans

Sydney Brenner hat diesen Nematoden als genetisches Modellsystem eingeführt mit der langfristigen Perspektive, die Biologie eines mehrzelligen Organismus mehr oder weniger vollständig aufzuklären. Aufgrund der Durchsichtigkeit des Wurms, der begrenzten Zellzahl und des stereotypen Zellteilungsmusters konnte bereits der komplette Entwicklungsstammbaum sämtlicher Zellen von der Eizelle bis zum adulten Tier beschrieben und das vollständige Verbindungsnetzwerk aller 302 Nervenzellen mit ca. 5.000 Synapsen, 2.000 Nerv-Muskel-Kontakten und 700 „Gap-Junctions" aufgeklärt werden. Gerade in Bezug auf das Nervensystem zeigt *C. elegans* viele Parallelen zu Vertebraten. So werden weitgehend dieselben Neurotransmitter verwendet. Acetylcholin wirkt exzitatorisch auf Muskeln, GABA inhibitorisch und Glutamat exzitatorisch im ZNS, und Monoamine spielen als Modulatoren eine Rolle (Chalfie and Jorgensen 1998).

Einzelne Gene von *C. elegans*, die für die Entwicklung und/oder Funktion des Nervensystems notwendig sind, wurden zunächst durch Mutagenese und Screen nach Tieren mit verändertem Verhalten identifiziert. Seit Dezember 1998 steht nun die im wesentlichen vollständige Sequenz des *C. elegans* Genoms zur Verfügung (The *C. elegans* sequencing consortium 1998; Chalfie 1998; Pennisi 1998c). In 97 Mb wurden 18425 putative Gene identifiziert (A *C. Elegans* Database, release WS8), deren Protein-kodierende Bereiche etwa 27% des Genoms ausmachen. Die Analyse der Gene führt zu interessanten Klassifikationen: 790 Gene kodieren für Mitglieder der Familie der sieben-Transmembrandomänen-Proteine, zu der Opsine, Chemorezeptorproteine, sowie zahlreiche Neurotransmitter- und Hormon-Rezeptoren gehören. Mindestens 66 Gene kodieren für Untereinheiten Liganden-gesteuerter Ionenkanäle, 10 für Glutamat-Rezeptoruntereinheiten, 80 für Kaliumkanäle und 5 für $\alpha$-Untereinheiten von spannungsabhängigen Calciumkanälen. 480 kodierte Proteine enthalten Zinkfinger-Domänen, die auf eine DNA-Bindung hinweisen können und in zahlreichen Transkriptionsfaktoren gefunden werden. 410 abgeleitete Proteine besitzen Ähnlichkeit zu Kinase-Domänen. Proteine dieser Familien sind an Prozessen der komplexen interzellulären Kommunikation und Differenzierungssteuerung beteiligt. Beim Vergleich der abgeleiteten Proteine von *C. elegans* und der Hefe findet man zahlreiche Orthologe (Proteine mit ähnlicher Aminosäurensequenz und ähnlicher Funktion, die von einem gemeinsamen Vorläufer abstammen) bei Proteinen mit „Kernfunktion" wie Intermediärstoffwechsel, Nukleinsäuren- und Peptid-Stoffwechsel, Transportmechanismen und Sekretion, sowie Aufbau der Zytoskelettstruktur. Erwartungsgemäß fehlen der Hefe häufig Orthologe zu Proteinen mit vermuteten Funktionen in der interzellulären Kommunikation und der Genregulation. Beim Vergleich der *C. elegans*-Gene mit den bisher bekannten menschlichen Sequenzen fällt auf, daß nur 32% der Wurm-Gene Ähnlichkeit zu bekannten menschlichen Genen aufweisen, umgekehrt aber 70% der bekannten Human-Gene Ähnlichkeit zu Wurm-Genen zeigen. Diese scheinbare Diskrepanz dürfte darauf beruhen, daß aufgrund der bisherigen Klonierungsstrategien schwach exprimierte „Luxusgene", die nicht in allen Zellen benötigt werden, in den humanen Genbanken deutlich unterrepräsentiert sind. Allerdings hat die *C. elegans*-Sequenz auch aufgezeigt, daß Gene für Proteine mit Homologie zu wichtigen Säugerproteinen, z. B. den spannungsabhängigen Natriumkanälen, der trk-Rezeptor-Familie und den Connexinen (Porenproteinen der elektrischen Synapsen) überraschenderweise im Wurm fehlen. Neuronale Aktionspotentiale werden in *C. elegans* daher von Calciumionen getragen und „Gap-Junction"-Poren werden durch „Innexine" gebildet, die strukturelle Ähnlichkeit zu den Connexinen von Vertebraten besitzen, ohne jedoch Sequenzhomologie zu zeigen. Ob es sich hierbei um konvergente Evolution oder um bis zur Unkenntlichkeit mutierte Homologe handelt, ist nicht geklärt. Trotz der Unterschiede in einzelnen Proteinklassen sind in den genannten 70% zahlreiche Gene mit bekannter Krankheitsrelevanz repräsentiert, so daß deren Funktion, Regulation und Wechselwirkungen mit anderen Genen am Modellsystem *C. elegans* untersucht werden können mit dem Ziel der Entwicklung einer ursächlich begründeten Diagnostik, Prophylaxe und Therapie. Speziell die Analyse von Genwechselwirkungen läßt sich an *C. elegans* durch Suppressionsmutagenesen aufgrund der Selbstbefruchtung besonders effizient durchführen.

Die Klonierung der durch Punktmutanten identifizierten *C. elegans*-Gene erfolgte zunächst in der Regel mit Hilfe von Transposoninsertionen, ähnlich wie es weiter unten für *Drosophila* beschrieben ist. Durch die Verfügbarkeit der Genomsequenz können mutierte Gene heute unter Verwendung von Polymorphismen meist so genau kartiert werden, daß die Mutation durch Mikroinjektion von wildtypischer DNA „gerettet" werden kann, was das mutierte Gen gewöhnlich eindeutig identifiziert.

Zu den Proteinen, die durch den genetischen Ansatz in *C. elegans* entdeckt oder deren Primärstruktur aufgeklärt werden konnte, gehören u.a. das Motorprotein Myosin-schwere-Kette, das Netrin und zwei seiner Liganden (Leitproteine für auswachsende Neurone bei Vertebraten und Invertebraten), zahlreiche Transkriptionsfaktoren, Transmitter-Transportproteine, Ionenkanalkomponenten, Elemente der Transmitterfreisetzungsmaschinerie und des programmierten Zelltods, um nur einige Beispiele zu nennen. Durch gezielte Mutagenesen oder selektive Gensuppression durch Injektion von anti-sense- bzw. Doppelstrang-RNA, Peptid-Nukleinsäuren oder sequenzspezifische Polyamide (Wittung-Stafshede 1998) kann die Funktion dieser Proteine analysiert werden.

Das *C. elegans* Genomprojekt hat neben der Bereitstellung der Sequenz mit dem erwähnten Gewinn für die biomedizinische Grundlagenforschung auch Pilotcharakter für die Sequenzierung und Analyse anderer komplexer Genome, einschließlich dem des Menschen. Hier wurden Strategien zur Sequenzierung großer DNA-Mengen entwickelt und erfolgreich getestet, und für die Handhabung und Interpretation der Sequenzen wurden leistungsfähige Software-Pakete entwickelt, die u. a. zeigten, daß es trotz unserer unvollständigen Kenntnisse vieler molekularer Details der Transkriptionsinitiation, des Spleißens und der Termination möglich ist, allein aus der genomischen Sequenz Promotoren zu identifizieren, Exon-Intron-Strukturen aufzuklären und kodierende Sequenzen zu erkennen.

## 2.2
## Drosophila

Die Taufliege ist seit nahezu 100 Jahren bevorzugtes Tiermodell für genetische Fragestellungen. Dies liegt vor allem an den einfachen Zuchtbedingungen, die es erlauben, Tausende von Stämmen auf engem Raum zu halten, an der kurzen Generationsdauer von ca. 10 Tagen, und an den Riesenchromosomen der larvalen Speicheldrüsen, mit deren Hilfe viele chromosomale Veränderungen direkt und mit hoher Auflösung lichtmikroskopisch dargestellt werden können. Die herausragende Bedeutung von *Drosophila* als Modellsystem für grundlegende Fragen der Entwicklungsbiologie ist durch die Aufklärung der molekularen Prinzipien bei der Musterbildung während der Embryogenese deutlich geworden. Für die Neurowissenschaften ist das hochentwickelte, komplexe Verhaltensrepertoir der Taufliege von besonderem Interesse, das durch eindrucksvolle Lauf- und Flug-Leistungen, visuelle bzw. chemische Raumorientierung, verschiedenste Lernphänomene, leicht meßbare Tagesperiodik und verblüffende Revierkämpfe und Balzrituale exemplifiziert ist. All diese Leistungen werden von einem Nervensystem erbracht, das „nur" aus 200.000 bis 300.000 Zellen besteht - im Vergleich zu $10^{10}$ bis $10^{11}$ bei Säugern. Die Verhaltensphänomene sind durch Einzelgenmutationen veränderbar, wodurch bereits zahlreiche Komponenten von verhaltenssteuernden molekularen Mechanismen aufgeklärt werden konnten. Methodische Erfahrung und Hilfsmittel (z.B. Marker-, Deletions-, Inversions-, Translokations-Mutanten, Balancer-Chromosomen) aus jahrzehntelanger klassisch-genetischer Forschung werden seit ca. 15 Jahren flankiert von ausgefeilten molekulargenetischen Techniken, die es heute erlauben, Gene effizient zu klonieren, mehr oder weniger gezielt auszuschalten und in vitro veränderte Versionen durch Keimbahntransformation wieder in das Fliegengenom einzuschleusen, wobei nicht nur die Proteinstruktur gezielt verändert, sondern auch das zeitliche und räumliche Expressionsmuster nahezu willkürlich kontrolliert werden kann. Die Prinzipien der wichtigsten Methoden sollen hier kurz dargestellt werden.

**Klonierungsmethoden.** Neben den klassischen Methoden der Positionsklonierung, des Homologie-Screens, des Expressions-Screens oder der Mikroklonierung erfolgte bisher auch bei *Drosophila* die Klonierung von Genen meist mit Hilfe der bereits bei *C. elegans* erwähnten „springenden Gene“ oder Transposons. Das am häufigsten verwendete Transposon bei *Drosophila* ist das „P-Element“, das mittlerweile gentechnisch zu einem Multifunktionswerkzeug modifiziert wurde. Natürliche P-Elemente bestehen im wesentlichen aus dem Gen für ein Enzym, das die Transposition katalysiert (Transposase), und den beiden dieses Gen flankierenden „IR“-Sequenzen (inverted repeats), die von der Transposase erkannt werden und die Exzision aus der genomischen DNA und Reintegration an anderer Stelle ermöglichen. In dem heute gebräuchlichsten P(lacW)-Konstrukt ist das Transposasegen entfernt, so daß eine Transposition nur möglich ist, wenn ein Transposasegen zusätzlich eingekreuzt wird. Durch Auskreuzen des Transposasegens kann die Transposition wieder unterbunden werden. Zwischen die IR-Sequenzen ist im P(lacW)-Konstrukt ein Augenfarbengen, ein Reportergen für regulatorische Sequenzen, sowie ein Plasmid-Replikationsursprung (ori) und ein Antibiotikaresistenzgen ($Amp^R$) eingefügt, die gemeinsam mit den IR-Sequenzen springen, wenn Transposase vorhanden ist. Aufgrund des Augenfarbengens kann jeder Fliege sofort angesehen werden, ob sie ein P(lacW)-Konstrukt trägt. Das Reportergen erlaubt eine histochemische Färbung derjenigen Zellen, in denen regulatorische Gensequenzen (enhancer) in der Nachbarschaft des P(lacW)-Konstrukts aktiv sind. Mit Hilfe von ori und $Amp^R$ schließlich läßt sich die genomische DNA-Sequenz, in die das P(lacW)-Transposon hineingesprungen ist, unmittelbar klonieren. P-Konstrukte inserieren meist an zufälligen Positionen ins Genom der Soma- und Keimbahn-Zellen, wenn sie durch Einkreuzen des Transposasegens aktiviert werden oder man DNA, die das P-Konstrukt enthält, gemeinsam mit dem Transposasegen in befruchtete Eizellen injiziert. Zur Klonierung des betroffenen Gens einer mit klassischen Methoden isolierten Punktmutante mit erkennbarem Phänotyp kreuzt man die Mutante mit Tieren, in denen das P(lacW)-Element in den Keimzellen zum Springen gebracht wurde, und screent in der Nachkommenschaft nach Tieren mit dem Phänotyp. Auf diesem Weg kann man in der Regel P(lacW)-Insertionen in dem gesuchten Gen isolieren, die dessen Expression beeinträchtigen. Die Plasmidsequenzen (ori, $Amp^R$) in P(lacW) erlauben dann eine einfache Klonierung des Gens, indem die DNA der Insertionsmutante isoliert und restriktionsverdaut wird und man anschließend die Fragmente zu Ringen ligiert, die zur

Transformation von Bakterien verwendet werden. Auf Ampicillin-haltigem Medium können dann nur solche Bakterien Kolonien bilden, die das ori-Amp$^R$-Fragment des P(lacW) (mit der angrenzenden genomischen DNA) als „rescue-Plasmid" enthalten. Mit diesem Verfahren werden im Rahmen des Berkeley *Drosophila*-Genom-Projekt und im Deutschen Human-Genom-Projekt systematisch P-Insertionsmutanten über das ganze Genom verteilt hergestellt, kartiert und die Plasmid-rescuefragmente ansequenziert, um für möglichst viele Gene Mutanten und Klonierhilfen zur Verfügung zu stellen.

Auf demselben Prinzip beruht eine bevorzugte Methode zur gezielten Herstellung von Mutanten mit Defekten in einem klonierten Gen. Hierfür werden wie oben rescue-Plasmide von Embryonen kloniert, deren Eltern zufällig verteilte P(lacW)-Insertionen enthalten, und in Southern-Blots mit der DNA der klonierten Gene hybridisiert. Geschwister derjenigen Embryonen, deren rescue-Plasmid angrenzende DNA aus dem untersuchten Gen enthalten, tragen also ein P(lacW)-Element in diesem Gen, das möglicherweise bereits die Expression des Gens beeinträchtigt. Sitzt das P-Element in einem Intron oder in flankierenden Sequenzen, so daß die Genfunktion nicht beeinträchtigt ist, so können durch seine Remobilisierung Deletions-Mutationen erzeugt werden, die kodierende Sequenzen des Gens entfernen, da beim Vorgang der Transposition häufig Sequenzabschnitte in der Umgebung des ehemaligen Insertionsorts verlorengehen.

Die Weiterentwicklung des Systems der P-Vektoren hat in den letzten Jahren zu einer Fülle von Möglichkeiten der gezielten Expression von Fremdgenen in *Drosophila* geführt (Phelps and Brand 1998). Eine große Rolle spielt hierbei ein Transkriptions-Aktivatorsystem aus der Hefe, bestehend aus dem Aktivatorprotein GAL4 und der Regulator-DNA-Sequenz UAS (upstream activating sequence). Einfügen der UAS-Sequenz vor ein Gen führt zur vielfachen Verstärkung von dessen Transkription, wenn GAL4 an die UAS-Sequenz bindet. Dieses System funktioniert auch in *Drosophila*, ohne die endogenen Genregulationsmechanismen wesentlich zu stören. Ligiert man vor ein Gen oder vor eine cDNA mit schwachem Promotor ein oder mehrere UAS-Sequenzen und bringt dieses Konstrukt mit Hilfe eines P-Vektors ins Genom der Fliege, so wird jede Zelle, in der GAL4 exprimiert wird, auch das von dem Gen bzw. der cDNA kodierte Protein stark exprimieren. Für *Drosophila* steht eine große Sammlung von „GAL4-Enhancer-Trap-Linien" zur Verfügung, die GAL4 in den verschiedensten Zellen in definierten Entwicklungsstadien exprimieren. Zur Erzeugung dieser Linien wurde das GAL4-Gen mit einer TATA-Box, die als schwacher Promotor wirkt, in einem P-Vektor ins Genom eingeschleust und dann durch Einkreuzen des Transposasegens mobilisiert. Inseriert dieses GAL4-enhancer-trap-Konstrukt in der Nähe eines Verstärkerelements (enhancer), das die Expression eines endogenen Gens zellspezifisch und/oder entwicklungsspezifisch reguliert, so wird häufig mit der gleichen Zell- und Entwicklungsspezifität auch GAL4 exprimiert. Mit geeigneten UAS-Reporter-Gen-Konstrukten kann man das Expressionsmuster histochemisch (UAS-β-Galactosidase-Gen) oder sogar in vivo mit Hilfe des „green fluorescent protein"-Gens (UAS-GFP-Gen) sichtbar machen. Unter Tausenden von Insertionslinien mit zufällig verteilten Insertionsorten wurden diejenigen ausgesucht, die selektive GAL4-Expression zeigen. Durch Einkreuzen des entsprechenden UAS-Konstrukts läßt sich also ein kloniertes Gen mit jedem Gewebe- und Entwicklungs-spezifischen

Muster exprimieren, für das eine GAL4-Linie zur Verfügung steht. Weitere Verfeinerungen der durch GAL4-Linien definierten Expressionsmuster lassen sich durch Kombination mit genetischen Mosaiktechniken wie dem FLP/FRT-System aus der Hefe erzielen. Die FLP-Rekombinase aus der Hefe eliminiert durch ortsspezifische Rekombination DNA-Sequenzen, die zwischen zwei FRT-Zielsequenzen liegen. Auch dieses System funktioniert offenbar ohne größere Nebenwirkungen in *Drosophila*. Dadurch läßt sich durch Gewebe- und/oder Entwicklungs-spezifische Expression der FLP-Rekombinase die Expression von GAL4 entweder ein- oder ausschalten. Weitere Möglichkeiten, die GAL4-Expression zu steuern, bestehen in der selektiven Expression des GAL4-Inhibitors GAL80 oder darin, daß das GAL4-Gen lokal durch einen Laser-induzierten Hitzeschock aktiviert wird, oder schließlich in der Verwendung von chemisch inaktiviertem („caged") GAL4, das erst nach Bestrahlung mit UV-Licht aktiv wird.

Ein wesentlicher Vorteil des Modellsystems *Drosophila* besteht in der Kombination der genannten genetischen Techniken mit den oben erwähnten Möglichkeiten zur Funktionsanalyse der untersuchten Gene bzw. Proteine durch quantitative Verhaltensphysiologie am intakten Organismus. Daher konnten wesentliche Forschritte im molekularen Verständnis fundamentaler biologischer Prozesse wie Morphogenese, Rhythmizität, visuelle Transduktion sowie Lernen und Gedächtnis am Modellsystem *Drosophila* gewonnen werden (Übersicht bei Pflugfelder 1998).

Seit März 2000 steht nun zusätzlich praktisch die gesamte Sequenz des Euchromatins von *Drosophila* in den öffentlichen Datenbanken zur Verfügung (Adams et al. 2000; Myers et al. 2000). In einer Kooperation zwischen den „Rivalen" im Humangenomprojekt, der Firma Celera Genomics und dem öffentlich finanzierten Genomprojekt, wurde die gesamte stabil klonierbare DNA von *Drosophila* nach dem Verfahren der „Genom-weiten Shotgun-Sequenzierung" 12,8-fach sequenziert und mit Unterstützung von sequenzierten Klonen und einer präzisen physikalischen Genkarte auf der Basis von BAC-Klonen den sechs euchromatischen Chromosomenarmen zugeordnet. Von den ca. 180 Mb des *Drosophila*-Genoms ließen sich 120 Mb klonieren, die restlichen 60 Mb werden als Heterochromatin angesehen. Diese 120 Mb wurden einer ersten Annotierung und funktionellen Interpretation unterzogen (Rubin et al. 2000). Die Anzahl der durch Computer-Analyse der Sequenz identifizierten Gene liegt bei ca. 14.200 und somit ca. 23% niedriger als bei *C. elegans*. Dies wird aber vermutlich auf der Proteinebene durch komplexere Mechanismen zur Erzeugung von Proteinvarianten bei der Translation, der RNA-Prozessierung und durch posttranslationale Modifikation kompensiert. Die Tatsache, dass 99,7% der bisher bekannten 2.800 Gene in der Sequenz repräsentiert sind, belegt den hohen Vollständigkeitsgrad der Sequenz. Etwa 70% der abgeleiteten Proteine zeigen Ähnlichkeit zu Datenbank-Sequenzen anderer Organismen, 30% scheinen Fliegen-spezifisch zu sein. 50% der Proteine sind homolog zu Säugerproteinen, und für 177 von 289 menschlichen Genen, die in direkter Beziehung zu Krankheitsursachen stehen, konnten Homologe im *Drosophila*-Genom identifiziert werden. Für die 200 Mitglieds-reichsten Proteinfamilien wurden Vergleiche mit den beiden anderen bisher vollständig sequenzierten Eukaryonten-Genomen (*C. elegans*, Hefe) ausgewertet (Rubin et al. 2000). Die Gesamtzahl der Proteinfamilien ist bei Wurm (9453) und Fliege (8065) ähnlich und nur ca. doppelt so groß wie beim Einzeller Hefe (4383). Die Komplexität höherer

Vielzeller wird also offensichtlich vor allem durch Funktionsdiversifikation innerhalb von Proteinfamilien und Expressionsregulation erreicht. Bei Säugern vermutet man, dass die etwa vierfach höhere Genzahl vor allem durch zwei Genomduplikationen entstanden ist, die freilich von zahlreichen lokalen Kontraktionen und Expansionen überdeckt werden. Die in Maus-kock-outs vielfach beobachtete funktionelle Redundanz von Genen ist bei *Drosophila* daher deutlich schwächer ausgeprägt. Von den oben genannten 177 Krankheits-relevanten Genen besitzt das *Drosophila*-Genom häufig nur eine einzige Kopie, so dass die Funktion des Gens hier durch gezielte einfach-Mutagenese analysiert werden kann.

Die erstaunliche Übertragbarkeit von molekularen Krankheitsursachen zwischen dem Menschen und dem Modell *Drosophila* soll abschließend durch einige besonders augenfällige Beispiele veranschaulicht werden: Die Expression von mutiertem menschlichen α-Synuclein in *Drosophila* führt wie bei der Parkinsonschen Krankheit des Menschen zu Verlust von dopaminergen Neuronen, zu filamentösen intraneuronalen Einschlüssen und Bewegungsstörungen (Feany und Bender 2000). Ebenso führt die Expression von menschlichen Proteinen mit Polyglutamin-Wiederholungen in *Drosophila* zu Proteineinschlüssen im Zellkern und zu Neurodegeneration (Warrick et al. 1998). Durch Überexpression von Chaperon-aktivierenden *Drosophila*-Proteinen oder durch die zusätzliche Expression des menschlichen Chaperons HSP70 konnte die Polyglutamin-induzierte Neurodegeneration wieder unterdrückt werden (Warrick et al. 1999; Kazemi-Esfarjani und Benzer 2000). Hier zeichnen sich also aufgrund der Versuche an *Drosophila* sogar Ansätze für therapeutische Strategien beim Menschen ab.

## 2.3 Zebrafisch

Als genetisches Modellsystem für Vertebraten hat George Streisinger in den achtziger Jahren den Zebrafisch *Danio rerio* eingeführt. Gegenwärtig richtet sich das Interesse am *D. rerio* Genomprojekt vor allem auf die Analyse der Embryonalentwicklung (Felsenfeld 1996; Postlethwait and Talbot 1997). Experimentelle Vorteile von *D. rerio* sind vor allem die kurze Generationszeit, die hohe Nachkommenzahl, die Durchsichtigkeit des Embryos, die eine Analyse auf Einzelzellniveau gestattet, und die Möglichkeit, durch Strahlenbehandlung von Oozyten bzw. Spermien in Verbindung mit in vitro Fertilisation haploide oder diploide Embryonen mit ausschließlich väterlichem oder ausschließlich mütterlichen Chromosomen zu erzeugen. In groß angelegten Mutagenesen wurden mehr als 2.000 Mutanten in mehreren hundert Genen isoliert, von denen etliche kloniert wurden. Hierbei kamen vor allem drei Ansätze zum Tragen: Wenn der Phänotyp aufgrund von Gewebespezifität oder Ähnlichkeiten z.B. zu Mausmutanten Spekulationen über das mutierte Gen zuläßt, kann dieses über Homologiescreen kloniert und durch Sequenzanalyse in der Mutante auf Defekte untersucht werden. Die Positionsklonierung setzt eine Genkarte mit möglichst vielen polymorphen Markern voraus. Hierfür wurden über 1200 Markersequenzen als „random amplified polymorphic DNAs“ (RAPDs) oder „simple sequence length polymorphisms“ (SSLPs) kartiert. Trotz der getrennten evolutionären Entwicklung der Genome von Mensch und Zebrafisch seit ca. 420 Mio Jahren findet man zahlreiche große konservierte Chromosomenabschnitte, so daß die Karten durch Vergleich mit Maus- und Mensch-Karten häufig ergänzt werden können. Darüberhinaus werden systematisch Deletions- und Translokationsmutanten gesammelt. 1997 waren 11 Mutationen und etwa 120 klonierte Gene in der Karte verzeichnet. Der dritte Ansatz zur Klonierung von Mutantengenen folgt wieder dem bei *C. elegans* und *Drosophila* bereits beschriebenen Prinzip der Insertionsmutagenese mit Screen auf nicht-Komplementation des untersuchten Phänotyps. Bei *D. rerio* kommen hier vor allem retrovirale Vektoren als Insertionsfragmente zum Einsatz.

Homologe Gene bei anderen Vertebraten zeigen ähnliche Expressionsmuster und führen bei Mutation zu ähnlichen Phänotypen. Aufgrund der hohen evolutionären Konservierung der molekularen Mechanismen zur Steuerung der Entwicklung innerhalb der Vertebraten können daher die meisten Befunde von *D. rerio* mehr oder weniger direkt auf Säuger bzw. den Menschen übertragen werden.

## 2.4 Maus

Die systematische Sequenzierung des Mausgenoms - ebenso wie des Chimpansengenoms, das dem menschlichen zu 98 - 99% identisch ist (wofür kodieren die 1 - 2% abweichende DNA?) - soll im großen Maßstab erst beginnen, wenn die menschliche Sequenz soweit fertiggestellt ist, daß vorhandene Sequenzierkapazität frei wird. Bisher wurde für die Maus eine physikalische Karte mit ca. 12.000 STS-Einträgen erstellt. In den ca. 100 Mio Jahren getrennter Evolution der Genome von Maus und Mensch haben nur etwa 150 Chromosomenrearrangements die Genkarten verändert, so daß große Abschnitte der Genkarten übereinstimmen. Daher kann die Kartenposition einer Spezies mit 95% Sicherheit auf die andere Spezies übertragen werden, d.h. die Karten von Maus und Mensch ergänzen sich weitgehend.

Einige der für *C. elegans* oder *Drosophila* beschriebenen Techniken lassen sich in ähnlicher Form auch bei der Maus anwenden, wenn auch mit ungleich größerem Aufwand. So wird im Rahmen des Deutschen Humangenomprojekts eine große Zahl von chemisch induzierten Mutanten auf Mißbildungen, klinisch-biochemische Veränderungen, immunologische Defekte und Verhaltensanomalitäten gescreeent. Die „knock-out"-Technik mit Hilfe embryonaler Stammzellen hat die gezielte Herstellung einiger hundert Mausmutanten möglich gemacht, die wichtige Informationen über die Funktion klonierter Gene geliefert haben. Auch bei der Maus lassen sich in vitro veränderte Gene wieder in die Keimbahn einschleusen, und Systeme für eine experimentell induzierbare oder supprimierbare Expression von Transgenen durch das CRE/LOX-System ähnlich dem FLP/FRT-System von *Drosophila* stehen zur Verfügung (Barinaga 1994; Lipp and Wolfer 1998). Wichtigster Vorteil der Maus im Zusammenhang mit medizinischen Fragen ist die relative phylogenetische Nähe zum Menschen. Allerdings beobachtet man auch hier Funktionsunterschiede homologer Gene. So zeigen knock-out Mäuse für einzelne Gene, die beim Menschen zu schwerwiegenden Krankheiten führen, keinen auffälligen Phänotyp. Auch für die Maus werden im Rahmen des Humangenomprojekts systematisch embryonale knock-out-Zelllinien hergestellt, um eine effiziente Ausschaltung interessanter Gene zu ermöglichen (Zambrowicz et al. 1998).

**Schlußbemerkung.** Die aufgeführten Beispiele der gezielten Ausschaltung sowie der ektopischen Expression von klonierten Genen und ihren in vitro mutierten Varianten in *C. elegans*, *Drosophila*, Zebrafisch und Maus machen deutlich, welch dramatische Erweiterung bezüglich des verfügbaren Methodenspektrums zur Funktionsanalyse der Gene das Humangenomprojekt bei der Integration der genetischen Modellsysteme erfährt. Der hohe Prozentsatz an homologen Genen läßt keinen Zweifel daran, daß wesentliche Aspekte der Funktion menschlicher Gene und der von ihnen kodierten Proteine an Modellorganismen fruchtbar untersucht werden können. In der öffentlich zugänglichen Literaturdatenbank Medline (4/2000) findet man mit den Stichworten „*C. elegans*" bzw. „*Drosophila*" bzw. „zebrafish" bzw. „mouse" in Verbindung mit „disease" 174 bzw. 367 bzw. 28 bzw. 47.469 Zitate. Im Rahmen dieser kurzen Übersicht kann daher nicht auf die zahlreichen Beispiele für medizinisch relevante Erkenntnisse aus dem Studium der genetischen Modellorganismen eingegangen werden. Man darf jedoch vermuten, daß für nahezu jede menschliche Krankheit Aspekte der molekularen und physiologischen Ursachen an genetischen Modellsystemen des Humangenomprojekts untersucht werden. Die möglichst umfassende Einbeziehung der Grundlagenforschung an diesen Organismen in die Planung und Koordination des Humangenomprojekts erscheint daher sinnvoll und wünschenswert.

**Danksagung.** Drs. S. Becker und G. O. Pflugfelder herzlichen Dank für Diskussion und Anregungen zum Manuskript. Mit Unterstützung der Deutschen Forschungsgemeinschaft im Rahmen des Deutschen Humangenomprojekts.

## Literatur

Adams MD et al. (2000) The genome sequence of *Drosophila melanogaster*. Science 287:2185-95
Barinaga M (1994) Knockout mice: round two. Science 265:26-8
Chalfie M (1998) Genome sequencing. The worm revealed. Nature 396:620-1
Chalfie M, Jorgensen EM (1998) *C. elegans* neuroscience: genetics to genome. Trends Genet 14:506-12
Cohen J (1997) The genomics gamble. Science 275:767-72
Collins FS, Patrinos A, Jordan E, Chakravarti A, Gesteland R, Walters L (1998) New goals for the U.S. Human Genome Project: 1998-2003. Science 282:682-9
Feany MB, Bender WW (2000) A *Drosophila* model of Parkinsons disease. Nature 404:394-8
Felsenfeld AL (1996) Defining the boundaries of zebrafish developmental genetics. Nature Genetics 14:258-63
Kazemi-Esfarjani P, Benzer S (2000) Genetic suppression of polyglutamine toxicity in *Drosophila*. Science 287:1837-40
Kleyn PW, Vesell ES (1998) Genetic variation as a guide to drug development. Science 281:1820-1
Lipp HP, Wolfer DP (1998) Genetically modified mice and cognition. Curr Opin Neurobiol 8:272-80
Mullikin JC, McMurray AA (1999) Sequencing the genome, fast. Science 283:1867-8
Myers EW et al. (2000) A whole-genome assembly of Drosophila. Science 287:2196-204
Pennisi E (1998a) A closer look at SNPs suggests difficulties. Science 281:1787-9
Pennisi E (1998b) DNA sequencers' trial by fire. Science 280:814-7
Pennisi E (1998c) Worming secrets from the *C. elegans* genome. Science 282:1972-4
Pflugfelder GO (1998) Genetic lesions in *Drosophila* behavioural mutants. Behav Brain Res 95:3-15

Phelps CB, Brand AH (1998) Ectopic gene expression in *Drosophila* using GAL4 system. Methods 14:367-79

Postlethwait JH, Talbot WS (1997) Zebrafish genomics: from mutants to genes. Trends Genet 13:183-90

Rubin GM et al. (2000) Comparative genomics of the eukaryotes. Science 287:2204-15

Service RF (1998) Microchip arrays put DNA on the spot. Science 282:396-9

The *C. elegans* Sequencing Consortium (1998) Genome sequence of the nematode *C. elegans*: a platform for investigating biology. Science 282:2012-8

Venter JC, Adams MD, Sutton GG, Kerlavage AR, Smith HO, Hunkapiller M (1998) Shotgun sequencing of the human genome. Science 280:1540-2

Wang DG, Fan JB, Siao CJ, Berno A, Young P, Sapolsky R, Ghandour G, Perkins N, Winchester E, Spencer J, Kruglyak L, Stein L, Hsie L, Topaloglou T, Hubbell E, Robinson E, Mittmann M, Morris MS, Shen N, Kilburn D, Rioux J, Nusbaum C, Rozen S, Hudson TJ, Lander ES, et al. (1998) Large-scale identification, mapping, and genotyping of single- nucleotide polymorphisms in the human genome. Science 280:1077-82

Warrick JM, Paulson HL, Gray-Board GL, Bui QT, Fischbeck KH, Pittman RN, Bonini NM (1998) Expanded polyglutamine protein forms nuclear inclusions and causes neural degeneration in *Drosophila*. Cell 93:939-49

Warrick JM, Chan HY, Gray-Board GL, Chai Y, Paulson HL, Bonini NM (1999) Suppression of polyglutamine-mediated neurodegeneration in *Drosophila* by the molecular chaperone HSP70. Nature Genetics 23:425-8

Waterston R, Sulston JE (1998) The Human Genome Project: reaching the finish line. Science 282:53-4

Wittung-Stafshede P (1998) Genetic medicine - when will it come to the drugstore? Science 281:657-8

Zambrowicz BP, Friedrich GA, Buxton EC, Lilleberg SL, Person C, Sands AT (1998) Disruption and sequence identification of 2,000 genes in mouse embryonic stem cells. Nature 392:608-11

# KAPITEL 3

# Genregulation: Ein Management zur zellulären Entwicklung

M. Meisterernst

Der rasch wachsende Einblick in die Biologie menschlicher Zellen hat große Hoffnungen geweckt in neue medizinische Methoden, die hier unter dem Begriff Gen-Medizin besprochen werden. In dem Buch werden viele Gen-medizinische Aspekte und deren molekularbiologisch-genetische Grundlagen zur Sprache kommen: Handwerkszeuge zukünftiger gentechnologischer und medizinischer Anwendungen. Eine der vielversprechenden Neuentwicklungen im Bereich der Gen-Medizin ist die Gentherapie. Gentherapie umfasst die Behandlung kranker Zellen durch genetische Veränderung, also Reparatur, Ersatz oder Deletion einzelner Gene. Voraussetzung für Gentherapie ist die genaue Kenntnis der genetischen Ursache der Erkrankung. Bei vielen Krankheiten trifft das bereits zu. Gentherapie verlangt auch detaillierte Kenntnisse über Genregulation im menschlichen Organismus.

In dieser Einführung geht es um Genregulation, neuen Entwicklungen, ihren Regeln in höheren Eukaryonten, ihrer Bedeutung für die Gentherapie, und ihrer möglichen Manipulation von außen. Eine Intention dabei ist schlicht auf die besondere Bedeutung der Genregulation für die Gen-Medizin hinzuweisen. Einige Grundprinzipien eukaryontischer Genexpression sollen angesprochen, können hier aber nur unvollständig, in aller Kürze, behandelt werden. Darüberhinaus sei auf die umfangreiche Fachliteratur der letzten Jahre verwiesen. Ein Schwerpunkt wird auf der Gentranskription liegen, insbesondere auf dem enorm großen Transkriptionsapparat, dessen Zusammensetzung in den letzten Jahren entschlüsselt wurde.

Man kann zunächst die Frage stellen: Wie reguliert die menschliche Zelle ihre Gene? In der Folge der Entwicklung rekombinanter DNA-Technologien ist unser Wissen in diesem Bereich in den letzten 20 Jahren förmlich explodiert. Ein weiterer Wissensschub ist in nächster Zeit zu erwarten. Mit der Sequenzierung des menschlichen Genoms werden in wenigen Jahren alle in DNA-kodierten regulatorischen Informationen, zumindest verschlüsselt, zur Verfügung stehen. In der Bäckerhefe ist dieser Schritt bereits vollzogen. Chip-Technologien und Filter-Array-Techniken erlauben jetzt theoretisch die Wirkung jedes beliebigen Gens bzw. des von ihm kodierten Proteins auf die Expression aller anderen Gene zu untersuchen. Es ist eine Frage von wenigen Jahren bis diese Untersuchungsmethoden in komplexen vielzelligen Organismen eingeführt sind. Säuger haben ein komplexes Programm zur Regulation der Genaktivität entwickelt. Unterschiedliche Zellen besitzen immer auch ein spezifisches Genexpressionsmuster. Kranke Zellen unterscheiden sich gewöhnlich in der Genexpression von ihren gesunden Verwandten. Dieser

Umstand eröffnet für viele komplexe Krankheiten neue diagnostische und möglicherweise auch therapeutische Möglichkeiten.

## Gentherapie und Genregulation

Will man ein Fremdgen in einer Zelle exprimieren, so benötigt man zunächst einen Vektor. Dieser muß die richtige Zelle erreichen und dort das therapeutische Protein in der richtigen Konzentration exprimieren. Hierfür wird es nicht ausreichen, einige gewebespezifische Elemente zur Expression des gewünschten Gens mit einem schwachen Promotor zu kombinieren. Basale und induzierte Aktivitäten müssen kurz- und gegebenenfalls langfristig vorhersagbar sein. Die meisten gewebespezifischen Aktivatoren werden zu unterschiedlichen Zeitpunkten in der Entwicklung oder auch gleichzeitig in mehreren Geweben eingesetzt. In vielen Fällen sind diese Zusammenhänge unbekannt und treten mehr oder weniger offensichtlich erst in knockout Experimenten zutage, also nach Eliminieren des spezifischen Gens beispielsweise eines Transkriptionsaktivators. Bei der Konstruktion eines Vektors sollte daher im Idealfall nicht nur die spezifischen Konsequenzen in der Zielzelle, sondern auch dessen Expressionsverhalten im gesamten Organismus bekannt sein.

## Genfunktionen

Ein Merkmal höherer zellulärer Entwicklung ist die große Anzahl regulatorischer Gene bzw. ihrer Produkte. Wahrscheinlich übernimmt ein großer Teil der Gene mehrzelliger Organismen Kontrollfunktionen die Funktion und Entwicklung von Zellen. Schätzungen der Gesamtzahl der Gene belaufen sich auf etwa 100.000. Genauere Voraussagen werden mit Hilfe der vielen DNA-Sequenzierprojekte, unter ihnen die vollständige Sequenzierung des menschlichen Genoms, möglich sein. Nur ein geringer Anteil der genetischen Information wird gleichzeitig abgelesen. Nehmen wir einmal an, daß in einer definierten Zelle 10.000 Gene angeschaltet und 90.000 abgeschaltet sind. Für diesen spezifischen Zelltyp stellt sich damit zunächst die Aufgabe 90.000 Gene abzuschalten oder diese wenigstens nicht zu aktivieren. Es gibt anschauliche Mechanismen globale Inaktivierung von Genen im Chromatin zu erreichen, die wir unten kurz diskutieren wollen. Weit komplizierter erscheint die Aufgabe 10.000 Gene individuell zu aktivieren, betrachtet man einmal die Annahme als zutreffend, daß die einzelnen Genprodukte in sehr unterschiedlichen Mengen benötigt werden.

### Mechanismen der Genexpression

Die Mechanismen der Aktivierung und Deaktivierung von Genen in Säugern sind auf Differenzierung und Entwicklung ausgelegt. Ein vielzelliger Organismus programmiert die Expression einzelner Gene viele Zellgenerationen im voraus. Entwicklung und Differenzierung von Zellen wird genetisch, epigenetisch und durch Signale aus der Umgebung gesteuert (Ref. 1, 10). Epigenetische Regulierungen sind relativ selten und betreffen vor allem aber nicht nur die Embryonalentwicklung. Weitaus häufiger sind die genetisch programmierten oder durch Signale gesteuerten Prozesse. Rezeptoren, Proteinkinasen und ihre Schalter, sowie regulatorische Transkriptionsfaktoren bilden die größte Gruppe der Kontrollproteine. Signalübertragung nutzt zwei grundsätzlich verschiedene Mechanismen, ohne oder mit Bildung neuer mRNAs und Proteine. In aller Regel treten beide Vorgänge gekoppelt auf (Ref. 1). Signale von außen können unmittelbar z.B. über Hormone die an Kernproteine binden, Änderungen in dem Genexpressionsmuster hervorrufen, oder aber über posttranslationale Änderungen in cytoplasmatischen Proteinen, mittelbar, Änderungen der Transkription der Gene bewirken. Für rasche Veränderungen können vorhandene Proteinvorräte auf vielfältige Weise genutzt werden. Rezeptoren werden auf der Membran aggregiert, Proteinkinasen oder Phosphatasen aktiviert, schließlich im Zytoplasma gespeicherte, spezifisch DNA-bindende, Transkriptionsfaktoren freigesetzt und in den Kern tranportiert. Dies löst Wachstums- oder Differenzierungssignale in der Zelle aus. Darüberhinaus nutzt die Zelle andere elementare Prozesse wie Abbau von mRNA und Proteinen, Translation von mRNA in Protein und Transport der verschiedenen Komponenten in zelluläre Kompartimente.

Scheinbar simple Kontrollketten addieren sich zu einem vernetzten, außerordentlich komplexen, Steuerungssystem in höheren Organismen. Die Mechanismen in diesen Kontrollketten sind hochkonserviert. Ein generelles Prinzip scheint die synergistische Wirkung vieler schwacher Funktionen zu sein. Dieses Wirkungsprinzip findet sich auf allen Ebenen, der Membranoberfläche auf der Rezeptoren gleichsam aggregiert werden, bei der folgenden Signalübertragung im Zytoplasma und im Kern der Zelle. Einzelne Kontrollfaktoren, wiewohl notwendig, sind in den wenigsten Fällen allein ausschlaggebend. Eine Armada von spezialisierten Managern also, mit geringer individueller, häufig binärer, Kompetenz. Grundprobleme beim Eingriff in das System innerhalb der Zelle liegt in der Ähnlichkeit der Spieler und der Vernetzung der Befehlsketten.

## Regulation der Gene

Am Ende der Signalketten stehen zumeist Transkriptionsfaktoren. Neben den Proteinkinasen bilden diese regulatorischen Transkriptionsfaktoren vielleicht die größte Gruppe der Kontrollproteine. Transkriptionskontrolle spielt eine Schlüsselrolle in nahezu allen biologischen Prozessen. Kaum ein Prozess bietet so große Spezifität und Flexibilität. Ursache hierfür ist die Möglichkeit der Kodierung der regulatorischen Information in DNA und deren Erkennung durch verschiedenartige DNA-bindende Proteine. Spezifisch DNA-bindende Proteine wirken als Repressor oder Aktivator. Ihre Anzahl wäre phänomenal hoch hätte jedes Gen für jede Situation in der das Produkt benötigt wird, einen eigenen spezifischen Regulator. Tatsächlich gibt es weit weniger regulatorische Faktoren als Gene im Genom, auch wenn ihre Anzahl sicher in die Tausende geht. Viele Kontrollfaktoren finden sich in unterschiedlichen Geweben und nahe verwandte Gewebe exprimieren viele identische Faktoren. Weiterhin auffällig ist, daß wahrscheinlich kein Gen von einem einzelnen Faktor kontrolliert wird.

Gentranskription erfordert die Bindung vieler unterschiedlicher Faktoren auf Promotoren und Enhancern. Was sind die Gründe hierfür? Zunächst einmal erscheint es sehr viel ökonomischer mit einigen tausenden statt mit zehntausenden regulatorischer Proteine zu arbeiten. Die Kombinatorik mehrerer Faktoren bietet zahlreiche Möglichkeiten. Größere DNA-Bereiche können für die Regulation herangezogen werden. Aktivatoren können spezifische Aufgaben übernehmen (Ref. 10). Kooperativität zwischen regulatorischen Faktoren in Funktion oder Bindung an DNA kann zur Amplifikation der Wirkung am Gen eingesetzt werden. Die Steuerung der regulatorischen Faktoren selbst kann mit den vorhandenen Mitteln bewältigt werden. Daneben bieten sich Regulationsmöglichkeiten zum Beispiel durch Kopplung der Aktivität einzelner Faktoren an spezifische Signalwege. Individuelle Gene können so zu komplexen Sensoren und Integratoren unterschiedlicher äußerer Signale werden.

## Rolle des Chromatins

Nicht unerheblich ist auch der Umstand, daß unser Genom in Chromatin verpackt vorliegt. Als Packungseinheit tritt das Nukleosom auf, welches Bereiche von etwa 150 Basenpaaren bindet. In Chromatin verpackte Promotoren sind für RNA-Polymerase II nicht leicht zu erreichen. Mehrere Aktivatoren können nicht nur mit höherer Wahrscheinlichkeit zugängliche Bereiche erreichen, sondern sie können auch spezifische Funktionen bei der Öffnung oder Verpackung des Chromatins übernehmen. Das Chromatin bietet wahrscheinlich eine relativ einheitliche Oberfläche. Die Veränderung spezifischer regulatorischer Bereiche gelingt durch Interaktion spezifisch DNA-bindender Proteine mit Enzymkomplexen, die Nukleosomen modifizieren oder die Bindung des Nukleosoms an DNA direkt beeinflussen. Arbeiten der letzten Jahre führten beipielsweise zur Entdeckung mehrerer Proteinkomplexe, welche die Aminotermini der Histone acetylieren oder deactetylieren. Acetylierung der Histone inhibiert die Wechselwirkung zwischen Nukleosomen und soll die Bindung einzelner Nukleosomen an DNA beeinflussen (Ref.11–13). Umgekehrt kann Deacetylierung zur Stabilität und Kondensation des Chromatins beitragen. Deregulationen oder Mutationen in Acetyltransferasen können Leukämien verursachen (Ref. 3). Inaktive Bereiche des Chromatins enthalten häufig methylierte DNA. Jüngere Arbeiten zeigten, daß Methylcytosin bindende Proteine in großen Komplexen vorkommen, die auch Deactetylase-Aktivitäten enthalten (Ref. 5). Einzelne Gene und ganze Regionen auf Chromosomen können so inaktiviert werden.

## Regulation der Transkription

Um die Auswirkungen von therapeutischen Eingriffen auf genetischer Ebene, z.B. die Integration eines Expressionsvektors in eine Krebszelle abzusehen, muß man die molekularen Mechanismen der Transkriptionsaktivierung verstehen (Ref. 2, 4, 8, 9, 11, 12). Globale wie individuelle Änderungen der Genaktivität werden von spezifisch DNA-bindenden Proteinen gesteuert. Diese kontrollieren letztendlich auch die Aktivität der RNA-Polymerase II. Regulatorische Transkriptionsfaktoren bestehen im einfachsten Fall aus einer DNA-Bindungsdomäne und einer Aktivierungsregion. Arbeiten der letzten Jahre haben sich damit befasst, wie diese Aktivierungsregionen mit der RNA-Polymerase II kommunizieren. Zwei Mechanismen können hier unterschieden werden. Der Aktivator kann mittelbar wirken, indem er die Bindung der RNA-Polymerase II erleichert. Dies könnte beispielsweise durch Lockerung des Chromatins oder das Entfernen eines Inhibitors in der Nähe des Promotors geschehen. Er kann aber auch unmittelbar wirken, indem er RNA-Polymerase II zum Promotor rekrutiert. Letztes geschieht in aller Regel wiederum nicht direkt, sondern über Brückenproteine, die auch als Cofaktoren der Transkription bezeichnet werden. In den letzten Jahren sind zahlose solcher Cofaktoren der Transkription entdeckt worden (Ref. 2, 4, 5, 6, 7). In einigen Fällen handelt es sich bei diesen um sehr große, 1- bis 2-Megadalton, Proteinkomplexe, die aus vielen Untereinheiten bestehen. Warum schaltet die Zelle eine weiteres Modul zwischen den Aktivator und die RNA-Polymerase II? Die Antwort hierauf wissen wir noch nicht genau. Es gibt allerdings einige gute Gründe so vorzugehen. Zunächst wird die Oberfläche am Promotor vergrößert: es entstehen neue Kontaktflächen. Daneben können enzymatische Aktivitäten in die Komplexe integriert werden. Prominentes Beispiel hierfür sind die oben erwähnten Histon-Acetyltransferasen, aber auch Proteinkinasen (Ref. 11,12,13).

Die Transkriptionscofaktoren bilden eine weitere Gruppe der in Kontrolle der Genaktivität und dem Management von Differenzierung und Entwicklung (Ref. 3 bis 7) involvierten Faktoren. Berücksichtigt man die individuellen Komponenten, so geht ihre Anzahl in die Hunderte, wobei sicherlich noch nicht alle Vertreter bis heute beschrieben wurden. Die großen Oberflächen bieten theoretisch mehreren Aktivatoren Raum für simultane Interaktionen. Es ist sehr wahrscheinlich, daß RNA-Polymerase II Komplexe an vielen Genen nur durch solche parallelen Wechselwirkungen an den Promotor gebracht und dort aktiviert werden können (Ref. 4,6,7). Auf diese Weise macht die Zelle aus der Not - mit vielen mehr oder weniger gewebe- und genspezifischen Aktivatoren arbeiten zu müssen - eine Tugend und nutzt die Möglichkeiten der Kombinatorik. Tatsächlich sind viele funktionelle Wechselwirkungen zwischen Aktivatoren und Coaktivatoren nur mit überexprimierten Proteinen nachweisbar. Dagegen sind sie selten detektierbar mit genetischen Verfahren, wie dem Hefe Zwei-Hybrid-System, welches auf Wachstum in Abhängigkeit von der Wechselwirkung lediglich zweier Proteine basiert. Die Synergie der vielen schwachen Interaktionen führt an einem bestimmten Punkt zur Rekrutierung des Cofaktors und damit der RNA-Polymerase II. Man kann sich vorstellen, daß mit einem geeigneten Sortiment von Aktivatoren ein solcher Grenzwert gut einstellbar ist. Möglicherweise ist ein solcher Regulationsmechanismus auch weit weniger störanfällig und leichter korrigierbar.

Zelluläre Aktivatoren können sehr unterschiedliche Stärke besitzen, bedingt durch die Zusammensetzung ihrer Aktivierungsregion. Je stärker diese Regionen sind, umso unabhängiger von anderen wirken die Aktivatoren auf Cofaktoren und RNA-Polymerase II. Nachdem die Brückenkomplexe an vielen Genen gleichzeitig verwendet werden, können sich Gene gegenseitig beeinflussen. Man muß davon ausgehen, daß sich Zellen hier in einem empfindlichen Gleichgewicht befinden. Überexprimiert man einen starken Aktivator so stirbt die Zelle, weil Cofaktoren aus dem Gleichgewicht entfernt werden. Inaktiviert man einen globalen Repressor in Hefe, so reagiert die Hefe durch Selektion auf Mutationen in globalen Coaktivatoren. Eingriffe in das ausbalancierte Gleichgewicht in eukaryontischen Zellen müssen diesem Umstand Rechnung tragen.

## Genregulatorische Medizin

Am Ende sei über die Aussichten spekuliert, Genaktivität oder genspezifische Transkription zu manipulieren. Als ein Beipiel mag man zunächst an erbliche oder erworbene Erkrankungen denken, die auf Regulationsdefekten beruhen. Angenommen es liegt ein Defekt im Promotorbereich eines definierten Gens vor, eine Deletion oder einer einzelnen Punktmutation. Wenn die Kausalität eindeutig ist, wäre eine gentherapeutische Korrektur die spezifischste Lösung des Problems. Es wird sich im Einzelfall die Frage stellen, ob das technisch möglich ist und, wenn ja, ob der Aufwand den Nutzen rechtfertigt.

Alternativ mag man darüber nachdenken, organische Substanzen auf Inhibition der Transkription zu „screenen". Hier stellt sich zunächst die Frage, ob eine ausreichende Anzahl kleiner Moleküle gefunden wird, die große Aggregate sprengen oder wenigstens ihre Bildung inhibieren können. Dies kann wohl zumindest nicht ausgeschlossen werden. Als eine Limitierung muß man annehmen, daß solche Inhibitoren mit einiger Wahrscheinlichkeit viele Gene und nicht nur das Gen von Interesse beeinflussen würden. In manchen Konstellationen könnte das allerdings nicht von Nachteil sein. So ist es vorstellbar, daß eine breitere Wirkung, über die Inhibierung vieler Gene oder definierter Gengruppen medizinisch vorteilhaft sein könnte, denkt man beipielsweise an Manipulation von Zellwachstum oder die Begrenzung der Immunantwort.

Zelluläre Aktivatoren sind in aller Regel nicht genspezifisch, das heißt sie wirken an vielen und nicht nur an einem Genort. In der Standardsituation kombinatorischer Regulation müsste ein Medikament die Kooperativität des Genaufbaus berücksichtigen und das Gen, beziehungsweise den es regulierenden Komplex, an mehreren Stellen angreifen. Alternativ dazu muß es sich gegen einen für die kooperative Komplexbildung (beispielsweise auf einem Enhancer) essentiellen Faktor richten. Solche Situationen treten zum Beispiel bei der Induktion des beta-Interferon- und anderer Enhancer auf, in denen einzelne Komponenten für den Aufbau des funktionellen Gesamtkomplexes unbedingt erforderlich sind.

Auf manchen Genen dominieren einzelne Aktivatoren die Expression. Dies trifft auf viele induzierbare Gene zu, etwa solche die in der Immunantwort eine Rolle spielen. Viren besitzen häufig einen oder mehrere für ihre Replikation essentielle regulatorische Proteine. Gelänge es die Wirkung solcher Faktoren zu beeinflussen, so könnte man genspezifische Wirkung erzielen. Ein Problem stellt dabei die Degenerierung der Aktivierungsregionen der Aktivatoren dar, von denen nur wenige Untergruppen existieren. Die Genspezifität wird in solchen Situationen ausschließlich durch die Protein-DNA-Wechselwirkung erzeugt, so daß man auf Inhibitoren dieser Interaktion angewiesen wäre. Wirkt ein viraler Faktor aber über Bindung an zelluläre Proteine, so wäre die Protein-Protein-Wechselwirkung ein denkbares Target. Ein Beispiel hierfür unter vielen ist der Herpes Simplex Transaktivator VP16.

Es sind viele interessante Anwendungen denkbar, in denen durch kombinatorische Chemie oder chemische Synthese erzeugte organische Substanzen durch Blockierung von Protein-Protein-Wechselwirkungen anstelle der klassischen Enzymfunktion wirken. Dies erscheint dann besonders aussichtsreich, wenn die Interaktionsdomänen sehr klein sind. Diese Überlegungen sind natürlich Zukunftsmusik, es wäre aber möglicherweise töricht, sie aufgrund mangelnder Erfahrung in der Zukunft nicht zu testen. Viel wird von der Entwicklung der Technologien der Gen-Medizin in den nächsten 20 Jahren abhängen.

## Literatur

1. Alberts et al., Molekularbiologie der Zelle, 3. Auflage, VCH-Weinheim, 1995.
2. Burley,S. und Roeder,R.G. (1996) Annu. Rev. Biochem. 65, 769–799.
3. Giles,R.H., Peters,D.J.M. und Breuning,M.H. (1998) Trends in Genetics 14, 178–183.
4. Halle,J.-P. und Meisterernst,M. (1996) Trends in Genetics 12, 161–163.
5. Kass,S.U., Pruss,D. und Wolffe,A.P. (1997) Trends in Genetics 13, 444–449).
6. Kim,Y.-J., Björklund,S., Li,Y., Sayre,M.H. und Kornberg,R.D. (1994) Cell 77, 599–608.
7. Koleske,A.J. und Young,R.A. (1994) Nature 368, 466–469.
8. Kretzschmar,M., Kaiser,K., Lottspeich,F. und Meisterernst,M. (1994) Cell 78, 525–534.
9. Lee,T.I. und Young,R. (1998) Genes Dev. 12, 1398–408.
10. Lewin, B., Genes V, Oxford University Press, 1990.
11. Trends in Biochemical Sciences 21 (1996): Special Issue on RNA-Polymerase II transcriptional machinery.
12. Struhl,K. (1998) Genes Dev. 12, 599–606.
13. Wade,P.A., Pruss,D. und Wolffe,A.P. (1997) Trends in Biochemical Sciences 22, 128–132.

# Die Bedeutung des Humangenomprojekts für die Identifizierung menschlicher Erkrankungsgene

J. Ramser und A. Meindl

## Teil 1: Perspektiven des Humangenomprojekts

### A Übersicht

Bisher wurden durch Positionsklonierung ca. 400, durch funktionelle Klonierung ca. weitere 600 hereditäre Erkrankungsgene des Menschen identifiziert (Ende Januar 2000). Die Entschlüsselung der menschlichen Erbsubstanz durch komplette Sequenzierung war im Mai 2000 bei 85% des gesamten Genoms angelangt. Im April 2000 hat eine amerikanische Privatfirma (Celera) bekannt gegeben, daß sie sogar bereits ca. 95% des menschlichen Genoms entschlüsselt hat. Richtet man das Augenmerk rein auf solche Zahlen, entgehen einem jedoch die wesentlichen Erkenntnisse, die aus dem Humangenomprojekt gewonnen werden können.

Denn zur Zeit sind viele Projekte im Fluß, die nur noch einer entsprechenden Zusammenführung und Systematisierung bedürfen. Die wesentlichen, sich komplementierenden Zielstellungen des Humangenomprojekts sind:

1. Die komplette Sequenzierung des menschlichen Genoms (kodierende und nichtkodierende Information)
2. Die vollständige Identifizierung aller exprimierten Gene in den verschiedenen Geweben durch Sequenzierung von cDNA-Bibliotheken (kodierende Information und Expressionsprofile).
3. Die Ermittlung der Funktion der isolierten Gene und deren Genprodukte durch Verwendung von Modellorganismen. Dabei geht es hauptsächlich um die Etablierung von „knock-out"- und „Konditional"-Mutanten.
4. Kartierung aller bekannten monogenen und polygenen Erkrankungen durch einen „genome scan" (Absuchen des Genoms) mit Hilfe polymorpher Marker oder SNPs („single nucleotide polymorphisms", Buetow et al., 1999).

Nach den Plänen des internationalen Sequenzierungskonsortiums werden bis Juni 2000 90% des euchromatischen Anteils des Genoms in sog. „working draft- Qualität" vorliegen. Die vollständige Sequenz des menschlichen Genoms soll bis zum Jahr 2003 fertiggestellt werden.

Die dafür erforderlichen Methoden (automatisiertes „large scale sequencing") sind etabliert. Als Grundlage dienen sogenannte PAC-oder BAC-Contigs (artifizielle Chromosomen in verschiedenen Phagenvektoren, die 150– 300 kb menschlicher DNA enthalten), die das gesamte menschliche Genom fast vollständig repräsentieren. Die Zuwächse an gewonnenen Sequenzen und damit auch kompletten Genen entwickeln sich exponentiell (Abb. 1). Die erstellten Daten sind öffentlich zugänglich und können von den Datenbanken abgerufen werden. Neben amerikanischen, japanischen, englischen und französischen, sind auch deutsche Institute an der Sequenzierung beteiligt.

Bemerkenswert ist, daß nur 2– 5% der menschlichen DNA eine kodierende Information, die in Proteine übersetzt wird, enthalten. Als Matrize für die Translation von Proteinen dient exprimierte RNA (mRNA). In den verschiedenen Geweben wird eine unterschiedliche Art und Anzahl von mRNAs exprimiert. Um direkt an diese kodierenden Abschnitte zu kommen, wird die mRNA in komplementäre DNA (cDNA) umgeschrieben und daraus werden Bibliotheken hergestellt. Klone aus diesen cDNA-Bibliotheken werden randomisiert sequenziert und erscheinen dann als ESTs („expressed sequence tags") in den Datenbanken, meistens mit einer 5′ und einer 3′-Sequenz (Abb. 2).

Solche Bibliotheken existieren inzwischen von den meisten menschlichen Geweben. Die höchste Anzahl an unterschiedlichen Genen wird vermutlich in fötalem Gewebe und im Gehirn exprimiert. Aber nicht nur von Gewebe, sondern auch von Tumorgewebe (siehe unten) werden inzwischen cDNA-Bibliotheken hergestellt. Durch Vergleich von aus gesundem Gewebe isolierten und aus entsprechendem Tumorgewebe isolierten ESTs lassen sich durch Computeranalyse „in silico" differentiell exprimierte Gene ermitteln, die möglicherweise bei der Tumorentwicklung eine wichtige Rolle spielen.

Von den schätzungsweise 80.000 Genen, die das menschliche Genom enthält, sind inzwischen mehr als 20.000 vollständig bekannt und die meisten davon bereits einzelnen chromosomalen Positionen zugeordnet (Deloukas et al., 1998). Darüberhinaus gibt es zusätzlich mehr als 65.000 sogenannte EST-Cluster, die Bestandteile gleicher oder verschiedener Gene sein können (Unigene:http://www.ncbi.nlm.nih.gov/Unigene/-Hs.html). Diese werden zur Zeit mit Hilfe von Bestrahlungshybriden in die verschiedenen subchromosomalen Regionen kartiert (Abb. 3).

Das Humangenomprojekt hat auch hoch informative genetische Marker (Mikrosatelliten, in den meisten Fällen CA-repeats) zur Verfügung gestellt, die ein immer effizienteres Kartieren monogener und zunehmend auch polygener, d. h. komplexer Erkrankungen, ermöglichen. Inzwischen sind mehr als 3000 genetische Erkrankungen kartiert. In den durch die Kartierung definierten Intervallen sind in der Regel bereits mehrere ESTs, THCs (tentative human contigs = überlappende ESTs) oder vollständige Gene lokalisiert, die als Kandidatengene nach Veränderungen bei erkrankten Personen abgesucht werden können. Mit Hilfe von STSs (sequence tagged sites), welche polymorphe und nicht polymorphe Marker mit einschliessen, können die entsprechenden Regionen weiter physikalisch kartiert werden. Dabei dienen die STSs als Marker für die Isolierung direkt sequenzierfähiger Ressourcen (BACs oder PACs), womit wiederum weitere neue ESTs identifiziert und damit letztendlich vollständige Transkriptionskarten erstellt werden können.

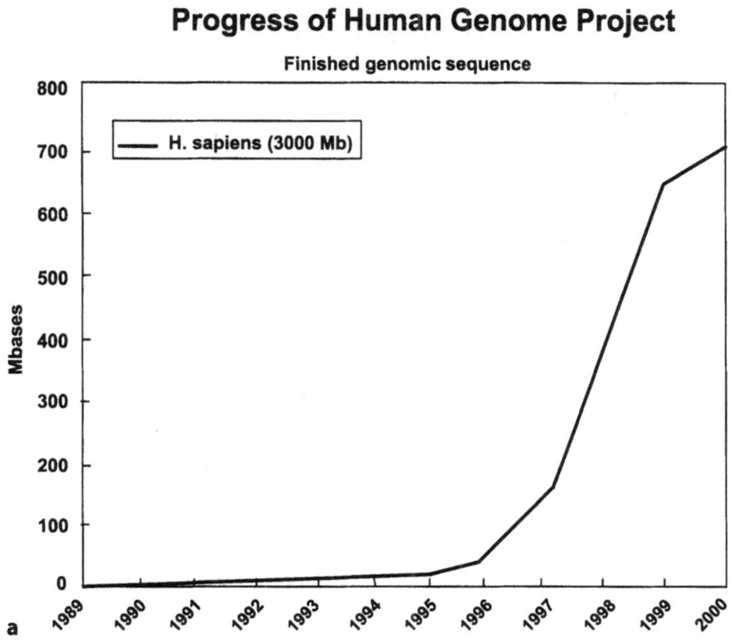


a

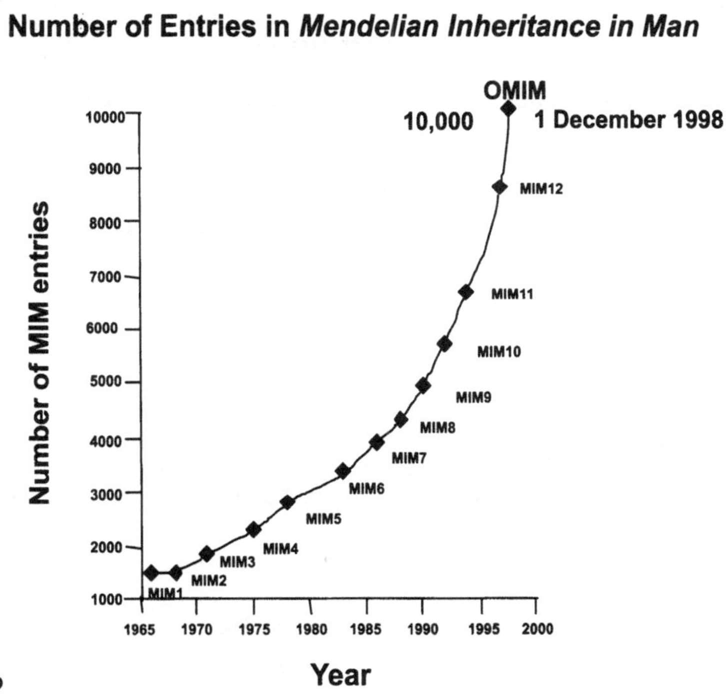


b

**Abb. 1.** Exponentielle Zunahme von Sequenzen und Genen in den Datenbanken. **a** Dargestellt ist die Entwicklung der seit 1989 in die Datenbanken eingegebenen Sequenzen (http://www.ebi.ac.uk/~sterk/genome-MOT). **b** Gezeigt ist die Zunahme der Einträge im OMIM („Online Mendelian Inheritance of Man“)

# The TIGR Human Gene Index (HGI)

## HGI THC Report: THC311844

### (replaces THC222545)

EST IDs are linked to HGI EST reports. HT# s are linked to EGAD HT reports. GB# s are linked to GenBank accessions. ATCC#s are linked to order forms for requesting clones.

```
>THC311844 THC47300 THC100484 THC148776 THC222545
TTACAGAGCTTATCGCTTCACAAAAACTGAGGATTATTTTTATTTATATTTGGCAAGAATTGACATTAATCCTTTATAAA
GTATTCATTATCCTTTTGTTTCCCATTTGTAAATATAATAACTGAAAATAACCTACGGAATTACTTTTTCCCAATCCTCG
TTTCAAAGCTCCTCACTATGTACAAAAGTCCATTTCAGCTTTGACGACATGCTAGATGCTTCCATTACAGGACTACAATG
GCTTTAGAAATGCATTTGTAGCTCACCGAACTGTATTATCTACAATATATAAGACTTAGCATATATTTAAATTATAGAAA
ATAAAGTACAAGGTGTTTTATTTTTCTTCATGGGGCTTTCAGGCAGACATCAGGATCTTCTCTTATCCCTGTAGTACCTT
GTGTACTTCTAGCTGAGGACTTCTTCTCAACTGGATACTGCAGAGGTATTACAATGCCTTGATCTGGCTTCTGAAATGCT
GAAATGAGATTTTTTATTTTCCGGAAATATCTTTTATGTACCCCAGGTGCTGTCTCAGCACTCCAAGAACCTGTTTCTGT
CTGGGACACTCGGTATGTATAAATGTAACCGTGATACAGCACACATAGGCAGTACACGCCTGGCACGCTCTCGCTGTCCC
TCAGCAAATAGCTGCCATCCAGCCCAGTGGCAAGCAGGAGCTTCTCGCCGGTTTCCCTGCTGATTTTGCCATGATACACA
GCCACTGCGTCCATGCCCTGGTGGACTCTTGGGCAGGCCGAGGAGGAGAACTGTGCAAGGGAGx
```

```
1==================================THC311844=================================789
-----------------------------------1----------------------------------->
                     <---------2-----------   <---------------5-----------------
                                ----------------------3---------------------->
                                ------------------4----------------->
                                                                     <----6------
```

| # | EST Id | GB# | ATCC# | left | right | library |
|---|---|---|---|---|---|---|
| 1 | D th28a09.x1 | AI399641 | | 1 | 712 | |
| 2 | F zr68e08.r1 | AA233116 | | 212 | 420 | pooled human melanocyte<br>fetal heart<br>uterus |
| 3 | D te65f01.x1 | AI377357 | | 306 | 758 | |
| 4 | F zb22c09.s1 | N89899 | 559913 | 309 | 675 | Fetal lung NbHL19W |
| 5 | A EST62569 | AA354319 | 154561 | 461 | 789 | Jurkat T-cells V |
| 6 | A EST64284 | AA355783 | 157953 | 679 | 786 | Jurkat T-cells VI |

Sequence source codes:
D = GENBANK
F = WashU/Merck
A = TIGR

**Abb. 2.** Identifizierung von EST-Clustern (THC) aus TIGR Human Gene Index (HGI). Gezeigt ist ein THC, der mit einer Teilsequenz des *SH2D1A*-Gens identifiziert werden konnte. Das Gen ist in Patienten mit X-gekoppelter lymphoproliferativer Erkrankung (XLP) mutiert (Coffey et al., 1998)

**!** **Durch die Kombination der verschiedenen Ansätze und Anstrengungen werden in den nächsten Jahren die meisten monogenen Erbkrankheiten molekular aufgeklärt sein. Darüberhinaus rückt die genetische und molekulare Aufklärung genetisch komplexer Erkrankungen wie juveniler Diabetes mellitus, Multiple Sklerose, Schizophrenie, Asthma und Morbus Crohn in den Bereich des Möglichen.**

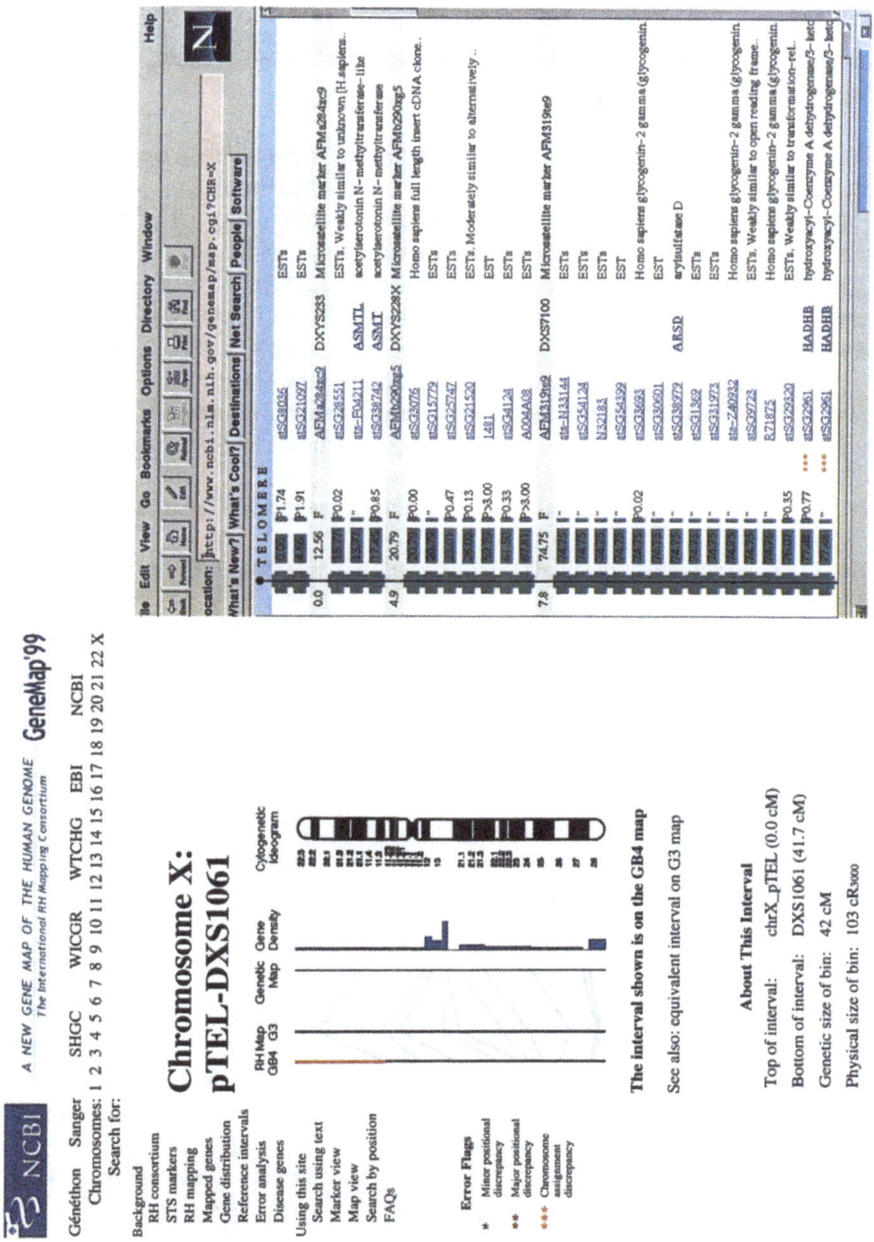


**Abb. 3.** Zuordnung von ESTs und bekannten Genen zu subchromosomalen Bereichen. Dargestellt ist ein Ausschnitt aus dem kurzen Arm des X-Chromosoms. GeneMap'99 ist Bestandteil der Datenbank von NCBI (http://www.ncbi.nlm.nih.gov/genemap/map.cgi?CHR=X)

## B
## Identifizierung aller Gene durch die komplette Sequenzierung des menschlichen Genoms

Bei einer kompletten Sequenzierung des gesamten menschlichen Genoms werden kodierende (Exons) und nicht kodierende Sequenzen (Introns) gleichermassen entschlüsselt. Durch die Anwendung neuer Sequenziertechniken (Multikapillarsystem) nehmen diese Sequenzen exponentiell zu. Mit Hilfe von Vorhersageprogrammen, die nach Charakteristika von Genen suchen (z. B. längerer offener Leserahmen, Konsensusspleißstellen, GC-Gehalt der Sequenz), können die kodierenden Abschnitte gefunden werden. Solche Programme (z.B. Genefinder, Genscan, X-Grail 2) besitzen inzwischen eine relativ hohe Sensitivität und erkennen aus genomischen Sequenzen deren kodierende Abschnitte. Die Bestätigung vorausgesagter Exons kann dadurch erfolgen, daß solche als RNA erscheinen müssen. Dies wird getestet durch:

a) Die vorhergesagten Exons sind identisch mit einzelnen EST-Abschnitten in den Datenbanken.
b) Einzelne radioaktiv markierte Exons erkennen ausplattierte Klone aus cDNA-Bibliotheken.
c) Einzelne radioaktiv markierte Exons ergeben Hybridiserungsssignale auf Northern Blots.
d) Durch Introns getrennte vorhergesagte Exons lassen sich durch eine RT-PCR (meistens Gehirn- oder fötales Gewebe) verbinden.

In den allermeisten Fällen (ca. 90%) führt die Anwendung einer oder mehrerer Strategien zur Definition eines neuen Gens. Darüberhinaus sind die generierten genomischen Sequenzen Voraussetzung dafür, um evolutionär konservierte, und damit wichtige, DNA-Abschnitte zu definieren.

## C
## Bedeutung der Analyse von exprimierten Sequenzen (ESTs)

Für die Komplettierung und Charakterisierung der noch fehlenden ca. 60.000 exprimierten Gene stehen bereits ca. 65.000 EST-Cluster, auch THCs („tentative human contigs") genannt, zur Verfügung. Solche EST-Cluster werden aus sogenannten überlappenden cDNA-Klonen gebildet, welche aus verschiedenen cDNA-Banken isoliert und von beiden Seiten (5′ und 3′) sequenziert werden (siehe oben Abb. 2). Prinzipiell können mehrere EST-Cluster Bestandteil eines Gens sein. Kartierungen solcher EST-Cluster auf menschlichen Bestrahlungshybriden sowie die Tatsache, daß die meisten EST-Cluster die 3′-Region eines Gens enthalten, weisen aber darauf hin, daß sie in den meisten Fällen unterschiedliche Gene repräsentieren. Aus diesen Gründen wird angenommen, daß fast 90% der menschlichen Gene zumindest als Teile bereits in den Datenbanken repäsentiert sind.

Einer der Schwerpunkte in den nächsten Jahren wird die *Komplettierung* dieser Gene durch bestimmte Techniken sein (z. B. RACE = rapid amplification of cDNA ends). Dadurch ist es möglich, einen EST (oder THC) in beide Richtungen (5′und

3') zu verlängern und zu einem vollständigen Gen zu ergänzen. Nach der Vervollständigung der Gene erfolgt die Ermittlung des *Expressionsprofils* eines Gens. Dazu stehen kommerzielle Northern-Blots oder selektive c-DNA Bibliotheken zur Verfügung. Das Expressionsmuster kann in manchen Fällen einen Hinweis, bei welcher genetischen Erkrankung das Gen in veränderter Form eine Rolle spielen könnte, liefern.

## D
## Genomforschung und Modellorganismen

Eine der wichtigsten Aufgaben der Genomforschung wird die Aufklärung der Funktion von Genen sein. Dies beinhaltet neben Expressionsuntersuchungen auf RNA- und Proteinebene vor allem die gezielte Aussschaltung, Modifizierung und Fehlexpression von Genen. Aus ethischen Gründen können solche Untersuchungen nur begrenzt am Menschen durchgeführt werden. Für funktionelle Analysen stehen aber Modellorganismen wie Hefe (Aufklärung grundlegender biochemischer Stoffwechselwege), Taufliege und Fadenwurm (Entschlüsselung einfacher Differenzierungswege), Zebrafisch, Maus und Ratte (Studium komplexerer Stoffwechsel- und Differenzierungswege) zur Verfügung.

Die Taufliege (*Drosophila melanogaster*), der Fadenwurm (*Coenorhabditis elegans*), und der Zebrafisch (*Danio rerio*) sind geeignet, Signaltransduktionswege aufzuklären, und erste Einblicke in die Funktion von Genen zu erhalten. Als Modellsystem für menschliche Erkrankungen wird die Maus (*Mus musculus*) eine zentrale Stellung einnehmen. Aufgrund der Verfügbarkeit von embryonalen Stammzellen kann in der Maus jedes Gen ausgeschaltet oder modifiziert werden. Für die Analyse epigenetischer Faktoren stehen viele Inzuchtstämme bereit. Wie das menschliche Genom, soll auch das Genom der Maus bis zum Ende des Jahres 2000 vollständig entschlüsselt sein. Der Vergleich von Sequenzen des Humangenoms mit dem Genom anderer Organismen ist außerdem ein außerordentlich wichtiges Instrument zur Erkennung funktionell wichtiger DNA-Abschnitte.

## E
## Genetische Intervalle von Erkrankungen und identifizierte Gene

Parallel zur Identifizierung von immer mehr Genen im menschlichen Genom, werden immer mehr monogene oder polygene Erkrankungen subchromosomalen Bereichen zugeordnet. Mit Hilfe der existierenden polymorphen Mikrosatelliten, die über das gesamte menschliche Genom verteilt sind, ist es möglich, eine Erkrankung mit Hilfe einer großen oder mehreren kleineren Familien genetisch zu kartieren.

Im OMIM (Online Mendelian Inheritance of Man) sind mehr als 7000 Erkrankungen oder Gene erfasst, ca. 5000 davon sind bereits bestimmten Chromosomen zugeordnet. Insgesamt 1500 von ca. 6000 monogenen Erkrankungen sind schon mit bestimmten Genen assoziiert (Antonorakis und McKusick, 2000), weitere 1500 kleineren genetischen Intervallen (bis 10 cM) zugeordnet. In den nächsten Jahren können nun Gene und ESTs, die in diesen definierten Intervallen lokalisiert sind, nach Mutationen in den entsprechenden Familien abgesucht werden. Falls mit dieser Strategie das krankheitsverursachende Gen nicht gefunden wird, kann das Intervall kloniert und durch komplette Sequenzierung nach weiteren Genen abgesucht werden.

! **Auf diese Weise resultieren Fortschritte in der Entschlüsselung des menschlichen Genoms und Verbesserungen der Kartierungsmethoden in der immer schnelleren Isolierung von Erkrankungsgenen.**

# Teil 2: Ausgewählte humangenetische Erkrankungen

## A Tumorerkrankungen

### Allgemeines

Krebs entsteht, wenn das Zellwachstum außer Kontrolle gerät. Normalerweise ist die Zellteilung unter strikter Kontrolle eines Netzwerks regulatorischer Proteine. Als hauptsächliche Mechanismen, die an der Tumorentstehung beteiligt sind, wurden in den letzten Jahren definiert:

a) Beeinträchtigung der DNA-Reparatur (z.B. nicht polypöses Kolonkarzinom – HNPCC Gene, Mamma- und Ovarialkarzinom – BRCA-Gene)
b) Deregulation von Onkogenen durch Punktmutationen oder Translokationen (z.B. Multiple Endokrine Neoplasie, Lymphome)
c) Verlust eines Tumorsuppressorgens (z.B. Retinoblastom, polypöses Kolonkarzinom)
d) Ausfall der Apoptose (z. B. durch Mutationen im TP53 Gen)

Die Identifizerung prädisponierender Gene in den letzten Jahren (insgesamt bereits über 50) bestätigte im wesentlichen dieses Konzept. Obwohl Gene, die zu einer Tumorprädisposition in bestimmten Familien beitragen, nicht immer auch eine dominierende Rolle bei der Entstehung derselben Tumoren in sporadischen Fällen spielen, hat ihre Entdeckung einen wichtigen Beitrag zur Aufklärung der Tumorgenese geliefert.

### Erbliche Krebsgene am Beispiel Mamma- und Ovarialkarzinom

Bis jetzt wurden zwei Gene identifiziert, die an der Entstehung von erblichem Mamma- und Ovarialkarzinom beteiligt sind. Durch Kopplungsstudien wurde ein Gen auf Chromosom 17q21 (BRCA1) und ein Gen auf 13q12 (BRCA2) kartiert (Hall et al., 1990, Wooster et al., 1994). Inzwischen sind beide Gene kloniert (Miki et al.,

1994, Wooster et al., 1995): Das BRCA1-Gen besteht aus 24 Exons, die ein Protein von 1863 Aminosäuren kodieren, das BRCA2-Gen besteht aus 27 Exons, die ein Protein von 3418 Aminosäuren kodieren. Beide Proteine sind vermutlich an DNA-Einzelstrangreparaturprozessen beteiligt, was die Interaktion mit anderen Proteinen wie z.B. RAD51 und RNA-Helikase A erforderlich macht (Zhang et al., 1998, Anderson et al, 1998).

In beiden Genen sind Mutationen in Familien mit isoliertem Mammakarzinom und Familien mit Mamma- und Ovarialkarzinom nachgewiesen worden (Breast Cancer Information Core; Szabo und King, 1997). Unklar ist nur noch in welcher Häufigkeit die beiden Gene in bestimmten familiären Konstellationen verändert sind. In einigen Gruppen oder isolierten Populationen (z. B. Ashkenazim, Island) gibt es bestimmte, sogenannte „founder"-Mutationen (Struewing et al., 1997, Szabo und King, 1997), die immer wieder gefunden werden.

Das „Deutsche Konsortium für erbliches Mamma- und Ovarialkarzinom" (gefördert von der Deutschen Krebshilfe, Bonn) hat die Aufgabe, Mutationsfrequenzen und Mutationsprofile für die deutsche Bevölkerung zu bestimmen. Untersuchungen von fast 800 Familien weisen darauf hin, daß es auch in Deutschland „founder" Mutationen und spezifische Mutationen gibt (unveröffentlichte Daten). In Übereinstimmung mit Untersuchungen aus anderen Populationen wird eine insgesamt niedrigere Mutationsfrequenz beobachtet als ursprünglich erwartet. Damit bestätigt sich, daß es noch weitere prädisponierende Gene vor allem für isoliertes Mammakarzinom zu entdecken gibt.

Der genetisch bedingte Verlust eines Tumorsuppressorgens ist eine Voraussetzung für die Entstehung von Tumoren: Dieser entsteht meistens erst durch weitere „somatische" Schritte, die zur kompletten Inaktivierung des prädisponierenden Gens und weiterer Gene führen. Indikatoren dafür sind der teilweise Verlust einzelner subchromosomaler Regionen (nachgewiesen durch LOH = „loss of heterozygosity"). Im Falle hereditärer Mammakarzinome sind dies neben den BRCA-Regionen, Abschnitte auf 4p, 4q und 5q (Tirkkonen et al., 1997). Häufig ist ausserdem das p53 Gen, das auf 17p lokalisiert ist, komplett inaktiviert (Crook et al., 1998). Dies führt zur Verhinderung der Apoptose und ermöglicht die Proliferation aberranter Zellen (Xu et al., 1999).

## Sporadische Tumorgenese

Die meisten Tumoren entstehen sporadisch, d. h. in Personen ohne familiäre Prädisposition. Die Analyse hereditärer Formen sollte es ermöglichen, Modelle für die Tumorgenese im allgemeinen zu entwickeln. Inzwischen weiß man, dass in den meisten Tumoren nicht nur ein oder zwei Gene dereguliert sind, sondern daß für die Entstehung und vor allem der Metastasierung die Inaktivierung zusätzlicher Gene erforderlich ist.

Man vermutete, daß die BRCA-Gene auch eine Rolle in sporadischen Mammakarzinomen spielen, da auch in sporadischen Tumoren für die BRCA-Regionen 17q21 und 13q12 oft LOH gefunden wurde (siehe oben). Diese Vermutung konnte nicht bestätigt werden, da auf dem erhaltenen BRCA-Allel entgegen der Erwartung keine eindeutigen Mutationen gefunden werden konnten. In letzter Zeit mehren sich aber die Hinweise, daß dieses zweite Allel durch Methylierung, einem sogenannten somatischem „imprinting" inaktiviert werden kann (Catteau et al., 1999). Damit spielen die BRCA-Gene zumindest bei der Entstehung eines Teils der sporadischen Mammakarzinome eine Rolle. Andererseits ist aber auch deutlich geworden, daß weitere Gene zu identifizieren sind. Durch die Entwicklung bestimmter Methoden wie der Microarray-Technik (Kononen et al., 1998) ist es möglich, Expressionsprofile von Tumoren zu studieren, wodurch Gene identifiziert werden können, deren Expression im gesunden Gewebe und im Tumor voneinander abweicht und denen daher eine mögliche Funktion bei der Tumorgenese zukommt. Die Kombination solcher Analysen mit den Fortschritten in der Entschlüsselung des menschlichen Genoms ermöglicht es, immer schneller immer mehr Tumorgene zu identifizieren. Durch die Applikation beider Strategien kann für die meisten häufigen Tumoren ein „Set" an Genen definiert werden, die als prognostische Faktoren dienen können.

Ein Beispiel für ein stark verändertes Gen in einem sporadischen Tumor ist das Onkogen *ErbB2* (HER-2). Es ist in ca. 30% aller Mammakarzinome stark überexprimiert (Nass et al., 1998). Die meisten dieser Tumoren haben gleichzeitig den Östrogen-Rezeptor verloren (Kononen et al., 1998) und dadurch die Ansprechbarkeit auf Tamoxifen, einem Anti-Östrogen, verloren. Ein anderes Gen, *PIK3CA*, das für die katalytische $\alpha$-Untereinheit der Phosphatidylinositol 3-Kinase (PI3-kinase) kodiert, ist in ca. 40% aller Ovarialkarzinome überexprimiert. Die PI3-kinase ist mit tumorbezogenen Funktionen wie Proliferation, Zelladhäsion, Apoptose und onkogener Transformation assoziiert (Shayesteh et al., 1999). Die Identifizierung solcher Gene macht die Entwicklung therapeutischer Strategien möglich. Tumoren mit *ErbB2*-Überexpression können mit Herceptin (Pegram et al., 1999), Tumoren mit PIK3CA-Überexpression, mit PI3-kinase Inhibitoren, behandelt werden (Shayesteh et al., 1999).

## B
## Gene für angeborene komplexe Fehlbildungen

Bedingt durch den Fortschritt im Humangenomprojekt konnte in den letzten Jahren die molekulare Grundlage für verschiedene Syndrome aufgeklärt werden. 30 der 120 Erkrankungen, deren molekulare Ursache durch Positionsklonierung aufgeklärt wurde, sind angeborene Fehlbildungssyndrome. Ein aktuelles Beispiel für die Identifizierung eines solchen Erkrankungsgens ist das *Wolframin*-Gen, das beim Wolfram-Syndrom (MIM 222300) verändert ist (Inoue et al., 1998, Strom et al., 1998). Es ist eine autosomal rezessive Erkrankung, die durch das Auftreten von juvenilem Diabetes melittus, Diabetes insipidus, optischer Atrophie und neurodegenerativen Symptomen gekennzeichnet ist. Darüberhinaus zeigen Überträger eine Disposition für psychiatrische Erkrankungen. Das Gen konnte identifiziert werden durch die komplette Sequenzierung der entsprechenden Region in 4p16 durch eines der großen Sequenzierzentren, die am Humangenomprojekt beteiligt sind (Stanford Human Genome Center, USA). Teile der ermittelten Sequenz waren identisch mit bestimmten ESTs aus der Datenbank, welche sich später als Bestandteil des *Wolframin*-Gens herausstellten. Es kodiert für ein Transmembran-Protein, dessen exakte Lokalisierung gegenwärtig ermittelt wird.

Steht man hier noch am Anfang der Beschreibung eines neuen Stoffwechselweges, ist man in anderen Fällen schon weiter. Die Identifizierung von Erkrankungsgenen kann helfen, einen teilweise charakterisierten Stoffwechselweg zu komplettieren, und seine Funktion beim Menschen aufzuklären. Ein Beispiel dafür ist ein Signaltransduktionsweg, der in Vertebraten eine Rolle in der Entwicklung von Gliedmaßen spielt, und ursprünglich in der Taufliege (*Drosophila melanogaster*) beschrieben wurde.

Hedgehog (*Hh*) wurde in Drosophila identifiziert und als Protein, das die Segmentpolarität beeinflußt, charakterisiert. Mehrere Vertebratenhomloge wurden beschrieben, darunter auch Sonic Hedgehog (*SHH*), welches das dorsoventrale Muster des Neuralrohrs und der Somiten, die anterior-posteriore Ausrichtung der Extremitätenanlagen und die Morphogenese des Enddarmes festlegt. Weitere Proteine des SHH- pathways wie smooothened (*SMO*), patched (*PTC*) und *GLI* wurden ebenfalls zuerst in *Drosophila* gefunden (Altaba, 1997) und danach deren Vertebratenhomologe definiert (Ingham, 1998). Jene Proteine, die eine Verbindung zwischen SHH und GLI herstellen (fused = FU, suppressor of fused = Su(fu), costal = COS2), wurden bis jetzt nur aus *Drosophila* isoliert. Vertebratenhomologe sind aber wahrscheinlich (Abb. 4).

SHH wird autokatalytisch gespalten und bindet kovalent Cholesterin (Farese und Herz, 1998). Dieser Komplex hebt durch die Bindung an PTC die Inhibition des SMO-Rezeptors auf, der dadurch aktiviert wird. Das führt dazu, daß der COS2-Komplex nicht länger an Mikrotubuli gebunden bleibt. Dadurch kommt es nicht mehr zur proteolytischen Spaltung von GLI, das dann in den Kern transportiert wird und dort zusammen mit CBP (CREB binding protein) bestimmte Gene aktiviert.

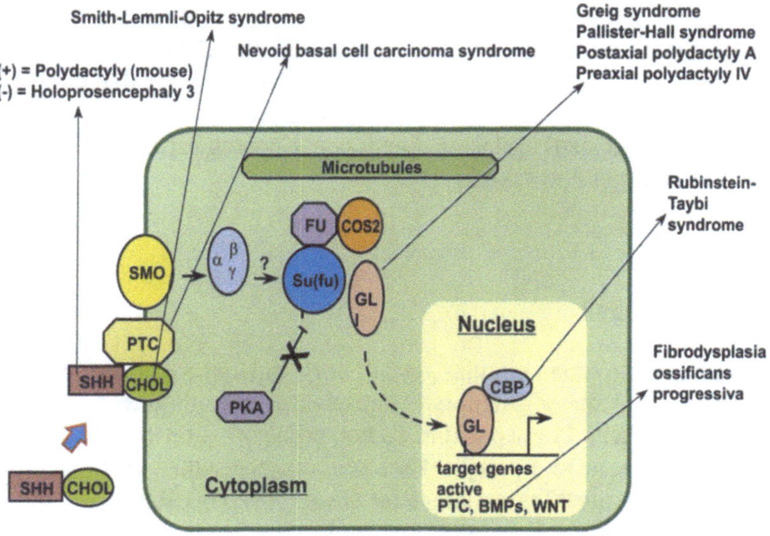


**Abb. 4.** Darstellung des Sonic Hedgehog (SHH) pathways, der mit verschiedenen humangenetischen Erkrankungen assoziiert ist. Die Vorlage wurde freundlicherweise von Prof. KH. Grzeschik (Universität Marburg) zur Verfügung gestellt. Erklärung der Abkürzungen siehe Text

Genetische Kartierungen in verschiedenen Syndrom- und Krebsfamilien haben Intervalle definiert, in denen Gene aus diesem „pathway" lokalisiert sind. Als Bestandteil eines Signaltransduktionsweges, der bei Entwicklungsprozessen eine Rolle spielt, sind dies Kandidatengene für Erkrankungen, die auf Entwicklungsdefekte zurückzuführen sind. Als erstes Protein wurde GLI3 in einer syndromalen Erkrankung verändert gefunden. Verluste des GLI3 Proteins führen zum Greig Syndrom (Vortkamp et al., 1991; Wild et al., 1997). Später wurde festgestellt, daß „frameshift"-Mutationen zum Pallister-Hall Syndrom (Kang et al., 1997) oder zu Polydaktylien (Shin et al., 1999) führen können. Trotz bestehender Unterschiede zeigen alle diese Erkrankungen Fehlbildungen der Gliedmaßen. Interessanterweise führen Mutationen im nukleären Bindungspartner von GLI3, dem CREB-Bindungsprotein (CBP), zum Rubinstein-Taybi Syndrom, bei dem ebenfalls Fehlbildungen der Gliedmaßen vorhanden sind (Petrij et al., 1995).

Der Verlust von SHH, welches am Anfang des Signalweges steht, führt zu Holoprosenzephalie, einem Entwicklungsdefekt des Riechhirns, der sich in Zyklopie äußern kann. Einzelne Aminosäurenaustausche im SHH-Protein können dagegen zur isolierter Polydaktylie führen.

Wie oben erwähnt, benötigt SHH zur Bindung an PTC eine hydrophobe Modifikation durch Cholesterin (Porter et al., 1996). Mutationen in der 7- Dehydrocholesterinreduktase, welche den letzten Schritt in der Cholesterin-Biosynthese katalysiert, führen zum Smith-Laemmli-Opitz Syndrom (Roessler et al., 1996), das eine überlappende Symptomatik mit Holoprosenzephalie zeigt. Vor kurzem wurden Mutationen in einem weiteren Enzym der Cholesterin-Biosynthese beschrieben. Veränderungen in einer Sterolisomerase (Emopamil binding protein = EBP) führen zu Chondrodysplasie punctata (Derry et al., 1999).

Mutationen in Entwicklungsgenen können auch mit der Entstehung von Tumoren verbunden sein. So ist eine Reihe von Fehlbildungssyndromen mit einem erhöhten Tumorrisiko verbunden. Zum Beispiel prädisponiert das *PTC*-Gen, das in Patienten mit Gorlin Syndrom verändert ist, für Entwicklungsdefekte und Tumorentstehung (Hahn et al., 1996). Diese entwickeln sehr häufig Medulloblastome und Basalzellkarzinome und zeigen ein erhöhtes Risko für weitere Tumoren. Die Deformitäten des Skeletts umfassen die Rippen, Anomalien der Schulter, nicht bewegliche Daumen und Polydaktylie.

## C
## Polygene Erkrankungen

Viele Erkrankungen kommen familiär gehäuft vor, folgen aber keinem mendelndem Erbgang. Es sind die sogenannten „komplexen" Erkrankungen, an deren Entstehung eine erbliche Prädisposition („susceptibility") und Umweltfaktoren beteiligt sind. Die erbliche Komponente kann sehr unterschiedlich sein und häufig ist sie das Resultat mehrerer interagierender Gene (polygen). Diese Gruppe von zum großen Teil sehr häufigen und daher gesundheitspolitisch und wirtschaftlich gesehen bedeutenden Erkrankungen, rückt immer mehr in den Vordergrund des Interesses der genetischen Forschung und wird ebenfalls vom Humangenomprojekt profitieren. Entsprechend der komplexen Genese ist es relativ schwierig und aufwendig, den beteiligten Genen „auf die Spur zu kommen". Dies verlangt noch viel Entwicklungsarbeit in den anwendbaren Methoden, z.B. auch in der statistischen Auswertung. Das Humangenomprojekt wird zur Auklärung der erblichen Komponente der komplexen Erkrankungen beitragen können durch:

a) Weiterentwicklung der Methoden, die z.B. auch für einen großen Umsatz von Untersuchungsmaterial geeignet sind (Kruglyak, 1999) und
b) durch die Charakterisierung von Genen, die nach krankheitsassoziierten Mutationen oder Polymorphismen (Cargill et al., 1999) abgesucht werden können (Abb. 5).

Zur Zeit befindet sich die Kartierung polygener Erkrankungen noch im Anfangsstadium. Trotzdem konnten bei vielen polygenen Erkrankungen bereits reproduzierbare Genorte kartiert werden. An drei ausgewählten Beispielen soll der gegenwärtige Stand demonstriert werden.

### 1. Asthma

An Asthma leiden mehr als 5% der Bevölkerung. Es ist eine chronisch rezidivierende Entzündung der Luftwege, die sich durch Atemnot und Keuchen bemerkbar macht. Die physiologischen Symptome von Asthma sind Verengung der Atemwege, verursacht durch Ödeme und dem Einwandern von inflammatorischen Zellen in die Wände der Atemwege.

Asthma ist eine komplexe genetische Erkrankung mit variabler Penetranz. Das bedeutet, daß mehrere Gene die Suszeptibilität eines Individuums für diese Erkrankung steuern. Studien in verschiedenen Populationen haben zum Teil gleiche, zum Teil ganz unterschiedliche Genloci identifiziert. Für die kaukasische Population wurden als Suszeptibilitätsgenorte 5q23-q31, 6p21.3-p23, 11p15, 12q14-q24.2, 13q21.3-qter, 14q11.2-q13 und 19q13 bestimmt (Collaborative study, 1997). Unabhängig davon wurden 5q, 12q und 19q auch bei den Hutteriten, einem religiösem Isolat europäischer Vorfahren, als mit Asthma assozierte Genorte gefunden (Ober et al., 1998). Die relative Beteiligung dieser Gene an der Prädisposition für Asthma ist noch nicht klar. Am interessantesten scheint die Region auf Chromosom 5 zu sein, in der eine Reihe von Zytokin- und Wachstumsfaktorgenen lokalisiert sind (Postma et al., 1995). Diese können jetzt nach Veränderungen in Asthmapatienten abgesucht werden.

### 2. Schizophrenie

Schizophrenie ist ein Erkrankungskomplex, der durch das Auftreten von Denkstörungen und grundlegenden Persönlichkeitsstörungen gekennzeichnet ist. Das Risiko an einer schizophrenen Psychose zu erkranken, beträgt weltweit ca. 1%, und die meisten Erkrankungsfälle werden zwischen dem 15.- und 35. Lebensjahr registriert. Schizophrenie zeigt eine signifikante genetische Komponente, was durch Zwillings- und Adoptionsstudien nachgewiesen wurde. Es ist sehr wahrscheinlich, daß die Erkrankung durch das Zusammenwirken mehrerer Gene (Polygenie) in Verbindung mit Umweltfaktoren zustande kommt (Schwab und Wildenauer, 1998).

**Abb. 5.** Beispiel für die Kartierung von SNPs auf dem menschlichen X Chromosom (http:/www.genome.wi.mit.edu/SNP/human/maps/ChrX.ALL.html)

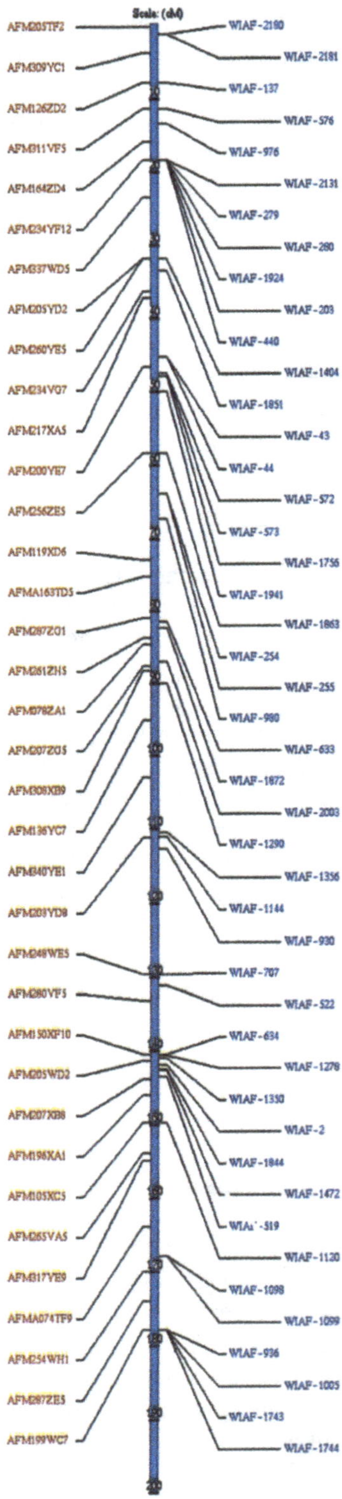

## Information for requested SNPs

### Information for WIAF-576:

**Source STS: WI-5636**

**General Information**

```
Database ID: WI-5636
Source: WICGR: Random genome wide STSs
WICGR Physical Map: ChrX
WICGR SNP Map: ChrX

Primers:
    Left = TGAGAGCCAATTTTATCCGC
    Right = GTTCTTCACATCTGTCTCACCTT
    Product Length = 99

    Review complete sequence and WIAF SNP
    PCR Conditions

Source STS Genbank ID: G13216
Description: WICGR: Random genome wide STSs
```

---

**For further information contact:**

*SNPmaster@genome.wi.mit.edu*

*Whitehead Institute/MIT Center for Genome Research*

# Sequence Query for WIAF-576

```
cttttttttccccacatttattagtttctnatgtttctcttgtattttccTGAGAGCCAATTTTATCCGCAA
                                                  ^^^^^^^^^^^^^^^^^^^^
TAAA[A/C]TTCCCAAAGTCCTCGATGGAGGCATTTCAGAATCGGGGCAGGGGAGGCAGAAGGTGAGACAGA
                                                           ^^^^^^^^^^^^^
TGTGAAGAACATTTCAGAATCGGGGCAGGGGAGGCAGAAGGTGAGACAGATGTGAAGAACTNG
^^^^^^^^^^
```

**Key:**

```
lower case: vector
UPPER CASE: insert
^^^^^^^^^^: left and right primer
**********: simple sequence repeat
```

---

**For further information contact:**

*SNPmaster@genome.wi.mit.edu*

*Whitehead Institute/MIT Center for Genome Research*

**Abb 5.** *(Fortsetzung)*

Durch die Anwendung parameterfreier Methoden wurden bereits mehrere Suszeptibilitätsgenorte kartiert: Chromosomen 5q31, 6p22, 8p21-22, 10p11-14, 13q14-32, 18p11 und 22q. Am vielversprechendsten sind die Genorte auf den Chromosomen 6p, 8p, 10p und 22q, die mindestens von 3 unabhängigen Arbeitsgruppen oder Multizenterstudien bestätigt werden konnten (Schizophrenia Linkage Consortium, 1996, Schizophrenia Linkage Consortium 1998, Schwab et al., 1998, Wildenauer et al., 1999).

Die Sequenzierungsbemühungen im Rahmen des Humangenomprojekts werden sich auf solche Regionen konzentrieren und damit in unmittelbarer Zukunft durch die Anwendung von Genvorhersageprogrammen und Ermittlung von Expressionsprofilen zahlreiche Kandidatengene bereitstellen. Solche Gene können nach Varianten, welche die Struktur und/oder Funktion des Genprodukts beeeinflussen, untersucht werden. Der Zusammenhang zwischen der Erkrankung und der Variante kann durch die Ermittlung der Häufigkeiten in Erkrankten und Nichterkrankten festgestellt werden (Assoziationsstudien mit SNPs). Außerdem kann die Bestimmung der Funktion der jeweiligen Genprodukte und deren Varianten im Gehirn einen Hinweis auf eine mögliche Rolle bei der Beteiligung an Schizophrenie liefern.

### 3. Diabetes melittus Typ 1

Diabetes vom Typ1 ist wie Rheumatoide Arthritis, Crohn´s Syndrom und Multiple Sklerose eine Erkrankung des Autoimmunsystems. Die Suszeptibilität für diese Erkrankung wird sowohl durch genetische wie auch Umweltfaktoren gesteuert (Todd, 1999). So ist z.B. das Auftreten mehrerer Infektionen in den ersten Lebensjahren mit einer Risikominderung für Typ1 Diabetes assoziiert (Gibbon et al., 1997).

Die Assoziation zwischen dem HLA-System auf Chromosom 6 und Diabetes ist seit langem bekannt und 95% der europäischen Erkrankten tragen die Risikohaplotypen HLA-DR4 und HLA-DR3 (She J-X., 1996). Es ist wahrscheinlich, daß HLA ClassII Moleküle eine Rolle bei der Zerstörung der β-Zellen der Langerhansschen Inseln durch autoreaktive T-Zellen spielen.

Zusätzlich zu dem Hauptgenort auf Chromosom 6 (HLA-System) wurde ein weiterer Genort auf Chromosom 11p15.5 kartiert. Dort wurde in der Nähe des Insulingenortes eine variable Sequenz gefunden (Bennet et al., 1997), die die Expression des Insulingens beeinflusst. Über die Bedeutung weiterer prädisponierender Gene besteht noch Unklarheit. Zwei umfangreiche Studien mit Geschwisterpaar-Analysen („sib pairs") kamen zu unterschiedlichen Ergebnissen. In einer wurden vier weitere Genorte bestimmt (Mein et al., 1998), wovon aber nur zwei eine eindeutige Kopplung zeigen (10p13-11 und 16q22-24). In einer anderen Studie wurde eine eindeutige Kopplung nur zu Chromosom 1q gefunden (Concannon et al., 1998). Interessant ist die Kopplung zu 10p11, da in dieser Region TCF8 lokalisiert ist, das für einen negativen Regulator von Interleukin 2 kodiert. Über die Bedeutung weiterer Suszeptibilitätsgene können Kopplungsuntersuchungen bei der „non-obese diabetic"- (nod)- Maus Aufschluß geben (Garchon et al., 1991).

## Teil 3:
## Ausblick

Die Anstrengungen im Rahmen des Humangenomprojekts werden zur immer schnelleren und effizienteren Identifizierung menschlicher Gene führen. Durch die Kombination von gezielter Sequenzierung und genetischen Analysen schreitet auch die Isolierung menschlicher Erkrankungsgene rasch voran. Dabei werden nicht nur wichtige Hinweise auf die Funktion und Wirkung bestimmter Gene im menschlichen Organismus gewonnen, sondern auch Erkenntnisse über neue Stoffwechselwege. Durch die zusätzliche Charakterisierung von Genprodukten in Modellorganismen und zellulären Systemen können nach und nach zelluläre Netzwerke von Proteinen ermittelt werden.

Die Ermittlung polymorpher Proteinvarianten über SNPs wird auch die Aufklärung polygener Erkrankungen ermöglichen. Verbesserte Kopplungsanalysen werden zur besseren Lokalisierung von Suszeptibilitätsgenorten beitragen und die Komplettierung und Charakterisierung von Genen zur Bereitstellung von Kandidatengenen.

Es ist wahrscheinlich, daß in wenigen Jahren die meisten und häufigsten mongenen Erkrankungen molekular aufgeklärt sind und diagnostisch untersucht werden können. Damit bekommt die Molekulargenetik innerhalb der Medizin eine immer größere Bedeutung.

Aber nicht nur Erbkrankheiten werden durch die Fortschritte einer Diagnostik zugänglich, sondern auch zunehmend somatische Erkrankungen. Hier sind vor allem Tumorerkrankungen zu nennen. Zwei kürzlich entwickelte Technologien wie Multi-Colour FISH (Ried et al., 1998) und Immobilisierung exprimierter Sequenzen auf Chips (Lipschutz et al., 1999) sind besonders geeignet schnell und effizient DNA-Alterationen in Tumoren nachzuweisen und prognostische Faktoren für die Tumordiagnostik bereitzustellen.

**Danksagungen.** Prof. KH Grzeschik (Institut für Humangenetik der Universität Marburg) lieferte wertvolle Hinweise für den Abschnitt komplexe Fehlbildungen, PD Dr. Dieter Wildenauer (Institut für Humangenetik der Universität Bonn) gab nützliche Hinweise zum aktuellen Stand der Literatur über die Vererbung von Schizophrenie, und Prof. Dr. Rudi Balling (GSF, München-Neuherberg) steuerte wichtige Anregungen zum Teil Genomforschung und Modellorganismen bei.

## Literatur


Altaba AR (1997) Catching a glimpse of hedgehog. Cell 90: 193- 196

Anderson S, Schlegel B, Nakajima T, Wolpin E und Parvin J (1998) BRCA1 protein is linked to the RNA polymerase II holoenzyme complex via RNA helicase A. Nature Genet. 19: 1- 3.

Antonorakis SE und McKusick VA (2000) OMIM passes the 1.000 diseae genemark. Nature Genetics 25: 11.

Bennett ST et al. (1997) Insulin VNTR allele-specific effect in type 1 diabetes depends on identity of untransmitted paternal allele. Nature Genet. 17: 350- 352

Buetow KH, Edmonson MN, Cassidy AB (1999) Reliable identification of large numbers of candidate SNPs from public EST data. Nature Genet. 21: 323- 325

Cargill M, Altshuler D, Ireland J, Sklar P, Ardlie K et al. (1999) Characterization of single-nucleotide polymorphisms in coding regions of human genes. Nature Genet. 22: 231- 238

Catteau A, Harris WH, Xu CF, Solomon E (1999) Methylation of the BRCA1 promoter region in sporadic breast and ovarian cancer: correlation with disease characteristics. Oncogene 18(11):1957- 65

Coffey A, Brooksbank R, Brandau O, Oohashi T, Howell GR et al. (1998) Host response to EBV infection in X-linked lymphoproliferative disease results from mutations in an SH2-domain encoding gene. Nature Genet. 20: 129- 135

Collaborative study on the genetics of asthma (1997) A genome-wide search for asthma susceptibility loci in ethnically diverse populations. Nature Genet. 15: 389- 392

Concannon P, Gogolin-Ewens KJ, Hinds DA, Wapelhorst B, Morrison VA et al. (1998) A second-generation screen of the human genome for susceptibility to insulin-dependent diabetes mellitus. Nature Genet. 19: 292- 296

Crook T, Brooks LA, Crossland S, Osin P, Barker KT et al. (1998) p53 mutation with frequent novel codons but not a mutator phenotype in BRCA1- and BRCA2 associated tumors. Oncogene 17: 1681- 1689

Deloukas P, Schuler GD, Gyapay G, Beasley EM, Soderlund C et al. (1998) A physical map of 30.000 human genes. Science 282: 744- 746

Derry JMJ, Gormally E, Means GD, Zhao W, Meindl A et al. (1999) Mutations in a sterol isomerase in the tattered (*Td*) mouse and X-linked do-minant chondrodysplasia punctata (CDPX2). Nature Genet. 22: 286- 290

Farese RB und Herz J (1998) Cholesterol metabolism and embryogenesis. TIG 14: 115- 120

Garchon H-J, Bedossa P, Eloy L., Bach J-F (1991) Identification and mapping to chromosome 1 of a susceptibility locs for periinsulitis in non-obese diabetic mice. Nature 353: 260- 262

Gibbon C, Smith T, Egger P, Betts P, Phillips D. (1997) Early infection and subsequent insulin dependent diabetes. Arch Dis Child 77: 384- 385

Hahn H, Wicking C, Zaphiropoulos PG, Gailani MR, Shanley S et al. (1996) Mutations in the human homolog of Drosophila *patched* in the nevoid basal cell carcinoma syndrome. Cell 85:841- 851

Hall JM, Lee MK, Newman B, Morrow JE, Anderson LA, Huey B, King MC (1990) Linkage of early-onset familial breast cancer to chromosome 17q21. Science 250: 1684- 1689

Ingham PW (1998) Transducing hedgehog: the story so far. EMBO J. 17: 3505- 3511

Inoue H, Tanizawa Y, Wasson J, Behn P, Kalidas K et al. (1998) A gene encoding a transmembrane protein is mutated in patients with diabetes mellitus and optic atrophy (Wolfram syndrome) Nature Genet. 20: 143- 148

Kang S, Graham JM, Olney AH, Biesecker LG (1997) GLI3 frameshift mutations cause autosomal dominant Pallister-Hall syndrome. Nature Genet 15: 266- 268

Kononen J, Bubendorf L, Kallioniemi A, Bärlund M, Schraml P et al. (1998) Tissue microarrays for high-throughput molecular profiling tumor specimens. Nature Medicine 4: 844- 847

Kruglyak L (1999) Prospects for whole-genome linkage disequilibrium mapping of common disease genes. Nature Genet. 22: 139- 144

Lipshutz RJ, Fodor SPA, Gingeras TR, Lockhart DJ (1999) High density synthetic oligonucleotide arrays. Nature Genet. suppl. 21: 20- 24

Mein C, Esposito L, Dunn MG, Johnson GC, Timms AE et al. (1998) A search for type 1 diabetes susceptibility genes in families from the United Kingdom. Nature Genet. 19: 297- 300

Miki Y, Swensen J, Shattuck-Eidens D, Futreal PA, Harshman K et al. (1994) A strong candidate for the breast and ovarian cancer susceptibility gene BRCA1. Science 266: 66- 71

Nass SJ, Hahm NA, Davidson NE (1998) Nature Medicine 4: 761- 762

Ober C, Cox NJ, Abney M, Di Rienzo A, Lander ES et al. (1998) Genome-wide search for asthma susceptibility loci in a founder population. Hum Mol Genet. 7: 1393- 1398

Pegram M, Hsu S, Lewis G, Pietras R, Beryt M et al. (1999) Inhibitory effects of combinations of HER-2/neu antibody and chemotherapeutic agents used for treatment of human breast cancers. Oncogene 18: 2241- 2251

Petrij F, Giles RH, Dauwerse HG, Saris JJ, Hennekam RC et al. (1995) Rubinstein-Taybi syndrome caused by mutations in the transcriptional co-activator CBP. Nature 376: 348- 351

Porter JA, Ekker SC, Park W-J, von Kessler DP, Young KE et al. (1996) Hedgehog patterning activity: role of a lipophilic modification mediated by the carboxy-terminal autoprocessing domain. Cell 86: 21- 34

Postma DS, Bleecker ER, Amelung PJ, Holroyd KJ, Xu J et al. (1995) Genetic susceptibility to asthma: bronchial hyperresponsiveness coinherited with a major gene for atopy. New Eng. J. Med. 333: 894- 900

Ried T, Schröck E, Ning Y, Wienberg J (1998) Chromosome painting: a useful art. Hum Mol Genet 7 (Review): 1619– 1626

Roessler E, Belloni E, Gaudenz K, Jay P, Berta P et al. (1996) Mutations in the human *Sonic hedgehog* gene cause holoprosencephaly. Nature Genetics 14: 357– 360

Schizophrenia Linkage Collaborative Group for chromosomes 3, 6 and 8 (1996) Additional support for schizophrenia linkage on chromosomes 6 and 8: a multicenter study. Am J Med Genet 67: 580– 594

Schizophrenia Linkage Collaborative Group for chromosome 22 (1998) A transmission disequilibrium and linkage analysis of D22S278 alleles in 574 families: further support for a susceptibility locus for schizophrenia at 22q12. Schizophr Res 32: 115– 121

Schwab SG, Hallmayer J, Albus M, Lerer B, Hanses C et al. (1998) Further evidence for a susceptibiliy locus on chromosome 10p14-p11 in 72 families by nonparametric linkage analysis. Am J Med Genet 81: 302– 307

Schwab S und Wildenauer D (1998) Genetik schizophrener Störungen. medgen 10: 391– 394

Shayesteh L, Lu Y, Kuo WL, Baldocchi R, Godfrey T et al. (1999) PIK3CA is implicated as an oncogene in ovarian cancer. Nature Genet 21: 99– 102

She J-X. (1996) Susceptibility to type 1 diabetes. HLA-DQ and DR revisited. Immunol. Today 17: 323– 329

Shin SH, Kogerman P, Lindstrom E, Toftgard R, Biesecker LG (1999) GLI3 mutations in human disorders mimic Drosophila cubitus interruptus protein functions and localization. Proc Natl Acad Sci USA 96: 2880– 2884

Strom TM, Hörtnagel K, Hofmann S, Gekeler F, Scharfe C et al. (1998) Diabetes insipidus, diabetes mellitus, optic atrophy and deafness caused by mutations in a novel gene (*wolframin*) coding for a predicted trans-membrane protein. Hum Mol Genet 7: 2021– 2028

Struewing et al. (1997) The risk of cancer associated with with specific mutations of BRCA1 and BRCA2 among Ashkenazi jews. N. Engl. J. Med. 336: 1401– 1408

Szabo und King MC (1997) Population genetics of BRCA1 and BRCA2. Am. J. Hum. Genet. 60: 1013– 1020

Tirkkonen M, Johannson O, Agnarsson BA, Olsson H, Ingvarsson S, Karhu R, Tanner M, Isola J, Barkardottir RB, Borg A, Kallioniemi OP (1997) Distinct somatic genetic changes associated with tumor progression in carriers of BRCA1 and BRCA2 germ-line mutations. Cancer Res. 57(7):1222– 7

Todd JA (1999) From genome to aetiology in a multifactorial disease, type 1 diabetes. BioEssays 21: 164– 174

Vortkamp A, Gessler M, Grzeschik KH (1991) GLI3 zincfinger gene interrupted by translocations in GREIG syndrome families. Nature 352: 539– 540

Wild A, Kalff-Suske M, Vortkamp A, Bornholdt D, Konog R, Grzeschik KH (1997) Point mutation in human GLI3 cause GREIG syndrome. Hum Mol Genet 11: 1979– 1984

Wildenauer DB, Schwab SB, Maier W, Lerer B (1999) Searching for genes in schizophrenia, unveröffentlichtes Manuskript.

Wooster R, Neuhausen SL, Mangion J, Quirk Y, Ford D et al. (1994) Localization of a breast cancer susceptibility gene, BRCA2, to chromosome 13q12-13. Science 265: 2088– 2090

Wooster R, Bignell G, Lancaster J, Swift S, Seal S et al. (1995) Identification of the breast cancer susceptibility gene BRCA2. Nature 378: 789– 792

Xu X, Wagner K-U, Larson D, Weaver Z, Li C et al.(1999) Conditional mutation of BRCA1 in mammary epithelial cells results in blunted ductal morphogenesis and tumor formation. Nature Genet. 22: 37– 43

Zhang, Tomblin, Weber B (1998) BRCA1, BRCA2, and DNA damage response: collision or collusion ? Cell 92: 433– 436

# Totipotenz und Pluripotenz: Von der klassischen Embryologie zu neuen Therapiestrategien*

H. M. Beier

## Zusammenfassung

Die Differenzierung ist ein grundlegendes zellbiologisches Problem. Totipotenz und Pluripotenz sind wesentliche Phänomene auf dem Weg zur Differenzierung. *Totipotenz* ist definiert als die Fähigkeit einer Zelle, ein ganzes Individuum zu bilden. In Analogie zu dieser Definition spricht man bei weiteren natürlichen und experimentellen embryonalen Entwicklungsverläufen auch von Totipotenz eines Gewebes. Die Regulationsfähigkeit einer geteilten Keimscheibe kann als Totipotenz verstanden werden, dabei gründet sich diese Fähigkeit auf die Kommunikation einer artspezifischen Mindestzahl von pluripotenten Embryoblastzellen. Von Totipotenz eines Zellkerns allein sollte man nicht reden, denn einem transplantierten Zellkern wird diese Potenz vom Zytoplasma einer totipotenten Zelle erst verliehen. *Pluripotenz* wird als Fähigkeit von Zellen definiert, sich zu allen Gewebetypen zu entwickeln, jedoch haben diese Zellen nicht mehr die Fähigkeit, ein ganzes Individuum zu bilden. Die Möglichkeit, pluripotente menschliche Stammzellen in vitro zu halten, eröffnet neue Dimensionen für Forschung und Therapie. Es ist vorstellbar, daß man künftig durch Kerntransfer erzeugte totipotente Zellen für die Produktion von embryonalen Stammzell-Linien (ES-Zell-Linien) verwenden wird. Diese pluripotenten Stammzellen werden z.B. Cardiomyozyten, Nervenzellen, Knochenzellen oder hämatopoetische Stammzellen bilden. Aber auch aus primordialen Keimzellen (EG-Zellen) werden Zell-Linien gezüchtet, die pluripotenten embryonalen Stammzellen gleichen. Die klassische Embryologie liefert somit die Basis für neue Potentiale in der Transplantationsmedizin.

## Das Phänomen Totipotenz

Für die wissenschaftliche Embryologie wurde das Phänomen der Totipotenz embryonaler Zellen im ausgehenden 19. und zu Beginn unseres 20. Jahrhunderts aktuell. Hans Spemann, Nobelpreisträger 1935, schrieb in seiner Monographie (1936) über die Erforschung der Entwicklungspotenz von Blastomeren, die Methode der Durchtrennung sei anfangs recht grob gewesen, die Seeigeleier wären im

* Dieses Manuskript basiert auf einer Veröffentlichung, die in der Zeitschrift *Reproduktionsmedizin (1999)* erschienen ist. Den Herausgebern und dem Springer-Verlag sei für die Genehmigung gedankt, wesentliche Teile dieser Publikation zu übernehmen.

Zweizellenstadium einige Minuten lang sehr heftig geschüttelt worden, bis ihr Verband sich löste. Hans Driesch (1891) erzielte bei diesen Versuchen mit dem Seeigel *Parechinus* aus völlig voneinander getrennten Blastomeren des 2-Zell-Stadiums harmonische Ganzbildungen von Zwillingen. Oskar Hertwig (1893) führte ein Experiment durch, welches ihm selbst keinen Erfolg brachte, aber wegen der erstmaligen Verwendung einer neuen Methode und der Einführung eines hervorragend geeigneten Versuchsobjektes bedeutungsvoll wurde. Er schnürte Eier des gewöhnlichen Molchs, *Triton taeniatus*, im Zweizellenstadium längs der ersten Furche mit einer Haarschlinge ein, um die Blastomeren ganz voneinander zu trennen. Das erste Experiment schlug zwar fehl, aber wenige Jahre später gelang es Endres (1895) und Herlitzka (1897) auf diese Weise, aus getrennten Blastomeren Zwillinge zu erzielen, ganz entsprechend denen von Driesch aus Seeigeleiern. Später nahm Spemann diese Technik auf und führte sie in zahlreichen Studien weiter (1901, 1902, 1903, 1919), vgl. Abb. 1 (1928).

Nachdem Mangold und Seidel (1927) ganz im Sinne der Spemannschen Schule die Entwicklungs- und Regulationspotenzen von Amphibien-Embryonen mit Isolierungs- und Fusionsexperimenten umfassend erforscht hatten, begannen amerikanische Wissenschaftler, die Entwicklungspotenzen isolierter Säugetierblastomeren zu untersuchen (Nicholas and Hall, 1934, 1942). Diese kausalanalytischen Studien an Furchungsstadien der Ratte hatten gezeigt, daß es zwar möglich war, aus isolierten Blastomeren des Zwei- oder Vierzellstadiums eine Weiterentwicklung bis zur Bildung der Somiten zu erzielen, jedoch hatten die amerikanischen Forscher nicht den durchschlagenden Erfolg, den Friedrich Seidel schließlich zu Beginn der fünfziger Jahre mit Kaninchen-Embryonen erzielte, indem er zum ersten Mal zeigte, daß aus isolierten Blastomeren des Zweizellstadiums eines Säugetiers normale, lebens- und fortpflanzungsfähige Nachkommen entstehen können (Seidel, 1952) (Abb. 2).

Schließlich stellte sich die grundlegende Frage, bis zu welchem Teilungsschritt in der Frühentwicklung Blastomeren ihre Totipotenz behalten, wieder höchstaktuell, als durch die Pionierarbeiten britischer Wissenschaftler die Möglichkeit einer „Präimplantationsdiagnostik" für die moderne Reproduktionsmedizin geschaffen wurde (Handyside et al. 1989, Handyside 1991). Besonders für die deutschen Reproduktionsmediziner zeigten sich die Schranken des Embryonenschutzgesetzes, denn Forschung an Blastomeren des Zwei- und Vierzellstadiums sind strafrechtlich verboten, da ihre mögliche Totipotenz als unbestritten gilt. Selbst die Blastomeren eines Achtzellstadiums können noch als totipotent eingestuft werden, wenn auch mit extrem eingeschränkter Wahrscheinlichkeit (Beier 1998).

Der wissenschaftliche, klassische embryologische Begriff Totipotenz kann auf unterschiedliche biologische Kompartimente, auf unterschiedliche zellbiologische oder histologische Einheiten bezogen werden. Je nach biologischer und embryologischer Erkenntnis können wir die Totipotenz einer Zelle oder die Totipotenz eines umschriebenen Gewebeverbandes unterscheiden (Tabelle 1).

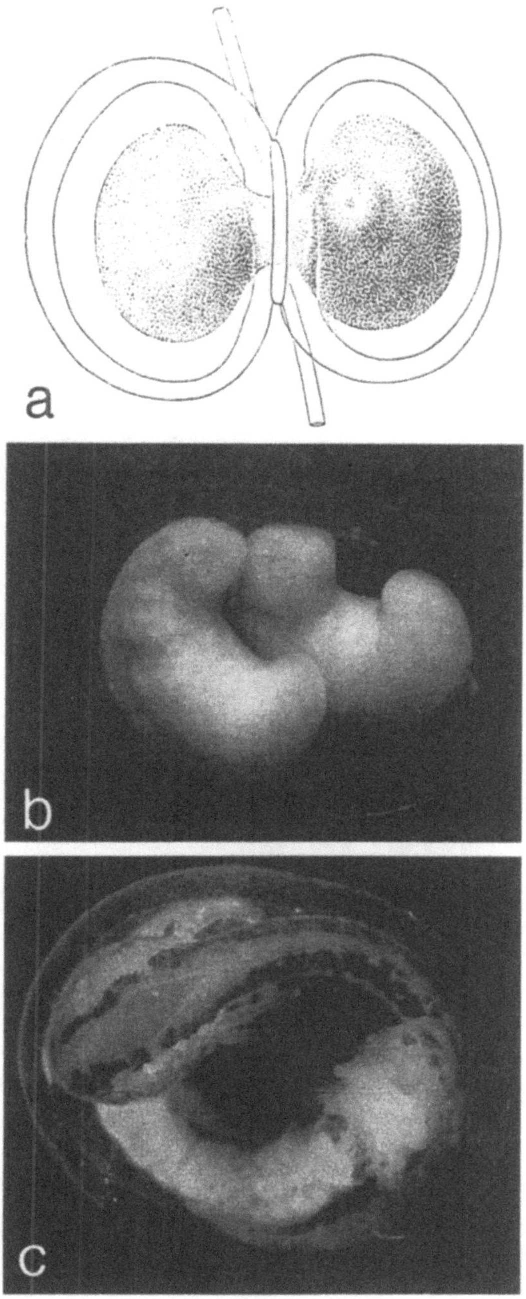


**Abb. 1. a** Experimentelle Zwillingsbildung beim Molch (Triton taeniatus). Einige Zeit nach der Befruchtung sind Eikapsel und die darin liegende Eizelle mit einer Haarschlinge stark eingeschnürt worden. (Nach Spemann, 1919)
**b** Experimentelle Zwillingsbildung aus einem median durchgeschnürten Ei von Triton taeniatus. (Nach Spemann, 1928)
**c** Experimentelle Zwillingsbildung bei Triton taeniatus in fortgeschrittenem Stadium der Entwicklung (Nach Spemann, 1928)

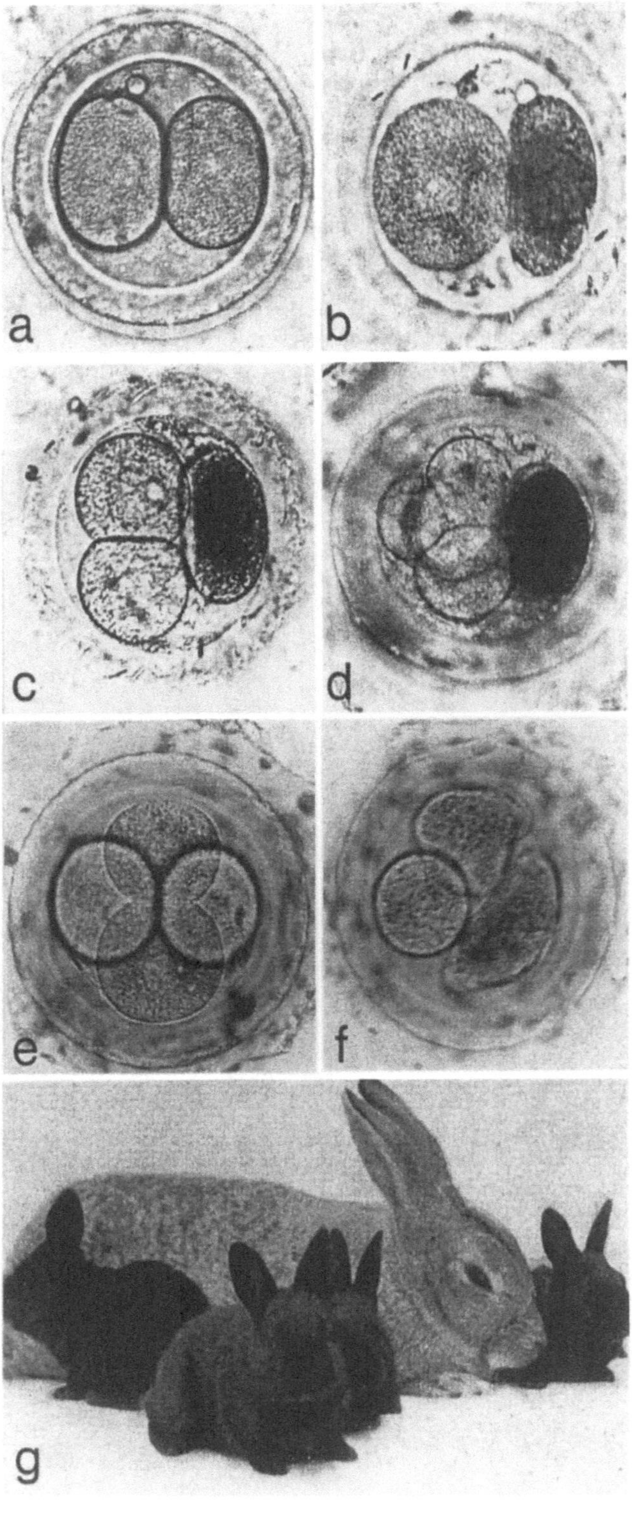


**Abb. 2.** Entwicklung einer isolierten Blastomere aus dem 2-Zeller und dem 4-Zeller beim Kaninchen. **a** Normales 2-Zellstadium. **b** Rechte Blastomere nach Abtötung in Rückbildung, 2 h nach dem Anstich mit einer Glasnadel. Lebende Blastomere abgerundet und vital. **c** Die überlebende Blastomere hat sich geteilt. **d** Nach einer weiteren Furchungsteilung ist aus der isolierten Blastomere ein 4-Zeller geworden. **e** Normales 4-Zellstadium (Tetraederform). **f** Isolierung einer Blastomere durch Anstieg und Abtötung im 2-Zellenstadium (abgetötete 1/2-Blastomere rechts unten) sowie einer der beiden aus dem Rest gebildeten 1/4-Blastomere (oben). Die überlebende und sich weiterentwickelnde Blastomere ist abgerundet und vital. **g** Die gesunden Jungtiere im Alter von 20 Tagen, gemeinsam mit ihrer Wirtsmutter, die sie ausgetragen hatte. Diese Studien waren weltweit die ersten erfolgreichen Experimente, aus isolierten Blastomeren eines Zweizellers lebensfähige und normal entwickelte Nachkommen zu erzeugen (Seidel 1952, 1960)

**Tabelle 1.** Das Phänomen TOTIPOTENZ in der Embryologie und in der experimentellen, reproduktionsbiologischen und genetischen Zellforschung

**Totipotenz einer Zelle**
- *natürliche Totipotenz*
  (befruchtete Eizelle, isolierte Blastomere)
- *experimentell erzeugte Totipotenz*
  (Kerntransfer in eine entkernte Eizelle)

**Totipotenz eines Gewebeverbandes**
- *natürliche Totipotenz*
  (Embryoblast-Teilung mit Vierlingsbildung beim Gürteltier, monozygotische Zwillingsbildung beim Menschen)
- *experimentell erzeugte Totipotenz*
  (Embryo-Splitting zur Herstellung identischer Mehrlinge in der Tierzucht und in der Grundlagenforschung der Medizin, Zell-Cluster von ES-Zell-Linien zur Herstellung identischer Mehrlinge in der Stammzellforschung)

## Totipotenz einer Zelle

Das Phänomen „Totipotenz einer Zelle" oder „Totipotenz einer Blastomere" ist fundamental, und wenn wir in der Embryologie davon sprechen, dann ist diese Form der Totipotenz die eigentlich allein zutreffende biologische Erscheinung (Beier, 1998). Der deutsche Gesetzgeber hat klargestellt, daß er in der gegenwärtigen Diskussion gemäß dem Text des Embryonenschutzgesetzes *„jede einem Embryo entnommene totipotente Zelle, die sich bei Vorliegen der dafür erforderlichen weiteren Voraussetzungen zu teilen und zu einem Individuum zu entwickeln vermag"* verfassungsrechtlich einem Embryo gleichstellt. Damit hat sich der Gesetzgeber, da er ausdrücklich von einer *„entnommenen Zelle"* spricht, definitiv festgelegt. Diese Totipotenz wird wissenschaftlich auch international als „zelluläre Totipotenz" bezeichnet: *„Totipotency and cloning in mammals help to clarify several aspects of regulation. Full or cellular totipotency is the ability of a cell other than an oocyte to develop into an entire offspring including the germ line"* (Edwards und Beard, 1997).

## Totipotenz kann experimentell geschaffen werden

Grundlegende embryologische und zellbiologische Studien zeigen, daß die „Totipotenz eines Zellkerns" stets nur dadurch demonstriert und erzielt werden kann, daß ein isolierter, transplantierter Zellkern (Nukleus) sich in einer totipotenten entwicklungsfähigen Zelle, in der Regel in einer Eizelle, deren eigener Zellkern entfernt worden war, weiterentwickelt und schließlich zu einem Individuum heranbildet. Hierbei handelt es sich unter anderem um grundlegende experimentelle Fragen der molekularen Genetik und um aktuellste, längst noch nicht beantwortete entwicklungsphysiologische Fragen der Kern-Plasma-Interaktionen. Ein Zellkern

**Tabelle 2.** Erfolgreiches Klonen bei verschiedenen Säugetierarten nach Transfer eines diploiden Zellkerns aus embryonalem, fetalem oder adultem Gewebe

| Säugetierart | Ursprung des transferierten Zellkerns | Geborene Nackommen Anzahl pro Versuch (%) | Autoren (Publikation) |
|---|---|---|---|
| Maus | Embryoblastzellen (Inner Cell Mass) | 3/16 (19%) | Illmensee & Hoppe (1981) |
| Maus | Embryoblastzellen (parthenogenetisch) | 4/7 (57%) | Hoppe & Illmensee (1982) |
| Maus | Primordiale Keimzellen | keine geborene Nachkommen, jedoch bis zu 20% Blastozysten | Tsunoda et al. (1989) |
| Maus | Cumulus-Zellen | 31/1838 (1,6%) „Cumulina“ | Wakayama et al. (1998) |
| Ratte | Blastomere (2- bis 8-Zeller) | keine geborenen Nachkommen, jedoch 55 bis 70% Zwei-Zell-Stadien | Kono et al. (1988) |
| Kaninchen | Blastomeren (8-Zeller) | 6/164 (3,6%) | Stice & Robl (1988) |
| Kaninchen | Blastomeren (32-Zeller) | 8/207 (3,9%) | Heyman et al. (1990) |
| Schaf | Blastomeren (8-Zeller) | 3/4 (75%) | Willadsen (1986) |
| Schaf | Blastomeren (16.Zeller) | 3/19 (15,8%) | Campbell et al. (1994) |
| Schaf | Embryoblast-Zellen | 1/8 (12,5%) | Smith & Wilmut (1989) |
| Schaf | Fibroblasten eines 35 Tagen alten Fetus | 6/62 (9,6%) | Schnieke et al. (1997) |
| Schaf | Mammaepithelzellen eines 6 Jahre alten Schafes | 1/29 (2,4%) | Wilmut et al. (1997) |
| Ziege | Blastomeren (4-Zeller) | 1/46 (2,2%) | Prather et al. (1989) |
| Rind | Embryoblast-Zellen | 4/26 (15,4 %) | Keefer et al. (1994) |
| Rind | Embryoblast-Zellen nach Zellkultur (4 wochen) | 4/34 (11,8%) | Sims & First (1993) |
| Rind | Primordiale Keimzellen von männlichen Feten | keine geborene Nachkommen, jedoch bis 25% Schwangerschaftsrate | Lavoir et al. (1997) |
| Rind | Fibroblasten eines 55 Tagen alten Fetus | 3/28 (10,7%) | Cibelli et al. (1998) |
| Rind | Fibroblasten eines Fetus (Reklonierung) | 1/XXXX (X.X%) Gene | Robertson (1997) |
| Rind | Haut- oder Muskelzellen eines 50–80 Tage alten Fetus | Geburtenrate nicht untersucht, jedoch bis zu 25% Gravitätsrate | Vignon et al. (1998) |
| Rind | Zellen eines adulten Rindes (Culmulus- und Eileiterepithelzellen) | 8/125 (6,4 %) | Kato et al. (1989) |
| Schwein | Blastomeren (4-Zeller) | 1/46 (2,2%) | Prather et al. (1989) |
| Schwein | Primordiale Keimzellen | keine geborenen Nachkommen, jedoch bis zu 69% Blastozysten | Liu et al. (1995) |
| Rhesus-Affe | Blastomeren (4- bis 32-Zellen) | 2/29 (6,8%) | Meng et al. (1997) |

einer pluripotenten oder einer ausdifferenzierten Zelle ist allein betrachtet niemals totipotent, sondern er kann ausschließlich durch das Zytoplasma einer anderen, zuvor totipotenten Zelle zu einem Zellkern einer dann neuen totipotenten Zelle gemacht werden. Die „Totipotenz" eines Zellkerns ist im Vergleich zur Totipotenz einer Zelle nur experimentell zu verwirklichen. Beide zellbiologischen Situationen stellen am Beginn einer ungeschlechtlichen Fortpflanzung gleichermaßen Klonierungen dar und werden mit fortschreitender Zelldifferenzierung zunehmend erfolgloser. Die Tab. 2 gibt den heutigen Kenntnisstand experimenteller Kerntransplantationen bei verschiedenen Säugerspezies wieder, d.h. den Stand des Erfolges bei dieser Form des Klonens.

## Totipotenz eines umschriebenen Gewebeverbandes

Wenn wir die zweite embryologische Beobachtung zur individuellen Ganzbildung abwägen, so stellen wir fest, daß Untersuchungen zur „Totipotenz der Keimscheibe" bzw. „Totipotenz des Embryoblasten" einen grundsätzlich anderen Sachverhalt beschreiben. Hierbei geht es um die Fähigkeit eines zusammenhängenden Zellverbandes, eine Organogenese und Entwicklung zu einem Individuum zu verwirklichen, nachdem die Gesamtgröße oder die Gesamtzellzahl dieses Gewebes reduziert wurde. Der Mechanismus, welcher einer solchen nach inzwischen erforschten biologischen Grundgesetzen ablaufenden embryonalen Entwicklung zugrunde liegt, ist ein grundlegend anderer als beim Totipotenzphänomen einer einzelnen Zelle. Beim Gürteltier teilt sich die Keimscheibe stets in vier Teile, um normalerweise genetisch identische Vierlinge hervorzubringen (Abb. 3). Experimentell konnten Seidel (1960) und Mootz (1971) zeigen, daß der Schlüssel zur Entwicklungsbefähigung einer reduzierten oder teilgeschädigten Keimscheibe in der kritischen minimalen Zellzahl (z. B. >50 Zellen beim Kaninchen) und in der Regulationsfähigkeit dieser intakten Zellen liegt, die sich aus ihrer Kommunikation und Interaktion, quasi einer „Teamarbeit" ergibt.

Die erstaunliche Tatsache, daß man experimentell durch Teilung einer Keimscheibe oder einer ganzen Blastozyste monozygote Zwillinge erzeugen kann (besonders gut durchführbar beim Rind), beweist diese Regulationskapazität. Dies darf aber keinesfalls mit der Totipotenz einer einzelnen Zelle verwechselt werden. Auch wenn eine halbe Keimscheibe sich zu einem ganzen Individuum entwickeln kann, so zeigen zahlreiche embryologische Experimente, daß die einzelnen Zellen dieser halben Keimscheibe für sich genommen, keinesfalls noch totipotent sind. Isoliert könnte aus einer solchen Embryoblastzelle ein ganzes Individuum nicht hervorgehen. Der begrifflichen, sprachlichen und ethisch-moralischen Klarheit ist es dienlich, wenn wir in der wissenschaftlichen Diskussion die zwei genannten, deutlich unterschiedlichen Ansätze zur Definition des Phänomens Totipotenz logisch voneinander trennen.

Es entspricht dem gegenwärtigen wissenschaftlichen Verständnis, daß man in Übereinstimmung mit dem deutschen Gesetzgeber unter „Totipotenz einer einem Embryo entnommenen Zelle" die Entwicklungspotenz einer einzelnen, isolierten Furchungszelle (= Blastomere) versteht. Semantisch wäre es folgerichtig, im Zusammenhang mit der Präimplantationsdiagnostik unter „einer einem Embryo

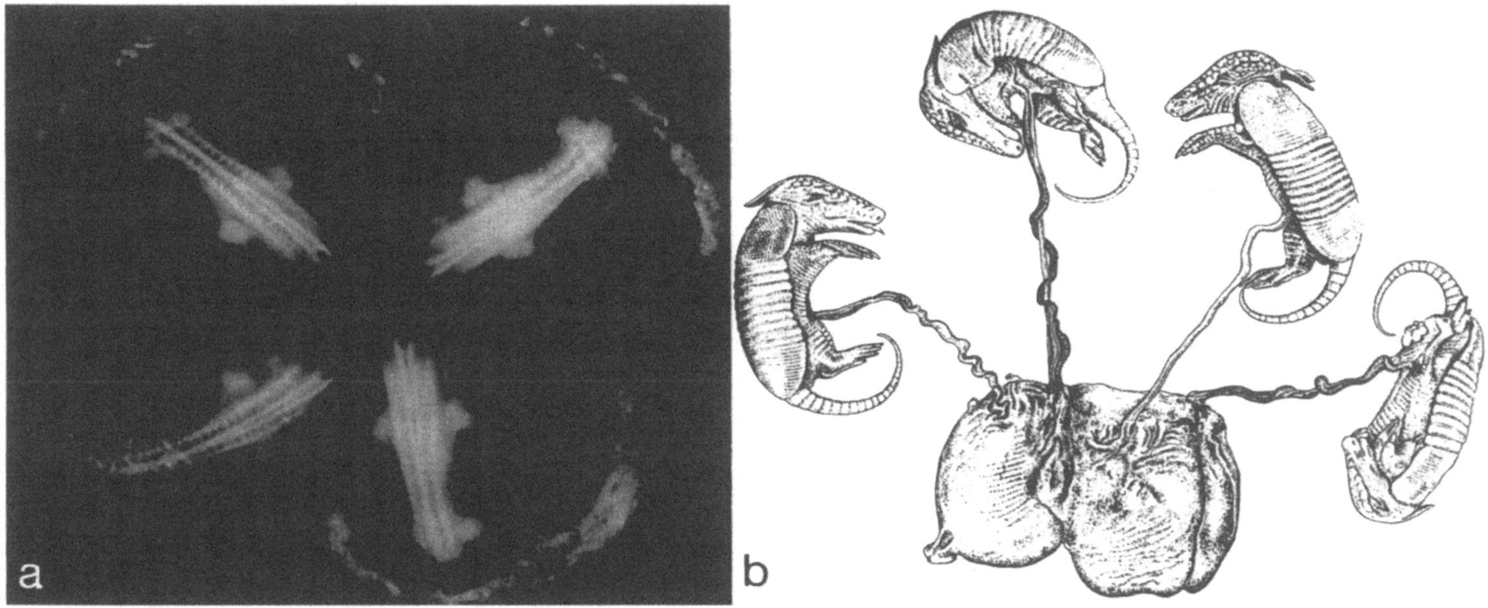

**Abb. 3.** (a) Frühembryonale Entwicklung beim Gürteltier (Dasypus novemcinctus). Auf dem eröffneten Chorion sieht man 4 Embryonalanlagen von dorsal, jede in ihrer eigenen Amnionhöhle. (b) Ein spätes Entwicklungsstadium des Gürteltiers zeigt, daß die identischen Vierlinge mit jeweils einer eigenen Nabelschnur an die gemeinsame Plazenta angeschlossen sind. Präparate (a) und (b) von K. Benirschke, San Diego (USA). (Die Publikation der Abbildungen erfolgt mit freundlicher Genehmigung von Cambridge University Press, Austin and Short 1982)

entnommenen Zelle" auch eine einzelne, isolierte Keimblasenzelle, d.h. eine Blastozystenzelle zu betrachten. Eine solche Zelle könnte vom Embryoblasten oder vom Trophoblasten stammen. Wie zuvor bereits dargestellt, besteht indessen Konsens darüber, daß diese isolierten Blastozystenzellen als Einzelzellen nicht die Totipotenz zur Bildung eines Individuums besitzen, sondern allesamt als pluripotent einzustufen sind.

## Stammzellen

Mit dem Begriff der Stammzelle wird jede noch nicht ausdifferenzierte Zelle bezeichnet, die Teilungs- und spezifische Entwicklungsfähigkeit besitzt. Auf dem Weg der Spezialisierung nimmt das Differenzierungspotential dieser Zellen immer weiter ab. Während aus der *totipotenten* befruchteten Eizelle und noch aus den totipotenten Embryonalzellen bis spätestens zum 8-Zellstadium ein ganzes Individuum, d.h. auch ein ganzer Mensch entstehen kann, entwickeln sich aus den *pluripotenten* Stammzellen in der darauffolgenden Embryonalentwicklung die verschiedenen Gewebetypen des Körpers. Die schließlich im Feten und im erwachsenen Menschen anzutreffenden organspezifischen Stammzellen, z.B. des Knochenmarks, des Verdauungstraktes, der Haut oder des Zentralnervensystems sind in ihrer Differenzierungspotenz erheblich eingeschränkt, da sie bereits die Determination für einen ganz bestimmten Zelltypus erreicht haben. Sie erfüllen wesentliche Funktionen bei der ständigen Regeneration von Gewebe und Organen und sind mit fortschreitender Spezialisierung eher als *unipotent* einzustufen.

## Pluripotenz der embryonalen Stammzellen (ES-Zellen)

Embryonale Stammzellen sind pluripotente Zellen, die aus jüngsten Embryonalstadien (aus Morulazellen oder aus Embryoblastzellen einer Blastozyste) isoliert und unter besonderen Bedingungen *in vitro* unbegrenzt kultiviert werden können (Evans und Kaufman 1981, Doetschmann et al. 1985, Robertson 1986, 1987; Thomson et al. 1998). Diese „besonderen" Bedingungen beinhalten z.B. bei der Maus die Effekte des Wachstumsfaktors LIF, der auf eine *in vitro*-Differenzierung dieser Zellen hemmend wirkt. Zur Definition embryonaler Stammzellen (ES) gehört ihr weitgehend noch nicht differenzierter Zustand, d.h. ihre Pluripotenz. Bei ES-Zellen der Maus gelingt es routinemäßig, diese in Blastozysten zu injizieren, so daß zum Beweis ihrer Pluripotenz eine Integration in die vorhandenen Embryoblastzellen nachgewiesen werden kann. Es gelingt indessen nicht, aus einer einzelnen isolierten ES-Zelle ganze, einen individuellen „geklonten Embryo" herzustellen (Nagy et al. 1996). Diese Form experimenteller Totipotenz von Zell-Clustern rechnen wir zur Totipotenz von Gewebeverbänden (Tab. 1).

Die schottische Arbeitsgruppe um Campbell et al. (1996) war erfolgreich, aus einer über längere Zeit kultivierten ES-Zellinie beim Schaf (13 Passagen), lebensfähige Klone nach Kerntransplantationen zu erzeugen. Bei dieser Klonierungstechnik wurden die ES-Zellkerne in enukleierte Schafsoocyten transplantiert. Die beiden von 5 geborenen Lämmern überlebenden, geklonten Schafe „Megan“ und „Morag“ sind in Bezug auf die experimentellen Ausgangszahlen noch als seltener Erfolg zu bezeichnen, denn die Forschergruppe hatte diesen Versuch mit 244 Kerntransplantationen begonnen (vgl. Tab. 2).

Zur Definition der Entwicklungspotenz von ES-Zellen müssen wir also klarstellen, daß diese Zellen als **pluripotent** zu bezeichnen sind. Es gibt Berichte und Diskussionen aus der internationalen Literatur, in denen ES-Zellen gelegentlich auch als *totipotent* eingestuft wurden. Diese Verwirrung basiert auf der Beobachtung, daß ES-Zellen der Maus sich nach Transplantation in Blastozysten völlig integrieren konnten und ihre Tochterzellen sich in allen untersuchten Organsystemen der Feten oder der neugeborenen Mäuse wiederfanden. Diese Fähigkeit der ES-Zellen wurde mißverständlich ebenfalls *totipotent* genannt. Wir sollten diesen Fehler nicht wiederholen, denn semantisch und klassisch-embryologisch ist diese Fähigkeit der ES-Zellen als *integrativ und tolerant*, bezüglich der Beteiligung an mehreren Organogeneseschritten als *pluripotent* zu definieren. ES-Zellen können, um es im Umgangssprachgebrauch zu veranschaulichen, alles, was in der Embryonalentwicklung und Organogenese abläuft, **mitmachen**, jedoch nicht selbst **machen**. Dieser Unterschied in der Entwicklungspotenz stellt semantisch klar, daß ES-Zellen nicht allein eine Entwicklung zum Ganzen realisieren können, sich jedoch bei der Entwicklung zum Ganzen *total integrativ* beteiligen. Gerade diese bedeutungsvolle Unterscheidung unterstreichen Campbell und Wilmut in ihrer Übersichtsarbeit (1997), in der sie das Problem der Differenzierung und Potenz von *in vitro* kultivierten embryonalen Zellen erörtern: *„Some cell types (notably the ICM) remain multi- or pluripotent in that they are able to contribute to all tissues of the foetus and in some cases the extraembryonic tissues when used for embryo manipulation.“*

## Ziele der Forschung an embryonalen Stammzellen

Die Möglichkeit, pluripotente menschliche Stammzellen in Kultur zu halten, eröffnet eine neue Dimension medizinischer Forschung (Thomson et al. 1998; Shamblott et al. 1998). Erstmals wird es möglich, die weitgehend unverstandenen, komplexen Prozesse der menschlichen Gewebedifferenzierung und Organbildung in vitro zu untersuchen. Die molekularen Mechanismen der Zelldifferenzierung müssen wir als Grundlage embryonaler Entwicklung studieren. Im speziellen verstehen wir darunter die Identifizierung eines Markers für die Unterscheidung von differenzierten und undifferenzierten Zellen, die Untersuchung der möglichen Unterschiede zwischen embryonalen Stammzellen (*embryonic stem cells*) und embryonalen Keimzellen (*embryonic germ cells*) sowie die Entwicklung von Methoden zur kontrollierten, künstlichen Induktion der Zelldifferenzierung. Weiterhin könnte es möglich werden, bislang nicht nachweisbare, die Regeneration spezifischer Gewebetypen bestimmenden Stammzellen im erwachsenen Menschen zu identifizieren. Diese könnten analog den heute schon verwendeten Stammzellen des Blutes therapeutisch eingesetzt werden. Schließlich ist es denkbar, Prinzipien und Faktoren zu verstehen, die das eingeschränkte genetische Programm ausdifferenzierter Körperzellen auf das breite Differenzierungspotential von Stammzellen zurückführen können. Langfristig zielt diese Forschung darauf ab, die Arbeit mit Embryoblastzellen aus Blastozysten zu ersetzen und pluripotente Stammzellen aus spezialisierten Zellen zu gewinnen.

Eine besondere visionäre Forschungsperspektive bietet die mögliche Therapieentwicklung von Zelltransplantationen für Erkrankungen, für die derzeit noch keine Therapieverfahren zur Verfügung stehen, wie die Alzheimer'sche Krankheit und für Erkrankungen, für die eine Verbesserung der Behandlungsmöglichkeiten unbedingt erforderlich wäre, wie Herz-Kreislauf-Erkrankungen, Krebs, Diabetes und Krankheiten des Nervensystems, z.B. der Parkinson'schen Krankheit. Ein langfristiges Ziel besteht in der Herstellung komplexer Gewebeverbände, welche die derzeitigen Engpässe und immunologisch bedingten Probleme sowie die Risiken einer Infektionsübertragung bei der Organtransplantation umgehen könnten. Im Tierexperiment sind bereits aus ES-Zellen entstandene Cardiomyozyten, Nervenzellen und hämatopoetische Stammzellen erfolgreich transplantiert worden (vgl. Übersicht bei Keller und Snodgrass, 1999).

Nicht zuletzt wäre an die Erforschung von äußeren Faktoren, wie Medikamenten und Umwelteinflüssen auf die Embryonalentwicklung zu denken, somit auch an die möglichen exogenen Ursachen von Entwicklungsstörungen. Weiterhin wäre die Entwicklung neuartiger Medikamente aus der Kenntnis der Wirkungsmechanismen der Stoffe, die an der Zelldifferenzierung beteiligt sind, möglich. Schließlich bietet sich die Perspektive, detaillierte Tests neuer Medikamente und toxikologische Untersuchungen *in vitro* zu entwickeln. Solche an humanen Zellkulturen erzielten Daten würden zuverlässiger auf den Menschen übertragbar sein, als die bislang in Tierversuchen gewonnenen Ergebnisse.

## Herstellung von embryonalen Stammzell-Linien des Menschen

### Gewinnung von embryonalen Stammzellen (ES-Zellen) aus Blastozysten, die nach In-vitro-Fertilisation entstanden

Nach der Vereinigung der Vorkerne durchläuft die befruchtete Eizelle einige Zellteilungen, bis nach 4 Tagen das Blastozystenstadium erreicht ist (Abb. 4). Aus dem Embryoblasten können embryonale Stammzellen isoliert werden. Die Entnahme dieser Zellen kann innerhalb einer Zeitspanne von etwa 3 Tagen weiteren in-vitro-Wachstums erfolgen.

Während die Blastomeren nach den ersten beiden Teilungen noch totipotent sind, tritt spätestens bis zum 8-Zellstadium (3. Tag) eine Differenzierung ein, welche die totipotente Entwicklungsmöglichkeit der einzelnen Blastomere begrenzt. In welcher Weise von 4- zum 8-Zellstadium sich dieser Übergang von einem totipotenten in ein pluripotentes Differenzierungsstadium vollzieht, ist beim Menschen noch nicht molekular erforscht. Nach derzeitigem Kenntnisstand sind diese ES-Zell-Linien pluripotent.

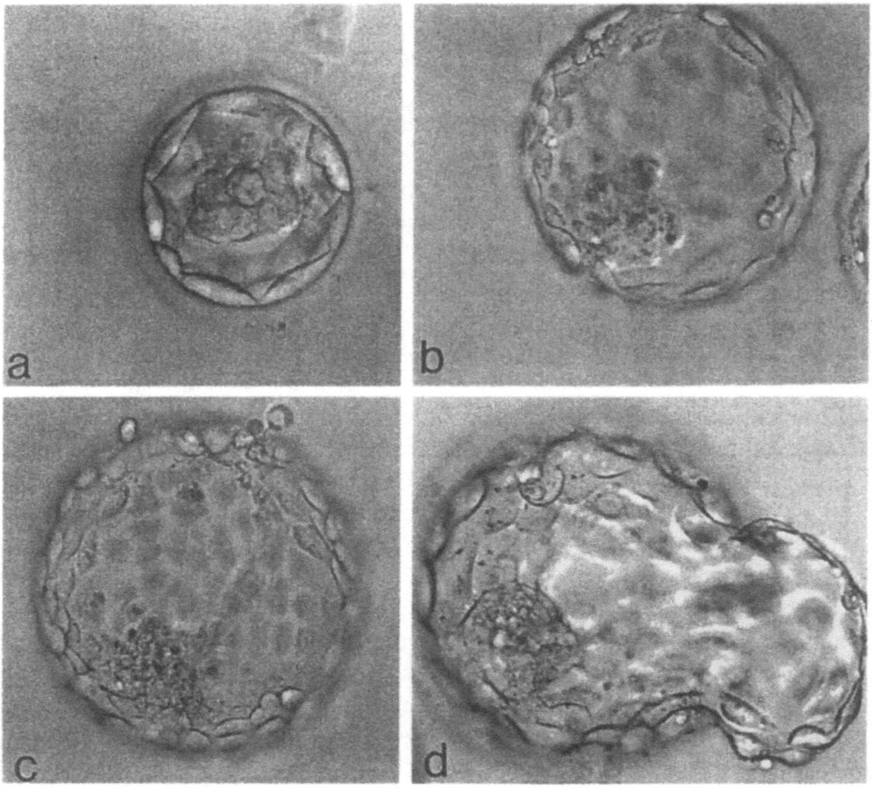


**Abb. 4.** Menschliche Blastozysten, welche sich unter in vitro-Bedingungen in serumfreiem Medium entwickelten. (a) Eine frühe Blastozyste mit einer deutlich ausgebildeten Blastozystenhöhle, die von flach ausgezogenen Trophoblastzellen umsäumt wird. Embryoblastzellen liegen im Zentrum der Aufnahme. (b) Expandierte Blastozyste, die bereits eine deutlich stärkere Flüssigkeitsfüllung der Blastozystenhöhle zeigt. Der Embryoblast liegt dezentral unter dem Trophoblasten. (c) Voll expandierte Blastozyste unmittelbar mit dem Beginn der ersten ausschlüpfenden Trophoblastzellen. (d) Schlüpfende Blastozyste, deren Trophoblast sich bereits etwa zur Hälfte aus der geöffneten Zona pellucida hervorwölbt. Die hier abgebildeten Blastozysten wurden in vitro bis zum 5. Tag kultiviert. Sämtliche Embryoblastzellen (Embryoblast = Innere Zellmasse), die in diesen Stadien sichtbar sind, könnten als Ursprungszellen für die Produktion einer embryonalen Stammzell-Linie dienen (Mit freundlicher Genehmigung aus Jones et al., 1998)

## Gewinnung von primordialen Keimzellen aus abortierten Feten

Primordiale Keimzellen, die Vorläufer von Ei- bzw. Samenzellen (Abb. 5) werden nach induziertem oder spontanem Abort aus 5-9 Wochen alten Feten isoliert und unter Kulturbedingungen zu Stammzellen (EG-Zellen; *embryonic germ cells*) weiterentwickelt. Die Arbeitsgruppe um Gearhart (Shamblott et al. 1998) hat Hinweise darauf, daß aus den von ihr generierten pluripotenten Stammzell-Linien u.a. neuronale oder auch myocardiale Zellverbände entstehen können.

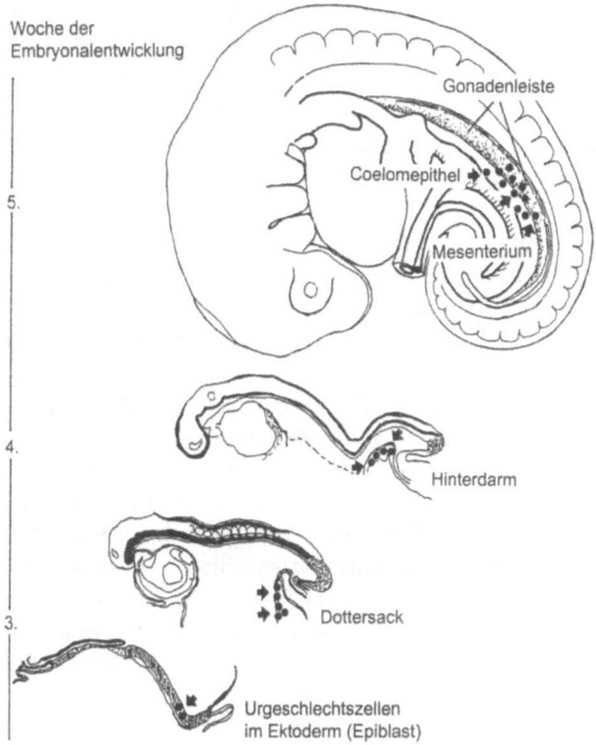


**Abb. 5.** Wanderung der primordialen Geschlechtszellen (Keimzellen) im menschlichen Embryo von der dritten bis zur fünften Woche der Entwicklung. Die Keimzellen entstehen nicht in den Keimdrüsen (Gonaden), sondern im Dottersackepithel. Sie haben also einen extragonadalen Ursprung. Vom Dottersack- und Hinterdarmepithel wandern sie in der fünften Woche in das Coelomepithel der Mesenterien und schließlich in die Gonadenanlagen (Gonadenleisten) ein. In der fünften Woche hat der Embryo eine Größe von 5-7 mm (Mit freundlicher Genehmigung aus K.V. Hinrichsen, Hrsg., Springer Verlag, 1990)

## Herstellung individualspezifischer embryonaler Stammzellen für „therapeutisches Klonieren"

Die Natur verwirklicht einerseits eine ungeschlechtliche, andererseits die für Säugetiere und den Menschen charakteristische geschlechtliche Fortpflanzung. Neben der geschlechtlichen Entwicklung aus einer männlichen und einer weiblichen Keimzelle wurde in jüngster Zeit die experimentell realisierte Möglichkeit der ungeschlechtlichen Fortpflanzung durch Zellkerntransfer in eine enukleierte Eizelle gezeigt. Diese am geklonten Schaf Dolly gemachte Erfahrung wurde inzwischen an anderen Spezies bestätigt. Das hochdifferenzierte genetische Programm eines Körperzellkerns kann nach der Übertragung in das Eizellplasma eine weitgehende Reprogrammierung erfahren. Dabei entsteht eine neue totipotente Zelle, die sich analog einer befruchteten Eizelle zur Blastozyste entwickeln kann. Diese Methode könnte die Möglichkeit eröffnen, aus einer Körperzelle eines Patienten und einer enukleierten Eizelle embryonale Stammzellen mit dem Erbgut des Patienten herzustellen. Aus diesen individualspezifischen Stammzellen ließen sich gesunde Zell-Cluster und Gewebe produzieren, die bei Übertragung auf den Patienten keine immunologischen Probleme hervorrufen und somit als Träger des Genoms des Transplantat-Empfängers ideale Erneuerer von defekten, zerstörten oder nekrotischen Gewebe- und Organteilen wären (vgl. auch Gurdon und Colman, 1999).

Modifikationen dieses Verfahrens sind denkbar, etwa der Transfer eines Zellkerns von einer differenzierten Körperzelle in eine enukleierte embryonale Stammzelle oder primordiale Keimzelle. Versuche, die enukleierte Eizelle durch entkernte Blastomeren des 2-Zellstadiums zu ersetzen, sind bereits publiziert worden (Kono and Tsunoda, 1989).

Die Gewinnung funktionstüchtiger primordialer Keimzellen aus Abortgewebe wird wegen der mit dem Absterben des Feten verbundenen autolytischen Prozesse und dem zeitlich sehr variablen Abortverlauf technisch problematischer sein als die Herstellung von ES-Zellen aus einer Blastozyste. Der Weg über primordiale Keimzellen vermeidet die in Deutschland rechtlich nicht zulässige Verwendung von totipotenten Zellen. Für die Gewinnung individualspezifischer ES-Zellen böte allerdings der Zellkerntransfer in enukleierte Eizellen Vorteile. Es ist indessen heute nicht absehbar, welche Strategie für die jeweiligen Fragestellungen besonders geeignet ist. Auch die Qualität der jeweils generierten bzw. bereits vorhandenen Stammzell-Linien ist derzeit noch nicht abschätzbar.

## Warum ist die Forschung an menschlichen embryonalen Stammzellen vorteilhaft?

Die vergleichende Analyse der Struktur und Wirkungsweise von Genen verschiedener Spezies hat zahlreiche Übereinstimmungen, aber auch erhebliche Unterschiede bei Mensch und Tier ergeben. So können die seit 15 Jahren gesammelten Erkenntnisse über die Differenzierung von ES- und EG-Zellen der Maus wertvolle Hinweise für die Richtung der Studien an menschlichen Zellen liefern; sie lassen sich im konkreten Fall aber nicht unbedingt auf die Situation beim Menschen übertragen, wie dies für die artspezifische Hemmung der Differenzierung durch den Wachstumsfaktor LIF deutlich wurde.

Wollen wir die völlig neuen Perspektiven für die Transplantationsmethoden weiter realisieren, müssen wir diese komplexen Forschungsarbeiten an *menschlichen* Zellen durchführen. Die molekularen Grundlagen der frühen Embryonalentwicklung beim Menschen sind nahezu unbekannt. Dies gilt insbesondere für die Differenzierungspotentiale unterschiedlicher embryonaler Zellverbände. Auch die Prinzipien der Reprogrammierung der nach Differenzierung fixierten Genprogramme nach einem Kerntransfer in enukleierte Eizellen verstehen wir noch nicht. Um die Steuerprogramme von Stammzellen zu entschlüsseln, wird es nötig, ihre Funktionszustände in frühen Stadien der Embryonalentwicklung zu studieren. Kenntnisse dieser Steuerprogramme könnten künftig auch eine gezielte Modifikation von genetischen Programmen weiter differenzierter Körperzellen ermöglichen, ohne den Weg über Embryoblastzellen der Blastozyste oder den Kerntransfer in enukleierte Eizellen gehen zu müssen.

## Hinweise für die Praxis

Die Etablierung menschlicher embryonaler Stammzell-Linien aus embryonalen Blastozystenzellen und aus fetalen primordialen Keimzellen hat völlig neue Forschungsaspekte eröffnet. Um diese wissenschaftliche Arbeit sinnvoll aufzunehmen, empfiehlt es sich, tief in die klassische Embryologie einzudringen. In Deutschland ist allerdings eine detaillierte Kenntnis des Embryonenschutzgesetzes und seiner Auslegung für die wissenschaftliche Arbeit mit Embryonen und embryonalen bzw. fetalen Zellen erforderlich. Es bedarf einer rechtlichen Klärung, welcher Arbeitsbereich für diese Forschung in Deutschland offensteht. Zellbiologisch und molekulargenetisch interessierte Nachwuchswissenschaftler werden auf dem Gebiet der Stammzellforschung ein unerschöpfliches und extrem spannendes neues Arbeitsfeld entdecken. Die besondere Aktualität wird dafür garantieren, daß solide wissenschaftliche Ergebnisse eine beträchtliche Aufmerksamkeit innerhalb und außerhalb der Fachwelt finden.

## Literatur

Austin, C.R., Short, R.V. (1982) Reproduction in mammals, 2nd edn. Cambridge University Press, Cambridge London New York

Beier, H.M. (1998) Definition und Grenze der Totipotenz. Aspekte für die Präimplantationsdiagnostik. Reproduktionsmedizin 14:41–53

Campbell, K.H.S., Loi, P., Cappai, P., Wilmut, I. (1994) Improved development to blastocyst of ovine nuclear transfer embryos reconstructed during the presumptive S-phase of enucleate activated oocytes. Biol. Reprod. 50:1385–1393

Campbell, K.H.S., McWhir, J., Ritchie, W.A, Wilmut, I. (1996) Sheep cloned by nuclear transfer from a cultured cell line. Nature 380:64–66

Campbell, K.H.S., Wilmut,I. (1997) Totipotency or multipotentiality of culured cells: applications and progress. Theriogenology 47:63–72

Cibelli, J.B., Stice, S.L., Golueke, P.J., Kane, J.J. Jerry, J. Blackwell, C. Abel Ponce de Leon, F., Robl, J.M. (1998): Cloned transgenic calves produced from nonquiescent fetal fibroblasts. Science 280:1256–1258

Delhaise, F., Ectors, F.J., Roover, R.D.E., Ectors,F., Dessy, F., De Roover, R. (1995): Nuclear transplantation using bovine primordial germ cells from male fetuses. Reprod. Fertil. Dev. 7:1217–1219

Doetschmann, T.C., Eistetter, H., Katz, M., Schmidt, W., Kemler, R. (1985) The in vitro development of blastocyst-derived embryonic stem cell lines: formation of visceral yolk sac, blood islands and myocardium. J Embryol exp Morph 87:27–45

Driesch, H. (1891) Entwicklungsmechanische Studien I. Der Werth der beiden ersten Furchungszellen in der Echinodermenentwickelung. Experimentelle Erzeugung von Theil- und Doppelbildungen. Zeitschr.wiss.Zool. 53:160–184

Edwards, R.G., Beard, H.K. (1997) Oocyte polarity and cell determination in early mammalian embryos. Mol Hum Reprod 10:863–905

Endres, H. (1895) Über Anstich- und Schnürversuche an Eiern von Triton taeniatus. Schles. Ges. vaterländ. Kultur, 73. Jahresbericht, Sitzung zool.-botan. Sektion vom 18. Juli 1895

Evans, M.J., Kaufman, M.H. (1981) Establishment in culture of pluripotential cells from mouse embryos. Nature 292:154–156
Gurdon, J.B., Colman, A. (1999) The future of cloning. Nature 402:743–746
Handyside, A.H. (1991) Preimplantation diagnosis by DNA amplification. In: Chapman M, Grudzinskas G, Chard T (Hrsg) The Embryo. Normal and Abnormal Development and Growth. Springer-Verlag, London, Berlin, Heidelberg, New York, S 81–100
Handyside, A.H., Penketh, R.J.A., Winston, R.M.L., Pattinson, J.K., Delhanty, J.D.A., Tuddenham, E.G.D. (1989) Biopsy of human preimplantation embryos and sexing by DNA amplification. Lancet I: 347–349
Herlitzka, A. (1897) Sullo sviluppo di embrioni completi da blastomeri isolati di uova di tritone (Molge cristata). Arch. Entw. mechan. 4:624–658.
Hertwig, O. (1893) Über den Werth der ersten Furchungszellen für die Organbildung des Embryo. Experimentelle Studien am Frosch- und Triton-Ei. Archiv Mikroskop. Anat. 42:662–807.
Heyman, Y., Chesne, P., Renard, J.P. (1990): Full-term reprogramming of frozen embryonic nuclei after nuclear transfer in the rabbit species. C. R. Acad. Sci. Paris, Serie III, 311:321–326
Hinrichsen, K.V. (1990) Humanembryologie. Lehrbuch und Atlas der vorgeburtlichen Entwicklung des Menschen. Springer Verlag Heidelberg Berlin New York
Hoppe, P.C., Illmensee, K. (1982) Full-term development after transplantation of parthenogenetic embryonic nuclei into fertilzed mouse eggs. Proc. Natl. Acad. Sci. USA 79:1912–1916
Illmensee, K., Hoppe, P.C. (1981): Nuclear transplantation in Mus musculus: developmental potential of nuclei from preimplantation embryos. Cell 23:9–18
Jones, G.M., Trounson, A.O., Gardner, D.K., Kausche, A., Lolatgis, n. Wood, C. (1998) Evolution of a culture protocol for successful blastodyst development and pregnancy. Hum Reprod 13:169–177
Kato, Y., Tani, T., Sotomaru, Y., Kurokawa, K., Kato, J-y., Doguchi, H., Yasue, H., Tsunoda, Y. (1998) Eight calves cloned from somatic cells of a single adult. Science 282:2095–2098
Keefer, C.L.,Stice, S.L., Matthews, D.L. (1994): Bovine inner cell mass as donor nuclei in the production of nuclear transfer embryos and calves. Bio. Reprod. 50:935–939
Keller, G., Snodgrass, H.R. (1999) Human embryonic stem cells. The future is now. Nature Medicine 5:151–152
Kono, T., Shioda, Y., Tsunoda, Y. (1988): Nuclear transplantation in rat embryos. J. Exp. Zoology 248:303–305
Kono, T., Tsunoda, Y. (1989) Development of single blastomeres from four- and eight-cell-mouse embryos fused into the enucleated half of a two-cell embryo. Gamete Research 22:427–434
Lavoir, M.C., Rumph, N., Moens, A., King, A., Plante, Y., Johnson, W.H., Ding, J., Betteridge, K.J. (1997): Development of bovine nuclear transfer embryos made with oogonia. Biol. Reprod. 56:194–199
Liu, L., Moor, R.M., Laurie, S., Notarianni, E. (1995): Nuclear remodelling and early development of cryopreserved, porcine primoridal germ cells following nuclear transfer into in-vitro matured oocytes. Int. J. Dev. Biol. 39:639–644
Mangold, O., Seidel, F. (1927) Homoplastische und heteroplastische Verschmelzung ganzer Tritonkeime. Roux Arch Entwicklungsmechanik 111: 593–665
Meng, L., Ely, J.J., Stouffer, R.L., Wolf, D.P. (1997): Rhesus monkeys produced by nuclear transfer. Biol. Reprod. 57:454–459
Mootz, U. (1971) Die Regulationsbefähigung der Keimscheibe von Oryctolagus cuniculus nach totaler Röntgenbestrahlung. Zool Jb Anat. 88:587–682
Nagy, A., Rossant, J., Nagy, R.,Abramow-Newerly, W., Roder, J.C. (1993) Derivation of completely cell culture-derived mice from early-passage embryonic stem cells. Prodc. Natl. Acad. Sci. USA 90:8424–8428
Nicholas, J., Hall, B. (1934) The development of isolated blastomeres of the rat. Anat Rec 58 (Suppl): 83
Nicholas, J., Hall, B. (1942) Experiments on developing rats. II. The development of isolated blastomeres and fused eggs. J Exp Zool 90: 441–459

Prather, R.S., Sims, M.M., First, N.L. (1989): Nuclear transplantation in early pig embryos. Biol. Reprod. 41:414–418

Robertson, E.J. (1986) Pluripotent stem cell lines as a route into the mouse germline. Trends Genet. 2:9–13

Robertson, E.J. (1987) Embryo-derived stem cell lines. In: Teratocarcinomas and Embryonic Stem Cells: A Practical Approach. (E.J. Robertson, ed.), pp. 71-112. IRL Press, Oxford, Washington, DC.

Schnieke, A.E., Kind, A.J., Ritchie, W.A., Mycock, Scott, A.R., Ritchie, M., Wilmut, I., Colman, A., Campbell, K.H.S. (1997): Human factor IX transgenic sheep produced by transfer of nuclei from transfected fetal fibroblasts. Science 278:2130–2133

Seidel, F. (1952) Die Entwicklungspotenzen einer isolierten Blastomere des Zweizellstadiums im Säugetierei. Naturwissenschaften 39: 355

Seidel, F. (1960) Die Entwicklungsfähigkeiten isolierter Furchungszellen aus dem Ei des Kaninchens *Oryctolagus cuniculus.* Roux Arch Entwicklungs-mechanik 152: 43–130

Shamblott, M.J., Axelman, J., Wang, S., Bugg, E.M., Littlefield, J.W., Donovan, P.J., Blumenthal, P.D., Huggins, G.R., Gearhart, J.D. (1998) Derivation of pluripotent stem cells from cultured human primordial germ cells. Proc. Natl. Acad. Sci. USA 95:13726–13731

Sims, M., First, N.L. (1993): Production of calves by transfer of nuclei from cultured inner cell mass cells. Proc. Natl. Acad. Sci. USA 90:6143–6147

Smith, L.C., Wilmut, I. (1989): Influence of nuclear and cytoplasmic activity on the development in vivo of sheep embryos after nuclear transplantation. Bio. Reprod. 40:1927–1935

Spemann, H. (1901) Entwicklungsphysiologische Studien am Tritonei, I. Arch. Entw.mechan. 12:224–264.

Spemann, H. (1902) Entwicklungsphysiologische Studien am Tritonei, II. Arch. Entw. mechan. 15:448–534.

Spemann, H. (1903) Entwicklungsphysiologische Studien am Tritonei, III. Arch. Entw. mechan. 16:551–631.

Spemann, H. (1919) Experimentelle Forschungen zum Determinations- und Individualitätsproblem. Naturwiss. 7, H. 2.

Spemann, H. (1928) Die Entwicklung seitlicher und dorso-ventraler Keimhälften bei verzögerter Kernversorgung. Z. Zool. 132:105–134.

Spemann, H. (1936) Experimentelle Beiträge zu einer Theorie der Entwicklung. Springer Verlag, Berlin

Stice, S.L., Robl, J.M. (1988): Nuclear reprogramming in nuclear transplant rabbit embryos. Biol. Reprod. 39:657–664

Thomson, J.A., Itskovitz-Eldor, J., Shapiro, S.S., Waknitz, M.A., Swiergiel, J.J., Marshall, V.S., Jones, J.M. (1998) Embryonic stem cell lines derived from human blastocysts. Science 282: 1145–1147

Tsunoda, Y., Tokunaga, T., Imai, H., Uchida, T. (1989): Nuclear transplantation of male primordial germ cells in the mouse. Development 107:407–411

Vignon, X., Chesne, P., LeBourbis, D., Heyman,Y., Renard, J.P. (1998): Developmental potential of bovine embryos reconstructed with somatic cell nuclei from cultured skin and muscle fetal cells. Theriogenology 49:392 (abstr.)

Wakayama, T., Perry, A.C.F., Zuccotti, D., Johnson, K.R., Yanagimachi, R. (1998): Full-term development of mice from enucleated oocytes injected with cumulus cell nuclei. Nature 394:369–374

Willadsen, S.M. (1986): Nuclear transplantation in sheep embryos. Nature 320:63–65

Wilmut, I., Schnieke, A.E., McWhir, J., Kind, A.J., Campbell, K.H.S. (1997): Viable offspring derived from fetal and adult mammalian cells. Nature 385:810–813

Yong, Z., Yuqiang, L. (1998) Nuclear-cytoplasmic interaction and development of goat embryos reconstructed by nuclear transplantation: production of goats by serially cloning. Biol. Reprod. 58:266–269

# KAPITEL 6

# Gentechnik als Basis der modernen Medizin

H. Domdey

Die Zeitpanne zwischen dem 25. und 35. Lebensjahr eines Menschen wird oft als die der „besten Jahre“ bezeichnet. In diesem Alter befindet sich z. Zt. die Gentechnologie, die das Rückgrat der modernen Biotechnologie darstellt – und vielleicht sind es gerade auch jetzt ihre besten Jahre, in denen sie sich befindet. Das seit ihrer Entstehung durch die Anwendung ihrer vielfältigen Methoden und Verfahren gesammelte Wissen in der Molekularbiologie, das mittlerweile mehrere Lehrbücher füllt, hat einen Anwendungsreichtum entstehen lassen, der seinesgleichen sucht.

Dabei war ihre Geburt vor nunmehr etwas mehr als 25 Jahren in einigen US-amerikanischen Laboratorien mit einer der größten kontroversen Diskussionen innerhalb der sog. „Scientific Community“ begleitet worden. Brennpunkt dieser Diskussionen waren die Chancen und Risiken dieser ganz neuen Technik, der Gentechnik. Obwohl anfänglich mit extrem hoher Skepsis begleitet, selbst auch innerhalb der Wissenschaftlergemeinde, hat sie in den vergangenen Jahren eine mehr als rasante Entwicklung erlebt. Und in dem Maße, in dem sie von Tag zu Tag fortschreitet, generiert sie dabei nicht nur laufend neue Befürworter, sondern auch scharfe Kritiker.

In ihrem Werdegang ist sie wohl am ehesten mit den modernen Computer- oder Kommunikations-Technologien vergleichbar. Aus einem kleinen Methodenrepertoire, das man zunächst lediglich in der biologischen Grundlagenforschung nutzen wollte und auch tat, hat sich mittlerweile ein Technologie-Imperium entwickelt, dessen Anwendungen im Pharmasektor mittlerweile zu Jahresumsätzen im Bereich zweistelliger Dollar-Milliardenbeträge geführt hat.

Und auch ein alltäglicher Kontakt mit dieser Technologie ist an vielen Beispielen auszumachen: Wer erinnert sich nicht an den Strafprozeß gegen den des Mordes beschuldigten amerikanischen Football-Star O.J. Simpson und den durch einen Gentest erfolgte Nachweis seiner Anwesenheit am Tatort als ein wichtiges Indiz seiner Täterschaft – zumindest die Ankläger sahen das so, wenn auch nicht unbedingt die Jury. Ein ähnlicher Gentest führte auch in Deutschland zur Identifizierung und Überführung eines gesuchten Kinderschänders und -mörders – und gleichzeitig zu einer Akzeptanz eines bis dahin extrem umstrittenen Verfahrens, wie es Verfechter dieser Technologie nie zu träumen gewagt hatten.

Ein anderes Beispiel ist das von Anna Anderson, einer Frau, die immer wieder behauptet und beteuert hatte, die jüngste Tochter des letzten russischen Zaren Nikolaus II., also die Großfürstin Anastasia gewesen zu sein. Bekanntermaßen war die Zarenfamilie im Jahre 1918 von einem bolschewistischen Exekutionskommando ermordet worden, wobei es eigentlich immer unklar blieb, ob in der Tat alle Familienmitglieder dieser Bluttat zum Opfer gefallen waren. Es meldeten sich auch immer wieder Personen, die behaupteten, eines der überlebenden Mitglieder der Zarenfamilie zu sein. Jedoch war es nie gelungen, einen absolut eindeutigen direkten Beweis oder Gegenbeweis für Behauptungen dieser Art zu erbringen. Nachdem nun vor etwas mehr als acht Jahren in der Nähe von Jekaterinenburg, dem Ort der damaligen Hinrichtung der Zaren

familie, ein Grab mit neun Skeletten gefunden worden war, gab es eine Menge von Spekulationen, ob es sich dabei nicht um die Überreste der Ermorderten handelte - auch wenn es letztendlich zwei Skelette zu wenig waren, da ja auch der Leibarzt und drei Bedienstete damals ums Leben gekommen waren.

Auch wenn aus den Knochenfunden nur einige Millionstel Gramm an genetischer Information isoliert werden konnten, machten die neuen, modernen Gentests eine Identifizierung möglich. Man fand heraus, daß es sich bei den neun Skeletten um vier männliche und fünf weibliche handelt, darunter eine Familie mit Vater, Mutter und drei Töchtern. Falls es sich also dabei um die Gebeine der Romanow-Familie handeln sollte, so würden die Gebeine einer der vier Töchter sowie des jüngsten der fünf Kinder, des Zarewitsch Alexej, fehlen.

Daß es sich nun tatsächlich um die Gebeine der Romanow-Familie handelt, konnte durch den Vergleich des aus den Knochen isolierten Erbguts mit dem Erbgut lebender Verwandter, wie z.B. dem von Prinz Philip, Prinzgemahl der britischen Königin Elisabeth II., nachgewiesen werden. Dank des Einsatzes der DNA-Analysetechnik besteht daher mittlerweile nicht mehr der geringste Zweifel an der Identität der Romanow-Gebeine.

Zurück zu Anna Anderson, die ihr Leben lang behauptet hatte, die Großfürstin Anastasia, also die jüngste Tochter des Zaren Nikolaus II., zu sein. Obwohl ihr Leichnam 1984 verbrannt worden war, konnte diese immer noch offene Frage dennoch geklärt werden und zwar durch ein kleines Gewebestück ihres Dünndarms, das ihr 1979 während einer Operation in einem Krankenhaus in Charlottesville, USA, entnommen worden war. Das Ergebnis war eindeutig; die genetische Information war nicht mit der des Zaren verwandt und die vermeintliche Großfürstin Anna Anderson war daher nichts anderes als eine Hochstaplerin gewesen.

Ein anderes Beispiel, das durch die Medien geisterte, war der Nachweis über die Echtheit des Grabes von Jesse James, einem berüchtigten amerikanischen Revolverhelden, Zug- und Bankräuber des letzten Jahrhunderts. Hier erbrachte der Vergleich der DNA, die man aus den sich im Grab befindenden Knochen isolieren konnte, mit dem Erbmaterial seiner heute lebenden Nachkommen ganz eindeutig den Beweis, daß Jesse James tatsächlich in diesem Grab in Kearney im Bundesstaat Missouri beerdigt worden war.

Die Reihe dieser zugegebenermaßen doch etwas skurillen Beispiele soll nicht abgeschlossen werden, ohne Ötzi erwähnt zu haben, einen der ältesten und wohl auch berühmtesten Österreicher, dessen sterbliche Überreste vor einigen Jahren in den Alpen entdeckt wurden. Nachdem sie dort jahrtausendelang im Gletschereis konserviert worden waren, wurden sie an der Universität München mit Hilfe gentechnischer Verfahren auf ihr Alter und ihre Abstammung hin untersucht. Während, nach den Worten von Professor Svante Pääbo, eines gebürtigen Schweden wohlgemerkt, die Altersfrage, nämlich ca. 6000 Jahre, recht gut zu klären war, konnte er - wohl wissend um die besondere Beziehung der Bayern zu ihren österreichischen Nachbarn und daher also im Scherz - zu seiner Abstammung lediglich bemerkte, daß es sich ganz eindeutig und zweifelsfrei um einen Österreicher gehandelt hatte. Wie er das mittels der verwendeten Genanalyse erkannt hatte, wollte er allerdings nicht mitteilen.

Doch sollte man sich bei der Betrachtung der Entwicklung der molekularen Biologie nicht allein auf diese exotischen Beispiele beschränken. Während diese Art der Anwendung von Gentechnik die Gemüter der Bevölkerung nicht besonders erregt, ist es heute gerade der Einfluß der Gentechnik im Nahrungsmittelsektor, der vielen, wahrscheinlich sogar dem Großteil der Bevölkerung, extrem suspekt ist. Und wer gentechnisch veränderte, länger haltbare Tomaten produziert, wer Baumwolle-, Raps- oder Mais-Arten entwickelt, die gegen neue - wenn auch weniger umweltschädliche - Herbizide widerstandsfähig sind, der wird unter Umständen sogar verdächtigt, die britischen Rinder in den berüchtigten Wahnsinn getrieben zu haben.

Durch Gentomaten, Mehl und Öl aus herbizidresistenten Sojapflanzen, durch Lab-freien Käse, der mit gentechnisch produziertem Chymosin hergestellt wird, hat uns die Gentechnik selbst bei so grundlegenden Dingen wie Essen oder Trinken eingeholt. Und während es mittlerweile eine fast ausnahmslos einhellige Akzeptanz gentechnisch hergestellter Medikamente gibt, ist „Novel Food" durch Gentechnik in der Bevölkerung weiterhin sehr umstritten.

Diese wenigen Beispiele zeigen bereits, dass die Gentechnik und die von ihr abgeleiteten Methoden und Verfahren wie kaum eine andere Technik gerade die Lebenswissenschaften durchdrungen hat. Tausende von Laboratorien sind weltweit für gentechnische Arbeiten zugelassen. Die Anwender dieses Methodenspektrums beginnen bei A, wie Archäologen und erstrecken sich weiter über Biologen, Chemiker, Dermatologen, Ethnologen, Forensiker. Das ganze Alphabet ließe sich damit füllen, wenn man Quarantäne-Spezialisten, X- und Y-Chromosomenforscher miteinbezieht, um schließlich bis zum Z, wie Zoologen oder Zahnheilkundler, zu gelangen.

Letztendlich geht die Gentechnik auf die klassische, im vergangenen Jahrhundert begründete Genetik zurück. So wurden Gene bereits vor mehr als 130 Jahren entdeckt und auch beschrieben. Der Augustinermönch Gregor Mendel definierte sie als Elemente, deren Merkmale nach bestimmten Gesetzen von den Eltern auf ihre Nachkommen vererbt werden. Was Mendel zum damaligen Zeitpunkt Element nannte, das wird heutzutage als Gen bezeichnet. Für Mendel war allerdings ein Element nichts anderes als eine errechnete Größe. Ob solch einem abstrakten Element auch ein materielles Substrat in den von ihm untersuchten Organismen - meistens handelte es sich dabei um Erbsen - entsprach, das wußte Mendel nicht. Nach der Formulierung der Mendel' schen Gesetze, die im übrigen zum damaligen Zeitpunkt kaum Beachtung fanden und recht bald in Vergessenheit gerieten, hat es schließlich noch fast 80 Jahre gedauert, bis im Jahre 1944 die stoffliche Natur der Gene von dem amerikanischen Forscher Avery als sog. Desoxyribonukleinsäure, abgekürzt DNS, erkannt wurde.

Die weiteren Strukturuntersuchungen gipfelten dann im Jahre 1953 in der Erkennung der Doppelhelixstruktur der DNS durch die Wissenschaftler Watson und Crick. Ihre Arbeiten zeigten, daß die genetische Information aus zwei, nach

Art einer Doppelhelix ineinander verschlungenen Strängen, aufgebaut ist. Diese beiden Stränge setzen sich aus einer stetigen Abfolge lediglich vier verschiedener chemischer Bausteine zusammen, wobei ihre definierte und für jedes Gen, bzw. jeden Organismus charakteristische Reihenfolge in ihrer Gesamtheit dann die entsprechende genetische Information bildet. In dieser Reihenfolge der Bausteine liegt die Information für die Bildung von Eiweißmolekülen, die - neben Wasser - die Hauptkomponente eines lebenden Organismus darstellen. Die Gene enthalten nicht nur die Anleitung für deren strukturellen Aufbau, sondern auch zu welchem Zeitpunkt, in welcher Zelle oder welchem Gewebe und in welcher Menge sie produziert werden sollen.

Der Strukturvorschlag von Watson und Crick war vor allem auch deshalb so bedeutend, weil er mit einem Schlag die Funktion dieses Riesenmoleküls erklärte und verständlich machte, wie sich ein solches Molekül vermehren kann und wie bei diesem Vorgang der Vermehrung die in dem Molekül enthaltene Information exakt kopiert wird und für die Tochtermoleküle erhalten bleibt.

Die Größe und Komplexität der genetischen Information ist dabei von Organismus zu Organismus extrem unterschiedlich: Während die gesamte genetische Information eines kleinen Virus oft nur aus ca. 3.000 dieser Bausteine besteht, ist der genetische Informationsgehalt einer Bakterienzelle bereits um den Faktor 1.000 höher und erreicht schließlich beim Menschen die Zahl von 3 bis 3,5 Milliarden Bausteinen, ist also ein weiteres Mal um den Faktor 1.000 erhöht. Während damit die genetische Information eines Bakteriums eine Länge von etwa 1 mm besitzt, erreicht sie beim Menschen bereits die beachtliche Größe von ca. 2 m. Dieser zwar äußerst dünne, jedoch extrem lange Informationsfaden kommt in jeder einzelnen lebenden Zelle eines Organismus vor, wobei sich die Information zwar von Individuum zu Individuum unterscheidet, in einem definierten Individuum jedoch in allen seinen Zellen identisch ist. Würde man nun die genetische Information aus allen Zellen eines einzigen Menschen isolieren und miteinander verknüpfen können, so würde sich, nachdem der Mensch aus mehreren Billionen von Zellen aufgebaut ist, ein Faden ergeben, der etwa 140 mal zur Sonne und wieder zurück reicht -wobei ein solcher Versuch natürlich nur als Gedankenexperiment durchführbar ist.

Ein wichtiger Wegbereiter für die Entwicklung der Gentechnik war die in den 60er Jahren erfolgte Entdeckung der sog. Restriktionsendonukleasen, einer Art molekularer Scheren, mit denen die genetische Information in definierte Stücke zerlegt werden kann. Mit Hilfe anderer Enzyme, sog. Ligasen, lassen sich solche Fragmente auch wieder zusammenfügen, so daß es damit möglich wurde, nicht nur bestimmte DNS-Fragmente eines Organismus neu und auf andere Weise miteinander zu kombinieren, sondern auch diese Neukombination über Speziesgrenzen hinweg durchzuführen.

Ein weiterer Meilenstein war erreicht, als es Anfang der 70er Jahre gelang, die Aufeinanderfolge der Bausteine in der DNS mit Hilfe chemischer oder enzymatischer Methoden zu bestimmen. Während man in der Anfangszeit dieser Untersuchungen die Strukturaufklärung eines einzigen Gens von 1.000 bis 10.000 Bausteinen Länge als immensen Sieg feierte, denkt man heutzutage nicht nur an die vollständige Entschlüsselung der genetischen Information eines Bakteriums, was inzwischen bereits zig Male Realität geworden ist, sondern wird schon recht bald die genetische Information des Menschen mit seinen 3 bis 3,5 Milliarden Bausteinen vollständig entschlüsselt haben.

Wen wird es da wundern, daß bei dieser Schnelligkeit der Entwicklungen die Erwartungen in dieses neue Teilgebiet der Biotechnologie sehr hoch sind: die Naturwissenschaft erhofft sich von der Gentechnologie neue Erkenntnisse, die Industrie profitable Neuerungen und die Medizin die Lösung vielfältiger fundamentaler Probleme.

Besonders bemerkenswert ist dabei die Tatsache, daß es extrem schnell zu einem industriellen Einsatz dieser neuen Technik kam. Es wurden nicht nur diagnostische Verfahren auf eine völlig neue Grundlage gestellt, sondern es gibt heute auch eine Vielzahl therapeutisch wichtiger Produkte, die entweder vorher gar nicht bekannt oder nur in geringen Mengen zugänglich waren. Am deutlichsten zeigt sich das daran, daß sich unter den am häufigsten verkauften Medikamenten, den sog. pharmazeutischen Blockbustern, bereits mehrere Produkte befinden, die durch gentechnische Verfahren produziert werden. Beispiele dafür sind das für Diabetiker so lebenswichtige Hormon Insulin, den Wirkstoff beta-Interferon, der in vielen Fällen als begleitendes Medikament bei der Chemotherapie von Krebserkrankungen eingesetzt wird, oder das Hormaon Erythropoietin, auch EPO genannt. Letzteres ist ein Wachstumshormon für rote Blutkörperchen, das bei vielerlei Indikationen eingesetzt wird, die mit Blutverlusten einhergehen, also bei Geburten oder bei chirurgischen Eingriffen aller Art, und auch bei der Blutwäsche im Zusammenhang mit der Dialyse. Sein weltweiter Umsatz beträgt bereits mehr als 2 Milliarden Dollar pro Jahr. Während nun die Produktion von Insulin auch ohne den Einsatz gentechnischer Verfahren möglich war und auch weiterhin wäre, kann dies beim Interferon und beim Erythropoietin nicht behauptet werden. Diese körpereigenen Substanzen kommen beim Menschen in so geringen Mengen vor, daß eine Isolierung und Reinigung, beispielsweise aus menschlichem Blut, praktisch nicht durchführbar ist und - falls es doch getan würde - das Medikament wegen der immensen Kosten und der extrem geringen Verfügbarkeit nur einem ganz kleinen Patientenkreis zur Verfügung stehen würde. Die klassische Produktion von Insulin aus den Bauchspeicheldrüsen von Rindern und Schweinen hätte vielleicht noch einige Jahre lang die bestehenden Bedürfnisse befriedigen können. Mit dem weiteren Vordringen der Zivilisation werden jedoch auch diesbezüglich neue Erwartungen auf ein solches Medikament geweckt, wodurch dann die klassische Produktionsweise den Markt nicht mehr ausreichend beliefern können würde.

Weiterhin ist es natürlich auch die größere Sicherheit gentechnisch hergestellter Produkte, die uns förmlich dazu verpflichtet, gerade diese neuen Verfahren in der Medikamenten-Produktion zu verwenden. Die allseits bekannte Infizierung von Blutern und anderen Patienten, die Mitte bis Ende der 80er Jahre auf die Einnahme blutgerinnender Faktoren angewiesen waren, wäre eben nicht, oder zumindest nicht in dem erschreckend hohen Ausmaß aufgetreten, wenn es damals schon die entsprechenden gentechnisch hergestellten Produkte gegeben hätte. Auch die Gefahr der Übertragung des Erregers der Creutzfeld-Jakob-Krankheit konnte durch die verfügbare Alternative eines gentechnisch hergestellten Wachtstumshormons - dieses hatte man vorher aus den Hirnanhangsdrüsen menschlicher Leichen isolieren müssen - praktisch eingedämmt werden.

Mit diesen neuen Arzneimitteln werden derzeit Umsätze von mehr als 15 Milliarden Dollar pro Jahr erzielt, und das bei Steigerungsraten von 20 %. Laufend werden neue zelluläre und biochemische Mechanismen entdeckt und beschrieben, die die Entwicklung, Produktion und Verabreichung eines wirksameren, verträglicheren und sichereren Medikaments bei bestimmten Krankheitsbildern verheissen.

Bei einer generellen Betrachtung wie dieser muß natürlich auch der Risikoaspekt Erwähnung finden: Der Einsatz gentechnischer Verfahren ist natürlich mit all jenen Risiken für Menschen, Tiere, Pflanzen sowie die sonstige Umwelt verbunden, die seit jeher vom Umgang mit Mikroorganismen, Pflanzen und Tieren, sowie in der Pflanzen- und Tierzucht bekannt sind.

Risiko ist in der Wahrscheinlichkeitslehre definiert als das Produkt aus der Eintrittswahrscheinlichkeit des Schadenfalls und der Größe des Schadens. Entsprechend dieser Definition, kann der Betrieb einer Einrichtung, deren Versagen mit einem großen Schaden verbunden ist, dennoch durch vielfache Sicherheitsmaßnahmen, die das Risiko eines Versagens verringern, gerechtfertigt werden. Auch im Umgang mit biologischen Systemen sind Risiken nicht unbekannt.

Das technisch Neue an der Gentechnik ist die Möglichkeit zur gezielten Isolierung und Einführung individueller, charakterisierter Gene oder Genbruchstücke in einen Organismus, der mit dem „Spenderorganismus" nicht identisch sein muß. Das Endprodukt ist daher üblicherweise ein genetisch modifizierter Organismus, dessen Veränderung gezielt erfolgte.

Gerade durch das „Gerichtetsein" der Veränderung und durch das Wissen um das Gerichtetsein unterscheidet sich Gentechnik vom jahrtausendelang praktizierten Verfahren beabsichtigter genetischer Veränderung, nämlich der Kreuzung bestimmter Tiere oder Pflanzen, bei welcher die erzielten Veränderungen weitgehend dem Zufall überlassen bleiben. Daß die hierdurch erzeugten genetischen Veränderungen durchaus erheblich sind und sich auch im äußeren Erscheinungsbild sehr auffallend manifestieren können, ist auf dem Pflanzenzuchtsektor am Beispiel der Zierpflanzen, auf dem Tierzuchtsektor am Beispiel von Hunderassen auch für den Laien klar ersichtlich.

Auch wenn nicht völlig auszuschließen ist, daß mit genetischer Veränderung die unbeabsichtigte Erzeugung potentiell gefährlicher Organismen verbunden sein kann, ist doch leicht ersichtlich, daß gerade bei unkontrollierter Veränderung diese Gefahr wesentlich größer ist als bei einer gezielten Veränderung. Vergleicht man die genetische Information mit einem Computerprogramm, so wird dieses sehr viel wahrscheinlicher durch sog. „Random"-Veränderungen unbeabsichtigte oder unerwünschte Ergebnisse liefern wird als durch wohlüberlegte, gezielte Eingriffe.

Ein zweites Charakteristikum der Gentechnik – neben der Möglichkeit zur gezielten genetischen Veränderung – ist die Möglichkeit zur einfachen Überschreitung der Speziesgrenzen. D.h. ein Gen, z.B. ein Gen des Menschen, kann in ein Bakterium eingeführt und dort aktiviert werden. Hierbei stellt die Gentechnik allerdings nur die Übertragungstechniken bereit. Die prinzipielle Möglichkeit ist wegen der keineswegs zufälligen Universalität des genetischen Codes naturgegeben. In der Natur findet der sogenannte horizontale Transfer von genetischem Material auf andere Spezies in der Tat laufend statt. Ein dabei möglicher artenüberschreitender Austausch von genetischem Material erfolgt nicht nur innerhalb der

Mikroorganismen, sondern auch zwischen höheren Organismen, beispielsweise mittels Viren und Bakterien. Natürlich greift auch hier das Prinzip der Selektion und läßt im Endeffekt nur den Organismus überleben, der sich durch diese natürliche genetische Manipulation einen Vorteil gegenüber den anderen erworben hat. Daher ist es unsinnig anzunehmen, daß z.B. insulinproduzierende Bakterien in der Natur einen Selektionsvorteil besitzen könnten, bzw. daß die Übertragung einer genetischen Information, die für die Insulinproduktion verantwortlich ist, bei Wildtypbakterien zu einem Selektionsvorteil führen könnte.

Ein detaillierter Risikovergleich würde zeigen, daß die Gentechnologie nicht nur kein höheres Risiko mit sich bringt als die klassischen biologischen Rekombinationen, es spricht vielmehr alles dafür, daß das gentechnologische Risiko sogar erheblich geringer einzustufen ist, eben weil man gefährlich erscheinende genetische Veränderungen von vornherein gezielt vermeiden kann. Zudem gehen jedem Freilandexperiment mit gentechnisch veränderten Organismen umfangreiche Kontrollen und Vorversuche voraus. Demgegenüber ist jede sog. natürliche genetische Veränderung aus sich selbst heraus ein völlig unkontrolliertes und unkontrollierbares Freisetzungsexperiment ohne jede Vorselektion auf Umweltverträglichkeit, Risikominimierung und Rückholbarkeit. Letztendlich kommt es in der Gentechnik - wie in der Mikrobiologie generell - darauf an, ob man seine Experimente mit einem harmlosen Mikroorganismus oder einem gefährlichen Erreger durchführt.

Risiken ganz anderer Art sind im wohl neuesten Betätigungsfeld der Gentechnik zu sehen, nämlich auf dem Gebiet der modernen Humangenetik. Viele unserer Krankheiten haben ihre Ursache in der genetischen Information des betroffenen Individuums, d.h. sie lassen sich auf fehlerhafte Veränderungen des Erbmaterials zurückführen. Wenn nun diese Veränderungen vererbbar sind, d.h. von den Eltern auf ihre Nachkommen übertragen werden, spricht man von sog. Erbkrankheiten. Man muß dabei unterscheiden zwischen den sog. monogenen Erbkrankheiten, die auf Veränderungen in einem einzigen Gen zurückzuführen sind, und den sog. polygenen oder multifaktoriellen Erkrankungen. Letztere unterscheiden sich von den monogenen Erbkranheiten insofern, als ihre Erbgänge den Mendel'schen Gesetzen nicht eindeutig folgen. Man schließt daher auf die Beteiligung nicht nur eines, sondern mehrerer Gene. Meist kann jedoch bei diesen Krankheiten, wie z.B. dem Diabetes, bei Herz-Kreislauferkrankungen, Alterskrankheiten oder Allergien eine genetische Komponente bislang nur als eine genetische Veranlagung postuliert werden.

Das Erkennen von Veränderungen auf der DNA wäre die Grundlage zu einer Diagnose all dieser Krankheiten und damit letztendlich auch die Voraussetzung für eine Therapie.

Vor etwas mehr als 10 Jahren stellte Renato Dulbecco, ein berühmter und weltweit anerkannter Molekularbiologe und Nobelpreisträger, in der wissenschaftlichen Zeitschrift Science zum ersten Mal den Gedanken vor, die genetische Information des Menschen in ihrer Gesamtheit zu entschlüsseln, d. h. das gesamte Erbgut, das sog. Genom, des Menschen in seiner ganzen Breite zu analysieren und charakterisieren. Die Methoden zur Analyse der gentischen Information, der DNS, hatten in den davorliegenden Jahren eine äußerst rasante Entwicklung erlebt, so daß sie die entscheidende Voraussetzung für dieses Vorhaben bilden konnten.

Nichts anderes als eine verrückte Idee, dachten zum damaligen Zeitpunkt die meisten Humangenetiker und Molekularbiologen - und natürlich nicht nur diese. Es bedurfte schon einiger Monate heftiger und intensiver Diskussionen, damit sich dieser Vorschlag zumindest bei einigen Mitgliedern der Scientific Community verfestigen konnte. Im Jahre 1987 fand dann im amerikanischen Cold Spring Harbor die erste Genomkonferenz statt, bei der auch die Human Genome Organization, abgekürzt HUGO, ins Leben gerufen wurde.

In diesem sog. „Human Genome Project", dem Vorhaben zur Erforschung des menschlichen Genoms, sollen nicht nur alle ca. 100.000 menschlichen Gene, die sich auf den 46 Chromosomen einer menschlichen Zelle befinden, lokalisiert werden, sondern es soll auch die vollständige Sequenz, d. h. die Abfolge aller ca. 3 Milliarden Bausteine ermittelt werden. Man war sich dabei von vornherein im klaren, daß diese immense Aufgabe auch mit einem entsprechend großen finanziellen Einsatz von mehreren Milliarden US Dollar verbunden sein würde. Ein Megaprojekt dieser Dimension hatte es vorher in der Biologie noch nicht gegeben, und man verglich es daher - je nachdem, mit welcher Attitüde man diesem Unterfangen gegenüberstand - entweder mit dem sog. Manhattan- oder dem Mondlandeprojekt der 40er bzw. 60er Jahre.

Bereits die ersten Planungen sahen vor, daß bis zum Ende des Jahres 1995 ca. 10 % aller menschlichen Gene kartiert und etwa 1 % der Gesamtsequenz analysiert sein sollten. Bis zum Jahr 2000 wollte man alle Kartierungsarbeiten abgeschlossen haben und etwa 10 % des Genoms sequenziert haben, bis zum Jahr 2005 sollte das gesamte Projekt erfolgreich beendet sein.

Obwohl es am Anfang als viel zu ambitioniert bezeichnet wurde, kann man heute davon ausgehen, daß der ursprüngliche Zeitplan mit Sicherheit nicht über-, sondern sogar unterschritten wird. Nicht nur bei der genetischen und topographischen Kartierung ist man dem ursprünglichen Zeitplan weit voraus, sondern auch die Sequenzierleistungen sind mit der Fertigstellung der Sequenz von Chromosom 21 im Jahre 1999 viel höher als ursprünglich projektiert. Im Laufe dieser in den vergangenen Jahren durchgeführten Arbeiten wurde dabei - zumindest statistisch betrachtet - jedes menschliche Gen bereits mehr als zwanzig mal identifiziert, und das Jahr 2000 wird nicht zuletzt auch deswegen in die Geschichte eingehen, weil in ihm die erste Rohsequenz des menschlichen Genoms erstellt wurde.

Ein vorrangiges Ziel der Genomforschung wird in der Zukunft wohl darin bestehen, die Techniken und Verfahren, die zur schnellen Analyse der genetischen Information benötigt werden, weiter zu perfektionieren. Neben der Automatisierung, die sich bereits heute in verschiedenartigsten Robotern und Automaten materialisiert hat, werden uns weitere, sich bereits in der Entwicklung befindliche neue Technologien zu neuen Durchbrüchen verhelfen. Die jedoch wichtigste und wohl auch schwierigste wichtige Aufgabe wird in Zukunft die funktionelle Charakterisierung der identifizierten und in ihrer Struktur charakterisierten Gene sein.

Um die genetischen Information eines Organismus, sei dieser ein Bakterium oder der Mensch, wird sich ein Großteil zukünftiger molekularbiologischer Forschung konzentrieren. Alle Fragestellungen, die sich mit der Aktivität von Genen und deren Kontrolle beschäftigen, hängen letztendlich davon ab, inwieweit man die genomischen Sequenzen, d.h. die Abfolge der Bausteine kennt. Darüberhinaus enthält die genetische Information des Menschen - wie die vieler anderer Organismen – sich wiederholende Bereiche unbekannter Funktion und solche, die wohl aller Wahrscheinlichkeit nach auch keine direkte Funktion haben. Ohne die vollständige genetische Information des Menschen und auch die anderer Organismen zu kennen, wird es kaum möglich sein herauszufinden, welche Rolle diesen genannten Sequenzen, die mehr als 90 % der Gesamtinformation ausmachen, zukommt. Nicht zuletzt ist die Kenntnis der genetischen Information auch notwendig, um Fragen der Evolution, d.h. beispielsweise auch die Frage nach der Abstammung des Menschen, anzugehen. Hier könnte sich die Möglichkeit bieten herauszufinden, was den Menschen – zumindest auf biologischer Ebene – von allen andereren Organismen, und hier insbesondere von seinen stammesgeschichtlich am nächsten verwandten, unterscheidet. Es ist jedoch andererseits mit Sicherheit auch recht fraglich, ob eine solche, sehr reduktionistische Vorgehensweise die gestellten Fragen zur Biologie, Abstammung und Evolution des Menschen wird beantworten können. Vielleicht wird uns ein Versagen unserer heutigen Denkweisen den Weg in eine neue und dabei umfassendere Biologie zeigen, welche die Komplexität des Lebens viel stärker als bisher berücksichtigt.

Weiterhin bildet das Wissen um den genetischen Bauplan des Menschen die Grundlage, um viele,.wenn nicht sogar die meisten menschlichen Krankheiten zu verstehen. Es handelt sich dabei eben nicht nur um die uns bisher vertrauten Erbkrankheiten, die durch einen Defekt in einem oder in mehreren Genen verursacht werden, sondern auch um Krankheiten, die wir bisher gar nicht unbedingt als vererbbare Krankheiten angesehen hatten, wie z.B. Diabetes, Alterskrankheiten, Allergien, Geisteskrankheiten, Herz-Kreislauferkrankungen, ja selbst um Krebs, der ja nichts anderes ist als der Ausdruck genetischer Veränderungen bestimmter Zellen eines Organismus. Nur mit dem Wissen um die menschlichen Gene wird es möglich sein, die molekularen Vorgänge, die bei diesen Krankheiten verändert sind, zu verstehen und – daraus abgeleitet – neue therapeutische Ansätze und Konzepte zu entwickeln.

Erwartungsgemäß wird man die im Rahmen des Genomprojekts erzielten Forschungsergebnisse schnell in die Praxis umsetzen. Die Verwendung von DNA-Sonden mit dem Ziel, bestimmte Veränderungen in der genetischen Information eines Individuums festzustellen, wird dabei zu großen Fortschritten in der klinischen Diagnostik führen. Diese Methode bietet verschiedene Vorteile gegenüber traditionellen Methoden, Krankheiten des Menschen zu studieren. Sofern die Organisation von Genen auf den Chromosomen und ihre genaue Sequenz bekannt ist, sollte es dem Kliniker möglich sein, veränderte Gene bereits viel früher zu entdekken und damit auch viel früher mit einer vorbeugenden Therapie zu beginnen, also noch vor dem Zeitpunkt, da sich ein genetischer Defekt im betroffenen Individuum auswirkt und beispielsweise zu zerstörten Zellen, Geweben oder Organen führt.

Ein in diesem Kontext oft gebrauchter Ausdruck ist das Schlagwort der sog. „prädiktiven Medizin". Prädiktive Medizin beinhaltet eine in die Zukunft des untersuchten Individuums schauende, in erster Linie auf früher Diagnostik und präventiven Maßnahmen beruhende Medizin. Diese Medizin ist bereits heutzutage teilweise möglich, beschränkt sich allerdings auf die Analyse äußerlich erkennbarer Merkmale im Rahmen von Vorsorgeuntersuchungen oder der verbesserten Risikoabschätzung durch Umwelt- und andere Faktoren, wie beispielsweise das bekannte, drastisch erhöhte Krebsrisiko von Rauchern. Die prädiktive Medizin der

Zukunft wird die Möglichkeit eröffnen, persönlich-individuelle Dispositionen aller möglichen Erkrankungen kennenzulernen und auch Voraussagen über die Wahrscheinlichkeit zu machen, eventuell an einer solchen zu erkranken. Einerseits kann sich der Mensch mit der prädiktiven Medizin die Möglichkeit verschaffen, bestimmten, bereits vorgezeichneten Entwicklungen durch Veränderung der Umwelt oder der Lebensweise entgegegenzusteuern, andererseits muß jedoch hinterfragt werden, ob und wie wir es werden verkraften können, mit einem solchen Wissen um unsere mögliche Zukunft ausgestattet zu sein.

Ein gutes Beispiel für diese sich auftuende Problematik ist die im Volksmund mit dem Namen Veitstanz bezeichnete Krankheit Chorea Huntington, die meist erst im Alter zwischen 40 und 50 Jahren zum Ausbruch kommt und nach einer etwa 5-jährigen Krankheitsphase, die durch progressiven Wahnsinn gekennzeichnet ist, mit dem sicheren Tod endet. Als Kind eines Elternpaares, bei dem der Vater oder die Mutter von dieser Krankheit betroffen war, trägt man ein 50 %iges Risiko, auch daran zu erkranken und letztendlich daran zu sterben. Bisher war eine Voraussage über den Ausbruch des Veitstanz nicht möglich. Die heutzutage möglichen Gentests erlauben jedoch bereits im frühesten Kindesalter, ja sogar pränatal, eine Vorhersage nicht nur über den Ausbruch der Krankheit, sondern auch über den wahrscheinlichen Zeitpunkt, an dem sie beginnen wird, und über ihren Schweregrad. Eine Befragung von Patienten, die sich im Frühstadium der Krankheit befanden, führte zu dem Ergebnis, daß es fast alle vorgezogen hätten, bereits zu einem früheren Zeitpunkt über ihr determiniertes Unglück Gewißheit zu erhalten, da „sie dann ihr Leben hätten anders planen können". Anders verhielt es sich jedoch bei den Söhnen und Töchtern der unheilbar Erkrankten, deren Risiko, an dieser Krankheit zu sterben, bei 50 % lag. So gut wie keiner von ihnen wollte die prädiktive Information haben, da man das sichere Wissen um dieses unumgänglich fatale Ende nur schwer oder gar nicht verkraften könnte.

Die Erkennung von Veränderungen auf der DNA ist nun nicht nur die Grundlage für eine Diagnose all dieser Krankheiten, sondern letztendlich auch die Voraussetzung für eine Therapie. Neben der „indirekten" Gentherapie, d.h. einer pharmakologischen Therapie, wie z.B. einer Substitutionstherapie fehlender Enzyme oder Stoffwechselprodukte, rückt dabei die sog. „Genersatztherapie" oder „Gentherapie", d.h. das Einschleusen von funktionellen Genen, immer stärker in den Blickpunkt nicht nur der medizinischen Fachwelt sondern auch des öffentlichen Interesses. Bei einigen definierten Krankheiten, die ihre Ursache in einem ererbten genetischen Defekt haben, sollte es in der Zukunft durchaus möglich werden, diese Krankheit durch eine solche Gentherapie zu heilen. Dazu müssen natürlich die entsprechenden intakten, d. h. nicht-defekten Gene inklusive ihrer vollständigen Sequenz zur Verfügung stehen, was ja gerade durch das Genomprojekt gewährleistet werden soll. Bisher kann jedoch lediglich erst von einem einzigen erfolgreichen gentherapeutischen Versuch an Kindern mit einer vererbten tödlichen Immunschwäche, berichtet werden. Alle anderern bisherigen Versuche, deren Ziel in erster Linie darin bestand, Krebs mit Hilfe gentherapeutischer Verfahren zu bekämpfen, waren – wahrscheinlich aufgrund der Komplexität eines solchen Eingriffs – zumindest bisher nicht von Erfolg gekrönt.

Die erfolgreiche Fertigstellung des Genomprojekts und die Nutzung und Anwendung des dabei erhaltenen Wissens hängt mit Sicherheit von einer ganzen

Reihe verschiedener Faktoren ab. Neben der notwendigen Finanzierung dieses Vorhabens - die funktionelle Analyse der entschlüsselten Erbinformation wird mit Sicherheit um Größenordnungen kostspieliger werden als die laufende Strukturanalyse - und einem weiterhin ungebrochenen wissenschaftlichen Interesse wird es vor allem auch Aufgabe sein, eine breite Akzeptanz - nicht nur unter Wissenschaftlern, sondern auch gerade in der Öffentlichkeit - zu erreichen. Und nachdem die Erforschung des menschlichen Genoms nicht nur positive Zukunftserwartungen, sondern auch Ängste und Unsicherheiten weckt, wird eine umfassende Information über Sinn, Zweck und Risiken eine äußerst wichtige Voraussetzung dafür bilden. Dabei muß natürlich in erster Linie hinterfragt werden, ob die gezielte Erforschung der genetischen Information des Menschen unsere Lebensqualität wirklich erhöhen wird. So muss natürlich der Nachweis erbracht werden, dass die für das Vorhaben zur Verfügung zu stellenden Finanzmittel nicht in anderen Bereichen, beispielsweise der Pflege kranker oder behinderter Menschen, eventuell sinnvoller eingesetzt wären. Nicht die kleine Gruppe der Wissenschaftler, sondern nur die gesamte Gesellschaft kann darüber entscheiden, ob die ihr zur Verfügung stehenden Gelder eher für die kurzfristige, aber risikofreie Linderung menschlicher Not und Leiden eingesetzt werden sollen, oder eher für den langfristigen und auch in seinem Erfolg nicht mit Sicherheit vorhersehbaren Versuch, für diese Nöte und Leiden neue erfolgreiche Therapien zu entwickeln, die dann jedoch allen Betroffenen zur Verfügung stünden.

Eine andere offene Frage ist die immer noch strittige Frage der Patentierung von Teilen der genetischen Information des Menschen. Und was bedeutet es, wenn die bereits jetzt bestehende Lücke zwischen Diagnose und Therapie durch das in den nächsten Jahren erzielte Wissen noch größer wird? Was nützt es uns, wenn wir eine Krankheit zwar gut und sicher diagnostizieren, sie jedoch noch nicht therapieren können? Wie wird sich durch das Wissen um die genetische Information des Menschen die Einstellung des Arztes zum Patienten ändern? Wird er dadurch seinen Patienten nur noch als Produkt seiner Gene sehen, der mit dieser Information geboren wurde und damit gefälligst auch zu leben hat? Wie wird man den Zugang zu persönlichen genetischen Daten regeln? Für den Betroffenen, von dem diese Daten stammen und dem sie auch einzig und allein gehören, können diese mit Sicherheit von allergrößtem Interesse und ebensolcher Wichtigkeit sein. Allerdings könnte auch ein Arbeitgeber oder ein Versicherer - sei es eine Kranken- oder eine Lebensversicherung - ein immenses Interesse an solchen individuellen genetischen Daten besitzen. Insbesondere für den Betroffenen muss es hier auch ein „Recht auf Nichtwissen" geben, v.a. wenn es sich um nicht-therapierbare Krankheiten handelt. Andererseits könnten durch dieses Nichtwissen vielleicht Präventivmaßnahmen versäumt werden, die den Ausbruch einer Krankheit zumindest verzögern würden. Wollte man also sogar einen Zwang zum Nichtwissen fordern, so würde das bedeuten, daß man den davon Betroffenen solche Alternativen vorenthält. Dafür müßte man schon sehr gute Gründe haben.

Zum jetzigen Zeitpunkt ist auch noch nicht bekannt, inwieweit sich durch das Genomprojekt ganz allgemein viele unserer Wertvorstellungen verschieben werden. Wie wird beispielsweise dadurch in der Zukunft unsere Einstellung zu Behinderten verändert? Werden wir sie als lebendes Beispiel genetischer Aberrationen sehen, die durch den „gendiagnostischen Sieb" gefallen sind, oder werden wir sie

– nun gerade auch auf der Basis dieses neuen Wissens – endlich als voll ebenbürtige Mitmenschen sehen und akzeptieren. Denn eines zeigt die Erforschung des menschlichen Genoms auf jeden Fall bereits jetzt: Auf dem Niveau unserer genetischen Information sind wir allesamt „Krüppel", da jeder einzelne von uns in seinem Erbgut eine Unzahl von Veränderungen, die nicht der allgemeinen Norm entsprechen, also sog. Gendefekte, trägt. Hätte der Mensch diese Unterschiede in seinem Erbgut nicht, so besäße er auch nicht das so hohe Gut der persönlichen Individualität.

Insgesamt bleibt zu hoffen, daß die Erforschung des menschlichen Genoms unsere Lebensqualität nur verbessern wird. Dies wird mit Sicherheit jedoch nur dann eintreffen, wenn wir auf bestimmte, für unsere Gesellschaft vielleicht mit zu großen Risiken verbundene Optionen, auch verzichten können.

# KAPITEL 7

# Bioinformatik von Makromolekülen in der Molekularen Medizin

J.G. Reich

## 1 Einleitung

Mit dem Rückgriff der naturwissenschaftlichen Medizin auf die molekulare Architektur der menschlichen Organe und Zellen ist auch eine Wissenschaftsdisziplin in eine strategische Position gekommen, die sie so in den Jahrzehnten zuvor nicht besaß. Man kann sie als Biomedizinische Informatik kennzeichnen, in handlicher, aber inhaltlich verkürzter Form auch als Bioinformatik. Andere Aspekte haben auch zu anderen Namensgebungen geführt, die jeweils besondere Facetten des Gebiets betonen: Biomathematische Modellierung, Molekulare Datenbanktechnologie, Bio-Computing u.a.

Die strategische Rolle dieser Disziplin kann man so charakterisieren, daß sie nicht mehr im Nebenschluß, sondern nunmehr im Hauptschluß des Stromes medizinischen Erkenntnisgewinns liegt. Sie ist zwar immer noch eine Hilfswissenschaft des Biomediziners, in dem Sinne, daß die fundamentalen Erkenntnisse durch molekular-biologische und genetische Experimente sowie durch pathophysiologische Beobachtung von Labortieren gewonnen und durch Beobachtungen an Menschen bestätigt werden. Aber ihre Ergebnisse sind nicht mehr nur Erläuterungen, Modelle, Denkfiguren der biomedizinischen Forschung, also begleitende Erkenntnisse, sondern ohne den breiten Einsatz von Bioinformatik lassen sich wichtige Erkenntisse oft überhaupt nicht mehr gewinnen. Man sieht das augenfällig daran, daß hochwertige Personalcomputer und Workstations in jedem einschlägigen Forschungslaboratorium benutzt werden, und zwar nicht nur wie einst für Textverarbeitung oder statistische Tabellenkalkulation, sondern als Modellierungsinstrument und als Vernetzungswerkzeug über das Internet mit den weltweiten Datenbanken, Bibliotheken und biomathematischen Software-Angeboten.

Noch vor wenigen Jahren bestand die Hauptanwendung von Mathematik und Informatik vor allem in der medizinischen Biometrie. Deren Verfahren wurden im wesentlichen als heuristisches Instrument benutzt. Vor allem für die Frage, ob ein durch biomedizinisches Experiment oder Beboachtung gewonnener Sachverhalt als „signifikant", also plausibel und überzeugend beurteilt werden soll, leistete die mathematische Modellierung wichtige Hilfsdienste. Aber es galt wohl stets, daß ein wesentlicher neuer Sachverhalt nur dann wirklich überzeugend war, wenn man ihn zumindest im Umriß „mit bloßem Auge" erkennen konnte und nicht erst durch komplizierte mathematische Auswertung.

Das hat sich geändert. Bioinformatische Methoden sind heute unverzichtbare Werkzeuge sowohl bei der physikochemischen Untersuchung von Biomakromolekülen und in den Fächern, die man mit Genomik und Proteomik zu bezeichnen begonnen hat, als auch beim Studium der komplexen Vernetzungszusammenhänge in der Regulation von metabolischen und Differenzierungsprozessen. Und beides ist von einschneidender Bedeutung für die Medizin. Die Gründe dafür finden sich in der enormen Vielfalt an Genen und Proteinen, die zur Funktion des Organismus beitragen, als auch in der Komplexität der Wechselwirkungen zwischen den molekularen Elementen lebender Zellen und Organe.

Die Bioinformatik hat ihre eigene Methoden- und Begriffswelt, die sich sowohl vom Begriffs- und Faktenarsenal der Medizin als auch von dem der Biochemie und Biophysik stark unterscheiden, auf denen sie gleichwohl aufbauen. Das Gebiet ist heute so weitverzweigt und seine Beherrschung verlangt so spezifische Methoden und Begriffe, daß man ein eigenes Ausbildungsfach dafür zu schaffen begonnen hat. Es wäre deshalb auch nicht zweckmäßig und aus Gründen der inneren Logik auch nicht sinnvoll, eine systematische Darstellung im Rahmen dieser Monographie zu geben. Wir werden vielmehr eine Übersicht geben, die die Grundideen und begrifflichen Zusammenhänge des Fachs mit Zellbiologie, Pathophysiologie und Humangenetik klarstellen, die zugrundliegenden methodischen Ansätze klarstellen und für die detaillierte Ausführung dann auf einschlägige Übersichtsartikel und Monographien verweisen. Diese Darstellungsweise vermeidet auch die offensichtliche Gefahr, daß wichtige Themenfelder sehr stark in Bewegung sind, so daß mancher Sachverhalt, der heute im Mittelpunkt des internationalen Interesses steht, bereits bei Drucklegung in den Hintergund treten kann.

## 2
## Gegenstand und Arbeitsmethoden der Informatik von Biomakromolekülen und genetischen Netzwerken

Das menschliche Genom stellt die Gesamtheit aller Baupläne, Struktur - und Regulationsinformationen dar, die jede Zelle benötigt, um ihre Lebenstätigkeit aufrecht zu erhalten und beim vielzelligen Organismus die notwendige Kommunikation und Steuerung zwischen den Elementen herzustellen. Eine vollständige Kopie des Genoms wird bei jeder Zellteilung auf jede Tochterzelle übergeben. Auch bei der Prokreation von Individuen einer neuen Generation wird ein voller Informationssatz auf jeden Nachkommen übertragen.

Das menschliche Genom läßt sich zum einen als materielle Struktur wie auch andererseits als Informationsbestand beschreiben. Sein wichtigster Bestandteil sind die 46 Chromosomen, die in jedem Kern einer Zelle mit diploidem Chromosomensatz in kondensierter Form vorhanden sind und mit speziellen Verfahren sichtbar gemacht werden können oder spontan bei der Zellteilung (Mitose) sichtbar werden.

Jedes Chromosom besteht aus zwei fadenförmigen DNS-Molekülen, die als Doppelhelix verknäuelt und von zahlreichen Strukturproteinen umgeben als Nukleosomen vorliegen. Ein DNS-Faden wäre im aufgewickelten Zustand (was nur durch technische Tricks zu erreichen ist und in der Natur nicht vorkommt) einige

Meter lang und besteht als Biopolymer aus einer Sequenz von einigen hundert Millionen Nukleotiden. Es gibt vier Arten von Nukleotiden, die mit chemischen und biochemischen Methoden an ihren Purin- bzw. Pyrimdinbasen erkennbar sind und mit den Buchstabenabkürzungen A und G sowie C und T bezeichnet werden. Die Primärstruktur der DNS kann somit als Textfolge von entsprechend vielen Buchstaben verstanden werden. Die chemische Struktur sichert einen eindeutigen Richtungssinn: Man liest vom 5´-Ende zum 3´-Ende des Moleküls, und eine Sequenz in umgekehrter Reihenfolge gelesen ergibt ein verschiedenes Molekül (so wie jeder unserer buchstabenkodierten Texte nur in einer definierten Leserichtung Sinn ergibt - von links nach rechts in lateinischer und von rechts nach links in arabischer und anderen Schreibweisen). In der DNS-Doppelhelix sind zwei Fäden miteinander verwunden, die durch Wasserstoffbrücken zueinander komplementärer Nukleotide zusammengehalten werden. Zu jedem DNS-Text (z.B. 5´...ATTTCG...3´) gehört auf dem anderen Strang ein komplementärer Text (also in gegenläufiger Richtung: 5´...CGAAAT...3´), so daß DNS üblicherweise komplementär gepaart auftritt:

```
5´...A T T T C G ...3´
     | | | | | |
3´...T A A A G C ...5´     usw.
```

Das gesamte menschliche Genom befindet sich somit als Text in den 46 Chromosomen und umfaßt insgesamt ca. 3 Milliarden zueinander komplementärer Nukleotid- (oder Basen-)paare. Die Chromosomen sind nach ihrer Größe, der zugehörigen Textlänge und zahlreichen anderen Eigenschaften karyotypisch deutlich unterscheidbar. Es werden 44 Autosomen und zwei Geschlechtschromosomen unterschieden. Die Autosomen bilden 22 Paare von jeweils mikroskopisch sehr ähnlichen (gleich langen) und in ihrem molekularen Text nahezu gleichen Exemplaren (Unterschiede in der Textfolge treten nur alle 100 bis 1000 Buchstaben auf). Die Autosomen werden nach ihrer Größe geordnet mit Nummern von 1 bis 22 versehen. Beim weiblichen Geschlecht finden sich weiterhin zwei wiederum sehr ähnliche X-Chromosomen, beim männlichen Geschlecht je ein X- und ein Y-Chromosom. Mit histologischen Methoden kann man auf den Chromosomen und damit auch auf dem zugehörigen DNS-Doppelfaden feiner unterteilte Abschnitte (Banden) unterscheiden, für die eine genau vereinbarte Nomenklatur vorliegt. So kann man DNS-Veränderungen (Deletionen, Translokationen) oft bereits mikroskopisch charakterisieren, ohne daß man alle Einzelheiten des zugehörigen Textes aufklären muß (analog wie bei einem Buch: wenn in einem Exemplar eine Seite oder ein ganzes Kapitel fehlt oder ausgewechselt ist). Eine solche mikroskopisch nachweisbare Veränderung umfaßt allerdings Hunderttausende, wenn nicht Millionen Buchstabenpaare des molekularen DNS-Textes. Geringfügigere Veränderungen lassen sich nur mit molekular-genetischen Methoden erfassen, indem man den Genomabschnitt kloniert und sequenziert.

Der Genomtext liegt im ruhenden Kern als DNS-Doppelfaden in Eiweiß (Histon) verpackt vor und ist damit ganz analog in einem Dauerspeicher wie ein informatisch kodierter Text z.B. im Plattenspeicher eines PCs. Und ebenso wie ein Schaden im Plattenspeicher ärgerlich für den Nutzer ist, weil der Textabschnitt unlesbar wird, so kann ein Schaden im DNS-Text (durch chemische Mutagene, Röntgen- oder UV-strahlung) die kodierte Information unlesbar machen und damit die zelluläre Funktion zerstören. Diese Analogie setzt sich auch dahingehend fort, daß man den Textinhalt eines Genomabschnitts in den Speicher eines Computers einschreiben kann. Verwendet man zur Speicherung eines Nukleotidpaars ein Byte (man kann natürlich einen 4-Buchstabentext auch dichter packen), dann paßt das menschliche Genom in eine Datei von ca. 3 Gigabyte, also in den Speicher eines modernen PC's. Allerdings handelt es sich dabei um das Genom lediglich eines Individuums bzw. um ein „Standard-Genom", sozusagen das durchschnittliche Genom aller Menschen. Wollte man alle individuellen Varianten erfassen, brauchte man bedeutend größere Speicherkapazitäten – für die nächsten Jahrzehnte ein sehr wahrscheinlicher Bedarf: Mit entsprechend gestalteten DNA-Chips wird man nämlich schon in naher Zukunft alle Unterschiede eines individuellen Genoms vom Standard feststellen können.

Die Verschlüsselung der Genominformation als buchstabenkodierter Text ist selbstverständlich eine Umschreibung. Im Computer wird Text als Schaltzustand von Transistoren dargestellt; auf dem Bildschirm oder auf dem Papier sind es die geometrischen Formen von Schwärzungen auf einer ebenen Fläche. In der Zelle bestimmt die spezifische Nukleotidfolge der DNS über physikochemische Wechselwirkungen die molekulare Feinstruktur des Moleküls. Der DNS-Doppelfaden bildet nämlich nur bei oberflächlicher Betrachtung eine homogene Wendeltreppe, während die spezifische Abfolge sich in Unterschieden der Feinstruktur widerspiegelt. Die Erkennung von Nukleotidfolgen in der geöffneten DNS erfolgt über diese Struktur: Ein Eiweißmolekül beispielsweise, das die Transkription eines DNS-Abschnitts reguliert, „erkennt" die zugehörige Regulatorstelle der DNS, weil an sie seine regulierende Domäne mit deutlich höherer Affinität als für alle anderen DNS-„Textstellen" gebunden wird. Im Ergebnis erkennen alle Eiweißmoleküle, die in irgend einer Form mit DNS interagieren (erkennen, spalten, ligieren, kopieren), den Text nach räumlichen physikochemischen Eigenschaften, aber im Prinzip analog wie die CPU eines Prozessors, freilich nicht immer mit gleicher Präzision. Die Mechanismen der DNS-Reparatur machen sich zumeist die Anwesenheit des komplementären Strangs zunutze, ähnlich wie man einen Computerfile durch Mehrfachspeicherung oder selbstkorrigierende Verschlüsselung sichern kann.

Die strukturelle Analogie zwischen DNS-Text und Computer-Datei reicht noch weiter. So wie ein Text aus dem peripheren Speicher in die Zentraleinheit gelesen werden kann, so wird die Nukleotid-Sequenz eines Moleküls in RNS umgeschrieben. Sie liegt dann in gleicher Leserichtung als spezifische Nukleotidabfolge vor, mit dem Unterschied, daß Thymidin-Nukleotid (T) durch Uracilnukleotid (U) ersetzt ist. RNS bildet auch keine Doppelhelix aus, sondern ist als Fadenmolekül direkt durch Enzyme zu bearbeiten (spleißen, spalten, verlängern usw.). Und so wie ein Text aus dem Zentralspeicher auf den Bildschirm umgesetzt werden kann, so kann die Boten-RNS als Vorlage für die Synthese eines Eiweißmoleküls dienen, wobei nunmehr 3 Buchstaben (ein Codon) für einen spezifischen Aminosäure-Baustein kodieren. Ein ziemlich kleiner Anteil des menschlichen Genoms wird auf diese Weise als Bauvorschrift für Eiweiße der Zelle benutzt. Man kann diesen Anteil schätzen. Das menschliche Genom kodiert für ca 100 000 durch ihre Aminosäure-Sequenz unterschiedene Eiweiße. Ein Eiweißmolekül besteht im Mittel aus etwa

500 Aminosäuren, d.h. ist durch 1500 Nukleotide kodiert. Also kodieren etwa 1500 * 100 000 = 150 Millionen DNS-Buchstaben für alle Eiweiße, das sind ca. 5% von 3 Milliarden DNS-Text insgesamt. Es ist heute noch nicht klar, welche Funktion die 95% „Rest"-DNS erfüllen, wenn man von einem geringen Anteil an regulatorischen Orten in der Nähe von eiweiß-kodierenden Sequenzen absieht, mit denen Öffnung und Transkriptionsgeschwindigkeit solcher Sequenzen gesteuert wird. Es hat den Anschein, als ob große Teile des menschlichen Genomtextes sinnlos sind: vielleicht Platzhalter für evolutionär neue Information, ähnlich wie im Plattenspeicher eines Computers beliebiger „Müll" stehen kann, bis eine bestimmte Instruktion ihn mit definiertem Inhalt versieht.

Für die informatische Behandlung des menschlichen Genoms ist es eine entscheidende Komplikation, daß die 5% Textdateien, die für 100 000 Eiweiße kodieren, keineswegs kompakt vorliegen, sondern weit verstreut über den Gesamttext und zudem noch in „zerhackter" Form, also mit nicht-kodierenden Textabschnitten (Introns) zwischen den kodierenden Teilstücken (Exons). So kann ein längeres Eiweißmolekül von z.B. 1000 Aminosäuren gelegentlich durch z.B. 50 solcher Exon-Abschnitte unterschiedlichster Länge (im Mittel also 60 Nukleotide pro Exon) kodiert sein. Dazwischen sind dann z.B. 30 000 Buchstaben als Introns (also ein 10facher Textumfang!) eingebaut. Auch für diese verteilte Speicherung gibt es Analogie bei der Speicherung von Dateien z.B. auf einer Diskette; allerdings gibt es für das Genom kein Dateiverzeichnis, nach dem man den sinntragenden Text ermitteln kann. Der zelluläre „Spleißmechanismus" ist vielmehr auf Grund örtlicher Besonderheiten der Raumstruktur der DNS in der Lage, Exons und Introns zu unterschieden und die Bruchstücke richtig zusammenzufügen. Der Molekularbiologe, dem ein Genomabschnitt als DNS-Text vorliegt, hat also die Aufgabe, diese Kodierungsstruktur zu entschlüsseln, wenn er erkennen will, was für ein Eiweiß in diesem Abschnitt kodiert ist.

## 3 Genomische Sequenzdatenbanken

Seit Mitte der 80er Jahre werden DNS-Sequenzen in steigendem Maße aufgeklärt. Anfangs wurden sie noch in Originalarbeiten in Tabellenform mitgeteilt; aber davon ist man abgekommen, weil der Umfang an Genomtext nicht mehr mit traiditonellem Tabellendruck zu bewältigen war. Heute werden neuentdeckte Nukleotidsequenzen in Sequenzdatenbanken gesammelt und über das Internet für die Nutzung zur Verfügung gestellt. Sie sind untereinander vernetzt, so daß sie sich im Großen und Ganzen auf dem gleichen Informationstand befinden. Die gegenwärtig populärste Sammlung von Nukleotidsequenzen wird als „GenBank" vom National Center for Biotechnology Information (NCBI) in Bethesda, Maryland (USA) unterhalten. Sie wurde vor einigen Jahren mit der EMBL data base des European Molecular Biology Laboratory in Heidelberg vereinigt, die jetzt in Hinxton (England) lokalisiert ist.

Die Nukleotid-Sequenzdatenbank enthält Sequenzabschnitte, z.T. vollständige Gene (also die regulatorischen Randabschnitte sowie alle Exons und Introns) und neuerdings in zunehmendem Maße ganze Genome (zunächst kleinere Genome von

Mikroorganismen) in Buchstabenform. Neben den langen Nukleotiddtexten enthält ein Eintrag (von dem es viele Zehntausende gibt - die Datenbanken wachsen mit hoher Geschwindigkeit) zahlreiche zusätzliche Klartextinformationen, sog. Annotationen, die in einem bestimmten Textformat abgelegt sind:

- Zugangs-Codes für einen Eintrag
- Querverweise auf andere Datenbanken, die das gleiche Objekt, oft unter anderen Aspekten, enthalten
- Geneue Bezeichnung des Gens oder Genabschnittes
- Angaben zur Funktion des zugehörigen Genprodukts (wenn für eins kodiert wird)
- taxonomische Quelle (von welcher Art die Sequenz ermittelt wurde - es wird ein Standardgenom angenommen)
- Angaben zur Genstruktur des beigefügten Genomtextes (z.B. Exon, Intron, repetitive Abschnitte)
- Autornamen und Referenzen auf Artikel, in denen die Entdeckung mitgeteilt wurde
- Statistische Angaben (Länge, Buchstabenhäufigkeit u.a.)

Über diese globale Nukleotid-Sammlung hinaus gibt es auch Spezialdatenbanken für die genomischen Sequenzen bestimmter, häufig erforschter Arten, die dann auch speziellere Angaben zu diesen Objekten als nur Gensequenzen enthalten, z.B.

- Flybase, eine Datenbank für molekulargenetische Angaben über die Taufliege Drosophila
- ACEDB, die Datenbank für Angaben über den Rundwurm Caenorhabditis elegans, einschließlich seiner Genomsequenz
- TIGR (The Institute for Genome Research) - enthält partielle und vollständige Genomsequenzen zahlreicher prokaryotischer, protozoischer und Pilz-Organismen
- SGD (Saccharomyces Genome Database) enthält neben vielen spezifischen Angaben auch die vollständige Sequenz der Bäckerhefe.

Neuere Entwicklungen dieser Datenbanken gehen in zwei Richtungen:

- Sie werden mehr und mehr zu umfangreichen und komplexen Informationsdateien, bei denen die Gen-Sequenz nur eine Teilinformation darstellt
- Der Eintrag enthält nur noch einen geringen Teil der mitgeteilten Information. Er ist vielmehr mit zahlreichen Querverweisen (engl.: links) ausgestattet, die man anklicken kann.

## 4
## Genomische Textanalyse

Die Ablesung des menschlichen Genoms, die nach vorliegenden Ankündigungen etwa um 2003 für ein Standardgenom des Menschen vollständig kartiert und sequenziert vorliegen (gegenwärtig Mai 2000 wetteifern private und staatlich geförderte Programme mit Ankündigungen fast vollständiger Aufklärungen). Dieses Ergebnis beinhaltet schwierig zu analysierende Textinformation, die aus zwei

Gründen für die Medizin unmittelbar wichtig wird: Erstens erfährt man die Primärstruktur (Sequenz) sämtlicher Eiweiße des Organismus, und zweitens sind die Unterschiede individueller Genome zum Standard wichtig für die Aufklärung der individuellen Disposition für Merkmale (z.B. Krankheiten), deren Ausprägung vom Genom beeinflußt wird. Auch die Abschnitte, die keinen Sinn tragen, haben hohen Informationsgehalt, weil sie in ihrer individuellen Variation weiter vererbt werden. Dadurch kann man also feststellen, wie der Erbgang von Chromosomenabschnitten in Familienstammbäumen abgelaufen ist, was für die Identifizierung des Genom-Ortes wichtig ist, von dem ein Merkmal abhängt. Nach diesem Grundprinzip arbeitet die molekulare Humangenetik.

Alle bioinformatischen Verfahren, die das Genom als Text auffassen, arbeiten nach gemeinsamen Prinzipien, die man als Ähnlichkeitsanalyse auffassen kann. Beispielsweise kann man DNS-Abschnitte verschiedener Arten als funktionsgleich nachweisen, wenn der Text übereinstimmt. Man gibt dem Computerprogramm für beide Genome einen Suchauftrag und findet identische oder fast identische Textstellen. Für die Auffindung von teilweise identischen Segmenten kann man entsprechende logische Ausdrücke bilden, ähnlich wie man in einem Text mit dem Suchmuster „Sonne*" (*ist ein Text„joker") Einträge wie „Sonnensegel" und „Sonnenflecken" gemeinsam heraussuchen kann. Auf diese Weise kann man in genomischen Datenbanken z.B. alle ß-Globin-Sequenzen der verschiedensten Tierarten heraussuchen und danach einen Stammbaum aufstellen. Ähnlichkeit erscheint hier als Identität oder Nahezu-Identität von Buchstabenfolgen. Mit gewissen Einschränkungen kann man Textähnlichkeit als evolutionäre Verwandtschaft interpretieren: Man spricht von Homologie. Dazu allerdings reicht das Kriterien von anteiliger Identität der Buchstabenfolge nicht mehr aus. So sind im Deutschen die Worte „Drommete" und „Trompete" durchaus verschieden, so daß man sie in einem Lexikon nicht als Verwandte auffinden wird. Ihre hohe Ähnlichkeit wird man nur erkennen, wenn man sie untereinander anordnet (ein „Alignment" bildet),

```
D r  o  m  m  e  t  e
| |  |  |  |  |  |  |
T r  o  m  p  e  t  e,
```

und dann berücksichtigt, daß die Paare D/T und M/P ähnliche Laute sind, die längerfristig über Aussprachevarianten ineinander übergehen können. Man erkennt dann die evolutionäre Verwandtschaft, die **Homologie**, beider Textstellen. Das ist auch ein Hinweis auf gleiche Bedeutung, allerdings kein zwingender: Auch verwandte und fast gleich klingende Wörter können verschiedene Bedeutung tragen („Post" vs. „Posten").

Die Analyse von genomischen Sequenzen mit Hilfe von mathematischen Algorithmen ist zu einem wichtigen Werkzeug der molekularen Genetik geworden. Es gibt seit einigen Jahren Standardverfahren dieser Methode (z.B. BLAST, s. § 11) in zahlreichen Varianten. Sie sind über Internet für jeden Nutzer zugänglich, der einen Such- oder Analyseauftrag formuliert und eine Aufstellung der hinsichtlich Textähnlichkeit am meisten verwandten Sequenzen aus den Genomdatenbanken erhält.

Im Zusammenhang mit dem Begriff der Homologie ist der der statistischen **Signifikanz** von Sequenz-Ähnlichkeit von entscheidender Bedeutung. Das Grundprinzip hierfür lautet:

Die Ähnlichkeit zweier Sequenzstücke ist signifikant, wenn ihr Auftreten durch Zufall zwar nicht unmöglich, aber doch außerordentlich überraschend wäre.

Zur Illustration, wie dieses Prinzip eingesetzt wird, skizzieren wir kurz die mathematische Behandlung eines sehr einfachen Falles. Wir nehmen an, daß wir einen vorhandenen Textabschnitt Buchstabe für Buchstabe erwürfeln wollten. Die Wahrscheinlichkeit dafür, daß wir den jeweils richtigen Buchstaben treffen, sei mit p bezeichnet (für das 4-Buchstaben-Alphabet der DNS ist p ungefähr bei 0.25, wenn jeder Buchstabe etwa gleich häufig auftritt). Die Wahrscheinlichkeit, ein Wort der Länge L (z.B. aus L=10 Buchstaben) richtig zu erwürfeln, ist gleich dem Produkt aus den einzelnen Wahrscheinlichkeiten, also $p*p*p*...*p = p^L$. In einer Datenbank, die N+L Buchstaben enthält (z.B. N = 1 Million), suchen wir das Wort und nehmen an, daß wir mit einem Fenster über die Buchstabenfolge gleiten und jedesmal auf volle Übereinstimung testen. Es gibt N verschiedene Fensterpositionen. Das bedeutet, daß wir den Versuch, das Wort zu erwürfeln, N mal unabhängig (nicht vollständig, aber praktisch unabhängig) wiederholen. Wie überraschend ist es nun, wenn ich das Wort in der Datenbank finde?

Die Antwort findet man durch eine indirekte Überlegung. Die Wahrscheinlichkeit, daß ich bei einmaligem Versuch das Wort verfehle (also wenigstens eine Abweichung registriere) ist gleich $Q = 1 - p^L$. Die Wahrscheinlichkeit, daß ich bei N Versuchen niemals das Wort treffe, ist $Q^N$, wofür man als sehr gute Näherung die Exponentialfunktion

$$Q^N \quad \exp(- N * p^L)$$

einführen kann. Die Wahrscheinlichkeit, wenigstens einmal das Wort zu treffen, ist wiederum das Komplement dazu:

$$\text{Wahrsch. (Wort tritt 1mal auf)} = 1 - \exp(- N * p^L).$$

Für p = ¼, L = 10 und $N = 10^6$ ermittelt man auf dem Taschenrechner den Wert 0.61. Das bedeutet: Man hat eine gute Chance, ein gegebenes Wort der Länge 10 Nukleotide durch Zufall zu treffen; das Auftreten ist nicht überraschend. Beträgt L dagegen 16, dann ist die Wahrscheinlichkeit gleich $2 * 10^{-4}$, also sehr klein, so daß der Treffer überraschend ist. Im ersteren Fall würden wir die Existenz des 10-Buchstaben-Worts in der 1-Mio-Datenbank als nicht signifikant, im zweiten der 16-Buchstaben-Treffer als hoch-signifikant ausweisen. Dann liegt die Vermutung nahe, daß es nicht durch Zufall auftrat, sondern weil es eine Funktion erfüllt.

Diese Berechnungen werden komplizierter, wenn bei der Homologiesuche auch Abschnitte zugelassen sind, die nicht vollständig übereinstimmen oder wenn Lükken und Einschübe erlaubt sind, aber das Grundprinzip bleibt immer das gleiche: Der Überraschungsgrad eines Befundes geht mit der Größe der Datenbank (der Anzahl an wiederholten Suchvorgängen) exponentiell gegen Null. Man nützt dieses Prinzip für den Entwurf passender sog. Primer für die PCR-Reaktion aus: Ein Oligonukleotid der Länge 10 ist zum Aufsuchen eines bestimmten Genortes ungeeignet, weil es im 3-Milliarden-Genom des Menschen einige Tausend Mal vorkommen müßte. Ein Oligo der Länge 16 ist eher geeignet, da man es mit Wahrscheinlichkeit von ca. 0.5 mindestens einmal, aber nicht sehr oft im Genom finden wird. Ein Oligo der Länge 20 hingegen tritt durch Zufall nur mit geringer Wahrscheinlichkeit (0.0027) ein- oder mehrmal auf: Kennt man eine solche Sequenz am interessierenden Ort, dann kann man recht sicher sein, daß sie nicht noch an anderer Stelle zu erwarten ist.

In allen Fällen muß man sich aber bewußt bleiben, daß Überraschungseffekt und Signifikanz durch Vergleich mit einem idealisierten Zufallsmodell ermittelt werden. Dessen Grenzen mögen bei einem Umfang des menschlichen Genoms erreicht sein. Das Analogon des Münzwurfs zeigt, daß das Modell nicht mehr plausibel bleibt, wenn die Zahl N alle Grenzen überschreitet. Man betrachte das einfache Beispiel des wiederholten Münzenwurfs. Die Theorie sagt, daß man eine ununterbrochene Serie der Länge von 30 mal „Zahl oben" wenigstens einmal erwarten kann, wenn man 1 Milliarde mal würfelt – und trotzdem wird niemand mehr an unbeeinflußten Zufall glauben wollen, wenn man eine solche Serie erzielt hat.

## 5 Kartierung des Genoms

Bei der genomischen Textanalyse kam es auf die Beschaffenheit der Sequenz an; bei der Kartierung kommt es darauf an, wo im Genom eine gegebene Sequenz sich befindet. Ein Gen zu kartieren, d.h. festzustellen, auf welchem Abschnitt welchen Chromosoms sich die zugehörige Information als DNS-Sequenz befindet – das ist eine wesentliche Vorbedingung dafür, daß man ein Gen, das für ein bestimmtes Merkmal (z.B. hoher Cholesteringehalt im Blut) verantwortlich ist, klonieren (d.h. in Bakterien vermehren) und sequenzieren kann.

Die Karte eines Genomabschnittes kann man vergleichen mit der Markierung eines Autobahnabschnittes im Autoatlas. In regelmäßigen Abständen entlang der Strecke sind Markierungen aufgestellt, die es gestatten, sehr genau die Position eines Fahrzeugs festzustellen, das z.B. liegengeblieben ist. Auf dem Genom spricht man von Markern, und die Abstände zwischen ihnen werden entweder genetisch oder physikalisch definiert.

Ein **Marker** war noch in gar nicht fernen Zeiten nicht etwa ein Genomabschnitt, sondern in der Regel eine phänotypisch feststellbare Eigenschaft, die von einem bestimmten Genort festgestellt wurde. Die zahlreichen Blutgruppen sind solche Marker, nämlich als Eiweiße sind sie die Genprodukte von einem bestimmten Genort. Durch geschickte Untersuchungen gelang es, solche Marker zytogenetisch definierten Chromosomenorten zuzuordnen.

Mit der technischen Realisierung der Gentext-Ablesung wurden zu Markern gewisse DNS-Oligonukleotide, die nur einmal auf dem Genom vorkommen (im vorigen Abschnitt wurde abgeschätzt, wie lang sie sein müssen, um mit hoher Sicherheit nur einmal vorzukommen, d. h. unikal zu sein). Für jeden von ihnen ist die Position auf dem Chromosom festzustellen, und dann dienen sie zur Kartierung weiterer Genomabschnitte. Diese sequenzmarkierten Stellen nennt man STS (sequence tagged site). Etwa 5500 von ihnen sind gegenwärtig auf Chromosomen kartiert.

Zur Aufstellung einer Karte benutzt man im wesentlichen 3 Methoden:

- Isolierung und Klonierung großer DNA-Fragmente in künstlichen Hefechromosomen (YAC's), die mittlerweile überlappend und chromosomenspezifisch gehalten werden
- Kartierung durch das Radiation Hybrid (RH) Verfahren (physikalische Marker)
- Kartierung aus einem Satz von Familienstammbäumen

Beim Aufsuchen unikaler Oligos hat man neben der Bedingung der Unikalität auch noch technische Gesichtspunkte zu berücksichtigen, daß sie nämlich gut für die

PCR-Reaktion (Enzym, das DNS-segmente erkennt und kopiert) geeignet sein müssen.

Durch Hybridisierung bestrahlter Genomabschnitte (radiation hybrid mapping) kann man physikalisch kartieren. Das geschieht nach folgendem Prinzip: Der Genomabschnitt wird durch Klonierung vervielfältigt und jeder Klon wird mit einer kräftigen Röntgen-Dosis bestrahlt. Dadurch entstehen zahlreiche DNS-Bruchstücke unterschiedlicher Länge, die mit gewissen anderen teilweise überlappen. Jedes dieser Bruchstücke werden in die Zellen einer Zellkultur integriert und dadurch vermehrt. In jedem Klon kann man nun das Vorhandensein der Marker testen. Zwei Marker werden im intakten Genomabschnitt um so näher beeinander liegen, je seltener sie durch den zufälligen Schnitt getrennt wurden. Mit Hilfe dieser paarweisen Vorkommen und der Überlappungen auf verschiedenen Klonen kann ein entsprechend komplexer Computer-Algorithmus die lineare Folge der Marker mit hoher Sicherheit feststellen: eine Art Puzzle-Spiel.

Eine andere Variante der Entwicklung eines Marker-Panels geht von genetischen Abständen aus. Hier wird ausgenutzt, daß während der Reifungsteilung der Vorläufer der Geschlechtszellen die Chromosomen durch „crossing over" weitgehend nach dem Zufallsprinzip Genomabschnitte austauschen (rekombinieren). Hat man nun DNS-Proben von stark verzweigten und über viele Generationen erfaßten Familien (wie in dem CEPH-Panel des französischen Centre des Ètudes de Polymorphisme Humain), dann liegen genug Platzwechsel auf andere Chromosomen vor, daß man wiederum nach dem gleichen Prinzip zwei Marker als um so näher beeinander definiert, je seltener die Allele durch Rekombination voneinander getrennt werden. Auch hier gibt es wahrscheinlichkeitstheoretische Algorithmen, die das notwendige Puzzle-Spiel auflösen helfen.

Die gegenwärtig am besten ausgearbeiteten RH-Karten werden von folgenden Institutionen im Internet angeboten:

- Whitehead Institute /MIT Center for Genome Research
- Stanford Human Genome Center.

Die populärste genetische Karte wurde vom französischen Généthon Centre entwickelt.

Das bereits erwähnte NCBI in Bethesda bei Washington unterhält ein integriertes System von Genom-Datenbanken, in dem genetische und physikalische Karten enthalten sind, die ebenso wie Nucleotid- und Protein-Datensammlungen über die Suchmaschine ENTREZ angesprochen werden können. Zum System gehört ein grafisches Interface, das es gestattet, speziell Karten des Human Genoms aufeinander abzubilden und, wo es möglich ist, auch Sequenzdatenbanken einzubeziehen. Schließlich ermöglicht das System auch Querverweise auf die Datenbank OMIM (s. unten § 11). Für alle diese Vergleiche und Recherchen bietet das System eine grafische Oberfläche sowie ein Panel zur interaktiven Informationsrecherche an.

## 6
## Vergleichende Genomanalyse

Nachdem Ende der 80er Jahre zunächst die Idee vorherrschte, vor allem das menschliche Genom zu kartieren und zu sequenzieren, hat sich inzwischen die Erkenntnis durchgesetzt, daß viele molekulargenetische und medizinisch relevante Sachverhalte sich weit besser an sog. „Modellgenomen" studieren lassen, das sind Genome von Spezies, die auf Grund ihrer Struktur leichter aufzuklären und außerdem direkter experimenteller oder züchterischer Bearbeitung zugänglich sind. Gegenwärtig stehen die Genome von Labormaus, Laborratte, Zebrafish, japanischer Kugelfisch und Bäckerhefe S. cerevisiae im Vordergrund des komparativ ausgerichteten Forschungsinteresses. Rundwurm C. elegans und Taufliege Drosophila melanogaster wurden unlängst (März 2000) fertiggestellt. Das ganze Projekt ist deshalb fruchtbar, weil, wie sich inzwischen herausstellte, die Organisations- und Steuerungsprinzipien der Genome und sogar die Strukturen einzelner Gene im Tierreich nach einem einheitlichen Prinzip aufgebaut sind, was dem komparativen Ansatz für jeweils passende Fragestellungen hohe Aussagekraft verleiht. Das Mausgenom weist hohe Ähnlichkeit mit dem menschlichen Genom auf, und Mus musculus und Mus spretus sind (wegen der Möglichkeit der experimentellen Inzucht) genetisch weit besser charakterisiert als Homo sapiens. C. elegans hat ein zeitlich und funktionell sehr präzise ausgearbeitetes genetisches Programm (festliegende Anzahl von Zellen des Organismus, standardisierter Lebenslauf) und ist speziell für Fragestellungen der Neurobiologie und des programmierten Zelltods geeignet. Zebrafisch Danio rero hat einen embryonalen Zyklus, der bei weitgehend durchsichtigem Körper im Aquarium (nicht im Ei oder in utero) stattfindet. Der japanische Kugelfisch hat ein sehr komprimiertes Genom. Repetitive DNA und Introns sind im allgemeinen sehr kurz. Dadurch ist der Anteil an Exons sehr hoch, und die Gene sind wesentlich kürzer als die homologen Gene beim Menschen. Eine Identifizierung codierender DNA-Sequenzen beim Menschen wäre dadurch schneller.

D. melanogaster schließlich ist seit Jahrzehnten genetisch charakterisiert, und es ist eine Fülle von Genen und Mutationen der Organdifferenzierung bekannt, wobei überraschend viele Analogien zu Homo sapiens nachgewiesen sind.

Diese Sachverhalte lassen erwarten, daß der systematische Interspezies-Vergleich auf kartographischer und Sequenzebene von Genomen in Zukunft die Funktionsanalyse des aufgeklärten Human Genoms voranbringen wird. Für Analysen dieser Art bietet das NCBI die Genome Database, in der die physikalischen und genetischen Karten verschiedener Organismen aufeinander abgebildet werden und verglichen werden können.

## 7
## Sequenzanalyse im Proteom

Während bis in die 80er Jahre das Studium des Genoms und des Zellstoffwechsels weitgehend voneinander getrennt verliefen und nur geringfügig integriert waren, hat sich neuerdings eine enge Verzahnung herausgebildet. Die mächtige methodische Kopplung besteht darin, daß heutzutage anstelle der direkten Sequenzierung der Primärstruktur eines Eiweißes die Sequenzierung der zugehörigen genomischen DNS und Übersetzung in die Proteom-Sprache weitaus einfacher ist. Die DNS-Sequenz-Datenbanken enthalten Angaben über die kodierenden Abschnitte, die sich einfach in Aminosäure-Sequenz umsetzen lassen. Die Mehrzahl der neuentdeckten Proteine, besonders solche, die nur in Spuren in der Zelle vorkommen, sind über den zugehörigen Sequenz-Bauplan im Genom gefunden worden. Man kennt auf diese Weise die Sequenz von Zehntausenden von „vermutlichen" Proteinen, für die noch keine Funktion bekannt ist. In manchen Fällen läßt sich die Funktion durch „knock-out"-Versuche ermitteln: Man schaltet das zugehörige Gen ab oder inaktiviert es durch gezielte Mutagenese (Maus, Zebrafisch und Taufliege sind geeignete Modellorganismen) und ermittelt die Auswirkungen im Phänotyp. Leider sind diese oft nicht deutlich oder durch Kompensation verdeckt. Auch über das Studium von Protein-Protein-Wechselwirkungen im Hefemodell lassen sich oft klare, gelegentlich aber auch irreführende Aussagen über die funktionelle Rolle von Proteinen gewinnen.

In dieser Situation kann die „in-silico"-Analyse (d.h. Computeranalyse) von Proteinsequenzen von großem heuristischen Wert sein. Speziell annotierte Datenbanken (z.B. die Datenbank SwissProt) erlauben ein systematisches Studium von Proteinen an Hand ihrer Sequenz. Es hat sich herausgestellt, daß es in den Hunderttausenden bekannter Proteinsequenzen nur einige Tausend unterschiedliche Sequenzdomänen gibt, die in der Evolution recht gut konserviert und daher an ihrer Homologie erkennbar sind. Das Universum von Protein-Primärstrukturen läßt sich so in einige Tausend Proteinfamilien und -superfamilien (bestehen aus Proteinen, die nur gewisse Domänen gemeinsam haben) klassifizieren. Es ist bereits heute ein häufiges Ereignis, daß eine neu abgelesene DNS-Sequenz durch Homologievergleich der zugehörigen Proteinsequenz funktionell eindeutig charakterisiert werden kann (z. B. als Hexokinase oder Tyrosin-Kinase).

Die Sequenzanalyse von Proteinen macht sich nicht nur die Familienähnlichkeit von Eiweißen bezüglich ihrer evolutionären Herkunft zunutze, sondern auch die Tatsache, daß auch die Raumstruktur von Proteinen gewissen Gesetzmäßigkeiten folgt, die auf der Sequenzebene erkennbar sind (allerdings nicht eindeutig, siehe folgender Abschnitt).

## 8
## Strukturanalyse im Proteom

Die Sequenz eines Proteins ist im Genom als DNS-Nukleotid-Folge indirekt abgespeichert. Aber die biologische Bedeutung dieser Information realisiert sich nicht als Text, sondern als Raumstruktur, die die Proteinkette in der Zelle einnimmt.

Dabei gibt es spontan entstehende Strukturen und solche, in die die Kette hineingeprägt wird. Spontan entstehen Raumstrukturen, wenn die Seitenketten der Aminosäuren untereinander oder mit dem wäßrigen Milieu in Wechselwirkungen treten, die einen stabileren Zustand herstellen (Wasserstoffbrücken, hydrophobe Wechselwirkungen u.a.). Aufgeprägt werden darüber hinaus den im Ribosom entstehenden Proteinfäden gewisse Strukturen durch die zellulären Membranen, in die sie hineingefaltet werden oder durch die sie geschleust werden, um an ihren Wirkort zu gelangen.

Die Struktur von Proteinen im zellulären Milieu läßt sich aus ihren Kristallen durch Röntgenbeugung und bei kleineren Proteinen in Lösung durch Kernresonanzspektroskopie ermitteln. Mit weiteren physikalischen Methoden läßt sich die Dynamik dieser Raumstruktur bei der Ausübung der Funktion (z.B. der Katalyse oder der Bindung von Liganden) vermessen.

Solche Raumstrukturen liegen bei vielen hundert Proteinen vor, und die Zahl wächst stetig. Sie liegen als umfangreiche Sätze von relativen Raumkoordinaten jedes Atombestandteils, aus dem das Molekül besteht, vor. Die Datenbank MMDB stellt die weltweit ermittelten Raumstrukturen in kompakter Form vor. Neben den notwendigen Quell- und Referenzannotationen und Hinweisen auf die zelluläre Funktion werden auch gewisse Charakterisierungen der Struktur vorgenommen. Beispielsweise wird aus dem Rückgrat der Raumstruktur (der fortlaufenden Kette von Peptidbindungen) auf die Sekundärstruktur (Helix, Faltblatt, Knäuel) des entsprechenden Abschnitts geschlossen. Wie bereit erwähnt, lassen sich auch schon aus der Primärstruktur mit gewisser Sicherheit die Sekundärstrukturen vorhersagen (z.B. falten sich Abfolgen hydrophober Aminosäuren gern zum Faltblatt). So gibt es Vorhersage-Algorithmen für die wahrscheinliche Sekundärstruktur eines Sequenzbereichs. Noch erfolgreicher ist es, für einen gegebenen Sequenzbereich einen ähnlichen Abschnitt in der MMDB aufzusuchen und aus dessen Sekundärstruktur auf die der Testsequenz zu schließen. Bestimmte Spezialdatenbanken (wie z.B. FSSP) ermöglichen eine solche Suche relativ einfach. Neben dem Verzeichnis von Teilsequenzen, für die eine Sekundärstruktur experimentell nachgewiesen wurde können auch alle textähnlichen Sequenzen der GenBank auflistet werden.

Die theoretische Vorhersage der Sekundärstruktur eines Sequenzabschnittes ist gegenwärtig nicht mit überzeugender Sicherheit möglich. Gleichwohl ist sie ein wichtiges Element für die Vorhersage der 3D-Struktur eines Eiweißes mit theoretischen Methoden.

Die Raumstruktur eines Eiweißes wird aus Röntgenbeugungs-Diagrammen und NMR-Spektren abgeleitet. Hierzu sind Computerprogramme für die Bewältigung der Auswertungen und der physikalischen Modellierung unabdingbar.Zur Vorhersage der Raumstruktur von Proteinen aus der Primärstruktur versucht man, homologe Teilsequenzen von Proteinen mit bekannter Struktur zu finden. Die entsprechenden Strukturen der homologen Sequenzabschnitte werden dann mit Softwareprogrammen zusammengesetzt.

Findet man keine Sequenzhomologie zu bereits bekannten Proteinen, wird versucht, über die Vorhersage der Sekundaerstruktur die Tertiaerstruktur vorherzusagen.

Diese Strukturvorschlaege werden dann mit Hilfe molekülmechanischer Methoden optimiert.

Gegenwärtig ist die Zuverlässigkeit der Vorhersage bei Proteinen, für die keine Raumstruktur eines verwandten Exemplars bekannt sind, noch sehr gering. Die Vorhersage der 3D-Struktur aus der Primärstruktur ist eine der großen Herausforderungen für die Molekularbiologie des kommenden Jahrhunderts.

## 9
## Expressionsanalyse des Genoms

Unter Genexpression versteht man die Transkription von DNS-Abschnitten in Struktur-RNS und Boten-RNS sowie die Umsetzung der Boten-RNS-Sequenzen in Protein. Das Genom enthält Bauplan-Information für Genprodukte (Eiweiße und manche RNS) und auch Steuerungsinformation für den Abgriff (Promoter-, Enhancer-Sequenzen usw.) und für die Spleißung (Donor- und Akzeptor-Stellen für das Spleißen). Da jede Körperzelle den gleichen Informationsbestand aufweist, unterliegt sowohl die Tatsache der Ablesung (jede Zelle liest überhaupt nur einen Teil der Information), als auch die dabei hergestellte Molekülzahl sorgfältiger Steuerung. Bei funktionellen oder entwicklungsdynamischen Änderungen des Zellstoffwechsels ändert sich die Steuerung der Ablesung, dagegen meist nicht der Informationsbestand als Ganzes. Zum Beispiel hat eine Tumorzelle ein anderes m-RNS-Profil als die zugehörige gesunde Zelle; ebenso ist das Genprodukt-Spektrum vom Funktions- und Krankheitszustand einer Zelle abhängig. Wenn man berücksichtigt, daß jede Körperzelle einige Tausend bis Zehntausend verschiedener Genprodukte abgreift, dann wird die Komplexität dieser Vorgänge klar: Nach der elektrophoretischen Auftrennung markierter Transkript-Segmente oder Peptid-Spaltprodukte entstehen Muster mit Tausenden von Flecken, deren unterschiedliche Farbintensität auf quantitative Unterschiede hinweist. Für das Transkript-Profil einer Zelle werden in Kürze quantitative Meßmethoden (selektive Bindung an Nukleotide in Chips) zur Verfügung stehen; auch die Auftrennung von Peptiden ist in großem Umfang möglich. Für die Auswertung solcher Befunde sind bioinformatische Methoden notwendig – ein weiteres Anwendungsgebiet dieser Disziplin.

Gegenwärtig werden in großem Umfang Datenbanken von EST-Sequenzen angelegt. EST (expressed sequence tags) werden gewonnen, indem man Boten-RNS in DNS umschreibt (mit dem Enzym Transkriptase) und dann PCR-sequenziert, um die Sequenz abzulesen. Im Ergebnis liegen „Genschnipsel" der Länge von einigen Hundert Nukleotiden vor, von denen gewiß ist, daß die Information aus dem Genom stammt und transkribiert wurde. Oft läßt sich aus ihnen auch die Exonstruktur ableiten, wenn zum Vergleich der zugehörige genomische Abschnitt ebenfalls vorliegt. Dann enthält das EST nur die Exons, die zugehörige genomische Sequenz dagegen Exons und Introns. Vor allem aber sind ESTs, wenn sie hinreichend deutlich auf das zugehörige Gen verweisen ein Hinweis darauf, daß das Gen im gegebenen Funktionszustand der gegebenen Zelle exprimiert wird. EST-Datenbanken sind ein wertvolles Hilfsmittel in der bioinformatischen Analyse des menschlichen und anderer Genome.

## 10
## Genetische Diversität des menschlichen Genoms

Kein menschliches Individuum hat genau das Standard-Genom, das in den Datenbanken vertreten sein wird. Jeder hat gewisse Unterschiede: An manchen Genomorten sind diese zahlreich, an anderen sehr gering. Das liegt daran, ob die Information überlebenswichtig ist oder nicht. Der rote Blutfarbstoff Hämoglobin verträgt nur an wenigen Stellen eine Variation, nämlich nur dort, wo die Funktion dadurch nicht beeinträchtigt wird. An den meisten Positionen wird die Funktionalität durch eine Mutation so eingeschränkt, daß die betreffende Person Nachteile bei der Weitergabe ihrer DNS an die Nachkommen hat: Die Mutation stirbt aus. An anderen Orten des Genoms ist der selektive Druck geringer: Zufällig als Kopierfehler entstehende Varianten bringen keinen Nachteil, so daß zwischen den Individuen einer Population Unterschiede bestehen. Die Anzahl variabler Positionen (d.i. die genetische Diversität) in unserem Genom ist noch nicht zuverlässig bestimmt worden, einfach weil noch nicht hinreichend viele Genomabschnitte für eine größere Anzahl von Personen exakt sequenziert wurden. Die bisherigen Ergebnisse besagen, daß die genetische Diversität beim Menschen je nach Genomort zwischen 1 auf 100 und 1 auf 5000 Nukleotid-Buchstaben beträgt. Ob das als viel oder wenig interpretiert wird, das hängt vom Vergleichsmaßstab ab. Immerhin bedeutet es, daß zwischen zwei nicht verwandten Personen einige Millionen Unterschiede im Textbestand auftreten. Zweifellos trägt dieser Umstand zur genetischen Verschiedenheit der menschlichen Art (und ebenso bei anderen Arten) und ebenso zur konstitutionellen Disposition für bestimmte phänotypische Merkmale (u.a. Neigung zu Erkrankungen) erheblich bei. Auch hier werden DNA-Chips die genaue Vermessung der Diversität in größeren Probandenkollektiven möglich machen. Ihre Diagnostik wird relativ billig sein und als genetische Aussage fehlerfrei, so daß individuelle genetische Profile für die Feststellung der Ätiologie und Pathogenese von Erkrankungen, ja vielleicht sogar für die Nosologie von großer Bedeutung sein werden. Erste Ansätze dazu werden bei der vererbten Disposition zu bestimmten Tumorerkrankungen und Stoffwechselerkrankungen (z.B. Hypercholesterinämie) bereits diagnostisch benutzt, vom Einsatz bei der genetischen Diagnostik von monogenen Gendefekten abgesehen.

Es ist offensichtlich, daß auch auf diesem Gebiet die Bioinformatik zur Auswertung und Deutung der massenhaft anfallenden Daten von strategischer Bedeutung sein wird.

## 11
## Datenbanken und Analyse-Werkzeuge im World Wide Web (WWW)

Eine sinnvolle Startadresse für den Einstieg in die weltweit angebotenen Genom-Datenbanken ist das National Center of Biotechnology Information:

http://www.ncbi.nlm.nih.gov/

Diese Home-page erlaubt den Zugang zu einer Reihe von Datenbanken und Werkzeugen:

- GenBank (Nucleotid-Sequenzen)
- NRDB (nicht-redundante Datenbank aus Protein Sequenzen)
- OMIM (Online Mendelain Inheritance in Man, eine Sammlung von genetischen Störungen)
- MMDB (Molecular Modelling Database: kristallographische Strukturen von Proteinen und RNS)
- dbEST ist eine Sammlung von exprimierten Sequenzabschnitten (meist aus humaner Quelle)
- dbSTS ist eine Sammlung von kartierten Markerorten (sequence tagged sites)
- GeneMap des Humangenoms (einige 10 000 exprimierte Sequenzabschnitte, auf dem Genom kartiert, anwählbar sind mehrere Suchwerkzeuge, z.B. für text-basierte oder sequenz-basierte Suchvorgänge. Man kann hier eine Testsequenz eingeben und ermitteln lassen, ob ihr Genort durch Überlappung der Sequenz mit der einer bereits vorhandenen Sequenz auf dem Genom kartieren läßt
- UniGene ist eine Sammlung von transkribierten Genabschnitten, die (durch Überlappung) zu längeren Einheiten (manchmal ganzen Genprodukten) vereinigen ließen
- und andere.

Man kann auch auf der Home-page gewisse Kapitel („divisions“) anwählen:

- PublMed verbindet mit dem MedLine bibliographischen Zitationsdienst von Originalartikeln, die meisten bieten unmittelbar ausführliche Zusammenfassungen an
- BLAST bietet den Zugang zu einer Homologiesuche in den verfügbaren Sequenzdatenbanken, wozu man eine Testsequenz eingeben muß. Das BLAST-Programm ist eine detaillierte und komplexe Version des oben skizzierten Gesetzes der exponentiellen Signifikanzanalyse von Textähnlichkeiten
- Taxonomy bietet eine Konsultation für ungewöhnliche Spezies
- Structure bietet einen sofortigen Zugang zu Eiweiß- und RNS-Struktur-Datenbanken
- Entrez ist eine Suchmaschine, die den Nutzer durch die verschiedenen Datenbanken und Analysewerkzeugen führt und als Ergebnis einen zusammengefaßten Bericht zurückgibt.

Ein für tiefere Sequenzanalyse auch von Spezialdatenbanken nützliches Programm ist SRS (Sequence Retrieval System) des EMBL:

http://www.embl-heidelberg.de/srs5/ .

Hier wird ein Handbuch angeboten und ein Verzeichnis aller erreichbaren Datenbanken gezeigt. Das SRS erlaubt es, Sequenzsammlungen verschiedener Formatierung miteinander zu vergleichbar zu machen.

Interessieren den Nutzer weniger die Sequenzen als die genomische Karte des Menschen, dann ist die Anwahl der Genome Database aus Baltimore zu empfehlen:

http://gdbwww.gdb.org /

Diese Datenbank bietet ausschließlich für Homo sapiens:
- genetische Karten
- physikalische Karten (Klone, STS und cytogenetische in-situ-Fluoreszenz-Information
- cytogenetische Karten
- Resourcen für physikalische Kartierung: Klone, STS
- Information über Polymorphismen (genetische Varianten beim Menschen)
- Literaturreferenzen

Die Datenbank erlaubt einfache Recherchen nach gegebenem Stichwort oder ID (Zugangs-) Code, aber auch logisch strukturierte Recherchen aus spezieller Ausgangsrichtung (von cytogenetischer oder chromosomaler Information, von Marker-Information, Gensuche usw.). Hyperlink-Quereinstieg in Sequenz-Datenbanken ist ebenfalls möglich. Ein besonderes Interface wird als Java applet angeboten, wenn nach genomischer Kartierung gefragt wird: Es ist eine graphische Darstellung, die auch interaktiv optimierte Visualisierung und Verknüpfung von verschiedenen Karten erlaubt.

Im Internet werden auch Analyse-Werkzeuge angeboten:
- BLAST-Homologiesuche (in zahlreichen Websites weltweit eingebunden, direkter Zugang: http://www3.ncbi.nlm.nih.gov/BLAST/). Es gibt hier je nach angebotener Suchsequenz mehrere Typen von Homologiesuche (Nukleotid, Protein, in verschiedenen Leserahmen übersetztes Nukleotid). Der BLAST server beim NCBI kann stark belastet sein, dann kann man auch off-line Suchaufträge geben, die zu gegebener Zeit mit e-mail beantwortet werden.
- Primer Suche: erlaubt die Bestimmung eines geeigneten Primer-Paars für einen DNS-Abschnitt, den man aufsuchen und kopieren will ( http://www.genome.wi.mit.edu/cgi-bin/primer/primer3.cgi )
- Exon-Vorhersage und Ermittlung der Genstruktur für einen neu-sequenzierten Genabschnitt (Baylor College of Medicine Computational Resources: http://condor.bcm.tmc.edu/home.html
  sowie GRAIL:
  - http://compbio.ornl.gov/
  - und andere
- Direkter Zugang zum Whitehead RH-Kartierungsdienst:
  http://www.genome.wi.mit.edu/cgi-bin/contig/physmap

## Weiterführende Literatur

Wir zitieren hier einige neuere Monographien, die einen Überblick über die Methoden und Resourcen der Genom-Informatik anbieten:

Computational Methods in Molecular Biology (edited by Salzberg SL, Searls DB, Kasif F) Series New Comprehensive Biochemistry, vol 32 (1998). Elsevier Amsterdam etc.Ist Methoden- und Algorithmen-orientiert, setzt biophysikochemische Kenntnisse und ein gewisses mathematisches Verständnis voraus

Guide to Human Genome Computing (2nd edition, Bishop MJ editor, 1998) Academic Press SanDiego London etc. Ist Software- Labormethoden-orientiert, leicht verständliche Einführung

Biocomputing: Informatics and Genome Projects (edited by Smith DW,1994) Academic Press San Diego London etc.

Theoretical and Computational Methods in Genome Research (edited by Sándor Suhai, 1997) Plenum Press New York London

Molekulare Humangenetik (Strachan T, Read AP, 1996) Spektrum Akademischer Verlag Heidelberg

Biological sequence analysis Probabilistic models of proteins and nucleic acids (Durbin R., 1998) Cambridge University Press

Bioinformatics A practical guide to the analysis of genes and proteins (Baxevanis A.D., 1998) Wiley-Interscience

# KAPITEL 8

# Die Bedeutung der Epigenetik in der Gen-Medizin

H. Leonhardt


## Zusammenfassung

Das größte, bislang noch ungelöste Problem bei der Gentherapie ist es, über einen längeren Zeitraum eine stabile Genexpression zu erzielen. Viele geniale Ansätze scheitern, weil die Genexpression nach einigen Monaten abfällt. Diese Inaktivierung von Transgenen kann unter anderem durch DNA-Methylierung verursacht werden. Hierbei handelt es sich um eine postreplikative Modifikation der DNA mit vielfältigen Funktionen, die häufig unter dem Begriff Epigenetik zusammengefaßt werden, da es sich um übergeordnete Regulationsmechanismen handelt, die über das statische, genetische Alphabet mit seinen berühmten vier Buchstaben hinausgehen. So spielt DNA-Methylierung eine wichtige Rolle bei der Regulation der Genexpression und ist essentiell für eine normale Entwicklung. In den letzten Jahren mehren sich auch Hinweise, daß eine fehlerhafte DNA-Methylierung zur Entstehung von Krankheiten, wie z.B. Krebs, führen kann. Aufgrund seiner zentralen Rolle bei der Regulation beziehungsweise Fehlregulation der Genexpression kommt der Epigenetik eine wachsende Bedeutung in der Gen-Medizin zu.


## Einleitung

Der wahrscheinlich folgenreichste, wissenschaftliche Durchbruch war die Aufklärung der DNA-Struktur und das Entziffern des genetischen Kodes. Laut Lehrbuch besteht das genetische Alphabet aus vier Buchstaben, den Basen Adenin (**A**), Cytosin (**C**), Guanin (**G**), und Thymin (**T**). Wenn man jedoch unsere DNA etwas genauer analysiert, entdeckt man einen fünften Buchstaben, die Base 5-Methylcytosin (**5mC**). Dieser fünfte Buchstabe ist mit etwa einem Prozent in unserem Genom vertreten.

Diese fünfte Base entsteht durch DNA-Methylierung, d.h. durch eine postreplikative Modifikation von Cytosinresten (siehe Abbildung 1). Nach der Replikation des Erbgutes überträgt das Enzym DNA-Methyltransferase eine Methylgruppe auf ein Kohlenstoffatom (C5) des Cytosinrings und modifiziert damit Cytosin zu 5-Methylcytosin. Diese Modifikation tritt bei Säugern in der Regel an der Sequenz CG auf. Diese Sequenzstellen werden in der Literatur auch 'CpG-Stellen' genannt, wobei das 'p' für das verbindende Phosphat im DNA-Rückgrat steht. Aber nicht alle CpG-Stellen, sondern nur etwa 60–70% sind im Durchschnitt methyliert. Das Muster aus methylierten und unmethylierten CpG-Stellen wird sehr präzise über

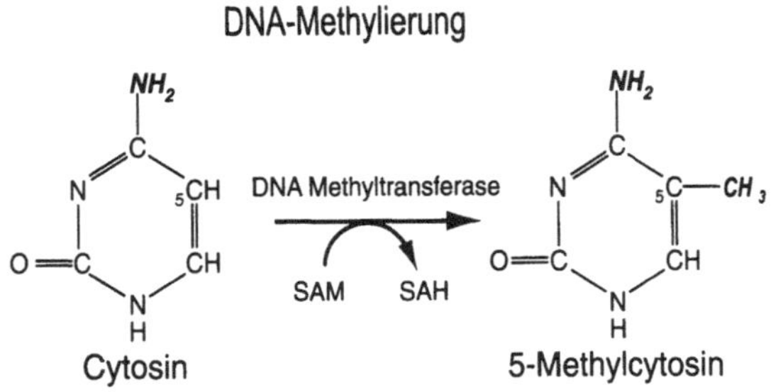


**Abb. 1.** Modifizierung des genetischen Alphabets durch DNA-Methylierung. Cytosinreste der DNA können durch DNA Methyltransferasen modifiziert werden. Dabei wird eine Methylgruppe (-CH3) von dem Kofaktor S-Adenosylmethionin (SAM) auf das Kohlenstoffatom an der Position 5 im Cytosinring übertragen. Dabei entstehen S-Adenosylhomocystein (SAH) und 5-Methylcytosin. Der Zuckerring und das Phosphatrückgrat der DNA sind nicht mit eingezeichnet

mehrere Zellteilungzyklen bewahrt und an die Tochterzellen weitergegeben. Im Verlauf der Entwicklung von der befruchteten Eizelle bis zum Greisenalter kommt es jedoch zu dramatischen Veränderungen im Methylierungsmuster.

Die Bedeutung der DNA-Methylierung wird seit seiner Entdeckung kontrovers diskutiert. Häufig wurde die DNA-Methylierung als unwichtige Verzierung der DNA angesehen, da der Wurm und die Fliege (*Caenorhabditis elegans* und *Drosophila melanogaster*) ja schließlich auch ohne DNA-Methylierung leben können. Kürzlich haben jedoch genetische Versuche, sogenannte Knock-out Experimente, bei denen das DNA-Methyltransferasegen der Maus inaktiviert wurde, eindeutig gezeigt, daß DNA-Methylierung bei Säugern eine lebenswichtige Funktion hat. Betroffene Mäuse sterben noch vor der Geburt. Mittlerweile konnte auch gezeigt werden, daß DNA-Methylierung bei der Inaktivierung des zweiten weiblichen X-Chromosoms, dem parentalen Imprinting und der Regulation der Genexpression eine wichtige Rolle spielt.

## Epigenetik und die Regulation der Genexpression

Um die Rolle der DNA-Methylierung bei der Regulation der Genexpression zu verstehen, ist es notwendig, sich die typische Struktur von Säugergenen anzuschauen (siehe Abbildung 2). Dabei fällt auf, daß die methylierten und die unmethylierten CpG-Stellen keineswegs zufällig im Genom verteilt sind. Die potentiellen Methylierungsstellen sind im Promotorbereich in den sogenannten CpG-Inseln konzentriert und im restlichen Gen nur vereinzelt zu finden. Diese Verteilung findet man bei allen sogenannten *'housekeeping'*-Genen, die in allen Zellen des Körpers exprimiert werden und an den allgemeinen Funktionen einer Zelle beteiligt sind. Anders verhält es sich bei den gewebsspezifischen Genen, d.h. bei den Genen, die jeweils nur in bestimmten Zellen exprimiert werden und damit z. B. eine Nervenzelle von einer Muskelzelle unterscheiden. Nur etwa 40% dieser gewebsspezifischen Gene haben eine erkennbare CpG-Insel.

Im Verlauf der Entwicklung und auch bei der Entstehung von Krankheiten ändert sich das Genexpressionsmuster, d. h. verschiedene Gene werden an- oder

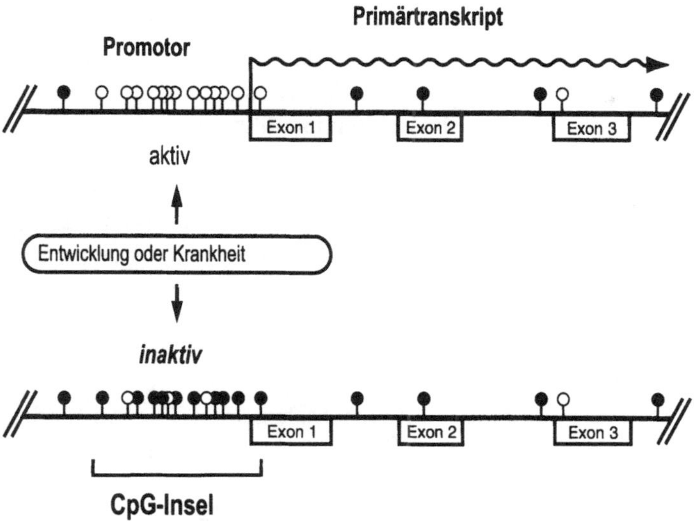


**Abb. 2.** Schematische Darstellung einer typischen Genstruktur. Skizziert wurde ein kleiner Ausschnitt aus dem menschlichen Genom. Dieser Bereich entspricht etwa zwei bis fünftausend Basenpaaren, d.h. nur einem Millionstel des gesamten Genoms. Gene bestehen im Wesentlichen aus einem Promotor, den Exonen und den dazwischen liegenden Intronen. Die genetische Information des Gens wird von RNA-Polymerasen abgeschrieben. Diese erste Abschrift, das Primärtranskript, wird dann weiter prozessiert. Dabei werden die Introne herausgeschnitten und die verbleibenden Exonsequenzen bilden dann die Boten-RNA (mRNA, messengerRNA), die dann von den Ribosomen in Proteine translatiert wird.
Diese Umsetzung der genetischen Information von der DNA über RNA zum Protein unterliegt einer vielfältigen und komplexen Kontrolle. Eine zentrale Rolle spielt dabei der Promotor, eine regulatorische DNA-Sequenz am Anfang, d.h. 5'-Ende der Gene. An diesen Promotor binden regulatorische Proteine (Transkriptionsfaktoren), die darüber entscheiden, ob ein Gen transkribiert wird oder nicht. Diese Promotorbereiche sind reich an potentiellen Methylierungsstellen, den CpG-Stellen. Diese CpG-reichen Bereiche liegen in der Regel am Anfang eines Gens und werden CpG Inseln genannt. Die CpG-Stellen können entweder methyliert (gefüllter Kreis) oder unmethyliert (offener Kreis) sein. Das Methylierungsmuster verändert sich im Verlauf der Entwicklung und auch bei der Entstehung von Krankheiten. In der Regel haben aktive Gene eine unmethylierte und inaktive Gene eine methylierte CpG-Insel

abgeschaltet. Diese Veränderungen in der Genexpression korrelieren häufig mit Veränderungen im Methylierungsmuster. Bei aktiv exprimierten Genen sind diese CpG-Inseln in der Regel unmethyliert und die im restlichen Genom verteilten CpG-Stellen weitgehend methyliert. Bei inaktiven Genen sind auch die CpG-Inseln weitgehend methyliert.

Die genaue Rolle der DNA-Methylierung bei der komplexen Regulation der Genexpression ist noch nicht vollständig bekannt. Grundsätzlich wird die Expression von Genen an sehr vielen, verschiedenen Punkten reguliert und kontrolliert. Der erste Schritt ist die Transkription des Gens durch RNA-Polymerasen. Verschiedene positiv oder negativ wirkende Faktoren binden im Promotorbereich an die DNA und entscheiden damit schließlich, ob ein Gen transkribiert wird oder nicht.

DNA-Methylierung kann sowohl direkt als auch indirekt die Transkription der Gene beeinflussen. Einerseits ist bekannt, daß DNA-Methylierung direkt die Bindung von Transkriptionsfaktoren und damit die Aktivierung eines Gens verhindern kann. Andererseits wurden kürzlich Faktoren identifiziert, die spezifisch an methylierte CpG-Inseln binden und daher auch methylcytosin-bindende Proteine (MeCP) genannt wurden. Diese MeCPs bewirken, daß die DNA in diesem Bereich sehr kompakt verpackt wird und damit für Transkriptionsfaktoren kaum zugänglich ist. Dieses 'Wegpacken' von vorübergehend nicht benötigten DNA-Sequenzen hilft vermutlich auch die schier unvorstellbare Komplexität des Genoms zu bewältigen. So müßten z. B. Transkriptionsfaktoren auf der Suche nach ihren spezifischen Bindungsstellen von etwa 10 Basenpaaren ständig 3 Milliarden Basenpaare absuchen. Durch diesen 'Wegpack'-Mechanismus wird der Bereich effektiv eingeschränkt und damit die Suche dramatisch vereinfacht. In beiden Fällen verhindert DNA-Methylierung die Transkription und führt so zu einer Inaktivierung der betroffenen Gene.

Diese Darstellung deutet auf eine Dominanz oder Schlüsselrolle der DNA-Methylierung bei der Regulation der Genexpression hin. Die Fraktion der 'Transkriptionsforscher' argumentiert hingegen, daß die entscheidende Regulation durch die Transkriptionsfaktoren erfolgt, die an den Promotor binden und damit das Gen aktivieren und die Methylierung verhindern. Nur wenn diese Transkriptionsfaktoren abgeschaltet werden und den Promoter freigeben, erhalten DNA-Methyltransferasen Zugang. Die Wahrheit liegt wahrscheinlich irgendwo zwischen diesen beiden extremen Positionen. In jedem Fall unumstritten ist jedoch, daß DNA-Methylierung die Expression von Genen verhindern kann.

Eindrucksvolle Beispiele für diese Wirkung der DNA-Methylierung sind das parentale Imprinting und die Inaktivierung des zweiten X-Chromosoms bei der Frau. Bei Imprinting wird jeweils nur das Gen von einem Elternteil exprimiert, während das Gen, das vom anderen Elternteil stammt, methyliert und inaktiv ist. In beiden Fällen, X-Chromosomeninaktivierung und Imprinting, sind in der Zelle zwei Gene mit häufig sogar identischer DNA-Sequenz vorhanden und trotzdem binden und aktivieren die Transkriptionsfaktoren nur eins der beiden Gene. Ein Phänomen also, das mit den 4 Buchstaben des klassischen genetischen Alphabets nicht erklärt werden kann. Der einzige Unterschied zwischen den Genkopien von der Mutter und vom Vater ist die DNA-Methylierung und zeigt somit sehr deutlich die Bedeutung der Epigenetik bei der Regulation der Genexpression.

## Epigenetik und Krankheitsentstehung

Bei der Krankheitsentstehung kann man verschiedene, prinzipielle Mechanismen unterscheiden. Krankheiten können sowohl durch äußere Einflüsse als auch durch ererbte oder erworbene Mutationen verursacht werden. Häufig liegt eine Kombination dieser Mechanismen vor wie z.B. beim Lungenkrebs. Hierbei können ererbte Mutationen eine Prädisposition darstellen und weitere Mutationen, die durch das Rauchen verursacht werden, führen dann zum Krankheitsausbruch. DNA-Methylierung kann in diesem vereinfachten Schema auf zwei verschiedenen Wegen zur Krankheitsentstehung beitragen. Erstens ist 5-Methylcytosin, das Produkt der

DNA-Methylierung, sehr mutationsanfällig. Zweitens können Fehler bei der DNA-Methylierung zur fälschlichen Abschaltung eines Gens führen.

DNA-Methylierung erzeugt *hotspots* für DNA-Mutationen, d. h. an diesen Stellen treten Mutationen mit besonders hoher Frequenz auf. Bereits frühe Studien am Haustier der Genetiker, dem Bakterium *Escherichia coli*, haben gezeigt, daß methylierte Cytosinreste besonders anfällig für Mutationen sind. Bei diesem Mutationstyp wird die DNA-Sequenz CG zu TG mutiert. Untersuchungen bei verschiedenen menschlichen Erkrankungen haben dann gezeigt, daß etwa ein Drittel aller Punktmutationen an CpG-Stellen, also an potentiellen Methylierungsstellen, auftreten. Auch bei dem Tumorsuppressorgen p53 treten etwa ein Viertel aller Mutationen, die dann zur Krebsentstehung beitragen, an CpG-Stellen auf.

Die Ursache dieser hohen Mutationsrate bei methylierten Cytosinresten liegt in der strukturellen Ähnlichkeit von 5-Methylcytosin und Thymin (siehe Abbildung 3). Beide Basen tragen am C5-Atom eine Methylgruppe, so daß nach einer oxidativen Desaminierung von 5-Methylcytosin das Reaktionsprodukt nicht mehr von Thymin unterscheidbar ist. Dieser Mutationstyp wird folglich C zu T Transition genannt. Diese hohe Mutationsrate ist sehr wahrscheinlich auch die Ursache für das seltene Auftreten von CpG-Stellen im Genom (vergleiche Abbildung 2). Ein Großteil der Mutationen, deren Folgen jetzt mit den Mitteln der modernen Gen-Medizin kuriert werden sollen, gehen also auf diese C zu T Transition an methylierten Cytosinresten zurück.

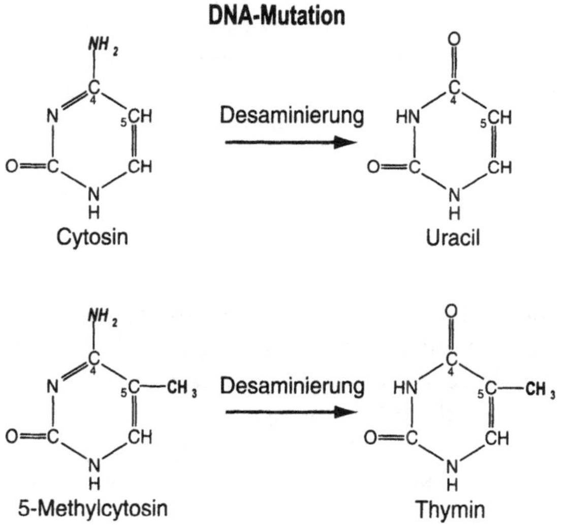


**Abb. 3.** DNA-Mutation durch DNA-Methylierung. Die spontan in lebenden Zellen auftretende Desaminierung von Cytosin führt zum Verlust der Aminogruppe am C4-Atom des Basenrings. Das so erzeugte Uracil wird vom DNA-Reparatursystem, den Uracil-DNA-Glykosidasen, erkannt und aus der DNA herausgeschnitten. Bei der Desaminierung von 5-Methylcytosin entsteht jedoch Thymin, das vom Reparatursystem nicht mehr spezifisch erkannt werden kann. Daher treten Mutationen an methylierten Cytosinresten mit erhöhter Wahrscheinlichkeit auf

Im vorangegangenen Abschnitt wurde die Rolle der DNA-Methylierung bei der Regulation der Genexpression beschrieben. Danach können also Fehler bei der DNA-Methylierung zum fälschlichen Abschalten von wichtigen Genen führen. In der Regel ist das wie auch bei klassischen Mutation für den Organismus nicht weiter tragisch, da im schlimmsten Fall lediglich einzelne Zellen absterben. Anders ist es jedoch, wenn Tumorsuppressorgene inaktiviert und die betroffenen Zellen damit transformiert werden und zu lebensbedrohlichen Tumoren auswachsen.

Klassischerweise werden Tumore auf Mutationen untersucht; in vielen Fällen wurden die Forscherteams jedoch nicht fündig. Weitere Analysen zeigten dann häufig, daß verdächtigte Gene zwar nicht mutiert waren, aber trotzdem nicht exprimiert wurden, d. h. es konnten keine spezifischen Transkripte und Genprodukte nachgewiesen werden. In diesen Fällen stellte sich dann heraus, daß die Promotorregion des Gens fälschlicherweise methyliert und damit stillgelegt war. Dieser Fehler bei der DNA-Methylierung hat damit die gleichen dramatischen Folgen wie eine DNA-Mutation. Die Liste von Genen, die durch DNA-Methylierung inaktiviert und damit zur Krebsentstehung beitragen können, wird immer länger. Neben den bekannten Tumorsuppressorgenen wie Retinoblastomaprotein (pRB), p15 und p16 wurden auch Wachstumsregulatoren wie der Östrogenrezeptor oder Zelladhäsionsmoleküle und auch DNA-Reparaturenzyme gefunden.

Schließlich erschwert die DNA-Methylierung auch die Erforschung und Bekämpfung von komplexen Erkrankungen wie z. B. der Hypertonie. Mittlerweile sind bereits eine Vielzahl von Genen bekannt, die an der Regulation des Blutdrucks beteiligt sind. Die systematische Suche nach den Ursachen der Hypertonie wird nun dadurch erschwert, daß gelegentlich bestimmte Kandidatengene zwar keine Mutationen tragen, aber trotzdem durch DNA-Methylierung fehlreguliert sein können. Andererseits können mutierte Gene durch DNA-Methylierung unterschiedlich stark exprimiert werden und damit auch unterschiedlich zur Ausbildung des Phänotyps, wie z. B. der Hypertonie, beitragen. DNA-Methylierung ist damit auch für die unterschiedliche Penetranz von Krankheitsgenen mitverantwortlich und erschwert so systematische genetische Studien.

## Epigenetik und Gentherapie

Das Ziel der Gen-Medizin ist die Erforschung und die Bekämpfung der genetischen Ursachen menschlicher Erkrankungen. Einmal identifizierte genetische Defekte sollen dann mit den modernen Mitteln der Gentherapie kuriert werden. Allerdings wird bei der Gentherapie nicht das betroffene Gen therapiert, sondern 'lediglich' eine zusätzliche, intakte Kopie des Gens, ein sogenanntes Transgen, eingeführt. Dies mag wie ein sophistisches Wortspiel klingen, trifft aber das größte Problem der Gentherapie im Kern.

In den letzten Jahren hat es zwar große Fortschritte bei der Entwicklung von neuen Vektoren gegeben, die Gene sehr effizient in Zellen einschleusen können, aber das ist lediglich der erste Schritt und eine Vielzahl von nachfolgenden Problemen müssen noch gelöst werden. So muß für viele Anwendungen die Spezifität der Vektoren verbessert werden. Will man z. B. 'Killergene' zur Krebstherapie einsetzen, muß man erreichen, daß möglichst alle Krebszellen getroffen und gesunde

Zellen verschont werden. Wenn schließlich das richtige Gen in der richtigen Zelle abgegeben worden ist, sind damit noch lange nicht alle Probleme gelöst. Das größte bislang noch ungelöste Problem der Gentherapie ist es, eine stabile und richtig dosierte Genexpression zur erreichen. Manchmal ist die Expression zu hoch (*too much of a good thing*) oder zu niedrig und nach einigen Monaten fällt die Transgenexpression sehr häufig völlig ab. Diese Schwierigkeiten, bei der zu kurierenden Zelle die richtige Transgenexpression zu erzielen, haben viele Ursachen, die jedoch alle in der Tatsache begründet sind, daß nicht ein defektes Gen repariert, sondern 'nur' ein intaktes Transgen zugegeben wird. Wie im nachfolgenden Text dargelegt, ist die Epigenetik auch an der Regulation der Transgenexpression beteiligt.

Diese Transgene sind erstens nicht identisch mit den Originalen und zweitens nicht an der gleichen Stelle im Chromosom eingefügt worden. Menschliche Gene sind im Durchschnitt etwa 10 bis 100 Kilobasen lang, können aber auch größer als eine Megabase sein. DNA-Fragmente dieser Größe sind leider nur sehr schwer handhabbar, so daß in der Regel künstliche Kurzformen, die sogenannten cDNAs oder Minigene verwendet werden. Diese Minigene enthalten nur die absolut notwendigen genetischen Informationen, der größte Teil der DNA des Originalgens (etwa 90% oder mehr) mitsamt seinen subtilen regulatorischen Elementen fehlt im Minigen. Ferner spielt auch der Insertionsort, an dem die Transgene in das Chromosom eingefügt werden, eine wichtige Rolle bei der Regulation der Genexpression. Wie in amerikanischen Großstädten gibt es auch im Genom *good and bad neighborhoods.* Die Lage auf dem Chromosom kann die Expression von Genen und damit auch die von Transgenen entscheidend beeinflussen. Da die Transgene nach dem Zufallsprinzip ins Chromosom eingefügt werden, landen sie fast zwangsläufig in der falschen *neighborhood* und haben damit von Anfang an ein Handikap. Insgesamt ist es daher nicht erstaunlich, daß die Minigene nicht automatisch wie ihre Originale reguliert werden.

Bei der mit der Zeit abfallenden Expression der Transgene oder Minigene scheint die DNA-Methylierung wiederum eine wichtige Rolle zu spielen. Da die Gentherapie bei Menschen bislang nur in wenigen, kleinen Modellversuchen getestet wurde, gibt es zur Zeit noch zu wenig Daten, um sichere Schlußfolgerungen zu ziehen. Bei Versuchen an Tieren und isolierten Zellen zeigte sich jedoch, daß verschiedene Transgene nach kurzer Zeit methyliert und inaktiviert wurden. DNA-Methylierung scheint also eine Art Selbstverteidigung der Zelle gegen fremde DNA darzustellen und sorgt z.B. auch für eine sehr effiziente Inaktivierung von viraler DNA. Unser Genom ist in der Tat durchsetzt von viralen DNA-Fragmenten, die sich im Verlauf der Evolution in unserem Genom angesammelt haben, aber durch DNA-Methylierung inaktiviert worden sind. Wenn man übrigens die DNA-Methylierung künstlich inhibiert, können diese 'schlafenden' Viren wieder aktiviert werden. Dieser Selbstverteidigungsmechanismus ist es nun, der den Gentherapeuten das Leben schwer macht, denn die mit viel Mühe eingeschleusten Gene und Expressionsvektoren sind wie Viren-Fremd-DNA und werden als solche häufig inaktiviert.

## Ausblick

Zusammenfassend kann man sagen, daß DNA-Methylierung Erkrankungen sowohl verursachen als auch deren Erforschung und Bekämpfung erschweren kann. Erich Kästner würde an dieser Stelle fragen, wo bleibt das Positive. In der Tat scheint die DNA-Methylierung uns mehr zu schaden als zu nutzen, nur leider können wir auch nicht mehr ohne sie leben. Vielleicht waren die subtilen regulatorischen Mechanismen der Epigenetik die Voraussetzung für die Entwicklung eines komplexen Genoms. Die Fliege (*Drosophila melanogaster*), die ohne DNA-Methylierung funktioniert, hat schließlich ein 20mal kleineres Genom als der Mensch.

Bislang ist noch nicht bekannt, wie die DNA-Methylierung reguliert wird. Es wird derzeit untersucht, woran DNA-Methyltransferasen die Fremd-DNA, die sich chemisch ja nicht von der eigenen DNA unterscheidet, erkennen. Ferner wird untersucht, wie es zu Fehlern bei der DNA-Methylierung kommt und wie man sie vermeiden kann. Die Ergebnisse dieser laufenden Forschung werden uns dann helfen, das Beste aus unserem Leben mit DNA-Methyltransferasen zu machen. Die Erkenntisse zur Regulation der DNA-Methylierung können dann zur Entwicklung verbesserter Gentherapieansätze genutzt werden.

Bei neuen, vielversprechenden Varianten der Gentherapie wird nun versucht, wirklich die betroffenen Gene zu therapieren, d. h. die krankheitsverursachenden DNA-Mutationen direkt zu korrigieren. Dabei sollen die DNA-Mutationen mit den eigenen Reparaturmechanismen der Zelle, wie z. B. der homologen Rekombination, repariert werden. Versuche an isolierten Zellen haben gezeigt, daß dieser Ansatz prinzipiell funktionieren könnte. Die Effizienz dieser Methoden ist jedoch noch so gering, daß eine Anwendung in der human Gentherapie zur Zeit noch nicht möglich ist. Mit diesem Ansatz würden jedoch mutierte Gene wieder in den Ausgangszustand zurückversetzt und damit die hier diskutierten Expressionsprobleme der traditionellen Gentherapie geschickt vermieden werden.

# KAPITEL 9

# Der Alterungsprozess der Zelle und seine Genetik

Th. Vömel

Die gerontologische Grundlagenforschung setzt sich seit 70 Jahren zunehmend intensiver mit den Alternsprozessen vor allem auf der zellulären v. a. und molekularbiologischen Ebene auseinander. Trotzdem lassen sich die dem Alternsprozess zugrunde liegenden Vorgänge lediglich in Form von Hypothesen und Theorien fassen. Ein allgemein akzeptierter Mechanismus des Alterns ist derzeit noch nicht formulierbar.

Ohne hinreichende Klärung der einzelnen Beziehungen und Wechselwirkungen konnte gezeigt werden, dass Altern auf praktisch allen Ebenen des biologischen, individuellen und sozialen Daseins stattfindet (Abb. 1).

Aus der Fülle der erhobenen Daten ergibt sich, dass Altersveränderungen beziehungsweise Alternstheorien auf Zell-, Organ-, Organismus- und Populationsebene eruierbar sind

Mit der molekularen und zellulären Ebene beginnend, lassen sich die in Abb. 2 dargestellten Alternstheorien aufzeigen.

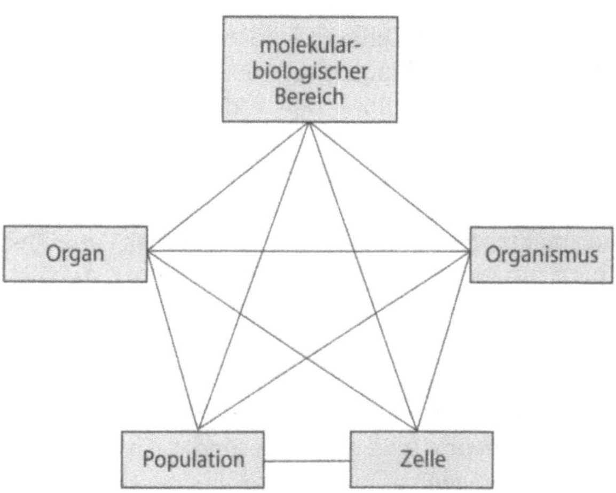


**Abb. 1.** Ebenen des Altersvorgangs, diese sind nicht im eigentlichen Sinn hier archisch geordnet, sondern beeinflussen sich gegenseitig. (Vömel 1989) Diese einzelnen Prozesse greifen in einem Gesamtgefüge ineinander. Auf die Alternsvorgänge, die sich auf die Population und das Individuum insgesamt beziehen, wird an anderer Stelle eingegangen. Im Rahmen der biologischen Alternstheorie werden die Mechanismen behandelt, die ihre Wirksamkeit im molekularen Bereich bis hin zum Gesamtorgan entfalten

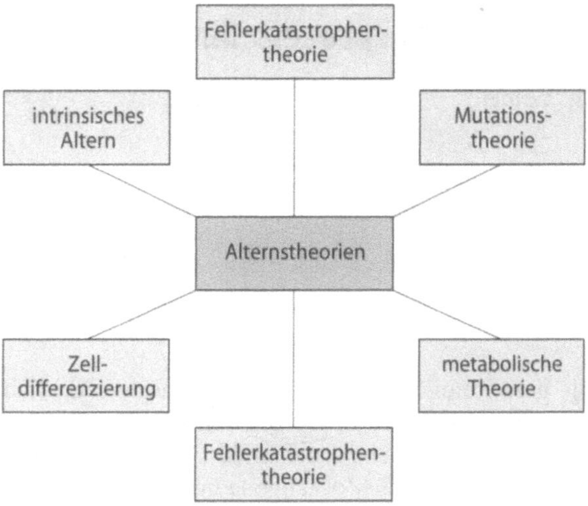


**Abb. 2.** Alternstheorien auf Zellebene auf der Ebene des molekularen Bereiches

Die Fehlerkatastrophentheorie siedelt sich vor allem im Bereich der primären Proteine im Rahmen der molekularen Biosynthese an und wurde erstmals von Orgel formuliert. Bekanntester Protagonist ist Strehler, der das Auftreten von Fehlern in der Proteinbiosynthese für physiologisch erklärt. Normalerweise hat die Produktion fehlerhafter Proteine keine wesentliche Auswirkung auf die Zelle, da deren Funktionsausfall durch genügend intakte Proteine ausgeglichen wird. Allerdings akkumulieren fehlerhafte Proteine im Verlauf des Lebens, das solche Moleküle die DNA-abhängige Synthese beeinflussen und auch selbst RNA-Polymerasen, Aminoacyl-Transfer-RNA-Synthetasen und andere Enzyme sind, die beim Transfer genetischer Informationen aus dem Zellkern maßgeblich beteiligt sind.

Durch die stetig steigende Menge fehlerhafter Proteine und die wachsende Vielfalt der Fehler kommt es zu einer immer stärker werdenden Beeinträchtigung des Zellstoffwechsels. Ab einem gewissen Zeitpunkt wird die Kompensationsfähigkeit der Zelle überschritten: Dies führt zum metabolischen Zusammenbruch der Proteinbiosynthese.

Der Abfall spezifischer Enzymaktivitäten wird auf den gestiegenen Anteil fehlerhaft verlaufender Proteinbiosynthese in alten Zellen zurück geführt. Auch immunologisch konnten solche inaktive, aber ansonsten strukturell konstante Fehlerproteine nachgewiesen werden.

Zur Fehlerkatastrophentheorie ist allerdings kritisch anzumerken, dass die Theorie zu unspezifisch ist, da keine konkreten Fehlerproteine definierbar sind.

Der Wert der Fehlerkatastrophentheorie liegt darin begründet, dass aufgrund dieser Theorie eingehende Untersuchungen auf molekularer Ebene stattfanden.

Freie Radikale sind hochreaktive Moleküle (zum Beispiel Hydroperoxyde, Peroxyde und Stickstoffverbindungen), die als Zwischenprodukte des Zellstoffwechsels entstehen und deren gemeinsamer Wirkmechanismus die Peroxydation von Lipiden innerhalb und ausserhalb des Zellstoffwechsels und der Zellmembranen ist. Da Peroxylipide einerseits ihre biologischen Funktionen nicht mehr aufrechterhalten und andererseits nur zum Teil wieder abgebaut werden können, kommt es zur Dysfunktion besonders der Zellmembranen und zur Akkumulation von funktionstüchtigen Lipiden und Lipoproteinen. Diese sammeln sich vor allem im Golgi-Apparat, im endoplasmatischen Retikulum und im Bereich der sekundären Lysosomen. Aufgrund ihrer extrem kurzen Lebensdauer von wenigen Millisekunden reagieren die freien Radikale am Ort ihrer Entstehung. Zum einen sind Transkription und Translation im Rahmen der Proteinbiosynthese betroffen, zum anderen werden aber auch die Mitochondrien geschädigt, in denen der Hauptanteil der Sauerstoffutilisation abläuft.

Aufgrund dieser Theorie wurden grundlegende gerontologische Therapieansätze entwickelt, die auf der Zufuhr von Antioxydantien beruhen. Die Zufuhr von Antioxydantien beziehungsweise die Reduktion der Wirkung der freien Radikale kann Lebensverlängerung bewirken, bisher allerdings nur im Tierversuch. So leben Mäuse bei der Verabreichung von Antioxydantien 25 % bis 40 % länger. Auch durch sehr hohe Gaben von Vitamin C und E kann die mittlere Lebenserwartung verlängert werden. Eine Verlängerung der maximalen Lebensspanne konnte bislang nicht erreicht werden.

So konnte gezeigt werden, dass die maximale Lebensspanne auch der behandelten Nagetierstämme immer im Rahmen der maximalen Lebenserwartung der entsprechenden Spezies lag. Weitere Einwände führen die Wirkung der Antioxydantien auf eine Einschränkung der Kalorienzufuhr insgesamt zurück. Auch Einwirkung der Antioxydantien als Enzyminduktoren wird postuliert, die dann die Toxizität einer Standardlabordiät herabsetzen und zur Erhöhung des Kalorienumsatzes beitragen.

Schon vor über 90 Jahren wurde das Altern als ein unvermeidlich ablaufender Prozess gesehen, der mit der Differenzierung unserer Zellen und Organe untrennbar verknüpft ist. Grundlage des allgemeinen, genetischen Modells des Alterns ist die Beobachtung, dass die verschiedenen Spezies jeweils ihre eigene, immer wieder reproduzierbare Lebenserwartung haben, und dass hohes Alter beziehungsweise früher Tod vererbbar sind.

Als klassisches Modell für die genetische Bedingtheit des Altersprozesses sind die Arbeiten und das darauf basierende Modell der Fibroblastenkulturen von Hayflick zu nennen. Hayflick konnte zeigen, dass Fibroblasten eine beschränkte, gesetzmäßige Anzahl von Teilungsschritten durchlaufen, solange keine maligne Transformation eintritt. Die Anzahl der möglichen Subkultivierungen korreliert eng mit der Teilungsfähigkeit der Zellen und mit dem Alter des jeweiligen Fibroblastenspenders. So können Fibroblasten von jungen Menschen eine maximale Subkultivierungsrate von 55 bis 66 erzielen, während die Zellen alter Spender lediglich noch 5 bis 10 Durchgänge ergeben. Dies lässt sich bei praktisch allen Spezies nachweisen, von denen Fibroblastenkulturen gewonnen wurden. Die Gesetzmäßigkeit der beschränkten Subkultivierbarkeit von Zellkulturen gilt offensichtlich auch für T-Lymphozyten.

Trotz intensiver Suche nach dominanten, sogenannten letalen und damit lebensbegrenzenden Genen konnten diese bislang nicht identifiziert werden. Allerdings steht der gesamte Organismus und somit auch unser genetisches Material in enger Wechselwirkung mit der Umwelt, so dass äußere Bedingungen sowohl als pathologischer Einfluss zur Verkürzung der Lebenszeit beitragen als auch bei optimaler Konstellation die maximale Ausschöpfung der intrinsischen Lebenserwartung ermöglichen können. Das Verhältnis extrinsischer und intrinsischer Einflüsse wird dabei mit etwa 40 %:60 % angegeben.

In den letzten Jahren wurde vermehrt auf die Bedeutung der Telomeren, das heißt die Chromosomenenden auf eine korrekte Teilung der Zellen hingewiesen. Diese Telomeren verkürzen sich mit zunehmendem Alter des Organismus, von dem eine Zelle stammt beziehungsweise vom zunehmenden Alter der jeweiligen Fibroblastenkultur. Die Telomerenverkürzungen bedingt bei Clonierung eines Organismus, das dieser nach entsprechendem Entwicklungsstadium als adulter Organismus phenotypisch dem eines alten Individuums gleicht. Insgesamt bedeutet dies, dass die sogenannte Telomerenverkürzung recht genau mit dem biologischen Alter eines Organismus korreliert. Die eigentliche Bedeutung, die hinter diesem Phänomen steckt, ist bislang noch nicht geklärt.

Am Ende der Hayflick´schen Fibroblastenkulturphase 3 konnte eine Phase 4 definiert werden, indem die Fibroblasten offensichtlich ihrer Teilungsfähigkeit verloren haben, aber in Kultur weiterhin vital bleiben und dies über lange Zeit. Danach befindet eine programmierte Involution der Zellen hin zum Zelltot statt, was insgesamt als Apoptose bezeichnet wird. Dieser programmierte Zelltot lässt sich auch modellhaft beispielsweise bei Infektionen mit pathologischen Prionproteinen nachweisen, so dass die Apoptose bei Prionerkrankungen zeitweilig als Modell für Alternsprozesse gesehen wurde. Die Apoptose wird im Rahmen der von Hayflick postulierten genetischen Bedingtheit des Altersprozesses gesehen, wobei das Modell der Apoptose zwar als Programm sowohl für die Existenz eines Organismus mit hemmenden Mechanismen für differenzierte Zellen als auch als Programm des Alterns angesehen wird. Die weiterhin bestehende Wechselwirkung mit der Umwelt lässt sich aber auch hier nachweisen.

Aus der Theorie des allgemeinen genetischen Modells geht hervor, dass Erbstrukturen lebenslang vielfältigen Schädigungsmechanismen ausgesetzt sind. Grundsätzlicher Mechanismus der Mutationen, deren Auswirkungen der Fehlerkatastrophe entsprechen, sind sprunghafte Änderungen der DNA-Wirkung. Durch Anhäufung entsprechender Mutationen kommt es dann, ähnlich wie bei der Fehlerkatastrophe, zur Ansammlung von Änderungen, die zum Tode der Zelle und des Organismus führen. Schon relativ frühzeitig wurde erkannt, dass primäre Mutationen auf mindestens 2 Wegen zustande kommen, nämlich durch energiereiche Strahlungen wie Röntgen- und UV-Strahlen und auch spontan, ohne fassbare schädigende Einwirkung.

Der Mutationstheorie wurde allerdings schon von Anfang an im Rahmen der Diskussion über die Fehlerkatastrophentheorie, aber auch durch die Sicherung der Theorie des intrinsischen Alterns widersprochen. Auch der Mutationstheorie kommt insgesamt wenig Wahrscheinlichkeit als orginärem Alternsmechanismus zu. Die Mutationstheorie beinhaltet über die eigentliche Änderung des genetischen Materials hinaus auch die Schädigung der DNA- und RNA-Reparaturmechanismen, die zu praktisch den gleichen Effekten führt. Seite langem ist bekannt, dass DNA-Schäden (sowohl Einzel- als auch Doppelstrangbrüche) repariert werden können. Nach Medevedev kommen Mutationen durch zufällige Änderungen in der DNA sowie im DNA-Protein-Komplex zustande. Mutagene Faktoren sind die Wirkung innerer und äußerer Bestrahlung, freie Radikale, Einbau von Nucleotid-

Analoga und veränderte Polymerasen. Darüber hinaus können DNA-Viren, lysosomale Desoxyribonucleasen, veränderte Repressoren und Depressoren entsprechende Mutationswirkung entfalten. Sogenannte Repair-Mechanismen stehen hinsichtlich ihrer Mutationswirkung im Vordergrund. Durch ihre zunehmende Raparaturunfähigkeit wird die DNA allmählich funktionsunfähig.

Zwischen der eigentlichen Zelldifferenzierung in unterschiedliche Aufgaben der Zelle und der Stammzelldifferenzierung muss unterschieden werden. Beides ist genetisch vorgegeben, und im Rahmen der Zelldifferenzierung kommt es während der Ontogenese zu einer Modifizierung der genetischen Sprache. Darüber hinaus erscheinen mehr und mehr zunehmende Fehler im Rahmen der Zelldifferenzierung und der Änderung der RNA- und DNA-Aktivität, so dass bedeutungsvolle genetische Inhalte verloren gehen. Die gleichen Probleme treten bei der Stammzelldifferenzierung auf. Dabei kommt über die eingangs erwähnte Änderung der genetischen Sprache und die Mutationsprobleme hinaus noch die geänderte Regulation der Stammzelldifferenzierung dazu, die auch eine Begrenzung der Stammzelldifferenzierung im geänderten genetischen Programm beinhaltet.

Metabolisch orientierte Ansätze der Alternstheorien gehen davon aus, dass mit zunehmendem Alter Abbauprodukte der Biosynthese, des Energie- und Strukturstoffwechsels sowie toxische Substanzen akkumulieren. Allerdings wurden als eigentliche Abbauprodukte lediglich Lipofuscine und andere sogenannte Alterspigmente sowie Amyloid nachgewiesen, wobei die Toxizität der Lipofuscine sehr in Frage steht und die Ablagerung von Amyloid vornehmlich als pathologischer Vorgang anzusehen ist.

Aus Abb. 3 geht hervor, dass im hohen Alter im wesentlichen 4 Organe den eigentlichen Alterungsprozess bestimmen, der zur Dysfunktion des gesamten Organismus und zum Tode führt. Diese 4 sind das zentrale Nervensystem, das Immunsystem, das endokrine System und das kardio-vaskuläre System.

Bei kardio-vaskulären sowie beim zentralnervösen System stehen aber pathologische Vorgänge im Vordergrund, das heißt die Funktion dieser Systeme wird durch krankhafte Prozesse zerstört. Deren Verhinderung bewirkt zwar, dass die Patienten in hohem Alter nicht mehr an diesen Krankheiten versterben, aber auch wenn zusätzlich noch die Elimination der Tumorerkrankungen gelingt, kommt es lediglich zu einer geringen Steigerung der Lebenserwartung, wie aus der Abb. 4 zu entnehmen ist.

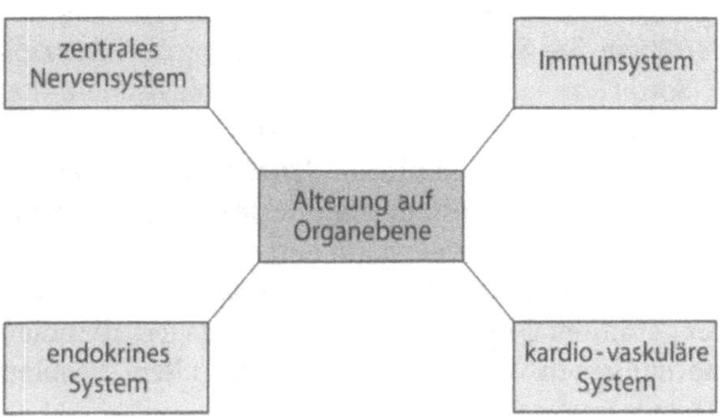


**Abb. 3.** Die 4 Organbereiche, die als Schrittmacher für das Altern auf der Organebene zu gelten haben

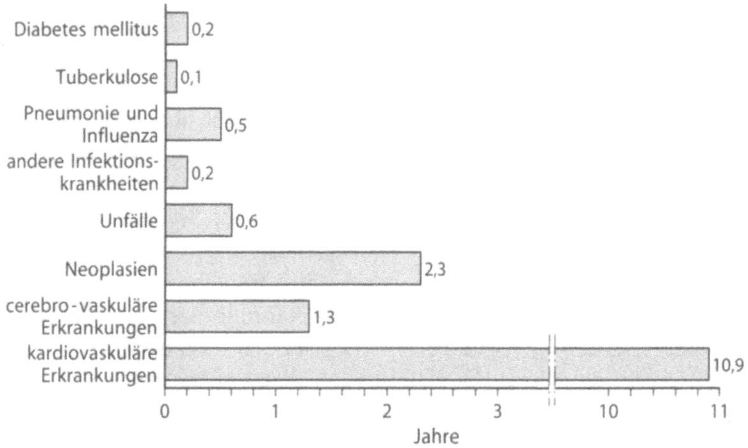


**Abb. 4.** Verlängerung der mittleren Lebenserwartung (in Jahren) nach Eliminierung von Erkrankungen, beziehungsweise der Möglichkeit, diese kurativ zu heilen

Die endokrinen Organe zeigen immer wieder vor allem Dysfunktionen der Hypophysen- sowie der Schilddrüsenhormone. Teils sind sie durch Veränderungen der Einweißbindung im Alter bedingt. Insgesamt lassen sich zwar erhebliche Änderungen von Hormonspiegeln im Blut nachweisen, aber ihre Auswirkungen auf die Gesamthomöostase und den eigentlichen Alterungsprozess sind noch ungeklärt.

Im Vordergrund der Organalterung steht das Immunsystem, für das eine der ältesten

Die diesbezüglich älteste Theorie besagt, dass genetisch bedingte zunehmende Fehlfunktionen vor allem des Thymus, sowie des gesamten lymphatischen Systems zu einer kontinuierlichen Abnahme der immunologisch kompetenten Zellen und zu einer Zunahme der autoimmunologischen Prozesse führen und im Absterben des Organismus enden.

Neben einer Atrophie des Thymus kommt es zu spezifischen Änderungen der Lymphozytenfunktionen. Die Verminderung der Proliferationsrate, eine verminderte Suppression der B-Lymphozyten durch T-Lymphozyten und eine verminderte zytotoxische Aktivität der T-Zellen wurden beobachtet. Ursache für die Einschränkung der Funktion des Immunsystems sind offensichtlich Grenzen auf der Ebene der Stammzelldifferenzierung und der Zellproliferation.

Somit kann die Theorie der immunologischen Alterung als wesentlicher Faktor im Bereich der Organalterung letztlich auf Mechanismen im Bereich der molekularen und genetischen Alterung zurückgeführt werden. Gerade die von Walford am Immunsystem aufgestellte Limitierte Gentheorie des Alterns lässt sich als genetisch bedingter Alternsvorgang gut demonstrieren.

In Abb. 5 sind die Einflüsse dargestellt, die wesentlichen Beitrag zur Alterung des gesamten Organismus leisten. Sie gehen über die bisher vorgestellten Alternsmechanismen hinaus, indem sie vor allem Probleme der Regulation und des Stresses umfassen.

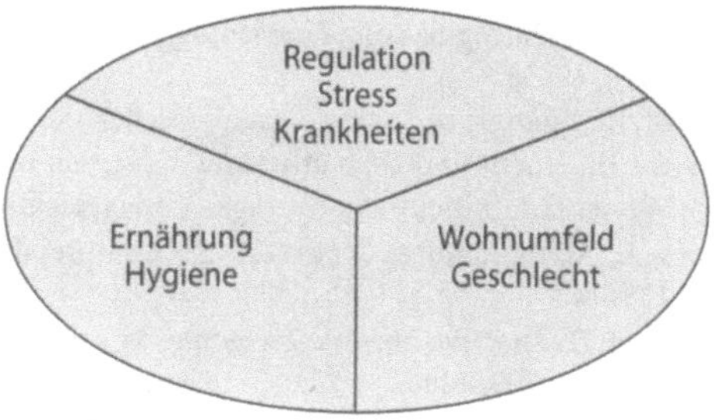


**Abb. 5.** Theorien des Alterns auf der Ebene des gesamten Organismus

Gerade Selye hat viel über die Einflüsse von Stress auf das Alter erarbeitet. Schon 1950 hat er sie Adaptationssyndrom bezeichnet. Unter lang anhaltendem, negativ belegten Stress entwickelt sich, parallel zu Alternsvorgängen, ein

aus der zunehmenden Schädigung des Organismus mitresultierendes Versagen von Regulations-, Adaptations- und Kompensationsvorgängen zusammengesetztes Syndrom.

Diese charakteristische Verminderung der Resistenz gegenüber Stressoren endet letztendlich sowohl im Alter als auch im Rahmen des sogenannten Adaptationssyndroms im Tod.

Ein im Alter nachweisbares Versagen der Regulation führt zwar zum Tode, kann aber auf den unterschiedlichsten Ursachen beruhen. Die zunehmende Multimorbidität kann zwar schon für sich allein ein lebenslimitierender Faktor im Alter sein und somit die Lebenserwartung gravierend beeinträchtigen. Die Grenze der natürlichen Lebenserwartung des Menschen liegt offensichtlich bei 120–125 Jahren, zumindest wurde ein höheres Alter nie zweifelsfrei dokumentiert. Die mittleren Lebenszeiten in unterschiedlichen Gesellschaften liegen aber derzeit bei 80 Jahren für Frauen und 75 Jahren für Männer.

So ergibt sich eine erhebliche Diskrepanz zwischen der derzeitigen mittleren und der maximalen Lebenserwartung. Diese entsteht durch die Multimorbidität des Menschen. Daher stehen bei dem Umgang mit dem Alter die Grundlagenforschung sowie die Therapie der einzelnen Erkrankungen immer im Vordergrund.

## Literatur

Adler, W.H., Aging and immune function. In: J.H. Behnke (Hrsg.), The Biology of Aging. New York: Plenum Press 1978

Beregi, E., Morphology of Antibody-forming cells in young and aged-experimental animals. Mech. Age. Dev. 1972, 1, 233–239

Carpenter, D.G., Diffusion theory of aging. Gerontology 1965, 20, 191–195

Collatz, K.G., Wilps, H., Altersveränderungen aus ethologischer Sicht. In: D. Bente, H. Cooper, S. Kanowski (Hrsg.), Hirnorganische Psychosyndrome im Alter, Springer, Berlin: 1982

Comfort, A. Aging: The biology of senescence Rinehart and Winston, New York: 1964

Curtis, H.J., Gebhard K.L., Radiation induced aging in mice. Proceedings of the 2nd U.N. Internationals conference on peaceful uses of Atomic Ernergy 22, 1959, 52–57

Dilman, U.M., Age associated elevationof hypothalamic threshold off feedback control and role in development, aging, and desease. Lancer 7711, 1971, 1211–1219

Finch, C.E., The regulation of physiological changs during mammalian aging. Quart. Rev. Biol. 51, 1976, 49–55

Flindt, R., Biologie in Zahlen. Gustav Fischer Verlag, Stuttgart-New-York: 1985 6–8

Franke,H., Hoch- und Höchstbetagte. Ursachen und Probleme des hohen Alters. Verständliche Wissenschaft Band 118, Springer Verlag, Heidelberg: 1987

Fries, J., Aging, natural death and the compression of morbidity. N. Engl. J. Med. 130, 1980, 135–142

Gershon, D., Inactive Enzyme Molecules in Aging Mice, LiverAldolase; Proc. Nat. Acad. Sci. USA 70, 1973, 909–1004

Gold, P.H., Gee, M., Nordgreen, R., Strehler B.L., A re-examination of the efficiency of oxidative phosphorylation versus age in rat liver, kidney and heart. Proc. $7^{th}$ Int. Congr. Geront. Wien 8, 1966, 103–108

Hart, R.W., Setlow, R.B., Correlation between Desoxyribonucleic Acid Excision Repair and Life-Span in a number of Mammalian Species. Proc. Nat. Acad. Sci. USA 71, 1974, 2169–2175

Hayflick, L., The Limited in vitro lifetime of human diploid cell strains. Exp. cell. Res. 37, 1965, 614–636

Hayflick, L. The biology of human ageing. Am. J. Med. Sci. 265/8, 1973, 432–445

Hayflick, L. Aging and Drug Testing in Cultured normal human cells; in Drugs and Aging, ed: D. Platt, Springer-Verlag, Berlin-Heidelberg-New York, Tokyo: 1986

Hazzard, W. R. Biologie des Alterns, in: Harrison–Prinzipien der Inneren Medizin, ed: P. W. Straub, Basel: 1989

Henshaw, P. S., Riley E. F., Straphton G. E., The biology effects of pile radiations. Radiologie 49/1, 1947, 349–360

Holliday, R. Errors in protein synthesis and clonal senescence in fungi. Nature 221, 1969, 1224–1228

Holliday, R., Tarront, G. M., Altered Enzymes in Ageing Human Fibroblasts. Nature 238, 1972, 26–30

Horman, D., Role of free Radicals in Mutation. Cancer, Aging, and the maintanance of life. Rad. Rev. 16, 1962, 753–760

Ilan, J., Mechanisms of Gene Expression in Tenebrio molitor Biol. Chem. 245, 1970, 1275–1280

Kay, M.M.B., Immunological aspects of aging, in: Aging, Immunity and Arthritic Desease, Ed: M.M.B. Kay, J. Galpin and Makinodon T. Ravers Press, New York: 1980

Kayser, J., Neumann, J., Lavollay, J., Effect du jus d´orange sur le longe´vite´du rat Wistar noumi ad libium. G.R. Acad. Sci. 263, 1966, 994–1001

Lavollay, J., Effects par le jus de fruits sur la duree´de vie chez le rat. Proc. J. Congr. Inte. Jus de fruits, 1968, 19–28

Lewis, C.M., Holliday R., Mistranslation and aging in Neurospora. Nature 228, 1970, 43–45

Lewis, C.M., Tarrant G.M., Error theory and aging in human fibroblasts. Nature 239, 1972, 319–321

Linke, R.P., Amyloid desposits derived form varions proteins – a hallmark of old age. In: Present state and Research perspections in the experimental and clinical Gerontology, ed: D. Platt, Springer Verlag, Berlin-Heidelberg-New York: 1989

Medevedev, Zh. A., Errors Theories of Ageing. In: D. Platt (Hrsg.) Alterstheorien, Stuttgart-New York: Schattauer, 1976

Minot, C.S., The problem of Age, Crowths and Death, Putman, New York: 1908

Muhlbrock, O., Factors influencing the lifespan of imbred mice. Gerontologia 3, 1959, 367–372

Orgel, L.E., The maintanance of the accuracy of protein synthesis and ist relevance to ageing. Proc. Nat. Acad. Sci. USA 49, 1963, 517 . 524

Pascal, G., Effects metaboliques d´une addity allimentaire a propriéte´antioxygene le BH 5. J. Physiol. Paris, 63, 1971, 260–265

Platt, D., Biologie des Alterns. Quelle und Meyer, Heidelberg: 1976

Price, G.W., Makinodan, T., Aging: Alteration of DNA-Protein Information Gerontologica 17, 1973, 58–70

Selye, H., The future of Aging Research. In: Perspection in Experimental Gerontology. W. Shock, Ch. C. Thomas (Hrsg.), Springfield (III), 1966

Selye, H., Stress beherrscht unser Leben. Econ, Düsseldorf: 1967

Selye, H., Stress. Montreal: Inc. Publ. 1050

Setlow, R. B., The photochemistry, photobiology, and repair of polynucleotides. In: G. Davidson and W.E. Cohn, Progress in nucleic research and molecular biology, Academic Press, New York: 1968

Sheldrake, A.R., The aging, growth and death of cells. Nature 250, 1974, 381–383

Shock, N.W., Bilogical theories og aging, in: Handbook of the psychology og aging, ed: J.E. Birren and K. W. Schoie, von Nostrand Reinhold Co., New York: 1977

Shock, N.W., Physiologica and chronological age. In: Aging – ist Chemistry, ed: A.A. Dietz, Am. Ass. for Clin. Chem. Washington: 1980

Strehler, B.L., On the histochemistry and ultrastructure of age pigment. Advances in Gerontological Research, 1, 1964, 343–384

Strehler, B.L., Elements of a unified Theoryof Ageing, Integration of Alternative Models, in: Alternstheorien, Hrsg.: D. Platt, Schattauer, Stuttgart-New York: 1976

Slater, T.F., Free radical mechanisms in Tissue ingury. Pion. Ltd. London: 1972

Vömel, T., Alter und Phagozytose. Habilitationsschrift, Erlangen: 1987

Vömel, T., Altern – ein physiologischer Vorgang, in: V. Tobiasch (Hrsg.), Alt werden – gesund bleiben; Physiologie und Pathophysiologie des Alterns. SM Verlagsgesellschaft, München, San Francisco, New York: 1989

Walford, R.L., The immunologic theory of Aging. Munksgaard, Copenhagen: 1969

Weiss, P., Aging: A Corollary of Development, in: Perspectives in Experimental gerontology, ed: W. Shock, Ch.C. Thomas, Springfield (IU): 1966

Wheeler, R.T., Lett J.T., On the possibility that DNA-repair is related to age in non-dividing cells. Proc. Nat. Acad. Sci., USA F 1, 1974, 1862–1865

Zalkin, H., Tappel, A.L., Studies on the mechanisms of Vitamin E action; IV Lipide peroxidation in the vitamin E deficient rabbit. Arch. Biochem. Biophys. 88, 1960, 113–117.

# Diagnostik

# KAPITEL 10

# Molekulare Diagnostik beim hereditären Mammakarzinom

U. Hamann

## 1 Vorwort

Das Mammakarzinom ist der häufigste Krebs der Frau. Ein genaues Verständnis seiner Entstehung, Progression und Metastasierung, eine verbesserte Früherkennung und eine wirksame Therapie sind wichtige Ziele der Frauenheilkunde. Die Identifizierung der für Mamma- und Ovarialkarzinome prädisponierenden Gene *BRCA1* und *BRCA2* hat die Basis für eine molekulare Diagnostik bei Familien mit einem hohen Erkrankungsrisiko geschaffen. Diese Arbeit zeigt die molekularen Ursachen der Entstehung der hereditären Mammakarzinome auf und beschreibt den prädiktiven Gentest, seine Anwendung, seinen Nutzen und die damit verbundenen Probleme.

## 2 Epidemiologie des Mammakarzinoms

Etwa jeder vierte durch Krebs verursachte Todesfall bei Frauen ist auf ein Mammakarzinom zurückzuführen. In der westlichen Hemisphäre ist das Mammakarzinom sogar die häufigste Krebstodesursache bei Frauen. Weltweit erkranken jährlich etwa eine halbe Million Frauen an einem Mammakarzinom (Parkin *et al.*, 1988; Parkin *et al.*, 1993), davon allein in Deutschland 43000 Frauen (Arbeitsgemeinschaft Bevölkerungsbezogener Krebsregister in Deutschland, 1997). Etwa ein Drittel dieser Frauen stirbt an den Folgen (Becker und Wahrendorf, 1997). Ungefähr jede 10. Frau wird im Laufe ihres Lebens von dieser Krankheit betroffen. Die Neuerkrankungsrate nimmt in allen westlichen Ländern besonders bei jungen Frauen zu (Boyle und Robertson, 1987; White *et al.*, 1987; Kelsey und Berkowitz, 1988; Ranstam *et al.*, 1990; Garfinkel *et al.*, 1994; Robert Koch-Institut, Statistische Daten zur Krebsinzidenz, 1995).

Die Entstehung des Mammakarzinoms wird heute auf zahlreiche genetische und nicht genetische Faktoren zurückgeführt. Eine Reihe von Risikofaktoren erhöht das Erkrankungsrisiko. Zu diesen gehören das Alter, die Rassenzugehörigkeit, ein hoher sozioökonomischer Status, ein frühes Menarchealter, ein später Eintritt in die Menopause, eine späte erste Schwangerschaft, Kinderlosigkeit, Übergewicht, eine gutartige Brusterkrankung sowie Ernährung und Lebensgewohnheiten (Kelsey und Berkowitz, 1988). Die familiäre Häufung gehört zu den wichtigsten Risikofaktoren. Epidemiologische Studien haben ein signifikant erhöhtes Erkrankungsrisiko für Verwandte von Mammakarzinompatientinnen im Vergleich zur Allgemeinbevölkerung gezeigt (Claus *et al.*, 1990). Das Erkrankungsrisiko der Verwandten einer Patientin nimmt zu, je jünger die Patientin ist und je mehr Frauen in einer Familie bereits betroffen sind. Bei 20–30% aller Patientinnen mit einem Mammakarzinom ist mindestens einer dieser Risikofaktoren gegeben. Mammakarzinome, die nach der Menopause auftreten, scheinen eher das Werk nicht genetischer Faktoren zu sein. Prämenopausal auftretende Mammakarzinome entstehen dagegen eher infolge genetischer Faktoren.

## 3 Heterogenität der Erkrankung

Während die meisten Mammakarzinome sporadisch auftreten und nicht vererbt werden, sind 10–15% familiär bedingt und 5–10% hereditär (Abb.1). Die hereditären Mammakarzinome können allein (HBC, *Hereditary Breast Cancer*), in Verbindung mit Ovarialkarzinomen (HBOC, *Hereditary Breast and Ovarian Cancer*) und im Rahmen verschiedener seltener Krebssyndrome auftreten (Lynch *et al.*, 1978; Lynch, 1981; Lynch und Lynch, 1986). Zu diesen Krebssyndromen gehören: das Li-Fraumeni-Syndrom mit einer Vielzahl von Tumoren wie Sarkomen, Hirntumoren, Nebennierenkarzinomen und Mammakarzinomen (Li *et al.*, 1988); die Ataxia teleangiectasia, die durch eine fortschreitende zerebellare Ataxie, okulokutane Teleangiektasien und eine Überempfindlichkeit gegen ionisierende Strahlung gekennzeichnet ist (Savitsky *et al.*, 1995); das Cowden-Syndrom mit seinen zahlreichen hamartomatösen Läsionen der Haut und der Mundhöhle sowie zahlreichen benignen und malignen Tumoren der Schilddrüse und der Mamma (Brownstein, 1978); das Muir-Torre-Syndrom mit Tumoren des Gastrointestinal- und Uroge-

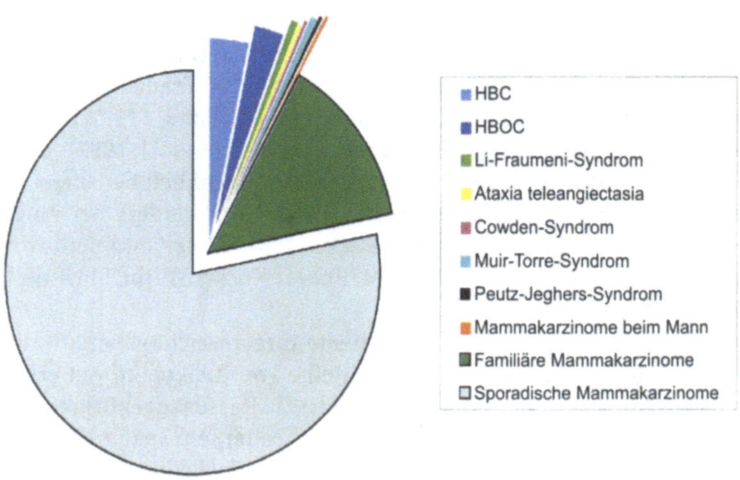


**Abb.1.** Heterogenität des Mammakarzinoms

nitaltrakts und der Haut sowie benignen und malignen Mammatumoren (Hall *et al.*, 1994); das Peutz-Jeghers-Syndrom mit einer abnormen perioralen Ablagerung von Melanin, Polypen und Tumoren des Gastrointestinaltrakts sowie Tumoren der Mamma, der Zervix, des Ovars und der Hoden (Spigelman *et al.*, 1989). In seltenen Fällen können Mammakarzinome auch bei Männern auftreten (Lynch, 1981). Insgesamt liegt der Anteil der Mammakarzinome, die in Verbindung mit diesen seltenen Syndromen vorkommen, unter 1%.

## 4 Molekulargenetik des hereditären Mammakarzinoms

Die hereditären Mammakarzinome sind definiert als Karzinome bei Patienten, in deren Familien mindestens zwei Verwandte ersten oder zweiten Grades an einem Mammakarzinom erkrankt sind. Zusätzlich jedoch ist dieses Patientenkollektiv charakterisiert durch ein Erkrankungsalter unter 45 Jahren (*early-onset*), das häufig bilaterale Auftreten der Erkrankung und das häufige Auftreten von anderen Primärtumoren (Lynch *et al.*, 1976; Harris *et al.*, 1978; Lynch *et al*,. 1978; Lynch, 1981).

Die hereditären Mammakarzinome beruhen auf einer genetischen Prädisposition. Diese Prädisposition oder Veranlagung, an einem Mammakarzinom zu erkranken, ist auf Veränderungen in bestimmten Genen zurückzuführen. Diese genetischen Veränderungen, sogenannte Mutationen, werden in Familien autosomal-dominant an die Hälfte der Nachkommen, unabhängig vom Geschlecht, vererbt (Newman *et al.*, 1988). Das Risiko der Nachkommen, die prädisponierende Mutation von dem erkrankten Elternteil zu erben, beträgt 50% (Abb. 2).

### 4.1 *BRCA1* und *BRCA2*

*BRCA1* und *BRCA2* (*BReast CAncer gene 1/2*) sind Gene, deren Mutationen eine hohe Penetranz zeigen, d.h. es entwickelt sich mit einer hohen Wahrscheinlichkeit ein Mamma- oder Ovarialkarzinom. Circa 85% der hereditären Mammakarzinome sind auf Veränderungen in diesen beiden Genen zurückzuführen (Easton *et al.*, 1993; Narod *et al.*, 1995a/b; Ford *et al.*, 1998).

**Abb. 2.** Hypothetischer Stammbaum einer Mammakarzinomfamilie. Offene Kreise: gesunde Frauen; offene Quadrate: gesunde Männer; gefüllte Kreise: an einem Mammakarzinom erkrankte Frauen. In der dritten Generation sind drei Frauen symptomfrei. Ihr Risiko, die Prädisposition von der erkrankten Mutter geerbt zu haben, beträgt 50%

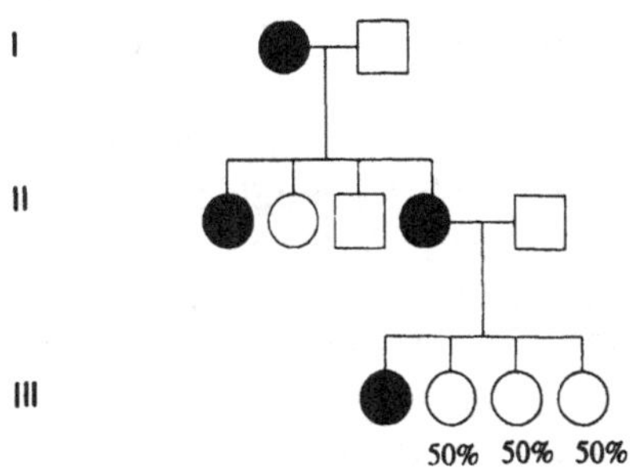

*BRCA1* liegt auf dem Chromosomenarm 17q und besteht aus 5589 Nukleotiden in 22 kodierenden Exons (Miki *et al.*, 1994). *BRCA2* liegt auf dem langen Arm von Chromosom 13 und besteht aus 10254 Nukleotiden in 26 kodierenden Exons (Wooster *et al.*, 1995; Tavtigian *et al.*, 1996). Beide Gene zeigen genetische Charakteristika eines Tumor-Suppressors, da im Tumorgewebe von Patienten mit einem hereditären Mammakarzinom die Inaktivierung des zweiten Allels am Verlust des Wildtypallels erkennbar ist (Smith *et al.*, 1992; Cornelis *et al.*, 1995; Collins *et al.*, 1995; Gudmundsson *et al.*, 1995). Für BRCA1 wurde zusätzlich der funktionelle Nachweis der tumorsupprimierenden Wirkung erbracht. Nach der *in vitro* Übertragung des *BRCA1*-Wildtypallels in Mammakarzinomzellinien und Ovarialkarzinomzellinien waren Tumorwachstum und Tumorentwicklung gehemmt (Holt *et al.*, 1996). *BRCA1* und *BRCA2* kodieren große Proteine von 1863 und 3418 Aminosäureresten. Die Funktionen der Proteine sind noch ungeklärt. Beide scheinen jedoch bei der Aktivierung der Gentranskription und der DNA-Reparatur eine Rolle zu spielen (Chapman und Verma, 1996; Monteiro *et al.*, 1996; Milner *et al.*, 1997; Scully *et al.*, 1997; Sharan *et al.*, 1997).

## 4.2 Keimbahnmutationen

Bei Mamma/Ovarialkarzinomfamilien wurden mehr als 700 verschiedene Mutationen im *BRCA1*-Gen und mehr als 600 verschiedene Mutationen im *BRCA2*-Gen identifiziert (Übersicht Couch *et al.*, 1996; *Breast Cancer Information Core*, 1999). Etwa 85% aller Mutationen sind *frameshift*-Mutationen, bei denen wenige Basenpaare entfernt oder eingefügt wurden, und *nonsense*-Mutationen, bei denen eine Aminosäure durch ein Stop-Kodon ausgetauscht wurde. Ungefähr 8% der *BRCA1*-Mutationen sind große genomische Deletionen. Im *BRCA2*-Gen wurden bisher nur zwei große genomische Deletion identifiziert (Miki *et al.*, 1996; Nordling *et al.*, 1998). Die beschriebenen Mutationstypen haben das Fehlen oder die Verkürzung des Proteins zur Folge. *BRCA1*-Mutationen und *BRCA2*-Mutationen sind über das ganze Gen verteilt (Abb. 3). Häufige Mutationen sind die 185delAG-*BRCA1*-, die 5382insC-*BRCA1*-, die 999del5-*BRCA2*- und die 6174delT-*BRCA2*-Mutation, die in vielen Familien zu beobachten sind. Die meisten Mutationen sind selten: sie kommen nur in einer oder wenigen Familien vor.

Ethnische Gruppen und Populationen unterscheiden sich in der Art und Häufigkeit der *BRCA1*- und *BRCA2*-Mutationen (Szabo und King, 1997). Bei Aschkenasim-Juden sind drei Mutationen häufig, die 185delAG-*BRCA1*-Mutation, die 5382insC-*BRCA1*-Mutation und die 6174delT-*BRCA2*-Mutation. In Rußland gibt es zwei häufige *BRCA1*-Mutationen, die 5382insC- und die 4153delA-Mutation (Gayther *et al.*, 1997a). Während die 5382insC-Mutation auch bei anderen europäischen Populationen identifiziert wurde, findet sich die 4153delA-Mutation ausschließlich in Rußland. Bei Holländerinnen sind drei *BRCA1*-Mutationen häufig: die 2804delAA-Mutation, die 0,51 Kilobasen-Deletion mit dem Exon 22 und die 3,835 Kilobasen-Deletion mit dem Exon 13 (Peelen *et al.*, 1997; Petrij-Bosch *et al.*, 1997). Die drei Mutationen sind für diese Population spezifisch. Bei Isländern ist die 999del5-*BRCA2*-Mutation häufig. Am häufigsten (29–79%) sind *BRCA1*-Mutationen bei russischen, israelischen, kanadischen, amerikanischen und italieni-

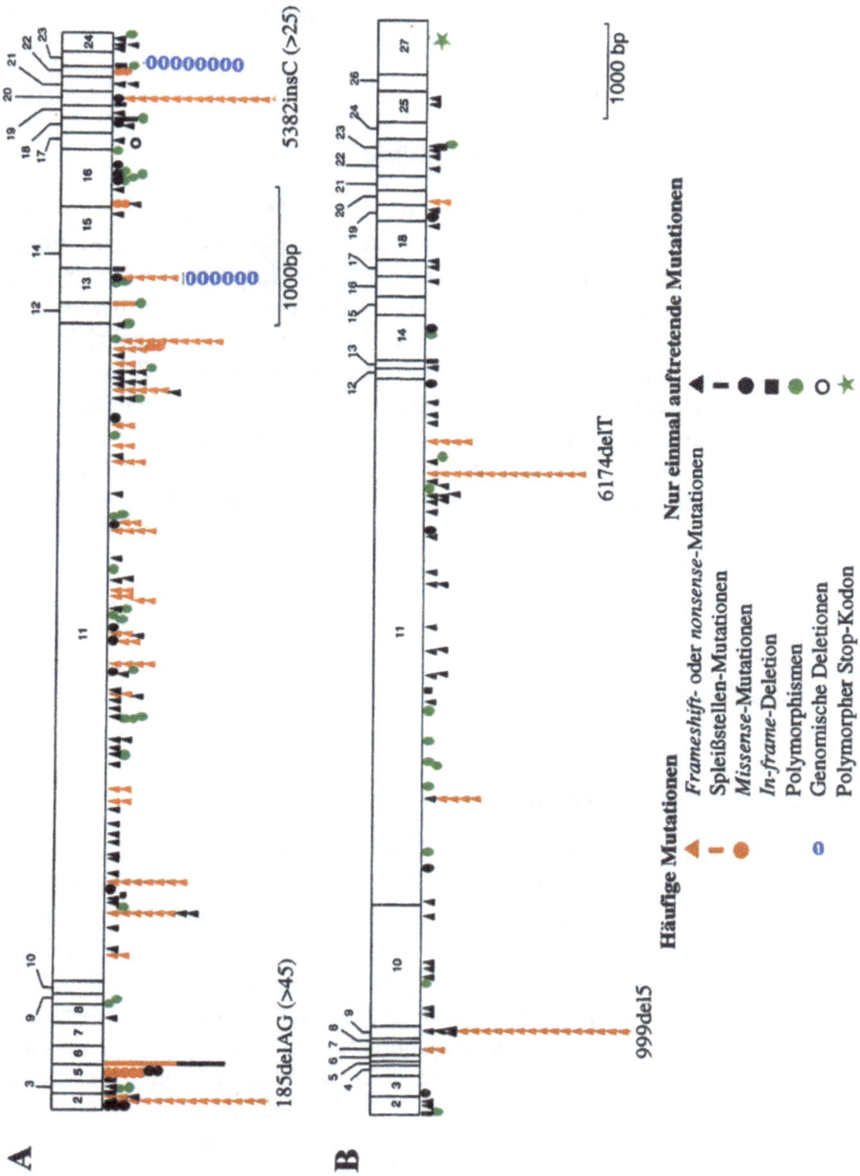


**Abb. 3.** Schematische Darstellung von *BRCA1* (A) und *BRCA2* (B). Die numerierten Kästchen geben die einzelnen Exons an. Die Symbole zeigen die Lage, die Häufigkeit und den Typ der einzelnen Mutationen an

schen Mamma- und/oder Ovarialkarzinomfamilien. Weniger *BRCA1*-Mutationen (20–25%) wurden bei englischen, französischen, skandinavischen und ungarischen Familien festgestellt. Am niedrigsten (<20%) waren die Häufigkeiten bei finnischen, spanischen, holländischen, belgischen, deutschen, norwegischen und japanischen Familien (Szabo und King, 1997; Vehmanen *et al.*, 1997; Santarosa *et al.*, 1998). *BRCA2*-Mutationen sind außer bei der isländischen Population nur etwa halb so häufig wie *BRCA1*-Mutationen.

### 4.3
### Mit *BRCA1/2*-Mutationen assoziierte Krebsrisiken

*BRCA1*- und *BRCA2*-Mutationsträgerinnen haben erhöhte Risiken, im Laufe ihres Lebens an einem Mamma- oder Ovarialkarzinom zu erkranken. Männliche *BRCA2*-Mutationsträger haben ebenfalls ein erhöhtes Lebenszeitrisiko, an einem Mammakarzinom zu erkranken. *BRCA1*-Mutationsträgerinnen, die bereits an einem Mammakarzinom erkrankt waren, haben auch erhöhte Lebenszeitrisiken, ein kontralaterales Mammakarzinom oder ein Ovarialkarzinom als Zweittumor zu entwickeln. Auch bei *BRCA2*-Mutationsträgern ist das Risiko, nach dem ersten Mammakarzinom, ein kontralaterales Mammakarzinom zu entwickeln, erhöht (Robson *et al.*, 1998). Zusätzlich zu diesen erhöhten Lebenszeitrisiken haben *BRCA1*-Mutationsträger erhöhte Lebenszeitrisiken für andere Karzinomtypen wie für Kolon- und Prostatakarzinome. Eine Übersicht der mit *BRCA1/2*-Mutationen assoziierten Krebsrisiken zeigt Tabelle 1.

## 5
## Molekulare Diagnostik

### 5.1
### Anforderungen an den prädiktiven Gentest

Der prädiktive Gentest ermöglicht die Feststellung von genetischen Veränderungen, die in späteren Lebensstadien mit unterschiedlicher Penetranz zur Entstehung einer bestimmten Erbkrankheit beitragen. Personen mit genetischen Veränderungen werden mit einer bestimmten Wahrscheinlichkeit erkranken. Prädiktive Gentests ermöglichen es, relativ genaue Risikoabschätzungen für noch nicht von der Krankheit betroffene Familienmitglieder zu machen. *BRCA1*-Mutationsträgerinnen haben bis zu einem Alter von 70 Jahren ein Risiko von 56–85%, an einem Mammakarzinom, und von 16–63%, an einem Ovarialkarzinom zu erkranken (Easton *et al.*, 1995; Struewing *et al.*, 1997). *BRCA2*-Mutationsträgerinnen haben ein Lebenszeitrisiko von 37–84%, an einem Mammakarzinom zu erkranken (Easton *et al.*, 1995; Struewing *et al.*, 1997; Thorlacius *et al.*, 1998). Im Vergleich zu *BRCA1*-Mutationsträgerinnen ist ihr Lebenszeitrisiko für Ovarialkarzinome deutlich niedriger. Es liegt bei 16–27% (Struewing *et al.*, 1997; Ford *et al.*, 1998). Dieses Risiko kann nur für Angehörige von Risikofamilien ermittelt werden, bei denen am Beispiel einer erkrankten Testperson die familienspezifische Mutation ermittelt wurde.

Zur Vermeidung von Nachteilen, die Mutationsträgerinnen infolge der Durchführung von Gentests entstehen können, und zur Gewährleistung der optimalen medizinischen und psychologischen Betreuung haben die Gesellschaften der Humangenetiker und die Bundesärztekammer Leitlinien für die Anwendung genetischer Tests erlassen. Diese national und international geltenden Leitlinien betonen

**Tabelle1.** Mit *BRCA1*- und *BRCA2*-Mutationen assoziierte Krebsrisiken

| Krebsart | Lebenszeitrisiko von *BRCA1*-Mutationsträgern | Lebenszeitrisiko von *BRCA2*-Mutationsträgern | Lebenszeitrisiko von Personen in der Allgemeinbevölkerung* | Literatur |
|---|---|---|---|---|
| Mammakarzinom (Frau) | 56–85% | 37–84% | 8% | Easton *et al.*, 1995<br>Struewing *et al.*, 1997<br>Ford *et al.*, 1998<br>Thorlacius *et al.*, 1998 |
| *Zweittumor:* | | | | |
| – Kontralaterales Mammakarzinom | 64% | – | – | Ford *et al.*, 1994 |
| – Ovarialkarzinom | 44% | – | – | |
| Mammakarzinom (Mann) | nicht erhöht | 6% | 0,05% | Easton *et al.*, 1997 |
| Ovarialkarzinom | 16–63% | 16–27% | 1% | Easton *et al.*, 1995<br>Struewing *et al.*, 1997<br>Ford *et al.*, 1998 |
| Kolonkarzinom (Frau + Mann) | 6% | nicht bekannt | 2–3% | Ford *et al.*, 1994 |
| Prostatakarzinom | 8–16% | 16% | 8% | Ford *et al.*, 1994<br>Struewing *et al.*, 1997 |

* Ries *et al.*, 1998

die Autonomie und die Freiwilligkeit der Entscheidung, die Wahrung der Persönlichkeit der Testperson und die Vertraulichkeit des Testergebnisses. Ebenso sollen Gleichheit und Gerechtigkeit gewahrt werden. Dies heißt, daß niemand aufgrund eines Testergebnisses diskriminiert werden darf und auch abhängige Personen wie kranke Erwachsene oder Kinder in den Entscheidungsprozeß eingebunden werden müssen. Schließlich muß die Qualität des Tests einem definierten Qualitätsstandard genügen (Knoppers und Chadwick, 1994).

## 5.2 Prädiktive Gentests bei Hochrisikofamilien

Personen, die sich einem genetischen Test unterziehen möchten, müssen zuvor humangenetisch beraten werden. Inhalt dieser Beratung ist die genetische Grundlage der Erkrankung, das Erkrankungsrisiko, die Möglichkeiten und Grenzen des genetischen Tests, die Maßnahmen zur Früherkennung, die therapeutischen Maßnahmen und die psychologischen Konsequenzen. Ziel der Beratung ist ein ausreichendes Verständnis der Testperson, daß bei einem positiven Testergebnis ihr Lebenszeitrisiko, an einem Karzinom zu erkranken, erhöht ist. Es kann jedoch nicht vorhergesagt werden, welches Karzinom sie entwickeln wird, wann die Erkrankung auftreten wird oder ob sie überhaupt an einem Karzinom erkranken wird. Ebenso muß darüber informiert werden, daß es derzeit keine geprüften und etablierten Früherkennungsmaßnahmen und keine therapeutischen Maßnahmen gibt, die das Auftreten der Krankheit verhindern.

Nach heutigem Kenntisstand ist die Anwendung eines prädiktiven Gentests nur bei Personen aus Hochrisikofamilien sinnvoll. Dies sind Familien, bei denen mehrere Familienmitglieder an einem Mamma- oder Ovarialkarzinom erkrankt sind. Die Voraussetzung für die Anwendung eines prädiktiven Gentests bei einer symptomfreien Frau ist die Identifizierung einer familienspezifischen *BRCA*-Mutation bei einem erkrankten Familienmitglied. Nur in diesem Fall ist die Unterscheidung von Mutationsträgern und Nicht-Mutationsträgern möglich und ein negatives Testergebnis klinisch aussagefähig. Ein negatives Testergebnis eines symptomfreien Familienmitglieds einer Familie ohne identifizierte Mutation ist klinisch nicht nutzbar. In diesem Fall kann eine Prädisposition nicht ausgeschlossen werden, da eine Mutation vorliegen könnte, die mit den angewandten Tests nicht erkennbar ist oder außerhalb der untersuchten Gensequenz liegt. Mutationen dieser Art könnten die Transkription, das Spleißen oder die Stabilität der RNA verändern und somit die Proteinmenge oder Proteinstruktur beeinflussen, was sich ebenfalls in einem erhöhten Erkrankungsrisiko zeigen würde (Miki *et al.*, 1994; Swensen *et al.*, 1997; Puget *et al.*, 1997). Ebenso ist es möglich, daß andere, bisher unbekannte Gene für die Erkrankung prädisponieren.

Ein negatives Testergebnis bei Personen ohne identifizierte familienspezifische Mutation weist auf einen sporadischem Krankheitsfall oder eine zufällige Häufung von Mamma- und Ovarialkarzinomen hin.

In der Mammakarzinomfamilie 13 sind sechs Frauen an einem Mammakarzinom erkrankt (Abb. 4). Das Durchschnittsalter bei der Diagnose war 37,8 Jahre. Die hohe Anzahl der Erkrankten und das frühe Alter bei der Diagnose lassen vermuten, daß bei dieser Familie die hereditäre Erkrankungsform vorliegt. Die

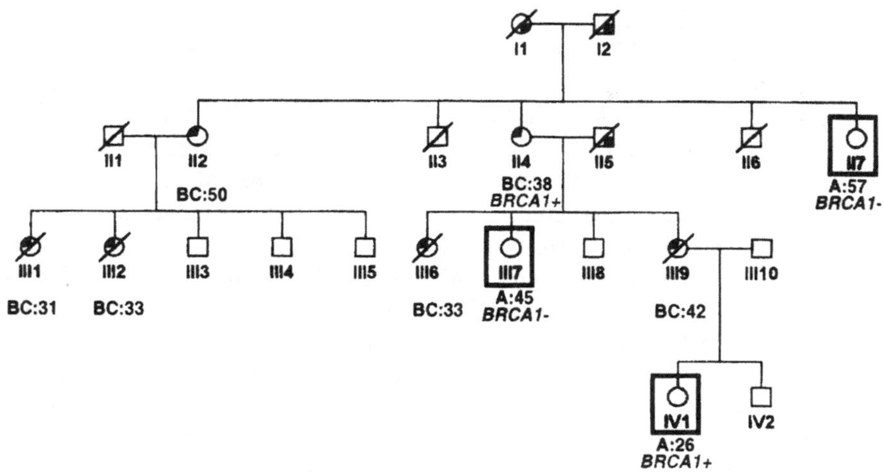


**Abb. 4.** Stammbaum der Mammakarzinomfamilie 13 mit einer *BRCA1*-Mutation. Offene Kreise: gesunde Frauen; offene Quadrate: gesunde Männer; oberer gefüllter linker Quadrant: an einem Mammakarzinom erkrankte Frauen; unterer gefüllter rechter Quadrant: an einem anderen Karzinom erkrankte Personen. Die Identifizierungsnummern der einzelnen Personen stehen direkt unter den Symbolen. BC: Alter bei der Diagnose des Mammakarzinoms; A: Alter bei Studieneintritt. II4: bei diesem erkrankten Familienmitglied wurde eine *BRCA1*-Spleißstellen-Mutation im Intron 18 identifiziert, bei der ein G durch ein C ausgetauscht wurde (Hamann *et al.*, 1997). II7, III7: Nicht-Mutationsträger; IV1: Mutationsträger

genetische Analyse der DNA des erkrankten Familienmitglied II4 führte zur Identifizierung eines Nukleotidaustausches zwischen G und C in der Nukleotidposition +1 im Intron 18 des *BRCA1*-Gens (Hamann *et al.*, 1997). Diese Spleißstellen-Mutation hat vermutlich ein verändertes Transkript und ein verkürztes Protein zur Folge. Die drei weiblichen symptomfreien Familienmitglieder II7, III7 und IV1, zu Studieneintritt 57, 45 und 26 Jahre als, wurden prädiktiv getestet. Bei den Familienmitgliedern II7 und III7 war das Testergebnis negativ und bei Familienmitglied IV1 positiv.

## 5.3 Nutzen des prädiktiven Gentests

Von einem prädiktiven Gentest werden sowohl Familienmitglieder mit einem negativen als auch einem positiven Testergebnis profitieren. Frauen ohne eine *BRCA*-Mutation unterliegen nicht länger der seelischen Belastung, ein erhöhtes Erkrankungsrisiko für Mamma- und Ovarialkarzinome zu haben. Ebenfalls entfällt bei ihnen die Notwendigkeit, sich häufigen Vorsorgeuntersuchungen zu unterziehen. Frauen mit einer *BRCA*-Mutation können gezielt Entscheidungen treffen, welche Früherkennungs- und therapeutischen Maßnahmen sie anwenden möchten. Die Früherkennungsmaßnahmen dienen dazu, den Tumor bereits in einem sehr frühen Stadium zu diagnostizieren. Zur Überwachung der Brust werden *BRCA*-Mutationsträgern monatliche geübte Selbstpalpationen (ab dem 20. Lebensjahr), reguläre halbjährliche oder jährliche klinische Untersuchungen (Beginn zwischen dem 25. und 35. Lebensjahr) und jährliche Mammographien empfohlen (Beginn zwischen dem 25. und 35. Lebensjahr) (Burke *et al.*, 1997). Frauen, bei denen schon in frühem Alter reguläre Mammographien durchgeführt wurden, haben ein potentiell erhöhtes Risiko, an einem Mammakarzinom zu erkranken. Für Frauen mit einer genetischen Prädisposition wird die Mammographie als zusätzliches Risiko diskutiert, da die häufige Strahlenbelastung möglicherweise zur genetischen Schädigung beitragen kann. Viele Experten meinen jedoch, daß für prädisponierte Frauen der Nutzen der Mammographie, nämlich die frühe Erkennung des Tumors und die Senkung der Mortalität, größer ist als das Risiko der Tumorinduktion durch die Bestrahlung. Dies gilt sogar für prädisponierte Frauen, bei denen bereits in frühem Alter Mammographien durchgeführt wurden (Hoskins *et al.*, 1995; Mettler *et al.*, 1996). Zur Überwachung des Ovars werden *BRCA1*-Mutationsträgerinnen jährliche Beckenuntersuchungen und halbjährliche oder jährliche vaginale Ultraschalluntersuchungen und CA125-Tumormarker-Bestimmungen (Beginn zwischen dem 25. und 35. Lebensjahr) empfohlen (*NIH Consensus Conference*, 1995; Burke *et al.*, 1997).

Die therapeutischen Maßnahmen umfassen die Mastektomie und die Ovariektomie. Eine vollständige Heilung wird oft nicht erzielt, da bei allen angewandten Operationstechniken immer noch ein kleiner Teil des Gewebes zurückbleibt, in dem erneut Tumoren entstehen können. Die Verringerung des Risikos scheint nicht mit der Menge des entfernten Mammagewebes zusammenzuhängen, da sowohl nach subkutaner Mastektomie, d.h. Entfernung des Brustgewebes bei Erhalt der Brustwarze und des Warzenhofs, als auch nach totaler Mastektomie mit Entfernung des Brustgewebes einschließlich der Brustwarze und des Warzenhofs Mammakarzinome auftreten können (Eldar *et al.*, 1984; Mies, 1993). Nach einer Ovariektomie treten bei 2–11% der ovariektomierten Frauen Karzinome im Peritoneum auf (Tobacman *et al.*, 1982; Piver *et al.*, 1993; Struewing *et al.*, 1995). Die prophylaktische bilaterale Mastektomie und die bilaterale Ovariektomie kommen nur für Frauen mit sehr hohem Erkrankungsrisiko in Betracht. Ob diese prophylaktischen Maßnahmen wirksam sind, ist derzeit nicht bekannt. Die schwierige frühe Diagnose des Ovarialkarzinoms und die hohe Mortalitätsrate sprechen für die bilaterale Ovariektomie (*NIH Consensus Conference*, 1995; Burke *et al.*, 1997). Demzufolge wird die Ovariektomie den Frauen empfohlen, in deren Familien mindestens zwei Frauen ersten Grades an einem Ovarialkarzinom erkrankt sind. Die Ovariektomie wird durchgeführt, wenn diese Frauen ihre Familienplanung abgeschlossen haben oder sie mindestens 35 Jahre alt sind (Nyguyen *et al.*, 1994). Die Basis für diese Altersgrenze hat die Arbeit von Lynch und Mitarbeitern geschaffen, die zeigte, daß das durchschnittliche Alter, an einem Ovarialkarzinom zu erkranken, bei Frauen aus diesen Familien zwischen Mitte und Ende 40 liegt (Lynch *et al.*, 1991).

In Zukunft werden möglicherweise auch Maßnahmen mit chemopräventiven Agentien wie Antiöstrogenen und Retinoiden Anwendung finden (O´Shaugnessy, 1996). Die präventive Wirkung des Antiöstrogens Tamoxifen wurde in mehreren randomisierten Studien in den Vereinigten Staaten, in England und in Italien an gesunden Frauen mit einem hohen Erkrankungsrisiko untersucht (Fisher *et al.*, 1998; Powles *et al.*, 1998; Veronesi *et al.*, 1998). Die Ergebnisse der amerikanischen

Studie zeigten, daß Tamoxifen die Mammakarzinominzidenz um 49% reduziert (Fisher *et al.*, 1998). Diese Ergebnisse wurden jedoch in den beiden anderen Studien nicht bestätigt. Die Anwendung von Tamoxifen ist mit Risiken verbunden. Es wurde eine erhöhte Inzidenz von Endometriumkarzinomen beobachtet (Fornander *et al.*, 1989). Darüber hinaus bewirkt Tamoxifen eine Suppression des Knochenmarks, führt zu Thrombozytopenien und thrombotischen Komplikationen. Dazu kommen als weitere Nebenwirkungen Hitzewallungen, Erbrechen, Übelkeit und Gewichtszunahme. Eine präventive Therapie mit Tamoxifen bei gesunden Frauen wird daher erst möglich sein, wenn sichergestellt ist, daß der Nutzen der Therapie die Risiken überwiegt.

## 5.4 Problematik des prädiktiven Gentests

### 5.4.1 Technische Probleme

Die Identifizierung familienspezifischer Mutationen ist aufgrund der Größe der *BRCA*-Gene und der Vielzahl verschiedener krankheitsassoziierter Mutationen langwierig, schwierig und teuer. Es gibt keine Methodenkombination, mit der Mutationen sicher zu erkennen sind. Einfacher ist das Mutations-*Screening* nur bei den Populationen, für die wenige häufige Mutationen bekannt sind wie z.B. bei Isländern, Russen und Aschkenasim-Juden.

### 5.4.2 Biologische Probleme

Die Mutationsanalyse ermöglicht die Erkennung von DNA-Strukturveränderungen. Die Abgrenzung vieler DNA-Varianten zu normalen, vererbbaren DNA-Veränderungen, sogenannten Polymorphismen, ist schwierig. Dies gilt zum einen für Punktmutationen mit nur einem Nukleotidaustausch, die auf Proteinebene zum Aminosäureaustausch oder durch den frühzeitigen Abbruch der Proteinsynthese zu verkürzten Proteinen führen. Die sichere Unterscheidung zwischen krankheitsassoziierten Mutationen und normalen Polymorphismen wird erst dann möglich sein, wenn die Funktionen der BRCA-Proteine bekannt sind und funktionelle Tests zur Verfügung stehen, die eine Störung der Proteinfunktion nachweisen können. Krankheitsassoziierte Mutationen müssen nicht notwendigerweise in jeder Familie mit den gleichen Erkrankungsrisiken verbunden sein, da diese durch modifizierende Gene oder umweltbedingte Faktoren beeinflußt werden können. Eine Schwierigkeit der Interpretation der Mutationsdaten besteht darin, daß die phänotypische Ausprägung einer Mutation nicht vorhergesagt werden kann. Derzeit sind die Folgen solcher Mutationen nur für drei Mutationen bekannt, die in der jüdischen Population identifiziert wurden. Träger der 185delAG-*BRCA1*-Mutation haben ein 27fach, Träger der 5382insC-*BRCA1*-Mutation ein 20fach und Träger der 6174delT-*BRCA2*-Mutation ein 2fach erhöhtes Risiko, an einem *early-onset*-Mammakarzinom zu erkranken (Krainer *et al.*, 1997). Auch kann derzeit nicht davon ausgegangen werden, daß die mit einer Mutation assoziierten Risiken für Personen aus Familien mit gehäuftem Auftreten der Erkrankung und für Personen ohne

Familienvorgeschichte die gleichen sind. *BRCA1*-Mutationen am 5'- Ende des *BRCA1*-Gens und *BRCA2*-Mutationen in einer 3,3 Kilobasen-Region im Exon 11 scheinen mit einem erhöhten Erkrankungsrisiko für Ovarialkarzinome assoziiert zu sein (Gayther *et al.*, 1995; Gayther *et al.*, 1997b). Obwohl das Auftreten von Ovarialkarzinomen mit der Lokalisation der Mutation im Gen zu korrelieren scheint, kann keine sichere Aussage darüber gemacht werden, ob bestimmte Mutationen zu einem Ovarialkarzinom führen.

### 5.4.3 Psychologische Probleme

Die psychologischen Auswirkungen bei den genetisch getesteten Personen und ihren Familien sind vielfältig und unabhängig vom Testergebnis (Wiggins *et al.*, 1992; Lerman und Croyle, 1996; Lerman *et al.*, 1996). Das Wissen um das Erkrankungsrisiko stellt für die Betroffenen eine extreme seelische Belastung dar und prägt ihr Leben und ihre Lebensgestaltung entscheidend mit. Zahlreiche Studien weisen darauf hin, daß Mutationsträger Ängste vor der Krebserkrankung entwickeln und in tiefe Depressionen fallen (Croyle *et al.*, 1997). Häufig haben sie bereits miterlebt wie andere Familienangehörige an Krebs erkrankt sind. Sie können auch Schuldgefühle entwickeln, weil sie die Prädisposition an ihre Kinder vererbt haben. Psychische Probleme können jedoch auch bei Nicht-Mutationsträgern auftreten. Bei ihnen können sich ebenfalls Schuldgefühle entwickeln, weil nicht sie selbst, sondern andere Familienmitglieder die Prädisposition geerbt haben. Da der genetische Test nicht nur Information über die eigene Person, sondern auch über enge Familienangehörige gibt, können sowohl die Entscheidung für einen Gentest als auch die Testergebnisse zu Konflikten innerhalb der Familie führen. Diese Konflikte können durch mögliche Schuldzuweisungen der Kinder an die Eltern, aber auch durch die Enthüllung vertraulicher Information über Vaterschaft und Adoption entstehen.

### 5.4.4 Soziale Probleme

Betroffene Personen sind der Gefahr der Stigmatisierung und Diskriminierung ausgesetzt (Wilfond und Fost, 1990; Billings *et al.*, 1992). Eine Diskriminierung könnte beispielsweise durch Arbeitgeber erfolgen, die die Einstellung von Mutationsträgern verweigern. Auch könnten Gesundheits-, Lebens- oder Berufsunfähigkeitsversicherungen Mitgliedschaft und Versicherungsleistungen verweigern (*The Ad hoc committee on genetic testing/insurance issues*, 1995). Auch die Dokumentation der Testergebnisse birgt Gefahren des Mißbrauchs, wenn diese durch die angewandten Kommunikationspraktiken zu Versicherungsträgern gelangen. Diese Problematik kann nur vermieden werden, wenn die Vertraulichkeit der genetischen Daten vom Gesetzgeber gefordert und umgesetzt wird.

## 6 Klinische Implikationen und zukünftige Forschung

Viele Fragen zur richtigen Anwendung des *BRCA*-Gentests sind derzeit unbeantwortet. Die bei zahlreichen bevölkerungsbezogenen Studien beobachteten niedrigen Prävalenzen von *BRCA*-Mutationen weisen darauf hin, daß eine breite Anwendung von *BRCA*-Gentests derzeit verfrüht ist. Zum jetzigen Zeitpunkt sind diese Tests nur bei Personen aus Hochrisikofamilien sinnvoll. Der klinische Nutzen eines prädiktiven Gentests ist an therapeutische Maßnahmen gebunden. Es gibt derzeit jedoch keine Therapie, die bei genetisch prädisponierten Personen den Ausbruch der Krankheit verhindert. Die angewandten chirurgischen und chemopräventiven Therapien verringern zwar das Erkrankungsrisiko, bieten jedoch keinen vollständigen Schutz vor der Erkrankung. In Zukunft wird es daher von großer Wichtigkeit sein, die Wirksamkeit der verschiedenen Früherkennungsmaßnahmen, der prophylaktisch chirurgischen und der chemopräventiven Maßnahmen in großen Studien bei *BRCA*-Mutationsträgern zu prüfen. Darüber hinaus werden genauere Informationen über die Penetranz der Erkrankung einen wichtigen Beitrag zur Entwicklung von *Screening*-Protokollen und zur Beurteilung prophylaktisch chirurgischer Maßnahmen leisten. Zusätzliche Informationen über die biologischen Funktionen der BRCA-Proteine werden dazu beitragen, spezifische präventive und therapeutische Maßnahmen zu entwickeln.

## Literatur


Arbeitsgemeinschaft Bevölkerungsbezogener Krebsregister in Deutschland (1997) Krebs in Deutschland. Häufigkeiten und Trends. Arbeitsgemeinschaft Bevölkerungsbezogener Krebsregister in Deutschland (Hrsg), Saarbrücken.

Becker N, Wahrendorf J (1997) Krebsatlas der Bundesrepublik Deutschland 1981–1990. Springer Berlin, Heidelberg, New York, Tokio.

Billings PR, Kohn MA, de Cuevas M, Beckwith J, Alper JS, Natowicz MR (1992) Discrimination as a consequence of genetic testing. Am J Hum Genet 50:476–482.

Boyle P, Robertson C (1987) Breast cancer and colon cancer incidence in females in Scotland, 1960–1984. JNCI 79:1175–1179.

Breast Cancer Information Core (1999) [http://www.nhgri.nih.gov/Intramural_research/Lab_transfer/Bic/]

Brownstein MH, Wolf M, Bikowski JB (1978) Cowden´s disease: a cutaneous marker of breast cancer. Cancer 41:2393–2398.

Burke W, Daly M, Garber J, Botkin J, Kahn MJE, Lynch P, McTiernan A, Offit K, Perlman J, Petersen G, Thomson E, Varricchio C, for the Cancer Genetics Studies Consortium (1997) Recommendations for follow-up care of individuals with an inherited predisposition to cancer. JAMA 277:997–1003.

Chapman MS, Verma IM (1996) Transcriptional activation by BRCA1. Nature 382:678–679.

Claus EB, Risch NJ, Thompson WD (1990) Age at onset as an indicator of familial risk of breast cancer. Am J Epidemiol. 131:961–972.

Collins N, McManus R, Wooster R, Mangion J, Seal S, Lakhani SR, Ormiston W, Daly PA, Ford D, Easton DF, Stratton MR (1995) Consistent loss of the wild type allele in breast cancers from a family linked to the *BRCA2* gene on chromosome 13q12–13. Oncogene 10:1673–1675.

Cornelis RS, Neuhausen SL, Johansson O, Arason A, Kelsell D, Ponder BAJ, Tonin P, Hamann U, Lindblom A, Lalle P, Longy M, Olah E, Scherneck S, Bignon Y-J, Sobol H, Chang-Claude J,

Larsson C, Spurr N, Borg A, Barkardottir RB, Narod S, Devilee P, the Breast Cancer Linkage Consortium (1995) High allele loss rates at 17q12–q21 in breast and ovarian tumors from *BRCA1*-linked families. Genes Chrom Cancer 13:203–210.

Couch FJ, Weber BL and The Breast Cancer Information Core (1996) Mutations and polymorphisms in the familial early-onset breast cancer (*BRCA1*) gene. Hum Mut 8:8–18.

Croyle RT, Smith KR, Botkin JR, Baty B, Nash J (1997) Psychological responses to *BRCA1* mutation testing: preliminary findings. Health Psychol. 16:63–72.

Easton DF, Bishop DT, Ford D, Crockford GP, the Breast Cancer Linkage Consortium (1993) Genetic linkage analysis in familial breast and ovarian cancer: Results from 214 families. Am J Hum Genet 52:678–701.

Easton DF, Ford D, Bishop DT, the Breast Cancer Linkage Consortium (1995) Breast and ovarian cancer incidence in BRCA1-mutation carriers. Am J Hum Genet 56:265–271.

Easton DF, Steele L, Fields P, Ormiston W, Averill D, Daly PA, McManus R, Neuhausen SL, Ford D, Wooster R, Cannon-Albright LA, Stratton MR, Goldgar DE (1997) Cancer risks in two large breast cancer families linked to BRCA2 on chromosome 13q12–13. Am J Hum Genet 61:120–128.

Eldar S, Meguid MM, Beatty JD (1984) Cancer of the breast after prophylactic subcutaneous mastectomy. Am J Surg 148:692–693.

Fisher B, Costantino JP, Wickerham DL, Redmond CK, Kavanah M, Cronin WM, Vogel V, Robidoux A, Dimitrov N, Atkins J, Daly M, Wieand S, Tan-Chiu E, Ford L, Wolmark N, other National Surgical Adjuvant Breast and Bowel Project Investigators (1998) Tamoxifen for prevention of breast cancer: Report of the National Surgical Adjuvant Breast and Bowel Project P-1 Study. J Natl Cancer Inst 90:1371–1388.

Ford D, Easton DF, Bishop DT, Narod SA, Goldgar DE, The Breast Cancer Linkage Consortium (1994) Risks of cancer in *BRCA1*-mutation carriers. Lancet 343:692–695.

Ford D, Easton DF, Stratton M, Narod S, Goldgar D, Devilee P, Bishop DT, Weber B, Lenoir G, Chang-Claude J, Sobol H, TeareMD, Struewing J, Arason A, Scherneck S, Peto J, Rebbeck TR, Tonin P, Neuhausen S, Barkardottir R, Eyfjord J, Lynch H, Ponder BAJ, Gayther SA, Birch JM, Lindblom A, Stoppa-Lyonnet D, Bignon Y, Borg A, Hamann U, Haites N, Scott RJ, Maugard CM, Vasen H, Seitz S, Cannon-Albright LA, Schofield A, Zelada-Hedman M, Breast Cancer Linkage Consortium (1998) Genetic heterogeneity and penetrance analysis of the *BRCA1* and *BRCA2* genes in breast cancer families. Am J Hum Genet 62:676–689.

Fornander T, Rutqvist LE, Cedermark B, Glas U, Mattsson A, Silfverswärd C, Skoog L, Somell A, Theve T, Wilking N, Askergren J, Hjalmar M-L (1989) Adjuvant tamoxifen in early breast cancer: occurrence of new primary cancers. Lancet 1:117–120.

Garfinkel L, Boring CC, Heath CW (1994) Changing trends: an overview of breast cancer incidence and mortality. Cancer 74:222–227.

Gayther SA, Warren W, Mazoyer S, Russell PA, Harrington PA, Chiano M, Seal S, Hamoudi R, Van Rensburg EJ, Dunning AM, Love R, Evans G, Easton D, Clayton D, Stratton MR, Ponder BAJ (1995) Germline mutations of the *BRCA1* gene in breast and ovarian cancer families provide evidence for a genotype-phenotype correlation. Nat Genet 11:428–433.

Gayther SA, Harrington P, Russell P, Kharkevich G, Garkavtseva RF, Ponder BAJ (1997a) Frequently occurring germ-line mutations of the *BRCA1* gene in ovarian cancer families from Russia. Am J Hum Genet 60:1239–1242.

Gayther SA, Mangion J, Russell P, Seal S, Barfoot R, Ponder BAJ, Stratton MR, Easton D (1997b) Variation of risks of breast and ovarian cancer associated with different germline mutations of the *BRCA2* gene. Nat Genet 15:103–105.

Greenwald P, Kellof G, Burch-Whitman C, Kramer BS (1995) Chemoprevention. CA Cancer J Clin 45:31–49.

Gudmundsson J, Johannesdottir G, Bergthorsson JT, Arason A, Ingvarsson S, Egilsson V, Barkardottir RB (1995) Different tumor types from BRCA2 carriers show wild-type chromosome deletions on 13q12-q13. Cancer Res 55:4830–4832.

Hall NR, Murday VA, Chapman P, Williams MAT, Burn J, Finan PJ, Bishop DT (1994) Genetic linkage in Muir-Torre syndrome to the same chromosomal region as cancer family syndrome. Eur J Cancer 30A:180–182.

Hamann U, Brauch H, Garvin AM, Bastert G, Scott RJ (1997) German family study on hereditary breast and/or ovarian cancer: Germline mutation analysis of the *BRCA1* gene. Genes Chrom Cancer 18:126–132.

Harris RE, Lynch HT, Guirgis HA (1978) Familial breast cancer: risk to the contralateral breast. J Natl Cancer Inst 60:955–960.

Holt JT, Thompson ME, Szabo C, Robinson-Benion C, Arteaga CL, King M-C, Jensen RA (1996) Growth retardation and tumor inhibition by *BRCA1*. Nat Genet 12:298–302.

Hoskins KF, Stopfer JE, Calzone KA, Merajver SD, Rebbeck TR, Garber JE, Weber BL (1995) Assessment and counseling for women with a family history of breast cancer. A guide for clinicians. JAMA 273:577–585.

Kelsey JL, Berkowitz GS (1988) Breast Cancer Epidemiology. Cancer Res 48:5615–5623.

Knoppers BM, Chadwick R (1994) The human genome project: Under an international ethical microscope. Science 265:2035–2036.

Krainer M, Silva-Arietta S, FitzGerald MG, Shimada A, Ishioka C, Kanamura R, MacDonald DJ, Unsal H., Finkelstein DM, Bowcock A, Isselbacher KJ, Haber DA (1997) Differential contributions of *BRCA1* and *BRCA2* to early-onset breast cancer. New England J Med 336:1416–1421.

Lerman C, Croyle RT (1996) Emotional and behavioral responses to genetic testing for susceptibility to cancer. Oncology 10(2):191–202.

Lerman C, Narod S, Schulman K, Hughes C, Gomez-Caminero A, Bonney G, Gold K, Trock B, Main D, Lynch J, Fulmore C, Snyder C, Lemon SJ, Conway T, Tonin P, Lenoir G, Lynch H (1996) *BRCA1* testing in families with hereditary breast-ovarian cancer. A prospective study of patient decision making and outcomes. JAMA 275:1885–1892.

Li FP, Fraumeni JF, Jr, Mulvihill JJ, Blattner WA, Dreyfus MG, Tucker MA, Miller RW (1988) A cancer family syndrome in twenty-four kindreds. Cancer Res 48:5358–5362.

Lynch HT (1981) Genetic heterogeneity and breast cancer: Variable tumor spectra. In: Genetics and breast cancer. Lynch HT (ed). New York, NY, Van Nostrand Reinhold, 134–173.

Lynch HT, Lynch JF (1986) Breast cancer genetics in an oncology clinic: 328 consecutive patients. Cancer Genet Cytogenet 22:369–371.

Lynch HT, Guirgis H, Brodkey F, Maloney K, Lynch PM, Rankin L, Lynch J (1976) Early age of onset in familial breast cancer. Genetic and cancer control implications. Arch Surg 111:126–131.

Lynch HT, Harris RE, Guirgis HA, Maloney K, Carmody L, Lynch JF (1978) Familial association of breast/ovarian carcinoma. Cancer 41:1543–1549.

Lynch HT, Conway T, Lynch J (1991) Hereditary ovarian cancer. Pedigree studies, part II. Cancer Genet Cytogenet 52:161–183.

Mettler FA, Upton AC, Kelsey CA, Ashby RN, Rosenberg RD, Linver MN (1996) Benefits versus risks from mammography: a critical reassessment. Cancer 77:903–909.

Mies C (1993) Recurrent secretory carcinoma in residual mammary tissue after mastectomy. Am J Surg Pathol 17:715–721.

Miki Y, Swensen J, Shattuck-Eidens D, Futreal PA, Harshman K, Tavtigian S, Liu Q, Cochran C, Bennett LM, Ding W, Bell R, Rosenthal J, Hussey C, Tran T, McClure M, Frye C, Hattier T, Phelps R, Haugen-Strano A, Katcher H, Yakumo K, Gholami Z, Shaffer D, Stone S, Bayer S, Wray C, Bogden R, Dayananth P, Ward J, Tonin P, Narod S, Bristow PK, Norris FH, Helvering L, Morrison P, Rosteck P, Lai M, Barrett JC, Lewis C, Neuhausen S, Cannon-Albright L, Goldgar D, Wiseman R, Kamb A, Skolnick MH (1994) A strong candidate for the breast and ovarian cancer susceptibility gene *BRCA1*. Science 266:66–71.

Miki Y, Katagiri T, Kasumi F, Yoshimoto T, Nakamura Y (1996) Mutation analysis in the BRCA2 gene in primary breast cancers. Nat Genet 13:245–247.

Milner J, Ponder B, Hughes-Davies L, Seltmann M, Kouzarides T (1997) Transcriptional acitvation functions in BRCA2. Nat Genet 386:772–773.
Monteiro ANA, August A, Hanafusa H (1996) Evidence for a transcriptional activation function of BRCA1 C-terminal region. Proc Nat Acad Sci 93:13595–13599.
Narod SA, Ford D, Devilee P, Barkardottir RB, Eyfjord J, Lenoir G, Serova O, Easton D, Goldgar D, The Breast Cancer Linkage Consortium (1995a) Genetic heterogeneity of breast-ovarian cancer revisited. Am J Hum Genet (Letter) 57:957–958.
Narod SA, Ford D, Devilee P, Barkardottir RB, Lynch HT, Smith SA, Ponder BAJ, Weber BL, Garber JE, Birch JM, Cornelis RS, Kelsell DP, Spurr NK, Smyth E, Haites N, Sobol H, Bignon Y-J, Chang-Claude J, Hamann U, Lindblom A, Borg A, Piver MS, Gallion HH, Struewing JP, Whittemore A, Tonin P, Goldgar DE, Easton DF, the Breast Cancer Linkage Consortium (1995b) An evaluation of genetic heterogeneity in 145 breast-ovarian cancer families. Am J Hum Genet 56:254–264.
Newman B, Austin MA, Lee M, King M-C (1988) Inheritance of human breast cancer: Evidence for autosomal dominant transmission in high-risk families. Proc Natl Acad Sci USA 85:3044–3048.
Nguyen HN, Averette HE, Janicek M (1994) Ovarian Carcinoma. A review of the significance of familial risk factors and the role of prophylactic oophorectomy in cancer prevention. Cancer 74:545–555.
NIH Consensus Conference (1995) Ovarian cancer. Screening, Treatment, and Follow-up. JAMA 273:491–497.
Nordling M, Karlsson P, Wahlström J, Engwall Y, Wallgren A, Martinsson T (1998) A large deletion disrupts the exon 3 transcription activation domain of the *BRCA2* gene in a breast/ovarian cancer family. Cancer Res 58:1372–1375.
O'Shaughnessy JA (1996) Chemoprevention of breast cancer. JAMA 275:1349–1353.
Parkin DM, Läärä E, Muir CS (1988) Estimates of the worldwide frequency of sixteen major cancers in 1980. Int J Cancer 41:184–197.
Parkin DM, Pisani P, Ferlay J (1993) Estimates of the worldwide incidence of eighteen major cancers in 1985. Int J Cancer 54:594–606.
Peelen T, van Vliet M, Petrij-Bosch A, Mieremet R, Szabo C, van den Ouweland AMW, Hogervorst F, Brohet R, Ligtenberg MJL, Teugels E, van der Luijt R, van der Hout AH, Gille JJP, Pals G, Jedema I, Olmer R, van Leeuwen I, Newman B, Plandsoen M, van der Est M, Brink G, Hageman S, Arts PJW, Bakker MM, Willems HW, van der Looij E, Neyns B, Bonduelle M, Jansen R, Oosterwijk JC, Sijmons R, Smeets HJM, van Asperen CJ, Meijers-Heijboer H, Klijn JGM, de Greve J, King M-C, Menko FH, Brunner HG, Halley D, van Ommen G-JB, Vasen HFA, Cornelisse CJ, van t Veer LJ, de Knijff P, Bakker E, Devilee P (1997) A high proportion of novel mutations in BRCA1 with strong founder effects among Dutch and Belgian hereditary breast and ovarian cancer families. Am J Hum Genet 60:1041–1049.
Petrij-Bosch A, Peelen T, van Vliet M, van Eijk R, Olmer R, Drüsedau M, Hogervorst FBL, Hageman S, Arts PJW, Ligtenberg MJL, Meijers-Heijboer H, Klijn JGM, Vasen HFA, Cornelisse CJ, vant Veer LJ, Bakker E, van Ommen G-JB, Devilee P (1997) *BRCA1* genomic deletions are major founder mutations in Dutch breast cancer patients. Nat Genet 17:341–345.
Piver MS, Jishi MF, Tsukada Y, Nava G (1993) Primary peritoneal carcinoma after prophylactic oophorectomy in women with a family history of ovarian cancer. A report of the Gilda Radner Familial Ovarain Cancer Registry. Cancer 71:2751–2755.
Powles T, Eeles R, Ashley S, Easton D, Chang J, Dowsett M, Tidy A, Viggers J, Davey J (1998) Interim analysis of the incidence of breast cancer in the Royal Marsden Hospital tamoxifen randomised chemoprevention trial. Lancet 352:98–101.
Puget N, Torchard D, Serova-Sinilnikova OM, Lynch HT, Feunteun J, Lenoir GM, Mazoyer S (1997) A 1-kb Alu-mediated germ-line deletion removing *BRCA1* exon 17. Cancer Res 57:828–831.
Ranstam J, Janzon L, Olsson H (1990) Rising incidence of breast cancer among young women in Sweden. Br J Cancer 61:120–122.

Ries LAG, Kosary CL, Hankey BF, Miller BA, Edwards BK (eds) (1998) SEER Cancer Statistics Review, 1973–1995, National Cancer Institute. Bethesda, MD.

Robert-Koch-Institut, Berlin (1995) Statistische Daten zur Krebsinzidenz.

Robson M, Gilewski T, Haas B, Levin D, Borgen P, Rajan P, Hirschaut Y, Pressman P, Rosen PP Lesser ML, Norton L, Offit K (1998) *BRCA*-associated breast cancer in young women. J Clin Oncol 16:1642–1649.

Santarosa M, Viel A, Dolcetti R, Crivellari D, Magri MD, Pizzichetta MA, Tibiletti MG, Gallo A, Tumolo S, Del Tin L, Boiocchi M (1998) Low incidence of *BRCA1* mutations among Italian families with breast and ovarian cancer. Int J Cancer 78:581–586.

Savitsky K, Bar-Shira A, Gilad S, Rotman G, Ziv Y, Vanagaite L, Tagle DA, Smith S, Uziel T, Sfez S, Ashkenazi M, Pecker I, Frydman M, Harnik R, Patanjali SR, Simmons A, Clines GA, Sartiel A, Gatti RA, Chessa L, Sanal O, Lavin MF, Jaspers NGJ, Taylor AMR, Arlett CF, Miki T, Weissman SM, Lovett M, Collins FS, Shiloh Y (1995) A single Ataxia telangiectasia gene with a product similar to PI-3 kinase. Science 268:1749–1753.

Scully R, Chen J, Plug A, Xiao Y, Weaver D, Feunteun J, Ashley T, Livingston DM (1997) Association of BRCA1 with Rad51 in mitotic and meiotic cells. Cell 88:265–275.

Sharan SK, Morimatsu M, Albrecht U, Lim D-S, Regel E, Dinh C, Sands A, Eichele G, Hasty P, Bradley A (1997) Embryonic lethality and radiation hypersensitivity mediated by Rad51 in mice lacking *Brca2*. Nature 386:804–810.

Smith SA, Easton DF, Evans DGR, Ponder BAJ (1992) Allele losses in the region 17q12–21 in familial breast and ovarian cancer involve the wild-type chromosome. Nat Genet 2:128–131.

Spigelman AD, Murday V, Phillips RKS (1989) Cancer and the Peutz-Jeghers syndrome. Gut 30:1588–1590.

Struewing JP, Watson P, Easton DF, Ponder BA, Lynch HT, Tucker MA (1995) Prophylactic oophorectomy in inherited breast/ovarian cancer families. J Natl Cancer Inst Monogr 17:33–35.

Struewing JP, Hartge P, Wacholder S, Baker SM, Berlin M, McAdams M, Timmerman MM, Brody LC, Tucker MA (1997) The risk of cancer associated with specific mutations of *BRCA1* and *BRCA2* among Ashkenazi Jews. N Engl J Med 336:1401–1408.

Swensen J, Hoffmann M, Skolnick MH, Neuhausen SL (1997) Identification of a 14 kb deletion involving the promoter region of *BRCA1* in breast cancer family. Hum Molec Genet 6:1513–1517.

Szabo CI, King M-C (1997) Population genetics of BRCA1 and BRCA2. Am J Hum Genet 60:1013–1020.

Tavtigian SV, Simard J, Rommens J, Couch F, Shattuck-Eidens D, Neuhausen S, Merajver S, Thorlacius S, Offit K, Stoppa-Lyonnet D, Belanger C, Bell R, Berry S, Bogden R, Chen Q, Davis T, Dumont M, Frye C, Hattier T, Jammulapati S, Janecki T, Jiang P, Kehrer R, Leblanc J-F, Mitchell JT, McArthur-Morrison J, Nguyen K, Peng Y, Samson C, Schroeder M, Snyder SC, Steele L, Stringfellow M, Stroup C, Swedlund B, Swensen J, Teng D, Thomas A, Tran T, Tran T, Tranchant M, Weaver-Feldhaus J, Wong AKC, Shizuya H, Eyfjord JE, Cannon-Albright L, Labrie F, Skolnick MH, Weber B, Kamb A, Goldgar DE (1996) The complete *BRCA2* gene and mutations in chromosome 13q-linked kindreds. Nat Genet 12:333–337.

The Ad Hoc Committee on Genetic Testing/Insurance Issues (1995) Background statement. Genetic testing and insurance. Am J Hum Genet 56:327–331.

Thorlacius S, Struewing JP, Hartge P, Olafsdottir GH, Sigvaldason H, Tryggvadottir L, Wacholder S, Tulinius H, Eyfjörd JE (1998) Population-based study of risk of breast cancer in carriers of *BRCA2* mutation. Lancet 352:1337–1339.

Tobacman JK, Greene MH, Tucker MA, Costa J, Kase R, Fraumeni JF, Jr (1982) Intra-abdominal carcinomatosis after prophylactic oophorectomy in ovarian-cancer-prone families. Lancet 2:795–797.

Vehmanen P, Friedman LS, Eerola H, McClure M, Ward B, Sarantaus L, Kainu T, Syrjäkoski K, Pyrhönen S, Kallioniemi O-P, Muhonen T, Luce M, Frank TS, Nevanlinna H (1997) Low proportion of *BRCA1* and *BRCA2* mutations in Finnish breast cancer familes: evidence for additional susceptibility genes. Hum Molec Genet 6:2309–2315.

Veronesi U, Maisonneuve P, Costa A, Sacchini V, Maltoni C, Robertson C, Rotmensz N, Boyle P (1998) Prevention of breast cancer with tamoxifen: preliminary findings from the Italian randomised trial among hysterectomised women. Italian Tamoxifen Prevention Study. Lancet 352:93–97.

White E, Daling JR, Norsted TL, Chu J (1987) Rising incidence of breast cancer among young women in Washington State. JNCI 79:239–243.

Wiggins S, Whyte P, Huggins M, Adam S, Theilmann J, Bloch M, Sheps SB, Schechter MT, Hayden MR, for the Canadian Collaborative Study of Predictive Testing (1992) The psychological consequences of predictive testing for Huntingtons disease. New England J Med 327:1401–1405.

Wilfond BS, Fost N (1990) The cystic fibrosis gene: medical and social implications for heterozygote detection. JAMA 263:2777–2783.

Wooster R, Bignell G, Lancaster J, Swift S, Seal S, Mangion J, Collins N, Gregory S, Gumbs C, Micklem G, Barfoot R, Hamoudi R, Patel S, Rice C, Biggs P, Hashim Y, Smith A, Connor F, Arason A, Gudmundsson J, Ficenec D, Kelsell D, Ford D, Tonin P, Bishop DT, Spurr NK, Ponder BAJ, Eeles R, Peto J, Devilee P, Cornelisse C, Lynch H, Narod S, Lenoir G, Egilsson V, Barkardottir RB, Easton DF, Bentley DR, Futreal PA, Ashworth A, Stratton MR (1995) Identification of the breast cancer susceptibility gene *BRCA2*. Nature 378:789–792.

# KAPITEL 11

# Genetische Diagnostik bei Infertilität

J. Neesen und P. Wieacker

## 1 Einleitung

In Deutschland bleiben etwa 10 bis 15% der Paare im reproduktiven Alter ungewollt kinderlos. Die Ursachen für die ungewollte Kinderlosigkeit verteilen sich zu etwa gleichen Teilen (jeweils ca. 40%) auf den weiblichen und männlichen Partner. Bei etwa 20% der Paare sind Störungen bei beiden Partnern anzunehmen. Der unerfüllte Kinderwunsch führt bei manchen Paaren nicht nur zu erheblichen Belastungen für die Partnerschaft, sondern kann auch zu psychischen und körperlichen Beeinträchtigungen führen. Die Ursachen für die Fertilitätsstörungen sind in vielen Fällen, insbesondere bei genetisch bedingter Infertilität, weitgehend unverstanden. Gesicherte Daten gibt es für chromosomale Aberrationen als Ursache für Infertilität.

Bei etwa vier bis sechs Prozent aller Männer mit Infertilität lassen sich Chromosomenanomalien nachweisen. Dabei besteht eine sehr gute Korrelation zwischen der Reduktion der Spermienzahl und dem Vorliegen chromosomaler Aberrationen (Yoshida et al. 1997, Bourrouillou et al. 1997). Während man bei etwa 0,6% der Neugeborenen eine Chromosomenanomalie findet (Hamerton et al. 1975, Nielsen u. Wohlert 1997), ist die Wahrscheinlichkeit einer Chromosomenstörung bei Männern mit Azoospermie auf 13–15% und bei Männern mit Oligozoospermie auf 7–10% erhöht. Dabei werden bei Männern mit Oligozoospermie überwiegend Aberrationen der Autosomen gefunden, während bei Männern mit Azoospermie häufiger Aberrationen der Geschlechtschromosomen beobachtet werden. Hierbei ist die häufigste numerische Veränderung der 47,XXY-Karyotyp, das Klinefelter-Syndrom, mit einer Häufigkeit von etwa 0,2% aller Männer bzw. etwa 5% aller infertilen Männer. Die Infertilität beruht bei diesen Männern auf einer Azoospermie bzw. einer hochgradigen Oligozoospermie, wobei die Spermien meist nur eine eingeschränkte Motilität und oft auch eine abnorme Morphologie aufweisen. Translokationen bzw. Inversionen können ebenfalls mit Azoospermie oder hochgradiger Oligozoospermie einhergehen. Etwa 3% der Männer mit Oligozoospermie weisen Translokationen auf.

Chromosomenaberrationen können auch Ursache weiblicher Infertilität sein. Im Vordergrund stehen dabei numerische und strukturelle Aberrationen des X-Chromosoms. Die X-chromosomale Monosomie führt zum Turner-Syndrom, das durch primäre Ovarialinsuffizienz, Kleinwuchs und weitere morphologische Auffälligkeiten (z. B. Pterygium colli) und gegebenenfalls Fehlbildungen innerer

Organe (z. B. Herzfehler) charakterisiert ist. Bei einem 45,X/46,XX-Karyotyp kann die Symptomatik je nach Verteilung der unterschiedlichen Zellinien abgeschwächt sein. Strukturelle Aberrationen des X-Chromosoms (z. B. Deletion, Ringbildung, Isochromosom des kurzen oder langen Arms, Translokation) können mit unterschiedlichen Symptomen des Turner-Syndroms assoziiert sein. In gewissen Fällen liegt dem Turner-Syndrom ein Mosaik mit einer Y-Zellinie (45, X/46,XY) oder eine strukturelle Aberration des Y-Chromosoms zugrunde. Bei diesen Patientinnen ist das Entartungsrisiko der Gonaden erhöht. Beim Triplo-X-Syndrom (47,XXX) treten gelegentlich Zeichen einer Ovarialinsuffizienz und/oder ein Climacterium praecox auf.

Mit der Einführung moderner Techniken der Reproduktionsmedizin (z. B. *in vitro* Fertilisation) und hier insbesondere mit der Etablierung der Methode der intracytoplasmatischen Spermieninjektion (ICSI) kann die männliche Infertilität sehr erfolgreich therapiert werden. Voraussetzung für eine Vaterschaft infertiler Männer ist hierbei das Auffinden einzelner Spermatozoen im Ejakulat, im Nebenhoden oder in der Hodenbiopsie. Es ist gezeigt worden, daß auch mit Spermatiden Eizellen erfolgreich befruchtet werden können. Seit Einführung von ICSI im Jahr 1993 wird intensiv diskutiert, ob bei Kindern, die durch ICSI gezeugt wurden, ein erhöhtes Risiko für Fehlbildungen, Chromosomenanomalien und Infertilität besteht (Engel et al. 1998). Im Rahmen dieser Diskussion gewinnt die Aufklärung der genetischen Ursachen und Mechanismen männlicher Infertilität zunehmend an Bedeutung. Wir haben deshalb am Ende des Artikels ein gesondertes Kapitel über die genetische Diagnostik beim infertilen Mann angefügt.

## 2 Geschlechtsdifferenzierung und genetisch bedingte Störungen

### 2.1 Testis- und Ovardifferenzierung

Wenn auch die Festlegung des Geschlechts zum Zeitpunkt der Befruchtung durch die gonosomale Konstitution erfolgt, werden die Geschlechtsorgane zunächst bisexuell angelegt. Die primordialen Keimzellen wandern zwischen der 4. und 6. Embryonalwoche aus dem Dottersack und dem Allantoisstiel in die indifferenten Gonadenanlagen. Zu diesem Zeitpunkt sind männliche und weibliche Embryonen morphologisch nicht zu unterscheiden, wobei sowohl Wolffsche als auch Müllersche Gänge nachweisbar sind. Danach setzt die Gonadendifferenzierung ein. In Anwesenheit eines Y-Chromosoms entwickeln sich aus den bipotenten Gonadenanlagen unter der Wirkung des Testis-determinierenden Faktors (TDF) Testes, wobei es zur Differenzierung von Sertoli- und Leydig-Zellen kommt. Die Sertoli-Zellen bilden das Anti-Müller-Hormon (AMH), welches die Regression der Müllerschen Strukturen bewirkt. Die Leydig-Zellen produzieren unter der Stimulation des Choriongonadotropins (hCG) Testosteron, welches die Differenzierung der Wolffschen Strukturen zu Ductus epididymidis, Ductus deferens und Vesicula seminalis bewirkt. Die Differenzierung des äußeren männlichen Genitales erfolgt durch die Wirkung des Dihydrotestosterons, eines Metabolits des Testosterons.

In Abwesenheit eines Y-Chromosoms entwickelt sich die bipotente Gonade in Richtung Ovar. Infolge der fehlenden AMH-Produktion können sich die Müllerschen Strukturen ungehindert zu Tuben, Uterus und oberem Anteil der Vagina entwickeln, während die Wolffschen Strukturen durch den fehlenden Androgeneinfluß regredieren (Abb. 1).

Dem *SF1*-Gen (*steroidogenic factor 1*) auf 9q33 kommt eine zentrale Bedeutung in der frühen Gonadenentwicklung zu. Entsprechende Knock-out-Mäuse weisen eine gonadale und adrenale Hypoplasie auf (Luo et al. 1994). Dieser nukleäre Rezeptor ist an der Regulation der Steroidhormonbiosynthese und des Anti-Müller-Hormons beteiligt sowie für die hypothalamisch-hypophysäre Steuerung der Gonaden von entscheidender Bedeutung.

Dem *WT1*-Gen (*Wilms tumor*) auf 11p13 kommt eine Schlüsselrolle bei der urogenitalen Entwicklung zu. Die Struktur dieses Gens mit für Transkriptionsfaktoren typischen Zink-Fingern wurde von Call et al. (1990) und Gessler et al. (1990) aufgeklärt. Dominant negative Mutationen des *WT1*-Gens führen zum Denys-Drash-Syndrom, das durch fortschreitende Glomerulonephropathie im Kindesalter und Gonadendysgenesie mit Pseudohermaphroditismus bei männlichem Karyotyp sowie Ovarialinsuffizienz im weiblichen Geschlecht charakterisiert ist. Wilms-Tumoren und Gonadoblastome treten gehäuft auf. In Wilms-Tumoren wurde ein Heterozygotieverlust der *WT1*-Region nachgewiesen. Beim WAGR-Syndrom (*Wilms tumor, aniridia, genital abnormalities and mental retardation*),

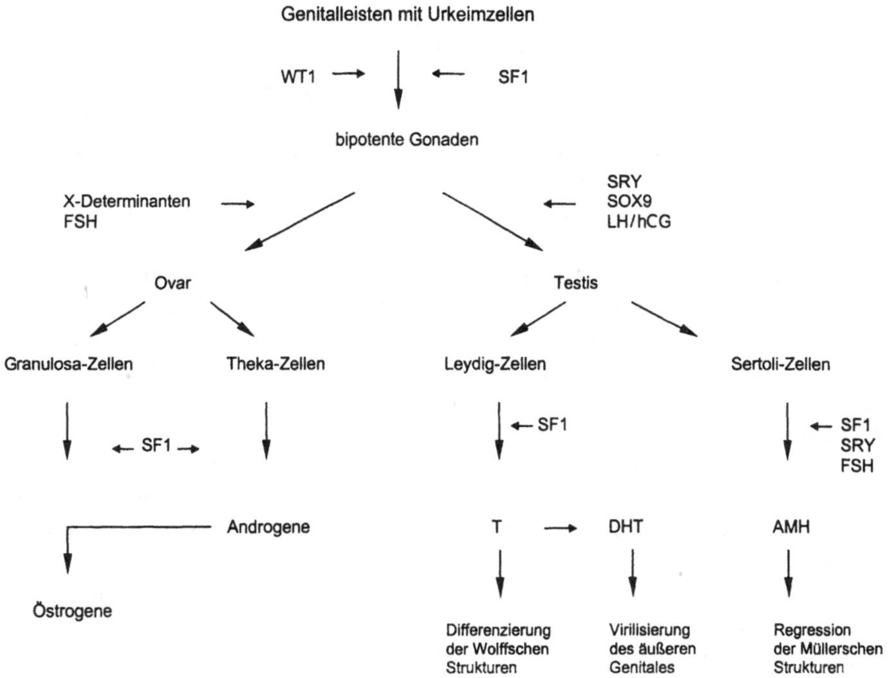


**Abb. 1.** Schema der Gonadendifferenzierung

einem *contiguous gene syndrome* unter Beteiligung des *WT1*-Gens, dürfte die Haploinsuffizienz dieses Gens für die Genitalfehlbildungen verantwortlich sein.

Die Untersuchungen von Patienten mit XX-Mann-Syndrom und reiner XY-Gonadendysgenesie haben zur Identifizierung des TDF geführt. Beim XX-Mann-Syndrom findet man trotz eines unauffälligen weiblichen Karyotyps einen eindeutig männlichen, aber infertilen Phänotyp. Dagegen weisen Personen mit reiner XY-Gonadendysgenesie (Swyer-Syndrom) bei unauffälligem männlichem Karyotyp ein weibliches inneres und äußeres Genitale auf, wobei die Gonaden zu Stranggonaden mit nachfolgendem hypergonadotropem Hypogonadismus degeneriert sind. 1990 haben Sinclair et al. das für den TDF verantwortliche Gen, *SRY* (*sex region of the Y*), auf Yp isoliert. SRY ist ein DNA-Bindungsprotein und steuert u. a. die Differenzierung der Stützzellen in den bipotenten Gonadenanlagen zu Sertoli-Zellen. Ca. 80 % der XX-Männer sind infolge einer Translokation von Y-chromosomalem Material auf das X-Chromosom während der väterlichen Meiose SRY-positiv. Beim Swyer-Syndrom findet man in nur 10 bis 15 % der Fälle *SRY*-Mutationen (Cameron et al. 1997). Offensichtlich sind weitere Gene für die Testisentwicklung bedeutsam. Die Untersuchungen von Patienten mit kampomeler Dysplasie und *sex reversal* führten zur Identifizierung des *SOX9*-Gens auf 17q24.3 – q25.1 (Foster et al. 1994; Wagner et al. 1994). SOX9 ist ebenfalls ein Transkriptionsfaktor, an dessen Regulation SRY wahrscheinlich beteiligt ist. *SOX9*-Mutationen können bei männlichem Karyotyp in ca. zwei Dritteln der Fälle von kampomeler Dysplasie zur Gonadendysgenesie und *sex reversal* oder intersexuellem Genitale führen (Mansour et al. 1995), während im weiblichen Geschlecht die Ovarentwicklung ungestört bleibt.

Das *DAX1*-Gen (*dosage sensitive sex – adrenal hypoplasia congenita region of the X*) auf Xp21 ist für die Differenzierung sowohl der Gonaden als auch der Nebennieren und des Hypothalamus von Bedeutung (Muscatelli et al. 1994). Während Deletionen oder Mutationen dieses Gens zu einer angeborenen adrenalen Hypoplasie und einem hypogonadotropen Hypogonadismus führen, bewirkt eine Duplikation der entsprechenden Region bei männlichem Karyotyp eine XY-Gonadendysgenesie. Diese Form der XY-Gonadendysgenesie wird demnach X-chromosomal-rezessiv vererbt.

Die Entwicklung der Leydig-Zellen in der embryonalen und fetalen Phase erfordert die Stimulation durch hCG. Dementsprechend bewirkt eine LH/hCG-Resistenz aufgrund von inaktivierenden Mutationen des LH-Rezeptor-Gens eine Leydig-Zellhypoplasie. Bei männlichem Karyotyp resultiert ein weiblicher oder intersexueller Phänotyp, wobei Müllersche Strukturen aufgrund der ungestörten AMH-Produktion durch die Sertoli-Zellen fehlen (Kremer et al. 1995).

Über die molekularen Mechanismen der Ovarentwicklung ist derzeit noch wenig bekannt. In der frühen Embryonalentwicklung vermehren sich die Urkeimzellen durch Mitose. Ab dem vierten Monat treten die Keimzellen in die erste meiotische Teilung ein, die im Diktyotänstadium unterbrochen wird und erst während der Geschlechtsreife im Rahmen eines Ovulationszyklus wieder aufgenommen wird. Ab dem vierten Embryonalmonat kommt es physiologischerweise – wahrscheinlich durch Apoptose – zu einem stetigen Untergang der Keimzellen und der sie umgebenden Follikelzellen. Beim Turner-Syndrom, dem typischerweise ein 45,X-Karyotyp zugrundeliegt und bei dem Hypogonadismus und Kleinwuchs diagnoseweisende Symptome sind, kommt es bereits intrauterin zu einer beschleunigten Regression der Follikel mit nachfolgender Ovardysgenesie. Bei der Geburt sind meistens keine Follikel mehr vorhanden, so daß die Produktion der Sexualsteroide zum Zeitpunkt der zu erwartenden Pubertät ausbleibt und ein hypergonadotroper Hypogonadismus resultiert. Bei Patientinnen mit einem Turner-Mosaik (46,XX/45,X) können noch genügend Follikel vorhanden sein und die Pubertät eintreten. Wenn aber das Follikelreservoir aufgebraucht ist, kommt es zum klinischen Bild des Climacterium praecox.

Von der Karyotyp/Phänotyp-Korrelation bei Patientinnen mit Turner-Syndrom kann abgeleitet werden, daß auf dem X-Chromosom Gene vorhanden sein müssen, die für die Ovarentwicklung erforderlich sind und der X-Inaktivierung entgehen. Solche Gene dürften z. B. in den Regionen Xq13–22 oder Xq26–28 lokalisiert sein (Ogata u. Matsuo, 1995). Weiterhin sind sicherlich viele autosomale Gene in der Ovardifferenzierung involviert, wie es sich am Beispiel der XX-Gonadendysgenesie zeigt, die als eigenständige Erkrankung oder im Rahmen einer übergeordneten Störung vorkommen kann. Bei der XX-Gonadendysgenesie sind die Ovarien trotz eines unauffälligen weiblichen Karyotyps ebenfalls zu Stranggonaden degeneriert, so daß ein hypergonadotroper Hypogonadismus resultiert. Inzwischen konnte von der XX-Gonadendysgenesie ein Krankheitsbild abgegrenzt werden, das sich auf Mutationen des *FSH-Rezeptor*-Gens auf 2p21 zurückführen läßt (Aittomäki et al. 1995).

## 2.2 Genetische Störungen der Steroidhormonbiosynthese

Nachdem sich die Gonaden zu Testes oder Ovarien differenziert haben, ist die Ausprägung des sexuellen Phänotyps von der Funktion der Gonaden und deren Regulation abhängig. In diesem Zusammenhang soll nur auf die Biosynthese der Steroidhormone eingegangen werden (Abb. 2). Ausgangspunkt ist das Cholesterol, das durch sequentielle Reaktionsschritte zu Mineralcorticoiden, Glucocorticoiden und Sexualsteroiden konvertiert wird. Hauptproduktionsorte der Steroidhormone sind die Nebennierenrinden, die Gonaden und die Plazenta. Die Steroidsynthese wird in der Nebennierenrinde durch ACTH, in den Gonaden durch LH und FSH und in der Plazenta durch hCG stimuliert. Defekte des Steroidhormonstoffwechsels können zu Entgleisungen im Salz-Wasser-Haushalt und zu verschiedenen gonadalen Störungen mit oder ohne Pseudohermaphroditismus führen, wobei entweder zuviel Androgene aus den vermehrt anfallenden Vorstufen vor dem jeweiligen Enzymblock oder zu wenig Androgene gebildet werden.

Beim Menschen sind zwei Isoenzyme der 3ß-Hydroxysteroid-Dehydrogenase (3ßHSD) bekannt, deren Gene tandemartig in 1p13.1 angeordnet sind. 3ßHSDI wird in der Plazenta und in der Haut, 3ßHSDII in den Nebennieren und in den Gonaden exprimiert. Beide Gene weisen eine starke Homologie auf. Mutationen des Typs II bewirken typischerweise eine verminderte Produktion von Glucocorticoiden, Mineralcorticoiden (mit dadurch bedingtem Salzverlust) und Androgenen (Rheaume et al. 1992). Bei männlichen Betroffenen ist daher neben der internistischen Symptomatik die Virilisierung gestört, so daß ein Pseudohermaphroditismus masculinus resultiert. Weibliche Betroffene weisen dagegen eine

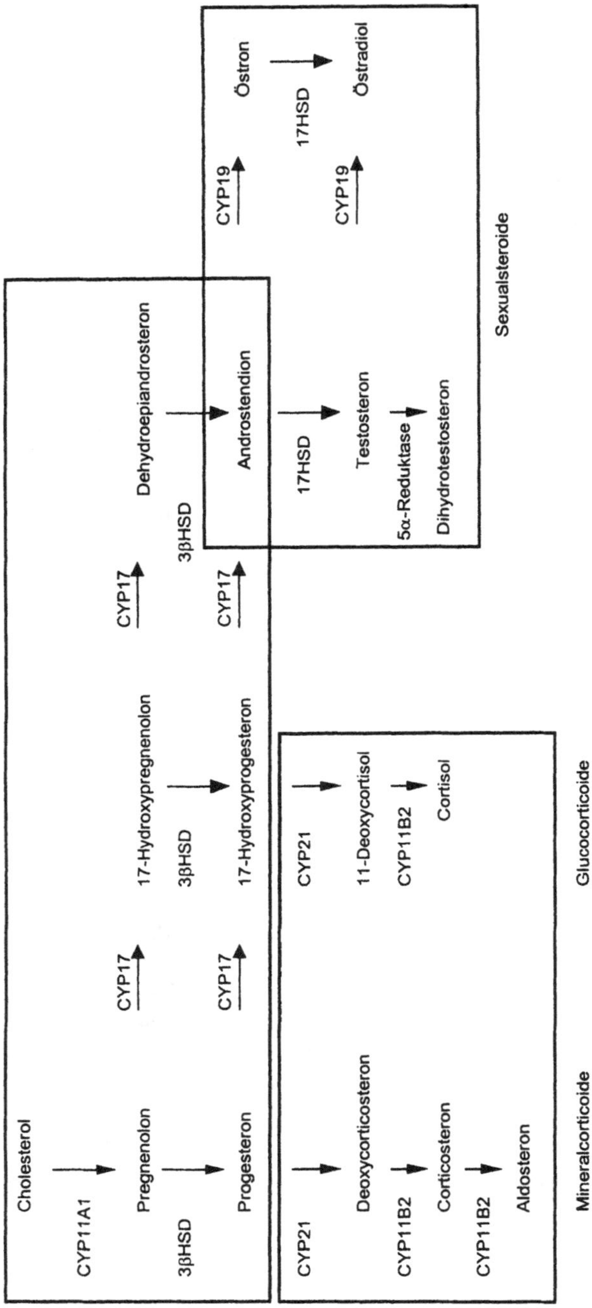


**Abb. 2.** Wichtige Schritte der Steroidbiosynthese, wobei einige Reaktionen sowohl in den Nebennieren als auch in den Gonaden (blaue Umrandung) oder nur in den Nebennieren (schwarze Umrandung) oder nur in den Gonaden (rote Umrandung) ablaufen

Virilisierung im Sinne eines Pseudohermaphroditismus femininus auf, was auf die gesteigerte Bildung von Androgenvorstufen zurückgeführt wird. Bei einer milden 3βHSD-Störung kommt es erst nach der Pubertät zu Virilisierungserscheinungen wie Hirsutismus (Pang et al. 1985).

P450C17, dessen Gen (*CYP17*) auf 10q24 - q25 lokalisiert wurde (Chung et al. 1987), hat sowohl eine 17-Hydroxylase- als auch eine 17,20-Lyase-Aktivität. Bei kombinierter P450C17-Störung ist die Cortisolproduktion erniedrigt, während Corticosteron und Deoxycorticosteron mit nachfolgender Hypertonie erhöht sind. Bei isolierter 17,20-Lyase-Störung bleiben die Corticosteron- und Deoxycorticosteronspiegel annähernd im Normbereich. Die verminderte Produktion von Androgenen und Östrogenen führt bei weiblichen Personen zum Hypogonadismus mit Amenorrhoe und bei männlichen Betroffenen zum Pseudohermaphroditismus masculinus.

Der 21-Hydroxylase-Defekt ist die häufigste Ursache des adrenogenitalen Syndroms (AGS). Das verantwortliche Gen, *CYP21*, ist auf 6p21.3 innerhalb des HLA-Genclusters lokalisiert. Etwa 30 kb von *CYP21* entfernt ist das Pseudogen *CYP21P* lokalisiert, das eine ca. 98 %ige Homologie zu *CYP21* aufweist (Higashi et al. 1986). Deletionen von *CYP21* infolge ungleichen *crossing over* in dieser Region und Genkonversionen stellen etwa 90 % der pathogenetisch relevanten Mutationen in diesem Gen dar (Miller, 1994). Klinisch werden vor allem drei Formen des 21-Hydroxylase-Defekts abgegrenzt, die sich auf allelische Mutationen in diesem Gen zurückführen lassen.

Beim AGS mit einfacher Virilisierung kann nicht ausreichend 17-Hydroxyprogesteron zu 11-Deoxycortisol umgewandelt werden, so daß die Cortisolproduktion vermindert ist. Es resultiert eine verstärkte Ausschüttung von ACTH, die wiederum eine adrenale Hyperplasie mit verstärkter Bildung von Androgenen nach sich zieht. Bei weiblichen Betroffenen kommt es zur Virilisierung des äußeren Genitales, deren Ausprägung vom Ausmaß des Androgeneinflusses abhängig ist. Bei männlichen Betroffenen kommt es zur Pubertas praecox.

Beim AGS mit Salzverlust ist zusätzlich die Umwandlung von Progesteron zu 11-Deoxycorticosteron gestört, so daß Mineralcorticoide nicht ausreichend produziert werden. Es resultiert ein Salzverlust mit Exsikkose, Erbrechen, Hyponatriämie und Hypokaliämie.

Das nichtklassische AGS (*late-onset* AGS) weist im weiblichen Geschlecht ein Spektrum auf, das sich von Virilisierungserscheinungen mit Hirsutismus, Akne und Ovarialinsuffizienz bis hin zur Pseudopubertas praecox mit Virilisierung erstrecken kann. Beim nicht-klassischen AGS werden sowohl Homozygotie für „milde" Mutationen als auch Compound-Heterozygotie sowie Heterozygotie für *CYP21*-Mutationen gefunden.

Störungen der 11-Hydroxylase, deren Gen (*CYP11B1*) auf 8q21-22 lokalisiert und identifiziert wurde (Chua et al. 1987), stellen die zweithäufigste Form des AGS dar. Die verminderte Cortisolproduktion bewirkt über die gesteigerte ACTH-Ausschüttung ebenfalls eine adrenale Hyperplasie. Aus den vor dem Block sich anhäufenden Metaboliten werden vermehrt Androgene produziert, so daß eine (meist ausgeprägte) Virilisierung weiblicher Betroffener resultiert. Es besteht ebenfalls eine Hypertonie.

Die 17-Hydroxysteroid-Dehydrogenase-Familie (17HSD) besteht aus mindestens vier Mitgliedern. Das Gen für den Typ 3 (*HSD17B3*) auf 9q22 ist im Testis exprimiert (Geissler et al. 1994). Mutationen dieses Gens führen bei männlichem Karyotyp zu weiblichen oder leicht virilisierten äußeren Genitalien, da Testosteron unzureichend produziert wird. Während der Pubertät kommt es meistens zu stärkeren Virilisierungserscheinungen mit Klitoromegalie, Hirsutismus und Stimmbruch, wobei hierfür eine Konversion von Androstendion zu Testosteron in extraglandulären Geweben angenommen wird.

Die 5α-Reduktase, deren Gen (*SRD5A2*) auf 2p23 lokalisiert ist, katalysiert die Konversion von Testosteron zu Dihydrotestosteron, welches die Virilisierung des äußeren Genitales hervorruft. Mutationen dieses Gens (Thipgen et al. 1992) führen bei männlichem Karyotyp zu einem weiblichen äußeren Genitale oder einer Virilisierung im Sinne einer pseudovaginalen perineoskrotalen Hypospadie. Unbehandelt kommen in der Pubertät die Testosteron-vermittelten Effekte zur Wirkung, so daß es zum Stimmbruch und zum typischen männlichen Muskelhabitus kommt.

Bei der Aromatase-Defizienz ist die Umwandlung von Androstendion zu Östron und von Testosteron zu Östradiol gestört, so daß vermehrt Androgene zur Wirkung kommen. Das verantwortliche Gen (*CYP19*) ist auf 15q21 lokalisiert und isoliert worden (Evans et al. 1986). Im weiblichen Geschlecht verursachen Mutationen in diesem Gen eine Virilisierung des äußeren Genitales mit Amenorrhoe und polyzystischen Ovarien.

## 2.3 Mutationen im Gen für den Androgenrezeptor

Die biologische Wirkung von Hormonen setzt die Anwesenheit entsprechender Rezeptoren voraus. In diesem Zusammenhang soll lediglich auf den Androgenrezeptor (AR) und dessen Störungen eingegangen werden. Androgene steuern eine Vielzahl von Prozessen, wobei Geschlechtsdifferenzierung, sexuelle Reifung und Spermatogenese im Vordergrund stehen. Die zwei wichtigsten Androgene, Testosteron und Dihydrotestosteron, aktivieren denselben Rezeptor, können jedoch unterschiedliche Funktionen entfalten. Das *AR*-Gen, das bei Xq12 lokalisiert ist, besteht wie die anderen Mitglieder der Steroidhormonrezeptorfamilie aus einer regulatorischen Domäne (Exon A), einer DNA-Bindungsdomäne (Exons B und C) und einer Steroidbindungsdomäne (Exons D - H).

Je nach Mutation im *AR*-Gen werden unterschiedliche Ausprägungsformen der Androgeninsensitivität (AI) hervorgerufen, die von einem weiblichen Phänotyp bei der kompletten Androgeninsensitivität (CAI) über intersexuelle Krankheitsbilder bei der partiellen Androgeninsensitivität (PAI) bis hin zu einem unauffälligen männlichen Phänotyp mit Infertilität bei der minimalen Androgeninsensitivität (MAI) reichen. Bei der CAI (früher testikuläre Feminisierung genannt) findet man bei unauffälligem männlichem Karyotyp einen eindeutig weiblichen Phänotyp. Die Gonaden sind zu Testes differenziert. Infolge der ungestörten AMH-Produktion sind weder Uterus noch Tuben vorhanden. Testosteron und Dihydrotestosteron, die in normal männlichen Konzentrationen gemessen werden, kommen aufgrund des kompletten Funktionsausfalls des AR nicht zur Wirkung, so daß die Wolffschen Strukturen sich nicht entwickeln und das äußere Genitale weiblich ist. Axillar- und Pubesbehaarung fehlen oder sind sehr spärlich. In der Pubertät kommt es dagegen zur Brustentwicklung, da Testosteron durch die Wirkung der Aromatase in Östrogene umgewandelt wird. Bei der PAI findet man je nach verbleibender Rezeptorfunktion unterschiedliche Formen von Intersexualität, die früher mit den Begriffen Reifenstein-Syndrom, Lubs-Syndrom, Gilbert-Dreyfus-Syndrom oder Rosewater-Syndrom bezeichnet wurden. Bei der MAI ist der Phänotyp eindeutig männlich, wobei eine Gynäkomastie vorkommen kann. Es liegt eine Infertilität aufgrund einer Azoo- oder Oligozoospermie vor.

Nachdem das *AR*-Gen isoliert und charakterisiert wurde (z.B. Lubahn et al. 1988), ist die molekulargenetische Diagnostik der Androgeninsensitivität möglich geworden. Die meisten Mutationen sind Punktmutationen und in der Steroidbindungsdomäne lokalisiert. Im Gegensatz zur CAI und PAI konnten bei der MAI bis jetzt nur wenige Mutationen gefunden werden (Wieacker et al. 1998).

In der regulatorischen Domäne des *AR*-Gens ist ein polymorphes *CAG-repeat* lokalisiert. Die Anzahl dieser Trinukleotideinheiten bewegt sich normalerweise zwischen 13 und 35. La Spada et al. (1992) konnten zeigen, daß bei der spinobulbären Muskelatrophie (SBMA, *Kennedy disease*), die Anzahl dieser Trinukleotideinheiten über 38 erhöht ist (La Spada et al. 1992). Die SBMA ist eine neurodegenerative Erkrankung, die meistens ab dem 3./4. Lebensjahrzehnt durch zunehmende Muskelschwäche, Dysarthrie und Dysphagie manifest wird. Typischerweise zeigen die Patienten Zeichen der Androgeninsensitivität wie Gynäkomastie und Oligo- bis Azoospermie. Während die neurologische Symptomatik sich wie bei anderen Trinukleotiderkrankungen vom Typ1 durch einen „Funktionsgewinn" erklären läßt, könnte die Androgenresistenz durch die herabgesetzte Transkription des expandierten *AR*-Gens bedingt sein (Choong et al. 1996).

## 2.4 Genetische Aspekte der hypothalamisch-hypophysären Regulation der Gonaden

Die Gonaden unterliegen vielfältigen Steuerungsmechnismen, wobei der hypothalamisch-hypophysären Achse eine besondere Bedeutung zukommt. Das GnRH (*gonadotropin- releasing hormone*) wird im Hypothalamus unter der Kontrolle von Neurotransmittern, Steroidhormonen und unterschiedlichen Peptiden pulsatil sezerniert. GnRH bewirkt rezeptorvermittelt die Ausschüttung der Gonadotropine LH und FSH aus dem Hypophysenvorderlappen, die wiederum die gonadalen Funktionen steuern (Abb. 3).

Zu den Genen, welche die Funktion der GnRH-Neurone beeinflussen, gehören *SF1* und *DAX1* (s. 2.1) sowie *KAL1* auf Xp22.3, dessen Mutationen zum X-chromosomal erblichen Kallmann-Syndrom führen (Franco et al. 1991). Das Kallmann-Syndrom ist durch einen hypogonadotropen Hypogonadismus und eine An- oder Hyposmie aufgrund einer Migrationsstörung der GnRH-produzierenden Neurone sowie der olfaktorischen Neurone während der Embryonalentwicklung charakterisiert. Das KAL1-Protein weist Homologien zu Zelladhäsionsmolekülen auf und ist für die Differenzierung des Hypothalamus wichtig. Sowohl Deletionen als auch Punktmutationen des KAL1-Gens sind beschrieben worden. Neben der X-chromosomalen Form sind auch eine autosomal-rezessive und eine autosomal-dominante Form bekannt, deren Gene noch nicht isoliert wurden.

Das *GnRH*-Gen auf 8p21 - 11.2 kodiert für ein Präkursorprotein von 92 Aminosäuren, von dem das aktive Dekapeptid GnRH abgespalten wird. Im Gegensatz zur hypogonadotropen hypogonadalen Maus, bei der eine Deletion im Bereich des

**Abb. 3.** Vereinfachtes Schema der hypothalamisch-hypophysären Steuerung der Gonaden

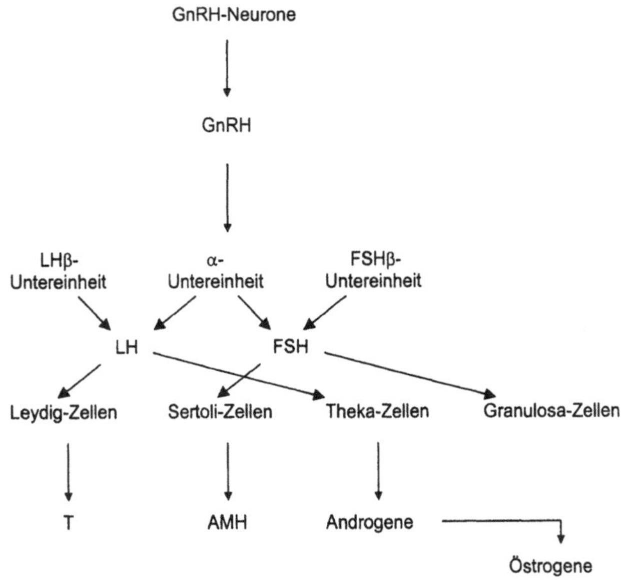


*GnRH*-Gens nachgewiesen wurde (Mason et al. 1986), sind Mutationen des *GnRH*-Gens beim Menschen noch nicht beschrieben worden. Der GnRH-Rezeptor, dessen Gen auf 4q21.2 lokalisiert ist, gehört zu den G-Protein-gekoppelten Rezeptoren. Vor kurzem konnte in wenigen Familien mit hypogonadotropem Hypogonadismus ohne Anosmie eine *Compound*-Heterozygotie für Mutationen des GnRH-Rezeptors nachgewiesen werden (De Roux et al. 1997).

Inaktivierende Mutationen des *LH-Rezeptor*-Gens auf 2p21 führen bei männlichem Karyotyp zu einem weiblichen äußeren Genitale oder einer schwach ausgeprägten Virilisierung aufgrund einer Leydig-Zell-Aplasie oder -Hypoplasie (Kremer et al. 1995). Im weiblichen Geschlecht führen sie zur Ovarialinsuffizienz mit Amenorrhoe. Diese inaktivierenden Mutationen werden autosomal-rezessiv vererbt. Dagegen rufen aktivierende Mutationen, die autosomal-dominant vererbt werden, eine Pubertas praecox im männlichen Geschlecht hervor (Kremer et al. 1993).

Mutationen des *FSH-Rezeptor*-Gens auf 2p.21 führen im weiblichen Geschlecht zur XX-Ovardysgenesie mit primärer Amenorrhoe oder zum frühen Climacterium praecox mit sekundärer Amenorrhoe. Diese Erkrankung wird autosomal-rezessiv vererbt (Aittomäki et al. 1995). Interessanterweise wurde dabei im Rahmen entsprechender Familienuntersuchungen festgestellt, daß homozygote Männer fertil sein können.

Die Gonadotropine LH und FSH haben wie TSH und hCG eine gemeinsame α-Untereinheit, aber unterschiedliche ß-Untereinheiten. Mutationen des *FSHß*-Gens sind bis jetzt nur in wenigen Fällen primärer Amenorrhoe beschrieben worden (Matthews et al. 1993). Mutationen des *LHß*-Gens auf 19q13.32 zeigen im männlichen Geschlecht eine gestörte Pubertätsentwicklung mit Leydigzell-Hypoplasie und Spermatogenese-Arrest (Weiss et al. 1992). Der ausgeprägtere Phänotyp bei Mutationen des *LH-Rezeptor*-Gens gegenüber demjenigen bei *LHß*-Mutationen läßt sich dadurch erklären, daß in der embryonalen und fetalen Entwicklung die Testosteronsynthese durch hCG stimuliert wird, so daß Mutationen des *LHß*-Gens erst in der Pubertät manifest werden, wenn die Testosteronproduktion LH-abhängig wird. Mutationen des LH-Rezeptors werden dagegen bereits intrauterin wirksam.

## 3
## Genetische Diagnostik beim infertilen Mann

Wie bereits erwähnt, besteht bei 40–50% der ungewollt kinderlosen Paare eine männliche Infertilität. Es kann daher davon ausgegangen werden, daß etwa 7% aller Männer im Laufe ihres Lebens mit dem Problem der Zeugungsunfähigkeit konfrontiert werden. Bei den meisten Patienten mit Fertilitätsstörungen werden keine Fehlbildungen anderer Organe beobachtet. Die Ursachen für Fertilitätsstörungen beim Mann sind vielfältig. Hier spielen Infektionen, die Einnahme von Pharmaka, endokrinologische oder immunologische Fehlfunktionen ebenso eine Rolle wie Traumata oder Tumoren. Für unterschiedliche Noxen etwa Hitze, Schwermetalle oder ionisierende Strahlen konnte ein negativer Einfluß auf Spermienmorphologie, Spermienzahl und Spermienmotilität nachgewiesen werden.

Bei etwa 37% der infertilen Männer ist die Ursache der Infertilität unbekannt, man spricht hier von einer idiopathischen Infertilität. Bei einem Großteil der Männer mit idiopathischer Infertilität werden genetische Ursachen angenommen. Schätzungen gehen davon aus, daß ca. 2000–3000 Gene an der männlichen Keimzelldifferenzierung beteiligt sind, von denen erst einige identifiziert bzw. in ihren Funktionen aufgeklärt werden konnten (vgl. Tab. 2).

In der MIM-Genbank (Mendelian Inheritance in Man; http://www3.ncbi.nlm.nih.gov/Omim) finden sich mehr als 50 Einträge für genetisch bedingte Syndrome, bei denen männliche Infertilität als Symptom auftritt. Für einige dieser Erkrankungen konnten in den letzten Jahren die Ursachen aufgeklärt werden (vgl. Tab. 1, Übersicht: Meschede u. Horst 1997). Im Folgenden sollen einige dieser genetisch bedingten Ursachen einer männlicher Infertilität und neuere Verfahren zur Identifizierung Spermatogenese-relevanter Gene vorgestellt werden.

### 3.1
### Gendiagnostik im Bereich Yq11

Schon lange ist bekannt, daß auf dem Y-Chromosom Gene lokalisiert sind, die für die männliche Differenzierung und für die männliche Keimzellentwicklung essentiell sind. Bereits 1973 konnte eine terminale Deletion des langen Arms des Y-Chromosoms mit dem Phänotyp der Azoospermie korreliert werden (Neu et al. 1973). Weitere Untersuchungen unterstützten diese Befunde und so wurde bereits 1976 die Anwesenheit eines sogenannten Azoospermiefaktors (AZF) im Bereich Yq11 postuliert (Tiepolo u. Zuffardi, 1976). Bis heute wurden verschiedene Gene auf dem kurzen und langen Arm des Y-Chromosoms identifiziert, so auch das *SRY*-Gen, dessen Genprodukt in der frühen Embryonalentwicklung für die Differenzierung der bipotenten Gonadenanlage in Richtung Testis verantwortlich ist. Für andere

**Tabelle 1.** Humane Syndrome mit gestörter männlicher Fertilität. Die Tabelle zeigt eine Auswahl von humanen Syndromen, bei denen männliche Infertilität als Symptom auftritt. Es wurden nur Erkrankungen aufgenommen, für die eine chromosomale Lokalisierung bekannt ist oder für die ein Kandidatengen identifiziert werden konnte

| Name | Gen-Locus | Chromosomale Position | Bei Patienten beobachtete Fertilitätsstörung |
|---|---|---|---|
| Aarskog-Scott-Syndrom | FDG1 | Xp11.21 | Kryptorchismus, Akrosomdefekt? |
| Bardet-Biedl-Syndrom | unbekannt | mehrere Genloci | Hypoplastische Genitalien |
| Beckwith-Wiedemann-Syndrom | „Imprinting" IGF2, H19, $p57^{KIP2}$ | 11pter-p15.4 | Kryptorchismus |
| Cystische Fibrose | CFTR | 7q31.2 | Obstruktive Azoospermie |
| Kallmann-Syndrom | KAL-X | Xp22.3 | Hypogonadotroper Hypogonadismus |
| Kartagener-Syndrom | Dynein | mehrere | Immotile Spermatozoen |
| Kearns-Sayre-Syndrom | mehrere | Mitochondriale DNA | Kryptorchismus |
| Myotone Dystrophie | DM | 19q13.2–q13.3 | Hypogonadismus, testikuläre Atrophie |
| Noonan-Syndrom | unbekannt | 12q22-qter | Kryptorchismus, Azoo-, Oligozoospermie |
| Prader-Willi-Syndrom | „Imprinting" SNRPN (?) | 15q11 | Hypoplastische Genitalien |
| Russel-Syndrom | unbekannt | 7 p12–p11.2 | Kryptorchismus, verringertes Testisvolumen |

Gene des Y-Chromosoms wurden testis-spezifische Expressionsmuster aufgezeigt, z.B. für das *TSPY*-Gen (Testis-Specific Protein in Y-encoded; Arnemann et al. 1991). Innerhalb des AZF-Locus konnten ebenfalls verschiedene Gene mit potentieller Rolle für die männliche Keimzelldifferenzierung identifiziert werden u. a. *DAZ 1* und *2* (Deleted in Azoospermia), *RBM-I*, *RBM-II* (RNA Binding Motif). In den letzten Jahren hat der Bereich q11.23 des Y-Chromosoms besondere Aufmerksamkeit erhalten. In dieser Region konnten nach Literaturangaben bei 3,5 bis 18% der Patienten mit Azoospermie oder schwerer Oligozoospermie (Mill. Spermien/ml) Mikrodeletionen molekulargenetisch nachgewiesen werden (Vogt et al. 1992; Foresta et al. 1996; Simoni et al. 1997). Bei der ganz überwiegenden Mehrheit dieser Patienten konnte gezeigt werden, daß es sich um *de novo* Mutationen handelt, also diese Mutation nicht im Y-Chromosom ihrer Väter oder ihrer Brüder gefunden wird.

Mit der Einführung der PCR-Technologie gelang es diese Mutationen weiter einzugrenzen. Hierzu wurde im Bereich Yq11 eine große Anzahl von DNA-Mar-

**Tabelle 2.** Induzierte Mutationen in Mäusen, die die männliche Fertilität beeinflussen. In der Tabelle sind Gene aufgelistet, deren Funktion in Mäusen ausgeschaltet wurde und deren Ausfall zu Störungen der männlichen Fertilität führten. In der Spalte „Phänotyp" ist die durch den Ausfall des Genproduktes aufgetretene Störung geschildert. Für die überwiegende Zahl der Gene konnten humane homologe Gene identifiziert werden. Die chromosomalen Positionen der humanen Gene sind in der Spalte „Humaner Locus" angegeben

| Name / Symbol | Phänotyp | Referenz | Humaner Locus |
|---|---|---|---|
| Bone morphogenetic protein 8B (BMP8B) | Variable Degeneration der Keimzellen | Zhao et al. 1996 | 1q35–p32 |
| Cyclic-AMP-Response Element Modulator (Crem) | Spermatogenesearrest | Blendy et al. 1996<br>Nantel et al. 1996 | 10p12.1–p11.2 |
| Postmeiotic Segregation Increased (PMS2) | Spermienzahl reduziert, nur abnormale Spermien in der Epididymis | Baker et al. 1995 | 7p22 |
| Nescient Helix Loop Helix 2 (Nhlh2) | Mikrophallus, Hypogonaden, verändertes Sexualverhalten | Good et al. 1997 | 1p21–p11 |
| Retinoid X Receptor Beta (RXRß) | OAT-Syndrom, Degeneration des Keimzellepithels | Kastner et al. 1996 | 6p21.3 |
| Oncogene Ros (c-ros) | Entwicklung des Epididymis Epithels gestört | Sonnenberg-Riethmacher et al. 1996 | 6q22 |
| Angiotensin Converting Enzym (ACE) | Reduzierte Eizellbefruchtung | Krege et al. 1995 | 17q23 |
| Telomerase RNA Component (TRC3) | Ab der 6. Generation infertil | Lee et al. 1998 | 3q21–q28 |
| Proprotein Convertase (PC4) | Embryonen sterben früh ab | Mbikay et al. 1997 | 19 |
| Heat-Shock Protein-70 (Hsp70–2) | Auflösung des synaptonemalen Komplexes gestört | Dix et al. 1997 | 14q22–q24 |
| Zinkfinger-Protein X-Chromosom (ZFX) | Verringerte Zahl an Spermien | Luoh et al. 1997 | X |
| Fertilin ß | Gestörte Spermien-Eizellmembranadhäsion | Cho et al. 1998 | 8p11.2 |
| Calmegin | Bindung an die Zona pellucida gestört | Ikawa et al. 1997 | |
| Ubiquitin-Conjugating Enzyme (HR6B) | Regression der Spermatogenese, Spermien morphologisch auffällig | Roest et al. 1996 | 5q23–q31 |
| Deleted in Azoospermia-like (DAZLA) | Kompletter Verlust der Keimzellproliferation | Rugglu et al. 1997 | 3p24 |
| Apolipoprotein (ApoB) | Infertil, *in vitro* teilweise fertil | Huang et al. 1995 | 2p24 |
| Cyritestin | Bindung der Spermien an die Zona Pellucida gestört | Shamsadin et al. 1999 | 8 und 16 |
| Akrosin | Fertil, Penetration verlangsamt | Baba et al. 1996<br>Adham et al. 1997 | 22q13 |
| BCL2/BCLW | Fortschreitende testikuläre Degeneration | Ross et al. 1998 | 14q11.2–q12 |

kern, sogenannten STS (Sequence-Tag-Sites), etabliert. Mit Hilfe dieser Marker gelang es, die drei Bereiche AZFa, AZFb und AZFc näher zu charakterisieren. Patienten mit Mikrodeletionen in AZFa haben oft ein verringertes Hodenvolumen unter 10 ml. Zudem weisen sie häufig auch einen erhöhten FSH-Wert auf. In Hodenbiopsien dieser Patienten findet sich ein sogenanntes Sertoli-Cell-Only Syndrom (SCO), d. h. in den Samenkanälchen sind keine Keimzellen vorhanden, sondern lediglich Sertoli-Zellen. Patienten mit Deletionen in *AZFb* oder *AZFc* weisen dagegen meist einen Arrest der Spermatogenese in der Meiose auf. Auch bei *AZFc* Patienten kann der FSH-Wert erhöht sein, wohingegen bei allen AZF-Patienten normale Werte für LH und Testosteron gefunden werden.

Indikation für eine molekulargenetische Untersuchung auf Deletionen im Bereich Yq11 ist der Befund einer nicht-obstruktiven Azoospermie bzw. hochgradigen Oligozoospermie (5 Mill. Spermien/ml). Die AZF-Diagnostik wird heute routinemäßig unter Verwendung der PCR-Technik durchgeführt. Zunächst wird aus Zellen des Blutes der Patienten DNA isoliert. An dieser DNA werden mit spezifischen Oligonukleotiden einzelne STS-Marker aus den Bereichen *AZFa*, *AZFb* und *AZFc* amplifiziert. Die Amplifikate werden anschließend im hochprozentigen-Agarosegel (2–3%) aufgetrennt. Nach Färbung in einer Ethidiumbromid-Lösung können die Amplifikate im UV-Licht analysiert und dokumentiert werden (Abb. 4). Zur Kontrolle wird meist ein Ansatz ohne DNA und ein Ansatz mit weiblicher DNA mit analysiert. Als Positivkontrolle wird in verschiedenen Labors das *SRY*-Gen amplifiziert. Können ein oder mehrere STS-Marker nicht nachgewie-

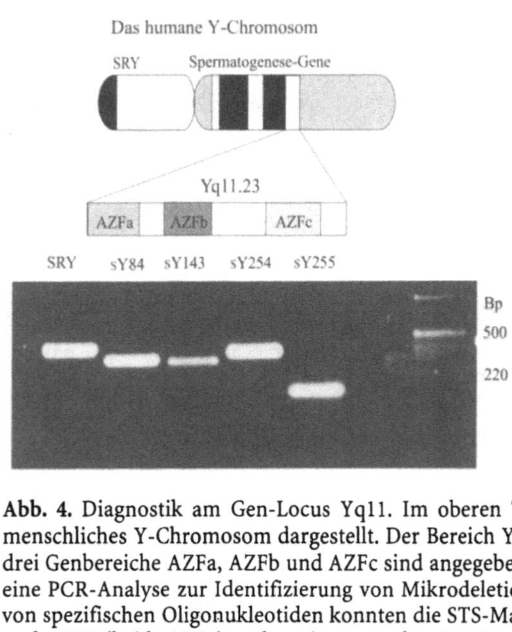


**Abb. 4.** Diagnostik am Gen-Locus Yq11. Im oberen Teil der Abbildung ist schematisch ein menschliches Y-Chromosom dargestellt. Der Bereich Yq11.23 ist vergrößert abgebildet und die drei Genbereiche AZFa, AZFb und AZFc sind angegeben. Im unteren Bereich der Abbildung ist eine PCR-Analyse zur Identifizierung von Mikrodeletionen im Bereich Yq11 gezeigt. Mit Hilfe von spezifischen Oligonukleotiden konnten die STS-Marker sY84 (AZFa), sY143 (AZFb), sY254 und sY255 (beide AZFc) nachgewiesen werden. Zur Kontrolle wurde auch ein Teil des SRY-Gens amplifiziert. Das Bild zeigt die PCR-Produkte nach Auftrennung im Agarosegel und Färbung der Nukleinsäuren mit Ethidiumbromid

sen werden, sollte die Analyse zweimal wiederholt werden. Schließlich kann eine Deletion durch eine Southern-Blot-Analyse abgesichert werden.

Als Ursache für die Störungen der männlichen Infertilität spielen Deletionen in Yq11 sicherlich nur eine untergeordnete Rolle. Untersucht man eine nicht selektierte Gruppe von infertilen Männern, so sinkt der Prozentsatz von Patienten mit Deletionen in q11.23 auf unter 1% (Schlösser et al. 1997), wobei alle Männer mit Deletionen eine Azoospermie oder Oligozoospermie aufweisen. Sinnvoll ist daher eine molekulargenetische Untersuchung des Bereiches Yq11.23 nur bei infertilen Männern mit Azoospermie oder mit schwerer Oligozoospermie.

## 3.2 Funktionelle und strukturelle Spermiendefekte als Ursache männlicher Infertilität

Neben den genetisch bedingten Syndromen gibt es eine Vielzahl von Einzelbeobachtungen in der Literatur, die monosymptomatische Spermiendefekte beschreiben. Hier ist aber noch unklar, ob es sich tatsächlich um genetisch bedingte Fertilitätsstörungen handelt. Insgesamt sind bisher nur sehr wenige genetisch bedingte Störungen bekannt, bei denen definierte funktionelle und strukturelle Spermiendefekte beobachtet werden. Bei Patienten mit Globozoospermie weisen die Spermien runde Köpfe auf; als Ursache ist hier eine Fehlbildung des Akrosoms anzusehen (Vegni-Talluri et al. 1977). Globozoospermie ist eine seltene Störung und findet sich bei etwa 0,1% aller andrologischen Patienten (Schill 1991). Biochemisch weisen diese Spermien keine oder eine stark verringerte Aktivität der akrosomalen Serinprotease Akrosin und des Zytoskelettproteins Calicin auf (Flörke-Gerloff et al. 1984, Longo et al. 1987, Lalonde et al. 1988, Escalier 1990, Courtot 1991). Die Akrosomen-losen Spermatozoen können zwar nicht an die Zona pellucida binden und diese penetrieren, sie sind aber zur Dekondensation des chromosomalen Materials fähig, wie durch Injektionsexperimente in Hamster-Oozyten nachgewiesen werden konnte (Weissenberg et al. 1982, Lanzendorf et al. 1988). Probleme treten bei Patienten mit Globozoospermie bei einer ICSI-Behandlung auf, da sich etwa bei der Hälfte der Paare die Eizellen nach Injektion von rundköpfigen Spermatozoen nicht entwickeln. Dies ist nicht durch eine erhöhte Anzahl von Spermatozoen mit chromosomalen Anomalien zu erklären (Rybouchkin et al. 1996). Der bzw. die zugrundeliegenden Gendefekte sind ebenso unbekannt wie der Vererbungsmodus. Während einige Autoren eine autosomal dominante bzw. X-chromosomale Vererbung postulieren (Vegni-Talluri et al. 1977), vermuten andere Autoren eine autosomal-rezessive Vererbung (Flörke-Gerloff et al. 1984).

Das Kartagener Syndrom wird autosomal rezessiv vererbt und kann als Untergruppe des Immotile Cilia Syndrome (ICS) angesehen werden (Afzelius 1995). Patienten mit Kartagener Syndrom weisen unterschiedliche Symptome auf; neben Bronchiektasien, Sinusitis, häufigen Kopfschmerzen, nasalen Polypen wird in 50% der Fälle auch ein *Situs inversus* beobachtet. Während Frauen meist keine Fertilitätsstörungen oder Subfertilität zeigen, sind Männer mit Kartagener Syndrom infertil, da ihre Spermien immotil sind. In der Mehrzahl der Kartagener-Patienten sind sowohl Zilien als auch Spermatozoenflagellen betroffen, es wurden aber auch einzelne Patienten beschrieben, bei denen entweder nur die Zilien oder nur die Flagellen Fehlfunktionen aufwiesen (Schidlow u. Katz 1983; Samuel 1987; Phillips et al. 1995). Auf ultrastruktureller Ebene weisen die Zilien bzw. Flagellen der Kartagener-Patienten unterschiedliche Defekte in der Axonem-Struktur auf. Am häufigsten ist bei den Patienten ein Fehlen der Dyneinarme zu beobachten, weshalb verschiedene Dynein-Gene als Kandidatengene für das ICS und das Kartagener Syndrom angesehen werden. In den letzten Jahren konnten verschiedene Dynein-Gene chromosomal lokalisiert und isoliert werden (Kastury et al. 1997, Neesen et al. 1997). Bisher konnte allerdings noch keine Mutation in einem Dynein-Gen als Ursache für männliche Infertilität beschrieben werden.

## 3.3 Tiermodelle zur Identifizierung Fertilitäts-relevanter Gene

Während die Differenzierungsprozesse der Spermatogenese auf histologischer Ebene gut untersucht sind, konnten erst in den letzten Jahren erste Daten über die molekularen Abläufe der Keimzelldifferenzierung gesammelt werden. Einen wichtigen Beitrag hierzu hat die Entwicklung neuer molekulargenetischer Methoden geliefert. Auch beim Menschen konnte eine Anzahl von Genen identifiziert werden, die für eine störungsfreie Differenzierung der männlichen Keimzellen von Bedeutung sind. Die Analyse dieser Gene und ihrer Produkte hat sich in den meisten Fällen als langwierig und ineffizient erwiesen. Mutationssuchen wie etwa für Protamin 1 und 2 oder das Transitionsprotein 1 blieben bei infertilen Männern erfolglos (Schlicker et al. 1994). Ein Grund hierfür ist in einer ungenügenden Selektion der untersuchten Personen zu vermuten. Wie bisherige Untersuchungen zeigen, können Defekte in unterschiedlichen Genen ähnliche phänotypische Störungen hervorrufen. Dieser Umstand macht es erforderlich, Modelle für die Analyse Spermatogenese-relevanter Gene zu etablieren.

Das derzeit effektivste System zu Studium Spermatogenese-relevanter Gene ist die Erzeugung von sogenannten „Knock-out“ Mäusen (vgl. Tab. 2). Bei dieser Methode wird mit Hilfe der homologen Rekombination die Funktion eines Zielgens ausgeschaltet (Abb. 5). Nachteilig wirkt sich der hohe Arbeits- und Zeitaufwand dieser Methode aus. Hinzu kommt, daß nur „bekannte“ Gene analysiert werden können. Für die Identifizierung neuer Spermatogenese-relevanter Gene bietet sich ein neues Verfahren, die „gene trap“ Methode, an. Hierbei werden spezielle DNA-Vektoren eingesetzt. Wichtige Bestandteile dieser Konstrukte sind

**Abb. 5.** Erzeugung von „Knock out“-Mäusen. Der „Knock-out“ Vektor setzt sich aus unterschiedlichen Komponenten zusammen. Er enthält ein Neomycin-Resistenzgen (Neo-Kassette) mit einem ubiquitär aktiven Promotor. Flankierend zum Resistenzgen werden Fragmente kloniert, die homolog den flankierenden Sequenzen des Exon 1 des Zielgens sind. Zusätzlich enthält der Vektor noch eine Kassette mit dem Thymidin-Kinase-Gen. Das Konstrukt wird mit Hilfe der Elektroporation in embryonale Stammzellen (ES-Zellen) eingebracht. In einigen wenigen Fällen kommt es dann zu einer homologen Rekombination. Hierbei wird in der genomischen DNA der

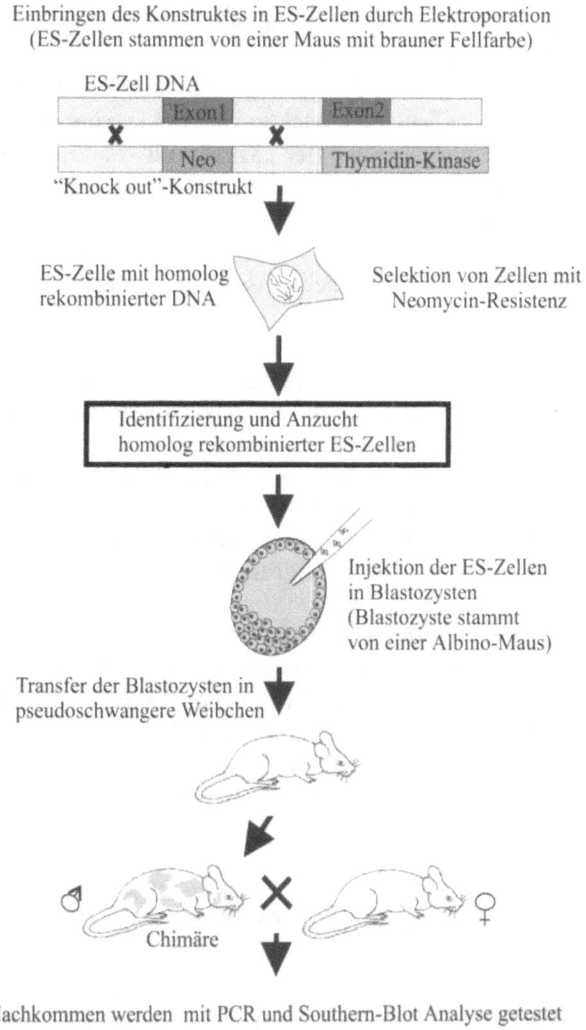


ES-Zelle das Exon 1 des Zielgens gegen das Neomycin-Resistenzgen ausgetauscht. Bei korrekter Insertion wird das Thymidin-Kinase-Gen (TK) nicht mit integriert. Die ES-Zellen werden nach der Elektroporation kultiviert und einer Selektion mit G418 und Gancyclovir unterzogen. Alle Zellen, die das Konstrukt nicht inseriert haben, sterben aufgrund fehlender G418-Resistenz ab. Zellen, die den gesamten Vektor lediglich inseriert haben, aber bei denen keine homologe Rekombination erfolgte, sterben ab, da durch das TK-Genprodukt Gancyclovir in ein für die Zellen toxisches Produkt umgesetzt wird. Schließlich können nur die Zellen überleben, bei denen eine homologe Rekombination erfolgte. Zur Kontrolle wird die DNA dieser Zellen mit PCR- und Southern-Blot Analysen überprüft. Positive ES-Zell-Klone werden vermehrt und durch Injektion in Blastozysten eingebracht. Die Blastozysten werden in pseudoschwangere Weibchen überführt. Chimäre Nachkommen können anhand einer scheckigen Fellfärbung identifiziert werden. Diese Chimären werden mit Weibchen gepaart und die Nachkommen können wiederum unter Verwendung der PCR-Technik auf das manipulierte Allel hin untersucht werden. Durch Kreuzungen heterozygoter Tiere untereinander können schließlich homozygote Tiere gewonnen werden.

ein Markergen (z.B. das bakterielle ß-Galaktosidase Gen) und ein Resistenzgen. Die Vektor-DNA wird in embryonale Stammzellen eingebracht und inseriert statistisch (Chowdhury et al. 1997). Die Vektoren sind jedoch so konstruiert, daß nur bei Integration der DNA in ein Gen die Zellen die Selektion überleben können. Die überlebenden ES-Zellen werden ähnlich wie bei der „Knock-out"-Methode zur Erzeugung chimärer Tiere verwendet. Durch Verpaarung mit weiblichen Tieren können heterozygote und schließlich homozygote Tiere gewonnen werden. Da aber die Integration der „gene trap" Vektoren nur in einigen Fällen in Spermatogenese-relevante Gene erfolgt, müssen weitere Selektionsschritte erfolgen. Hierzu dient nun das Markergen. Gewebe, in denen das durch die Insertion betroffene Gen aktiv ist, exprimieren auch die ß-Galaktosidase und können durch eine einfache Farbreaktion identifiziert werden. Ist das Zielgen im Testis exprimiert, werden dort Zellen durch die Farbreaktion blaugrün gefärbt. Vorteilhaft ist dabei auch, daß die Funktion des Zielgens oft durch die Insertion beeinträchtigt oder sogar ausgeschaltet wird. Durch die Analyse von heterozygoten und homozygoten Tieren kann so überprüft werden, ob das betroffene Gen tatsächlich eine Rolle in der Keimzelldifferenzierung spielt. Weisen „gene-trap" Männchen Fertilitätsstörungen auf, kann durch weitere molekulargenetische Analysen das zugrundeliegende Gen identifiziert und weiter analysiert werden.

Mit Hilfe dieser mittlerweile etablierten Techniken gelang es in den letzten Jahren die Funktion verschiedener Gene zu analysieren und ihre Bedeutung für die männliche Keimzelldifferenzierung aufzuzeigen (Tab. 2). In der Mehrzahl der Fälle sind bereits die menschlichen homologen Gene bekannt. Es ist daher zu erwarten, daß zumindest einige dieser Gene in den kommenden Jahren Einzug in die molekulargenetische Diagnostik bei der männlichen Infertilität halten werden.

## 3.4
## Fertilitätsstörungen als Folge von Mutationen im CFTR-Gen

Die Mukoviszidose stellt eine der häufigsten autosomal-rezessiv vererbaren Stoffwechselkrankheiten dar. Verantwortlich für die Erkrankung sind Mutationen im CFTR-Gen (Cystic Fibrosis Transmembrane Conductance Regulator). Das Gen ist auf dem langen Arm von Chromosom 7 (7q31) lokalisiert und umfaßt 27 Exons (Riordan et al. 1989; Rommens et al. 1989). Diese kodieren für ein 1480 Aminosäuren großes Membranprotein, das in differenzierten Epithelzellen gefunden wird (Zeitlin et al. 1992). Das Protein fungiert als Chloridkanal (Welsh u. Smith 1993). Mehr als 700 Mutationen sind mittlerweile in dem Gen identifiziert worden, die weitaus häufigste Mutation (73% der CF-Allele) ist dabei eine Deletion des Codons für das Phenylalanin an Position 508 (ΔF508). Männliche Patienten mit Cystischer Fibrose sind zu ca. 98% infertil. Grund hierfür ist eine Congenitale Bilaterale Aplasie des Vas Deferens (CBAVD). Ein Viertel aller Fälle mit einer obstruktiven Azoospermie ist auf eine CBAVD zurückzuführen. Molekulargenetische Analysen im *CFTR*-Gen haben gezeigt, daß die unterschiedlichen Mutationen abhängig von Art und Position verschiedene Formen der Mukoviszidose hervorrufen können (Zielenski u. Tusi 1995). Dabei reicht das Spektrum der Störungen von Patienten mit dem Vollbild der Erkrankung bis hin zu Patienten bei denen lediglich eine ein-

oder beidseitige Vas deferens Aplasie oder eine bilaterale Obstruktion des Ductus ejaculatorius mit Veränderungen der Samenbläschen beobachtet wird. Von diesen atypischen Formen der Mukoviszidose ist die CBAVD die häufigste Form. Bei 1–2% aller infertilen Männer besteht eine CBAVD (Jequier et al. 1985). Bei Untersuchungen von CBAVD Patienten konnten in mehr als 80% der Patienten Mutationen im *CFTR*-Gen nachgewiesen werden, wobei in ca. 60% der Patienten in beiden Allelen und in 10–26% nur in einem Allel eine Mutation entdeckt wurde (Chillon et al. 1995, Costes et al. 1995; Zielenski et al. 1995; Dörk et al. 1997). Bei ca. 20% der CBAVD Patienten konnten keine Mutationen im *CFTR*-Gen detektiert werden. Insbesondere wenn eine CBAVD mit einer Nierenagenesie verbunden ist, scheinen Mutationen in anderen Genen für die Störung verantwortlich zu sein.

Bei vielen Patienten mit einer CBAVD wurde neben der DeletionΔF508 im CFTR Gen eine andere Mutation R117H gefunden (Bienvenu et al. 1993; Williams et al. 1993). Aus anderen Untersuchungen war bekannt, daß dieser Genotyp auch mit einer milden Form der CF korrelieren kann (Dean et al. 1990). Weitere Analysen bestätigten, daß eine CBAVD auch bei homozygoten Trägern der Mutation R117H gefunden wird. Bei ΔF508/R117H Genotyp beruht die Genotyp-Phänotyp-Korrelation zwischen milder CF und CBAVD auf einer Korrelation der Mutation R117H mit der Anzahl an Polypyrimidinresten im Intron 8 des CFTR-Gens. Beträgt die Anzahl 7 oder 9 Thymidinnukleotide kommt es bei ΔF508/R117H Genotyp zu einer CBAVD, sind nur 5 Thymidine vorhanden, bedingt der Genotyp eine milde Form der CF. Die Verringerung der Anzahl der Thymidinreste verursacht eine schlechtere Erkennung des Exons 9 durch die Spleißmaschinerie der Zelle. Bei 7 bzw. 9 Resten wird das Exon zu ca. 70–100% in die mRNA eingebaut, bei 5 T-Resten sinkt der Einbau auf unter 40%, was zu einer Reduktion der funktionsfähigen CFTR-Proteine führt.

## Literatur


Adham IM, Nayernia K, Engel W (1997) Spermatozoa lacking acrosin protein show delayed fertilization. Mol Reprod Dev 46: 370–376

Afzelius BA (1995) Role of cilia in human health. Cell Mot Cyto 32: 95–97

Arnemann J, Jakubiczka S, Thüring S, Schmidtke J (1991) Cloning and sequence analysis of a human Y-chromosome-derived, testicular cDNA, TSPY. Genomics 11: 108–114

Aittomäki K, Lucena JLD, Pakarinen P, Sistonen P, Tapanainen J, Gromoll J, Kaskikari R, Sankila EM, Lehvaslaiho H, Engel AR, Nieschlag E, Huhtaniemi I, de la Chapelle A (1995) Mutation in the follicle-stimulating hormone receptor gene causes hereditary hypergonadotropic ovarian failure. Cell 82: 959–968

Baba T, Azuma S, Kashiwabara S, Toyoda Y (1994) Sperm from mice carrying a targeted Mutation of the acrosin gene can penetrate the oocyte zona pellucida and effect fertilization. J Biol Chem 269: 31845–31849

Baker SM, Bronner CE, Zhang L, Plug AW, Robatzek M, Warren G, Elliott EA, Yu J, Ashley T, Arnheim N, Flavell RA, Liskay RM (1995) Male mice defective in the DNA mismatch repair gene PMS2 exhibit abnormal chromosome synapsis in meiosis. Cell 82: 309–319

Bienvenu T, Beldjord C, Adjiman M, Kaplan JC (1993) Male infertility as the only presenting sign of cystic fibrosis when homozygous for the mild mutation R117H. J Med Genet 30: 797

Blendy J A, Kaestner K H, Weinbauer G F, Nieschlag E, Schutz G (1996) Severe impairment of spermatogenesis in mice lacking the CREM gene. Nature 380: 162–165

Bourrouillou G, Calvas P, Bujan L, Mieusset R, Mansat A (1997) Mitotic anomalies among infertile men. Hum Reprod 12: 2337

Call KM, Glaser T, Ito CY, Buckler AJ, Pelletier J, Haber DA, Rose EA, Kral A, Yeger H, Lewis WH, Jones C, Housman DE (1990) Isolation and characterization of a zinc finger polypeptide gene at the human chromosome 11 Wilms tumor locus. Cell 60: 509–520

Cameron FJ, Sinclair AH (1997) Mutations in SRY and SOX9: Testis-determining genes. Human Mutation 9: 388–395

Chillon M, Casals T, Mercier B, Bassas L, Lissens W, Silber S, Romey MC, Ruiz-Romero J, Verlingue C, Claustres M, Nunes V, Ferec C, Estivill X (1995) Mutations in the cystic fibrosis gene in patients with congenital absence of the vas deferens. N Engl J Med 332: 1475–1480

Cho C, Bunch DO, Faure JE, Goulding EH, Eddy EM, Primakoff P, Myles DG (1998) Fertilization defects in sperm from mice lacking fertilin beta. Science 281: 1857–1859

Choong CS, Kemppainen JA, Zhou ZX, Wilson EM (1996) Reduced androgen receptor gene expression with first exon CAG repeat expansion. Mol Endocrinol 10: 1527–1535

Chowdhury K, Bonaldo P, Torres M, Stoykova A, Gruss P (1997) Evidence for the stochastic integration of gene trap vectors into the mouse germline. Nucleic Acids Res 25: 1531–1536

Chua S, Szabo P, Vitek A, Grzeschik KH, John M, White PC (1987) Cloning of cDNA encoding steroid 11ß-hydroxylase (P450C11). Proc Natl Acad Sci USA 84: 7193–7197

Chung BC, Picado-Leonard J, Haniu M, Bienkowski M, Hall PF, Shively JE, Miller WL (1987) Cytochrome P450c17 (steroid 17-hydroxylase/17,20 lyase): cloning of human adrenal and testis cDNA indicates the same gene is expressed in both tissues. Proc Natl Acad Sci USA 84: 407–411

Costes B, Girodon E, Ghanem N, Flori E, Jardin A, Soufir JC, Goossens M (1995) Frequent occurence of the CFTR intron 8 (TG)n 5 T allele in men with congenital bilateral absence of the vas deferens. Eur J Hum Genet 3: 285–293

Courtot AM (1991) Presence and localization of the 60 KD calicin in human spermatozoa presenting postacrosomal sheath defects: preliminary results. Mol Reprod Dev 28: 272–279

Dean M, White MB, Amos J, Gerrard B, Stewart C, Khaw KT, Leppert M (1990) Multiple mutations in highly conserved residues are found in mildly affected cystic fibrosis patients. Cell 61: 863–70

De Roux N, Young J, Mirashi M, Genet R, Chanson P, Schaison G, Milgrom E (1997) A family with hypogonadotropic hypogonadism and mutations in the gonadotropin-releasing hormone receptor. New Engl J Med 337: 1597–1602

Dix DJ, Allen JW, Collins BW, Mori C, Nakamura N, Poorman-Allen P, Goulding EH, Eddy EM, (1996) Target gene disruption of Hsp70-2 results in failed meiosis, germ cell apoptosis, and male infertility. Proc Nat Acad Sci 93: 3264–3268

Dörk T, Dworniczak B, Aulehla-Scholz C, Wieczorek D, Böhm I, Mayerova A, Seydewitz HH, Nieschlag E, Meschede D, Horst J, Pander HJ, Sperling H, Ratjen F, Passarge E, Schmidtke J, Stuhrmann M (1997) Distinct spectrum of CFTR gene mutations in congenital absence of vas deferens. Hum Genet 100: 365–377

Engel W, Schmid M, Pauer HU (1998) Genetik und mikroassistierte Reproduktion durch intrazytoplasmatische Spermieninjektion. Deutsches Ärzteblatt 95: 1415–1420

Escalier D (1990) Failure of differentiation of the nuclear-perinuclear skeletal complex in the round-headed human spermatozoa. Int J Dev Biol 34: 287–297.

Evans CT, Ledesma DB, Schulz TZ, Simpson ER, Mendelson CR (1986) Isolation and characterization of a complementary DNA specific for human aromatase-system cytochrome P-450 mRNA. Proc Natl Acad Sci USA 83: 6387–6391

Flörke-Gerloff S, Töpfer-Petersen E, Muller-Esterl W, Mansouri A, Schatz R, Schirren C, Schill W, Engel W (1984) Biochemical and genetic investigation of round-headed spermatozoa in infertile men including two brothers and their father. Andrologia 16: 187–202

Foresta C, Ferlin A, Garolla A, Rossato M, Barbaux S, de Bortoli A (1997) Y-chromosome deletions in idiopathic serve testiculopathies. JCE & M 82: 1075–1080

Foster JW, Dominguez-Steglich MA, Guioli S, Kwok C, Weller PA, Stevanovic M, Weissenbach J, Mansour S, Young ID, Goodfellow PN, Brook JD, Schafer AJ (1994) Campomelic dysplasia and autosomal sex-reversal caused by mutations in an SRY-related gene. Nature 372: 525–530

Franco B, Guioli S, Pragliola A, Incerti B, Bardoni B, Tonlorenzi R, Carrozo R, Maestrini E, Pieretti M, Taillon-Miller P, Brown CJ, Willard HF, Lawrence C, Persico MG, Camerino G, Ballabio A (1991) A gene deleted in Kallmanns syndrome shares homology with neural cell adhaesion and axonal path-finding molecules. Nature 353: 529–536

Geissler WMD, Davis DL, Wu L, Bradshaw KD, Patel S, Mendonca BB, Elliston KO, Wilson JD, Russel DW, Andersson S (1994) Male pseudohermaphroditism caused by mutations of testicular 17ß-hydroxysteroid dehydrogenase 3. Nature Genet 7: 34–39

Gessler M, Poustka A, Cavenee W, Neve RL, Orkin SH, Bruns GAP (1990) Homozygous deletion in Wilms tumours of a zinc-finger gene identified by chromosome jumping. Nature 343: 774–778

Good, DJ, Porter FD, Mahon KA, Parlow AF, Westphal H, Kirsch IR (1997) Hypogonadism and obesity in mice with a target deletion of the Nhlh2 gene. Nature Genet 15: 397–401

Hamerton JL, Canning N, Ray M, Smith S (1975) A cytogenetic survey of 14069 newborn infants. Clin Genet 8: 223–243

Higashi Y, Yoshioka Y., Yamame M, Gotoh O, Fiyi-Kuriyama Y (1986) complete nucleotide sequence of two steroid 21-hydroxylase genes tandemly arranged in human chromosome: a pseudogene and a genuine gene. Pro Natl Acad Sci USA 83: 2841–2845

Huang LS, Voyiaziakis E, Markenson DF, Sokol KA, Hayek T, Breslow JL (1995) apo B gene knockout in mice results in embryonic lethality in homozygotes and neural tube defects, male infertility, and reduced HDL cholesterol ester and apo A-1 transport rates in heterozygotes. J Clin Invest 96: 2152–2161

Ikawa M, Wada I, Kominami K, Watanabe D, Toshimori K, Nishimune Y, Okabe M (1997) The putative chaperone calmegin is required for sperm fertility. Nature 387: 607–611

Jequier AM, Ansell ID, Bullimore NJ (1985) Congenital absence of the vasa deferentia presenting with infertility. J Androl 6: 15–19

Kastner P, Mark M, Leid M, Gansmuller A, Chin W, Grondona JM, Decimo D, Krezel W, Dierich A, Chambon P (1996) Abnormal spermatogenesis in RXRß mutant mice. Genes Dev 10: 80–92

Kastury K, Taylor WE, Shen R, Arver S, Gutierrez M, Fisher CE, Coucke PJ, Van Hauwe P, Van Camp G, Bhasin S (1997) Complementary deoxyribonucleic acid cloning and characterization of a putative human axonemal dynein light chain gene. Clin Endocrinol Metab 82: 3047–3053

Krege JH, John SWM, Langenbach LL, Hodgin JB, Hagaman JR, Bachmann ES, Jennette JC, OBrien DA, Smithies O (1995) Male-female differences in fertility and blood pressure in ACE-deficient mice. Nature 375: 146–148

Kremer H, Marinam E, Otten BJ, Moll GW, Stoelinga GBA, Wit JM, Jansen M, Drop SL, Faas B, Ropers HH, Brunner HG (1993)Cosegregation of missense mutations of the luteinizing hormone receptor gene with familial male-limited precocious puberty. Hum Mol Genet 2 1779–1783

Kremer H, Kraaj R, Toledo SPA, Post M, Fridman JB, Hayashida CY, van Reen M, Milgrom E, Ropers HH, Marinam E, Themmen APN, Brunner HG (1995) Male pseudohermaphroditism due to a homozygous mutation of the luteinizing hormone receptor gene. Nature Genet 9 160–164

Lalonde L, Langlais J, Antaki P, Chapdelaine A, Roberts KD, Bleau G (1988) Male infertility associated with round-headed acrosomeless spermatozoa. Fertil Steril 49: 316–321

Lanzendorf S, Maloney M, Ackerman S, Acosta A, Hodgen G ( 1988) Fertilizing potential of acrosome-defective sperm following microsurgical injection into eggs. Gamete Res 19: 329–337

La Spada AR, Wilson EM, Lubahn DB, Harding AE, Fischbeck KH (1992) Androgen receptor gene mutations in X-linked spinal and bulbar muscular atrophy. Nature 352: 77–79

Lee HW, Blasco MA, Gottlieb GJ, Horner JW, Greider CW, DePinho RA (1998) Essential role of mouse telomerase in highly proliferative organs. Nature 392:569–574

Longo FJ, Krohne G, Franke WW (1987) Basic proteins of the perinuclear theca of mammalian spermatozoa and spermatids: a novel class of cytoskeletal elements. J Cell Biol 105: 1105–1120
Lubahn DB, Joseph DR, Sullivan PM, Willard HF, Wilson EM (1988) Cloning of human androgen receptor complementary DNA and localization to the X chromosome. Science 240: 327–330
Luo X, Ikeda Y, Parker KL (1994) A cell specific nuclear receptor is essential for adrenal and gonadal development and sexual differentiation. Cell 77: 481–490
Luoh SW, Bain PA, Polakiewicz RD, Goodheart ML, Gardner H, Jaenisch R, Page DC (1997) Zfx mutation results in small animal size and reduced germ cell number in male and female mice. Dev 124: 2275–2284
Mansour S, Hall CM, Pembrey ME, Young ID (1995) A clinical and genetic study of campomelic dysplasia. J Med Genet 32: 415–420
Mason AJ, Hayflick JS, Zoeller RT, Young WS, Phillips HS, Nikolics K, Seeburg PH (1986) A deletion truncating the gonadotropin-releasing hormone gene is responsible for hypogonadism in the „hpg"mouse. Science 234: 1366–1371
Matthews CH, Borgata S, Beck-Peccoz P, Adams M, Tone Y, Gambino G, Casagrande S, Tedeschini G, Benedetti A, Chatterjee VKK (1993) Primary amenorrhea and infertility due to a mutation in the ß-subunit of follicle-stimulating hormone. Nature Genet 5: 83–86
Mbikay M, Tadros H, Ishida N, Lerner CP, Lamirande ED, Chen A, El-Alfy M, Clermont Y, Seidah NG, Chre´tien M, Gagnon C, Simpson EM (1997) Impaired fertility in mice deficient for the testicular germ-cell protease PC4. Proc Natl Acad Sci 94: 6842–6846
Meschede D, Horst J (1997) The molecular genetics of male infertility. Mol Hum Reprod 3: 419–430
Miller WL (1994) Genetics, diagnosis and management of 21-hydroxylase deficiency. J Clin Endocrinol Metab 78: 241–246
Muscatelli F, Strom TM, Walker AP, Zanaria E, Recan D, Meindl A, Bardoni B, Guioli S, Zehetner G, Rabl W et al. (1994) Mutations in the DAX-1 gene give rise to both X-linked adrenal hypoplasia congenita and hypogonadotropic hypogonadism. Nature 372: 672–676
Nantel F, Monaco L, Foulkes NS, Masquilier D, LeMeur M, Henriksen K, Dierich A, Parvinen M, Sassone-Corsi P (1996) Spermiogenesis deficiency and germ-cell apoptosis in CREM-mutant mice. Nature 380: 159–162
Neesen J, Koehler MR, Kirschner R, Steinlein C, Kreutzberger J, Engel W, Schmid M (1997) Identification of dynein heavy chain genes expressed in human and mouse testis: chromosomal localization of an axonemal dynein gene. Gene 200: 193–202
Neu RL, Barlow MJ, Gardner LI (1973) A 46,Xyq- male with aspermia. Fertil Steril 24: 811–813
Nielsen J, Wohlert M (1991) Chromosomeabnormalities found among 34910 newborn children: results from a 13-year incidence study in Arhus, Denmark. Hum Genet 87: 81–83
Ogata T, Matsuo N (1995) Turne syndrome and female sex chromosome aberrations: Deduction of the principal factors involved in the development of clinical features. Hum Genet 95: 607–629
Pang S, Lerner AJ, Stoner E, Levine LS, Oberfield SE, Engel I, New MI (1985) Late-onset adrenal steroid 3ß-hydroxysteroid dehydrogenase deficiency. A cause of hirsutism in pubertal and postpubertal women. J Clin Endocrinol Metab 60: 428–439
Phillips DM, Jow WW, Goldstein M (1995) Testis factors that may regulate gene expression: evidence from a patient with Kartageners Syndrome. J Androl 16: 158–162
Rheaume E, Simard J, Morel Y, Mebarki F, Zachmann M, Forest MG, New MI, Labrie F (1992) Congenital adrenal hyperplasia due to point mutations in the type II 3ß-hydroxysteroid dehydrogenase gene. Nature Genet 1: 239–245
Riordan JR, Rommens JM, Kerem B, Alon N, Rozmahel R, Grzelczak Z, Zielenski J, Lok S, Plavsic N, Chou JL, Drumm ML, Iannuzzi MC, Collins FS, Tsui LC (1989) Identification of the cystic fibrosis gene: cloning and characterization of complementary DNA. Science 245: 1066–1073
Roest HP, van Klaveren J, de Wit J, van Gurp J, Koken MHM, Vermey M, van Roijen JH, Hoogerbrugge JW, Vreeburg JT, Barends WM, Bootsma D, Grootegoed JA, Hoeijmakers JHJ (1996) Inactivation of the HR6B ubiquitin-conjugating DNA repair enzyme in mice causes male sterility associated with chromatin modifications. Cell 86: 799–810

Rommens JM, Iannuzzi MC, Kerem B, Drumm ML, Melmer G, Dean M, Rozmahel R, Cole JL, Kennedy D, Hidaka N, Zsiga M, Buchwald M, Riordan JR, Tsui LC, Collins FS (1989) Identification of the cystic fibrosis gene: chromosome walking and jumping. Sciencf 245:1059–65

Ross AJ, Waymire KG, Moss JE, Parlow, AF, Skinner MK, Russel LD, MacGregor GR (1998) Testicular degeneration in Bclw-deficient mice. Nature Genet 18: 251–256

Rugglu M, Speed R, Taggart M, McKay SJ, Kilanowski F, Saunders P, Derin J, Cooke HJ (1997) The mouse Dazla gene encodes a cytoplasmic protein essential for gametogenesis. Nature 389: 73–77

Rybouchkin A, Dozortsev D, Pelinck MJ, De Sutter P, Dhont M (1996) Analysis of the oocyte activating capacity and chromosomal complement of round-headed human spermatozoa by their injection into mouse oocytes. Hum Reprod 11: 2170–2175

Samuel I (1987) Kartageners syndrome with normal spermatozoa. J Am Med Assoc 258: 1329–1330

Schidlow DV, Katz SM (1983) Immotile cilia syndrome. New Engl J Med 308: 595

Schill WB (1991) Some disturbances of acrosomal development and function in human spermatozoa. Hum Reprod 6: 969–978

Schlicker M, Schnülle V, Schneppel L, Vorobev VI, Engel W (1994) Disturbances of nuclear condensation in human spermatozoa: search for mutations in the genes for protamine 1, protamine 2 and transition protein 1. Hum Reprod 9: 2313–2317

Schlösser M, Vogelsang S, Engel W (1997) Mikrodeletionen im Y-Chromosom als Ursache männlicher Infertilität? Fertilität13: 95–98

Shamsadin R, Adham I, Nayernia K, Heinlein U, Oberwinkler H, Engel W (1999) Male mice lacking cyritestin 1 are infertile. Biol Reprod 61(6):1445–51

Simoni M, Gromoll J, Kamischke A, Carani C, Meschede D, Behre HM, Horst J, Nieschlag E (1997) Screening for deletions of the Y chromosome involving the DAZ (Deleted in Azoospermia) gene in azoospermia and severe oligozoospermia. Fertil Steril 67: 77–92

Sinclair AH, Berta P, Palmer MS, Hawkins JR, Griffiths B, Smith MJ, Foster JW, Frischauf AM, Lovell-Badge R, Goodfellow P (1990) A gene from the human sex-determining region encodes a protein with homology to a conserved DNA-binding motif. Nature 346: 240–244

Sonnenberg-Riethmacher E, Walter B, Riethmacher D, Gödecke S, Birchmeier C (1996) The c-ros tyrosine kinase receptor controls regionalization and differentiation of epithelial cells in the epididymis. Genes Dev 10: 1184–1193

Thipgen AE, Davis DL, Milatovich A, Mendonca BB, Imperato-McGinley J, Griffin JE, Francke U, Wilson JD, Russel DW (1992) Molecular genetics of steroid 5-reductase 2 deficiency. J Clin Invest 90: 799–809

Tiepolo L, Zuffardi O (1976) Localization of factors controlling spermatogenesis in the nonfluorescent portion of the human Y chromosome long arm. Hum Genet 34: 119–124

Vegni-Talluri M, Menchini-Fabris F, Renieri T (1977) A possible haploid effect in acrosome malformations of human spermatozooa. Andrologia 9: 315–322

Vogt P, Chandley AC, Hargreave TB, Keil R, Ma K, Sharkey A (1992) Microdeletions in interval 6 of the Y chromosome of males with idiopathic sterility point to disruption of AZF, a human spermatogenesis gene. Hum Genet 89: 491–496

Wagner T, Wirth J, Meyer J, Zabel B, Held M, Zimmer J, Pasantes J, Bricarelli FD, Keutel J, Hustert E, Wolf U, Tommerup N, Schempp W, Scherer G (1994) Autosomal sex reversal and campomelic dysplasia are caused by mutations in and around the SRY-related gene SOX9. Cell 79: 1111–1120

Weiss J, Axelrod L, Whitcomb RW, Harris PE, Crowley WF, Jameson JL (1992) Hypogonadism caused by a single amino acid substitution in the beta subunit of luteinizing hormone. New Engl J Med 326: 179–183

Weissenberg R, Eshkol A, Rudak E, Lunenfeld B (1982) Inability of round acrosomless human spermatozoa to penetrate zona-free hamster ova. Arch Androl 11: 167–169

Welsh MJ, Smith AE (1993) Molecular mechanisms of CFTR chloride channel dysfunction in cystic fibrosis. Cell 73: 1251–1254

Wieacker P, Knoke I, Jakubiczka S (1998) Clinical and molecular aspects of androgen receptor defects. Exp Clin Endocrinol Diabetes 106: 446–452

Williams C, Mayall ES, Williamson R, Hirsh A, Cookson H (1993) A report on CF carrier frequency among men with infertility owing to congenital absence of the vas deferens. J Med Genet 30: 973–974

Yoshida A, Miura K, Shirai M (1997) Cytogenetic survey of 1007 infertile males. Urol Int 58: 166–176

Zhao GQ, Deng K, Labosky PA, Liaw L, Hogan BLM (1996) The gene encoding bone morphogenetic protein 8B is required for the initiation and maintenance of spermatogenesis in the mouse. Genes Dev 10: 1657–1669

Zeitlin PL, Crawford I, Lu L, Woel S, Cohen ME, Donowitz M, Montrose MH, Hamosh A, Cutting GR, Gruenert D, Huganir R, Maloney P, Guggino WB (1992) CFTR protein expression in primary and cultured epithelia. Proc Natl Acad Sci U S A 89: 344–347

Zielenski J, Tsui LC (1995) Cystic fibrosis: genotypic and phenotypic variations. Annu Rev Genet 29:777–807

Zielenski J, Patrizio P, Corey M, Handelin B, Markiewicz D, Asch R, Tsui LC (1995) CFTR gene variant for patients with congenital absence of vas deferens. Am J Hum Genet 57: 958–960

# KAPITEL 12

# Gentechnische Diagnostik in der Medizinischen Mikrobiologie

R.W. Braun und A. M. Raem

## Grundlagen

Die medizinische Mikrobiologie umfaßt im weitesten Sinne die Fachgebiete der Parasitologie, der Bakteriologie, der Mykologie und der Virologie. In den letzten Jahren hat sich neben diesen klassischen Gebieten noch die Prionenforschung etabliert. Insgesamt ist die Medizinische Mikrobiologie ein relativ heterogener Bereich. So handelt es sich bei den Parasiten und Pilzen um ggf. mehrzellige Lebewesen, bei den Bakterien um einzellige Lebewesen, bei den Viren um komplexe chemische Makromoleküle mit einer Nucleinsäure und bei den Prionen um reine Proteine. Entsprechend umfassen die zum Erregernachweis erforderlichen diagnostischen Verfahren einen weiten Bereich unterschiedlicher Technologien.

So können sehr viele Parasiten aufgrund ihrer Größe und typischen Struktur häufig bereits makroskopisch, meist aber zumindest mikroskopisch nachgewiesen und klassifiziert werden. Für Pilze und Bakterien ist selbst der mikroskopische Nachweis nur noch eingeschränkt möglich. In der Regel ist eine kulturelle Anzucht auf Nährmedien und folgende Klassifizierung anhand der Morphologie, Stoffwechselleistungen und Antigenstruktur notwendig. Der Nachweis von Viren schließlich erfordert im klassischen Sinne die Anzucht auf Zell-und Gewebekulturen, da Viren keine eigenen Stoffwechselleistungen erbringen können. Prionen schließlich entziehen sich im wesentlichen selbst diesen Gewebekulturtechniken und können nur im Tiersystem oder biochemisch mit Hilfe molekularbiologischer Methoden nachgewiesen werden.

Die genannten Methoden besitzen mehrheitlich gegenüber den Anforderungen an eine schnelle, sensitive und spezifische Diagnostik verschiedene Nachteile. So sind mikroskopische Methoden zum Erregernachweis grundsätzlich weniger sensitiv als biochemische oder gentechnische Nachweismethoden, Anzuchtmethoden benötigen eine relativ lange Zeitspanne bis zur Befunderstellung und biochemische Methoden lassen nicht immer die erwünschte Sensitivität und Spezifität der Untersuchung zu. Es ist daher folgerichtig, daß bereits vor vielen Jahren versucht wurde, die damals neuen Methoden der Gentechnik und Molekularbiologie auch für die mikrobiologische Diagnostik zu nutzen.

Mittlerweile sind diese gentechnische Methoden integraler Bestandteil eines modernen mikrobiologischen Untersuchungsspektrums und tragen in erheblichen Maße zu einer zeitnahen und sicheren Diagnostik mit hohen prädiktiven Werten bei (s. Tabelle 1). Hierbei werden je nach Fragestellung verschiedenste Methoden eingesetzt, deren Spektrum von der einfachen gelelektrophoretischen

**Tabelle 1.** Haupteinsatzgebiete für den PCR-Nachweis in der infektiologischen Diagnostik

| Viren | Bakterien | Pilze | Parasiten |
|---|---|---|---|
| FSME | Bartonellen | | |
| Hepatitis B/C/G | Bordella pertussis | Nachweis in Lebensmitteln | Malaria |
| Herpesgruppe | Borrelien | | |
| HIV 1/2 | Chlamydien | | |
| JC- und BK-Virus | Helicobacter | | |
| LCM | Legionellen | | |
| Molekulare Epidemiologie | Mycobacterien | | |
| Papillom-Viren | Mycoplasmen | | |
| Resistenzbestimmung | Molekulare Epidemiologie | | |
| RSV | N. gonorrhoeae | | |
| | Resistenzbestimmung | | |
| | Toxinnachweis bei verschiedenen Bakterien | | |
| | Tropheryma whipelii | | |

Trennung von Nucleinsäurefragmenten über die Hybridisierung und verschiedene Varianten der Polymerase-Kettenreaktion (PCR), bzw. Ligase-Kettenreaktion (LCR) bis hin zur Sequenzierung reicht.

## Einsatzgebiete und Stellenwert molekularbiologischer Untersuchungsmethoden in der mikrobiologischen Diagnostik

Es gibt mehrere Gründe, molekularbiologische Untersuchungsmethoden in der mikrobiologischen Diagnostik anzuwenden:

### Zeit

Grundsätzlich existieren in der Diagnostik akuter mikrobiologischer Erkrankungen zwei Nachweismethoden, nämlich der Nachweis erregerspezifischer Antikörper der akuten Phase (IgM, IgA), oder der Erregernachweis selbst. Da in der akuten Krankheitsphase Antikörper häufig (noch) nicht vorliegen, ist im akuten Krankheitsstadium der Erregernachweis vorzuziehen. Die klassischen Anzuchtmethoden benötigen jedoch selbst unter optimalen Bedingungen mindestens 1–3 Tage, die für den gezielten Einsatz einer Therapie verloren gehen. Biochemische Methoden des Erregernachweises (z.B. Immunfluoreszenz, ELISA o.ä. ) sind nicht immer möglich, bzw. häufig nicht genügend sensitiv oder spezifisch. Mit modernen Methoden der Molekularbiologie, v.a. den Techniken der PCR oder LCR ist ein hochsensitiver und spezifischer Erregernachweis häufig innerhalb von Stunden möglich. Insbesondere bei sehr langsam wachsenden Keimen wie z.B. den Mykobakterien haben sich daher molekularbilogische Methoden zum Schnellnachweis sehr bewährt. Dasselbe gilt für kritische Krankheitsbilder wie z.B. die Encephalitis, bei denen es aus therapeutischen Gründen auf einen schnellen Erregernachweis ankommt.

### Sensitivität

Obwohl mit optimalen Anzuchtmethoden theoretisch ein einziger virulenter Erreger nachgewiesen werden kann, ist in der Praxis die Erregeranzucht häufig nicht erfolgreich. So können viele Erreger überhaupt nicht oder nur sehr schwer angezüchtet werden (z.B. Hepatitis C Virus, Papillomviren, Lues) oder sind so transportempfindlich, daß ihre Virulenz und damit Anzüchtbarkeit schnell verloren geht (z.B. verschiedene anaerobe Keime, Gonorrhoe, Haemophilus ducrey). In diesen Fällen sind daher molekularbiologische Nachweismethoden der klassischen Anzucht nicht nur im Hinblick auf die Untersuchungszeit, sondern auch hinsichtlich ihrer Sensitivität deutlich überlegen. Bei vielen Keimen ist ein Erregernachweis überhaupt erst mit Methoden der PCR oder Hybridisierung (z.B. bei Papillomviren, Hepatitis C oder Tropheryma whippelii) möglich.

### Spezifität

Aufgrund ihrer höheren Sensitivität sind molekularbiologische Methoden grundsätzlich anfällig hinsichtlich ihrer Spezifität. Gerade bei sehr sensitiven Methoden wie der Polymerase-Kettenreaktion (PCR) können durch Kontamination oder Fehler in der Durchführung sehr leicht falsch positive Resultate und damit Spezifitätsprobleme auftreten. Insoweit müssen diese Teste besonders sorgfältig evaluiert werden.

Andererseits können sich hinsichtlich einer weiteren Differenzierbarkeit von Erregern in Typen und Subtypen durch den Einsatz molekularbiologischer Methoden Vorteile ergeben. So ist z.B. bei den Papillomviren eine Differenzierung in die bekannten Typen nur durch Hybridisierung, PCR oder Sequenzierung möglich. Auch bei den atypischen Mycobakterien hat sich dieses Vorgehen bewährt. Insbesondere die Feinanalyse von Erregern, um im Rahmen mikroepidemiologischer Untersuchungen Infektionsketten nachzuweisen, ist ohne den Einsatz von Pulsfeldgelelektrophorese, Restriktionsfragmentanalyse und/oder Sequenzierung nicht möglich.

### Quantifizierung von Erregern

Mit klassischen Methoden der Anzucht ist eine Quantifizierung von Erregern nicht immer möglich, zur Einschätzung einer Therapie oder Prognose jedoch häufig erforderlich. So wurde gezeigt, daß die Überlebensdauer bei einer HIV Infektion zwar auch mit der CD4 Zellzahl, wesentlich besser jedoch mit der Anzahl viraler DNA-Kopien im Blut korreliert. Eine Quantifizierung des sog. Virus load im Blut ist mit einer Virusanzucht jedoch kaum möglich. Mit Hilfe der quantitativen PCR (s.u.) kann jedoch eine Abschätzung der Anzahl viraler Genomkopien pro ml Blut und somit eine bessere Therapiesteuerung erfolgen. Dies gilt in ähnlicher Weise für andere virale Erreger wie das Cytomegalievirus, das Hepatitis C Virus u.a.m.

**Typisierung von Erregern**

Auch die Erregertypisierung ist ein wesentliches Einsatzgebiet molekularbiologischer Nachweismethoden. So ist z.B. eine Subtypisierung von Papillomviren aus Cervixabstrichen, bzw. Vaginalabstrichen wünschenswert, da eine Krankheitsprognose (Entartungsrisiko) u.a. vom jeweiligen Virussubtyp abhängt. Bei der Hepatitis C korreliert der zu erwartende Erfolg bei Interferontherapie ebenfalls mit dem Virussubtyp. Ähnliche Verhältnisse treffen auch auf andere Erreger zu (z.B. HSV 1 und 2 u.a.).

**Resistenzbestimmung von Erregern**

Auch die Resistenzbestimmung von Erregern gegenüber Antibiotika oder Chemotherapeutika stellt immer wieder ein Problem dar. Während in der Bakteriologie und auch in der Mykologie Reihenverdünnungsteste (Breakpointmethode) und Agardiffusionsteste zur Empfindlichkeitsbestimmung in vielen Fällen ausreichen, sind vergleichbare Bestimmungen in der Virologie und der Parasitologie ausgesprochen problematisch. Umgekehrt sind mittlerweile bei vielen Krankheitserregern die einer Resistenzentwicklung zugrunde liegenden genetischen Veränderungen gut bekannt. Mit Hilfe gezielter Suche nach solchen Mutationen kann daher eine Resistenzbestimmung sehr viel früher und auch genauer erfolgen, als dies mit den bisherigen Methoden möglich war. In vielen Fällen handelt es sich hier jedoch um Punktmutationen, die lediglich durch die Sequenzierung des entsprechenden Genabschnittes aufgedeckt werden können. Insbesondere bei schweren und persistierenden Infektionen wie bei HIV hat sich der frühzeitige Nachweis entsprechender Resistenzmutationen als wichtig für die Steuerung einer optimalen Therapie erwiesen.

**Toxinnachweise**

Auch für den Nachweis von Toxinen, insbesondere bakterieller Toxine, kann der Einsatz molekularbilogischer Methoden wie der PCR hilfreich sein. Hier kommt zum Tragen, daß klassischerweise ein Toxinnachweis entweder aus dem entsprechenden Körpermaterial direkt erfolgt, oder nach Kultivierung des Erregers aus der Kultur. Im ersten Fall werden bei beginnender Erkrankung oft noch falsch-negative Resultate erhalten, in manchen Fällen ist ein Toxinnachweis auch sehr aufwendig oder nur im Tiersystem möglich (z.B. Botulismus). Im zweiten Fall kann die Zeitspanne bis zum Toxinnachweis zu lange dauern, um für die Therapie noch Relevanz zu besitzen (z.B. Verotoxinnachweis bei EHEC, Superantigene bei Staphylokokken/Streptokokken bei Verdacht auf Toxic Shock Syndrom). Die Amplifikation spezifischer Sequenzen der für die Toxinbildung verantwortlichen bakteriellen Gene kann daher schneller und in vielen Fällen auch umfassender über das Vorliegen eines Toxin-produzierenden Bakterienstammes und die Art des Toxins Auskunft geben.

### Mikroepidemiologische Fragestellungen

Insbesondere im Krankenhausbereich ist es häufig wesentlich, wie und ob sich bestimmte Erreger innerhalb des Krankenhauses (nosokomiale Infektionen) ausbreiten oder ausgebreitet haben, oder von außen eingeschleppt wurden. Die Kenntnis hierüber ist in vielen Fällen auch unter forensischen Gesichtspunkten wichtig.

Molekularbiologische Analysen von verschiedenen Isolaten erlauben die Erstellung von Infektionsketten. Man weiß, daß der genetische Code eines Erregers bei Übertragung von einem Patienten auf den nächsten nur eine geringe Änderung erfährt. Treten nun mehrere Infektionen mit dem gleichen Erreger innerhalb eines Krankenhauses oder einer Station auf, so vergleicht man die DNA oder RNA des vom ersten erkrankten Patienten isolierten Erregers und des vom letzten erkrankten Patienten isolierten Erregers mit allen dazwischen liegenden Fällen. Bei Vorliegen einer Infektionskette ausgehend vom ersten Patienten und schrittweiser Übertragung auf alle weiteren Patienten findet sich bei jedem Isolat eine geringe Abweichung im Restriktionsenzymmuster, bzw. der Nucleisäuresequenz, so daß das erste und das letzte Isolat im Vergleich die größten Differenzen aufweisen. Wurde die Infektion jedoch direkt vom ersten auf alle anderen Patienten übertragen oder besteht eine Infektionsquelle von dritter Seite, so sind alle weiteren Isolate mit dem ersten Isolat weitgehend identisch. Auch wenn zeitlich unabhängig bzw. in weiten Abständen Infektionen mit demselben Genotyp auftreten, kann von einer dritten Infektionsquelle ausgegangen werden.

Die Durchführung solcher Untersuchungen hat sich insbesondere auf Intensiv- und Neugeborenenstationen beim Auftreten von Problemen bewährt, da hierdurch in vielen Fällen Infektionsquellen unterschiedlichster Art identifiziert und saniert werden konnten.

## Molekularbiologische Untersuchungstechniken

### Gelelektrophoretische Analyse von Nucleinsäurefragmenten

Die gelelektrophoretische Auftrennung von Nucleinsäurefragmenten ist ein schon seit über 20 Jahren bekanntes Verfahren. Hierbei werden die zu analysierenden Proben in Abhängigkeit von ihrer Größe auf ein Agarose- oder Polyacrylamidgel aufgebracht und wandern nach Anlegen eines elektrischen Feldes vom Minus- zum Pluspol. Die Wanderungsgeschwindigkeit ist dabei proportional zum Molekulargewicht einer Nucleinsäure, bzw. eines Nucleinsäurefragmentes. Nucleinsäuren mit niederem Molekulargewicht bewegen sich daher schneller durch das Gel als solche mit hohem Molekulargewicht. Weiterhin wandern alle Nucleinsäuren gleichen Molekulargewichtes gleich schnell, d.h. sie reichern sich in sog. Banden an (s. Abb. 1). Diese Anreicherung in Banden führt nach gewisser Zeit zur Ausbildung eines sog. Bandenmusters im Gel, welches nach Anfärbung der Nucleinsäure, z.B. mit Ethidiumbromid, sichtbar gemacht werden kann.

Je nach Genuszugehörigkeit kann das Genom mikrobiologischer Erreger als DNA-Genom, RNA-Genom, einzelsträngig, doppelsträngig, fragmentiert oder unfragmentiert vorliegen. Grundsätzlich besitzen die Erreger einer Art jedoch Nucleinsäuren mit weitgehend übereinstimmendem Molekulargewicht und Struk-

**Abb. 1.** Elektrophoretische Auftrennung der DNA von Herpes simplex Virus Typ I nach Schnitt mit Restriktionsendonucleasen Eco R1 und Hind III

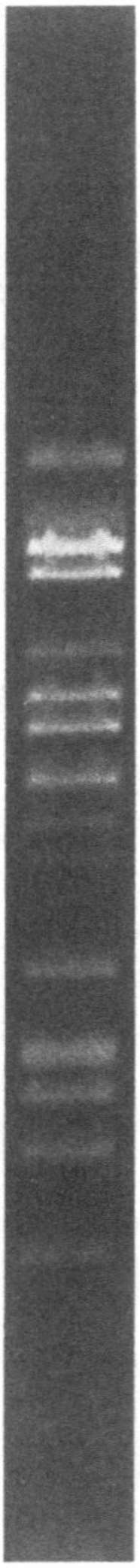

tur.In der Evolution funktional wichtige Abschnitte sind konserviert worden und daher in ihrer Nucleinsäuresequenz im wesentlichen identisch. Lediglich evolutionär weniger wichtige Nucleinsäureabschnitte weisen innerhalb einer Art eine höhere Basenvariabilität auf. Aufgrund der molekularbiologisch bestimmbaren charakteristischen Eigenschaften einer Nucleinsäure ist somit deren Zuordnung zu einer Art ohne weiteres möglich. Im einfachsten Fall kann daher, z.B. bei den schon fragmentiert vorliegenden RNA-Fragmenten der Rotaviren, aufgrund ihres typischen elektrophoretischen Wanderungsverhaltens bereits eine Zuordnung zum Genus der Rotaviren erfolgen.

Viele Krankheitserreger besitzen jedoch höher molekulare DNA-Genome, die nicht oder nur teilweise fragmentiert vorliegen. Da eine gelelektrophoretische Trennung hochmolekularer Nucleinsäuremoleküle in Gelen nur schwer und schlecht reproduzierbar möglich ist, wird zur Analyse die gereinigte DNA zunächst mit Hilfe sog. Restriktionsenzyme an bestimmten Sequenzen aufgespalten. Restriktionsenzyme sind bakterielle Enzyme, die innerhalb einer DNA palindromische Sequenzen (z.B. die Sequenz GAA/TTC für das Restriktionsenzym Eco R1) erkennen und die DNA im Bereich dieser Erkennungsstelle spalten. Die DNA wird somit in Abhängigkeit von ihrer Primärsequenz in unterschiedlich große Fragmente aufgetrennt, die sich wiederum durch eine charakteristische Wanderungsgeschwindigkeit im Gel identifizieren lassen. Das entstandene Fragment-, bzw. Bandenmuster ist somit für den Erreger typisch.

Mit diesem Verfahren kann somit nach Isolierung des Erregers dessen Art und ggf. Subtyp recht zuverlässig bestimmt werden.

### Pulsfeldgelelektrophorese (PFGE)

Die Pulsfeldgelelektrophorese wird zur Auftrennung sehr großer Nucleinsäurefragmente verwendet. Diese können in einer normalen, d.h. linearen und kontinierlichen Agarose-Gelelektrophorese nicht aufgetrennt werden, da das Trennvermögen dieser Gele für Nucleinsäuren hohen Molekulargewichtes zu gering ist. Oberhalb einer Größe von 30–50 kb wandern alle Nucleinsäurefragmente unabhängig von ihrer tatsächlichen Größe recht langsam und bilden eine einzige unscharf begrenzte Bande. Durch Veränderung des elektrischen Feldes im Gel lassen sich jedoch auch hier in Abhängigkeit von ihrer Größe einzelne Banden unterscheiden und elektrophoretisch trennen.

Es gibt unterschiedliche Formen der PFGE wie die Feldinversionsgelelektrophorese (FIGE), die transvers alternierende Feldelektrophorese (TAFE), die Rotationsgelelektrophorese (RGE), das Contour-clamped homogene elektrische Feld (CHEF), sowie Modifikationen dieser Formen (z.B. Null-integrierte Feldelektrophorese (ZIFE). Bezüglich der letzteren wird auf die entsprechende Spezialliteratur verwiesen.

Aufgrund ihrer Einfachheit am weitesten verbreitet ist die FIGE, bei der der Stromverlauf zwischen den beiden Polen um je 180° gedreht wird. Hierdurch kommt es zu einer schnelleren Wanderung der kleineren als der großen DNA-Fragmente. Die FIGE eignet sich vor allem zur Auftrennung von DNA-Fragmenten mit 10–2.000 kb. Die Pulsfrequenz beträgt üblicherweise einige Millisekunden, das Vorwärts-Rückwärts-Verhältnis 2 bis 5.

### Hybridisierung

Als Hybridisierung bezeichnet man die Anlagerung zweier Nucleinsäurestränge aneinander im Rahmen der Basenpaarung. Es sind sowohl DNA-DNA Hybride, als auch DNA-RNA Hybride oder RNA-RNA Hybride möglich. Hierbei ist die Temperatur, bei der eine stabile Doppelstrangbildung erfolgt in erster Linie abhängig von der tatsächlichen Komplementarität beider Basenstränge, ihrem Gehalt an A-T, bzw. G-C Bindungen, dem Salzgehalt der Hybridisierungslösung, sowie der Länge der Basensequenz. Grundsätzlich gilt $Tm = dH/dS$, bzw. näherungsweise $Tm = 69.3 + 0.41 \times (G+C)\% - 650/L$, wobei L die Anzahl der Basen angibt.

Wird also in einer Hybridisierungsreaktion eine DNA unbekannter Sequenz mit einer DNA bekannter Sequenz gemischt, so kommt es nur dann zur Ausbildung eines Doppelstranges, wenn die unbekannte DNA mit der bekannten identisch, bzw. komplementär ist.

Hybridisierungsreaktionen werden also zur Identifizierung und zum Nachweis unbekannter Nucleinsäuren eingesetzt, wobei in der mikrobiologischen Diagnostik vor allem zwei Verfahren zum Einsatz kommen:

#### Reverser Dot-Blot, bzw. reverser Slot-Blot

Beim reversen Dot-Blot befinden sich auf einer Filtermembran aufgetragen bereits definierte DNA Sequenzen bestimmter Erreger. Aus dem Untersuchungsmaterial wird nun die zu bestimmende Nucleinsäure extrahiert, ggf. amplifiziert und hierbei markiert (z.B. mit Digoxigenin) und anschließend mit der auf der Filtermembran befindlichen Nucleinsäure hybridisiert. Eine Bindung erfolgt an den Positionen, an denen Basenkomplementarität vorliegt. Die Bindung wird anschließend z.B. durch Inkubation mit einem Enzym-markierten Digoxigenin-Antikörper nachgewiesen. Auf diese Weise kann in einem Ansatz geprüft werden, welche von mehreren möglichen DNAs in einem Probenansatz vorgelegen hat.

#### In-situ Hybridisierung

Bei der In-situ Hybridisierung werden markierte Sequenzen der in einer Zell- oder Gewebeprobe vermuteten DNA nach Durchführung bestimmter Fixationsmethoden, die die Zell- und Kernmembran durchlässig machen, direkt auf ein Exfoliativpräparat oder einen Gewebeschnitt aufgebracht. Auch hier findet bei Vorliegen der gesuchten DNA eine Hybridisierung zwischen beiden Nucleinsäuresequenzen statt. Diese wird durch eine weitere Enzymreaktion mit entsprechenden Antikörpern nachgewiesen. Auch andere Nachweistechniken, z.B. radioaktive Markierung der eingesetzten DNA sind möglich.

Der Vorteil der Methode ist darin zu sehen, daß in dem untersuchten Präparat nicht nur die Anwesenheit der Nucleinsäure eines Erregers, sondern auch dessen Lokalisation, z.B. innerhalb eines bestimmten Zelltyps nachgewiesen werden kann.

#### Polymerase-Kettenraktion (PCR)

Bereits vor einigen Jahren wurden Techniken entwickelt, die eine Vermehrung von DNA Fragmenten in vitro erlaubten. Hierbei wurde ein DNA Doppelstrang durch Inkubation oberhalb seines Schmelzpunktes denaturiert, mit entsprechenden Primersequenzen und Oligonucleosidtriphosphaten versetzt und unter Zugabe von DNA-Polymerase inkubiert. Das Resultat war eine Verdoppelung der ursprünglich eingesetzten DNA Sequenzen, da jeweils ein komplementärer Strang neu gebildet wurde. Um eine weitere Verdoppelung zu erreichen mußte der gesamt Vorgang wiederholt werden, da die DNA-Polymerase temperaturlabil war und somit bei der erfoderlichen Denaturierung der DNA-Doppelstränge zerstört wurde. Erst die Entdeckung temperaturstabiler DNA-Polymerasen, z.B. von thermophilen Bakterien wie Thermophilus Aquaticus (taq-Polymerase) in den achziger Jahren ermöglichte eine routinemäßige sequentielle Durchführung dieser Reaktion und damit deren breiten Einsatz in der Diagnostik. Für die Etablierung der PCR in der heute angewendeten Form durch Mullis 1986 wurde später der Nobelpreis verliehen. Die PCR ist mittlerweile integraler Bestandteil der Forschung und Diagnostik vieler Gebiete wie Mikrobiologie, Genetik, Forensik, Biologie, Krebsforschung u.a.m.

Mit dieser Technik ist nun eine Amplifikation einer vorhandenen Nucleinsäuresequenz um mehrere Zehnerpotenzen möglich. Daher können auch winzigste Mengen einer DNA oder RNA bis in den Femtogrammbereich (entspricht ca. 20–100 Genomäquivalente/ml) noch reproduzierbar nachgewiesen werden.

Für die Durchführung einer PCR wird zunächst die Nucleinsäure aus dem Probenmaterial extrahiert. Dieser Schritt ist nicht trivial, da von der Extraktionsqualität die Sensitivität der danach durchgeführten PCR in erheblichem Maße abhängt. Verschiedene kommerziell verfügbare Verfahren unterscheiden sich nach eigenen Erfahrungen um Faktoren von mehr als $10^3$. Wesentlich ist bei der Nucleinsäureextraktion vor allem, daß potentiell im Probenmaterial vorhandene Inhibitoren durch das Reinigungsverfahren entfernt werden (s. Tabelle 2). Zur Einschätzung der Menge erregerspezifischer DNA im Probenmaterial ist es weiterhin wichtig, zu wissen, aus welcher ungefähren Zellzahl die erhaltene Nucleinsäure isoliert wurde. Hierzu hat es sich bewährt, die ungefähre Anzahl von ß-Globingenen als internen Standard zu bestimmen und die Proben hieran abzugleichen.

Falls RNA nachgewiesen werden soll, so erfolgt zunächst mit Hilfe des Enzyms Reverse Transkriptase eine Umschreibung der RNA in DNA. Die DNA wird nun zunächst mit sog. Primern (dies sind kurze Oligonukleotide, die komplementär zu dem zu transkribierenden NS Strang sind), sowie Desoxynucleosidtriphosphaten (dXTP) und taq-Polymerase zusammengebracht und in einem sog. Thermocycler inkubiert. Nun erfolgt eine schnelle Erhitzung des Gemisches auf eine Temperatur, die oberhalb des berechneten Schmelzpunktes der DNA liegt. Man erhält nun Einzelstränge. Durch folgendes Absenken der Temperatur in einen Bereich unterhalb der Hybridisierungstemeperatur der Primer erfolgt eine Anlagerung der Primer an ihre jeweiligen Zielsequenzen (Abb. 2 ). Die Bindung der Primer an ihre Zielsequenz erlaubt nun die Bindung und Aktivierung der DNA-Polymerase, die ausgehend von diesem Startpunkt mit der Synthese eines zweiten Stranges beginnt. In Abhängigkeit vom Abstand des zweiten Primers zum ersten wird bereits nach wenigen Sekunden bis Minuten von der Polymerase und der wachsenden DNA-Kette die Bindungsstelle des zweiten Primers überschritten. Zu diesem Zeitpunkt wird die Reaktion durch Temperaturerhöhung wiederum unterbrochen. Hierdurch findet keine weitere DNA-Neusynthese mehr statt, der bisher synthetisierte Doppelstrang wird wiederum denaturiert. Der Zyklus beginnt von neuem wie oben beschrieben. Durch mehrfache Wiederholung dieses Reaktionsablaufes, bei der es

**Tabelle 2.** Inhibitoren der PCR

| Inhibitoren der PCR | |
|---|---|
| - Heparin | - Phenol |
| - Harnstoff | - Detergenzien |
| - Hämoglobin | - Detergenzien |
| - Formalin | - Hoher Salzgehalt |
| - Proteasen | - Aluminiumhydroxyd |

Abb. 2. Schematischer Ablauf der Polymerase Kettenreaktion

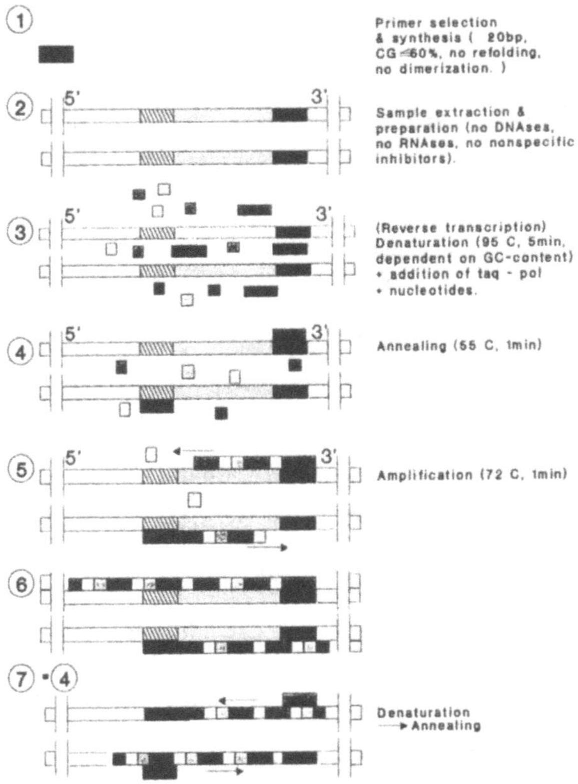


jeweils zu einer Verdoppelung der Zahl ursprünglicher DNA Stränge kommt, wird nun eine mehrfache Amplifikation der ursprünglich vorhandenen NS erreicht. Bei 25 Zyklen erhält man, ausgehend von einem ds-DNA Molekül im Ansatz, theoretisch $2^{25}$ Moleküle, was ca. $3{,}3 \times 10^7$ Molekülen entspricht. In der Praxis wird dieses ideale Verhältnis in der Regel zwar nicht erreicht, die Abweichungen hiervon sind jedoch überraschend gering.

Eine weitere Verbesserung der Amplifikation und auch der Spezifität kann mit der Durchführung einer sog. nested PCR (nPCR) erreicht werden. Hierbei wird nach Durchführung einer PCR mit 25–35 Zyklen eine weitere PCR mit zwei weiteren Primern durchgeführt, deren Bindungsstellen sich jeweils innerhalb des ersten Primerpaares befinden. Mit dieser Technik können ggf. nur ein oder wenige DNA-Moleküle im Probenansatz nachgewiesen werden (Abb.3).

Während früher der Nachweis der PCR Amplifikate durch Gelelektrophorese und Anfärbung mit entsprechenden Farbstoffen wie EtBr (s.o.) erfolgte, haben sich heute besser automatisierbare Verfahren durchgesetzt. Hierbei finden entweder bereits markierte Primer Verwendung oder bei der Amplifikation werden markierte dXTPs verwendet, die einen immunchemischen Nachweis der Amplifikate erlauben. Mit diesen Methoden ist über eine Rückrechnung aufgrund der Zyklenzahl auch eine gewisse Quantifizierung der im Untersuchungsmaterial vorhandenen NS Menge möglich.

**Abb. 3.** Nachweis verschiedener DNA Konzentrationen im Probenmaterial nach Durchführung einer n-PCR.
*Linke Seite:* Ethidiumbromidfärbung
*Rechte Seite:* Hybridisierung nach radioaktiver Markierung.
*Rechte Spur:* Nachweis von 1 fgm Proben-DNA

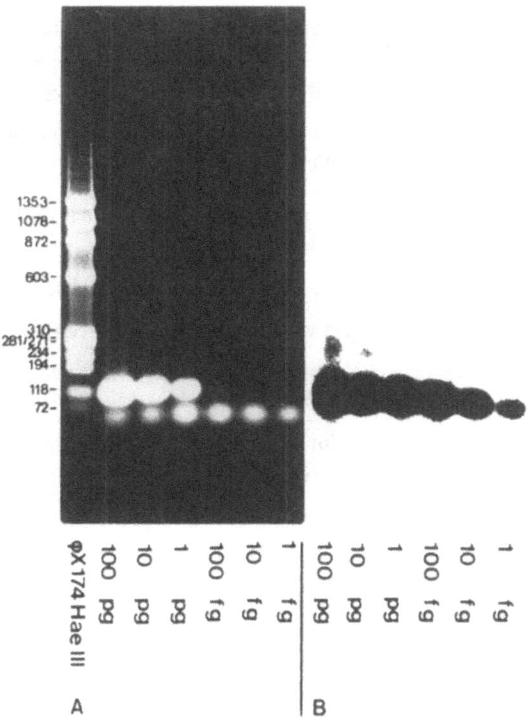


Die hohe Sensitivität der PCR, insbesondere in der Modifikation der nPCR, führt jedoch bei nicht absolut akkuratem Arbeiten aufgrund von Kontaminationen bereits durch die Raumluft zu falsch positiven Resultaten. Insbesondere für die routinemäßige Durchführung ist daher sauberstes Arbeiten, getrennte Arbeitsbereiche für Reagenzienherstellung, Probenvorbereitung und Amplifikation, sowie eine Inaktivierung von Amplifikaten (z.B. durch Einbau von dUTP und Inkubation des Probenansatzes mit Amperase®) ein absolutes Muß (Tabelle 3).

Für viele Infektionskrankheiten ist es wichtig, den entsprechenden Erreger nicht nur qualitativ, sondern auch quantitativ nachweisen zu können. Fragen des quantitativen Erregernachweises stellen sich z.B. bei der Frage nach der Effizienz einer HIV Therapie, bei der Hepatitis B und C, beim Nachweis von Viren in der Muttermilch und einigen anderen.

Um eine Quantifizierung mit Hilfe der PCR vornehmen zu können, wird heute in der Regel ein interner Standard mitgeführt. Die früher gebräuchliche Abschätzung über Signalstärken im Gel etc. ist obsolet. Ein interner Standard ist eine in definierter Menge zugesetzte DNA, die von denselben Primern wie die Proben-DNA erkannt wird, jedoch Sequenzunterschiede aufweist. Die unterschiedliche Sequenz wird nach Abschluß der Amplifikationsreaktion durch Restriktionsenzyme oder Gensonden spezifisch erkannt und in ihrer Menge vermessen. Die Signalstärke des internen Standards wird dann zu einer entsprechenden Abschätzung der Menge der gesuchten DNA herangezogen. Die Reproduzierbarkeit moderner

**Tabelle 3.** Maßnahmen zur Reduktion von PCR-Kontaminationen

- Aufklärung der Mitarbeiter über Kontaminationsgefahren und deren Gegenmaßnahmen
- Trennung von Räumen und Apparaten für die einzelnen Arbeitsschritte:
  1. Vorbereitung von PCR Reagenzien
  2. Aufarbeitung von Probenmaterial
  3. Reinigung und Expression von Vektor und Primersequenzen
  4. Amplifikationsbereich
- Strikter Kleidungswechsel und Handschuhwechsel bei Betreten jedes neuen Bereiches
- Ausschließliche Verwendung von Einwegmaterialien
- Ausschluß von Aerosolbildungen beim Öffnen von Gefäßen ( z.B. Abzentrifugieren); nach Möglichkeit Arbeiten im geschlossenen System
- Vermeidung von Kontamination durch Abfallprodukte (z.B. geschlossene Systeme), ggf. Formalinbehandlung oder Autoklavieren
- UV Bestrahlung von Oberflächen und Geräten
- Ersatz von dTTP durch dUTP im Amplifikationsansatz, Vorbehandlung der Proben mit Uracil-N-Glycosilase (Amperase®)

Quantifizierungsverfahren ist dabei durchaus hoch und bewegt sich bei erfahrenen Untersuchern im Rahmen eines Faktors 2.

Eine Sonderform der PCR stellt die Ligase-Kettenreaktion (LCR) dar. Hierbei werden die Primerpaare so ausgewählt, daß ihre jeweiligen 3', bzw. 5' Enden direkt benachbart sind. Befindet sich im Untersuchungsmaterial nun eine Nucleinsäure, die zu den gewählten Primern komplementär ist, so binden beide Primer in direkter Nachbarschaft an den Ausgangsstrang. Durch Zugabe einer thermostabilen Ligase erfolgt nun eine Verknüpfung des Primerpaares. Anschließend wird die Probe wie bei der PCR durch Erhitzen denaturiert und ein neuer Zyklus beginnt. Die Spezifität und Sensitivität der LCR ist mit derjenigen der PCR im Prinzip vergleichbar, allerdings entfallen die Möglichkeiten der nPCR. Die LCR wird derzeit vor allem zum Nachweis von Infektionen mit Chlamydia trachomatis, sowie N. gonorrhoae eingesetzt.

### Light Cycler®

Eine neue Qualität der PCR wurde durch die von Roche/Boehringer eingeführte LightCycler® Technologie eingeführt. Wesentlicher Unterschied zur konventionellen PCR ist die Durchführung in einer Glaskapillare, die wesentlich kleinere Volumina und somit verkürzte Aufheiz-und Abkühlphasen erlaubt, was zu deutlich verkürzten Zykluszeiten führt. Weiterhin wird bereits im Prozeß ein Fluoreszenzfarbstoff (SYBR® Green) eingesetzt, der vorzugsweise an Doppelstrang-DNA (ds-DNA) bindet. Aufgrund des optisch gemessenen Fluoreszenzsignales kann daher bereits im Prozeß durch die entsprechend hinterlegten Algorithmen die Menge der gebildeten DNA berechnet werden. Weiterhin kann hierdurch auch im Prozeß eine genaue Schmelzpunktberechnung erfolgen, die Rückschlüsse auf die Spezifität der

PCR zuläßt, da die Bindung von SYBR® Green am Schmelzpunkt der DNA gelöst wird. Die Schmelzpunktberechnung ist hierbei so genau, daß aufgrund der von der Auswerteeinheit ausgewiesenen Schmelzpunktkurven auch Punktmutationen reproduzierbar erfaßt werden.

Eine noch genauere Analyse ist mit der Kombination aus Schmelzpunktberechnung und Kombination mit Hybridisierungsproben nach dem FRET-Prinzip möglich. FRET bezeichnet „Fluoreszenz Resonanz Energie Transfer" und beruht auf dem Prinzip, daß auf einen fluoreszierenden Farbstoff (in diesem Fall Fluoresceinisothiozyanat; FITC) einstrahlendes Licht bestimmter Wellenlänge die Freisetzung von Licht einer weiteren Wellenlänge auslöst. Befindet sich der fluoreszierende Farbstoff in räumliche Nähe (wenige A°) zu einem weiteren Fluorophor (hier LC Red 640 oder Cy5), welches auf die ausgesandten Lichtquanten reagiert, so wird nach Anregung Licht einer dritten Wellenlänge frei, welches über Photosensoren gemessen werden kann. Die Menge der freigesetzten Lichtquanten liegt dabei im Verhältnis zu der Anzahl benachbarter Fluorophormoleküle.

Dieses Verfahren kann in der LightCycler® Technologie nun benutzt werden, indem eine intern der Amplifikationsprimer gelegene Hybridisierungssonde an ihrem 3' Ende mit FITC markiert wird, während die Amplifikationsprimer 5' mit Cy5 markiert sind. Beide Oligonucleotide müssen allerdings direkt benachbart sein (s.o.). Bei Erreichen des Schmelzpunktes löst sich nun die Hybridisierungsprobe vom Gegenstrang, so daß keine Signalgeneration mehr erfolgen kann. Durch Schmelzpunktbestimmung kann hier also entweder die Sequenzkonformität, oder das Vorliegen einer entsprechenden Mutation nachgewiesen werden. Modifikationen der o.g. Technik durch Einsatz unterschiedlicher Primer und Primersequenzen sind natürlich möglich.

Insgesamt eröffnet sich durch die LightCycler® Technologie daher eine neue Dimension der PCR, die eine schnelle und akkurate genetische Analyse mit Inprozeßkontrolle auf verschiedenen Ebenen erlaubt. Hervorzuheben ist dabei auch die Unanfälligkeit des Systems gegenüber äußeren Einflüssen, v.a. Verunreinigungen, da ausschließlich im geschlossenen System gearbeitet wird. Aufgrund der vielfältigen Analysemöglichkeiten kann erwartet werden, daß dieses System daher in der Zukunft auch zur Beantwortung von Fragestellungen (z.B. genetische Resistenzbestimmung) eingesetzt wird, die derzeit noch eine Sequenzierung der DNA (s.u.) erfordern.

### Sequenzierung

Wie oben dargestellt kann die Sequenzierung definierter DNA Abschnitte zur Beantwortung bestimmter Fragen wie Resistenzbildung, mikroepidemiologische Infektionsketten u.a. wesentlich sein.

Ausgehend von der ursprünglich von Maxam und Gilbert beschriebenen Methode zur chemischen DNA-Sequenzierung ist heute eine Vielzahl unterschiedlicher Sequenzierungsmethoden bekannt, von denen die meisten jedoch auf der Didesoxy-Methode nach Sanger, die bereits 1977 beschrieben wurde, basieren. Diese Methode erlaubt grundsätzlich eine Sequenzierung von DNA oder RNA, wird aber fast nur bei DNA angewendet. Soll RNA sequenziert werden, so wird diese zuvor in DNA reverse transkribiert.

Zur Sequenzierung einer DNA wird diese zunächst denaturiert und anschließend mit einem sog. Primer (s.o.), Nucleosidtriphosphaten (XNTP) und DNA-Polymerase inkubiert. Ähnlich wie bei der PCR erfolgt nun die komplementäre Neusynthese eines Zweitstranges. Es werden jedoch vier verschiedene Reaktionsgemische angelegt. Zusätzlich zu den XNTPs werden diesen jeweils eines der Didesoxynucleotide ddA, ddC, ddG oder ddT zugegeben. Bei Einbau eines ddX erfolgt nun Kettenabbruch, da an dieser Stelle eine Weiterverknüpfung über den Zucker nicht mehr möglich ist. Da der Einbau der ddX zufällig erfolgt, bilden sich in jedem Reaktionsgemisch DNA Fragmente jeder Länge bis zum Einbau des ddX. Bei anschließender Gelelektrophorese der DNA in vier verschiedenen Gelspuren (eine Spur pro Ansatz) wandern die DNA Fragmente entsprechend ihrer Länge. Da bekannt ist, in welcher Spur der Kettenabbruch durch Einbau welchen ddX erfolgte, kann nun durch Vergleich der Fragmentlänge in den vier Spuren die jeweils komplementäre Sequenz ausgelesen werden. Die Visualisierung der Banden erfolgt hierbei durch radioaktive oder sonstige Markierung (Abb.4).

Mittlerweile ist die Sequenzierungstechnologie so ausgereift, daß sie in weiten Teilen automatisiert durchgeführt werden kann. Auch die Auswertung erfolgt häufig computergestützt. Nur hierdurch wurde in den letzten Jahren die Squenzierung ganzer Genome von Viren, Bakterien, Parasiten und nicht zuletzt des Menschen durch Craig Venter (April 2000) möglich. Die hierdurch erhaltenen Sequenzdatenbanken können mittlerweile für umfangreiche Sequenzvergleiche und zur schnellen Identifikation von Genen herangezogen werden

**Chiptechnologie**

Der hohe Stellenwert, den die molekularbiologische Diagnostik von Infektionskrankheiten besitzt, hat schon früh zum Nachdenken über verschiedene Möglichkeiten der weitergehenden Automatisierung geführt. Derzeit werden hierfür verschiedene Chip-Technologien favorisiert. Hierbei werden auf einen Chip verschiedene DNA-Einzelstrangfragmente bekannter Spezifität an definierter Position fixiert, die bei dem entsprechenden Erreger hoch konserviert sind. Wird der Chip nun mit einer Probenlösung inkubiert, die ebenfalls denaturierte DNA eines Erregers enthält, welche komplementär zu der auf dem Chip fixierten DNA ist, so kommt es zur Ausbildung eines entsprechenden Doppelstranges an dieser Position. Diese wird durch einen Farbstoff sichtbar gemacht, der nur an ds-DNA bindet. Da die Position jeder DNA auf dem Chip bekannt ist, gibt nun die Farbreaktion an einer bestimmten Stelle, die automatisch vermessen wird, Auskunft über die Art der DNA im Probenmaterial.

Die Techniken der Chipbeladung sind mittlerweile so weit fortgeschritten, daß auf einem Chip mit 1cm Kantenlänge mehrere Zehn-bis Hunderttausend DNA Fragmente aufgebracht werden können. Es steht zu erwarten, daß diese Technik innerhalb der nächsten 2 Jahre in den Routineeinsatz gebracht wird und dort zu einer noch schnelleren Erregeridentifizierung, aber auch zur Erfassung von Resistenzgenen u.a. eingesetzt wird.

**Abb. 4.** Sequenzgel in der audioradiografischen Darstellung und entsprechende DNA-Sequenz

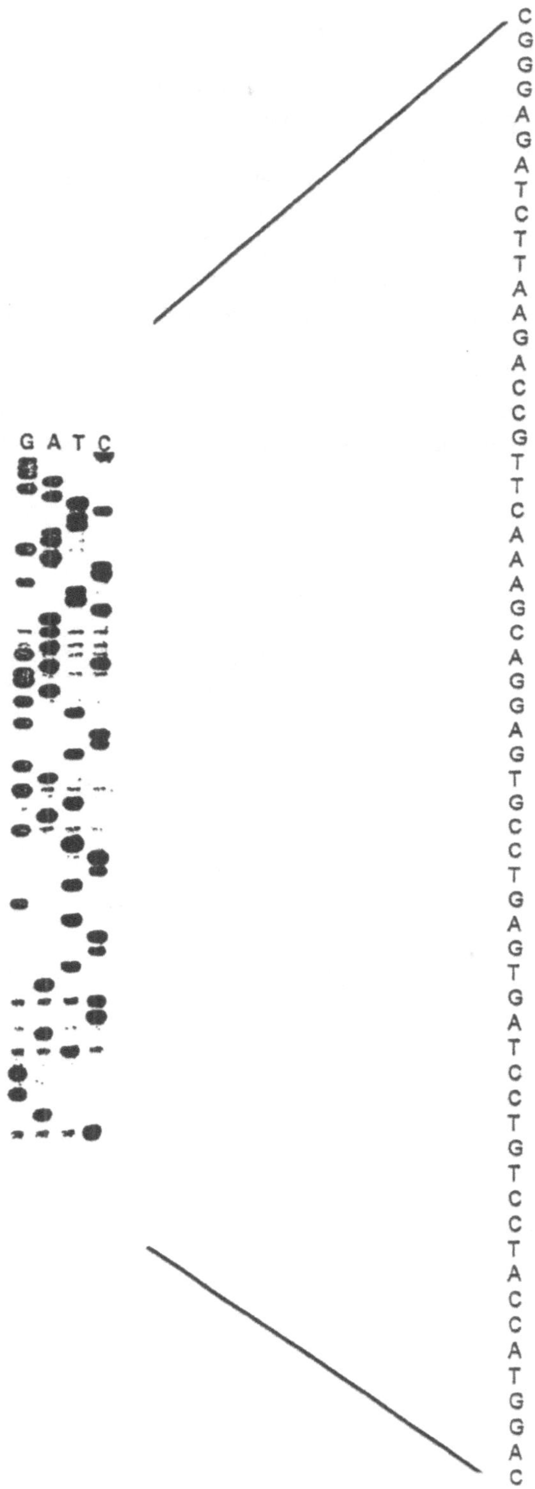

## Zusammenfassung

Bereits heute sind molekularbiologische Methoden integraler Bestandteil der mikrobiologischen Diagnostik und damit Grundlage einer gezielten Therapie. Ohne sie sind viele Diagnosen bei nicht oder schlecht anzüchtbaren Erregern nicht durchführbar. Ein Verzicht auf solche Methoden würde nicht nur einen deutlichen Rückschritt in der Infektionsmedizin bedeuten, sondern auch zu einer ernsthaften Gefährdung der Gesundheit aller uns anvertrauten Patienten führen.

Für die Zukunft dürfen wir von den gentechnischen Diagnosemethoden weitere Hilfestellung in bezug auf eine Schnelldiagnostik von Infektionen und eine ebenfalls schnellere und bessere Erkennung von Resistenzentwicklungen erwarten. Nicht zuletzt werden diese Methoden aber auch dazu beitragen, neue Zielstrukturen für die Entwicklung von Antiinfektiva zu erfassen und zu definieren, die wir angesichts zunehmender Resistenzprobleme dringend benötigen.

# Einsatz molekularbiologischer Methoden zu Früherkennung und klinischem Management des Zervixkarzinoms

P. Hillemanns, R. Kimmig und C. J. Thaler

Der Gebärmutterhalskrebs ist weltweit gesehen die zweithäufigste Krebserkrankung der Frau (WHO 1990). Er entsteht über seine Präkanzerose, die zervikale intraepitheliale Neoplasie (CIN). Diese verläuft über drei Schweregrade, CIN 1 bis CIN 3, bevor sie mit einer Latenz von 10 Jahren und mehr in das invasive Plattenepithelkarzinom übergehen kann [*72*]. Die Prävalenz der CIN zeigte in Westeuropa und den USA eine ständige Zunahme in den letzten zwei Dekaden und liegt bei ca. 3–5% [*2,10,82*]. Es sind vorwiegend Frauen im reproduktiven Alter zwischen 25 und 40 Jahren betroffen. Die Krebsvorsorge in der westlichen Welt – mit zytologischen Kontrollen im Stadium CIN 1 und 2 (Pap III D) und chirurgischer Therapie im Stadium CIN 3 (Pap IVa) – bewirkte einen deutlichen Rückgang der Zervixkarzinommortalität um ca. 40%. Allerdings stagniert diese Zahl in den westlichen Ländern seit einem Jahrzehnt. Die Leistungsfähigkeit der klassischen Vorsorge scheint an ihre Grenzen angelangt zu sein. Neue Screening- und Diagnosestrategien werden derzeit auf ihre Wertigkeit im klinischen Alltag überprüft.

## Problem der Krebsvorsorge „heute"

Selbst unter optimal standardisierten Bedingungen der Abstrichabnahme, -aufbereitung und -auswertung muß man beim konventionellen Zervixabstrich in mindestens 6% mit falsch-negativen Befunden rechnen. Nach einigen Studien liegt die Rate falsch-negativer Abstrichbefunde beim invasiven Zervixkarzinom bei über 20 % [*31,82*]. Der häufigste Grund falsch-negativer Zervixabstriche ergibt sich aus dem Nicht-Erreichen oder Nicht-Erfassen suspekter Zellareale. Weitere Probleme erklären sich aus technisch oder zytologisch bedingten Fehlern bei der Auffindung oder Interpretation suspekter Zellen. In all diesen Fälle könnte der Einsatz ergänzender Verfahren aus dem Bereich der molekularen Diagnostik wichtige Verbesserungen ermöglichen.

Ein weiterer Grund für eine verspätete Diagnose zervikaler Neoplasien ergibt sich aus der inadäquaten Teilnahme an der Früherkennungsuntersuchung: nur 34% aller Frauen nahmen 1990 an der jährlichen Früherkennungsuntersuchung teil [47]. Die relative Protektion durch den Zervixabstrich sinkt aber bereits durch die Ausdehnung des Kontrollintervalls auf zwei Jahre von 11,3 auf 3,9 und nach drei Jahren auf 1,8 ab. Hier bestehen also noch erhebliche Verbesserungspotentiale hinsichtlich Gesundheitserziehung und Aufklärung.

Neben der eingeschränkten Sensitivität der Zytologie ist diese, selbst in Kombination mit der histopathologischen Befundung nicht in der Lage, die Prognose von CIN, insbesondere bei niedrig- und mittelgradiger Ausprägung adäquat abzuschätzen. Dies erschwert derzeit das therapeutische Management von CIN, da meist wiederholte Kontrolluntersuchungen erforderlich sind, um die Entwicklung hinsichtlich Spontanremission, Persistenz oder Progredienz abzuwarten. Hier verspricht der Einsatz molekularbiologischer Zusatzuntersuchungen entscheidungsrelevante Prognosekriterien, die für das adäquate Management von CIN große Bedeutung erlangen könnten.

## Biologie und neoplastische Potenz der Zervikalen intraepithelialen Neoplasie

Ungefähr 15% bis 20% der unbehandelten leichten Dysplasien der Portio uteri (CIN 1) gehen in eine schwere Dysplasie über und ungefähr 5 bis 10% in ein invasives Zervixkarzinom [18,51,52]. Die mittlere Remissionsrate der CIN 1 liegt bei ca. 55% und rechtfertigt bei Erstdiagnose das kontrollierende Zuwarten (Tab. 1). Selbst bei der CIN 2 (Abb. 2) ist in immerhin noch 40% der Fälle mit einem spontanen Verschwinden der Läsion zu rechnen, allerdings auch mit einer Wahrscheinlichkeit von bis zu 30% mit einer Progression zum invasiven Karzinom. Der Anteil hochgradiger Dysplasien bzw. Carcinomata in situ (CIN 3), die ein invasives Plattenepithelkarzinom der Zervix (Abb. 3) entwickelten, lag zwischen 20 und 70%; zeitabhängig stieg die Rate der Progressionen an und lag bei einem Follow-up von mehr als 10 Jahren bei bis zu 74% [52]. Dieses Modell der kontinuierlichen Entwicklung der Dysplasie über die drei Schweregrade bis hin zum invasiven Zervixkarzinom wird von einigen Autoren bezweifelt [13,44,50,51]. Eine de novo Entstehung der höhergradigen Dysplasie (CIN 2 oder 3) ist möglich und zwar in Nachbarschaft einer CIN 1, aber auch unabhängig davon. Bei Patientinnen mit positivem Nachweis von hochonkogenen HPV-Typen, die bei Erstdiagnose noch keine CIN hatten, entwickelte sich in 65% eine CIN 2/3 de novo innerhalb von 2 Jahren bei dreimonatiger Verlaufskontrolle [53].

Die Münchener Nomenklatur für exfoliativzytologische Befunde folgt in ihren Therapieempfehlungen diesen präsentierten Daten und empfiehlt im Stadium *Pap IVa* (CIN 3) die chirurgische Therapie, da eine Spontanremission sehr unwahrscheinlich und mit einem Fortschreiten zum invasiven Karzinom zu rechnen ist.

**Tabelle 1.** Natürlicher Verlauf der zervikalen intraepithelialen Neoplasie CIN 1–3 [42].

| | Remission | Persistenz | Progression |
|---|---|---|---|
| CIN 1 | 55% | 30% | 15% |
| CIN 2 | 40% | 30% | 20–30% |
| CIN 3 | 10% | 20–40% | 50–70% |

**Abb. 1.** Normale Portio uteri mit unauffälliger Transformationszone. Kolposkopische Aufnahme nach topischer Applikation von 3% Essigsäure

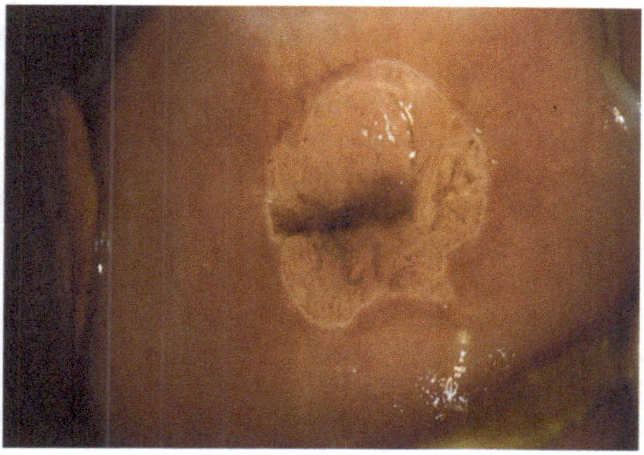

**Abb. 2.** Zervikale intraepitheliale Neoplasie Grad 2 (CIN 2). Kolposkopische Aufnahme der Portio uteri (hintere Muttermundslippe) mit grobem Mosaik nach topischer Applikation von 3% Essigsäure

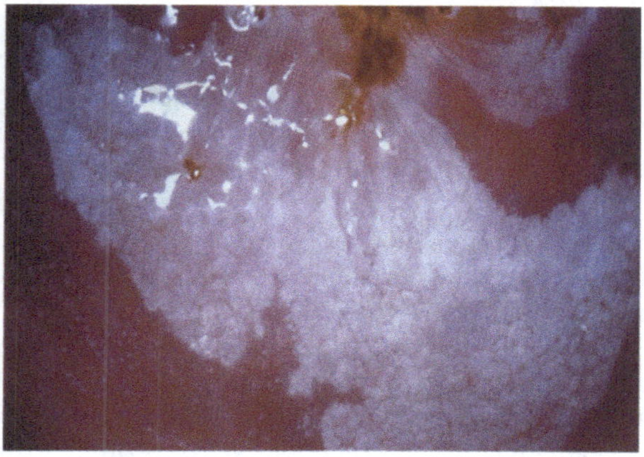

**Abb. 3.** Invasives Zervixkarzinom. Kolposkopische Aufnahme der Portio uteri mit exophytischem Tumorwachstum und Kontaktblutung

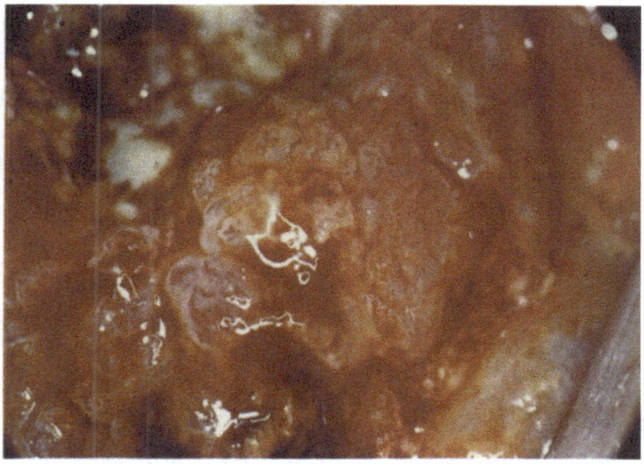

Währenddessen sollten bei *Pap IIID* (CIN 1 und 2) angesichts der höheren Remissionsrate vierteljährliche Kontrollen über zwei Jahre respektive einem Jahr erfolgen, bevor dann die Konisation als chirurgische Therapie indiziert ist. Dieser Zeitraum wird von Patientinnen als psychisch, zeitlich und finanziell sehr belastend empfunden. In den USA wird das Progressionsrisiko einer CIN 2 als ausreichend hoch eingestuft. Gemäß der nordamerikanischen Bethesda-Klassifikation empfiehlt das American College of Obstetrics and Gynecology (ACOG) schon bei der CIN 2 eine Sanierung des Befundes, dadurch daß die CIN 2 in die Gruppe der hochgradigen squamösen intraepithelialen Neoplasie (high-grade SIL) fällt und in der therapeutischen Konsequenz der CIN 3 gleichgesetzt wird [1,54]. Neue molekularbiologische Prognoseparameter werden dringend gesucht, um in diesem Dilemma die richtige Entscheidungshilfe für oder wider eine Therapie zu geben.

## Genomstruktur und Funktion der Humanen Papillomviren

In den vergangenen Jahren konnte durch molekularbiologische und epidemiologische Studien gezeigt werden, daß die Infektion mit bestimmten Typen von Humanen Papillomviren (HPV) den wesentlichen ursächlichen Faktor in der Entwicklung des Gebärmutterhalskrebses darstellt.

Die Papillomviren gehören zu dem Genus der Papovaviridae, denen auch die Polyomaviren und der Simian Virus (SV 40) zugeordnet werden. Diese sind Tumorviren, die aus einer doppelsträngigen DNA und einem unbehüllten ikosahedralen Kapsidprotein bestehen.

Papillomviren besitzen ein ringförmiges, etwa 8000 Nukleotide langes Genom aus doppelsträngiger DNA mit einem Molekulargewicht von 500kD (Abb. 4). Das Wirtsspektrum ist groß (Mensch, Rind, Affe, Kaninchen, Hirsch), jedoch zeigen die Papillomviren eine sehr hohe Wirtsspezifität, so daß nur Mitglieder der *humanen* Papillomvirusfamilie Erkrankungen beim Menschen hervorrufen können. HPV weisen einen deutlichen Tropismus für Epithelzellen und infizieren vorwiegend Haut- und Schleimhautmembranen je nach Virustyp unterschiedlicher Lokalisation, was zu charakteristischen Epithelproliferationen (Warzen) führt (Abb. 5). Diese benignen Papillome können unter bestimmten Umständen maligne entarten.

Mehr als 80 verschiedene humane Papillomviren (HPV) wurden charakterisiert, welche in drei Gruppen unterteilt werden: eine mukokutane (HPV 1–4 u.a.), eine Epidermodysplasie assoziierte (HPV 5, 8 ,9 u.a.) und eine anogenitale Gruppe (6, 11, 16, 18, 31, 33, u.a.). Das virale Genom kann in drei Regionen unterteilt werden: eine frühe, eine späte und eine Kontrollregion (upstream regulatory region URR) [78]. Die Kontrollregion ist eine nichkodierende, hochkomplexe Region, die für die Regulation der viralen Replikation und der Transkription von DNA Sequenzen aus der frühen Region von Bedeutung ist. Sie enthält Bindungsstellen für verschiedene Transkriptionsfaktoren wie z. B. Aktivatorprotein 1 (AP 1), Keratinozyten spezifische (KRF 1) und virale Transkriptionsfaktoren [16,67].

Sowohl die frühe als auch die späte Region besitzt eine Reihe von offenen Leserahmen (ORF) ohne Stopkodon auf einem einzigen DNA-Strang, der in Uhrzeigerrichtung abgelesen wird. Die frühe Region wird früh im viralen Lebenszyklus

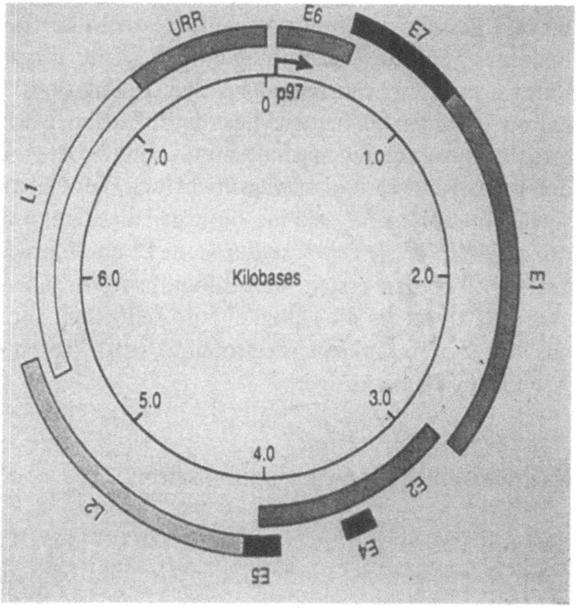


**Abb. 4.** Das HPV-Genom, bestehend aus doppelsträngiger DNA, kann in drei Regionen unterteilt werden: eine frühe (E1 bis E6), eine späte (L1, L2) und eine Kontrollregion (upstream regulatory region URR). Entnommen aus Blaustein's Pathology of the Female Genital Tract S.237, Springer 1994

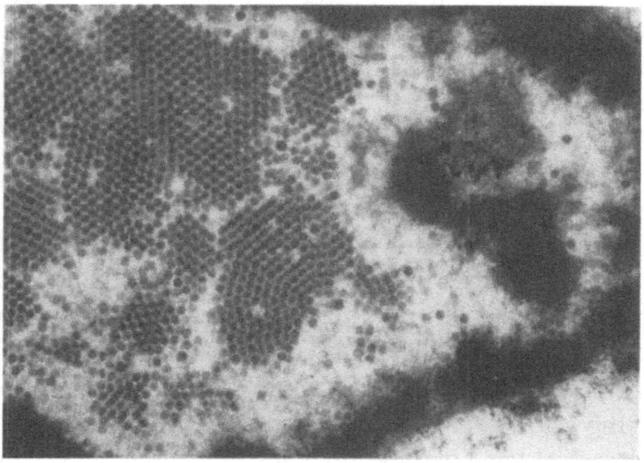

**Abb. 5.** Infizierte Epithelzelle mit HPV-Partikeln im Zellkern (Elektronenmikroskopie). Entnommen aus Blaustein's Pathology of the Female Genital Tract S.234, Springer 1994

transkribiert und kodiert vor allem Proteine, die für die virale Replikation zuständig sind. Währenddessen kodiert die späte Region für virale Strukturproteine, die erst in der späteren Phase benötigt werden. Die frühe Region umfaßt ca. 4500 Basenpaare und enthält 8 frühe Gene (E1 bis E8), die für die Plasmidreplikation zuständig sind mit dem Ziel, eine hohe Virusproduktion aufrecht zu erhalten. Das E1 Genprodukt, das eine ATPase und Helicase Aktivität besitzt, spielt eine Schlüsselfunktion in der Virusreplikation [32,93]. Dem E2-Protein wird ein wesentliche Rolle in der transkriptionellen Regulation zugeschrieben, indem es an bestimmte DNA-Sequenzen in der Kontrollregion bindet [55]. Weiterhin scheint es die Wachstumshemmung, Induktion der Apoptose sowie S-Phasenarrest zu beeinflussen, da nur dann eine effektive Replikation des Virus möglich ist. Die zwei Leserahmen

E3 und E8 scheinen funktionelle Gene zu enthalten. E4 kodiert für Proteine mit Bedeutung für die Virusreifung und ist als Fusionsprotein mit E1 in der Lage, das Keratingerüst der suprabasalen Zellen zu zerstören. Das E5-Protein stimuliert das Zellwachstum in der frühen Phase der Infektion. Die E6 und E7 Genprodukte haben transformierende Eigenschaften und sind für die onkogene Potenz insbesondere der Virustypen 16 und 18 verantwortlich. Verschiedene diagnostische Verfahren sowie Therapien und Vakzine, die gegen diese Onkoproteine gerichtet sind, werden derzeit evaluiert. Die zwei späten Gene L1 und L2, welche aus ca. 2500 Basenpaaren bestehen, werden erst in den differenzierten Zellen nahe der Epitheloberfläche exprimiert, welche die Fähigkeit zur Zellteilung verloren haben. Sie kodieren für das Minor- und Majorkapsidprotein. Das L1-Protein enthält das für alle Papillomviren einheitliche Antigen.

## Nachweismethoden für Papillomviren

Erst mit der Einführung von HPV DNA Assays in der letzten Dekade war es möglich, wesentliche epidemiologische und pathogenetische Erkenntnisse über die HPV Infektion zu gewinnen. Eine große Anzahl von HPV DNA Nachweisverfahren existiert derzeit mit unterschiedlichen Vor- und Nachteilen. Für den Routineeinsatz waren die bisher verwendeten HPV Testverfahren weniger geeignet – aufgrund des hohen Arbeitsaufwandes und der hohen Kosten. Papillomviren lassen sich bisher nicht in Kultur anzüchten, da für die Virusreplikation terminal differenzierte Epithelzellen notwendig sind. Mithin sind für den Virusnachweis Hybridisierungstechniken erforderlich.

Der Southern Blot ist ein sehr zuverlässiger, jedoch sehr zeitaufwendiger Test zum Nachweis von bestimmten DNA-Fragmenten, der sich insbesondere in der Forschung und zur Qualitätskontrolle bewährt. Allerdings ist er ungeeignet für den Routineeinsatz. Mit dem kommerziell erhältlichen Dot Blot konnten große Zahlen von Proben rasch und kostengünstig analysiert werden bei jedoch nur mäßiger Sensitivität. Aus gleichem Grund hat sich auch die Filter-in-situ-Hybridisierung zum Nachweis einer HPV-Infektion nicht durchgesetzt. Die In-situ-Hybridisierung erfolgt am histologischen bzw. zytologischen Präparat und hat den Vorteil der direkten Lokalisation von HPV DNA in Zellen und Geweben. Bei diesem kommerziell erhältlichen Test liegt die Sensitivität noch unter der eines Southern Blots oder Dot Blots.

Der HPV-DNA-Nachweis mittels der Polymerasekettenreaktion (PCR) besitzt die höchste Sensitivität. Mit sogenannten Konsensus-Primern werden konservierte Sequenzen des viralen Genoms amplifiziert and anschließend durch typenspezifische Identifikation nachgewiesen. Konsensus-Primersysteme erlauben die Amplifikation eines großen Spektrums von HPV-Genotypen. Darüber hinaus gelingt es, neue HPV-Typen ebenfalls nachzuweisen. Die Konsensus-Primer wurden von einer hochkonservierten Region des HPV-Genoms, dem L1 ORF, entlehnt. Hierbei unterscheidet man zwischen degenerierten und nicht-degenerierten Konsensus-Primersystemen. Die beiden am häufigsten eingesetzten PCR-Systeme sind die MY09-MY11-Primer von der amerikanischen Arbeitsgruppe um Manos sowie die General Primer GP5/GP6 von der holländischen Arbeitsgruppe um Snijders, wobei

**Tabelle 2.** Die am häufigsten verwendeten Konsensus-Primersysteme für die PCR-Amplifikation multipler HPV-Typen

| Autor | ORF | Primer-name | Länge des PCR-Podukts | Lokalistsation des Primers | PCR-Prinzip |
|---|---|---|---|---|---|
| Manos, 1989 | L1 | MY09/11 | 450 bp | 7035–6584 | Degeneriert |
| Snijders, 1990 | L1 | GP5/6 | 140–150 bp | 6624–6766 | Nicht-degeneriert |
| DeRoda Husmann, 1991 | L1 | GP5+/6+ | 140–150 bp | 6624–6765 | Nicht-degeneriert |

das letztere System von der gleichen Arbeitsgruppe modifiziert wurde mit der jetzigen Bezeichnung GP5+/GP 6+ [62,81]. Beide Primerpaare amplifizieren eine unterschiedliche Region aus dem L1 ORF. Sie sind sehr gut etablierte Nachweismethoden, die sich in zahlreichen Studien bewährt haben (Tab. 2).

Eine neuere Testmethode stellt der Hybrid Capture Assay dar, in dem die zelluläre DNA an eine einzelsträngige RNA-Sonde hybridisiert wird. Diese RNA-DNA Hybride werden durch spezifische immobilisierte Antikörper auf die Oberfläche von ELISA-Platten gebunden. Die nicht-reagierende RNA-Sonde wird auf der Plattenoberfäche nicht immobilisiert und dann abgewaschen. Die immobilisierten Hybride reagieren mit einem alkalischen Phophatase-konjugierten spezifischen RNA-DNA-Antikörper, der mittels Chemilumineszenz visualisiert wird und ein qunatitative Ergebnis liefert. Die Sensitivität liegt zwischen 0,2 pg/ ml und 1 pg/ ml HPV-DNA. Im kommerziell verfügbaren Test werden 18 der häufigsten HPV-Typen in zwei Gruppen differenziert, denen ein niedriges (5 HPV-Typen: 6, 11, 42, 43, 44) bzw. ein mittleres/hohes onkogenes Risiko (13 HPV-Typen: 16, 18, 31, 33, 35, 45, 51, 52, 56) zugeschrieben wird (Hybrid Capture System II; Digene, MD, USA). Letztere Methode weist eine gute Sensitivität bei hoher Reproduzierbarkeit und Standardisierung auf und ist somit für den klinischen Einsatz geeignet.

Der serologische Nachweis auf HPV konnte aufgrund geringer Sensitivität und Spezifität bisher nicht etabliert werden. Einer der serologischen Parameter, der relevant sein könnte für den Verlauf einer invasiven Zervixkarzinomerkrankung, ist die Seroreaktivität gegen die E6 und E7 Proteine der onkogenen HPV-Typen 16 und 18 [15]. Allerdings ist die Serokonversion nicht bei der zervikalen intraepithelialen Neoplasie (CIN) nachweisbar, sondern wohl erst nach Übergang ins invasive Tumorstadium und dort signifikant häufiger bei fortgeschrittenen Tumorstadien. Für den Einsatz als Screeningmethode eignet sich die HPV-Serologie nicht, denkbar ist sie jedoch im Rahmen des Monitoring bei Vakzinierungsstudien.

## Molekulare Biologie der malignen Transformation

Das Genom der humanen Papillomviren bestehend aus doppelsträngiger DNA ist als Plasmid in den Basalzellen lokalisiert und wird parallel zu den Chromosomen der Wirtszelle repliziert. Während in Kondylomen und in den CIN-Läsionen das HPV-Genom episomal vorliegt, ist es beim invasiven Zervixkarzinom und den

Zervixkarzinom-Zellkulturen überwiegend in das humane Genom integriert. Die Integrationsstelle in der menschlichen DNA scheint zu variieren, die Bruchstelle der Virus-DNA jedoch ist erstaunlich konsistent und führt zur Interruption der E1/ E2 Gene [20,24,25]. Die E6 und E7 Gene bleiben intakt und unterliegen nicht mehr der normalen Transkriptionskontrolle durch die o. g. viral kodierten Regulationsproteine.

In vitro Versuche konnten belegen, daß nur die Gene E6 und E7 der Virus-DNA transformierende Eigenschaften besitzen [4,80]. Die Expression dieser Gene von den Hochrisiko-Typen HPV 16 und 18 stellt die Voraussetzung dar für die Transformation von etablierten Zellkulturen; dies gelingt jedoch nicht durch die Onkoproteine E 6 und 7 der HPV-Typen 6 und 11, die benigne Epithelveränderungen induzieren und denen auch epidemiologisch ein sehr geringes onkogenes Potential zugeschrieben wird [46,68]. Sowohl E 6 als auch E 7 sind notwendig, um eine hohe transformierende Effektivität dieser schon immortalisierten Zellkulturen zu erreichen. Weiterhin scheint eine kontinuierliche Expression dieser Onkogene erforderlich zu sein, um die neoplastischen Wachstumseigenschaften aufrecht zu erhalten wie an HPV-positiven Zervixkarzinomzellinien aufgezeigt wurde [89,90]. Dies stimmt mit klinischen Studien überein, die zeigen, daß die Progression von CIN eng mit der Persistenz von hochonkogenen HPV-Typen assoziiert ist [43,71].

Die Onkoproteine E6/7 können mit humanen Proteinen der Signalketten in Wechselwirkung treten. Das E6 Protein von HPV 16 bindet an p53 und induziert dessen Degradation über den Ubiquitinweg [75,94]. Weit verbreitet ist ein Polymorphismus von p53 mit Prolin oder Arginin in Position 72 der Aminosäuresequenz. Kürzlich konnte gezeigt werde, daß das Vorliegen eines homozygoten p53-Polymorphismus mit Arginin einen Risikofaktor darstellt und mit einem 7-fach höheren Zervixkarzinomrisiko einher geht [83]. Daneben sind Interaktionen mit anderen zellulären Proteinen wie Paxillin und einem potentiell Kalzium-bindenden Protein bekannt. E7 interferiert mit p105Rb (Retinoblastomgenprodukt), Cyclin A, mit p107, p130, Cyclin-abhängigen Kinasen und den Kinaseinhibitoren p27 und p21. Dadurch können Signalketten, die für die Regulation und Begrenzung des Zellwachstums (Apoptose) zuständig sind, unterbrochen werden. Es ist offenkundig, daß die derzeitigen Kenntnisse die Onkogenese des Zervixkarzinoms nicht ausreichend erklären können. Obgleich die Onkoproteine E6 und E7 primäre Keratinozyten immortalisieren können, gelingt die Transformation erst nach mehreren Zellpassagen [3,33]. Fusioniert man diese transformierten Zellen mit normalen Zellen, so entstehen jedoch – trotz weiterhin bestehender Überexpression von E6 und E7 – nichtmaligne Hybridzellen [12]. In vivo ist ebenfalls ein 10–20 jähriger Verlauf zwischen initialer HPV-Infektion und der Entwicklung eines Zervixkarzinoms zu sehen, so daß zusätzliche Faktoren postuliert werden, die entweder eine Modifikation der Wirtszellgene z.B. durch Rauchen, Retinoide bewirken [41,60], oder aber das Immunsystem beeinflussen. So stellt die HIV-Seropositivität per se einen Risikofaktor dar, der durch niedrige CD 4 Lymphozyten ($<200/\mu l$) noch weiter verstärkt wird und häufig assoziiert ist mit Dysplasien anderer anogenitaler Lokalisationen [39,85].

## Epidemiologie der Humanen Papillomvirusinfektion

Die Prävalenz von HPV-DNA liegt in Deutschland bei der weibliche Bevölkerung bei ca. 7%. Im Alter zwischen 20 und 35 Lebensjahren ist die Prävalenz am höchsten und fällt in den folgenden Lebensdekaden auf ca. 2% ab. Allerdings zeigen die verschiedenen Populationen nicht nur altersabhängig, sondern auch geografisch sehr große Schwankungen [23,49,62,87]. Die Prävalenzraten in Ländern südlich der Sahara in Mittel- und Südamerika sind deutlich höher.

Die Prävalenz von HPV-DNA bei der Zervixdysplasie nimmt mit dem Schweregrade der Dysplasie (CIN 1: 70%; CIN 2/3: 90%) zu und erreicht beim invasiven Zervixkarzinom fast 100%. Interessanterweise konnte man in den letzten Jahren eine kontinuierlich steigende HPV-Prävalenz beim Zervixkarzinom feststellen, die sich immer mehr der 100%-Marke näherte [45,97,98]. Dies mündet in der Frage, ob es HPV-negative Zervixkarzinome überhaupt gibt [92]. Walboomers et al. gingen dieser Frage nach, indem sie das Probenmaterial der verbliebenen HPV-negativen Zervixkarzinome (nur 6%) aus der weltweiten Studie von Bosch et al. [10] nachuntersuchten [91]. Nach eingehender Analyse fanden sich von den fast 1000 Zervixkarzinomen nur noch 3 Fälle (0,3%), in denen nach dem gegenwärtigen Stand der HPV-Detektionstechnik keine HPV-DNA nachzuweisen war. Folgende Faktoren können für falsch-negative Befunde verantwortlich sein:

1. Unzureichende Menge oder Qualität von Karzinomgewebe im Untersuchungsmaterial.
2. HPV DNA-Integration ins Wirtszellgenom mit Deletion von Regionen, die zum Nachweis in der HPV-PCR verwendet werden.
3. Neue Virustypen oder einige Genotypvarianten, die mit den üblichen „Consensus" oder „General"-Primern nicht oder nur unzureichend erfaßt werden. Darüber hinaus könnte ein „hit-and-run"-Mechanismus existieren, nach dem zwar die Kanzerogenese durch HPV initiiert wird, jedoch nicht notwendig ist für die Aufrechterhaltung des neoplastischen Phänotyps.

Das relative Risiko, an einem Zervixkarzinom zu erkranken, steigt um das bis zu 24fache bei Nachweis von HPV-DNA [11]. Die HPV-Typen 6 und 11 sind fast nie beim invasiven Zervixkarzinom nachzuweisen. Eine Ausnahme bildet der extrem seltene Buschke-Löwenstein-Tumor [57]. Dagegen sind die HPV-Typen 16 und 18 in hohem Maße mit einem invasiven Zervixkarzinom assoziiert und gehen diesbezüglich mit einem hohen relativen Risiko einher. Den HPV-Typen 31,33, u.a. wird ein mittleres onkogenes Risiko zugeschrieben. Letztere finden sich häufiger bei der CIN 3 als beim invasiven Gebärmutterhalskrebs.

Betrachtet man die verschiedenen Schweregrade der zervikalen intraepithelialen Neoplasie hinsichtlich des Auftretens bestimmter HPV-Typen, so zeigt sich folgendes Verteilungsmuster (Abb. 6). Bei der CIN 1 sind die drei anogenitalen HPV-Risikogruppen in annähernd gleicher Häufigkeit vorhanden mit je ca. 20–30%. In weiteren 20% lassen sich multiple HPV-Typen gleichzeitig nachweisen und in 5–10% muß mit bisher unbekannten HPV-Typen gerechnet werden.

Bei höhergradigen Dysplasien ist eine polyvirale Infektion ein eher seltenes Ereignis. Ebenso finden sich die klassischen Condylomata-acuminata-Virustypen 6 und 11 nur in 1–3% von CIN 2 und 3. Am häufigsten ist die HPV-DNA der Typen

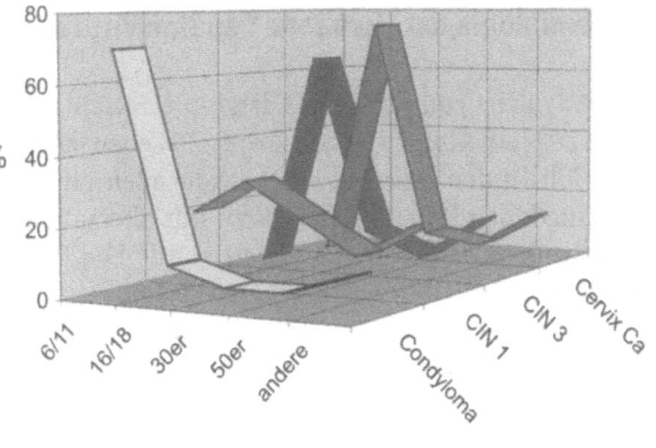


**Abb. 6.** Prävalenz von bestimmten HPV-Typen bei zervikaler intraepithelialer Neoplasie (CIN) Grad 1 und 3 sowie beim Zervixkarzinom (Daten von den Studien [5, 10, 28, 59, 61, 86, 95])

16 und 18 nachweisbar in 65% der Fälle, gefolgt von den HPV-Typen 31, 33, 35. Das invasive Plattenepithelkarzinom der Cervix uteri ist in über 90% assoziiert mit dem Nachweis von HPV DNA – bei Verwendung der sensitiven Polymerasekettenreaktion. Weltweit gesehen finden sich nur geringfügige Unterschiede im Nachweis der verschiedenen HPV-Typen beim invasiven Zervixkarzinom. Ähnlich der HPV-Verteilung bei CIN 3 sind HPV 16 (in 45–60%) und HPV 18 (in 10–30%) die häufigsten Virustypen beim Zervixkarzinom [10].

## Krebsvorsorge mittels des primären oder additiven HPV-DNA Screenings

Infektionen mit den Hochrisiko-HPV-Typen zeigen ein 8–11fach erhöhtes relatives Risiko für die Entwicklung einer CIN an [53] und nur diejenigen geringgradigen Dysplasien, in denen die Hochrisikoviren nachweisbar sind, verlaufen progredient [30]. Aus diesem Grund besteht ein hohes Interesse am HPV-DNA-Nachweis als primäre Screeningmethode oder in Verbindung mit der klassischen Zytologie. Der HPV-Nachweis im Abstrichpräparat bietet sich als eine einfache, automatisierbare Methode an, die nicht behaftet ist mit den üblichen Problemen der Zytologie wie Repräsentativität des Zellmaterials oder der Subjektivität in der Befundung. Die zwischen 90% und 100% liegenden Nachweisraten der Hochrisikotypen mittels PCR bei CIN 2/3 oder Zervixkarzinom unterstreichen dieses Interesse [10,88], allerdings ist die PCR-Methode nicht im Massenscreening einsetzbar. Ein kommerzielles, signalverstärktes, jedoch nichtamplifizierendes Hybrisierungsverfahren zum qualitativen Nachweis von HPV-Typen (Hybrid Capture Assay, Digene/Abbott) wurde für den Routineeinsatz vorgeschlagen. Die bisherigen Studien konnten jedoch nur eine Sensitivität von 70–80% belegen, die teilweise noch unter der der Zytologie lag [17,26,76,77,84]. Die zweite Generation des Hybrid Capture Tests erzielt eine höhere Sensitivität durch eine von 10 auf 0,2 bis 1pg HPV DNA/ml gesenkte Nachweisgrenze (Tab. 4).

Ein zusätzlich zur Zytologie erfolgter HPV-Test (PCR) als additives Screeningprogramm bei Frauen über 35 Jahren erhöht die CIN/Zervixkarzinom-Entdeckungsquote deutlich. In diesem Alterssegment sinkt die altersabhängige Inzidenz von HPV mit hohem kanzerogenen Risiko, die bei Frauen zwischen 20 und 24

Jahren mit 20–25% am höchsten ist, deutlich auf 4–5% der Fälle ab [63]. Zusätzlich haben Frauen über 35 Jahren bei Nachweis von Hochrisiko-HPV-Typen trotz negativer Zytologie ein über 100fach erhöhtes Risiko, an CIN 3 zu erkranken [74]. Auf der Grundlage dieser Daten könnte bei negativen Befunden von Zytologie und HPV-Test (PCR) das Screening-Intervall dieser Patientinnen sogar verlängert werden auf 8 Jahre. Dann wäre auch mit einer Kostensenkung im Zervixkarzinom-Screening um ungefähr ein Drittel zu rechnen.

## Krebsvorsorge mittels eines selbstabgenommen HPV-Vaginalabstrichs

In einem neuen diagnostischen Ansatz evaluierten wir die Sensitivität eines von der Patientin selbstabgenommen Scheidenabstrichs auf Humane Papillomviren (HPV) und verglichen diese mit dem Arztabstrich, der direkt von der Cervix uteri im Rahmen unserer Dysplasiesprechstunde entnommen wurde [40]. Nach unseren Ergebnissen an 247 Patientinnen stellt die Eigenabnahme der Patientin eine zuverlässige Methode für den HPV-Nachweis dar. HPV DNA liess sich insgesamt signifikant häufiger im Eigenabstrich (53%) als im Arztabstrich (42%) nachweisen ($p < 0{,}01$). Von noch grösserer Bedeutung ist die Tatsache, dass das Screening auf hochgradige intraepitheliale (CIN 2/3) und invasive Neoplasien mittels des HPV-Eigenabstrichs mit einer sehr hohen Sensitivität von 93% vergesellschaftet ist und auch keinen Unterschied zum Arztabstrich zeigt. Aufgrund der einfachen Handhabung und der automatisierbaren Laborbestimmung ist dieser Eigentest geradezu prädestiniert für ein kosteneffektives primäres Screeningprogramm. Die HPV-Eigenabnahme sollte als jährliches Selbstabnahmeverfahren für zu Hause evaluiert werden. Hierdurch könnte eines der wesentlichen Probleme der Krebsvorsorgeprogramme - nämlich die vollständige und regelmässige Teilnahme – auf eine sehr einfache Art und Weise gelöst werden. Sie hat nach unserer Einschätzung das Potential, die Inzidenz und die Mortalität des Zervixkarzinoms weiter zu reduzieren. Allerdings sind weitere Studien in Deutschland notwendig, die zunächst die Sensitivität eines zu Hause durchgeführten Abstrichs evaluieren.

## Marker für die Progression der Zervikalen intraepithelialen Neoplasie

Die sofortige chirurgische Therapie einer im Screening entdeckten CIN beinhaltet das große Risiko einer Übertherapie, da die Mehrzahl der CIN-Läsionen sich spontan zurückbilden. Um das therapeutische Dilemma mit langen Kontrolluntersuchungen einer Lösung zuzuführen, wäre für die Abschätzung des Progressionsrisikos die Identifikation von Progressionsmarkern von außerordentlicher medizinischer und auch volkswirtschaftlicher Bedeutung (Tab. 3). Die HPV-Typisierung wurde vielfach in dieser Hinsicht exploriert. Bei der CIN 1 sind die onkogenen HPV-Typen 16 und 18 in nur 20% nachweisbar, dagegen enthalten CIN 3 und Zervixkarzinom diese Typen in 80–90% der Fälle. Auf Basis dieser Daten wäre eine Konisation oder Hochfrequenzschlingenexzision der CIN 1 bei Nachweis von HPV 16/18 zu empfehlen [70]. Allerdings erweist sich der positive Vorhersagewert von *hochonkogenen Virustypen* für die Progression von geringgradigen Dysplasien im

**Tabelle 3.** Mögliche Prognoseparameter zur Einschätzung des Progressionsrisikos bei CIN

| | |
|---|---|
| HPV high-risk-Typen | p53-Polymorphismus |
| HPV-Persistenz | Immunsuppression |
| HPV- Viral load | HIV-Seropositivität |
| HPV-Genotypvarianten | HLA-Haplotyp |
| HPV-Integration | MCP-1-Expression |
| E6/E7-Expression | Rauchen |
| Ploidie | Orale Kontrazeption |
| Klonalität | Vitamin A |
| Telomerase | Genitale Infektionen |
| | p16 (CDK-Inhibitor) |

**Tabelle 4.** Sensitivität des HPV DNA Nachweis (Hybrid Capture II) im Vergleich zum zytologischen Nachweis von CIN 2/3 in verschiedenen Ländern (Lörincz, 1999)

| Autor | Land | N | HPV (%) | Pap (%) |
|---|---|---|---|---|
| Birembaut | Frankreich | 1200 | 97 | 75 |
| Cuzick | GB | 2988 | 95 | 75 |
| Ratnam | Kanada | 2098 | 86 | 37 |
| Schiffman | Costa Rica | 10049 | 89 | 77 |
| Shah | Zimbabwe | 2206 | 81 | 44 |
| Walboomers | Niederlande | 2070 | 95 | 84 |
| Wright | Südafrika | 2719 | 86 | 78 |
| Insgesamt | | 23330 | 90 | 67 |

klinischen Rahmen als zu niedrig [35,71]. Remmink et al. konnten in ihrer Studie an 342 Patientinnen mit zytologischem Verdacht auf CIN 1 zeigen, daß bei allen 19 Patientinnen (5,5%), die eine Progression zur CIN 3 entwickelten, High-risk-HPV nachgewiesen wurde [71]. Einschränkend muß jedoch daraufhin gewiesen werden, daß der positive Vorhersagewert nur bei 48% bis 70% liegt, wobei nichtamplifizierende HPV-Verfahren besser abschneiden als die amplifizierenden [35].

In der Mehrzahl der Fälle kommt es zu einem spontanen Verschwinden der Dysplasie wie auch der HPV-Infektion. Einen anderen potentiellen viralen Progressionsmarker stellt die Virusmenge dar. Cuzick et al. zeigte, daß eine hohe Virusmenge gemessen mittels semiquantitativer PCR in Frauen mit auffälliger Zytologie streng mit CIN 2/3 korrelierte [22]. Auch Ho et. al. konnten ein erhöhtes Risiko für eine CIN-Persistenz bei hoher Virusmenge belegen [43]. Im semiquantitaven Hybrid Capture Test ließ sich ebenfalls eine gute Korrelation zwischen Virusmenge und Schweregrad der CIN nachweisen, allerdings ist der Parameter „Viral load“ gemessen an seinem positiven Vorhersagewert für die Progression zu schwach, um in die klinische Differentialdiagnostik Eingang zu finden [17,19,26,77,84].

Auch das Vorliegen von bestimmten *HPV-Genotypvarianten* ist ebenfalls nicht geeignet [58,96]. Am ehesten bietet sich noch der *wiederholte Nachweis* von hochonkogenen HPV-Typen als klinischer Progressionsmarker an [21, 38, 43, 58 71, 96]. Inwieweit den zwei Genen C 4.8 und C 21.7, deren Expression bei CIN und auch beim invasiven Zervixkarzinom hochreguliert wird, eine Bedeutung als Progressionsmarker zukommt, ist derzeit noch nicht klar [64].

Chromosomale Karyotypisierungsstudien als auch solche, in denen der DNA-Gehalt des Gewebes direkt gemessen wurde, unterstützen das Konzept, daß aneuploide CIN die Vorläufer des Zervixkarzinoms sind. Gutartige oder reaktiv veränderte Plattenepithelien zeigen keine DNA-Aneuploidie. Plattenepithelkarzinome sind dagegen in ca. 80 Prozent der Fälle DNA-aneuploid [48]. In virusinfizierten Zellen und insbesondere bei Vorliegen einer Zervixdysplasie ist in 38–100% eine DNA-Aneuploidie nachweisbar. In den meisten prospektiven und retrospektiven Studien hat sich die *Ploidie* als guter Prädiktor des klinischen Verhaltens von Zervixdysplasien erwiesen [8,9,29,65], so daß manche Autoren im Nachweis von DNA-aneuploiden Dysplasien gleich welchen Grades eine Indikation zur chirurgischen Exzision sehen. Dies ist allerdings umstritten, da die bereits sehr früh nachweisbare, im Zusammenhang mit der Virusinfektion auftretende Ausbildung einer DNA-Aneuploidie in erster Linie Ausdruck genetischer Veränderungen zu sein scheint, die per se keineswegs ausreichend sind für eine Malignisierung der Zellen [6,7,56].

Sehr wenig ist bisher bekannt über die Zytogenetik der CIN auf molekularer Ebene. Die komparative genomische Hybridisierung (CGH) ist eine molekularzytogenetische Methode zur Detektion von Veränderungen eines Tumors auf chromosomaler und subchromosomaler Ebene. Unter Verwendung von geringen Mengen von Tumor-DNA läßt sich mittels CGH Deletionen und Aberrationen von Chromosomen in einem einzigen Experiment nachweisen. Die Tumor-DNA wird mit einem grünen Farbstoff markiert und mit einer rotmarkierten normalen (diploiden) DNA vermengt, sodann hybridisiert mit normalen Metaphasepräparationen. Die grün- und rotmarkierte DNA lagern sich kompetitiv an die Chromosomen an. Mittels Fluoreszenzmikroskopie und digitaler Bildanalyse wird der grüne und rote Farbanteil quantifiziert und das Verhältnis von Tumor- zu Normal-DNA pro jeweiligem Chromosom ausgewertet [34]. So konnten Heselmeyer et al. zeigen, daß beim invasiven Zervixkarzinom ein DNA-Überrepräsentierung des gesamten langen Armes von Chromosom 3 charakteristisch ist (in 9 von 10 untersuchten Fällen). Als singuläre Alteration wurde diese Veränderung nur in 1 von 13 analysierten CIN 3 -Läsionen nachgewiesen. Unter Vorbehalt der geringen Fallzahlen könnte dies dahingehend interpretiert werden, daß die mit der CGH nachgewiesene DNA-Überrepräsentation von Chromosom 3q kausal assoziiert ist mit dem Übergang in die invasive Phase [37]. Dies konnte auch bei fortgeschrittenen Zervixkarzinomen demonstriert werden [36].

## Pathomorphologische Disseminierung der Zervikalen intraepithelialen Neoplasie

Der Mechanismus, wie die Zervikale Intraepitheliale Neoplasie sich auf das normale Platten- und Drüsenepithel der Endozervix ausdehnt, ist immer noch Gegenstand der Diskussion. Ausgehend von pathomorphologischen Untersuchungen wurden zwei Theorien entwickelt. Eine Theorie besagt, daß die CIN multizellulären Ursprungs ist und in einer prädeterminierten Zellpopulation entsteht, die sich durch Transformation der normalen in neoplastische Zellen in vertikaler Richtung ausdehnt [14,69]. Im Gegensatz hierzu steht die zweite Theorie, die von einer monozellulären Genese der CIN ausgeht und sich horizontal entlang der Basalmembran ausdehnt mit Abheben der benachbarten normalen Platten- und Drüsenzellen [27,73]. Angesichts unseres derzeitigen Erkenntnisstandes der CIN-Pathogenese könnte man erwarten, daß die geringgradige CIN wahrscheinlich multizellulären Ursprungs ist, da sie sich im Bereich von latent infiziertem Zervixepithel entwickelt, häufig mit multiplen HPV-Typen assoziiert ist und die HPV-DNA episomal vorliegt. Dagegen sind CIN 2 und 3 meist mit einem HPV-Typ – den sogenannten „intermediate und high oncogenic risk viruses" (HPV 16, 18, 31, 33, u.a.) – assoziiert, häufig DNA-aneuploid und können integrierte HPV-DNA enthalten. Daher ist zu postulieren, daß die höhergradige CIN monozellulären Ursprungs ist.

## Klonalität der Intraepithelialen Neoplasie

Die Zufälligkeit der X-Chromosom-Inaktivierung in 46, XX-Geweben kann als diagnostischer Marker verwendet werden, um monoklonale von polyklonalen Proliferationen zu differenzieren. Die chemische Modifikation der DNA durch Methylierung konnte bei vielen polymorphen Genen auf dem inaktiven X-Chromosom nachgewiesen werden. So läßt sich mittels methylierungsspezifischer Restriktionsenzymverdauung von G6PD, HPRT und auch des Androgenrezeptors (HUMARA) das inaktive X-Chromosom identifizieren. Die ersten Untersuchungen zur Monoklonalität der zervikalen intraepithelialen Neoplasie Anfang der 70er Jahre analysierten den relativen Anteil von elektrophoretischen Varianten der Glucose-6-Phosphat-Dehydrogenase (G-6-PD), dessen Genlocus sich auf dem X-Chromosom befindet mit einer Heterozygotie von ca. 30% [79]. Nach dieser Studie wurden alle histologischen Stadien der CIN als monoklonal eingestuft. Dieses Ergebnis bildete die theoretische Grundlage für das Modell der kontinuierlichen Entwicklung des Zervixkarzinoms über seine Vorstufen von CIN 1 bis CIN 3. Allerdings sind diese Ergebnisse – gewonnen anhand einer geringen Anzahl von Gewebeproben – mittlerweile sehr umstritten.

In einer kürzlich erschienen Publikation konnte nun unter Verwendung der zufallsmäßigen X-Chromosom-Inaktivierung des heterozygoten Androgenrezeptorgens gezeigt werden, daß zwar die CIN 3 monoklonalen Ursprungs ist, aber die histologische Entität CIN 1 aus zwei unterschiedlichen Gruppen besteht: einerseits einer monoklonalen Läsion, die mit den Hochrisiko-HPV-Typen (16, 18, 31, 33, 35, 39, 45, 56 ,58, 65) assoziiert ist, und andererseits einer polyklonalen Läsion, die mit anderen HPV-Typen assoziiert ist [66]. Die monoklonale CIN 1-Entität war histologisch von der polyklonalen CIN 1-Entität *nicht* zu differenzieren. Wenn sich diese Befunde in weiteren Untersuchungen bestätigen, könnte die Klonalität als Progressionsmarker für Befunde mit CIN 1 oder beim zytologischen Befund eines Pap IIID verwendet werden. Allerdings ist diese Nachweismethode für den klinischen Einsatz sehr aufwendig.

## Zusammenfassung und Ausblick

Die Infektion mit humanen Papillomviren (HPV) stellt den wesentlichen Faktor in der Entwicklung der zervikalen intraepithelialen Neoplasie und des Zervixkarzinoms dar. Ein generelles HPV-DNA-Screening zur Krebsvorsorge erscheint nur in Populationen mit einer geringen HPV-Prävalenz der Zytologie überlegen zu sein. Nach Analyse bisheriger Studien empfiehlt sich die Zytologie als die Screeningmethode der Wahl bei jungen Frauen. Allerdings verspricht ein HPV-Test bei Frauen über 35 Jahren eine verbesserte Sensitivität mit akzeptabler Spezifität für die Entdeckung von CIN und Zervixkarzinom. Bei negativen Befunden von Zytologie und HPV-Test könnte das Screening-Intervall sogar verlängert werden und wäre auch nach der Bewertung der Kosten-Nutzen-Analyse sinnvoll. Eine wesentliche Voraussetzung für all diese Screeningprogramme ist und bleibt eine hohe Beteiligung am Krebsvorsorgeprogramm. Leider nehmen in Deutschland nur ca. 60% der 25 bis 40jährigen und 20% der über 60jährigen Frauen an der Krebsvorsorgeuntersuchung teil. Die Inzidenz des Zervixkarzinoms ist um so niedriger, je effektiver das Screening einer Bevölkerung ist. Inwieweit Selbstuntersuchungsprogramme mit Hilfe des HPV-Tests hier Lösungsansätze bieten und ein effektiveres Screening erreichen können, bleibt kommenden Studien vorbehalten. Erste Ergebnisse sind sehr erfolgversprechend.

In der Differentialdiagnostik der zervikalen intraepithelialen Neoplasie hat das Konzept Zytologie – Kolposkopie – gezielte Knipsbiopsie und/oder endozervikale Curettage weiterhin Gültigkeit. Der anzutreffenden Kolposkopiemüdigkeit im deutschen Raum ist entschieden entgegen zu treten. Die Indikation zur Konisation basierend allein auf der Zytologie führt in immerhin 10–20% zu negativen histologischen Befunden. Angedeutete HPV-Veränderungen im Abstrich lassen sich durch den HPV-Test objektivieren. Die Rolle der viralen Progressionsmarker zur Abschätzung des Verlaufs einer CIN 1 oder CIN 2 ist noch nicht eindeutig geklärt. Der *wiederholte* Nachweis von hochonkogenen HPV-Typen könnte als Entscheidungshilfe verwendet werden, bei CIN 1 den Kontrollzeitraum von 24 auf 12 Monate zu reduzieren und bei CIN 2 sofort zu therapieren. Definitive Konzepte für einen Einsatzes des HPV-Tests in der Diagnostik der CIN sind allerdings noch in Diskussion.

## Literatur

1. The revised Bethesda System for reporting cervical/vaginal cytologic diagnoses: report of the 1991 Bethesda Workshop. J Reprod Med 37:383–386, 1992

2. Baken LA, Koutsky LA, Kuypers J, et al: Genital human papillomavirus infection among male and female sex partners: prevalence and type-specific concordance. Journal of Infectious Diseases 171:429–32, 1995
3. Barbosa MS, Schlegel R: The E6 and E7 genes of HPV-18 are sufficient for inducing two-stage in vitro transformation of human keratinocytes. Oncogene 4:1529–32, 1989
4. Bedell MA, Jones KH, Grossman SR, Laimins LA: Identification of human papillomavirus type 18 transforming genes in immortalized and primary cells. Journal of Virology 63:1247–1255, 1989
5. Bergeron C, Barrasso R, Beaudenon S, et al: Human papillomaviruses associated with cervical intraepithelial neoplasia. Great diversity and distinct distribution in low- and high-grade lesions. Am J Surg Path 16:641–649, 1992
6. Bibbo M, Dytch HE, Alenghat E, Bartels PH, Wied GL: DNA ploidy profiles as prognostic indicators in CIN lesions. Am J Clin Pathol 92:261–265, 1989
7. Böcking A: DNA cytometry. In Surgical Gynecologic Oncology. (Burghardt E, ed). New York: Thieme, 1993, pp 34–38
8. Böcking A, Hilgarth M, Auffermann W, et al: DNA-cytometric diagnosis of prospective malignancies in borderline lesions of the uterine cervix. Acta cytol 30:608–615, 1986
9. Bollmann R, Böcking A: Prognostische Validität der DNA-Bild-Zytometrie bei Dysplasien in Gebärmutterhalsabstrichen. Verh. Dtsch. Ges. Path. 80:577, 1996
10. Bosch FX, Manos MM, Munoz N, et al: Prevalence of human papillomavirus in cervical cancer: a worldwide perspective. International biological study on cervical cancer (IBSCC) Study Group. J. Natl. Cancer Inst. 87:779–780, 1995
11. Bosch FX, Munoz N, de SanJose S, et al: Risk factors for cervical cancer in Colombia and Spain. International Journal of Cancer 52:750–758, 1992
12. Bosch FX, Schwarz E, Boukamp P, et al: Suppression in vivo of human papillomavirus type 18 E6-E7 gene expression in non-tumorigenic HeLa fibroblast hybrid cells. Journal of Virology 64:4743–4754, 1990
13. Burghardt E: Early Histological Diagnosis of Cervical Cancer. Stuttgart: G. Thieme, 1973
14. Burghardt E, Ostor AG: Site and origin of squamous cervical cancer: A histomorphologic study. Obstetrics and Gynecology 62:117–127, 1983
15. Chee YH, Namkoong SE, Kim DH, Kim SJ, Park JS: Immunologic diagnosis and monitoring of cervical cancers using O translated HPV proteins. Gynecol. Oncol. 57:226–231, 1995
16. Chow LT, Hirochika H, Nasseri M, et al: Human papilloma virus gene expression. In Papillomaviruses, Cancer Cells (Steinberg BM, Brandsma JL, Taichman LB, eds). Cold Spring Harbor: Cold Spring Harbor Press, 1987, pp 55–67
17. Clavel C, Bory J-P, Rihet S, et al: Comparative analysis of human papillomavirus detection by hybrid capture assay and routine cytologic screening to detect high-grade cervical lesions. Int. J. Cancer 75:525–528, 1998
18. Coppleson M: The origin and nature of premalignant lesions of the cervix uteri. International Journal of Gynecology and Obstetrics 8:539, 1970
19. Cox T, Lorincz AT, Schiffman MH, et al: Human papillomavirus testing by hybrid capture appears to be useful in triaging women with a cytologic diagnosis of atypical squamous cells of undetermined significance. Am J Obstet Gynecol 172:946–954, 1995
20. Cullen AP, Reid R, Campion M, Lorincz AT: Analysis of the physical state of different human papillomavirus DNAs in intraepithelial and invasive cervical neoplasia. Journal of Virology 65:606–612, 1991
21. Cuzick J, Szarewski A, Terry G, et al: Human papillomavirus testing in primary cervical screening. Lancet 345:1533–1536, 1995
22. Cuzick J, Terry G, Ho L, Hollingworth T, Anderson M: Type-specific human papillomavirus DNA in abnormal smears as a predictor of high-grade cervical intrapithelial neoplasia. Br J Cancer 69:167–171, 1994
23. de Villiers EM, Wagner D, Schneider A, et al: Human papillomavirus infections in women with and without abnormal cervical cytology. Lancet i:703–706, 1987

24. Durst M, Croce CM, Gissman L, Schwarz E, Huebbner K: Papillomavirus sequences integrate near cellular oncogenes in some cervical carcinomas. Proceedings of National Academy of Sciences, U.S.A. 84:1070–1074, 1987
25. Durst M, Kleinheinz A, Hotz M, Gissman L: The physical state of human papillomavirus type 16 DNA in benign and malignant genital tumors. Journal of General Virology 66:1515–1522, 1985
26. Ferenczy A, Franco E, Arseneau J, Wright TC, Richart RM: Diagnostic performance of hybrid capture human papillomavirus deoxyribonucleic assay combined with liquid-based cytologic study. Amer. J. Obstet. Gynecol. 175:651–656, 1996
27. Ferenczy A, Richard RM: Female reproductive system. Dynamics of scan and transmission electron microscopy. New York: John Wiley & Sons, 1974
28. Franquemont DW, Ward BE, Anderson WA, Crum CP: Prediction of „high-risk“ cervical papillomavirus infection by biopsy morphology. Am J Clin Pathol 92:577–582, 1989
29. Fujii T, Crum CP, Winkler B, Fu YS, Richart RM: Human papillomavirus infection and cervical intraepithelial neoplasia. Histopathology and DNA content. Obstetrics and Gynecology 63:99–104, 1984
30. Gaarenstroom KN, Melkert P, Walboomers JMM, et al: Human papillomavirus DNA and genotypes: prognostic factors for progression of cervical intraepithelial neoplasia. International Journal of Gynecologic Cancer 4:73–78, 1994
31. Gay JD, Donaldson LD, Goellner JR: False-negative results in cervical cytologic studies. Acta cytol 29:1043–1048, 1985
32. Gopalakrishnan V, Khan SA: E1 protein of human papilloma virus 1a is sufficient for initiation of viral DNA replication. Proc. Natl. Acad. Sci. USA 91:9597–9601, 1994
33. Hawley-Nelson P, Vousden KH, Hubbert NL, Lowy DR, Schiller JT: HPV16 E6 and E7 proteins cooperate to immortalize human foreskin keratinocytes. EMBO Journal 8:3905–3910, 1989
34. Hermsen MAJA, Meijer GA, Baak JPA, Joenje H, Walboomers JJM: Comparative genomic hybridization: a new tool in cancer pathology. Hum Pathol 27:342–349, 1996
35. Herrington CS, Evans MF, Charnock FM, Gray W, O´McGee J: HPV testing in patients with low grade cervical cytological abnormalities: A follow up study. J. Clinical Pathol. 49:493–496, 1996
36. Heselmeyer K, Macville M, Schröck E, et a: Advanced-stage cervical carcinoma are defined by recurrent pattern of chromosomal aberrations revealing high genomic instability and a consistent gain of chromosome arm 3q. Genes, Chromos. Cancer 19:233–240, 1997
37. Heselmeyer K, Schröck E, du Manoir S, et al: Gain of chromosome 3q defines the transition from severe dysplasia to invasive carcinoma of the uterine cervix. Proc. Natl. Acad. Sci. USA 93:479–484, 1996
38. Hildesheim A, Schiffman MH, Gravitt PE, et al: Persistence of type-specific human papillomavirus infection among cytologically normal women. J. Infect. Dis. 169:235–240, 1994
39. Hillemanns P, Ellerbrock TV, McPhillips S, et al: Prevalence of anal human papillomavirus infection and anal cytologic abnormalities in HIV-seropositive women. AIDS 14:1641–1649, 1996
40. Hillemanns P, Kimmig R, Huttemann U, Dannecker C, Thaler CJ: Screening for cervical neoplasia by self-assessment for human papillomavirus DNA. Lancet 354:1970, 1999
41. Hillemanns P, Tannous-Khuri L, Koulos JP, Talmage D, Wright TC: Localization of Cellular Retinoid-binding Proteins in Human Cervical Intraepithelial Neoplasia and Invasive Carcinoma. Am J Pathol 141:973–980, 1992
42. Hillemanns P, Thaler C, Kimmig R: Epidemiologie und Diagnostik der zervikalen intraepithelialen Neoplasie – Ist das derzeitige Konzept von Screening und Diagnostik der CIN noch aktuell? Gynäkol Geb Rundschau 37:179–191, 1997
43. Ho GYF, Burk RD, Klein S, et a: Persistent genital human papillomavirus infection as a risk factor for persistent cervical dysplasia. J. Natl. Cancer Inst. 87:1365–1371, 1995
44. Holzer E, Pickel H: Die Ausdehnung des atypischen Plattenepithels an der Zervix. Arch. Geschwulstf. 45:79, 1975

45. IARC: Human Papillomaviruses. Lyon: IARC Publications, 1995
46. Kanda T, Furuno A, Yoshiike K: Human papillomavirus type 16 open reading frame E7 encodes a transforming gene for rat 3Y1 cells. Journal of Virology 62:610–613, 1988
47. Kassenärztliche Bundesvereinigung und Spitzenverbände der Krankenkassen: Gesetzliche Krankheitsfrüherkennungsmaßnahmen, Dokumentation der Untersuchungsergebnisse: Männer und Frauen - Krebs 1989 - 1990., 1992
48. Kimmig R, Kapsner T, Spelsberg H, Untch M, Hepp H: DNA cell-cycle analysis of cervical cancer by flow cytometry using simultaneous cytokeratin labeling for identification of tumour cells. J. Cancer. Res. Clin. Oncol. 121:107–114, 1995
49. Kiviat N, Koutsky LA, Paavonen J, et al: Prevalence of genital papillomavirus infection among women attending a college student health clinic or a sexually transmitted disease clinic. Journal of Infectious Diseases 159:293–302, 1989
50. Kiviat NB, Critchlow CW, Kurman RJ: Reassessment of the morphological continuum of cervical intraepithelial lesions; does it reflect different stages in the progression to cervical carcinoma? In The Epidemiology of Cervical Cancer and Human Papillomavirus (Munoz N, Bosch F, Shah K, et al, eds). Lyons: I.A.R.C., 1992, pp 59–66
51. Koss LG: Diagnostic Cytology and Its Histopathologic Basis. New York: J.B. Lippincott Company, 1992
52. Kottmeier HL: Evolution et traitment des epitheliomas. Revue Francaise de Gynecolgic et d'Obstetrique 56:821–826, 1961
53. Koutsky LA, Holmes KK, Critchlow CW, et al: A cohort study of the risk of cervical intraepithelial neoplasia grade 2 or 3 in relation to papillomavirus infection. New England Journal of Medicine 327:1272–1278, 1992
54. Kühler-Obbarius C, Milde-Langosch K, Loning R, Stegner H-E: Polymerase chain reaction-assisted evaluation of low and high grade squamous intraepithelial lesion cytology and reappraisal of the Bethesda systrem. Acta cytol 38:681–686, 1994
55. Lambert PF, Spalholz BA, Howley PM: A transcriptional repressor encoded by BPV-1 shares a common carboxy-terminal domain with the E2 transactivator. 50:69–78, 1987
56. Leeuwen AM, Ploem-Zaaijer JJ, Pieters WJLM, Hollema H, Burger MPM: The suitability of DNA cytometry for the prediction of the histological diagnosis in women with abnormal cervical smears. Br. J. Ob. Gyn. 103:359–365, 1996
57. Lehn H, Ernst TM, Sauer G: Transcription of episomal papillomavirus DNA in human condylomata acuminata and Buschke-Lowenstein tumors. Journal of General Virology 65:2003–2010, 1984
58. Londesborough P, Ho L, Terry G, et al: Int. J. Cancer 69:364–368, 1996
59. Lorincz AT, Temple GF, Kurman RJ, Jenson AB, Lancaster WD: Oncogenic association of specific human papillomavirus types with cervical neoplasia. Journal of the National Cancer Institute 79:671–677, 1987
60. Luesley D, Blomfield P, Dunn J, et al: Cigarette smoking and histological outcome in women with mildly dyskaryotic cervical smears. Br J Obstet Gynaecol 101:49–52, 1994
61. Lungu O, Sun XW, Felix J, et al: Relationship of human papillomavirus type to grade of cervical intraepithelial neoplasia. Journal of American Medical Association 267:2493–2496, 1992
62. Manos MM, Ting Y, Wright DK, et al: Use of polymerase chain reaction amplification for the detection of genital human papillomaviruses. Cancer Cells 7:209–214, 1989
63. Melkert PW, Hopman E, van den Brule AJ, et al: Prevalence of HPV in cytolmorphologically normal cervical smears, as determined by the polymerase chain reaction, is age-dependent. Int. J. Cancer 53:919–23, 1993
64. Nees M, van Wijngaarden E, Bakos E, Schneider A, Dürst M: Identification of novel molecular markers which correlate with HPV-induced tumor progression. Oncogene 16:2447–2458, 1998
65. Nenning H, Horn LC, Kühndel K, Bilek K: False positive cervical smears: a cytometric and histological study. Analyt Cell Pathol 9:61–68, 1995

66. Park TJ, Richart RM, Sun X-W, Wright TC: Association between HPV type and clonal status of cervical squamous intraepithelial lesions (SIL). Journal of the National Cancer Institute 88:355–358, 1996
67. Pfister H: Molecular biology of genital HPV infections. Berlin, Heidelberg: Springer, 1990
68. Phelps WC, Yee CL, Munger K, Howley PM: The human papillomavirus type 16 E7 gene encodes transactivation and transforming functions similar to those of adenovirus E1A. Cell 58:539–547, 1988
69. Reagan JW, Ng ABP, Wentz WB: Concepts of genesis and development in early cervical neoplasia. Obstetrical and Gynecological Survey 24:860–874, 1969
70. Reid R, Lorincz AT: Human Papillomavirus Tests. Clin Obstet Gynaecol 9:65–103, 1995
71. Remmink AJ, Walboomers JMM, Helmerhorst TJMea: The presence of persistent high-risk HPV genotypes in dysplastic cervical lesions is associated with progressive disease: Natural history up to 36 months. Int. J. Cancer 61:306–311, 1995
72. Report TW: Report of the Task Force of the Department of Health and Welfare of Canada. Cervical Cancer Screening Programs. The Walton Report. Canadian Medical Association Journal 127:581, 1982
73. Richart RM: Colpomicroscopic studies of the distribution of dysplasia and carcinoma in-situ on the exposed portion of the human uterine cervix. Cancer 18:950, 1965
74. Rozendaal L, Walboomers JMM, Van der Linden JC, et al: PCR-based high-risk HPV test in cervical-cancer screening gives objective risk assessment of women with cytomorphologically normal cervical smears. Int. J. Cancer 68:766–769, 1996
75. Scheffner M, Werness BA, Huibregtse JM, Levine AJ, Howley PM: The E6 oncoprotein encoded by human papillomavirus types 16 and 18 promotes the degradation of p53. Cell 63:1129–1136, 1990
76. Schiffman M, Kiviat H, Burk R, et al: Accuracy and Interlaboratory reliability of human papillomavirus DNA testing by hybrid capture. J. Clin. Microbiol. 33:545–550, 1995
77. Schneider A, Zahm DM, Kirchmayr R, Schneider VL: Screening for cervical intra-epithelial neoplasia grade 2/3: validity of cytologic study, cervicography and human papillomavirus detection. Amer. J. Obstet. Gynecol. 174:1534–1541, 1996
78. Seedorf K, Krammer G, Rowekamp W, Durst M, Suhai S: Human papillomavirus type 16 DNA sequence. 145:181–185, 1985
79. Smith JW, Townsend DE, Spark RS: Genetic variants of glucose-6-phosphate dehydrogenase in the study of carcinoma of the cervix. Cancer 28:529–532, 1971
80. Smotkin D, Wettstein FO: Transcription of human papillomavirus type 16 early genes in a cervical cancer and a cancer-derived cell line and identification of the E7 protein. 83:4680–4684, 1986
81. Snijders PJF, van den Brule AJC, Schrijnemakers HFJ, et al: The use of general primers in the polymerase chain reaction permits the detection of a broad spectrum of HPV genotypes. General Virology 71:173–81, 1990
82. Soost H-J, Lange H-J, Lehmacher W, Ruffing-Kullmann B: The validation of cervical cytology – sensitivity, specificity and predictive value. Acta cytol 35:8–14, 1991
83. Storey A, Thomas M, Kalita A, et al: Role of a p53 polymorphism in the development of human apilloma-virus associated cancer. Nature 393:229–233, 1998
84. Sun X-W, Ferenczy A, Johnson D, et al: Evaluation of the hybrid capture human papilloma-virus desoxyribonucleic-acid detection test. Amer. J. Obstet. Gynecol. 173:1432–1437, 1995
85. Sun X-W, Kuhn L, Ellerbrock TV, et al: Human papillomavirus infection in women infected with the human immunodeficiency virus. N. Eng. J. Med. 337:1343–1349, 1997
86. Syrjänen K, Kataja V, Yliskoski M, Saarikoski S, Chang F: Natural history of cervical human papillomavirus lesions does not substantiate the biologic relevance of the Bethesda system. Obstetrics and Gynecology 79:675–682, 1992
87. van den Brule AJC, Class ECJ, du Maine M, et al: Use of anticontamination primers in the polymerase chain reaction for the detection of human papillomavirus genotypes in cervical scrapes and biopsies. Journal of Medical Virology 29:20–27, 1989

88. van den Brule AJC, Walboomers JMM, du Maine M, Kenemans P, Meijer CJLM: Difference in prevalence of human papillomavirus genotypes cytomorphologically normal cervical smears is associated with a history of cervical intraepithelial neoplasia. International Journal of Gynecologic Cancer 48:404–408, 1991
89. von Knebel Doeberitz M, Rittmüller C, zur Hausen H, Dürst M: Inhibition of tumorigenicity of C4-1 cervical cancer cells in nude mice by HPV 18 E6-E7 antisense RNA. Int. J. Cancer 51:831–834, 1992
90. von Knebel-Doeberitz M, Oltersdorf M, Schwarz E, Gissmann L: Correlation of modified human papillomavirus early gene expression with altered growth properties in C4-1 cervical carcinoma cells. Cancer Res. 84:3780–3786, 1988
91. Walboomers JM, Jacobs MV, Manos MM, et al: Human papillomavirus is a necessary cause of invasive cervical cancer worldwide. J Pathol 189:12–19, 1999
92. Walboomers JMM, Meijer CJLM: Do HPV-negative cervical carcinomas exist? J. Pathol. 181:253–254, 1997
93. Ward P, Coleman AD, Malcolm DB: Regulatory mechanisms of the papillomaviruses. Trends in Genetics 5:97–98, 1989
94. Werness BA, Levine AJ, Howley PM: Association of human papillomavirus types 16 and 18 E6 proteins with p53. Science 248:76–79, 1990
95. Willett GD, Kurman RJ, Reid R, et al: Correlation of the histological appearance of intraepithelial neoplasia of the cervix with human papillomavirus types. International Journal of Gynecological Pathology 8:18–25, 1989
96. Xi LF, Demers GW, Koutsky LA, et al: J. Infect. Dis. 172:747–755, 1995
97. Zehbe I, Wilander E: Human papillomavirus infection and invasive cervical neoplasia: a study of prevalence. J. Pathol. 181:270–275, 1997
98. zur Hausen H: Human papillomaviruses in the pathogenesis of anogenital cancer. Virology 184:9–13, 1991

# KAPITEL 14

# Gendiagnostik in der Rechtsmedizin

B. Brinkmann und P. Wiegand

## 1 Einleitung

DNA-Untersuchungen sind in der forensischen Medizin seit mehr als 10 Jahren etabliert. Grundsätzlich lassen sich folgende Untersuchungsbereiche differenzieren:

- Abstammungsbegutachtung
- Biologische Spuren (Blut, Sperma, Haare, Epithelzellen etc.)
- Identifikation von Leichenteilen, skelettierten Leichen und Skeletteilen

Bei *Abstammungsuntersuchungen* steht die Klärung der Vaterschaft im Vordergrund; in selteneren Fällen, bei erforderlicher Identifikation einer Leiche, die Bestimmung der Elternschaft bzw. anderer Verwandtschaftsgrade.

Die Einführung von DNA-Methoden hat die forensische Analytik *biologischer Spuren* revolutioniert und insbesondere im Laufe der letzten Jahre zu einer enormen Steigerung des Untersuchungserfolgs geführt (Brinkmann und Wiegand 1993).

Bei Funden von Leichenteilen und Skeletteilen steht die *Identifizierung* des Individuums im Vordergrund. Zum Vergleich können entfernte Verwandte herangezogen werden, vorausgesetzt, es existiert ein mütterlicher Urahn bzw. eine ununterbrochene maternale Linie oder – bei männlichen Leichenteilen – die verwandtschaftliche Beziehung beruht auf demselben väterlichen Urahn. Im ersten Fall teilen beide Personen denselben mtDNA-Haplotyp, im letzeren Fall denselben Y-chromosomalen Haplotyp (s. u.). Gleichermaßen kann die Identifizierung durch Vergleich mit biologischen „Hinterlassenschaften" der Personen erfolgen, z. B. Haare in einem Rasierapparat, benutzte Zahnbürste, aufbewahrte Haare, Brief mit (beleckter) Briefmarke, extrahierter Backenzahn etc. etc..

Die forensische Analyse konzentriert sich auf sogenannte Fragmentlängen-Polymorphismen, auch als VNTRs (variable number of tandem repeats) bezeichnet, (Nakamura et al. 1987) sowie auf Sequenz-Polymorphismen mitochondrialer DNA.

# 2 DNA-Systemgenerationen

## 2.1 Multilocus-Systeme (MLSs)

Die Analyse von VNTR-Polymorphismen in Minisatellitenregionen unter Verwendung von Restriktionsenzymen war die Grundlage der forensischen DNA-Analytik. Das von Jeffreys und Mitarbeitern (1985) entwickelte Verfahren des sog. „genetischen Fingerabdrucks" (DNA fingerprinting) dokumentierte erstmalig die enorme interindividuelle Variabilität in VNTR-Bereichen. Als Restriktionsenzyme wurden bei dieser Untersuchung Hinf I und Hae III verwendet. Durch den Einsatz einer sog. Multilocus-Sonde wurden bei dieser Untersuchungsmethodik VNTR-Regionen detektiert, die über das gesamte Genom verstreut sind, resultierend in einem individualspezifischen Bandenmuster. In der angelsächsichen Literatur sind für diese speziellen Verfahren und auch für die nachfolgend beschriebenen Methoden zur Untersuchung von VNTR-Polymorphismen die Begriffe „DNA profiling" und „DNA typing" etabliert worden (Budowle et al. 1991a).

Die erfolgreiche Untersuchung von Spuren-DNA mit Multilocus-Sonden ist an zwei grundsätzliche Voraussetzungen gebunden: Das Vorhandensein von (1) hochmolekularer DNA in (2) ausreichender Menge (minimal etwa 0,5–1 µg DNA). Unter günstigen Bedingungen lassen sich dann sehr überzeugende Übereinstimmungen zwischen Spur und Vergleichsprobe erzielen. Häufig ist die DNA im biologischen Spurenmaterial jedoch zumindest teilweise degradiert; zudem sind häufig aufgrund geringer Spurengrößen nur kleinere DNA-Mengen extrahierbar, als der erforderlichen Mindestmenge entsprechen würde.

## 2.2 Singlelocus-Polymorphismen (SLPs)

SLPs, d.h. Sonden, die nur einen Genomort markieren, waren bereits vor der MLS-Phase (Wyman und White 1980) bekannt. Ihr Einsatz in der forensischen Spurenanalytik führte zu einer neuen Stufe forensischer Qualität. Die Loci waren definierbar und somit wurden formalgenetische Überprüfungen, wie z. B. auf Abweichungen vom Hardy-Weinberg-Gleichgewicht und auf Kopplungsgleichgewicht i. V. zu anderen Loci, durchführbar (Brenner und Morris 1990).

Die Arbeitsgruppe von Jeffreys isolierte aus den Multilocussystemen 33.6 und 33.15 durch entsprechende Selektionsstrategien 5 SLPs (Wong et al. 1987).

Von besonderer forensischer Relevanz war, daß die Singlelocus-Systeme (SLS) etwa zehnmal sensitiver waren als MLS, so daß die erforderliche DNA-Menge bis auf etwa 50 ng reduziert werden konnte (Wong et al. 1987). Die Repeatgrößen dieser SLS variieren von 9 Bp (MS1) bis etwa 45 Bp (MS43). Auch zeigen sich erhebliche Variationsbreiten der Allel- bzw. Fragmentgrößenverteilungen, so z. B. für MS1 mit einem Range von <1 Kb bis größer 20 Kb bei Verwendung des Restriktionsenzyms Hinf I, MS8 hingegen von 2 Kb bis etwa 8 Kb. Von verschiedenen Arbeitsgruppen wurde eine Vielzahl von Singlelocus-Sonden entwickelt (z.B. Nakamura et al. 1987), mit tw. erheblichen Unterschieden hinsichtlich Sensitivität,

Bandenschärfe und Allelbereich. Neben den von Wong et al. etablierten SLS erlangte vor allen Dingen die Anwendung der Sonde YNH24 (Locus: D2S44) eine international weite Verbreitung (Nakamura et al. 1987; Budowle et al. 1991a). Grundsätzlich lassen sich auch die Singlelocus-Sonden mit verschiedenen Restriktionsenzymen kombinieren, wobei sich in Amerika die Kombination mit dem Restriktionsenzym HaeIII durchsetzte (Budowle et al. 1991a), in Europa hingegen überwiegend das Restriktionsenzym Hinf I verwendet wurde (Rand et al. 1991).

SLS ermöglichen je nach Allelbereich auch bei tw. degradierter DNA erfolgreiche Typisierungen (z.B. YNH24) (Wiegand et al. 1992b). Artefaktphänomene wie unterschiedliche Bandenintensitäten oder partielle Defizienzen wurden i.d.R. vermeidbar. Zudem ergaben sich mit diesem Sondentyp auch keine Kreuzreaktivitäten zu anderen Spezies, da die Sonden nur beim Menschen und höheren Primaten markieren (Wong et al. 1987).

## 2.3 PCR-Systeme

Der seit mehreren Jahren etablierte Einsatz von PCR-Systemen für forensische Untersuchungen hat zu einem erheblichen Anstieg des Untersuchungserfolgs beigetragen (Brinkmann und Wiegand 1993). Die RFLP-Technologie wurde durch die PCR-Methodik im Laufe der letzten Jahre mehr und mehr ersetzt. Bei den PCR-Systemen sind grundsätzlich zwei Kategorien differenzierbar:

- Fragmentlängen-Polymorphismen = (PCR-VNTR-Systeme)
- Sequenz-Polymorphismen

### 2.3.1 AmpFLP-Systeme

Die AmpFLP-Systeme (=amplifiable) stellen die PCR-basierte Fortführung der RFLP-Singlelocus-Systeme dar. Es handelt sich hierbei ebenfalls um VNTR-Systeme, aber im Gegensatz zu den RFLP-Systemen mit kürzen Fragmenten. Forensisch relevant wurden vier dieser AmpFLP-Systeme: ApoB, MCT118 (D1S80), YNZ22 (D17S5) und COL2A1 (Rand et al. 1992; Wiegand et al. 1992a).

Die Repeatgrößen dieser vier Systeme variieren zwischen etwa 10 und 70 Bp. Ihr Fragmentlängenbereich erstreckt sich von 170 Bp bis etwa 1,2 Kb (Rand et al. 1992; Wiegand et al. 1992a). Als erstes dieser vier Systeme wurde 1989 das ApoB-System von Boerwinkle und Mitarbeitern beschrieben. Dieses System ist durch eine Konsensus-Repeatlänge von 15 Bp gekennzeichnet; es finden sich aber auch zwischen 11 bis 16 Bp lange Repeatvarianten. Der Fragmentlängenbereich erstreckt sich von etwa 600 bis 1000 Bp. Neben dem ApoB-System hat vor allem das MCT118-System international eine sehr weite Verbreitung gefunden (Budowle et al. 1991b). Wurden bei den ersten Untersuchungen mit diesen Systemen noch relativ große DNA-Mengen für die Amplifikation eingesetzt, etwa 50 bis 100 ng, so zeigten weiterführende Studien, daß man bei Anwendung dieser Systeme die Template-DNA-Menge nach systematischer Optimierung auf weniger als 1 ng reduzieren kann (Kloosterman et al. 1993).

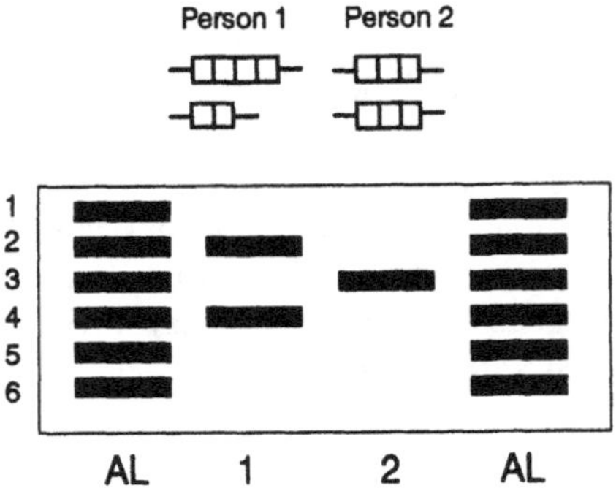


**Abb. 1.** Schematische Darstellung der PCR-VNTR (variable number of tandem repeats)-Muster von 2 Personen. Oben: Person 1 besitzt ein heterozygotes Muster (ein Fragment mit 4 Repeats und eines mit 2 Repeats), Person 2 zeigt ein homozygotes Muster (beide Fragmente haben 3 Repeats). Unten: Darstellung der Bandenmuster nach elektrophoretischer Aufrennung. AL = Allelische Vergleichsleiter, zusammengemischt aus den in einer Bevölkerungsstichprobe vorkommenden Varianten

Aufgrund der Amplifikation der polymorphen DNA-Region läßt sich eine derart große Produktausbeute erzielen, daß ein zusätzlicher DNA-Sondeneinsatz überflüssig ist.

Neben diesem Vorteil einer effizienteren Durchführung der DNA-Untersuchung haben PCR-VNTR-Systeme gegenüber den RFLP-Systemen den entscheidenden Vorteil, daß die Allele sequenziert und definiert werden können. Hierdurch gelingt die Herstellung von definierten Allel-Standards. Ein Gemisch aus solchen Standards bezeichnet man als allelische Leiter oder allelischen Cocktail, das ideale Maß zum Vergleich unbekannter Allele. Durch einen Seit zu Seit-Vergleich zwischen Standard und unbekannten Proben entsteht ein zuvor nicht gekanntes Ausmaß an Präzision. Dies führt dazu, daß Allele in ihrer Länge exakt definiert werden können. Zuvor diente ein Lamda DNA-Standard als Vergleich. Zwischen den Proben entstanden Shifts, die Allelbezeichnung war unpräzis und die Meßbereiche benachbarter Allele überlappten sich. Die Allelunterteilung war kontinuierlich. Mit Hilfe des allelischen Standards konnte eine diskontinuierliche Allelverteilung definiert werden (Abb. 1), ein unschätzbarer forensischer Sicherheitsgewinn.

Obwohl die AmpFLP's im Gegensatz zu RFLP-Systemen erheblich weniger Allele besitzen, lassen sich aufgrund relativ hoher Heterozygotie-Raten sehr aussagekräftige Diskrimininationswerte erzielen. Der kombinierte Diskriminationsindex der vier AmpFLP-Systeme erreicht $1 \times 10^{-4}$, d.h. die Wahrscheinlichkeit, daß zwei zufällig ausgewählte, unverwandte Individuen dasselbe Befundmuster haben, ist 1 : 10 000 (Brinkmann und Wiegand 1997).

Die schon oben erwähnte Steigerung der Nachweissensitivität, verbunden mit der erheblich geringeren Degradationsempfindlichkeit gegenüber RFLP-Systemen, führte dazu, daß AmpFLP-Systeme auch in jenen Spurenfällen erfolgreich eingesetzt werden können, in denen andere DNA-Methoden versagten.

### 2.3.2 Short-Tandem-Repeats (STRs)/Mikrosatellitenpolymorphismen

Ebenso wie die AmpFLP-Systeme gehören auch die STRs zu den PCR-amplifizierbaren VNTR-Polymophismen; sie unterscheiden sich allerdings von den AmpFLPs durch kürzere Repeatmotive und Fragmentlängen. Eingeführt wurden diese Systeme unter der Terminologie Short-Tandem-Repeats zunächst von Edwards und Mitarbeitern 1991, wobei Systeme beschrieben wurden, deren Fragmentlängen unter 400 Bp lagen. Die Länge der Repeatmotive dieser Systeme beträgt 3–5 Bp. Schätzungen zufolge sollen zumindest mehrere 10 000 STRs im humanen Genom vorkommen (Edwards et al. 1991, 1992), die allerdings zum großen Teil aufgrund zu geringer Polymorphie nicht für die forensische Analytik geeignet sind. Andere Autoren ordnen diese Systeme zusammen mit Mono- und Dinukleotid-Polymorphismen unter dem Begriff Mikrosatelliten-Polymorphismen ein (Weber und May 1989; Tautz und Schlötterer 1994).

Diese Systemgeneration ist forensisch besonders relevant, da gegenüber den AmpFLP-Systemen die nachzuweisenden Fragmente deutlich kürzer sind. STRs sind somit noch degradationsunempfindlicher; zudem konnte die Nachweissensitivität bis in den Bereich von 100 Pikogramm (pg) Template-DNA gesteigert werden (Wiegand et al. 1993a,b). Die ersten beiden international etablierten Systeme waren HumVWF31A (VWA) (Kimpton et al. 1992) und HumTH01 (TH01) (Edwards et al. 1991), aber auch andere STRs erlangen zunehmende forensische Relevanz, wobei mittlerweile nahezu ausschließlich 4 Bp- und 5 Bp-Systeme Anwendung finden. Weitere international etablierte STRs sind z.B. HumCD4 (Edwards et al. 1991), HumFIBRA (FGA) (Mills et al. 1992), HumFES/FPS (Polymeropoulos et al. 1991), HumF13B (Nishimura und Murray 1992), D21S11 (Sharma and Litt 1992), HumACTBP2 (Se33) (Polymeropoulos et al. 1992). Durch die Angabe des Locus und der Primersequenzen sind die Systeme eindeutig definiert.

In Abhängigkeit vom Polymorphiegrad lassen sich drei Kategorien bilden:
1. Hochpolymorphe Systeme wie ACTBP2 (SE33) mit mehr als 30 Allelen (Wiegand et al. 1993a; Möller und Brinkmann 1994)
2. Mittelpolymorphe Systeme mit etwa 10 Allelen wie VWA und TH01 (Kimpton et al. 1992; Puers et al. 1993; Wiegand et al. 1993a,b)
3. Geringergradig polymorphe Systeme wie z. B. F13B mit Allelzahlen zwischen 5 bis 10, die in Abhängigkeit von ihren Allelfrequenzen und Allelzahlen entsprechend abgestufte Heterozygotieraten für Populationsstichproben weißhäutiger Europäer zeigen (Brinkmann et al. 1996,1998a,b): Heterozygotieraten – ACTBP2: 93–95%; VWA u. TH01: 78–84%; F13B: 67–69%.

Sieben dieser STRs weisen in Kombination einen Diskriminationsindex von $1 \times 10^{-8}$ auf (Brinkmann und Wiegand 1997).

STR-Systeme werden auch für die Erstellung der sogenannten DNA-Analyse-Datei, die beim BKA in Wiesbaden eingerichtet worden ist, verwendet. Ausgewählt wurden die folgenden fünf STRs: HumACTBP2, HumVWF31A, HumFIBRA, HumTH01 und D21S11. Mit Ausnahme von HumACTBP2 ist die deutsche DNA-Analyse-Datei mit anderen europäischen Datenbanken kompatibel.

Ebenso wie die AmpFLPs werden auch die STRs nahezu ausschließlich mittels Polyacrylamidgelelektrophorese (PAGE) aufgetrennt, wobei sowohl denaturierende als auch nicht-denaturierenden Gelsysteme verwendet werden (Sajantila et al. 1993; Wiegand et al. 1992 b; 1993 a,b).

Die Typisierung der PCR-Produkte erfolgt, ebenso wie bei den AmpFLP-Systemen, durch Vergleich mit allelischen Leitern, deren Allele durch Sequenzierung exakt definiert sind (Brinkmann und Wiegand 1993; DNA-recommendations 1994). Aufgrund der relativ kurzen Fragmentlängen ist eine Sequenzierung von

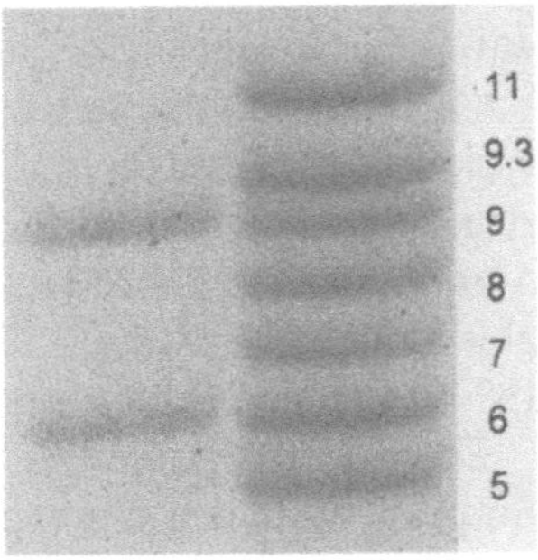


**Abb. 2.** HumTH01: Heterozygotes DNA-Muster mit den Allelen 6 und 9 (Bahn 1); Bahn 2 zeigt die allelische Vergleichsleiter mit Nomenklatur

STR-Allelen gut durchführbar und somit eine Definition der allelischen Leitern aufgrund von Sequenzdaten möglich (Möller et al. 1994; Wiegand et al. 1998). Die Allelnomenklatur sollte auf der Repeatanzahl basieren (DNA-recommendations 1994) (Abb. 2).

Im Hinblick auf die Repeat-Struktur und -Länge lassen sich Systeme mit (1) überwiegend regulärer, d. h. stabilen 4 Bp-Repeatmotiven (z. B. TH01), (2) mit stabilen 4 Bp-Repeatmotiven, aber Sequenzunterschieden zwischen den Repeatmotiven (z. B. VWA) und (3) mit Unterschieden in der Motivlänge und -sequenz (z. B. ACTBP2) unterscheiden (Brinkmann und Wiegand 1993). So findet man beispielsweise bei TH01 eine Variation der Repeatanzahlen zwischen 5 und 11 mit stark konserviertem AATG-Motiv, wobei hier lediglich eine Abweichung in Form von einer „A"-Deletion auftritt, die zu einem 3-Bp-Repeatmotiv führt (Abb. 3a).

Im Gegensatz dazu finden sich bei VWA Unterschiede in der Sequenz der Repeatmotive (Abb. 3b). Nach dem ersten TCTA-Repeat folgt ein Block bestehend aus 3 bis 5 TCTG-Repeats, dem sich wieder TCTA-Repeats anschließen, die eigentliche variable Region. Der Allelbereich erstreckt sich bei diesem System von 11 bis 21 Repeats.

Die enorme Sensitivität und Degradationsunempflichkeit der STRs hat zu einer erheblichen Steigerung des Typisierungserfolgs geführt. So ist im Vergleich zu den MLS bis hin zu den STRs die Nachweissensitivität etwa 10 000 fach gesteigert bei stark reduzierter Fragmentlänge: STRs ca. 100–300 Bp, MLPs bis 30 Kb (Brinkmann und Wiegand 1997).

Die international etablierten STR-Systeme unterscheiden sich bezüglich ihrer Anwendungsqualität in

a) dem erzielbaren Informationsgehalt je nach Polymorphiegrad eines Systems,
b) der Reproduzierbarkeit der erzielbaren Ergebnisse und
c) der Einfachheit in ihrer Darstellung und Auswertung (Wiegand et al. 1999).

Hochpolymorphe STRs wie z.B. ACTBP2 sind aufgrund längerer PCR-Fragmente degradationsempfindlicher als geringer polymorphe Systeme mit kürzeren Fragmentlängen (z.B. CD4). Darüber hinaus haben 5 Bp-Repeat-Systeme den Vorteil, daß PCR-Artefakte wie z.B. Schattenbanden, d.h. 1 Repeat kürzere PCR-Produkte, hervorgerufen durch sognanntes „polymerase slippage" (Walsh et al. 1996), bei pentameren STRs deutlich geringer ausgeprägt sind als bei tetrameren Systemen (Wiegand et al., 1999).

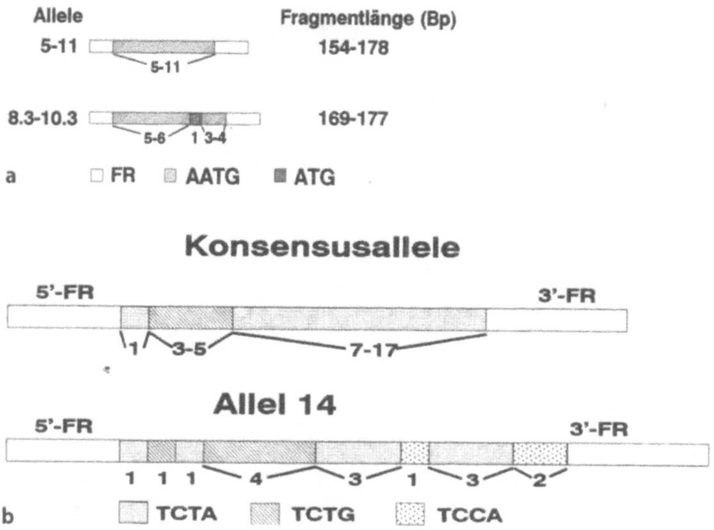


**Abb. 3. a** Schematische Darstellung der sequenzierten HumTH01-Allele 5–11. Die Längenvarianten 8.3, 9.3 und 10.3 sind durch ein 3 Bp (ATG)-Repeat innerhalb des repetitiven Bereichs gekennzeichnet. Die Nomenklatur basiert auf der Anzahl der Wiederholungseinheiten (Repeats). FR = Flankierende Region. Unter der Sequenzstruktur sind die Repeatanzahlen angegeben. **b** Vergleich zwischen HumVWA-Konsensusallelen und der Strukturvariante Allel 14. Die letzten beiden TCCA-Repeats werden in der international etablierten Allelnomenklatur nicht mitgezählt

Nach bisherigen Erfahrungen - auch mit Blick auf Genbankrecherchen - sind STRs, die alle drei Kriterien aufeinander vereinigen, also einen hohen Informationsgehalt liefern, nur geringe Risiken für Artefakte zeigen sowie auch bei hoch-degradierter DNA noch zuverlässige und sehr nachweissensitive Ergebnisse liefern, deutlich seltener vorhanden.

### 2.3.3
### Rekombinationsfreie genetische Systeme: mtDNA und das Y-Chromosom

Bei der forensischen wie auch der populationsgenetischen molekularen Datenanalyse muß strikt zwischen rekombinierenden und nichtrekombinierenden genetischen Systemen unterschieden werden (Cavalli-Sforza und Minch 1997, Richards et al. 1997). Ein rekombinierendes System ist z. B. ein Satz von Loci, die alle auf verschiedenen Chromosomen liegen, so daß unabhängige Vererbung gewährleistet ist. Dieses rechtfertigt die Anwendung der Produktregel zur Bestimmung der Haplotypenhäufigkeit aus der Bevölkerungsdurchschnittsfrequenz der Einzelloci. Ähnliches gilt für Loci, die zwar auf demselben Chromosom liegen, aber so viele Nukleotidpositionen auseinanderliegen, daß mit häufig getrennter Vererbung aufgrund von crossover gerechnet werden kann.

Wenn hingegen die untersuchten autosomalen Loci sehr eng (wenige Kilobasen) beieinanderliegen, werden in der Regel stabile Sequenzen in diesem Bereich weitervererbt, was für das normale Vaterschaftsgutachten von Nachteil wäre (da sich jede stabile Sequenz in vielen Mitgliedern der Bevölkerung gehalten haben mag), was aber andererseits den Evolutionsforscher erfreut: von nichtrekombinanten Sequenzabschnitten verschiedener Individuen können molekulare Stammbäume rekonstruiert werden, anhand deren demographische Vorgänge beleuchtet werden können, die zehntausende (Tishkoff et al. 1996, Forster et al. 1996, Watson et al. 1997), oder hunderttausende (Harding et al. 1997) von Jahren zurückliegen. Zwei Extremfälle für nichtrekombinante Loci bildet der Großteil des Y-Chromosoms sowie die mitochondriale DNA (mtDNA). Diese bieten wegen ihres uniparentalen Erbgangs und (im Falle der mtDNA) der hohen Kopienzahl besondere forensische Anwendungsmöglichkeiten. Voraussetzung für die Häufigkeitsbestimmung einer mtDNA- oder Y-Sequenz ist im Gegensatz zu rekombinierenden Loci jedoch, daß ausreichend große Vergleichsdatenbanken zur Verfügung stehen (Brinkmann et al. 1999, Pfeiffer et al. 1999).

Mitochondrien werden im Menschen streng maternal ohne Rekombination vererbt (Kaneda et al. 1995). Obwohl jede Oocyte etwa 100 000 Mitochondrien beinhaltet, wird ein fast homogenes Mitochondrienpool von der Mutter an die Kinder weitergegeben, da sich eine Reduktion (bottleneck) auf etwa 200 Mitochondrien pro Oogonie in der frühen Oogenese ereignet (Januth et al. 1996). Untersuchungen am Menschen haben zudem gezeigt, daß der bottleneck zwischen einem halben Dutzend und mehreren hundert mtDNA Kopien variiert (Bendall et al. 1996). Das Mitochondrion ist der Ort des eukaryotischen oxidativen Metabolismus. Es beinhaltet die Enzyme, die diesen Prozeß vermitteln, so die Pyruvatdehydrogenase, die Citratzyklusenzyme, die enzymatischen Katalysatoren der Fettsäureoxidation, und die Enzyme und Redoxproteine des Elektronentransportes und der oxidativen Phosphorylierung (Übersicht in Hatefi et al. 1985). Mitochondriale DNA wird in einem Prozeß repliziert, in dem die Synthese eines „leading strand“ der Synthese eines „lagging strand“ vorauseilt. Der leading strand verdrängt daher den lagging strand template und bildet eine „displacement loop“ (D-loop). Das 16kb zirkuläre mitochondriale Genom von Säugetieren beinhaltet normalerweise eine 500–600 Nukleotide lange D-loop. Die Replikation initiiert in der D-loop und benötigt die Transkription eines upstream Promotors (light strand promotor LSP – der Gegenstrang wird als heavy strand bezeichnet aufgrund des höheren Puringehaltes) zur Generierung eines RNA Transkripts aus dem ein RNA Primer entsteht. Eine ribonukleoprotein Endoribonuklease, RNAse MRP, wird postuliert, um Primer RNA termini zu synthetisieren und/oder zu entfernen. Dann initiiert die DNA Polymerase gamma die leading-strand DNA Replikation, indem die prozessierten Transkripte als Primer benutzt werden. Nachdem die Polymerisation des leading strand etwa 2/3 entlang des Genoms fortgeschritten ist, wird der lagging strand origin exponiert, und die Synthese des lagging strand beginnt in entgegengesetzter Richtung. Lagging strand Synthese ist daher nur zu etwa 1/3 fertig, wenn die leading strand Synthese terminiert (Übersichtsartikel von Clayton 1992; Schmitt und Clayton 1993). Der mtDNA D-loop reicht wie erwähnt vom LSP bis zum termination associated sequence (TAS), beide innerhalb des einzigen längeren nichtkodierenden Bereiches der mtDNA. Es gibt in diesem nichtkodierenden Bereich noch weitere Kontrollelemente außerhalb der D-loop, nämlich der heavy strand promotor und die Bindungsstelle für den mitochondrialen Transkriptionsfaktor mtTFA. Der gesamte nichtkodierende Bereich zwischen den Genen für tRNA-Phenylalanin und tRNA-Prolin wird deswegen auch als Kontrollregion (control region) bezeichnet.

Da die mtDNA Kontrollregion nichtkodierend ist, können sich im Laufe der Evolution Mutationen in ihr ansammeln, die nicht durch Selektion des Individuums wieder verloren gehen. Somit sind ein großer Teil der mtDNA Polymorphismen in der nur 1kb großen Kontrollregion konzentriert, die aus diesem Grund für forensische Individualisierung am nützlichsten ist. Die Kontrollregion wird unterteilt in zwei hochvariable Regionen HVR1 und HVR2, die von einem relativ konserviertem Sequenzabschnitt unterbrochen ist. Neuerdings ist auch ein dritter variabler Bereich in der Kontrollregion beschrieben worden (Lutz et al.1998). In der deutschen Bevölkerung ist die Wahrscheinlichkeit, daß zwei zufällig gewählte Individuen die gleiche Sequenz in HVR1 haben durchschnittlich weniger als 2%, wobei aber eine bestimmte, für Europäer charakterische HV1 Sequenz (die „Anderson-Sequenz“, benannt nach Anderson et al. 1981) bis zu 25 % in einigen Völkern (Wales, Portugal, siehe Richards et al. 1996) ausmachen kann, so daß der forensische Erfolg stark von der gefundenen individuellen Sequenz abhängt. Die Auflösung wird gesteigert, wenn HVR2 und HVR3 hinzugezogen werden, wodurch die zufällige Identitätswahrscheinlichkeit in Deutschen auf etwa 0.5% sinkt (Pfeiffer et al. 1999). Dennoch ist der Individualisierungsgrad nicht mit rekombinierenden Systemen vergleichbar, so daß mtDNA nur in Spezialfällen angewandt wird, z. B. wenn Verwandtschaftsverhältnisse geklärt werden sollen, aber nur Verwandte der mütterlichen Linie zur Verfügung stehen (Gill et al. 1994) oder wenn autosomale Systeme wegen fortgeschrittenen DNA Zerfalls nicht mehr typisierbar sind. Die tausendfach höhere Kopienzahl von mtDNA läßt eine Typisierung häufig auch in alten Funden gelingen, so im Falle der über 70 Jahre alten Knochen der Zarenfamilie (Gill et al. 1994), in der 160 Jahre alten Blutspur des Kaspar Hauser (Weichhold et al. 1998) und in den mindestens 30 000 Jahre alten Knochen des Düsseldorfer Neanderthalers (Krings et al. 1997). In der Rechtsmedizin Münster wird (1998/99) in etwa 10% der Spurenfälle mtDNA typisiert; dieser relativ hohe Prozentsatz kommt allerdings dadurch zustande, daß Münster für DNA-arme Spuren (z. B. Haarschäfte) spezialisiert ist und eine dementsprechende Zahl an solchen Spurenaufträgen erhält.

Mit ca. 60 Millionen Basenpaaren ist das Y-Chromosom nach dem Chromosom 21 das zweitkleinste Chromosom des Menschen (Morton 1991), und bis 1998 sind nur 32 Gene auf ihm entdeckt worden (Übersicht in Kayser 1999). Nur die distalen „pseudoautosomalen“ Bereiche des Y-Chromosoms können normalerweise rekombinieren, obwohl es gelegentlich in der Evolution vorkommt, daß autosomale Loci auf den nichtrekombinierenden Y Bereich duplizieren, so im Falle des DXYS156 Locus, der sowohl auf dem X- wie auch dem Y-Chromosom vorkommt (Karafet et al. 1998). Im Gegensatz zu Autosomen oder gar zur mtDNA ist die Zahl der bekannten Polymorphismen auf dem Y-Chromosom gering. Selbst die Sequenzierung von 15.7kb von fünf Chromosomen aus vier Kontinenten ergab nur drei Basensubstitution (Whitfield et al. 1995, Kwok et al. 1996), und die Sequenzanalyse von 0.7kb in 38 ethnisch diversen Y-Chromosomen ergab gar keine Variation (Dorit et al. 1995). Analog ist auch die Zahl der bekannten, forensisch brauchbaren Y-STR-Loci im Vergleich zu den Autosomen momentan begrenzt (Kayser 1999).

Wie auch bei der mtDNA bedeutet die uniparentale Vererbung, daß in jeder Bevölkerung mit ausgewogener Geschlechterverteilung viermal so viele autosomale Loci zur Weitervererbung zur Verfügung stehen als Y- oder mtDNA-Einheiten. Dadurch ist der evolutionäre Drift stark erhöht, was zu markanten Unterschieden in der ethnischen Verteilung von Y-Polymorphismen selbst auf kleinem Raum führt (Jobling et al. 1997, Forster et al. 1998), was sich auch deutlich in der Identitätswahrscheinlichkeit niederschlägt; beispielsweise ist es mit einem System aus sieben Y-STR Loci 20–30mal wahrscheinlicher, eine Identität innerhalb der Kurden zu finden als zwischen einem Kurden und einem Deutschen (Brinkmann et al. 1999).

Die weitaus häufigste forensische Anwendung des Y-Chromosoms ist immer noch die Geschlechtsbestimmung. Die Methode der Wahl ist das sogenannte Amelogeninsystem. Amplifikation der beiden betreffenden Loci ergibt PCR Produkte sowohl vom X- als auch vom Y-chromosom, so daß eine bequeme experimentelle Negativkontrolle gewährleistet ist (Akane et al. 1991). Seit 1992 sind auch STRs auf dem nichtrekombinierenden, d.h. spezifisch männlichen Abschnitt des Y-Chromosoms bekanntgeworden (Roewer et al. 1992), und 1998 haben sich internationale Forensiker auf einen Standardsatz an Y-STR Loci geeinigt, der aus DYS19, DXYS156Y, DYS389 (vier variable Unterabschnitte), DYS390 (vier variable Unterabschnitte), DYS391, DYS392 und DYS393 besteht (Kayser et al. 1997). Davon hat DXYS156 ein Pentanukleotidmotiv, DYS392 ein Trinukleotidmotiv, die übrigen STR Loci Tetranukleotidmotive. Die Typisierung des Y-Chromosoms ist ausgesprochen vorteilhaft zur Individualisierung von männlichen Spuren im Falle der Vergewaltigung eines Opfers durch mehrere Männer, sowie in Vaterschaftsfällen, in denen väterliches Material nicht zugänglich ist, sondern bestenfalls Material von Verwandten in der väterlichen Linie (Jobling et al. 1997). Inzwischen werden sowohl Routinefälle mit Y-STRs gelöst (Honda et al. 1999), wie auch die lange umstrittene Frage, ob President Jefferson vor 200 Jahren uneheliche Kinder mit seiner Sklavin zeugte (Foster et al. 1998).

## 3 Abstammungsbegutachtung

Die aktuell gültige Grundlage für die Erstattung von Abstammungsgutachten ist die Richtlinie des Bundesgesundheitsamtes von 1996 (Richtlinien BGA 8/1996). Während für die Typisierung biologischer Spuren sogenannte klassische Blutgruppensysteme (ABO, Rhesus, MNSs etc.) aufgrund der eingeschränkten Typisierbarkeit obsolet sind, werden ausgewählte Blutgruppensysteme, die sich seit vielen Jahren bzgl. Informationsgehalt, Robustheit der Typisierung und Reproduzierbarkeit in der Paternitätsdiagnostik bewährt haben, in Kombination mit DNA-Systemen verwendet.

Voraussetzungen sind u.a., daß die Systeme formalgenetisch etabliert sind, Mutationsraten bekannt (Tabelle 1), gut geschätzte Allelfrequenzen in definierten Populationen verfügbar, keine Abweichungen von Hardy-Weinberg-Gleichgewicht feststellbar, sowie standardisierte Nomenklaturen und Labortechniken vorhanden sind (Baur et al. 1995). Durch die Auswahl der Systeme soll ein durch-

**Tabelle 1.** Anzahl der Gameten (paternal und maternal vererbte Allele) und Mutationen im Vergleich mit den Mutationsraten und den Heterozygotieraten von neun STR-Systemen untersucht in Familienstudien deutschsprachiger Populationen (Brinkmann et al. 1998b).

| STR | Anzahl der Gameten | Anzahl der Mutationen | Mutations-rate (%) | Heterozygotie-rate |
|---|---|---|---|---|
| CD4 | 969 | 0 | .0 | .67 |
| F13B | 1033 | 0 | .0 | .67 |
| TH01 | 2008 | 0 | .0 | .78 |
| FES | 850 | 1 | .117 | .65 |
| VWA | 2013 | 4 | .199 | .81 |
| D21S11 | 557 | 1 | .18 | .86 |
| FGA | 1246 | 5 | .410 | .86 |
| ACTBP2 | 1608 | 11 | .684 | .93 |

schnittlicher Wahrscheinlichkeitswert von W = 99,99% und korrespondierend eine durchschnittliche Ausschlußchance von 99,99% erreicht werden. Ein Wahrscheinlichkeitswert von 99,99 % in einem gegenständlichen Fall bedeutet, daß der Richter, der aufgrund dieses Wertes allein die Vaterschaft feststellte, sich in einem von 10.000 Fällen irren kann. Der korrespondierende Wert der Ausschlußwahrscheinlichkeit bedeutet bei Nicht-Vätern die Wahrscheinlichkeit, als solche erkannt zu werden. Bei diesem Wert würde nur jeder 10.000. Mann aus der Population zu dem Mutter-Kind-Paar passen.

Besonderheiten in der Paternitätsdiagnostik sind beispielsweise Defizienzfälle, d.h. Fälle, wo z. B. der Putativvater verstorben ist, aber die Eltern oder Geschwister des Putativvaters noch leben und für eine Probenentnahme zur Verfügung stehen. Da in solchen Fällen die biostatistischen Voraussetzungen für die Berechnung der Vaterschaftwahrscheinlichkeit erheblich reduziert sind (ein leiblicher Vater liefert einen statistischen Anteil von 50% zum Erbgut des Nachkommen, ein Geschwister des leiblichen Vaters stimmt statistisch nur mit 25% des Erbguts dieses Nachkommens überein), benötigt man besonders informative Systeme für die Abstammungsbegutachtung (z.B. ACTBP2).

Nach wie vor werden für Abstammungsbegutachtungen i.d.R. Blutproben verwendet. Im Gegensatz dazu können mit STRs prinzipiell alle Varianten biologischer Spuren typisiert werden.

## 4 Individualisierung biologischer Spuren und Skelettreste

Vor der DNA-Typisierung erfolgen häufig selektierende Untersuchungen bzgl. Spurenart und -auswahl. Die Form von Blutspuren muß grundsätzlich genau im Hinblick auf ihre Richtung, den Entstehungsmechanismus etc. untersucht werden (Spritzspuren, Abtropfspuren, Abschleuderspuren etc.). Bei Blutspuren werden Vortests für das Vorhandensein von Blut (z.B. Hämoglobintest) durchgeführt. Auch ist zu klären, ob es sich um menschliches Blut handelt (z.B. Nachweis humanspezifischer Proteine, Nachweis humanspezifischer DNA; Wayne et al. 1989). Haarspuren müssen z.B. zunächst mikromorphologisch untersucht werden (ausgerissen, ausgefallen, abgetrennt, Haarlänge und Mikrostruktur).

Die Untersuchung biologischer Spuren kann für einfache diskriminierende Fragestellungen verwendet werden, wie z.B. für die Unterscheidung zwischen zwei möglichen Verursachern bei der Zuordnung einer Blutspur. Das einfachste diskriminierende System ist eine Geschlechtstypisierung (z.B. Amelogenin-System; Mannucci et al. 1994). So kann für die Unterscheidung, ob Blutspuren möglicherweise vom weiblichen Opfer oder vom männlichen Tatverdächtigen stammen können zunächst lediglich das Geschlecht untersucht werden und erst nach dieser Selektion erfolgt durch Kombination mehrerer STR-Systeme eine Individualisierung, wobei für o.g. Konstellation „weibliches Opfer/männlicher Tatverdächtiger" Y-chromosomale STRs (Röwer et al. 1992) sehr aussagekräftig einbezogen werden können, da z.B. bei erwürgten Frauen Hautepithelzellen von den Händen des Täters auf den Hals des Opfers übertragen worden sein können. Y-chromosomale STRs ermöglichen die selektive Typisierung männlicher DNA, unabhängig vom Anteil der weiblichen DNA (Abb. 4; Wiegand et al. 1997). Die Anwendung dieser Systeme kann vor allem auch bei Mehrfachvergewaltigungen entscheidend sein. Liegen z. B. Ejakulate von drei Männern vor, so können bis zu 6 Täterallele nachweisbar sein (Allele A bis F). Tatverdächtiger (TV) 1 habe z. B. A und B, TV2 C und D, TV3 E und F. Die Gegenhypothese würde aber lauten: Warum nicht (unbekannte) Männer mit den Allelen A und D, B und F, C und E? Wenn jedoch lediglich pro Person ein Allel (bei Y-chromosomaler Lokalisation) „gehbar" ist, ist die vorstehende Multiplizität von Kombinationsszenarien nicht möglich.

Mikrospuren wie z.B. geringgradige Hautepithelzellen an Schlagwerkzeugen (Wiegand et al. 1998) können oftmals ebenso wie minimale Blut- oder Spermaspuren aufgrund der ernormen Sensitivität der PCR-STR-Analytik typisiert werden (Wiegand et al. 1996). Auch Leichen oder Leichenteile mit mehr als 10 Jahren postmortaler Liegezeit lassen sich noch durch eine vergleichende verwandschaftliche Zuordnung (Gill et al. 1994) oder anhand seinerzeit asservierter Spurenträger (z.B. Haarbürste, Rasierapparat) identifizieren (Trübner et al. 1998).

Zu den problematischen Spuren zählen ausgefallene oder abgeschnittene Haare, da hier nukleäre DNA i. d. R. entweder extrem degradiert oder nicht vorhanden ist. In diesen Fällen ist die Untersuchung mitochondrialer DNA-Sequenzen erfolgversprechend (Wilson et al. 1995).

STR-Polymorphismen zeigen zwischen ethnischen Hauptgruppen (Europäern, Schwarzafrikanern, Asiaten) häufig deutliche populationsgenetische Unterschiede (Abb. 5). Aufgrund dieser Unterschiede läßt sich durch Kombination mehrerer

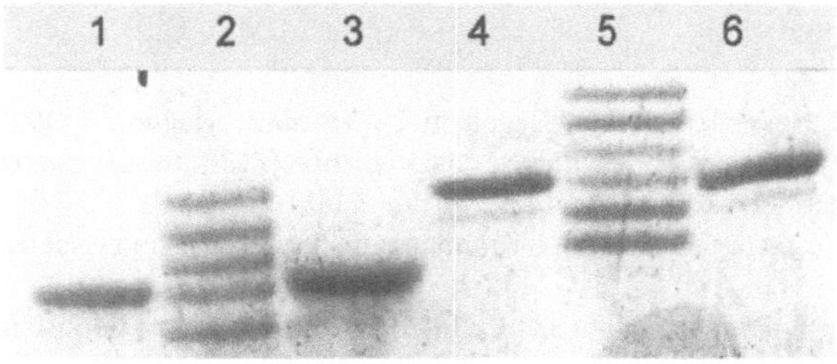


**Abb. 4.** Beispiel zweier Y-chromosomaler STR-Muster (DYS19 und DYS390) extrahiert aus Hautepithelzellen von männlicher DNA, die bei einem Würgevorgang auf die Haut des weiblichen Opfers übertragen worden ist. DYS19: Bahn 1 = Spuren-DNA; 2 = allelische Leiter; Bahn 3 = Vergleichsprobe Tatverdächtiger. DYS390: Bahn 4 = Spuren-DNA; 5 = allelische Leiter; Bahn 6 = Vergleichsprobe Tatverdächtiger

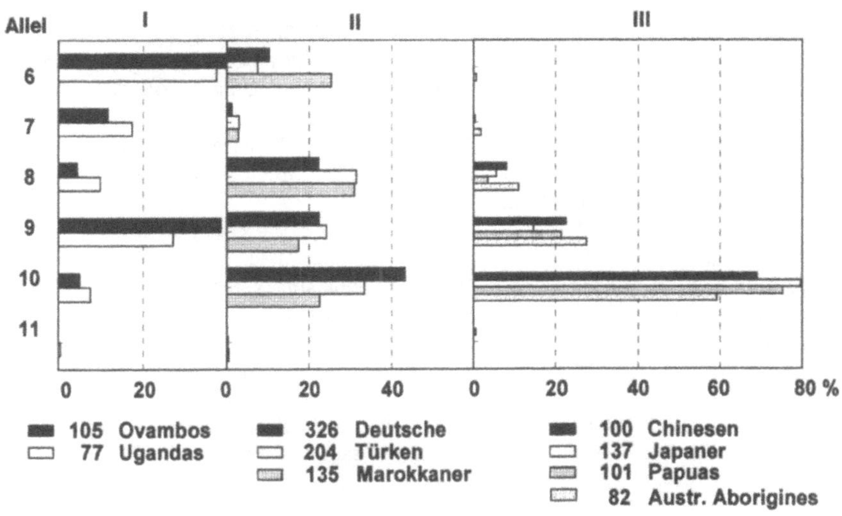


**Abb. 5.** STR-System F13B. Allelfrequenzverteilung für 9 verschiedene Populationen, unterteilt in 3 Hauptgruppen (I = Schwarzafrikaner; II = Kaukasier; III = Asiaten, australische Aborigines und Papuas). n = Anzahl typisierter Personen

STR-Systeme mit bestimmter Wahrscheinlichkeit eine Zuordnung biologischer Spuren zu einer der ethnischen Hauptgruppen treffen (Meyer et al. 1995; Brinkmann et al. 1998a). Dies kann in besonderen Fällen von Bedeutung sein; auch ist es in entsprechenden Fällen ggf. möglich, populationsspezifische Allelhäufigkeiten bei der Berechnung der Häufigkeit eines Musters zu verwenden. Neben der Verwendung von autosomalen STR-Systemen kann die Aussagekraft dieses Untersuchungsansatzes durch Einbeziehung von Y-STRs- und mtDNA-Haplotypen erheblich gesteigert werden.

## Literatur


Akane A, Shiono H, Matsuraba K, Nakahori Y, Seki S, Nagafuchi S, Yamada M, Nagome Y (1991) Sex identification of forensic specimens by polymerase chain reaction (PCR): two alternative methods. Forensic Sci Int 49: 81–88

Anderson S, et al. (1981) Sequence and organisation of the human mitochondrial genome. Nature 290: 457–464

Baur MP, Bertrams J, Brinkmann B, Fimmers R, Rittner C (1995) Der Beweiswert polymorpher Systeme in der Abstammungsbegutachtung – Qualität, Effizienz, Kosten, Nutzen. Rechtsmedizin 6: 4–9

Bendall KE, Macaulay VA, Baker JR, Sykes BC (1996) Heteroplasmic point mutations in the human mtDNA control region. Am J Hum Genet 59:1276–1287

Boerwinkle E, Xiong W, Fourest E, Chan L (1989) Rapidly typing of tandemly repeated hypervariable loci by the polymerase chain reaction, application to the apolipoprotein B 3 prime hypervariable region. Proc Natl Acad Sci USA 86: 212–216

Brenner C, Morris JW (1990) Paternity index calculations in single locus hypervariable DNA probes: validation and other studies. In: Proceedings for the International Symposium on Human Identification. Promega Corporation, Madison, USA, S. 21–53

Brinkmann B, Wiegand P (1993) Medicolegal implications of PCR based VNTRs; In: Proceedings from the Fourth International Symposium on Human Identification. Promega Corporation, Madison, USA, S. 149–160

Brinkmann B, Sajantila A, Goedde HW, Matsumoto H, Nishi K, Wiegand P (1996) Population genetic comparisons among eight populations using allele frequency and sequence data from three microsatellite loci. Eur J Hum Genet 4: 175–182

Brinkmann B, Wiegand P (1997) DNA-Technologie in der Medizinischen Kriminalistik. Schmidt-Römhild, Lübeck

Brinkmann B, Junge A, Meyer E, Wiegand P (1998a) Population genetic diversity in relation to microsatellite heterogeneity. Human Mutation 11: 135–144

Brinkmann B, Klintschar M, Neuhuber F, Hühne J, Rolf B (1998b) Mutation rate in human microsatellites: influence of the structure and length of the tandem repeat. Am J Hum Genet 62: 1408–1415

Brinkmann C, Forster P, Schürenkamp M, Horst J, Rolf B, Brinkmann B (1999) Human Y-chromosomal STR haplotypes in a Kurdish population sample. Int J Legal Med 112: 181–183

Budowle B, Giusti AM, Waye JS, Baechtel FS, Fourney RM, Adams DE, Presley LA, Deadman HA, Monson KL (1991a) Fixed-bin analysis for statistical evaluation of continous distributions of allelic data from VNTR loci for use in forensic comparisons. Am J Hum Genet 48: 841–855

Budowle B, Chakraborty R, Giusti AM, Eisenberg AJ, Allen RC (1991b) Analysis of the variable number of tandem repeats locus D1S80 by the polymerase chain reaction followed by high resolution polyacrylamide gel electrophoresis. Am J Hum Genet 48: 137–144

Cavalli-Sforza and Minch (1997) Palaeolithic and neolithic lineages in the European mitochondrial gene pool. Am J Hum Genet 61:247–251

Clayton DA (1992) Transcription and replication of animal mitochondrial DNAs. Int Rev Cytol 141:217–232

DNA recommandations – 1994 report concerning further recommendations of the DNA commission of the ISFH regarding PCR-based polymorphisms in STR (short tandem repeat) systems. Int J Legal Med 1994; 107: 159–160

Dorit RL, Akashi H, Gilbert W (1995) Absence of polymorphism at the ZFY locus on the human Y chromosome. Science 268:1183–1185

Edwards A, Civitello A, Hammond HA, Caskey CT (1991) DNA typing and genetic mapping with trimeric and tetrameric tandem repeats. Am J Hum Genet 49: 746–756

Edwards A, Hammond HA, Jin L, Caskey CT, Chakraborty R (1992) Genetic variation at five trimeric and tetrameric tandem repeat loci in four human population groups. Genomics 12: 241–253

Forster P, Harding R, Torroni A, Bandelt H-J (1996) Origin and evolution of native American mtDNA variation: a reappraisal. Am J Hum Genet 59:935–945

Forster P, Kayser M, Meyer E, Roewer L, Pfeiffer H, Benkmann H, Brinkmann B (1998) Phylogenetic resolution of complex mutational features at Y-STR DYS390 in aboriginal Australians and Papuans. Mol Biol Evol 15:1108–1114

Foster EA, Jobling MA, Taylor PG, Donnelly P, de Knijff P, Mieremet R, Zerjal T, Tyler-Smith C (1998) Jefferson fathered slave's last child. Nature 396:27–28

Gill P, Ivanov Pl, Kimpton C, Piercy R, Benson N, Tully G, Evett I, Hagelberg E, Sullivan K (1994) Identification of the remains of the Romanov family by DNA analysis. Nature Genet 6: 130–135

Harding RM, Fullerton SM, Griffiths RC, Bond J, Cox MJ, Schneider JA, Monlin DS, Clegg JB (1997) Archaic African and Asian lineages in the genetic ancestry of modern humans. Am J Hum Genet 60:772–789

Hatefi Y (1985) The mitochondrial electron transport chain and oxidative phosphorylation system. Annu Rev Biochem 54:1015–1069

Honda K, Roewer L, de Knijff P (1999) Male DNA typing from 25-year-old vaginal swabs using Y-STR polymorphisms in retrial request case. J Forensic Sci: July issue

Januth JP, Peterson AC, Fu K, Shoubridge EA (1996) Random genetic drift in the female germline explains the rapid segregation of mammalian mitochondrial DNA. Nature Genet 14:146–151

Jeffreys AJ, Wilson V, Thein SL (1985) Hypervariable minisatellite regions in human DNA. Nature 314: 67–73

Jobling MA, Pandya A, Tyler-Smith C (1997) The Y chromosome in forensic analysis and paternity testing. Int J Legal Med 110:118–124

Kaneda H, Hayashi JI, Takahama S, Taya C, Lindahl KF, Yonekawa H (1995) Elimination of paternal mitochondrial DNA in intraspecific crosses during early mouse embryogenesis. Proc Natl Acad Sci USA 92:4542–4546

Karafet T, de Knijff P, Wood E, Ragland J, Clark A, Hammer MF (1998) Different patterns of variation at the X- and Y-linked microsatellite loci DXYS156X and DXYS156Y in human populations. Hum Biol 70:979–992

Kayser M (1999) Y-chromosomale DNA-Polymorphismen: Charakterisierung, Populationsgenetik, Anwendung in molekularer Anthropologie und forensischer Individualisierung. Dissertation an der Humboldt-Universität zu Berlin.

Kayser M, et al. (1997) Evaluation of Y – chromosomal STRs: a multicenter study. Int J Legal Med 110:125–133

Kimpton CP, Walton A, Gill P (1992) A further tetranucleotide repeat polymorphism in the vWF gene. Hum Mol Genet 1: 28

Kloosterman AD, Budowle B, Daselaar P (1993) PCR-amplification and detection of the human D1S80 VNTR locus. Int J Legal Med 105: 257–264

Krings M, Stone A, Schmitz RW, Krainitzki H, Stoneking M, Pääbo S (1997) Neandertal DNA sequences and the origin of modern humans. Cell 90:19–30

Kwok C, Tyler-Smith C, Mendonca BB, Hughes I, Berkovitz GD, Goodfellow PN, Hawkins JR (1996) Mutation analysis of the 2kb 5' to SRY in XY females and XY intersex subjects. J Med Genet 33:465–468

Lutz S, Weisser HJ, Heizmann J, Pollak S (1998) Location and frequency of polymorphic positions in the mtDNA control region of individuals from Germany. Int J Legal Med 111:67–77

Mannucci A, Sullivan KM, Ivanov PL, Gill P (1994) Forensic application of a rapid and quatitative DNA sex test by amplification of the X-Y homologous gene amelogenin. Int J Legal Med 106: 190–193

Meyer E, Wiegand P, Brinkmann B (1995) Phenotype differences of STRs in 7 human populations. Int J Legal Med 107: 314–322

Mills KA, Even D, Murray JC (1992) Tetranucelotide repeat polymorphism at the human alpha fibrinogen locus (FGA). Hum Mol Genet 1: 779

Möller A, Brinkmann B (1994) Locus ACTBP2 (SE33) - Sequencing data reveal considerable polymorphism. Int J Legal Med 106: 262–267

Möller A, Meyer E, Brinkmann B (1994) Different types of structural variation in microsatellites: HumFES/FPS, HumVWA and HUMD21S11. Int J Legal Med 106: 319–323

Morton NE (1991) Parameters of the human genome. Proc Natl Acad Sci USA 88:7474–7476

Nakamura Y, Leppert M, OConnell P, Wolff R, Holm T, Culver M, Martin C, Fujimoto E, Hoff M, Kumlin E, White R (1987) Variable number of tandem repeat (VNTR) markers for human gene mapping. Science 235: 1616–1622

Nishimura DY, Murray JC (1992) A tetranucleotide repeat for the F13B locus. Nucleic Acids Res 20: 1167

Pfeiffer H, Brinkmann B, Hühne J, Rolf B, Morris AA, Steighner R, Holland MM, Forster P (1999) Expanding the forensic German mitochondrial DNA control region database: genetic diversity as a function of sample size and microgeography. In J Legal Med 112: 291–298

Polymeropoulos MH, Rath DS, Xiao H, Merril R (1991) Tetranucleotide repeat polymorphism at the human c-fes/fps proto-oncogene (FES). Nucleic Acids Res 19: 4018

Polymeropoulos MH, Rath DS, Xiao H, Merril CR (1992) Tetranucleotide repeat polymorphism at the human beta-actin related pseudogene H-beta-Ac-psi-2 (ACTBP2). Nucleic Acids Res 20: 1432

Puers C, Hammond HA, Jin L, Caskey T, Schumm JW (1993) Identification of repeat sequence heterogeneity at the polymorphic short tandem repeat locus HumTHO1 (AATG) and reassignment of alleles in population analysis by using a locus-specific allelic ladder. Am J Hum Genet 53: 953–958

Rand S, Wiegand P, Brinkmann B (1991) Problems associated with the DNA analysis of stains. Int J Legal Med 104: 293–297

Rand S, Puers C, Skowasch K, Wiegand P, Budowle B, Brinkmann B (1992) Population genetics and forensic efficiency data of 4 AMPFLPs. Int J Legal Med 104: 329–333

Richards M, Corte-Real H, Forster P, Macaulay V, Wilkinson-Herbots H, Demaine A, Papiha S, Hedges R, Bandelt H-J, Sykes B (1996) Palaeolithic and Neolithic Lineages in the European Mitochondrial Gene Pool. Am J Hum Genet 59:185–203

Richards MB, Macaulay V, Sykes BC, Pettitt P, Forster P, Bandelt H-J (1997) Palaeolithic and neolithic lineages in the European mitochondrial gene pool: Reply to Cavalli-Sforza and Minch. American Journal of Human Genetics 61:251–255

Richtlinien des BGA für die Erstattung von Abstammungsgutachten: Bundesgesundheitsblatt 8/1996: 312–316

Roewer L, Arnemann J, Spurr NK, Grzeschik KH, Epplen JT (1992) Simple repeat sequences on the human Y chromosome are equally polymorphic as their autosomal counterparts. Hum Genet 89: 389–394

Sajantila A, Lukka M (1993) Improved separation of PCR amplified VNTR alleles by a vertical polyacrylamide gel electrophoresis. Int J Legal Med 105: 355–359

Schmitt ME, Clayton DA (1993) Conserved features of yeast and mammalian mitochondrial DNA replication. Curr Opin Genet Dev 3:769–774

Sharma V, Litt M (1992) Tetranucleotide repeat polymorphism at the D21S11 locus. Hum Mol Genet 1: 67

Tautz D, Schlötterer C (1994) Simple sequences. Curr Opin Genet Dev 4: 832–837

Tishkoff SA Dietzsch E, Speed W, Pakstis AJ, Kidd JR, Cheung K, Bonné-Tamir B, Santachiara-Benerecetti AS, Moral P, Krings M, Pääbo S, Watson E, Risch N, Jenkins T, Kidd KK (1996) Global patterns of linkage disequilibrium at the CD4 locus and modern human origins. Science 271:1380–1387

Trübner K, Wiegand P, Krüger A, Kleiber M (1998) Leichenidentifizierung mittels DNA-Analyse. Kriminalistik 11: 745–747

Walsh PS, Fildes NJ, Reynolds R (1996) Sequence analysis and characterisation of stutter products at the tetranucleotide repeat locus vVA. Nucleic Acids Res 24: 2807–2812

Watson E, Forster P, Richards MB, Bandelt H-J (1997) Mitochondrial footprints of human expansions in Africa. Am J Hum Genet 61:691–704

Waye JS, Lawrence PA, Budowle B, Shuttler GG, Fourney RM (1989) A simple and sensitive method for quantifying human genomic DNA in forensic specimen extracts. Biotechniques 7: 852–855

Weber JL, May PE (1989): Abundant class of human DNA polymorphisms which can be typed using the polymerase chain reaction. Am J Hum Genet 44: 388–396

Weichhold GM, Bark JE, Korte W, Eisenmenger W, Sullivan KM (1998) DNA analysis in the case of Kaspar Hauser. Int J Legal Med 111:287–291

Whitfield LS, Sulston JE, Goodfellow PN (1995) Sequence variation of the human Y chromosome. Nature 378:379–380

Wiegand P, Rand S, Brinkmann B (1992a) Investigation on the forensic application of 4 AMPFLP systems. In: Rittner C, Schneider P (eds.) Advances in Forensic Haemogenetics 4. Springer, Berlin Heidelberg New York, pp 60–63

Wiegand P, Bajanowski T, Brinkmann B (1992b) Möglichkeiten der DNA-Typisierung an exhumierten Leichengeweben. Rechtsmedizin 3: 10–13

Wiegand P, Bajanowski T, Brinkmann B (1993a) DNA typing of debris from fingernails. Int J Legal Med 106: 81–84

Wiegand P, Budowle B, Rand S, Brinkmann B (1993b) Forensic validation of the STR systems SE33 and TC11. Int J Legal Med 105: 315–320

Wiegand P, Kleiber M, Brinkmann B (1996) DNA-Analytik. Kriminalistik 11: 720–725

Wiegand P, Kleiber M (1997) DNA typing of epithelial cells after strangulation. Int J Legal Med 110: 181–183

Wiegand P, Kleiber M (1998) DNA typing of epithelial cells. In: Olaisen B, Bär W, Carracedo A, Lincoln P, Mayr WR (eds) Advances in Forensic Haemogenetics 7. Springer, Berlin Heidelberg New York, S. 165–167

Wiegand P, Lareu MV, Schürenkamp M, Kleiber M, Brinkmann B 1999 D18S535, D1S1656 and D10S2325: three efficient short tandem repeats for forensic genetics. Int J Legal Med 112: 360–363

Wilson MR, Polanskey D, Butler J, DiZinno J, Reploge J, Budowle B (1995) Extraction, PCR amplification and sequencing of mitochondrial DNA from human hair shafts. BioTechniques 18: 662–669

Wong Z, Wilson V, Patel I, Povey S, Jeffreys AJ (1987) Characterisation of a panel of highly variable minisatellites cloned from human DNA. Ann Hum Genet 51: 269–288

Wyman A, White R (1980) A highly polymorphic locus in human DNA. Proc Natl Acad Sci USA 77: 6754–6758

# KAPITEL 15

# Genetische Tests in der Humangenetik

J. Schmidtke

Testverfahren, die auf die Untersuchung genetischer Faktoren abzielen, spielen in zahlreichen Bereichen der Medizin und über sie hinaus eine stetig wachsende Rolle. Eine zeitgemäße Diagnostik und Behandlung von Infektionskrankheiten und Immunstörungen bis hin zu AIDS und Krebs ist ohne Zuhilfenahme solcher Tests undenkbar geworden. In der Humangenetik im engeren Sinn werden genetische Tests in ganz unterschiedlichen biographischen Kontexten und unter verschiedenartigen Zielsetzungen angewendet: Genetische Tests können der

- *Diagnosesicherung* bei einer bereits klinisch manifesten erblichen Erkrankung dienen;
- es kann darum gehen, eine Anlage lange vor Ausbruch einer Krankheit festzustellen *(„prädiktive Gentests");*
- Tests können bereits vorgeburtlich erfolgen *(Pränataldiagnostik);*
- es ist möglich, Tests vor der Implantation des frühen Embryos in die Gebärmutter durchzuführen *(Präimplantationsdiagnostik);*
- und es gelingt sogar, weibliche Keimzellen vor der Befruchtung mit Hilfe spezieller Testverfahren einer Auslese zu unterziehen *(präkonzeptionelle Diagnostik).*

Am Ende dieses Kapitels wird auf typische Testsituationen noch einmal zurückgekommen. Zunächst soll uns die Technik genetischer Testverfahren an sich interessieren.

Der Mensch läßt sich auf drei verschiedenen Ebenen genetisch untersuchen. Es sind hier zu unterscheiden: die Ebene des *Phänotyps* (= Erscheinungsbildes), die Chromosomen-Ebene *(Karyotyp)* und die Ebene der Gene selbst *(Genotyp).*

## 1 Genetische Tests auf der Ebene des Phänotyps

In manchen Fällen ist es möglich, durch bloße Betrachtung oder sehr einfache Untersuchungsmethoden auf genetische Merkmale einer Person zu schließen. Es müssen hier natürlich die Folgen der genetischen Veränderung bereits ausgeprägt sein. Bis vor etwa 30 Jahren eröffnete allein dieser Weg einen Einblick in Details des menschlichen Erbguts, der es immerhin gestattete, z.B. das ABO-Blutgruppensystem genetisch richtig zu deuten und den Erbgang der Bluterkrankheit oder der Farbenblindheit zu verstehen. Die Grenzen der Humangenetik waren zu dieser

Phase dadurch gegeben, daß man allein die Produkte einzelner Gene, nicht jedoch diese selbst betrachten konnte. Gentests „für den Hausgebrauch" finden sich in jedem besseren Konversationslexikon - unter dem Stichwort Farbenblindheit - in Form einer Farbsinntafel.

Eine häufig praktizierte Analysemethode auf Phänotypebene ist z.B. die Ultraschalluntersuchung des ungeborenen Kindes. Hier wird zumeist nach genetisch (mit)bedingten Entwicklungsstörungen gesucht.

Rückschlüsse auf eventuelle genetische Faktoren lassen sich u.U. fernab des unmittelbaren Genprodukts gewinnen. Das Serum-Cholesterin, der Blutzucker, Bestandteile des Urins, der Blutdruck und der Salzgehalt des Schweißes können verläßliche, hochspezifische Indikatoren genetischer Störungen sein.

## 2
## Genetische Tests auf Chromosomenebene

1959 wurde erstmals eine menschliche Chromosomenstörung als solche identifiziert: Der französische Genetiker Lejeune erkannte in der *Trisomie* 21 die Ursache des damals sogenannten Mongolismus, eine Störung, die heute nach dem Erstbeschreiber der klinischen Symptomatik als *Down-Syndrom* benannt wird. In rascher Folge konnten in den darauffolgenden Jahren zahlreiche weitere Chromosomenanomalien klinisch und zytogenetisch aufgeklärt werden.

Um Chromosomen als Einzelgebilde sichtbar machen zu können, muß man sie in einem bestimmten Stadium des Zellteilungszyklus, nämlich in der *Metaphase*, präparieren. Während die Chromosomen in den übrigen Stadien des Zellteilungszyklus auseinandergezogen und miteinander verknäult sind, erscheinen sie in der Metaphase stark kontrahiert und gut voneinander abgrenzbar. Um eine größere Zahl von Zellen dieses Stadiums zu gewinnen, wird eine sich aktiv teilende Zellkultur (meist aus Lymphozyten oder Fibroblasten) mit einem Zellgift versetzt, welches alle Zellen in der Metaphase festhält. Durch Verdünnung des Mediums werden die Zellen sodann zum Platzen gebracht und auf Objektträgern fixiert. Der letzte Vorbereitungsschritt besteht in der Anfärbung der Chromosomen.

Ursprünglich kannte man nur Farbstoffe, die die Chromosomen in homogener Weise darstellten; damit konnte man zwar die Chromosomenzahl exakt bestimmen und auch grobe pathologische Abweichungen der Chromsomengestalt erkennen; feinere strukturelle Aberrationen entgingen jedoch der Betrachtung. Erst mit der Einführung von *Bänderungstechniken* in den 70er Jahren konnte man auch kleinere chromosomale Strukturabweichungen identifizieren. Eine Höchstauflösung erreicht heute 2000 Chromosomen-Einzelbanden, wovon in der Routinediagnostik je nach Fragestellung und Ausgangsmaterial 300 bis 500 abgrenzbar sein sollten (Abb. 1).

Mit dieser Methodik läßt sich eine Vielzahl von strukturellen Chromosomenveränderungen definieren. Noch einen Auflösungsschritt weiter gehen *In-situ-Hybridisierungsmethoden*, die gewissermaßen eine Kombination aus klassischer *Zytogenetik* und *Molekulargenetik* darstellen (s.u).

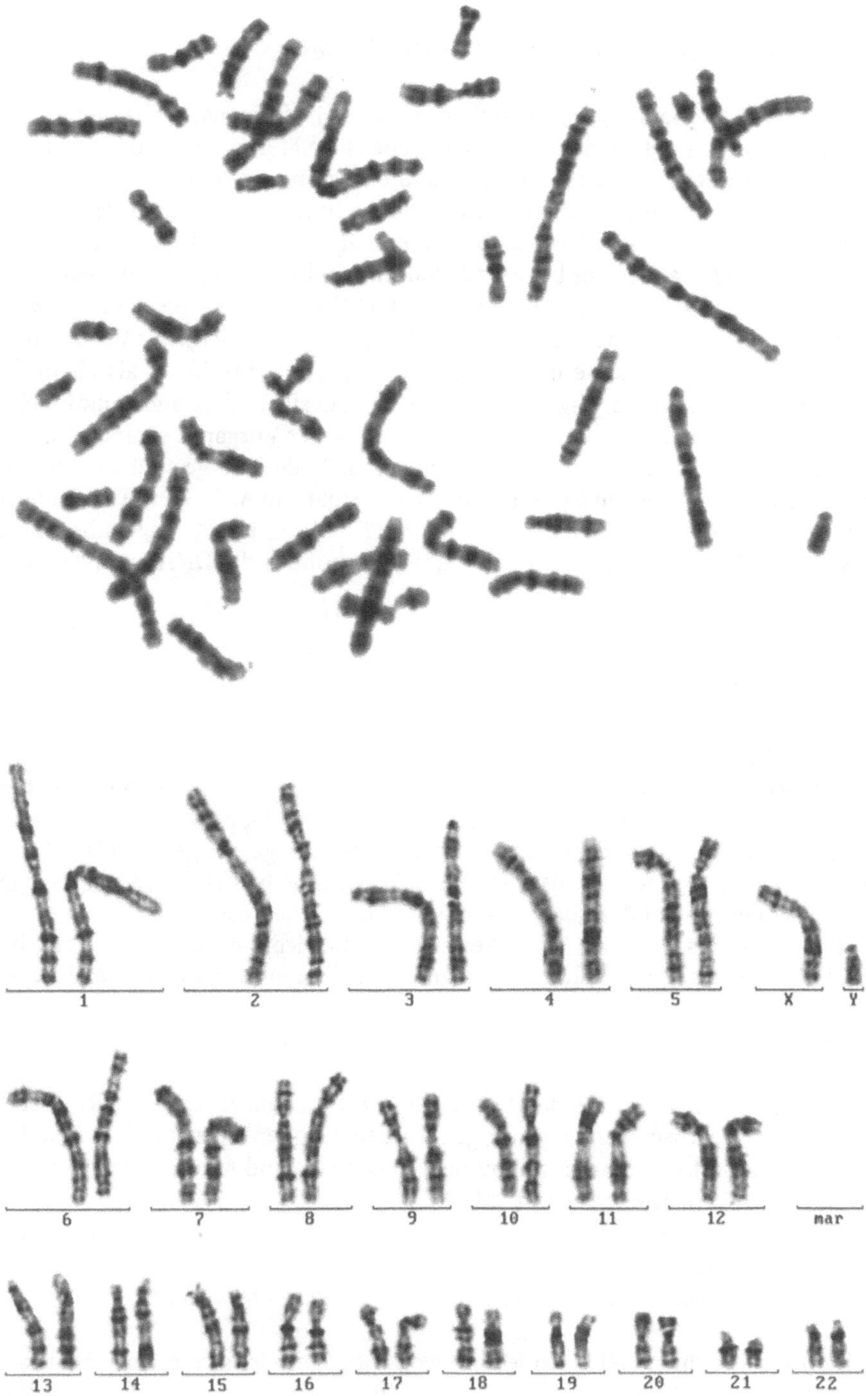


**Abb. 1.** Karyotyp. Normaler männlicher Chromosomensatz, 46XY

## 3 Genetische Tests auf DNA-Ebene. Direkter Gentest

Im Zuge der Übernahme gentechnischer Verfahren in die menschliche Genomanalyse gelang es vor gut 20 Jahren erstmals, genetische Merkmale auf der Ebene der Erbsubstanz DNA zu studieren. Damit konnte begonnen werden, den Beitrag, den Einzelgene bei der Entstehung von Krankheiten leisten, im Detail zu erforschen. Manchmal wird dieses Verfahren als *Genomanalyse* schlechthin bezeichnet, wiewohl man doch - anders als bei der Chromosomendiagnostik, bei der man in der Tat das gesamte menschliche Genom im Blickfeld haben kann - bei der DNA-Analytik nur einzelne Gene, ja sogar nur deren Bausteine untersucht. Die Verwendung des Begriffs Genomanalyse ist hier aber in dem Sinn zutreffend, als allein der molekulargenetische Zugang ein tiefgreifendes physikalisches und funktionelles Verständnis normaler und pathologischer genetischer Vorgänge ermöglicht.

Natürliche DNA ist ein Doppelstrangmolekül. Beide Stränge sind aus nur vier verschiedenen Bausteinen zusammengesetzt, die man mit A, C, G und T bezeichnet. Im Doppelstrang liegen sich immer A und T bzw. C und G gegenüber. Dem DNA-Wort TAGACT liegt das Wort ATCTGA gegenüber, das DNA-Doppelstrangmolekül sieht also so aus:

- TAGACT -<br>
- ATCTGA -

Molekulargenetische Tests beruhen auf der Sichtbarmachung kurzer Abschnitte dieser DNA-Sequenzinformation und machen sich dabei die Strangkomplementarität der DNA zunutze. Die zu testende natürlicherweise doppelsträngige DNA muß vorab immer in Wasser gelöst und dann in Einzelstränge „aufgeschmolzen" werden. Eine *DNA-Sonde* namens ATCTGA würde aus einem DNA-Einzelstranggemisch Sequenzen mit der Buchstabenfolge TAGACT herausfischen.

Eine Fülle verschiedener Techniken steht für die Sichtbarmachung spezifischer DNA-Doppelstrangmoleküle zur Verfügung, die allesamt Variationen des gleichen Prinzips darstellen:

- Bei der *DNA-Sequenzierung* (Abb. 2) werden die Bausteine einer bestimmten Sequenz der Reihe nach gelesen;
- mit der *Polymerase-Kettenreaktion, (polymerase chain reaction, PCR)* werden aus einer oder wenigen gleichartigen Ausgangssequenzen zyklisch soviele Kopien generiert, daß man sie mit bloßem Auge sehen und Abweichungen von der Norm direkt beurteilen kann (Abb. 3);
- und beim *Southern-Blot-Verfahren* wird ein Sequenzgemisch elektrophoretisch der Größe nach sortiert, bevor mit einer z.B. radioaktiv markierten Sonde eine spezifische Sequenz *autoradiografisch* sichtbar gemacht wird (Abb. 4).

Mit diesen Techniken läßt sich jede Abweichung eins Gens vom Normalzustand erfassen, ob es sich nun um Stückverluste *(Deletionen)*, Einschübe *(Insertionen)*, oder um den Austausch einzelner Bausteine handelt *(Punktmutationen)*. Man spricht von einem *direkten Gentest*, wenn die gefundene Veränderung die unmittelbare Ursache einer Krankheit ist.

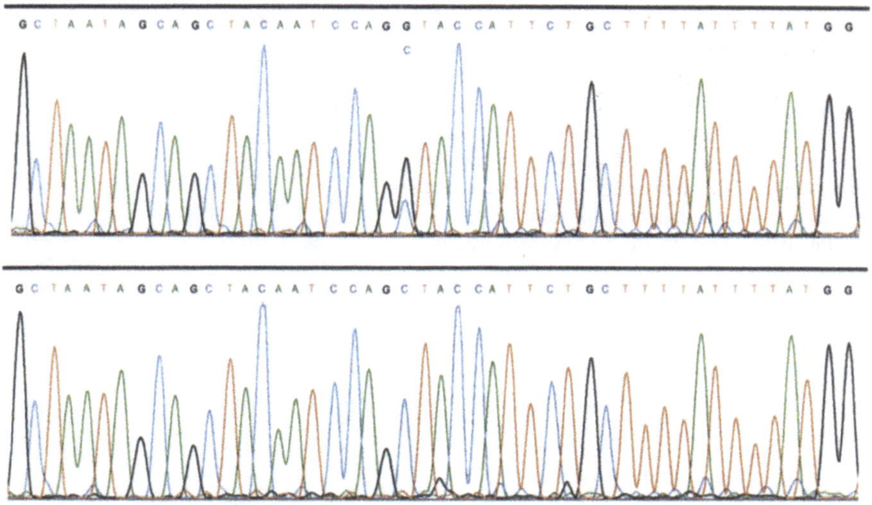

**Abb. 2.** DNA-Sequenzierung. Das untere Sequenzprofil entspricht einem Ausschnitt des normalen beta-Globin-Gens des menschen im homozygoten Zustand. Das obere Sequenzprofil zeigt Heterozygotie für die beta-Thalassämie-Mutation IVS2nt745CG

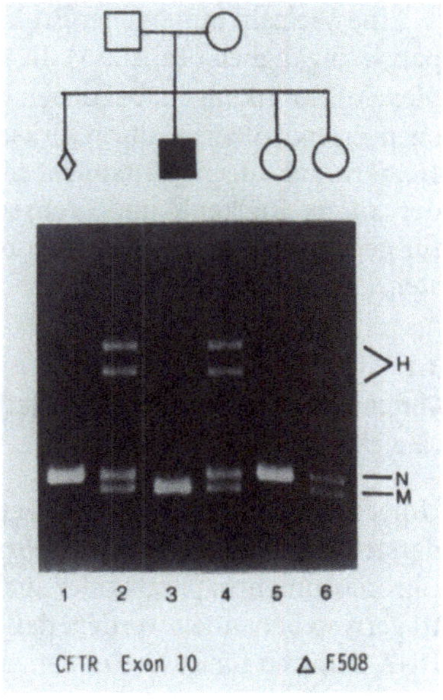


**Abb. 3.** Genotypisierung mit der Polymerase-Kettenreaktion. Genomische DNA von Mitgliedern dieser Familie wurde mit CFTR-Exon 10-spezifischen Primern amplifiziert und auf ein Agarose-Gel aufgetragen. Beim Vorliegen der zur CF (Mukoviszidose) führenden Mutation F508 (eine 3-Basenpaar-Deletion) wird ein 94 bp langes Produkt (M) generiert, während das normale Produkt (N) eine Länge von 97 bp aufweist (H = artefiziell entstandene Heterodimere). Vater (2), Mutter (4) und eine Tochter (6) sind heterozygot für die Deletion, der betroffene Sohn (3) ist homozygot für die Deletion. Die im Rahmen einer vorgeburtlichen Diagnostik analysierte fetale DNA (1) weist ebenso wie die der gesunden Tochter (5) Homozygotie für das Normalallel aus. Das erwartete Kind wird nicht von einer CF betroffen sein

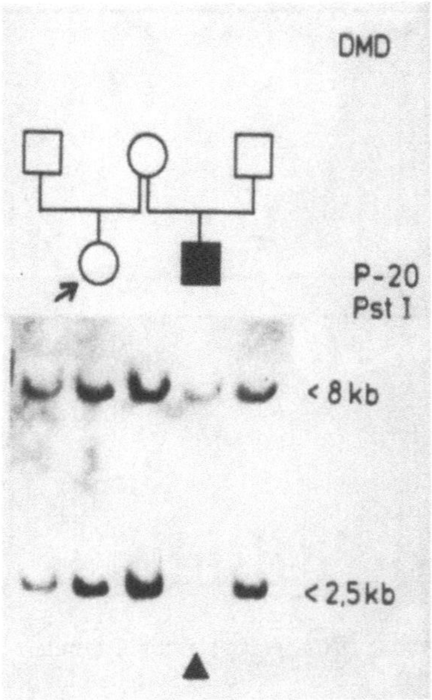


**Abb. 4.** Southern-Blot-Analyse. Nachweis einer Deletion im Dystrophin-Gen eines Patienten mit der X-chromosomal vererbbaren Duchenneschen Muskeldystrophie (DMD). Dem Patienten fehlt das 2.5 kb-PstI-Fragment, während das ebenfalls von der verwendeten Sonde erfaßte 8 kb-Fragment bei ihm vorhanden ist. Die Analyse der DNA von der Mutter und der um ihren möglichen Überträger-Status besorgten Halbschwester (Pfeil) gibt keinen Hinweis darauf, daß das 2.5 kb-Fragment bei ihnen in verminderter Dosis vorliegt; wahrscheinlich handelt es sich im vorliegenden Fall um eine Neumutation

Eine Vielzahl monogener Erbkrankheiten ist heute einer direkten Mutationsanalyse zugänglich (Tabelle 1). In zunehmendem Maße gilt dies auch für die komplexen Erkrankungen, bei denen genetische Veränderungen im Sinne einer erblichen Krankheitsdisposition wirksam werden (darunter Altersdemenzen, koronare Herzerkrankungen, Fettstoffwechselstörungen, angeborene Fehlbildungen (z.B. der „offene Rücken") und Krebserkrankungen). Schließlich stehen Gentests auch für gesunderhaltende Anlagen zur Verfügung, z.B. für die natürliche AIDS-Resistenz.

## 3.1 Chromosomenanalyse mit DNA-Methoden: „Molekulare Zytogenetik"

Unter molekularer Zytogenetik versteht man die Kombination aus Chromosomendarstellung und *molekularer Hybridisierung*. Das Grundprinzip besteht darin, daß Chromosomenpräparate oder auch ganze Zellkerne auf mikroskopischen Objektträgern so behandelt werden, daß die DNA-Doppelstränge aufschmelzen und die DNA dadurch für DNA-Sonden zugänglich wird. Auf diese Weise kann ermittelt werden, ob ein kleines Chromosomensegment, das in seiner Größe unterhalb der Schwelle des normalen lichtmikroskopischen Nachweises liegt, fehlt, vervielfacht oder umgelagert ist (Abb. 5). Abweichungen von der normalen Chromosomenzahl lassen sich mit dieser Methode auch an den Kernen von nicht teilungsaktiven Zellen nachweisen (Abb. 6). Während man früher diese Sonden radioaktiv markierte und die Hybridisierungssignale dann in einem meistens langwierigen und fehleranfälligen Verfahren nachweisen mußte, gelangen heute extrem intensiv

**Tabelle 1.** Häufige monogene Störungen (Auswahl)

| Störung | Häufigkeit | Erbgang | Stichworte zur Erkrankung |
|---|---|---|---|
| Alzheimersche Erkrankung (mehrere familiäre Formen) | 1:100 | a.-d. | Präsenile Demenz |
| Erblicher Brustkrebs | 1:200 w. | a.-d. | Brustkrebs, oft vor der Meno pause, z.T. auch Eierstockkrebs |
| Erblicher nicht-polypöser Dickdarmkrebs | 1:200 | a.-d. | Krebs des Dickdarms und anderer Organe |
| Thrombophilie (Faktor V-Mangel) | 1:200 | a.-d. | Venenthrombose, Thrombo- embolien |
| Familiäre Hypercholesterinämie | 1:500 | a.-d. | Atherosklerose, koronare Herzerkrankung |
| andere monogene Fettstoff- wechselstörungen zusammen | 1:100*) | a.-d. | Erhöhte Risiken für Athero- sklerose und koronare Herzerkrankung |
| Polyzystische Nierener- krankung (Erwachsenenform) | 1:1000 | a.-d. | Zystenbildung in Niere (und Leber), Nierenversagen im höheren Alter |
| Fragiles-X-Syndrom | 1:1250 m, 1:2000w | X-chr. | Geistige Retardierung |
| Antithrombin-Defizienz | 1:2000-1:5000 | a.-d. | Venenthrombosen |
| Taubheit, mehrere erbliche Formen | 1:2000 | a.-r., a.-d. | Hochgradige Schwerhörigkeit bis Taubheit |
| Zystinurie | 1:2000-1:7000 | a.-r. | Nierensteine |
| Erbliches Lungenemphysem (alpha-1 Antitrypsin-Mangel) | 1:2500-1:10000 | a.-r. | Lungenemphysem, Leber- zirrhose b. Kindern |
| Zystische Fibrose | 1:2500 | a.-r. | Bildung eines zähen Schleims in Lunge, Bauchspeicheldrüse u.a. Drüsen, Funktionsausfall dieser Organe |
| Muskeldystrophie Typ Duchenne | 1:3500 m | X-chr. | Muskelschwund |
| Neurofibromatose Typ 1 | 1:3500-1:10000 | a.-d. | Tumoren des Nervengewebes und der Haut |
| Hämochromatose | 1:5000 | a.-r. | Eisenablagerung in inneren Organen |
| Hämophilie A | 1:10000 m | X-chr. | Blutungsneigung |
| Marfan-Syndrom | 1:10000-1:20000 | a.-d. | Fehlentwicklung des Binde- gewebes |
| Chorea Huntington | 1:10000-1:12000 | a.-d. | Bewegungsstörungen, Persönlichkeitsabbau |

Die Angaben zu Häufigkeiten beziehen sich auf Bevölkerungen mitteleuropäischen Ursprungs; sie schwanken in der wissenschaftlichen Literatur z.T. erheblich.
*Nicht mitberücksichtigt wurde hier der Lipoprotein(a)-Polymorphismus
Alle in dieser Tabelle aufgeführten Krankheiten sind - zumindest jeweils in einem Teil der Fälle - einem direkten Gentest zugänglich.
a.-d. = autosomal-dominant; a.-r. = autosomal-rezessiv; X-chr. = X-chromosomal; m = männliche Personen; w = weibliche Personen

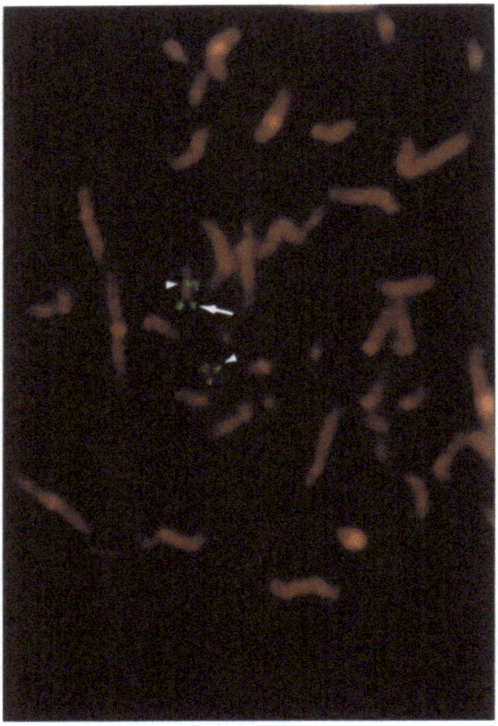

**Abb. 5.** Mikrodeletionsanalyse mit FISH. Das Miller-Dieker-Syndrom wird durch eine Deletion innerhalb des kurzen Arms des Chromosoms 17 (17p13.3) hervorgerufen. Während die 17q-spezifische Kontrollsonde nach Fluoreszenz-in-situ-Hybridisierung (FISH) beide Chromosomen detektiert (Pfeilköpfe), erkennt die Miller-Dieker-Region-spezifische Sonde nur das normale Chromosom des Patienten (Pfeil); das andere Chromosom weist die Deletion auf

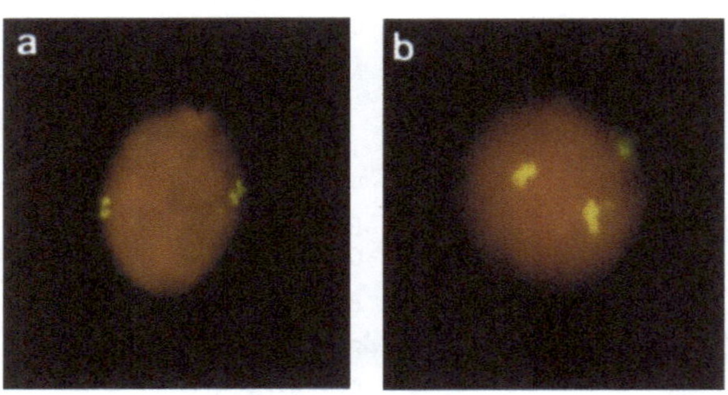


**Abb. 6.** Interphase-FISH. **a** Amnionzellkern eines Feten mit dem normalen Karyotyp 46,XX nach Fluoreszenz-in-situ-Hybridisierung (FISH) mit einer Chromosom 18-spezifischen Sonde. Es sind zwei Signale sichtbar. **b** Die Amnionzellkerne dieses Feten wiesen drei Signale mit der Chromosom 18-spezifischen Sonde auf; die Karyotypanalyse (47,XY,+18) bestätigte, daß es sich hier um eine Trisomie 18 handelte

fluoreszierende Farbstoffe zur Anwendung, die bereits nach wenigen Stunden eine klare Antwort geben (*FISH* – für *Fluorescenz In Situ Hybridisierung*).

## 3.2 Genetische Tests auf DNA-Ebene. Indirekter Gentest

Nur bei einem Teil der heute bekannten Erbkrankheiten ist es bisher möglich, die krankheitsverursachenden Erbgutveränderungen direkt zu analysieren; denn dies setzt voraus, daß das Gen molekular kloniert worden ist und in seinem Aufbau mindestens teilweise bekannt ist. Für eine Reihe von noch nicht aus dem Genom isolierten, krankheitsrelevanten Genen ist jedoch immerhin die ungefähre chromosomale Position bekannt, und diese Kenntnis kann man für ein etwas kompliziertes, in vielen Fällen aber sehr aussagekräftiges Verfahren nutzen: den indirekten Gentest, manchmal auch als *Kopplungsanalyse* bezeichnet. Hierbei macht man sich die Tatsache zunutze, daß über das ganze menschliche Genom hinweg verstreut Sequenzabschnitte liegen, in denen sich die beiden homologen Chromosomen eines Menschen unterscheiden können. Diese Sequenzunterschiede selbst sind in keiner Weise krankhaft, sie werden als *Polymorphismen* bezeichnet, und von Generation zu Generation weitervererbt. Polymorphismen können innerhalb oder außerhalb von Genen liegen, sie nehmen aber immer den gleichen chromosomalen Ort *(Locus)* ein. Wenn gezeigt worden ist, daß ein Polymorphismus nahe bei einem krankheitsverursachenden Gen lokalisiert ist, dann kann er von da ab als Krankheits-*Markierer* verwendet werden. Man sagt, das Krankheitsgen und der Markiererlocus sind miteinander gekoppelt.

Die Enge der Kopplung (genetischer Abstand) bemißt sich dabei nach der Häufigkeit, mit der Markiererlocus und Krankheitsgen bei den chromosomalen Austauschvorgängen in den Reifeteilungen der Keimzellen auseinandergerissen werden. Geschieht dies in nur einer von hundert Reifeteilungen, so sagt man, der genetische Abstand beträgt 1 cM (= 1 centi*Morgan*), und wenn jede 10. Reifeteilung in einer *Rekombinante* resultiert, so sind Gen und Markiererlocus 10 cM voneinander entfernt. Das Wissen über die Enge der Kopplung zwischen Markiererlocus und Krankheitsgen muß man sich vorab in ausgedehnten Familienstudien aneignen. Ein wesentliches Element dieser Vorphase ist schlichtes Ausprobieren: In Familien, in denen jeweils mehrere Mitglieder von einer erblichen Krankheit betroffen sind, werden so lange polymorphe Markierer nacheinander durchgetestet, bis man einen oder mehrere gefunden hat, die überzufällig oft mit der Krankheit gemeinsam weitergegeben werden.

Nehmen wir an (Abb. 7), man habe einen polymorphen Markierer M gefunden, der in den Varianten a,b,c und d in der Bevölkerung vorkommt. Wenn es sich um einen autosomalen Markierer handelt, dann können Individuen die Genotypen a|a, a|b, a|c, a|d, b|b, b|c, b|d, c|c, c|d und d|d aufweisen. In einer Familie F. kommt die autosomal-dominant erbliche Krankheit K vor, d.h. Personen, die die Anlage (k) für die Krankheit auf nur einem der beiden homologen Chromosomen tragen, werden krank, während Personen aus dieser Familie, die auf beiden Chromosomen die normale Ausführung (g) dieses Gens haben, von der Krankheit verschont bleiben. Der genetische Abstand zwischen M und dem Genort für K sei in umfangreichen Voruntersuchungen in zahlreichen anderen Familien mit 2 cM bestimmt

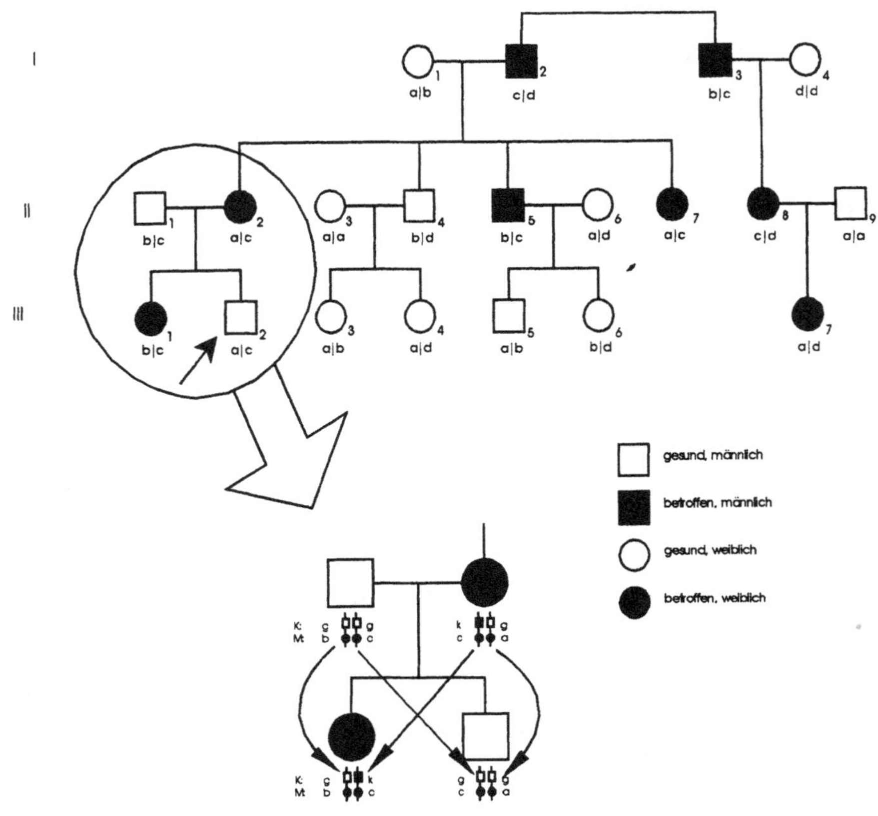


**Abb. 7.** Kopplungsanalyse. In einer Familie sind mehrere Personen von der autosomal-dominant vererbten Krankheit K betroffen; mit k ist das Allel am Krankheits-Genort (bezeichnet, welches krankmachend wirkt, mit g das gegenüber k rezessive Allel, das gesunderhaltend ist. Betroffene und gesunde Mitglieder der Familie wurden am Markierer-Locus, der mit dem Krankheitslocus eng gekoppelt ist, getestet; am Markier-Locus wurden die mit a, b, c und d bezeichneten Allele gefunden. Die Genotypen jeder Person am Markierer-Locus sind angegeben (aus: J. Schmidtke: Vererbung und Ererbtes, 1997)

worden. Es soll nun ermittelt werden, ob Individuum III,2 in Abbildung 7 Anlageträger für K ist oder nicht (hier könnte es sich z.B. um eine präklinische Untersuchung bei einer Krankheit mit Spätmanifestation handeln). Man erkennt, daß die Anlage k in dieser Familie fast immer gemeinsam mit dem Markierer c weitergegeben wurde. Nur bei III,7 ist das nicht der Fall; hier hat sich offenbar eine Rekombination zwischen M und dem Genort für K in der Reifeteilung der mütterlichen Eizelle ereignet, deren Befruchtung zu dieser Person geführt hat. Individuum III,2 hat von seiner betroffenen Mutter den Markierer a geerbt. Er ist also mit hoher Wahrscheinlichkeit nicht Anlageträger für K. Da die Häufigkeit einer Rekombination zwischen K und M im Mittel zwei Prozent beträgt, ist das Erkrankungsrisiko für III,2 von 50 Prozent auf zwei Prozent gefallen.

Die Kernfamilie des Fragestellers ist in Abbildung 7 noch einmal vergrößert dargestellt; die Chromosomen und die Wege ihrer Weitergabe sind hier eingezeichnet. Man beachte, daß II,1 auch Träger des Markierers c ist, aber nicht erkrankt ist. Der Markierer c ist ja selber nicht krankheitsverursachend; nur bei Personen, die mit betroffenen Familienmitgliedern eng verwandt sind, zeigt er u.U. die Anwesenheit der Krankheitsanlage an.

Der indirekte Gentest kann auch in Situationen zur Anwendung kommen, in denen zwar das ursächliche Krankheitsgen bekannt und isoliert ist, nicht jedoch die ursächliche Mutation des Einzelfalles. Dies kommt in der Praxis umso eher vor, je größer das krankheitsbedingende Gen ist. Manche menschliche Gene sind einschließlich ihrer Introns mehrere Megabasen lang (z.B. das Gen für das bei der Duchenneschen Muskeldystrophie veränderte „Dystrophin"), und pathogene Mutationen können auch außerhalb der eigentlich kodierenden Regionen liegen; solche Bereiche sind z.T. von ihrer Sequenz her noch gar nicht aufgeklärt. Voraussetzung für einen indirekten Gentest ist auch hier eine bezüglich der Markerpolymorphismen „informative" Familie.

## 4 Abstammungsuntersuchungen

Abstammungsuntersuchungen sind ein klassisches Aufgabengebiet der Humangenetik. Sie spielen vor allem beim Vaterschaftsgutachten eine Rolle, also dem Nachweis oder dem Ausschluß der Erzeugerschaft eines Mannes in bezug auf ein Kind (Abb. 8). Die Bedeutung eines solchen Nachweises im Unterhaltsrecht dürfte jedermann geläufig sein. Es gibt aber auch Situationen, in denen sich die Frage nach der Abstammung in einem medizinischen Zusammenhang stellt.

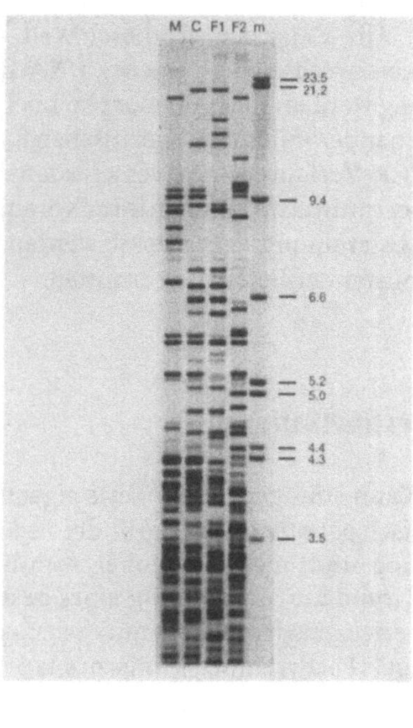


**Abb. 8.** DNA-Fingerprint. Ein genetischer Fingerabdruck von Mutter (M), Kind (C) und zwei möglichen Vätern des Kindes (F1 und F2). Der Vergleich der Banden zeigt, daß die Banden, die das Kind nicht von seiner Mutter ererbt haben kann , nur von F1 stammen können. Die Vaterschaft von F2 ist praktisch ausgeschlossen, die von F1 praktisch bewiesen (aus. J. Schmidtke: Multilocus DNA-Fingerprinting. In: A laboratory guide to DNA-Fingerprinting, Birkhäuser-Verlag, 1999)

Einige beispielhafte Situationen:

- Der Vater einer Person ist an einer erblichen Störung erkrankt, es herrschen aber Zweifel an der biologischen Vaterschaft.
- Im Rahmen einer indirekten Genanalyse einer erblichen Störung sind Zweifel an der Richtigkeit der Abstammungsverhältnisse aufgetreten, ohne deren Kenntnis die Analyse nicht möglich ist.
- Eine Frau erwartet ein Kind, ist sich aber unsicher, wer der Vater ist; sie möchte im Zuge einer ohnehin geplanten Pränataldiagnose aus Altersgründen Aufschluß auch über den wahren Vater bekommen.
- Eine Schwangerschaft könnte aus einer Vergewaltigung entstanden sein; es stellt sich die Frage nach einem Schwangerschaftsabbruch.
- Manchmal stellen Zweifel an der Elternschaft (z.B. der Verdacht einer Kindsvertauschung) ein so quälendes psychisches Problem dar, daß es selbst Krankheitswert bekommt.

Abstammungsuntersuchungen waren früher immer ein ausgesprochen aufwendiges Unterfangen. Um zu aussagekräftigen Ergebnissen zu gelangen, mußte man eine Vielzahl von Blutgruppen- und Enzympolymorphismen testen, da die meisten von ihnen für sich betrachtet nur ein geringes Maß an Verschiedenheit zwischen Menschen aufdecken konnte. Heute kann man Abstammungsuntersuchungen auf der Stufe der DNA selbst durchführen. Von den beiden möglichen Verfahren *DNA-profiling* (aufeinanderfolgend Untersuchung einzelner Loci) und *DNA-fingerprinting* (gleichzeitige Untersuchung vieler Loci) zeichnet sich letzteres durch eine besonders hohe Effizienz aus. Beim DNA-fingerprinting benutzt man eine oder mehrere DNA-Sonden, die an vielen hochpolymorphen Stellen des Genoms gleichzeitig binden; sie erzeugen nach Sichtbarmachung in einem mit dem *Southern-Blot* verwandten Verfahren ein den Strichcodes bei der Warenauszeichnung im Supermarkt ähnliches Muster.

Alle Menschen auf dieser Welt – eineiige Zwillinge ausgenommen – haben ein unverwechselbares eigenes DNA-fingerprint-Muster (Abb. 8). Beim DNA-profiling werden hochpolymorphe Loci des Genoms nicht gleichzeitig, sondern nacheinander mit Locus-spezifischen Sonden dargestellt, meist unter Verwendung des PCR-Verfahrens. Die verschiedenen Allele, die ein Mensch an den verschiedenen Loci aufweist, führen in ihrer Kombination zu einem individuenspezifischen Profil. Abstammungsverhältnisse werden durch den Vergleich der Profile bzw. Bandenmuster der Beteiligten ermittelt.

## 5 Testindikationen

Wann sind genetische Tests eigentlich „indiziert", ihre Anwendung also medizinisch geboten? Der Begriff der *Indikation* ist in der Medizin von zentraler Bedeutung und auch von hoher rechtlicher Relevanz. Indikation wird definiert als „Grund zur Anwendung eines bestimmten diagnostischen oder therapeutischen Verfahrens in einem Krankheitsfall, der seine Anwendung hinreichend rechtfertigt" (Pschyrembel, Klinisches Wörterbuch, 1994) oder als „Grund oder Umstand, eine bestimmte (ärztliche) Maßnahme durchzuführen, die nach Abschätzen des möglichen Nutzens und Risikos ... (für den Patienten) sinnvoll ist" (Roche-Lexikon Medizin, 1993). In der Medizin wird häufig noch nach „strenger" und „relativer" Indikation für eine Maßnahme abgestuft, wobei eine Maßnahme umso strenger indiziert ist, je mehr ihre Nichtanwendung dem Patienten schaden würde.

Eng mit dem Indikationsbegriff hängt das Aufklärungsgebot zusammen: Je weniger indiziert eine Maßnahme ist, umso ausführlicher muß über sie aufgeklärt werden, vor allem dann, wenn sie ihrerseits Risiken birgt. Ob und wie streng eine genetische Untersuchung indiziert ist, hängt von der Situation ab, in der sich der Fragesteller befindet.

Normalerweise werden in der Medizin Untersuchungen durchgeführt, wenn jemand bereits krank ist. Vorsorgeuntersuchungen können zwar erfolgen, bevor Krankheitssymptome subjektiv bemerkt worden sind, sie gelten aber auch dann bereits objektiv manifesten Symptomen (z.B. frühen Stadien einer Tumorerkrankung, erhöhte Blutfettspiegel, grenzwertige Blutdruckwerte). Natürlich gehören auch genetische Tests zur Absicherung (oder zum Ausschluß) der Diagnose einer manifesten genetisch bedingten Erkrankung, und da eine richtige Diagnose Voraussetzung für eine richtige Therapie ist, ist ein genetischer Test hier auch nahezu immer indiziert.

In der medizinischen Genetik steht jedoch häufig der voraussagende („prädiktive") Charakter genetischer Tests im Vordergrund. Betrachtet man die in Tabelle 2 aufgelisteten Testsituationen, so wird offensichtlich, daß es – mit Ausnahme der Situation „manifeste Erkrankung" – weder aus der Sicht des Arztes noch aus der der Testperson unmittelbar zwingende Gründe für die Durchführung von genetischen Tests gibt. Anders ausgedrückt: Die persönliche Abwägung des Für und Wider erhält ein viel größeres Gewicht. Das gilt sogar dann, wenn eine präklinische, also vor Ausbruch der Symptome gestelle Diagnose mit einem präventiven Nutzen verbunden sein kann. Die Abwägung von Rechtfertigung, Nutzen und Risiken ist bei den vorgeburtlichen Tests besonders komplex.

In die Abwägung des Für und Wider genetischer Tests geht ein, wie hoch überhaupt die Ausgangsrisiken sind, aufgrund derer man sich einem Test stellen könnte. Es wird kontrovers darüber diskutiert, ob man Menschen mit durchschnittlichen genetischen Risiken einem *genetischen Screening* (s.u.) unterziehen sollte, während man sich einig darüber zu sein scheint, daß bei *erhöhten* Risiken Tests grundsätzlich indiziert sind.

Ebenso wie sich Risiken der Höhe nach unterscheiden, können sie auch von verschiedenartiger inhaltlicher Bedeutung sein. Die Schwere einer Erkrankung, die Einbuße an Lebensqualität, das Ausmaß von Behandelbarkeit kann man oft nur umschreiben, nicht aber wirklich messen. Da aber Entscheidungen immer aufgrund einer Kombination von Eintrittserwartung und Schadenshöhe getroffen werden müssen, bedarf es bei der Entscheidungsfindung bezüglich genetischer Tests oft einer Verquickung aus objektiv meßbaren und nicht oder nur schwer meßbaren Gesichtspunkten.

Entscheidungen für oder gegen einen Test (nichts zu tun, ist auch eine Entscheidung!) hängen mit dem persönlichen Schema von Verlust und Gewinn zusammen, und insbesondere dann, wenn es um immaterielle Gewinne und Verluste geht, unterscheiden sich verschiedene Menschen ganz erheblich voneinander. Dazu kommt, daß sich Menschen in bezug auf wertbesetzte Entscheidungen im allgemeinen den Normen anpassen, die in den für eine bestimmte Fragestellung für sie wichtigen sozialen Strukturen gelten: z.B. Familie, Freundeskreis und Konfession.

Zwei Testsituationen bedürfen einer gesonderten Betrachtung: die vorgeburtliche Feststellung des kindlichen Geschlechts und die vorgeburtliche Feststellung der Vaterschaft. Beide Testsituationen können in einem medizinischen Kontext aufkommen: Es kann eine geschlechtsgebundene Erkrankung befürchtet werden, oder einer von mehreren in Frage kommenden Vätern ist selbst von einer erblichen Erkrankung betroffen, und in beiden Situationen mag es (noch) keinen krankheitsspezifischen Test geben. Kontrovers diskutiert werden solche Tests dann, wenn ein solcher medizinischer Zusammenhang nicht gegeben ist. Unter den Medizinischen Genetikern in Deutschland wird wahrscheinlich mehrheitlich die Meinung vertreten, daß ein vorgeburtlicher Eingriff eigens zu einem nicht medizinisch begründbaren Zweck wegen des damit verbundenen Risikos abzulehnen ist und ein Schwangerschaftsabbruch allein wegen des unerwünschten kindlichen Geschlechts oder einer unerwünschten Vaterschaft nicht vertreten werden kann. Außerhalb der medizinisch-genetischen Profession gibt es auch in Deutschland sicher durchaus andere Auffassungen.

Genetische Tests sollten immer in eine *genetische Beratung* eingebettet sein; nur so können die Voraussetzungen für eine wirklich persönlich getroffene und verantwortbare Entscheidung für oder gegen genetische Tests geschaffen werden. Genetische Beratungen sind in der Regel außerordentlich zeitaufwendig, und sie können nur von speziell ausgebildeten Ärzten durchgeführt werden. Den meisten genetischen Screeningprogrammen (auf der Ebene der Gesamtbevölkerung) ist allein schon deswegen mit Skepsis zu begegnen, weil eine genetische Beratung in adäquatem Umfang gar nicht gewährleistet werden kann. Eine Ausnahme mögen Screening-Programme darstellen, bei denen ein echter präventiver Nutzen für den einzelnen so offensichtlich ist, daß ein Verzicht auf ein Screening ethisch selbst unter suboptimalen Aufklärungsbedingungen nicht zu rechtfertigen ist. Als Beispiel sei hier die Hämochromatose genannt, eine recht häufige, mit einer Eisenüberladung des Organismus einhergehende Erkrankung, die unbehandelt zu irreversiblen Organschäden bis hin zur Leberzirrhose führt (Verkürzung der Lebenserwartung im Mittel 14 Jahre); die denkbar einfache, aber hochwirksame prophylaktische Therapie besteht in regelmäßigen Aderlässen.

## 5.1
## Genetische Tests bei Kindern

Unter welchen Voraussetzungen soll oder darf man genetische Tests an Kindern durchführen, und wer trifft die Entscheidungen? Umfragen unter Ärzten haben ergeben, daß bezüglich dieser häufig ethische Dilemmata aufwerfenden Fragen große Uneinigkeit besteht. Generell zeigt sich, daß Kinderärzte ungleich viel eher bereit sind, genetische Tests an Kindern durchzuführen, als Humangenetiker, und zwar auch dann, wenn dem Kind aus dem Test kein unmittelbarer Gewinn erwächst. An wen sollen sich unschlüssige Eltern dann halten?

Zunächst gilt es festzuhalten, daß das Entscheidungsrecht in erster Linie bei den Eltern liegt. Dies ergibt sich aber nicht etwa daraus, daß Eltern *Rechte an* ihren

Kindern haben, sondern vielmehr daraus, daß sie *Verantwortung für* sie tragen. Eltern sind also verpflichtet, im besten Interesse ihrer Kinder zu handeln und nicht etwa im eigenen. Insofern Eltern fachlichen Rats bedürfen, um zu erkennen, worin das beste Interesse eines Kindes denn liegt, sind auch Ärzte an der Entscheidungsfindung beteiligt. Ärzte können, wenn es im vitalen Interesse des Kindes liegt, elterliche Entscheidungen notfalls sogar mißachten; und natürlich werden Kinder, je älter sie sind, in der Regel auch einsichtiger und müssen an Entscheidungsfindungen beteiligt werden. Unter familiendynamischen Gesichtspunkten sind allerdings elterliche und kindliche Interessen oft nicht klar voneinander abgrenzbar; ein Test, der primär angewandt wird, um elterliche Sorge zu beseitigen, kann sekundär auch dem Kind zugute kommen.

Wann sind also genetische Tests bei Kindern indiziert? Unstrittig dürften Tests sein, aufgrund derer Krankheiten behandelbar oder verhinderbar werden. Hierzu zählen der Guthrie-Test auf Phenylketonurie, Tests auf Fettstoffwechselstörungen und Untersuchungen auf Anlageträgerschaft für manche kindlichen Krebserkrankungen, Störungen also, die durch Diät, Medikamente oder engmaschige Vorsorgeuntersuchungen gebannt werden können. Schwieriger wird es schon bei Krankheiten, die zwar regelmäßig in der Kindheit beginnen, deren Ausbruch aber nicht verhindert werden kann und für die es keine wirksame Therapie gibt. Ein positives Testergebnis, erhalten Jahre vor Krankheitsausbruch, würde der Familie die relative Unbeschwertheit nehmen, die sie hätte, wenn nie ein Test vorgenommen worden wäre. Andererseits könnte eine frühe Diagnose dazu beitragen, sich seelisch und im praktischen Alltag eher auf eine ohnehin unvermeidbare Krankheit einzustellen; Entscheidungen über die weitere Familienplanung können getroffen werden, bevor vielleicht weitere Kinder mit der Krankheitsanlage zur Welt gekommen sind.

Die meisten Humangenetiker teilen die Auffassung, daß man Kinder nicht auf Anlagen für Krankheiten testen dürfe, die so gut wie sicher erst im Erwachsenenalter ausbrechen, zumal dann, wenn keine oder keine sehr wirksamen Behandlungsmöglichkeiten existieren (z.B. Chorea Huntington oder Morbus Alzheimer). So sind 86 Prozent der deutschen Humangenetiker der Meinung, ein fünfjähriges Kind solle man nicht auf Anlage für die Chorea Huntington testen. Ein Grund für die Ablehnung eines solchen Tests besteht darin, daß man dem Kind die Möglichkeit nimmt, später selbst autonom zu entscheiden, denn kein anderer als die Testperson selbst hat einen primären Anspruch auf eine derartige Information.

Testmöglichkeiten bestehen auch für Krankheitsanlagen, die sich nicht beim Getesteten selbst, sondern erst bei dessen Nachkommen manifestieren könnten, also insbesondere die rezessiv vererbten Störungen und die balancierten Chromosomenveränderungen. Auch hier würden Autonomie und Vertraulichkeit verletzt; das Kind soll später selbst entscheiden können, ob es seinen Anlageträgerstatus kennen will - er könnte Partnerwahl und die Realisierung von Kinderwunsch beeinflussen. Darüber hinaus ist es möglich, daß derartige Information von unmittelbarem negativem Einfluß auf das Selbstwertgefühl und die Eltern-Kind-Beziehung ist.

## 6
## Die Sonderstellung genetischer Information in der Medizin

Genetische Tests legen genetische Information offen, die medizinisch relevant sein können. Damit stellen sie zwar nur eine spezielle Form medizinischer Informationsgewinnung dar; in der Summe ihrer Besonderheiten haben sie jedoch eine Sonderstellung in der Medizin.

Genetische Information
- behält ihre Voraussagekraft über lange Zeiträume
- ist von großer Bedeutung für alle reproduktiven Entscheidungen
- stellt Verbindung zu Rasse und Ethnizität her und birgt damit das Potential, für soziale Diskriminierung mißbraucht zu werden
- hat Implikationen über das getestete Individuum hinaus, insofern sie genetische Risiken für Verwandte dieser Person aufdecken kann
- ist oft mit prognostischer Unsicherheit behaftet, weil die Erkennung einer Anlageträgerschaft als solche meist weder den individuellen Verlauf einer Krankheit noch deren sicheren Eintritt vorhersagt
- kann damit zu erheblicher psychischer Verunsicherung führen
- kann einen Vorwand für soziale Stigmatisierung schaffen (Arbeitsplatz, Versicherungswesen, Heiratsmarkt).

Die Humangenetik hat versucht, aus ihrer Geschichte zu lernen. Die Entwicklung genetischer Testverfahren ist zwar unverzichtbarer Bestandteil eines kausalen Krankheitsverständnis und ihre Anwendung ein ebenso unverzichtbares Element moderner medizinischer Diagnostik, genetische Tests – insbesondere solche mit prädiktivem Charakter – dürfen jedoch nicht ausschließlich in einem medizinischen Kontext im engeren Sinn betrachtet werden. Sie sind verantwortbar nur in einem medizinisch-ethischen Rahmen, der den Prinzipien Respekt vor Würde und Selbstbestimmung des Einzelnen („informierte Selbstbestimmung"), Schutz der Privatsphäre, Vertraulichkeit und Zugangsgerechtigkeit zu medizinisch-genetischen Leistungen auch in der Praxis das ihnen gebührende Gewicht verleiht.

## Literatur

Krawczak M, Schmidtke J (1998) DNA Fingerprinting, 2. Aufl.. Bios Publ., Oxford

Molekulargenetische Diagnostik in Deutschland und den Nachbarländern. Liste des Berufsverbandes Medizinische Genetik e.V. (1998) Medizinische Genetik 10, 581–612. (Diese Liste aller dem Berufsverband Medizinische Genetik angeschlossenen molekulargenetischen Labors einschließlich ihrer Diagnosespektren erscheint jährlich neu.)

OMIM (Online Mendelian Inheritance in Man) http://www.ncbi.nlm.nih.gov/Omim

Schmidtke J (1997) Vererbung und Ererbtes. Ein humangenetischer Ratgeber. Rowohlt, Hamburg

Strachan T, Read A (1998) Human Molecular Genetics, 2. Aufl., Bios Publ., Oxford

# KAPITEL 16

# Molekularzytogenetische Tumordiagnostik

H. Zankl

## 1 Die Entwicklung der Humanzytogenetik

Die Humanzytogenetik befaßt sich mit der Erforschung des menschlichen Chromosomensatzes. Sie hat sich als eigenständige Forschungsrichtung innerhalb der Humangenetik erst relativ spät etabliert. Dafür waren vor allem methodische Schwierigkeiten verantwortlich, die erst in den fünfziger Jahren unseres Jahrhunderts überwunden wurden. Im Jahr 1956 gelang es erstmals den menschlichen Chromosomensatz so gut darzustellen, daß die Zahl der Chromosomen eindeutig bestimmt werden konnte. Dabei zeigte sich, daß der Mensch nur 46 Chromosomen hat. Bis dahin war vermutet worden, daß er gemeinsam mit den Menschenaffen 48 Chromosomen besitzt [1].

Die Methoden der Chromosomendarstellung wurden in den folgenden Jahren deutlich verbessert, so daß schon bald die wichtigsten numerischen Chromosomenaberrationen (z.B. Trisomie 13, 18, 21) sicher diagnostiziert werden konnten (2). Viele strukturelle Chromosomenaberrationen blieben jedoch noch lange unerkannt, weil Veränderungen innerhalb eines Chromosoms nur dann nachgewiesen werden konnten, wenn die Länge des Chromosoms oder die Lage des Zentromers deutlich verändert war. Erst mit der Entwicklung spezieller Färbetechniken zu Beginn der 70er Jahre konnten charakteristische Bandenmuster in jedem Chromosom sichtbar gemacht werden, die es ermöglichten auch kleinere strukturelle Umbauten in den Chromosomen zu erkennen [3].

Einen weiteren großen Aufschwung erlebte die Zytogenetik in den 80er Jahren durch die Fluoreszenz in situ Hybridisierung (FISH) mit spezifischen DNA-Sonden [4]. Einzelheiten hierzu sind dem Abschnitt 6 zu entnehmen. Zur Zeit wird die Entwicklung vor allem durch die sog.„Multicolor-FISH" bestimmt. Darunter versteht man den gleichzeitigen Einsatz mehrerer DNA-Sonden, die mit verschiedenen Fluoreszenzfarben markiert sind [5]. Auch die Comparative Genom Hybridisierung (CGH) spielt eine immer wichtigere Rolle [6]. Diese Methoden sind im Abschnitt 7 näher beschrieben. Die enormen methodischen Fortschritte durch Einbeziehung molekularbiologischer Techniken haben vor allem auch in der Tumorzytogenetik zu vielen neuen Erkenntnissen geführt und ermöglichen zunehmend ihren Einsatz in der Routinediagnostik.

## 2 Die zytogenetische Nomenklatur

Die grundlegende Nomenklatur für den menschlichen Chromosomensatz wurde bereits 1960 auf einer internationalen Konferenz festgelegt und seitdem entsprechend den methodischen Fortschritten weiterentwickelt. Die letzte Anpassung erfolgte 1995 und wurde als „International System for Human Cytogenetic Nomenclature" (ISCN) veröffentlicht [7].

Als wichtigste Merkmale für die Erfassung eines Karyotyps dienen zunächst die Chromosomenzahl und die Konstellation der Geschlechtschromosomen sowie die Chromosomenlänge und die Lage des Zentromers. Die Autosomen werden von 1-22 nach abnehmender Länge durchnumeriert, die Geschlechtschromosomen werden mit X und Y bezeichnet. Innerhalb eines Chromosoms gilt für den kurzen Arm die Bezeichnung „p" und für den langen Arm „q". In diesen Armen werden anhand von typischen Bänderungen Regionen unterschieden und vom Zentromer ausgehend mit Ziffern gekennzeichnet. In diesen Regionen auftretende Einzelbanden werden ebenfalls mit Zahlen versehen (siehe Abb.1). Das System ist zunächst für Metaphase-Chromosomen entwickelt worden, die bereits relativ stark kondensiert und damit verkürzt sind. Bei der Darstellung der wesentlich längeren Prometaphase-Chromosomen zeigt sich, daß viele Banden aus weiteren Subbanden bestehen. Diese meist nur schwach erkennbaren Untergliederungen werden ebenfalls durchnumeriert, wobei die Zahlen durch einen Punkt von den anderen getrennt werden. Beispielsweise enthält die Angabe „1p31.2" folgende Informationen: „1" steht für Chromosom 1; „p" bezeichnet den kurzen Arm; „3" gibt die Region an; „1" bezeichnet die Bande und „2" die Subbande. Falls die Subbanden noch stärker untergliedert werden können, werden weitere Zahlen hinzugefügt, also z. B. 1p31.22.

Um strukturelle Veränderungen an Chromosomen bezeichnen zu können, sind verschiedene Buchstaben als Abkürzungen eingeführt worden. Eine Translokation, bei der zwischen zwei Chromosomen Stücke ausgetauscht sind, wird z.B. mit „t" abgekürzt. Dahinter werden die beteiligten Chromosomen sowie die betroffenen Regionen und Banden in Klammern angefügt. Die Karyotypformel 46,XX t(9;22)(q34;q11) gibt beispielsweise an, daß eine normale Chromosomenzahl (46) und ein weibliches Geschlecht (XX) vorliegt. Die Translokation betrifft die Chromosomen 9 und 22, wobei die Bruchpunkte in Chromosom 9 in der Bande q43 und im Chromosom 22 in der Bande q11 lokalisiert sind (Abb. 2).

Ein „+" oder „-" hinter der Angabe eines Chromosomenarmes bezeichnet eine Verlängerung bzw. Verkürzung dieser Region. Demnach bedeutet 5p-, daß an Chromosom 5 der kurze Arm verkürzt (deletiert) ist. Wenn diese Deletion genauer identifiziert werden kann, ist z.B. folgende Angabe zu machen: del(5)(p13). Daraus läßt sich ersehen, daß die Deletion in der Bande p 13 erfolgt ist.

**Abb. 1.** Schematische Darstellung des haploiden menschlichen Chromosomensatzes mit Giemsa-Bänderungsmuster (nach Heim 11)

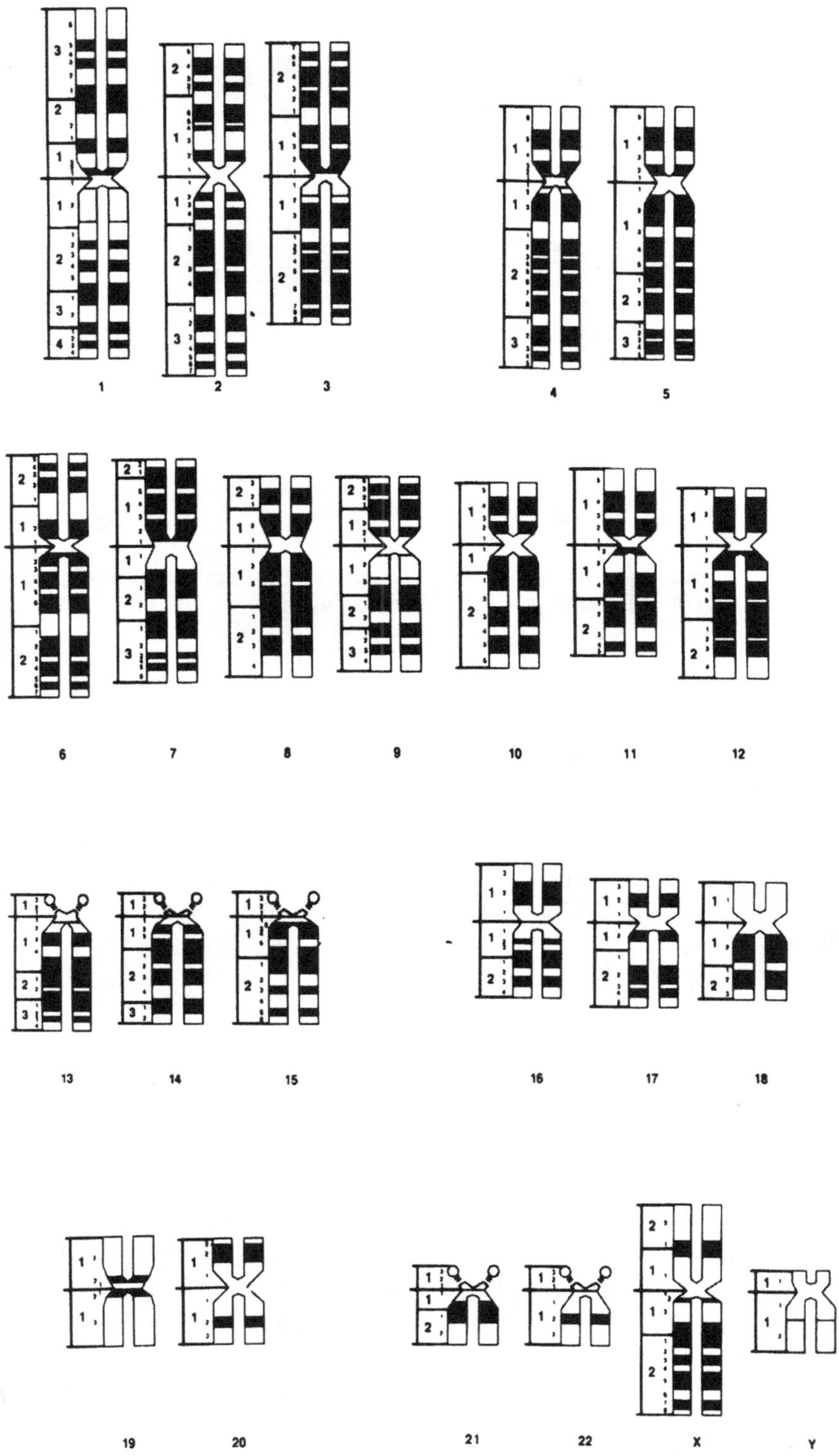
1
2
3
4
5
6
7
8
9
10
11
12
13
14
15
16
17
18
19
20
21
22
X
Y

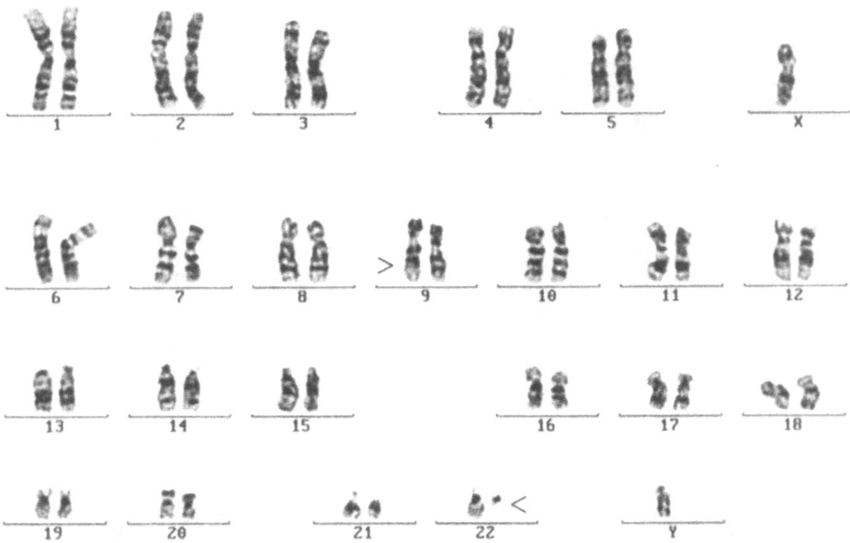


**Abb. 2.** Giemsa-gebänderter diploider Karyotyp mit typischer 9/22-Translokation bei CML: 46,XY t(9;22)(q34;q11) (Die Pfeile weisen auf die Bruchstellen hin)

Falls einzelne Chromosomen fehlen oder überzählig vorhanden sind, wird ein „-" oder „+" vor die entsprechende Chromosomenzahl gesetzt. Dabei muß auch die Angabe der Chromosomengesamtzahl entsprechend geändert werden. Beispielsweise wird ein männlicher Karyotyp mit überzähligem Chromosom 21 wie folgt bezeichnet: 47,XY,+21.

Da es nicht möglich ist, hier die ganze cytogenetische Nomenklatur darzustellen, muß für spezielle Fragestellungen auf die bereits erwähnte ISCN-Broschüre verwiesen werden [7].

## 3 Krebsfördernde Gene

In jedem Organismus sind zahlreiche Gene vorhanden, die das Zellwachstum steuern. Viele davon sind vor allem während der Embryogenese aktiv. Sie sorgen z.B. dafür, daß während der Entwicklung jeweils zum richtigen Zeitpunkt bestimmte Zelltypen sich stark vermehren und ein Organ bilden. Danach müssen diese Gene aber mehr oder minder vollständig inaktiviert werden, damit ein geordnetes Wachstum des Organismus möglich ist. Zum Teil muß auch überschüssiges Gewebe wieder abgebaut werden, um komplexe Strukturen (z.B. die Finger der Hand) entstehen zu lassen. Dafür sind Gene notwendig, die das Zellwachstum hemmen und zum Teil auch einen streng kontrollierten Zelltod (sog. Apoptose) auslösen.

Viele Gene, die an der Steuerung der Zellproliferation beteiligt sind, können im mutierten Zustand zur Krebsentstehung beitragen.

Man unterscheidet heute drei Gruppen von Tumorgenen [8]

- Onkogene
- Tumorsuppressorgene
- Mutatorgene

## 3.1 Onkogene

Als Onkogene bezeichnet man Gene, die auf die Zellvermehrung so stark aktivierend einwirken, daß ein Tumor entstehen kann. Solange diese Gene nicht mutiert sind, sondern ihre normale Funktion zur richtigen Zeit ausüben, nennt man sie Protoonkogene.

Viele dieser Protoonkogene ähneln Virusgenen und man vermutet, daß sie irgendwann während der Evolution durch eine Infektion in die Keimzellen von Tieren gelangt sind. Sie wurden ins Genom integriert und übernahmen wahrscheinlich wichtige Steuerungsfunktionen für die Zellproliferation, weshalb sie bis heute erhalten geblieben sind. Viren können solche Gene auch wieder in sich aufnehmen und auf andere Organismen übertragen [9].

Man kennt inzwischen weit über 50 verschiedene Protoonkogene, die durch Mutationen zu Onkogenen werden können. Diese Mutationen entstehen auf sehr verschiedene Weise: Durch ionisierende Strahlen oder chemische Mutagene können Punktmutationen auftreten, die eine Veränderung der Basensequenz im DNA-Strang hervorrufen. Auch die Integration von Virus-DNA kann Protoonkogene aktivieren. Die Protoonkogene können sich aber auch vervielfachen und zu sogenannten Genamplifikationen führen. Dabei kann das Protoonkogen mehr als tausendfach auftreten. Diese Amplifikationen sind oft im Chromosomensatz als sogenannte Double Minutes (D.M.) oder als Homogeneously Staining Regions (HSR) zu erkennen. Während die D.M. als zahlreiche kleine Chromatinpartikel in Erscheinung treten, sind die HSR-Regionen als große homogen angefärbte Zusatzregionen in einzelnen Chromosomen nachweisbar (siehe Abb. 3). Durch die enorme Vermehrung der Gen-Kopienzahl kann das zugehörige Protein in sehr viel größeren Mengen produziert werden. Das ermöglicht auch ohne Veränderung des Einzelgens eine verstärkte Aktivierung der Zellproliferation. Vor allem das myc-Protoonkogen scheint besonders oft von Amplifikationen betroffen zu sein. Insbesondere bei Neuroblastomen, aber auch bei Lungenkarzinomen und vereinzelt bei Leukämien werden MYC-Amplifikationen beobachtet [9, 10].

Die Umwandlung von Protoonkogenen in Onkogene erfolgt vielfach auch durch chromosomale Umbauten (z.B. Translokationen). Ein typisches Beispiel dafür ist die 9/22-Translokation, die bei der chronisch myeloischen Leukämie zur Entstehung des Philadelphia-Chromosoms führt (siehe auch Abb. 2). Bei dieser Translokation wird ein relativ großes Stück des Chromosoms 22 auf das Chromosom 9 übertragen. Im Austausch gelangt eine recht kleine Region des Chromosoms 9 in das Chromosom 22. In dieser Region ist das abl-Protoonkogen lokalisiert, das durch die Translokation in Chromosom 22 integriert wird. Dort verbindet sich das ABL-Protoonkogen mit dem BCR-Gen, wodurch ein Hybridgen entsteht. Dadurch wird ein Hybridprotein (Tyrosinkinase) gebildet, das die Proliferation eines be-

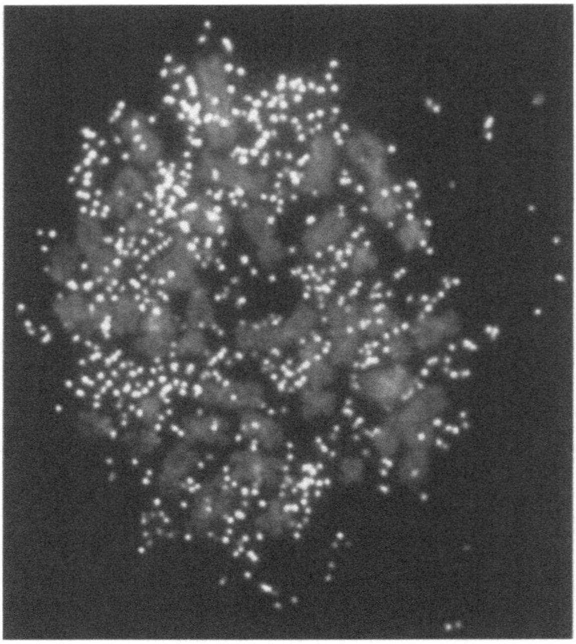

**Abb. 3.** Metaphase aus dem Knochenmark einer Patientin mit AML. Die zahlreichen Double Minutes (D.M.) sind mit einer FISH-Sonde für das c-MYC-Gen markiert. (aus Bruckert et al. 36)

stimmten Zelltyps im Knochenmark verstärkt, so daß sich ein leukämischer Zellklon entwickelt [11].

Es gibt noch zahlreiche andere Beispiele für Protoonkogene im menschlichen Genom, die durch strukturelle Chromosomenveränderungen aktiviert werden. Sie können hier nicht alle im Detail besprochen werden und deshalb sind die wichtigsten in Tabelle 1 zusammengefaßt.

## 3.2 Tumorsuppressorgene

Für eine geordnete Zellvermehrung sind nicht nur Gene wichtig, die durch mitoseauslösende Signale (z.B. Wachstumsfaktoren) die Proliferation bestimmter Zelltypen anregen. Ebenso notwendig sind Gene, die dafür sorgen, daß das Wachstum zur richtigen Zeit auch wieder beendet wird. Auch von diesem Gentyp sind inzwischen im menschlichen Genom zahlreiche Vertreter bekannt. Solche wachstumshemmenden Gene können bei der Krebsentstehung ebenfalls eine sehr wichtige Rolle spielen. Wenn sie durch Mutationen deletiert oder inaktiviert werden, erlangen manche Zelltypen eine dauerhafte Teilungsfähigkeit und können dadurch zu Tumorzellen werden. Man nennt die wachstumshemmenden Gene deshalb auch Tumorsuppressorgene oder Antionkogene [9].

Die ersten Hinweise auf die Existenz von Tumorsuppressorgenen ergaben sich Anfang der 70er Jahre durch Fusionsexperimente mit Zellen die normale bzw. tumorigene Eigenschaften hatten. Dabei zeigte sich, daß die Krebszellen ihre Fähigkeit zur ungehemmten Vermehrung verloren, wenn eine Verschmelzung der

**Tabelle 1.** Tumorerkrankungen mit typischen Chromosomenanomalien bzw. Gendefekten [8, 11, 54, 55, 56, 57]

**A Leukämien, Lymphome und ähnliche Erkrankungen**

| Erkrankung | Chromosomenaberration | involvierte Gene |
|---|---|---|
| Chronisch myeloische Leukämie (CML)<br>Akute myeloblastische Leukämie Typ M1 und M2 | t(9;22)(q34;q11) | BCR, ABL |
| Akute myeloblastische Leukämie Typ M3, M3v | t(15;17)(q22;q11-21) | PML, RARA |
| Akute myeloblastische Leukämie Typ M4eo | inv(16)(p13q22)<br>t(16;16)(p13;q22) | MYH11, CBFB |
| Akute myeloblastische Leukämie Typ M5 | t(9;11)(p21;q23) | AF9, MLL |
| Sekundäre akute myeloblastische Leukämie (sAML)<br>Myelodysplasien<br>Chronische myeloproliferative Erkrankungen | -5/del(5q)<br>-7/del(7q) | |
| Akute lymphoblastische Leukämie Typ L1 (Pre-B-ALL) | t(1;19)(q23;p13) | PBX1, E2A |
| Akute lymphoblastische Leukämie Typ L1 und L2 (Early B-Precursor ALL) | t(4;11)(q21;q23) | AF4, MLL |
| Akute lymphoblastische Leukämie Typ L1 und L2 (Common ALL) | del(6q)<br>del(12p) | |
| Akute lymphoblastische Leukämie Typ L3 (Burkitt-like ALL) | t(8;14)(q24;q32) | MYC, JGH |
| Chronische B-Zell-Leukämie | del(13)(q14) | |
| Chronische T-Zell-Leukämie | inv(14)q11q32<br>del/t(14)(q11) | |
| weitere lymphoproliferative Erkrankungen | del(6q)/14q+ | |
| B-Zell-Lymphome | t(14;18)(q32;q21)<br>t(11;14)(q13;q32)<br>t(8;14)(q24;q32) | JGH, BCL2<br>BCL1, JGH<br>MYC, JGH |
| T-Zell-Lymphome | inv(14)(q11;q32)<br>t(14;14)(q11;q32)<br>t(2;5)(p23;q35) | TCRα, TCL-1<br><br>ALK, NPM |

Tabelle 1. *(Fortsetzung)*

**B Solide Tumoren**

| Erkrankung | Chromosomenaberration | involvierte Gene |
|---|---|---|
| *Karzinome* | | |
| Lunge | del(3p) | |
| Niere | del(3p)/der(3p) | |
| Harnblase | del(11p) | |
| Brust | 1q+ | |
| Eierstock | 6p- | |
| Speicheldrüse | del(6q) | |
| *Sarkome* | | |
| Liposarkom | t(12;16)(q13;p11) | |
| Synovialsarkom | t(X;18)(p11;q11) | |
| Rhabdomyosarkom | t(2;13)(q35;q14) | |
| Dermatofibrosarkom | +r(17;22) | |
| Chondrosarkom | t(9;22)(q22;q12) | |
| Osteosarkom | +r(12) | |
| Klarzelliges Sarkom | t(12;22)(q13;q12) | |
| Ewing Sarkom | t(11;22)(q24;q12) | |
| *Sonstige* | | |
| Hepatoblastom | del(11)(p13) | |
| Hodentumoren | i(12p) | |
| Medulloblastom | i(17q) | |
| Neuroblastom | del(1p) | |
| Menigeom | -22 | |
| Neurinom | -22 | |

**C Vererbbare Turmorerkrankungen**

| Erkrankung | Chromosomenaberration | involvierte Gene |
|---|---|---|
| Basalkarzinom (Gorlin-Syndrom) | 9q22 | PTCH |
| Familiäre adenomatöse Polyposis (FAP) | 5q21 | APC |
| Hereditäre Kolonkarzinome ohne Polyposis | 3q21-23 | MLH1 |
| (HNPCC, Lynch-Syndrom) | 2p16 | MSH2 |
| Li-Fraumeni-Syndrom | 17p13 | TP53 |
| Mamma/Ovarialkarzinom | 17q21 | BRCA1 |
| Mammakarzinom | 13q21 | BRCA2 |

C *(Fortsetzung)*

| Erkrankung | Chromosomenaberration | involvierte Gene |
|---|---|---|
| Multiple endokrine Neoplasie (MEN Typ 1) | 11q13 | MEN1 |
| Medulläres Schilddrüsenkarzinom (MEN Typ 2) | 10q11 | RET |
| Melanom | 9p21 | P16 |
| Neurofibromatose Typ 1 | 17q11 | NF1 |
| Neurofibromatose Typ 2 | 22q12 | NF2 |
| Retinoblastom | 13q14 | RB1 |
| von-Hippel-Lindau-Syndrom | 3p26 | VHL |
| Wilms Tumor | 11p13 | WT1 |

Kerne beider Zelltypen eintrat. In weiteren Versuchen konnte nachgewiesen werden, daß die Wachstumshemmung vor allem dann wirksam wurde, wenn das menschliche Chromosom 11 aus der normalen Zelle in die Krebszelle dauerhaft übernommen wurde. Daraus war zu entnehmen, daß im Chromosom 11 ein oder mehrere wachstumshemmende Gene vorhanden sein mußten [12].

Diese Befunde erhielten eine besondere Bedeutung als man bei Kindern mit einem sehr bösartigen Nierentumor beobachtete, daß im kurzen Arm eines Chromosoms 11 ein Verlust genetischen Materials vorlag [13]. Im Lauf der Jahre wurden zahlreiche Patienten untersucht, die an diesem Nierentumor, der Nephroblastom oder auch Wilms-Tumor genannt wird, erkrankt waren. Dabei engte sich der Bereich, in dem man das Tumorsuppressorgen vermutete, auf die Region 11p13 ein. Inzwischen konnte man in dieser Region ein Gen lokalisieren, das mit der Entwicklung des Wilms-Tumors in Zusammenhang zu stehen scheint [14]. Man nannte es daher WT-1. In den letzten Jahren ergaben sich Hinweise, daß es vermutlich noch andere WT Gene gibt [15].

Es hat sich aber auch gezeigt, daß die Mutation oder Deletion eines WT-1 Gens auf einem Chromosom 11 nicht genügt, um einen Wilms-Tumor auszulösen. Vielmehr müssen die WT-1 Gene auf beiden homologen Chromosomen verändert sein, damit ein Tumor auftritt. Man nimmt an, daß eine kleine nicht sichtbare Mutation in vielen Fällen familiär vererbt wird, während die zweite Mutation meist in Form einer Deletion durch eine strukturelle Veränderung eines Chromosoms 11 spontan entsteht.

Eine ähnliche Situation liegt im Chromosom 13 vor, wo das Tumorsuppressorgen RB1 in der Region 13q14 lokalisiert wurde. Wenn dieses Gen auf beiden Chromosomen 13 verlorengeht oder inaktiviert wird, entsteht in der Netzhaut ein sog. Retinoblastom. Auch dieser bösartige Tumor tritt meist schon im frühen Kindesalter auf [16].

Während die meisten Tumorsuppressorgene nur dann zur Tumorentstehung führen, wenn ihre beiden Kopien mutiert sind, ist die Situation beim TP53 Gen deutlich anders: Dieses Gen konnte auf dem Chromosom 17 in der Region p12-13 lokalisiert werden. Es ist ein wichtiges Wachstumsregulatorgen für viele verschiedene Zelltypen. Das entsprechende p53-Protein regt als Transkriptionsfaktor die Aktivität der RNA-Polymerase an und steuert damit die Genexpression. Außerdem ist es wahrscheinlich an der Steuerung des Zellzyklus beteiligt und ist für die Auslösung der Apoptose wichtig [8]. Das Protein ist recht kompliziert aufgebaut. Deshalb führen schon einfache Punktmutationen im TP53 Gen dazu, daß der Aufbau des Proteins stark gestört wird und es deshalb nicht mehr seine normalen Funktionen ausüben kann. Inzwischen kennt man schon weit über 100 verschiedene Mutationen des p53 Gens, die fast alle zur mehr oder minder vollständigen Inaktivität des p53 Proteins führen. Da dieses Protein vielfältige Funktionen hat und das Wachstum in vielen Zelltypen steuert, kann seine Veränderung in den verschiedensten Geweben (z.B. Dickdarm, Lunge, Brust, Leber, Gehirn, Knochenmark) zur Tumorentwicklung beitragen [9, 17].

### 3.3
### Mutatorgene

Als Mutatorgene bezeichnet man Gene, die in die Replikation und/oder Reparatur der DNA eingreifen und damit für die Stabilität des Genoms wichtig sind. Es ist schon lange bekannt, daß Krebszellen oft eine starke genetische Instabilität aufweisen, die sich vor allem auch in zahlreichen numerischen und strukturellen Chromosomenveränderungen manifestiert. Die Gene, die für die Genomstabilität verantwortlich sind, konnten bisher noch nicht identifiziert werden. Aber bei zwei Erkrankungen, die mit einem hohen Tumorrisiko einhergehen, hat man zumindest Hinweise auf Mutationen gefunden, die solche Genomstabilisierungsgene zu betreffen scheinen [17].

Bei der *Ataxia teleangiectatica* (AT) handelt es sich um eine ziemlich seltene autosomal rezessive Erbkrankheit. Der Name weist auf die auffälligsten klinischen Symptome hin, nämlich eine progressive Kleinhirnataxie und eine Erweiterung der Blutgefäße in der Bindehaut und im Augapfel. Außerdem treten Immunschwäche, Wachstumsretardierung und sexuelle Reifungsstörungen auf. Zusätzlich haben die Patienten eine starke Prädisposition für die verschiedensten Krebsformen. In den Zellen von AT-Patienten ist eine hohe chromosomale Instabilität zu beobachten, die zu zahlreichen Bruchereignissen und Translokationen führt. Die Zellen reagieren auch überempfindlich auf mutagene Einflüsse, insbesondere ionisierende Strahlung. Das mutierte AT (ATM)-Gen ist im Chromosom 11 in der Region q22-23 lokalisiert. Das ATM-Protein ist wahrscheinlich an der Kontrolle des Zellzyklus und der genetischen Rekombination beteiligt. Es kontrolliert das Gesamtgenom im Hinblick auf Doppelstrangbrüche und wirkt in einer Signalkaskade über das p53 Genprodukt [18, 19].

Auch beim Dickdarmkrebs gibt es Hinweise auf Mutatorgene. Insbesondere bei der erblichen Form des Dickdarmkrebses, der ohne Bildung von Schleimhautpolypen entsteht (HNPCC-Syndrom), sind bisher 6 verschiedene Gene entdeckt worden, die durch Mutationen zu einer 100-1000fachen Steigerung der Gesamtmutationsrate im Genom führen, weil die DNA-Reparatursysteme gestört sind. Diese beim Menschen auf verschiedenen Chromosomen lokalisierten Gene haben eine erstaunliche Ähnlichkeit mit Mutatorgenen, die auch bei *E.coli* nachgewiesen wurden [20, 21].

## 4 Die Anfänge der Tumorzytogenetik

Die Anfänge der Tumorzytogenetik reichen bis in das 19. Jahrhundert zurück: Der deutsche Pathologe David von Hansemann berichtete schon 1890 von auffälligen Kernveränderungen und gestörten Teilungsfiguren in Schnittpräparaten von Karzinomen [22]. Er vermutete bereits damals, daß zwischen diesen Veränderungen und der Entstehung von malignen Tumoren ein Zusammenhang bestehen könnte. Etwa 25 Jahre später griff der deutsche Zoologe Theodor Boveri diese Vorstellungen auf und formulierte unter Hinzunahme eigener Beobachtungen die sogenannte „Chromosomenhypothese" der Tumorentstehung. Danach werden Veränderungen im Chromosomensatz einer Zelle als Voraussetzung für den Übergang von normalem Wachstum zu maligner Proliferation angesehen [23].

Es dauerte aber noch lange bis die technischen Voraussetzungen geschaffen waren, um diese Hypothese an menschlichen Tumoren zu überprüfen. Erst 1960 wurde mit dem sogenannten „Philadelphia-Chromosom" die erste Chromosomenanomalie gefunden, die für eine menschliche Leukämie als charakteristisch gelten konnte [24]. Der Name wurde nach dem Ort gewählt, in dem die amerikanischen Forscher Nowell und Hungerford ihre bahnbrechende Entdeckung gemacht hatten: Sie entdeckten, daß in Knochenmarkszellen von Patienten mit chronisch myeloischer Leukämie sehr häufig ein kleines Chromosom auftrat, das normalerweise im menschlichen Chromosomensatz nicht zu finden war.

Das Ph-Chromosom blieb allerdings recht lange das einzige Beispiel für eine charakteristische Chromosomenanomalie, die bei einer menschlichen Tumorerkrankung so regelmäßig auftrat, daß man sie mit der Entstehung der Erkrankung in Verbindung bringen konnte. Die anderen untersuchten Tumoren wiesen meist so viele verschiedene Veränderungen des Chromosomensatzes auf, daß nicht feststellbar war, welche dieser Anomalien bei der Tumorentstehung eine Rolle spielten und welche nur Begleiterscheinungen des malignen Wachstums waren. Erst 1967 wurde durch Singer und Zang [25] bei einem weiteren humanen Tumor eine typische Chromosomenaberration entdeckt: Sie konnten zeigen, daß beim Meningeom sehr oft ein kleines akrozentrisches Chromosom fehlt.

## 5
## Zytogenetische Tumordiagnostik mit Hilfe der Bänderungstechniken

Die Anwendung der Bänderungstechniken in der Tumorzytogenetik führte dazu, daß das Ph-Chromosom als ein verkürztes Chromosom 22 identifiziert wurde [26]. Dabei zeigte sich aber auch, daß das am Chromosom 22 fehlende Stück nicht verloren geht, sondern an den langen Arm eines Chromosoms 9 transloziert wird. Das beim Meningeom fehlende Chromosom wurde ebenfalls als Chromosom 22 identifiziert [27].

Im Laufe der Jahre wurden mit den neuen Techniken eine Vielzahl von mehr oder minder spezifischen Chromosomenaberrationen entdeckt, die mit der Entstehung und Entwicklung von Tumoren beim Menschen in Zusammenhang stehen (siehe Tabelle 1). Vor allem bei Leukämien und Lymphomen ergaben sich so charakteristische Chromosomenbefunde, daß sie auch große Bedeutung für die Diagnose der verschiedenen Krankheitssubtypen erlangten.

Es zeigte sich außerdem, daß die cytogenetischen Befunde zum Teil wichtige Hinweise auf den Krankheitsverlauf liefern konnten. Beispielsweise wurde festgestellt, daß die typischen Fälle von chronisch myeloischer Leukämie (CML) mit Ph-Chromosomen eine wesentlich bessere Prognose haben als die wenigen Patienten, bei denen atypischerweise dieses Chromosom nicht gefunden wird. Der Übergang der CML vom chronischen in ein akutes Stadium wird oft durch das Auftreten zusätzlicher Chromosomenanomalien (z.B. Trisomie 8, Isochromosom 17q oder zweites zusätzlichen Ph-Chromosom) angezeigt, lange bevor eine klinische Veränderung erkannt werden kann [11].

Bei akuter lymphatischer Leukämie (ALL) ist die Prognose besonders gut, wenn sich in den leukämischen Zellen eine Chromosomenzahl über 50 findet. Das Auftreten eines Ph-Chromosoms, das wie erwähnt bei CML einen relativ günstigen Verlauf anzeigt, führt bei ALL zu einer ungünstigen Prognose [28].

Beim Meningeom konnten unter anderem Beziehungen zwischen dem Karyotyp und der Lokalisation des Tumors sowie seines Wachstumsverhaltens nachgewiesen werden 29.

## 6
## Tumordiagnostik durch Einsatz fluoreszenzmarkierter DNA-Sonden

### 6.1
### Die Fluoreszenz in situ Hybridisierung (FISH)

Die Lokalisierung von bestimmten DNA-Sequenzen im menschlichen Chromosomensatz kann dadurch erfolgen, daß man sie markiert und auf intakte Metaphase-Chromosomen hybridisiert. Die markierte DNA-Sequenz wird auch DNA-Sonde genannt, weil man mit ihr aufspüren kann wo diese Sequenz im Chromosomensatz vorkommt [17].

Früher erfolgte die Markierung der DNA-Sonde meist durch radioaktive Isotope, inzwischen wurden aber für diesen Zweck modifizierte Nukleotide eingeführt, die ein kovalent gebundenes Reportermolekül enthalten (z.B. Biotin oder Digoxi-

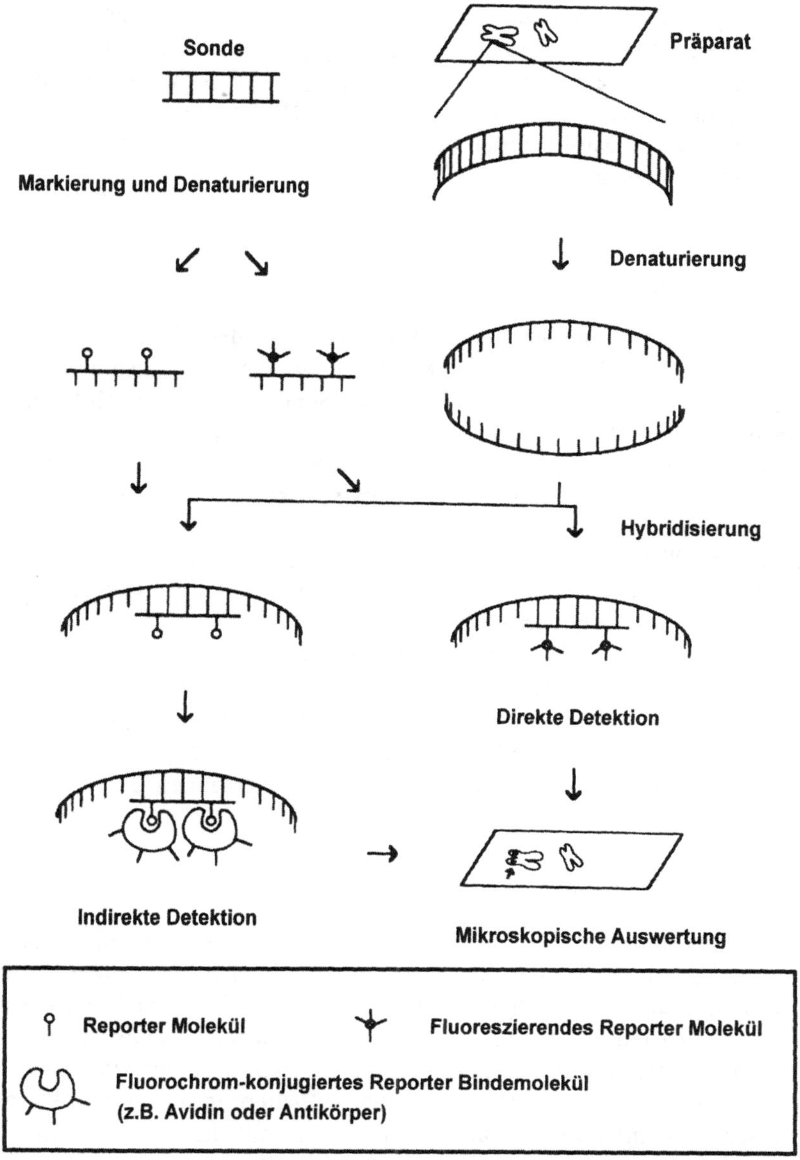


**Abb. 4.** Schematische Darstellung einer Fluoreszenz in situ Hybridisierung (FISH) (nach Lichter 31)

genin). Diese Reportermoleküle können durch Anlagerung eines fluoreszenzmarkierten Affinitätsmoleküls sichtbar gemacht werden [30]. Die Fluoreszenzmarkierung kann entweder direkt oder indirekt erfolgen (siehe Abb. 4).

Um eine gute Fluoreszenzintensität zu erhalten werden meist große DNA-Moleküle als Sonden verwendet (ca. 40kb). Solche großen DNA-Stücke enthalten aber sehr häufig auch repetitive Sequenzen, die an vielen Stellen im Chromosomensatz unspezifisch hybridisieren können. Deshalb wird in solchen Fällen eine chromosomale in situ Suppressions-(CISS)-Hybridisierung vorgeschaltet. Darunter versteht man, daß vor der eigentlichen Hybridisierung die DNA-Sonde mit einem Überschuß an unmarkierter chromosomaler Gesamt-DNA versetzt und anschließend denaturiert wird. Damit werden die repetitiven Sequenzen abgesättigt und die unspezifischen Signale unterdrückt [31].

### 6.2
### Chromosome painting

Als „chromosome painting" wird eine besondere Form der FISH-Anwendung bezeichnet, mit der man einzelne Chromosomen oder auch Chromosomenregionen spezifisch anfärben kann. Die entsprechenden Sonden werden mit Hilfe chromosomenspezifischer DNA-Banken aus vielen DNA-Fragmenten hergestellt. Das Hybridisierungssignal setzt sich dementsprechend aus vielen Einzelsignalen zusammen, die über das ganze Chromosom verstreut sind und es durchgehend anfärben (painting). Man kann auch verschiedenfarbige Fluorenszenzmarkierungen in unterschiedlichen Konzentrationen einsetzen und erhält dann zahlreiche Farbabstufungen, die eine gleichzeitige Unterscheidung aller Chromosomen erlauben. Man nennt dieses Verfahren Multicolor-FISH [32].

Für die Markierung chromosomaler Regionen wird zunächst durch Mikrodissektion die DNA aus dem entsprechenden Chromosomenbereich gewonnen. Aus den daraus angelegten DNA-Banken können dann spezifische DNA-Sonden hergestellt werden. Durch die Kombination mehrerer solcher Sonden läßt sich auf den Chromosomen ein charakteristisches Bandenmuster erzeugen [33].

### 6.3
### Diagnostische Einsatzmöglichkeiten von FISH-Sonden

Die FISH-Technik und ihre Abwandlungen haben insbesondere den großen Vorteil, daß man mit ihnen chromosomale Umbauten erkennen kann, die mit den klassischen Bänderungstechniken oft nicht nachweisbar sind [34, 35]. Die Anwendung der normalen Bänderungsanalyse ist in der Tumorzytogenetik vor allem dadurch stark eingeschränkt, daß die präparierten Metaphasen oft eng zusammenliegende und stark kontrahierte Chromosomen enthalten, in denen kein klares Bandenmuster erkennbar ist. In solchen Fällen kann mit den FISH-Techniken durchaus noch festgestellt werden, ob z.B. bestimmte Abschnitte eines Chromosoms fehlen oder verlagert wurden. Auch die Zusammensetzung sogenannter Marker-Chromosomen kann aufgeklärt werden. Soweit die entsprechenden Sonden zur Verfügung stehen ist es möglich die Amplifikation von Onkogenen bzw. den Verlust von Tumorsuppressorgenen oder Mutatorgenen nachzuweisen [4, 36].

In vielen Fällen lassen sich die FISH-Sonden sogar auf Interphase-Kerne anwenden. Beispielsweise gibt es inzwischen käufliche FISH-Sonden, mit denen man die bereits erwähnte 9/22 Translokation bei der CML nachweisen kann (siehe S. 261).

Der dafür notwendige Diagnose Kit besteht aus 2 verschieden markierten Sonden. Eine grünfluoreszierende Sonde markiert das ABL-Onkogen das in der Region 9q34 lokalisiert ist. Eine rotfluoreszierende Sonde hybridisiert mit dem BCR-Gen auf dem Chromosom 22 in der Region q11. Wenn zwischen beiden Chromosomen keine Translokation stattgefunden hat, findet man in den Interphasekernen jeweils 2 getrennte rote und grüne Fluoreszenzpunkte. Bei einer Translokation überlagern sich ein roter und ein grüner Punkt, sodaß ein gelbes Fusionssignal auftritt. Daneben finden sich noch jeweils ein getrenntes rotes und grünes Signal, die von den nicht an der Translokation beteiligten Chromosomen 9 und 22 stammen. Die Auswertung der Signale bedarf allerdings einiger Erfahrung, da auch Artefakte auftreten können.

Inzwischen gibt es schon eine ganze Reihe käuflicher DNA-Sonden für die Tumordiagnostik (insbesondere von den Firmen Oncor und Vysis, Adressen siehe Anhang). Laufend werden auch neue mehr oder minder tumortypische Chromosomenveränderungen entdeckt, für die vermutlich auch bald diagnostische DNA-Sonden zur Verfügung stehen werden [37,38].

## 7 Tumordiagnostik durch Comparative Genomische Hybridisierung (CGH)

### 7.1 Methodik der CGH

Die Comparative (vergleichende) Genomische Hybridisierung (CGH) ist eine relativ neue molekularzytogenetische Methode. Sie erlaubt eine Untersuchung des gesamten Chromosomensatzes auf unbalancierte genomische Veränderungen [30]. Für diesen Zweck erfolgt eine simultane Hybridisierung verschieden markierter DNA-Sonden auf normale Metaphasechromosomen unter Anwesenheit unmarkierter Suppression-DNA. Beim Einsatz in der Tumordiagnostik werden im ersten Schritt Tumor- und Kontroll-DNA mit Biotin bzw. Digoxygenin markiert und dabei fragmentiert. Beide DNA-Sonden werden gleichzeitig in Anwesenheit von unmarkierter hochrepetitiver ($C_0t$ 1) DNA auf normale Metaphasechromosomen hybridisiert. Die Tumor- und Kontroll-DNA wird in gleichen Mengen eingesetzt und konkurriert um die komplementären DNA-Bindungsstellen auf den Chromosomen. Die unmarkierte $C_0t$-1 DNA besetzt die repetitiven Sequenzen, die überall im Chromosomensatz vorkommen und verhindert eine unspezifische Hybridisierung der markierten DNA-Sonden in diesen Bereichen. Je nachdem, wie viele Kopien einer DNA Sequenz in den beiden Sonden vorhanden sind, hybridisiert entweder die Tumor- oder die Kontroll-DNA bevorzugt mit den entsprechenden Bereichen der Metaphasechromosomen. Nach der Hybridisierung wird z.B. die Tumor-DNA-Sonde durch grüne Fluoreszenz, die Normal-DNA-Sonde durch rote Fluoreszenz sichtbar. Zur Chromosomenidentifizierung erfolgt eine Anfärbung mit dem blauen Fluoreszenzfarbstoff DAPI. Die rot/grün-Fluoreszenzintensitäten werden mit Hilfe eines speziell ausgerüsteten digitalen Bildanalysesystems (Hersteller siehe Anhang) gemessen und miteinander verglichen. Wenn beide DNA-Sonden die gleiche Kopienzahl einer DNA-Sequenz enthalten, ergibt sich ein Verhältnis Grün zu Rot von 1, wodurch eine Gelbfluoreszenz entsteht. Sind jedoch bestimmte chromosomale Regionen im Tumorgenom unterrepräsentiert, wird nur eine schwache Grünfluoreszenz auftreten, die von der roten Fluoreszenz der Nor-

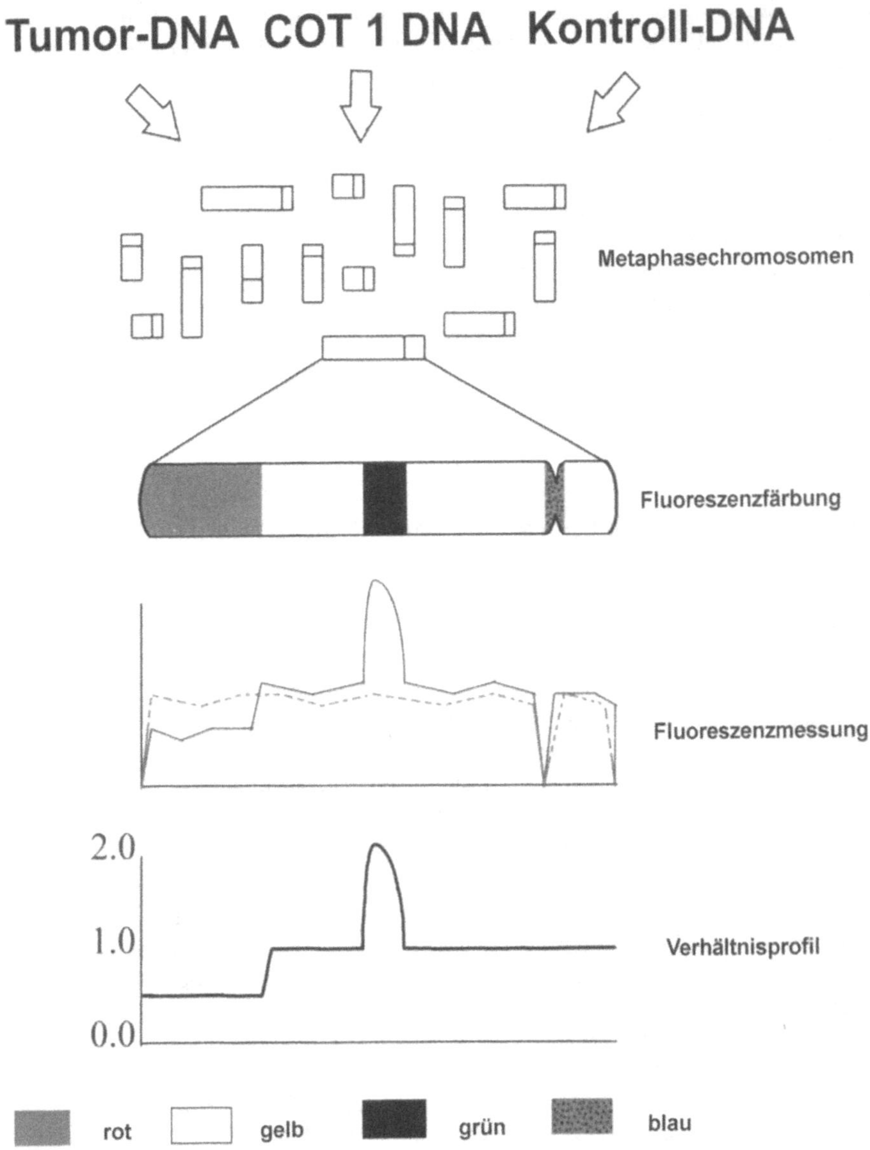


**Abb. 5.** Schematische Darstellung der Comarativen Genomischen Hybridisierung (CGH) (nach Kappler 58)

mal-DNA mehr oder minder vollständig überdeckt wird. Umgekehrt wird eine Überrepräsentation von Tumor-DNA die Fluoreszenz in den grünen Bereich verschieben. Da für die genaue Analyse die visuelle Auswertung der Fluoreszenz am Mikroskop nicht ausreicht, wird meist ein digitales Fluoreszenz-Verhältnisprofil errechnet (siehe Abb. 5).

### 7.2
### Diagnostische Einsatzmöglichkeiten der CGH

Die CGH-Technik hat den großen Vorteil, daß man mit ihr Tumoren auf das Vorliegen von Chromosomenveränderungen untersuchen kann ohne dabei Metaphasen aus dem Tumorgewebe gewinnen zu müssen. Damit werden auch die vielen Tumoren einer Chromosomenanalyse zugänglich, bei denen keine Spontanmitosen auftreten und die auch in der Zellkultur keine Proliferation zeigen. Außerdem besteht nicht die Gefahr, daß bei der cytogenetischen Untersuchung nur Metaphasen von Zellklonen erfaßt werden, die sich in der Zellkultur besonders schnell vermehren. Allerdings ist das Auflösungsvermögen der CGH bisher noch begrenzt, weshalb nur das Fehlen bzw. der Zugewinn relativ großer Chromosomenstücke an Hand des Fluoreszenzprofils sicher nachgewiesen werden können. Auch Veränderungen im Zentromerbereich der Chromosomen lassen sich nicht erkennen, weil dort viele repetitive DNA-Sequenzen vorkommen, deren Fluoreszenz bei der CGH-Technik mit unmarkierter DNA unterdrückt wird [41].

Trotz dieser Einschränkungen in der Aussagekraft der CGH wurden damit schon zahlreiche interessante Ergebnisse bei einer Vielzahl menschlicher Tumoren erzielt. So konnte beispielsweise für humane Gliome nachgewiesen werden, daß die durch CGH erfaßten genomischen Veränderungen mit der Tumorprogression deutlich zunehmen [42]. Ähnliches gilt für Zervixkarzinome [43]. Beim Mamma-Karzinom wurde festgestellt, daß insbesondere Zugewinne chromosomaler DNA im Bereich 8q eine schlechte Prognose anzeigen [44]. Beim Prostatakarzinom zeigten sich ebenfalls Zugewinne im Bereich 8q vor allem bei Tumorerezidiven nach einer endokrinen Therapie [45]. Auch bei vielen anderen Tumoren fanden sich in fortgeschrittenen Stadien DNA-Vermehrungen im Bereich 8q(11). Da dort das MYC-Onkogen lokalisiert ist, liegt die Vermutung nahe, daß eine Überexpression dieses Gens mit der Tumorprogression in Zusammenhang steht. Es können aber auch noch andere Onkogene in 8q auftreten [46].

## 8
## Zukünftige Entwicklungen

### 8.1
### Spektrale Karyotypisierung (SKY)

In Abschnitt 6.1 wurde bereits kurz angesprochen, daß man seit einigen Jahren eine simultane Hybridisierung mit vielen chromosomenspezifischen Paintingsonden durchführen kann. Durch Kombination 24 verschiedener Fluoreszenzfarben lassen sich mit dieser Methode alle menschlichen Chromosomen gleichzeitig in verschiedenen Farben darstellen (Multicolor-FISH). Diese Methode erfordert allerdings recht aufwendige Sonden, Filter und Auswertungssysteme und ist abhängig von einer sehr guten Hybridisierung und gleichmäßiger Fluoreszenzintensität.

Seit kurzem steht ein Gerät zur Verfügung, das auf der Basis der interferometrischen Spektralanalyse ebenfalls die Identifizierung aller menschlichen Chromosomen erlaubt (Hersteller siehe Anhang; Abb. 6). Dabei wird jedem spezifisch mar-

**Abb. 6.** Schematische Darstellung der Spektralen Karyotypisierung (SKY) (nach Köhler 59)

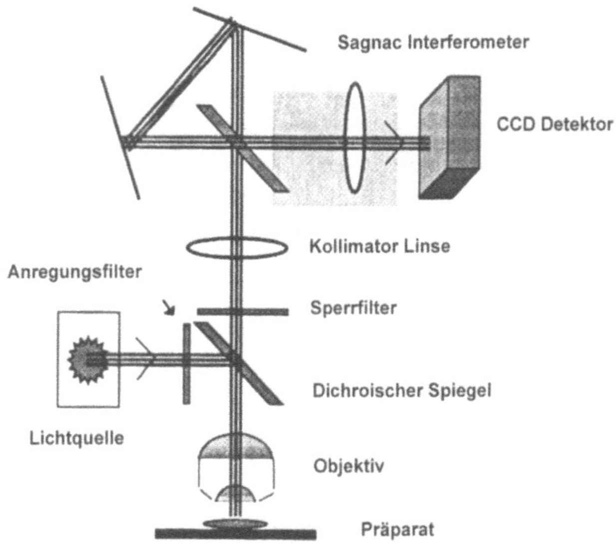


kiertem Chromosom unter kombinatorischer Verwendung von fünf Fluoreszenzfarben ein charakteristisches Emissionsspektrum zugeordnet. Durch Umsetzung dieser spezifischen Spektren in Pseudofarben wird jedes Chromosom leicht erkennbar. Dementsprechend lassen sich auch chromosomale Umbauten gut erkennen. Das Verfahren liefert auch bei suboptimaler Hybridisierung noch gute Ergebnisse [47]. Es wurde bereits in mehreren Labors für die molekularcytogenetische Tumordiagnostik erfolgreich eingesetzt [48, 49].

Durch Verwendung von markierten DNA-Sonden für einzelne Chromosomenabschnitte kann mit diesem System auch eine mehrfarbige Chromosomenbänderung erzeugt werden. Damit wird eine sehr detailierte Analyse einzelner Chromosomen möglich [50].

## 8.2 Biochips für die Comparative Genomische Hybridisierung (Matrix CGH)

Wie in Abschnitt 7 bereits beschrieben, stellt die CGH-Technik ein Verfahren dar, um auf normalen Metaphasechromosomen genomische Imbalancen von Tumorzellen sichtbar zu machen. Die Methode wird bereits weltweit genutzt aber ihre Aussagekraft ist limitiert und die Hybridisierung auf Metaphasechromosomen ist für den Routineeinsatz zu zeitaufwendig. Man entwickelt deshalb zur Zeit Träger auf die ein ganzer Satz von DNA-Zielsequenzen aufgebracht werden kann. Nach der Hybridisierung mit komplementären Sonden kann man dann mit Hilfe eines entsprechenden Auswerteverfahrens feststellen, welche DNA-Sequenzen in einem Tumor vermehrt oder vermindert sind. Solche Biochips werden bereits für viele andere Anwendungen mit sehr verschiedenen Techniken hergestellt [51].

Für die CGH-Anwendung konnten inzwischen Glasträger mit großen Sätzen punktförmig aufgebrachter genomischer Fragmente (minimal 75 kb) erfolgreich getestet werden. Die Ergebnisse stimmten mit den Resultaten der Chromosomen-CGH gut überein [52]. Kürzlich wurde ein krankheitsspezifischer CGH-Chip entwickelt, der die Analyse genetischer Imbalancen bei chronischer B-Zell Leukämie ermöglicht [53]. Es ist zu erwarten, daß solche Chips schon bald auch für andere Tumorerkrankungen zur Verfügung stehen. Die molekularzytogenetische Tumordiagnostik steht damit vor einer revolutionären Entwicklung, die ihren Einzug in die Routinediagnostik enorm beschleunigen wird.

## Anhang

## Verzeichnis einiger Firmenadressen

### Lieferanten von DNA-Sonden für die FISH-Diagnostik:

**Oncor/Appligene (Niederlassung Deutschland):**
Waldhofer Str. 102
69123 Heidelberg
Tel: 06221/409058
Email: schwindt@oncor/appligene.hd.uunet.de

**Vysis (Niederlassung Deutschland):**
Vor dem Lauch 25
70567 Stuttgart/Fasanenhof
Tel.: 0711/720250

### Hersteller von Bildanalysesystemen für FISH-Diagnostik

**Applied Imaging (Niederlassung Europa):**
Hylton Park, Wessington Way, Sunderland, Tyne and Wear
SR5 3HD England
E-mail: sales@aii.co.uk

**Cytocell Ltd.:**
Somerville Court, Banbury Business Park
Adderbury, Banbury
Oxon OX17 3SN Großbrittanien
Tel.: 044(0)1295/810910
Email: probes@cytocell.co.uk

**Metasystems:**
Robert-Bosch-Str. 6
68804 Altlussheim
Tel.: 049(0)6205/39610
Email: info@metasystems.de

**Perspective Scientific Instruments (PSI):**
Tel.: 044(0)1244682288
Email: info@persci.com

## Hersteller für Spectrales Karyotypisierungs-System (SKY)

**Spectral Imaging (Niederlassung Deutschland):**
Weinheimer Str. 62
68309 Mannheim
Tel.: 06203/923800
Email: Michael.Kochler@spectral-imaging.com

## Literatur

1. Tjio JH, Levan A (1956) The chromosome number of man. Hereditas 42:1-6
2. Moorhead PS, Nowell PC, Mellman WJ, et al (1960) Chromosome preparations of leucocytes cultured from human peripheral blood. Exp Cell Res 20:613-616
3. Caspersson T, Zech L, Johansson C (1970) Differential banding of alkylating fluorochromes in human chromosomes. Exp Cell Res 60:315-319
4. Cremer T, Lichter P, Borden J, Ward DC, Manuelidis L (1988) Detection of chromosome aberrations in metaphase and interphase tumor cells by in situ hybridization using chromosome-specific library probes. Hum Genet 80:235-246
5. Speicher MR, Ballard SG, Ward DC (1996) Karyotyping human chromosomes by combinatorial multi-fluor FISH. Nature Genet 12:368-375
6. Bentz M, Plesch A, Stilgenbauer S, Dohner H, Lichter P (1998) Minimal size of deletions detected by comparative genomic hybridization. Genes Chromosomes and Cancer 21(2):172-175
7. Mitelman F (1995) ISCN 1995. An International System for Human Cytogenetic Nomenclature (1995). Karger, Basel
8. Buselmaier W, Tariverdian G (1999) Humangenetik. Springer Verlag, Berlin.
9. Varmus H, Weinberg RA (1994) Gene und Krebs. Spektrum Verlag, Heidelberg
10. Thompson PW, Whittaker JA, Brennan H (1993) Trisomy 4 with double minute chromosomes in acute nonlymphocytic leukemia. Cancer Genet Cytogenet 69:41-44
11. Heim S, Mitelman F (1995) Cancer Cytogenetics (2nd ed.). Wiley-Liss, New York
12. Therman E, Susman M (1993) Human Chromosomes: Structure, Behavior, and Effects. (3rd ed.). Springer Verlag, New York
13. Riccardi VM, Sujansky E, Smith AC, Francke U (1978) Chromosomal imbalance in the aniridia-Wilms tumor association: 11p interstitial deletion. Pediatr 61:604-610
14. Stanbridge EJ (1992) Functional evidence for human tumour suppressor genes: Chromosome and molecular genetic studies. Cancer Surv 12:5-24
15. Brown KW, Wilmore HP, l Watson JE, Mott MG, Berry PJ, Maitland NJ (1993) Low frequency of mutations in the WT1 coding region in Wilms' tumor. Genes Chrom Cancer 8:74-79
16. Lohmann D, Horsthemke B (1998) Genetik des Retinoblastoms. medgen 10:278-282
17. Strachan T, Read AP (1996) Mulekulare Humangenetik. Spektrum Akademischer Verlag, Heidelberg
18. Lehmann AR, Carr AM (1995) The ataxia-telangiectasia gene: a link between checkpoint controls, neurodegeneration and cancer. Trends Genet 11:375-377
19. Sperling K, Digweed M, Stumm M, Wegner RD, Reis A (1998) Chromosomeninstabilität, Strahlenempfindlichkeit und Krebs: Ataxia-telangiektasia und das Nijmegen Breakage Syndrom. medgen 10:274-277
20. Fishel R, Lescoe MK, Rao MRS, Copeland NG, Jenkins NA, Garber J, Kane M, Kolodner R (1993) The human mutator gene homolog MSH2 and its association with hereditary nonpolyposis colon cancer. Cell 75:1027-1038
21. Holinski-Feder E (1998) HNPCC-Syndrom. medgen 10:271-273

22. von Hansemann D (1890) Ueber asymmetrische Zellteilung in Epithelkrebsen und deren biologische Bedeutung. Virchows Arch A Pathol Anat 119:299-326
23. Boveri T (1914) Zur Frage der Entstehung maligner Tumoren. Jena: Gustav Fischer
24. Nowell PC, Hungerford DA (1960) A minute chromosome in human chronic granulocytic leukemia. Science 132:1497
25. Zang KD, Singer H (1967) Chromosomal constitution of meningiomas. Nature (Lond.) 216:84-85
26. Rowley JD (1973) A new consistent chromosomal abnormality in chronic myelogenous leukaemia identified by quinacrine fluorescence and Giemsa staining. Nature 243:290-293
27. Zankl H, Zang KD (1972) Cytological and cytogenetical studies on brain tumors: IV. Identification of the missing G chromosome in human meningiomas as no. 22 by fluorescence technique. Humangenetik 14:167-169
28. Rieder H, Ludwig WD, Gassmann W, Maurer J, Janssen JWG, Gökbuget N, Schwartz S, Thiel E, Löffler H, Bartram CR, Hoelzer D, Fonatsch C (1996) Prognostic significance of additional chromosome abnormalities in adult patients with Philadelphia chromosome positive acute lymphoblastic leukaemia. Brit J Haematol 96:678-691
29. Zankl H (1979) Der Karyotyp des Meningeoms. Gustav Fischer Verlag, Stuttgart, New York
30. Scherthan H, Zankl H, Kioschis P (1989) Application of Reflection Contrast- and Fluorescence Microscopy to non-radioactive In-Situ Hybridization. Scientific and Technical Information 9:171-174
31. Lichter P, Cremer T (1992) Chromosomal analysis by non-isotopic in situ hybridization in: Rooney, DE, Czepulkowski, Bitt, (cdy). Human Cytogenetics Vol I, IRL Press, Oxford
32. Ried T, Schröck E, Ning Y, Wienberg J (1998) Chromosome painting: a useful art. Human Molecular Genetics 7:1619-1626
33. Chudoba I, Plesch A, Lörch T, Lemke L, Claussen U, Senger G (1999) High resolution multicolor-banding: a new technique for refinded FISH analysis of human chromosomes. Cytogenet Cell Genet 84:156-160
34. Adinolfi M, Crolla J (1994) Nonisotopic in Situ Hybridization. Advances in Human Genetics 22:187-235
35. Ruppersberger P, Arnold M, Zankl H, Scherthan H (1991) Characterization of Marker Chromosomes in Namalva Cells by Chromosomal In Situ Suppression (CISS) Hybridization and R-Banding. Genes Chromosomes & Cancer 3:394-399
36. Bruckert P, Kappler R, Scherthan H, Link H, Hagmann F-G, Zankl H (2000) Double Minute Chromosomes and c-MYC Amplification in Acute Myelogenous Leukemia: Are they Prognostic Factors? Cancer Genet Cytogenet 120: 73–79
37. Dohner H, Stilgenbauer S, Dohner K, Bentz M, Lichter P (1999) Chromosome aberrations in B-cell chronic lymphocytic leukemia: reassessment based on molecular cytogenetic analysis. J. Mol Med 77(2):266-281
38. Mitelman F, Mertens F, Johansson B (1997) A breakpoint map of recurrent chromosomal rearrangements in human neoplasia. Nature Genet 15 Spec No:417-474
39. Kallioniemi A, Kallioniemi OP, Sudar D, Rutovitz D, Gray JW, Waldman F, Pinkel D (1992) Comparative genomic hybridization for molecular cytogenetic analysis of solid tumors. Science 258:818-821
40. Simon R, Brinkschmidt C, Gronwald J, Atkins D, Böcker W, Störkel S (1996) Comparative Genomische Hybridisierung in der Pathologie. Mitteilungen für Wissenschaft und Technik 11:71-76
41. Kallioniemi OP, Kallioniemi A, Piper J, Isola J, Waldman FM, Gray JW, Pinkel D (1994) Optimizing comparative genomic hybridization for analysis of DNA sequence copy number changes in solid tumors. Genes Chrom. Cancer 10:231-243
42. Weber RG, Sabel M, Reifenberger J, Sommer C, Oberstraß J, Reifenberger G, Kiessling M, Cremer T (1996) Characterization of genomic alterations associated with glioma progression by comparative genomic hybridization. Oncogene 13 983-994

43. Heselmeyer K, Schröck E, du Manoir S, Blegen H, Shah K, Steinbeck R, Auer G, Ried T (1996) Gain of chromosome 3q defines the transition from severe dysplasia to invasive carcinoma of the uterine cervix. Proc. Natl, Acad. Sci. USA 93:479-484
44. Isola JJ, Kallioniemi OP, Chu LW, Fuqua SAW, Hilsenbeck SG, Osborne CK, Waldman FM (1995) Genetic aberrations detected by comparative genomic hybridization predict outcome in node-negative breast cancer. Am. J. Hum. Pathol. 147 905-911
45. Visakorpi T, Hyytinen E, Kallioniemi A, Isola J, Kallioniemi OP (1994) Sensitive Detection of Chromosome Copy Number Aberrations in Prostate Cancer by Fluorescence In Situ Hybridization. Am. J. Pathol 145:624-630
46. Bernardino J, Apiou F, Gerbault-Seureau M, Malfoy B, Dutrillaux B (1998) Characterization of recurrent homogeneously staining regions in 72 breast carcinomas. Genes Chrom. Cancer 23:100-108
47. Garini Y, Gil A, Bar-Am I, Cabib D, Katzir N (1999) Signal to noise analysis of multiple color fluorescence imaging microscopy. Cytometry 35(3):214-226
48. Rowley JD, Reshmi S, Carlson K, Roulston D (1999) Spectral karyotype analysis of T-cell acute leukemia. Blood 93(6):2038-2042
49. Veldman T, Vignon C, Schröck E, Rowley JD, Ried T (1999) Hidden chromosome abnormalities in haematological malignancies detected by multicolour spectral karyotyping. Nature Genet 15:406-411
50. Ning Y, Liang JC, Nagarajan L, Schröck E, Ried T (1998) Characterization of 5q Deletions by Subtelomeric Probes and Spectral Karyotyping. Cancer Genet Cytogenet 103:170-172
51. Ermantraut E (1999) Herstellung von biomolekularen Arrays - eine technologische Herausforderung. medgen 11:S. 6
52. Solinas-Toldo S, Lampel S, Stilgenbauer S, Nicklenko J, Brenner A, Dohner H, Cremer T, Lichter P (1997) Matrix-based comparative genomic hybridization: biochips to screen for genomic imbalances. Genes Chromosomes Cancer 20(4):399-407
53. Lampel S, Soder A, Nessling M, Bock D, Goettel D, Solinas-Toldo S, Stilgenbauer S, Döhner H, Lichter P (1999) Towards a disease specific matrix-CGH chip for the analyses of genetic imbalances in B-cell chronic lymphocytic leukemia. Cytogenetics and Cell Genetics 85:S. 31
54. Oscier D (1999) Chronic lymphocytic leukemia. Brit. J. Haematol. 105 (Supplement 1):1-3
55. Mitelman F, Johannson B, Mandahl N, Mertens F (1997) Clinical significance of cytogenetic findings in solid tumors. Cancer Genet Cytogenet 95:1-8
56. Passarge E (1998) Hereditäre Tumorerkrankungen. medgen 10:248-250
57. Wagener C (1996) Einführung in die Molekulare Onkologie. Thieme Verlag, Stuttgart
58. Kappler R (1998) Charakterisierung genomischer und genetischer Veränderungen in neuroektodermalen Tumoren der Ratte. Doktorarbeit Universität Kaiserslautern
59. Köhler MR, Sternlein C, Schröck E, et al (1999) Spectral Bio-Imaging in modern cytogenetics and pathology. E.C.A. Newsletter 4:3-8

# Therapie

# Therapie mit Genen: Erfahrungen und Zukunftsperspektiven 10 Jahre nach ihrer klinischen Einführung

S. Nikol und M. Hallek

Kaum ein anderes biomedizinisches Forschungsgebiet hat in den letzten Jahren so viel Aufmerksamkeit erregt wie die Gentherapie. Die Voraussetzungen für diese schnelle Entwicklung schufen die bahnbrechenden Entdeckungen der Molekularbiologen in der zweiten Hälfte dieses Jahrhunderts. Die von dem Nobelpreisträger Nirenberg 1967 geäußerte Prognose „*My guess is that cells will be programmed with synthetic messages within 25 years*" hat sich erfüllt. Mit raffinierten Methoden gelingt es heute, Gene in Zellen einbringen und dadurch neu programmieren. In der Öffentlichkeit hat der Gentherapie-Boom zu einer hohen und manchmal unrealistischen Erwartungshaltung bei der Therapie von Patienten mit hohem Leidensdruck geführt, bei denen konventionelle Therapien bisher versagten. Nach der ersten therapeutischen Anwendung 1990, hat sich das große Potential der Gentherapie bestätigt, wenn auch der Weg zur routinemäßigen Anwendung länger als erwartet ist.

Die wesentlichen Entdeckungen, die heute die Therapie mit Genen realisierbar werden lassen, liegen meist nur wenige Jahrzehnte zurück: 1944 bewies Avery, daß Desoxyribonukleinsäure (DNA) die Speichersubstanz der Erbinformation ist. 1955 schlugen Watson und Crick die Doppelhelix-Struktur der DNA vor. 1961 wurde die Triplet-Struktur des genetischen Codes entschlüsselt. Die im gleichen Jahr gemachte Entdeckung der Boten-Ribonukleinsäure enthüllte einen prinzipiellen Mechanismus der Übersetzung von Genen in Proteine. 1974 wurden erstmals eukaryotische Gene in bakteriellen Plasmiden kloniert; dadurch wurde die Vermehrung und Untersuchung von Genen revolutioniert. 1977 wurden Techniken zur Sequenzierung von DNA entwickelt. 1979 wurden die ersten Krebsgene (Onkogene) entdeckt. Heute weiß man, daß Krebserkrankungen stets durch genetische Veränderungen (Mutationen) entstehen. 1990 wurde die erste Gentherapie an Patienten durchgeführt: Die damals vierjährige Ashanthi DeSilva, geboren mit einem schweren, meist tödlichen Immundefekt, dem Adenosindeaminase (ADA)-Mangel, erhielt von amerikanischen Wissenschaftlern am National Institute of Health die erste Infusion autologer T-Lymphozyten, in die ein normales funktionsfähiges ADA-Gen eingebracht worden war. Ashanthi DeSilva lebt heute fast wie ein normales gleichaltriges Kind.

Potentielle Vorteile der Gentherapie sind die Langzeitwirkung, die systemische oder lokale Regulierbarkeit der Genexpression, die relativ milde Einflußnahme auf physiologische Prozesse und die geringen Nebenwirkungen. Die Gentherapie ist definiert als die Einbringung von Genen in Gewebe oder Zellen mit dem Ziel, durch die Expression und Funktion dieses Gens therapeutischen Nutzen zu erlangen. Die

Gentherapie verändert das klassische Paradigma der systemischen Arzneimittel-Therapie: Statt der Verabreichung eines Medikaments, das anschließend in relativ hoher Konzentration den gesamten Körper durchströmt, erlaubt das gezielte Einbringen von Genen in bestimmte Zellen die Produktion eines Wirkstoffes (Proteins) an einem genau bestimmbaren Ort des Körpers. Unangenehme Nebenwirkungen, die durch die systemische Gabe des Medikaments entstehen, werden verringert. Stattdessen werden die erwünschten Effekte vorwiegend im Zielorgan hergestellt. Die Kopplung der therapeutischen Gene an eine genaue, zeitlich begrenzbare Steuerung erhöht die Attraktivität dieser neuen Therapieform weiter. Eine derartige Steuerung kann beispielsweise durch die Wahl geeigneter Promotoren erreicht werden. Die Gentherapie stellt gleichsam eine intelligente Form der Arzneimittel-Therapie dar, die Störungen am Ort ihrer Entstehung zu korrigieren versucht. Es ist deshalb zu erwarten, daß die Gentherapie die Behandlungsmöglichkeiten der Medizin revolutionieren wird.

Eine solche Technologie erfordert allerdings auch einen intelligenten und verantwortungsvollen Umgang. Durch die Gentherapie werden ethisch-moralische Fragen aufgeworfen, die im gesellschaftlichen Konsens geklärt werden müssen. Es besteht ein Bedarf an offen, konstruktiv und informiert geführter öffentlicher Diskussion. Folgende Problemkreise lassen sich definieren: 1. Die Risikoabwägung: Welche Erkrankungen dürfen mittels Gentherapie behandelt werden; welche Risiken sind dafür in Kauf zu nehmen? Konsens ist, daß derzeit nur durch andere Behandlungsverfahren nicht heilbare Erkrankungen durch gentherapeutische Verfahren behandelt werden sollten. 2. Die Sicherheit: Wie kann die Expression eines Therapie-Gens im Zielorgan zuverlässig erreicht werden, ohne es in andere Organe oder gar in andere Patienten zu verbreiten? Sicherheitsüberlegungen führten in den USA zur Gründung des „Recombinant DNA Advisory Committee" (RAC), eines öffentlichen Gremiums, welches Gentherapie-Studien am Menschen hinsichtlich ihrer ethischen und wissenschaftlichen Berechtigung prüfen sollte. Die Arbeit dieses RAC war sehr erfolgreich und stellte bisher einen hohen Sicherheits-Standard der entsprechenden Studien sicher. Seine Arbeit wurde deshalb vor kurzem eingestellt. 3. Die Art der Gentherapie: Welche Gewebe bzw. Zellen dürfen genetisch umprogrammiert werden: nur somatische Zellen, was den Therapie-Effekt auf ein Individuum begrenzt (somatische Gentherapie) oder auch Keimbahn-Zellen, was das therapeutische Gen auf die Folgegenerationen übertragen würde (Keimbahn-Gentherapie)? Letztere Möglichkeit ist wohl relativ einfach mit „nein" zu beantworten, zumal sie das Embryonengesetz in Deutschland verbietet. In einem gerade erschienenen Bericht hat sich das interdisziplinäre Institut Technik-Theologie-Naturwissenschaften unserer Universität dieser Frage im Rahmen eines interdisziplinären Diskurses angenommen.

# 1 Voraussetzungen für den Gentransfer

## 1.1 Vektoren zur Genübertragung

Bei der Gentherapie wird genetisches Material in Zellen eingebracht. Diese Vorgang wird Gentransfer genannt. Hierfür wird ein Vehikel benötigt, welches das Gen trägt, einen sogenannten Vektor (Abb.1). Die Wahl geeigneter Vektoren ist für die Effizienz der Gentherapie entscheidend. Dabei können unterschiedliche Therapie-Ziele verschiedenartige Vektoren erfordern. Die Auswahl hängt zum Beispiel davon ab, ob der Gentransfer im Patienten oder im Reagenzglas stattfindet, was unterschiedliche Anforderungen an die Sicherheit und Zielgenauigkeit des Vektors stellt.

Ein optimaler Vektor sollte idealerweise folgende Eigenschaften haben:

- Ausreichende Effizienz (Einbringen des Therapie-Gens in genügend viele Zielzellen).
- Hohe Selektivität (Einbringen des Therapie-Gens ausschließlich in die Zielzellen, aber nicht in andere Zellen; dies gilt vor allem bei Durchführung des Gentransfers am Patienten, *in vivo*).
- Möglichkeit des Gentransfers in nicht-teilende Zellen (in fast allen menschlichen Geweben ist die Teilungsaktivität gering).
- Ausreichende hohe Gen-Aufnahmekapazität (vor allem bei gleichzeitigem Transfer mehrerer Gene).
- Erzielen einer ausreichend langen Gen-Expression (besonders bei Erbkrankeiten ist ein stabiler Gentransfer zur dauerhaften Korrektur des Erbdefekts erwünscht).
- Hohe Sicherheit (eine direkte krankmachende Wirkung des Vektors ist auszuschließen, schädliche Langzeitwirkungen sollen fehlen).

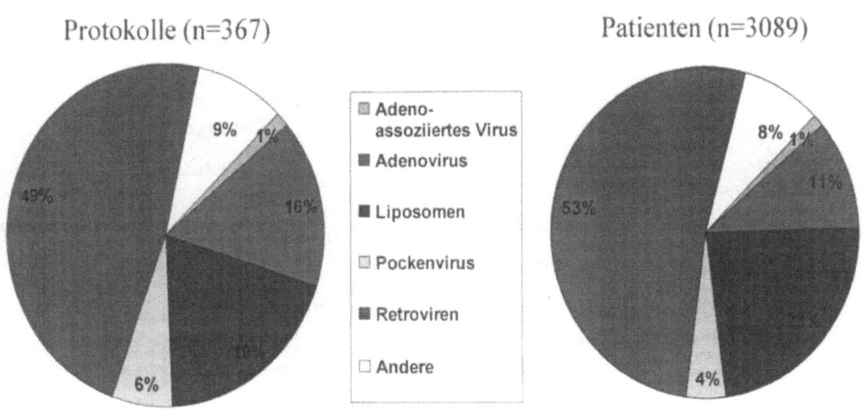


**Abb. 1.** Protokolle und Patienten im klinischen Gentransfer weltweit: Vektoren (Wiley, Stand 1.12.98)

Es gibt virale und nicht-virale Vektoren. Die wesentlichen Unterscheidungsmerkmale sind in Tabelle 1 dargestellt. Virale Vektoren werden derzeit in mehr als 85 % aller klinischen Gentherapie-Studien eingesetzt (Abb. 2, Abb. 3). Die Mehrzahl verwendet Retroviren und Adenoviren. Die Verwendung von Viren als Vektoren macht sich deren evolutionär erworbene Fähigkeit zunutze, Gene in infizierte Wirtszellen einzubringen. Zur Vektorherstellung werden aus dem Gen-Repertoire des Virus mit molekularbiologischen Techniken die Gene entfernt oder zerstört, die zur Virusvermehrung notwendig sind. Die Viren werden dadurch vermehrungsunfähig. In die freigewordenen Bereiche wird dann das Therapie-Gen eingesetzt. Es entsteht ein rekombinantes Virus, das zum Gentransfer verwendet wird. Die wesentlichen Arten der in der Gentherapie eingesetzten Virus-Vektoren sind in Tabelle 1 dargestellt.

**Tabelle 1.** Vergleich von Vektorsystemen

| Vektor | Vorteil | Nachteil |
|---|---|---|
| Retrovirus | 1%–30% Transduktionseffizienz<br>permanente Modifikation<br>infiziert hämatopoetische Zellen und epitheliale Zellen<br>Erfahrung aus vielen klinischen Studien | Virus instabil<br>integriert nur in replizierende Zellen<br>9–12 kb Insertions-Limit |
| Adenovirus | hohe Infektionsfrequenz für epitheliale Zellen<br>Zellproliferation nicht erforderlich | infiziert nicht Knochenmark<br>immunogen<br>temporärer Effekt |
| adeno-assoziiertes Virus | Virus stabil<br>integriert in geringer Frequenz in nicht-proliferierende Zellen | geringe Kapazität für DNA (5 kb)<br>nur Ansätze mit geringen Virusmengen |
| Herpes simplex Virus Typ I | infiziert viele Zelltypen<br>sehr hohe Virustiter<br>relativ lange Expression von transfizierten fremden Genen | keine Integration in das Genom infizierter Zellen<br>zytotoxisch<br>komplexe Biologie, schwierige Entwicklung |
| „nackte" DNA | Viren nicht involviert<br>einfach zu verwenden<br>einfach zu entwickeln | geringe Integrationsfrequenz<br>temporäre Expression<br>schneller intrazellulärer Abbau |
| Liposomen+DNA | Viren nicht involviert | für bestimmte Zellen<br>zytotoxisch |
| adenovirales Hüllprotein | nicht-infektiöses Agens<br>zell-spezifische Anwendung möglich | begrenzte Anwendung<br>schwierig zu konstruieren |

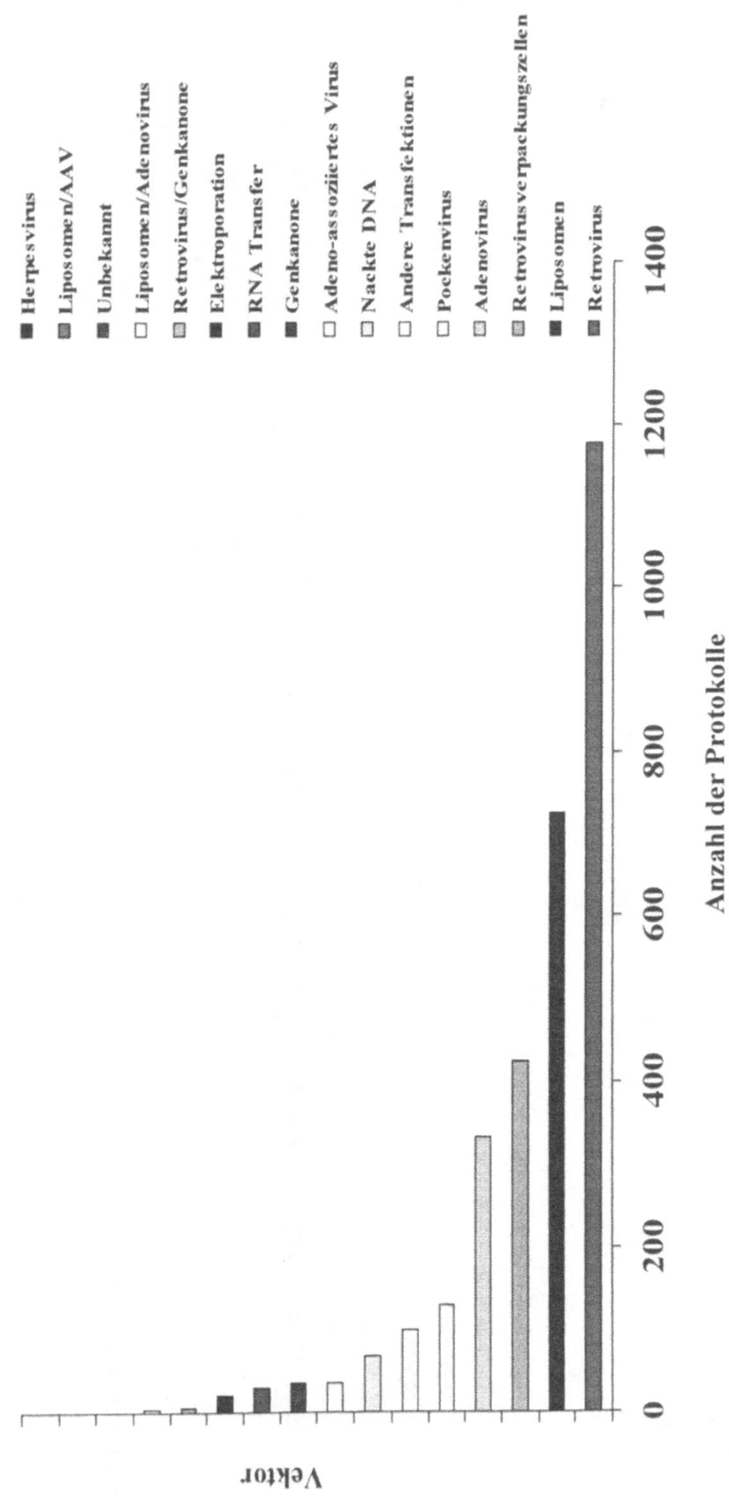


**Abb. 2.** Patienten im klinischen Gentransfer weltweit: Vektoren (Wiley, Stand 1.12.98)

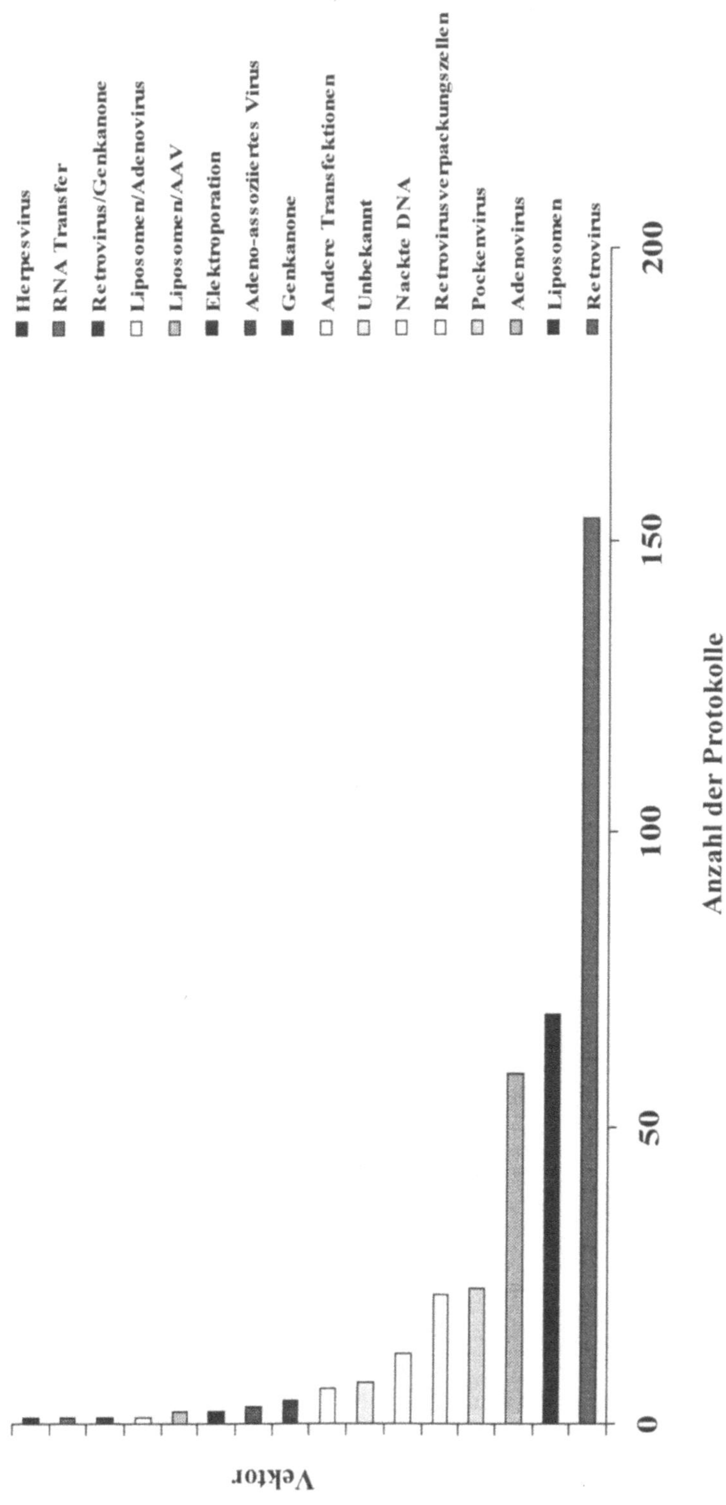


**Abb. 3.** Protokolle im klinischen Gentransfer weltweit: Vektoren (Wiley, Stand 1.12.98)

## 1.2 Transferwege

Neben der Effizienz des Gentransfers ist vor allem auch die Sicherheit der Therapie von Bedeutung. Hier bieten sich mit dem *in vivo* und dem *ex vivo* oder *out of the body approach* zwei verschiedene Verfahren an. Historisch gesehen war zu Beginn der klinischen Versuche das *ex vivo* Verfahren vorherrschend (Abb. 4). Meist werden hierbei autologe Zellen aus den jeweils betroffenen Organen oder aus dem Blut gewonnen (Abb. 5), in Kultur mit dem gewünschten Gen transfiziert und anschließend re-injiziert. Der Gentransfer findet so unter kontrollierten Bedingungen statt. Voraussetzung für die Überprüfbarkeit des Gentransfers ist allerdings ein erheblicher technischer Aufwand, ein eventuelles Verletzungsrisiko bei der Zellgewinnung und das Risiko einer Infektion der *ex corpore* durch das Immunsystem ungeschützten Körperzellen. Deshalb entstanden zunehmend Bestrebungen, Gene oder Gen-Fragmente *in vivo* direkt zu applizieren.

Bei der Markierung von Tumorgenen und der Applikation von Genen, die Resistenz gegen Chemotherapeutika vermitteln sollen *(multi-drug resistance genes)* ist die systemische Anwendung erwünscht. Bei der Behandlung von bestimmten Gendefekten und proliferativen Erkrankungen wird dagegen die lokale Therapie bevorzugt (Abb. 6, Abb. 7). So werden Ärosole bei der Behandlung der Mukoviszidose verwendet, transfizierte Leberzellen beim LDL-Rezeptor-Mangel und die

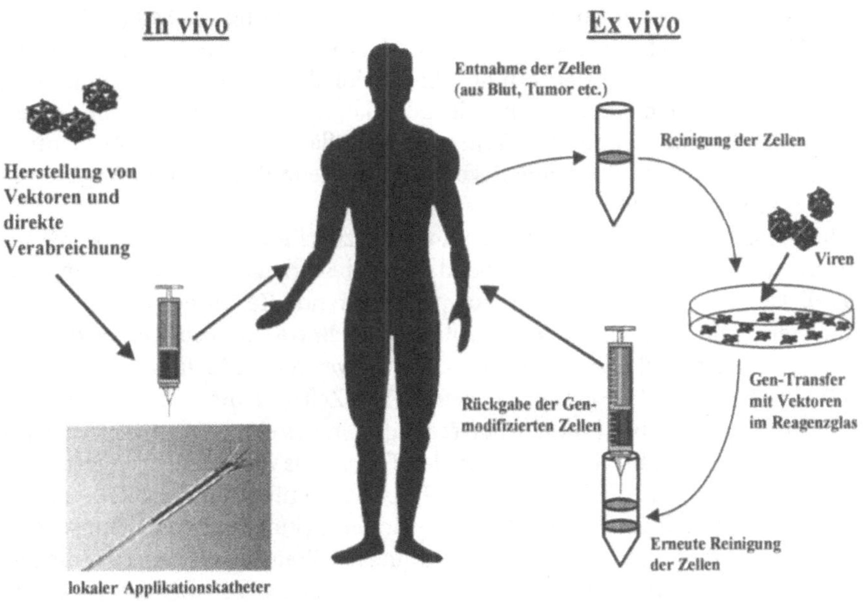


**Abb. 4.** Die verschiedenen Möglichkeiten der Gentherapie. Gene können außerhalb des Körpers (*ex vivo*) in Zellen eingebracht werden, indem sie in der Zellkulturschale mit einem Vektor behandelt werden. Die veränderten Zellen werden anschließend gereinigt und in den Körper zurückgebracht, beispielsweise durch Injektion. Eine andere Methode ist das direkte Einbringen von Vektoren in den Patienten, als Injektion oder über lokale Applikationskatheter

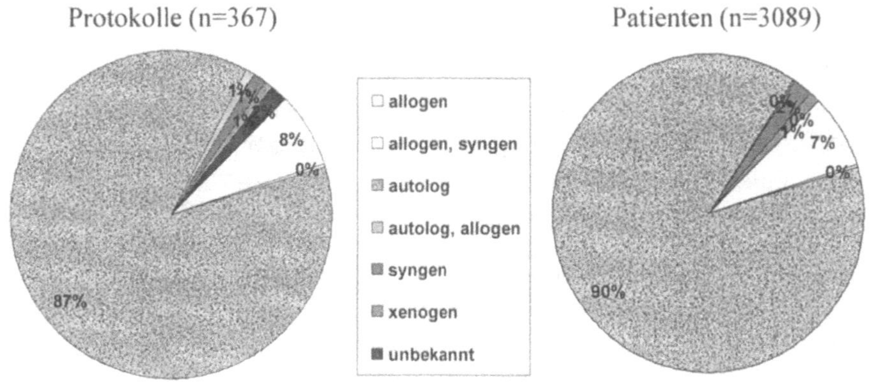


**Abb. 5.** Protokolle und Patienten im klinischen Gentransfer weltweit: Target-Zellen (Wiley, Stand 1.12.98)

lokale oder regionale Gentherapie bei der Restenose nach Angioplastie oder zur Angioneogenese bei der chronischen arteriellen Verschlußkrankheit. Die Sicherheit des Transfers kann verbessert werden, indem besondere Antriebsaggregate (Promotoren) verwendet werden, die die Transkription der DNA in RNA steuern. Sie können durch körpereigene Substanzen oder extern zugeführte Medikamente angeschaltet (induziert) werden. Die Selektivität des Gentransfers kann durch Promotoren, die lediglich in bestimmten Zelltypen oder Geweben aktiv sind, verbessert werden oder gar eine lokale Applikation unnötig machen (Hatzoglou et al. 1990, als Übersicht Harris u. Lemoine 1996). Auch die Anwendung eines Rezeptor-vermittelten Gentransfers ermöglicht eine lokale Therapie bei systemisch Applikation: Es werden Polyplexe mit Liganden kombiniert, die selektiv an Gewebespezifische Rezeptoren auf der Target-Zell-Oberfläche binden. Die Aufnahme in die Zelle erfolgt dann über eine Rezeptor-vermittelte Endozytose (Wagner et al. 1990; Kircheis et al. 1997).

Soll eine besonders hohe Transfektions-Effizienz erreicht werden, werden die unselektiven Adeno-, Lenti- und Sendaiviren bevorzugt (Salmons u. Günzburg 1993). Ist eher eine Limitierung auf proliferierende Zellen gewünscht, wie bei Tumorerkrankungen und anderen proliferativen Erkrankungen, werden die selektiven Retroviren und adeno-assoziierten Viren verwendet (Salmons u. Günzburg 1993, Hallek et al. 1998). Je nach betroffener Zellart kann die Selektivität des Gentransfers durch bestimmte Übertragungshelfer (Vektoren) gesteigert werden (Tab.1). Man macht sich hier vor allem den Tropismus verschiedener Viren zunutze, wie zum Beispiel die Vorliebe der Herpesviren für Zellen des ZNS oder der Adenoviren für Lungenzellen. Neben den viralen Vektoren gibt es chemische und mechanische Möglichkeiten der Verbesserung der Transfer-Effizienz wie die Liposomen (Abb. 1) oder der bisher fast ausschließlich experimentell verwendete „Beschuß“ mit beschichteten Partikeln oder die Kombination verschiedener Methoden, wie z.B. den Liposomen-Sendaivirus-Komplex.

Wird nun das geeignetste Transferverfahren mit dem individuell günstigsten Vektor mit einem induzierbaren und im Idealfall sogar zelltyp-spezifischen Promotor kombiniert und durch eine spezielle lokale Applikationstechnik verab-

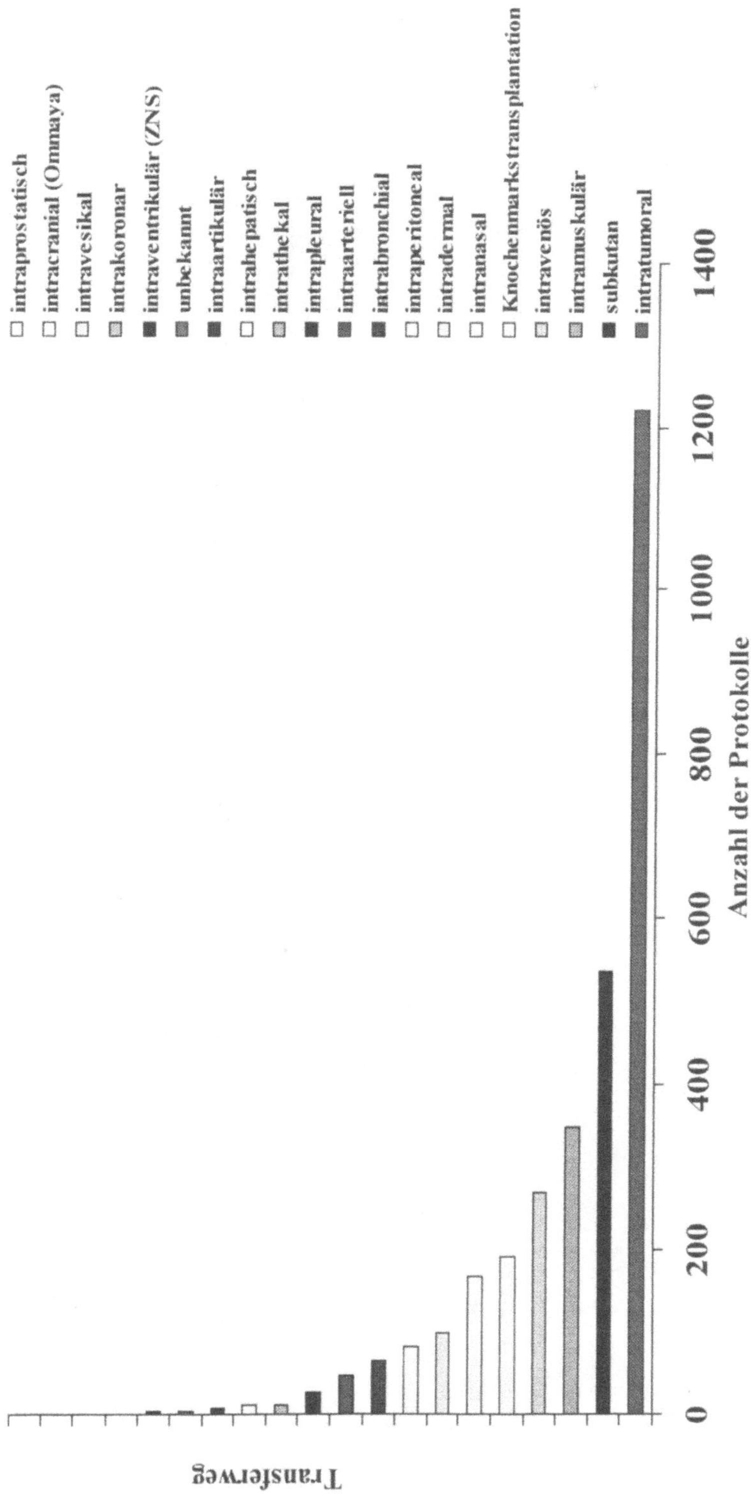


**Abb. 6.** Patienten im klinischen Gentransfer weltweit: Transferwege (Wiley, Stand 1.12.98)

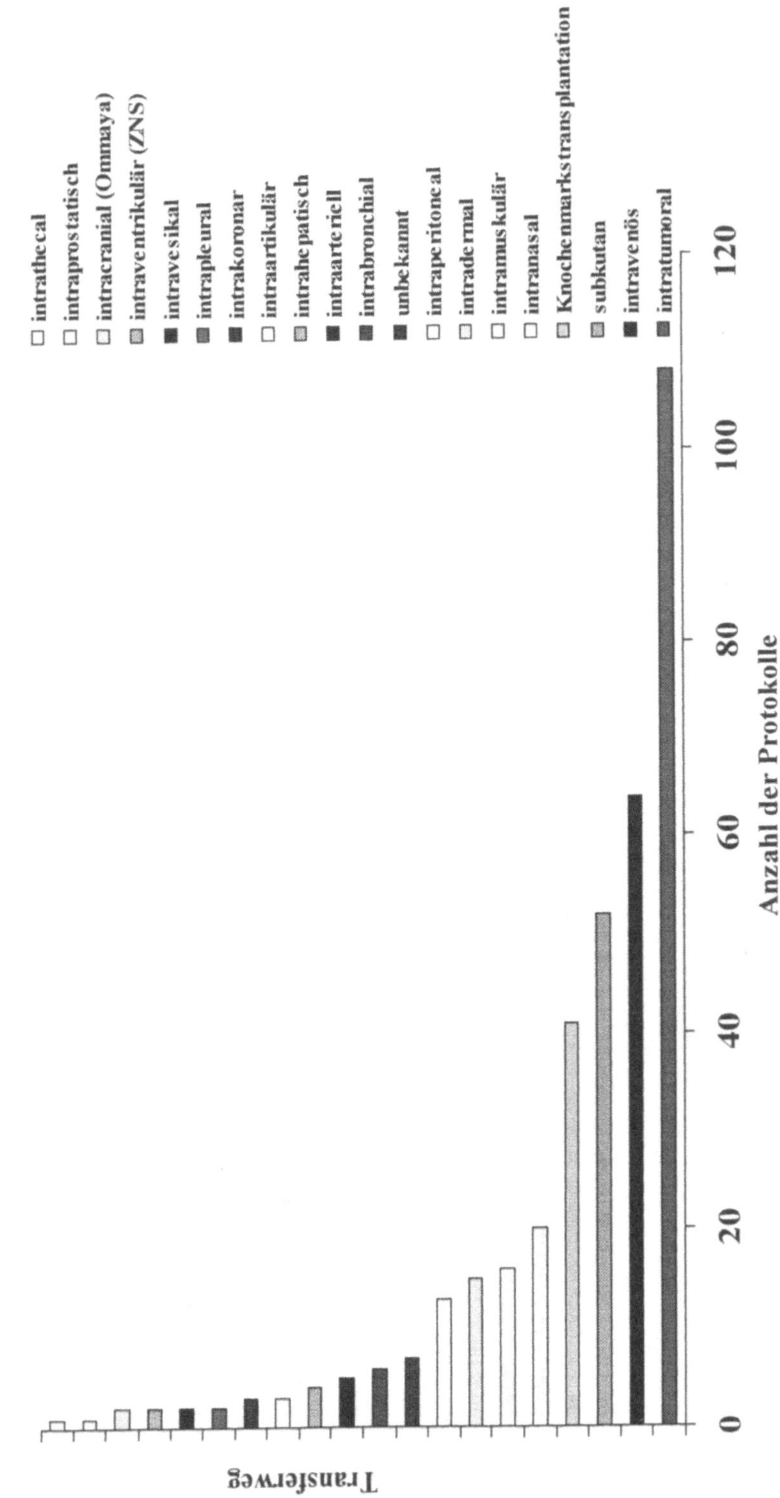


**Abb. 7.** Protokolle im klinischen Gentransfer weltweit: Transferwege (Wiley, Stand 1.12.98)

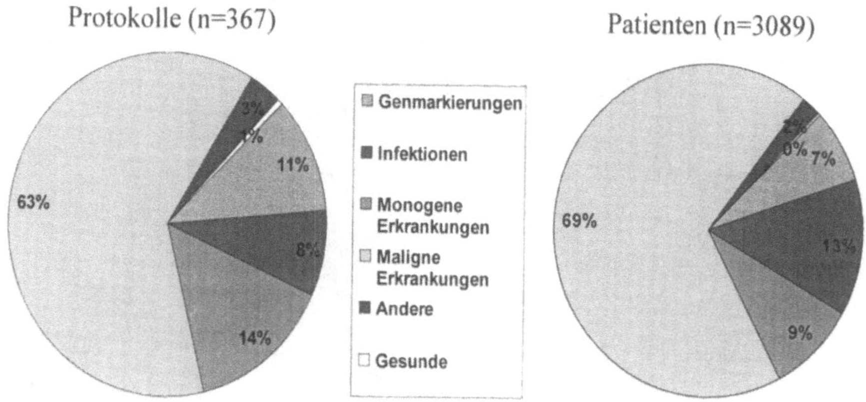


**Abb. 8.** Protokolle und Patienten im klinischen Gentransfer weltweit: Krankheiten (Wiley, Stand 1.12.98)

reicht, läßt sich maximale Sicherheit schaffen, ohne auf größte Effizienz verzichten zu müssen.

### 1.3 Wahl des transferierten Gens

Die Wahl des therapeutischen Gens hängt im wesentlichen von der Grundkrankheit ab (Abb. 8): fehlende oder defekte Gene können bei singulärem Genmangel oder -Defekt ersetzt werden; bei proliferativen Erkrankungen können körperfremde, therapeutische Gene (z.B. Suizid-Gene, Resistenz-Gene) oder bereits vorhandene Gene zusätzlich eingeschleust werden, die in die Regulation natürlich vorkommender Gene eingreifen (z.B. Zellzyklus-regulierende Gene oder Immunmodulation mit Zytokinen). Es besteht die Wahl, auf DNA-Ebene durch DNA-Transfer oder Transkriptionshemmung mittels kompetitiv wirkender DNA-Fragmente *wie tripel-helix*-formende Oligonukleotide einzugreifen, oder auf RNA-Ebene mit Hilfe von *antisense*-Oligonukleotiden, katalytischen Oligonukleotiden oder Ribozymen die Translation der genetischen Information in das biologisch aktive Protein zu verhindern.

## 2 Erste Ergebnisse der klinischen Gentherapie

Mittlerweile sind einzelne Ergebnisse aus 367 klinisch-therapeutischen Studien weltweit (Stand 1.12.1998, Wiley 1998) bekannt geworden (Abb. 9, Abb. 10), wobei die Anzahl in den ersten Jahren exponentiell zunahm (Abb. 11). Während sich zuerst der größte Teil der Programme mit der gentechnologischen Markierung von Zellen zum besseren Verständnis von Tumorausbreitung und frühzeitigen Diagnosestellung beschäftigte, überwiegen heute die therapeutischen Studien. Schwer-

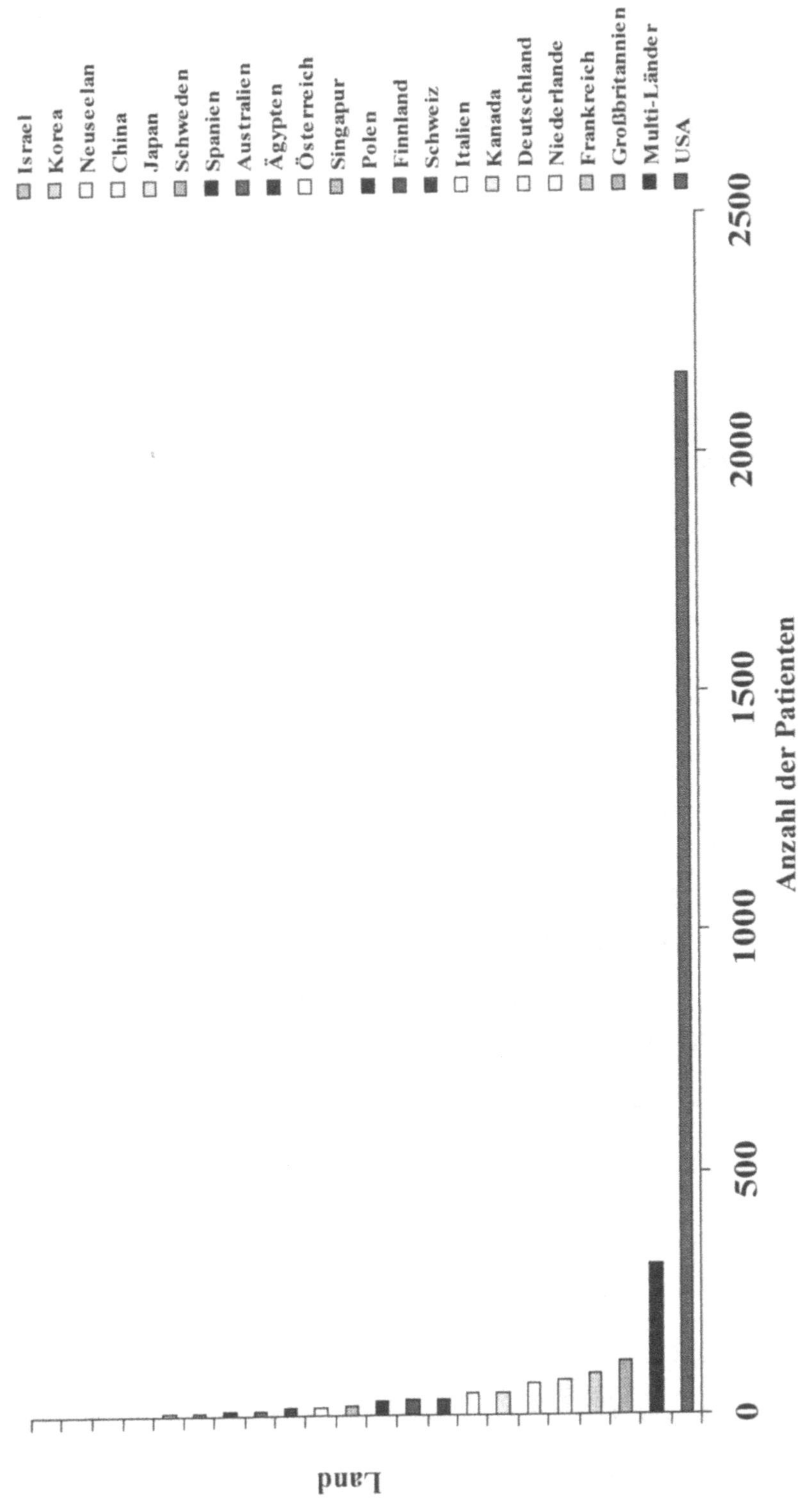


**Abb. 9.** Patienten im klinischen Gentransfer weltweit: Länder (Wiley, Stand 1.12.98)

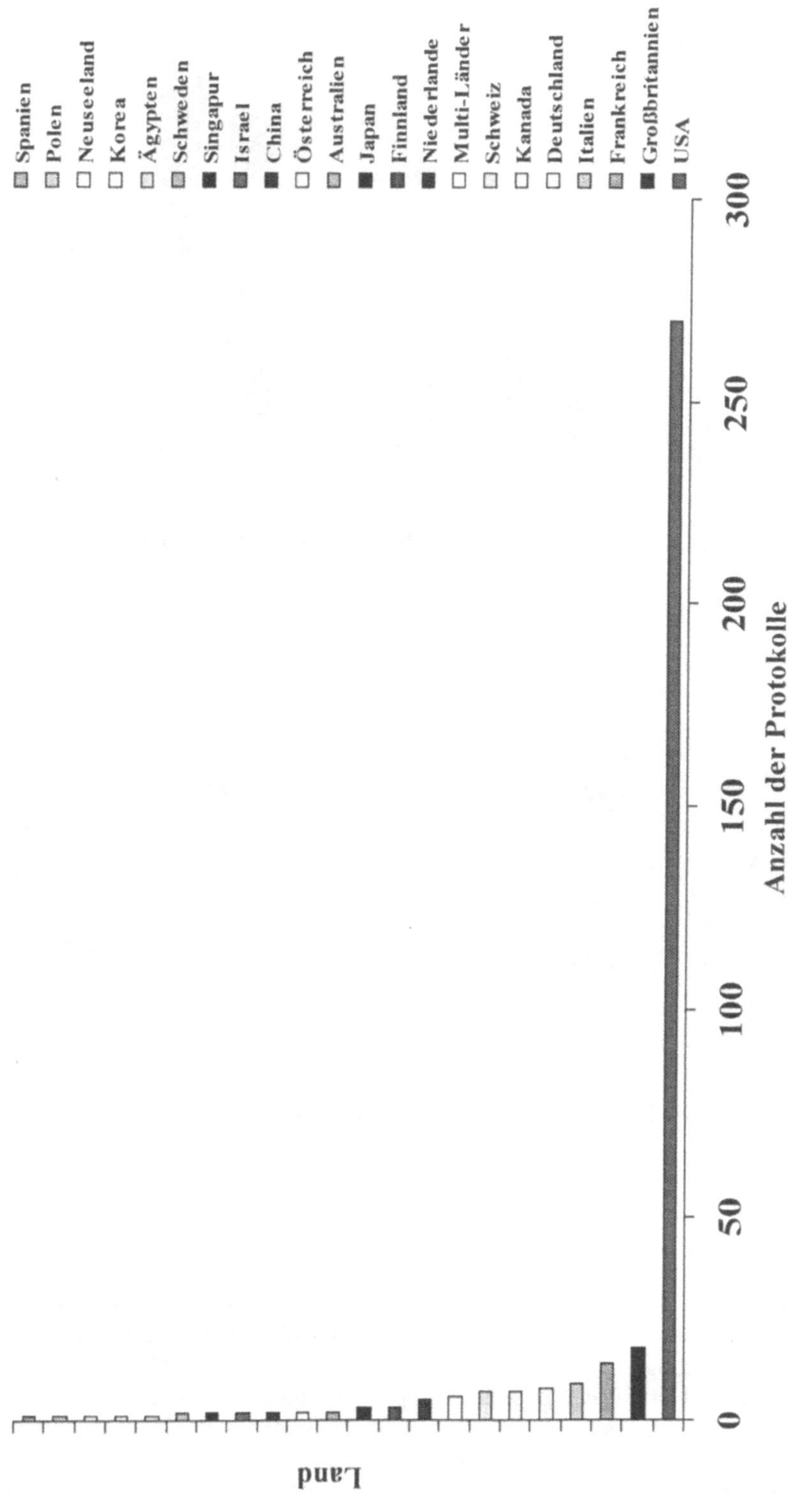


**Abb. 10.** Protokolle im klinischen Gentransfer weltweit: Länder (Wiley, Stand 1.12.98)

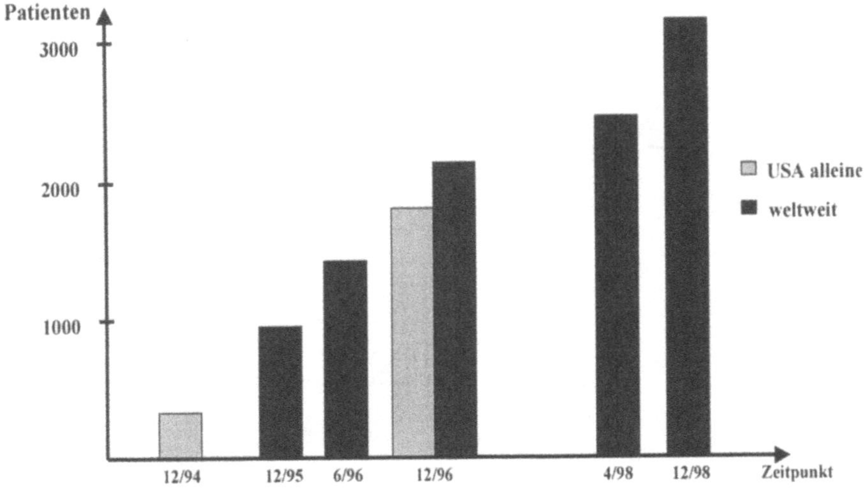


**Abb 11.** Patienten, die Gentherapie erhielten (TCM-Report 12/1996, Wiley 4/1998 und 12/1998)

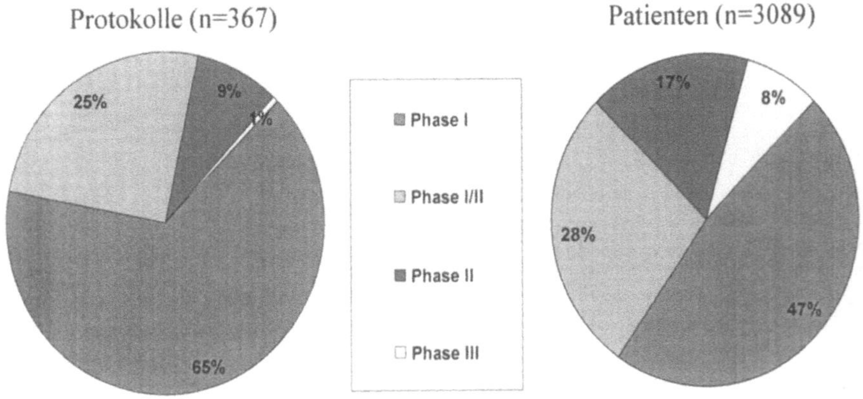


**Abb. 12.** Protokolle und Patienten im klinischen Gentransfer weltweit: Klinische Phasen (Wiley, Stand 1.12.98)

punkte bilden die Behandlungsversuche von malignen, monogenen und infektiösen Erkrankungen, neuerdings finden sich jedoch auch Therapieansätze bei chronischen Erkrankungen aus dem kardiovaskulären und rheumatischen Formenkreis. Bis zum 1.12.1998 wurden weltweit 3089 Patienten in die klinischen Studien eingeschlossen, wobei sich die klinischen Studien bereits in unterschiedlichen Stadien befinden (Abb. 12). Die meisten Behandlungen erfolgte erst seit Anfang 1995 und dementsprechend wenige Daten sind über bisherige Erfolge verfügbar.

## 2.1 Monogene Erkrankungen

Bis 1.12.1998 wurden 286 Patienten im Rahmen von 53 Protokollen gentherapeutisch behandelt. Besonders bedeutend ist der Einsatz beim Adenosin-Deaminase-Mangel (*severe combined immunodeficiency disease*, SCID), beim CFTR-Mangel (Mukoviszidose), beim LDL-Rezeptor-Mangel (familiäre Hypercholesterinämie), beim Faktor IX-Mangel (Hämophilie B) und bei der Chronischen Granulamatösen Krankheit. Ergebnisse liegen weiterhin bei der Fanconianämie, beim Glucocerebrosidase-Mangel (Morbus Gaucher = Glucosylceramid Lipidose) und bei der Aspartoazyklase-Mangel (Canavan-Krankheit) vor. Im folgenden werden diese Erkrankungen einzeln abgehandelt. Weiterhin wurde die Gentherapie auch beim Iduronosulfat-Sulfatase-Mangel (Morbus Hunter = Mucopolysaccharidose Typ II) (1 Studie, 1 Patient), bei der Hämophilie B (1 Studie, 4 Patienten), beim α-Antitrypsin(AAT)-Mangel (1 Studie, 3 Patienten), bei der Chronischen Granulamatösen Krankheit (3 Studien, 8 Patienten), beim Ornithin-Transcarbamylase(OTC)-Mangel (1 Studie, 5 Patienten) und beim *adult respiratory distress syndrome* (ARDS) aufgrund eines congenitalen Mangels (mindestens 3 Patienten) eingesetzt. Für den Morbus Hurler, das Hunter Syndrom, den Leukozyten-Adhärenz-Mangel, den Purinnukleosid-Phosphorylase(PNP)-Mangel (schwerer selektiver T-Zell-Funktionsmangel), den α-Iduronidase-Mangel (Morbus Hurler bei Kindern bzw. Scheie-Keratopathie bei Erwachsenen), den Fumarylacetoacetat-Hydrolase-Mangel (Hereditäre Tyrosinämie) und die Mutation eines Gens der gewöhlichen Gamma-Globulinkette (X-chromosomale Immundefizienz, *X-linked SCID*) wurden Protokolle entwickelt und genehmigt, in die jedoch bisher wahrscheinlich keine Patienten eingeschlossen wurden.

### 2.1.1 Adenosin-Deaminase-Mangel

Am besten dokumentiert ist die Behandlung des Adenosin-Deaminase-Mangels beim schweren kombinierten Immunmangel (*severe combined immunodeficiency disease*, SCID). Dieses relative seltene Syndrom (1/100.000) ist durch eine weitreichende Funktionseinschränkung des humoralen und Zell-vermittelten Immunsystems gekennzeichnet. Die Folge ist eine erhebliche Anfälligkeit der betroffenen Kinder für gravierende bakterielle, virale und Pilzinfektionen mit oft tödlichem Ausgang. Die Krankeit ist in 25% der Fälle auf ein abnormales Adenosin-Deaminase-Gen zurückzuführen, wobei sie entweder als ein autosomal rezessiver Defekt vererbt wird, sporadisch kommt es auch zu Spontanmutationen. Ohne Behandlung überleben betroffene Kinder meist das erste Lebensjahr nicht.

Die SCID-Krankheit hat zwar schwerwiegende und vielseitige klinische Aspekte, ist jedoch aus genetischen Gesichtspunkt vergleichsweise einfach. Aus diesem Grunde wurde vermutet, daß die Transduktion eines funktionierenden humanen ADA-Gens in die Lymphozyten des betroffenen Patienten ausreichen könnte, eine signifikante klinische Verbesserung oder gar Heilung zu erzielen. Historisch gesehen handelte es sich hierbei auch um die erste Gentherapie-Studie überhaupt, die auf die Heilung einer Krankheit abzielte. Die vorangegangenen Genmarkierungs-

Studien hatten lediglich die Machbarkeit eines somatischen Gentransfers im Menschen gezeigt.

Der Beginn der Behandlung der ersten von insgesamt 16 SCID-Patienten im Rahmen von 7 Protokollen mittels retroviraler Gentherapie erfolgte am 14. September 1990. Ausgewählt wurden ADA-defiziente Kinder, bei denen alternative Therapien, wie die PEG-ADA-Verabreichung, bei der Wiederaufrichtung eines adäquaten Immunsystems versagt hatten. Die 4-jährige Ashanti DeSilva war somit die erste Patientin, die am 14. September 1990 in den USA mittels Gentherapie behandelt wurde (Blaese et al. 1990, Culver et al. 1991). Sie und die anderen Neonaten und Kinder erhielten wöchentliche Injektionen von *ex vivo* gentechnologisch veränderten, autologen Lymphozyten und/oder Knochenmarkszellen. Diese klinischen Studien sind inzwischen in Phase I/II mit unterschiedlichen Target-Optionen: Lymphozyten, CD34+Zellen Blutstammzellen von Neugeborenen.

Für die Therapie der ersten langzeitbeobachteten Kinder von Blaese et al. (1995) wurden periphere Blutlymphozyten gewonnen und *ex vivo* expandiert, mit einem retroviralen Vektor, der das humane ADA-Gen exprimiert und re-infundiert. Dieser Vorgang wurde monatlich wiederholt. Die frühere alternative Therapie mit PEG-ADA wurde mit 50% der ursprünglichen Dosis fortgeführt. Auf ähnliche Weise wie in der amerikanischen Studie erfolgte am 1.8.1995 auch die Behandlung eines Kindes mit ADA-SCID in Japan (Sakiyama 1996a, Sakiyama 1996b, Onodera et al. 1998). Trotz hoher Dosen wurde keine Toxizität beobachtet. Kohn et al. (1993) transduzierten und infundierten Plazenta und Nadelschnurzellen, die natürlicherweise relativ reich an Blutstammzellen sind. Bordignon et al. (1995) verwendeten zwei verschiedene retrovirale Vektoren, wobei ein Vektor für die Transduktion peripherer Blutzellen und der andere Vektor für die Transduktion von Knochenmarkszellen eingesetzt wurde. Somit konnte der Urspung der transduzierten Zellen später im Patienten verfolgt werden. Auch Hoogerbrugge et al. (1996) zogen die Transduktion von Knochenmarkszellen vor.

Die Expression des transduzierten Gens konnte in bis zu 50 Prozent der Lymphozyten und 10 Prozent der Knochenmarkszellen nachgewiesen werden. Während die Expression in Lymphozyten aufgrund der begrenzten Lebensdauer der Lymphozyten teilweise nur ein Jahr anhielt (Bordignon et al. 1995b) und teilweise auf einem Niveau von 10–20% ADA-positiver Zellen konstant blieb (Onodera et al. 1998), war die Expression in den Knochenmarkszellen noch nach mindestens 18 Monaten (Kohn, 1995) bzw. mindestens drei Jahren stabil (Blaese, 1995; Bordignon et al. 1995b). Als günstig erwies sich die kombinierte Transduktion von peripheren Blutlymphozyten und Knochenmarkzellen, da ein schneller therapeutischer Erfolg durch Veränderung der Blutlymphozyten, die langanhaltende therapeutische Wirkung jedoch nur durch Integration des ADA-Gens in die Knochenmarkszellen erreicht werden kann. Tatsächlich konnte in klinischen Studien gezeigt werden, daß während des ersten Therapiejahres fast alle ADA-exprimierenden Lymphozyten von transduzierten peripheren Blutlymphozyten abstammen, später jedoch durch Lymphozyten ersetzt werden, die aus dem transduzierten Knochenmark abstammen (Bordignon et al. 1995b).

Zwei Jahre nach der Behandlung von Neonaten mit Nabelschnur- und Plazenta-Zellen exprimierten unterschiedliche Zellinien die ADA-Sequenzen. Vier Jahre nach Infusion von Nabelschnurzellen war die Zahl der ADA-positiven T-Lymphozyten auf 1–10% gestiegen, während andere hämatopoetische und lymphozytäre Zellen nur bei 0,01–0,1% lagen (Kohn et al. 1998).

Nicht bei allen Patienten sprach diese Therapie an. Allerdings, während bei einem Kind mit über 50% ADA-positiven Lymphozyten eine Normalisierung des Immunstatus erreicht werden konnte (Blaese et al. 1995), konnte bei 10–20% ADA-positiven Zellen eine vermehrte T-Zellzahl und verbesserte Immunfunktion wie bei heterozygoten ADA+/ADA-Trägern (Onodera et al. 1998) oder in einem anderen Fall selbst bei nur 0,1–1% ADA-positiven Lymphozyten noch ein zufriedenstellender klinischer Zustand erreicht werden (Blaese et al. 1995). Meist konnte die Dosis von PEG-ADA unter Kontrolle der humoralen und zellulären Immunantwort deutlich reduziert werden (Hoogerbrugge et al. 1995; Bordignon et al. 1995b; Kohn et al. 1993). Berichte über toxische Nebenwirkungen liegen bislang nicht vor. Bei keinem der Patienten wurde Helfervirus nachgewiesen. Alle Kinder sind heute bei relativ guter Gesundheit.

### 2.1.2
### LDL-Rezeptor-Mangel

Durch eine Mutation des Gens für den *Low density lipoprotein*(LDL)-Rezeptor kommt es in etwa 1 von 500 Personen zu der weit verbreiteten, autosomal dominant vererbten familiären Hypercholesterinämie. Bei heterozygoten Trägern manifestiert sich dieser Gendefekt mit einer zwei- bis dreifachen Erhöhung des Gesamtcholestrinspiegels im Serum, die auf eine Erhöhung des Serum-LDL-Spiegels zurückzuführen ist. Patienten mit zwei mutierten LDL-Rezeptor-Genen (Homozygote für familiäre Hypercholesterinämie) haben sechs- bis achtfach erhöhte LDL-Cholesterinspiegel. Zu Symptomen kommt es typischerweise jedoch nicht vor der dritten oder vierten Lebensdekade. Das wichtigste Kennzeichen ist das Auftreten einer vorzeitigen und erheblich akzelerierten Koronarsklerose, assoziiert mit einer abnormal hohen LDL/HDL Ratio. Myokardinfarkte beginnen in den betroffenen Männern ab der dritten Dekade aufzutreten mit einem Gipfel in der vierten und fünften Lebensdekade. Etwa 1 von 1 Million Personen der Gesamtbevölkerung ererbt zwei Kopien des Gens für die familiäre Hypercholesterinämie und ist somit homozygot für diese Fehlbildung. Die Koronarsklerose beginnt sich oft bereits vor dem 10. Lebensjahr klinisch bemerkbar zu machen, und über Myokardinfarkte im Alter von 18 Monaten wurde berichtet. Außerdem kann es durch Cholesteroleinlagerungen in der Aortenklappe zu symptomatischen Aortenklappenstenosen kommen. Homozygote versterben oft bereits vor dem 20ten Lebensjahr an den Komplikationen von Myokardinfarkten.

Bei bisher 5 Patienten mit homozygotem LDL-Rezeptormangel erfolgte seit dem 11.1.1991 die Behandlung der familiären Hypercholesterinämie mittels Transfer des Gens für den LDL-Rezeptor. Grossmann et al. (1994) publizierten den Fall eines 29jährigen Patienten ohne funktionstüchtigem LDL-Gen. Autologe Hepatozyten werden durch partielle Hepatektomie gewonnen und für den Gentransfer kultiviert. Die Zellen wurden *ex vivo* mit einem retroviralen Vektor, der das Wildtyp-Gen für den LDL-Rezeptor unter der Kontrolle eines Cytomegalievirus-*enhancer* und des Beta-Aktin-Promotors des Hühnchens exprimierte. Drei Tage nach der Transduktion wurden die Zellen in die *Vena mesenterica inferior* re-injiziert. Dieser Patient war der erste von 5 Patienten, die auf diese Art und Weise behandelt wurden (Grossmann et al. 1995). Die Vektor-DNA wurde 4 Monate nach dieser einmaligen Behandlung mittels *in situ* Hybridisierung in Leberbiopsien nachgewiesen. Es wurde keine immunologische Reaktion gegen diesen Autograft nachgewiesen.

Als Zeichen der partiellen Korrektur konnte im ersten Patienten eine Senkung des LDL-Cholesterinspiegels und der LDL/HDL-Ratio stabil über 18 Monate bewirkt werden, wobei die LDL/HDL-Ratio von vor der Behandlung 10 auf danach 5 zurückging (Grossman et al. 1994, Wilson 1995). Klinisch kam es zu keinerlei Progress der koronaren Herzkrankheit während der 18monatigen Nachbeobachtungszeit. Leberbiopsien mehrere Monate nach Reinfusion der modifizierten Hepatozyten in die Patienten zeigte, daß höchstens 5% der gesamten Leberzell-Population das normale Gen *in vivo* exprimierte (Grossman et al. 1994, Wilson 1995). Trotz dieser minimalen Korrektur konnten in einigen der Gen-Empfängern Veränderungen in LDL-abhängigen Parametern beobachtet werden, die darauf schließen lassen, daß die LDL-Rezeptor-Funktion der Leber teilweise wiedergewonnen wurde.

### 2.1.3 Mukoviszidose

Die Mukoviszidose, auch Zystische Fibrose genannt, ist eine autosomal rezessive Störung von exokrinen Drüsen, die typischerweise in der Lunge zu einer Ansammlung von zähflüssigem Schleim, bakteriellen Infektionen und chronisch-obstruktiver Lungenerkrankung mit ausgeprägten Bronchiektasen und parenchymalen Umorganisationen führen. Es handelt sich um die häufigste tödlich-verlaufende genetische Störung, die die kaukasische Rasse betriff: bei etwa 1 von 2.500 Lebendgeborenen von Kaukasiern, 1 von 17.000 Schwarz-Amerikanern und 1 von 90.000 hawaianischen Asiaten wird Mukoviszidose diagnostiziert. Das betroffene Gen ist das *cystic fibrosis transmembrane conductance regulator* (CFTR)-Gen lokalisiert innerhalb von ca. 300 kb innerhalb der q21-31 Region von Chromosom 7. Extensive Analysen des CFTR-Gens führte zur Identifizierung von mehr als 200 Mutationen, die meisten davon in den 27 enkodierenden Exonen des 250 kb Gens. Eine Mutation, eine in-Phasen Deletion des Codons für $Phe^{508}$ ist für 50–80% aller Mukoviszidosen-Allele verantwortlich.

Bei bisher 230 Patienten wurde im Rahmen von 24 Studien der Transfer des *cystic fibrosis transmembrane conductance regulator* (CFTR)-Gens zur Behandlung der Mukoviszidose durchgeführt (European Working Group of Gene Therapy 1996, Recombinant DNA Advisory Committee (RAC) der NIH 1995, Wiley 1998). Die Applikation erfolgt in der Regel lokal über Ärosole oder Bronchoskopie. Der adenovirale Gentransfer wurde bevorzugt (11 Protokolle mit 99 Patienten), da Adenoviren bei der Transfektion einen Tropismus für Lungenzellen (und Leberzellen) haben, oder erfolgte fast so häufig liposomal (10 Protokolle mit 75 Patienten), neuerdings auch mittels adeno-assoziiertem Virus (3 Protokolle mit 36 Patienten).

Die Machbarkeit des adenoviralen Gentransfers wurde erstmals am 17. April 1993 an 4 Patienten im Rahmen einer US-amerikanischen klinischen Studie getestet (Crystal et al. 1994). Hierfür wurden 2 Milliarden Ad-CFTR Vektor *plaque forming units* (pfu) über die nasalen bzw. bronchialen Epithelien verabreicht.

Sieben Tage nach der Behandlung konnten RNA und Protein von CFTR in 14% der Epithelzellen eines der Patienten und CFTR-RNA alleine in einem anderen Fall nachgewiesen werden. Nach 10 Tagen war die Expression des transferierten Gens nicht mehr nachweisbar. In einer anderen Studie verabreichten Zabner et al. (1993) gelösten Ad-CFTR-Vektor durch Kontakt mit Nasenepithelien. Vorübergehend kam es zu einer partiellen Korrektur in allen 3 behandelten Patienten. Die vor der Behandlung gemessene erhöhte transepitheliale Spannung verringerte sich nach der Behandlung gegen Normal. Bei diesen Untersuchungen war es nicht möglich, die genaue Wirkdauer der Therapie zu bestimmen, da zu wenige Zellen mittels Biopsien gewonnen wurden, um CFTR-Protein oder -RNA nachweisen zu können. In einer ähnlichen Untersuchung, in die 12 Patienten eingeschlossen wurden, konnte durch Boucher et al. (1994) die Expression durch den Nachweis von CFTR-RNA bestätigt werden. Transepitheliale Spannungs-Normalisierung wurde ebenfalls beobachtet. Im Rahmen einer Phase I-Studie, die in Frankreich von Bellon et al. (1997) durchgeführt wurde, wurde erneut der von Crystal et al. verwendete Ad-CFTR-Vektor eingesetzt, diesmal in steigenden Dosen über 2 Tage und in 3 verschiedenen Dosierungs-Schemata, wobei alle Patienten mit dem Kontroll-Puffer vorbehandelt wurden. Im Rahmen der Behandlung wurde der Vektor zuerst auf die nasale Mukosa aufgebracht und anschließend über ein Aerosol in die Lunge verteilt. Während der Nachbeobachtung wurden Schleimhautveränderungen mittels Bronchoskopie ausgeschlossen. Interessanterweise erhöhten sich im Rahmen der Virusvektor-Administration die adenoviralen Antikörperspiegel nicht, auch die bronchoalveoläre Lavage war frei von diesen Antikörpern. Während vor der Therapie weder Ad-CFTR-DNA mittels PCR, mRNA mittels RT-PCR und Protein mittels Immunzytochemie nachweisbar waren, fand sich nach der Behandlung DNA über mindestens 21 Tage lang in Nasenbürstbiopsien bzw. über mindestens 15 Tage lang in bronchialen Proben. Ad-CFTR-mRNA fand sich in den Nasen aller Patienten mindestens 15 Tage nach der Behandlung und in den bronchialen Bürstenpräparaten eines Patienten 14 Tage danach. Das CFTR-Protein ließ sich ebenfalls in allen nasalen Proben über 15 Tage und in bronchialen Proben von 2 Patienten nach 7 Tagen nachweisen. Interessanterweise fand sich keine Korrelation zwischen der verabreichten Vektor-Dosis und der Anzahl CFTR-positiver Zellen. In der Zusammenschau der Ergebnisse dieser Studien ließ sich adenoviral in einigen Fällen über kurze Zeit (7–10 Tage) eine komplette Korrektur des Proteinmangels, meist jedoch nur eine Verbesserung des Chlorid-Transports auf etwa 25 Prozent der Norm erreichen. Niedrige Dosen erwiesen sich oft als ineffizient und hohe Dosen führten teilweise zu massiven lokalen oder systemischen Entzündungsreaktionen. Hierbei wurde über Fieber, Tachykardie, Hypotonie, Hypoxämie und Lungeninfiltrate aufgrund einer alveolären Entzündung auf der Seite der Vektor-Administration mit Verminderung der vitalen und der totalen Lungenkapazität berichtet (Crystal 1995, McElvaney u. Crystal 1995) die allerdings trotz hoher Dosen nicht von allen Gruppen beobachtet wurden (Bellon et al. 1997, Welsh et al. 1995, Zabner et al. 1993). Virale Replikation oder Virus-assoziierte Toxizität wurde nicht beobachtet. Andere Arbeitsgruppen berichten über den molekularen Nachweis des erfolgreichen Gentransfers ohne funktionelle Korrektur im Sinne einer Veränderung des Chlorid-Transports, gerade bei denjenigen Patienten, die die höchsten Virus-Dosen erhielten. Diese Patienten hatten starke lokale Entzündungsreaktionen mit dem Nachweis von neutralisierenden Antikörpern gegen Adenoviren im Serum (Boucher, et al. 1994, Knowles et al. 1995). Die Wirkdauer war mit maximal 9 Tagen relativ kurz (Crystal et al. 1994, Hay et al. 1995, McElvaney u. Crystal 1995), so daß wiederholte Applikationen erforderlich sind, die zu einer Sensibilisierung gegen diese ohnehin humanpathogenen Viren führen können. Hohe primäre und sekundäre Antikörperspiegel gegen Adenoviren können wiederum die Effektivität des adenoviralen Gentransfers verringern. Primäre Antikörper gegen Adenoviren wurden bei 50 Prozent der 2-jährigen Patienten und 95 Prozent der 16- bis 34-jährigen nachgewiesen (Huebner et al. 1954). Sekundäre Antikörperspiegel sind weniger gegen die therapeutische Genexpression als vielmehr gegen adenovirale Capsid-Proteine gerichtet (Ginsberg et al. 1984, Horowitz et al. 1990). Der wiederholte adenovirale Gentransfer des CFTR-Gens in 6 Patienten wurde gut vertragen (Zabner et al. 1996, Bellon et al. 1997). Alle Patienten waren inital seropositiv, entwickelten jedoch eine zusätzliche humorale Immunantwort. In einigen der Patienten konnte wiederum eine partielle Korrektur des Chlorid-Transportes im Epithel der Luftwege erreicht werden, allerdings war der therapeutische Effekt mit wiederholter Gabe weniger wirkungsvoll, wohl am ehesten aufgrund einer verstärkten Immunantwort.

Um eine ausreichende Effizienz des Gentransfers unter Vermeidung immunologischer Reaktionen zu erreichen, wandte sich verschiedene Gruppen verstärkt auch dem liposomalen Transfer des CFTR-Gens zu. In einer doppelblinden Studie, die in England von Caplen et al. (1995) durchgeführt wurde, erhielten 15 Patienten intranasal DC-Chol/DOPE kationische Liposomen entweder alleine als Kontrolle oder als Komplex mit dem Expressionsvektor-Plasmid von CFTR unter der Kontrolle eines SV40-Promotors. Bei neun Patienten konnte eine partielle bis hin zu nahezu komplette Korrektur von transepithelialer Spannung und Ionentransport mit einem Maximum nach 3 Tagen und einem Rückgang zum Ausgangsspiegel nach 7 Tagen beobachtet werden. Die Kontrollpatienten besserten sich hingegen nicht. Nebenwirkungen wurden nicht beobachtet (Caplen et al. 1995). Interessanterweise wurde bei den meisten Patienten zwar Plasmid-DNA und *messenger* RNA detektiert ohne daß dieser Nachweis mit dem funktionellen Ergebnis korrelierte. Gill et al. (1997) untersuchten weitere 12 Patienten ebenfalls im Rahmen einer doppelblinden, Placebo-kontrollierten Studie. Acht der Patienten erhielten CFTR-Vektor-DNA unter der Kontrolle eines RSV Promotors und 4 Patienten erhielten Placebo-Vektor, bei dem das CFTR-Gen deletiert war. Der Vektor wurde jeweils als Komplex mit DC-Chol/DOPE Liposomen intranasal eingebracht. Nasale Biopsien 7 Tage nach Transfer waren unauffällig. Ein spezieller Fluoreszenzmikroskopischer Assay zeigte die CFTR-Funktion in 5 von 8 behandelten Patienten und in keinem der Placebo-Patienten. Weiterhin hatten 2 Patienten nach Therapie eine funktionelle Korrektur bei der Messung nasaler Potentiale, einer von Ihnen über 15 Tage. Elektrophysiologische Messungen, die *ex vivo* durchgeführt wurden, zeigten sogar eine Verbesserung in insgesamt 6 Patienten. Die Therapie wurde insgesamt gut vertragen, insbesondere ohne Erhöhung von Antikörper- oder Komplement-Spiegeln (Gill et al. 1997). Auch die dritte liposomale Studie von Porteous et al. (1997) erfolgte doppelblind und Placebo-kontrolliert, sowie randomisiert. Von 16 Patienten erhielten 8 Patienten eine einzige nasale Aerosol-Verabreichung eines CMVPromotor-CFTR/DOTAP-Komplexes, die übrigen 8 Patienten lediglich

Pufferlösung. Wiederum wurde die Therapie entsprechend den klinischen und biologischen Sicherheitsparametern gut vertragen. CFTR-DNA fand sich in den PCR-Untersuchungen nasaler Biospien 3 und 7 Tage nach der Behandlung in 7 von 8 behandelten Patienten und CFTR-mRNA in der RT-PCR in 2 von den 7 DNA-positiven Patienten. Eine partielle, jedoch anhaltende Korrektur des genetischen Defektes konnte in 2 der 7 DNA-positiven Patienten im Rahmen einer in vivo Messung der transepithelialen Potentiale und Fluoreszenz-Assays von Bürsten-Biopsien beobachtet werden.

Um eine längeranhaltende Expression des CFTR-Gens zu erreichen, wurden inzwischen zwei Protokolle mit dem adeno-assoziierten Virus (AAV) als Vektor zugelassen (Flotte et al. 1996). Erste Ergebnisse zeigten keine Inflammations-Reaktionen (Flotte et al. 1995). Limitierend könnte allerdings der Umstand werden, daß nach Applikation über die Luftwege zumindest in Affen auch Vektoren außerhalb der Lungen, insbesondere in der Leber zu finden waren (Flotte et al. 1995).

### 2.1.4 Fanconi-Anämie

Die Fanconi-Anämie ist die wahrscheinlich am besten charakterisierte angeborene Knochenmarksfehlfunktion. Sie wurde zum ersten Mal in 3 Brüdern mit einem Syndrom aus physischen Anomalien, Anämie und fettigem aplastischem Knochenmark beschrieben. Es handelt sich um einen autosomal-rezessive Gendefekt, der zu dieser aplastischen Anämie führt. Zellen von Fanconi-Patienten sind besonders empfindlich gegenüber Substanzen wie z.B. Mitomycin C oder Diepoxybutan, die DNA vernetzen können. Hierauf basiert auch die moderne Diagnostik, bei der chromosomale Bruchstellen nach Inkubation von Patientenzellen mit den oben beschriebenen chemischen Klastogenen identifiziert werden. Bei gleichem laborchemischem Defekt können die klinischen Ausprägungen bei den einzelnen Patienten sehr unterschiedlich sein. Für Patienten, für die es keine histokompatiblen Stammzell-Spender gibt, bleiben nur supportive Maßnahmen, die einen Tod im frühen Erwachsenenalter nicht verhindern können. Werden Fanconi-Zellen mit dem normalen Gen transfiziert kommt es zu einem Verlust der Hypersensitivität gegenüber Substanzen wie Mitomycin C und zu einem verlängerten Überleben *in vitro*.

Autologe hämatopoetische Stammzellen von 3 Fanconi-Patienten wurden retroviral mit dem normalen Gen transduziert und in 3 bis 4 Zyklen in die Patienten reinfundiert (Liu et al. 1997, Liu et al. 1998). Es konnte eine transiente Vermehrung hämatopoetischer Zellkolonien, hierdurch eine erhöhte Zellularität des Knochenmarks mit vermehrten Vorstufen beobachtet werden. Auch in peripheren Blutzellen war die Korrektur vorübergehend festzustellen (persönliche Komminikation).

### 2.1.5 Aspartoazyklase-Mangel

Beim Aspartoazyklase-Mangel, der zur Canavan-Krankheit führt, handelt es sich um eine fortschreitende Krankheit, die schließlich zur Zerstörung der Myelin-Ummantelung der Nerven des Gehirns führt. Die seltene Erkrankung war unter anderem Gegenstand im Kinofilm „Lorenzos Öl".

Diese erstmalige gentherapeutische Behandlung einer neurologischen Erkrankung (neben Hirntumoren) erfolgte bisher innerhalb eines einzigen Protokolles die Injektionsbehandlung von 2 Mädchen, beide unter 2 Jahre alt (During 1996a, During 1996b, Marshall 1996). Die Studie erfolgte in Neuseeland. Verwendet wurde ein adeno-assoziiertes Virus als Vektor in Verbindung mit Liposomen und Polymeren. Bis auf geringes Fieber sei die Therapie gut vertragen worden.

### 2.1.6 Glucocerebrosidase-Mangel

Der Glucocerebrosidase-Mangel (auch als ß-Glucosidase bekannt) führt zu einer Glucosylceramid Lipidose, die auch unter dem Namen Morbus Gaucher bekannt ist. Es ist eine monogene Erkrankung, bei der ein Defekt des Glucocerebrosidase-Gens besteht, was zu einer metabolischen Störung führt. Eine Anhäufung von Glucosylceramid in den Glucocerebrosidase-defizienten hämatopoetischen Zellen, insbesondere den Makrophagen führt klinisch zu Läsionen im Skelett und schwerer Hepatosplenomegalie, neurologischerseits werden mentale Retardierung, Spastik und Ataxie bei Jugendlichen beobachtet. Gravierender ist die Auswirkung bei der kindlichen Form, die durch einen frühen Beginn, ausgeprägte Hepatosplenomegalie und schwere neurologische Progression bis hin zum frühen Tod gekennzeichnet ist. Daneben existiert eine juvenile Form mit einer milderen neurologischen Ausprägung. Der Typ I oder auch non-neuropathische Morbus Gaucher der Erwachsenen ist die am weitesten verbreitete lysosomale Speicherkrankheit. Die Diagnose des Morbus Gaucher sollte durch eine Enzymanalyse und durch eine Mutationsanalyse erfolgen. Alle Formen des Morbus Gaucher haben einen autosomal rezessive Vererbungsmodus und sind Allel-bezogene Störungen. Der Typ I ist 30mal häufiger in Ashkenaze-Juden, mit einer Inzidenz von mindestens 1 Fall pro Tausend Lebendgeburten in dieser Volksgruppe. Die Abwesenheit von neurologischen Beeinträchtigungen ist das Einschlußkriterium für die Typ 1 oder Erwachsenen-Form. Vier Mutationen verursachen 96% aller Glucocerebrosidase-Mutationen in der Ashkenaze-Population.

Bisher erfolgte Gentherapie in mindestens 9 Patienten im Rahmen von 3 Protokollen. Zwei Phase I-Studien erproben die Re-Infusion von Knochenmarkszellen, die mit dem Glucocerebrosidase-Gen transfiziert wurden, (Dunbar et al. 1996). Eine Kombination des dominant selektiven *multi-drug resistance* (MDR)-Gen mit dem nicht-selektiven therapeutischen Glucocerebrosidase-Gen könnte die Therapie durch die Anreicherung *ex vivo* erfolgreich transduzierter Zellen noch effektiver machen.

### 2.1.7 Faktor IX-Mangel

Der Faktor IX-Mangel bzw. -Dysfunktion, auch als Hämphilie B oder *Christmas disease* bekannt, tritt bei der Geburt von 1 von 100.000 Jungen auf. Faktor IX ist ein einkettiges, 55kDa schweres Proenzym, das durch den Faktor XIa oder den Gewebefaktor-Komplex VII in die aktive Protease IXa konvertiert wird. Die cDNA von Faktor IX wurde kloniert und es wurde das Gen auf dem Chromosom X gemappt, damit verbundene RFLPs identifiziert. Viele Patienten mit Deletionen und Mutationen wurden beschrieben. Erwartungsgemäß beinhaltet die herkömmliche Substitutions-Therapie die Risiken von Hepatitis, chronischer Lebererkrankung, AIDS, und als Besonderheit der Faxtor IX-Substitution, die Aktivierung des Gerinnungssystems durch Spuren von aktivierten Gerinnungsfaktoren im Prothrombinkomplex, die zu Thrombosen und Embolien führen.

Die ersten klinischen Ergebnisse stammen aus Asien. Hautfibroblasten von 2 Patienten mit Hämophilie B wurden *ex vivo* mit einem retroviralen Vektor transduziert, der für die cDNA des Blutgerinnungsfaktors IX encodiert (Lu et al. 1993). Vor der autologen subkutanen Injektion wurden die Fibroblasten in eine Kollagen-Matrix verpackt. Die Faktor-IX-Spiegel stiegen auf das Doppelte bis Dreifache und stabilisierten sich schließlich in beiden Patienten bei 220 ng/ml während einer 6-monatigen Nachbeobachtungsphase. Die ursprünglich unzureichende Gerinnbarkeit des Blutes verdoppelte sich in nur einem der beiden Patienten und erreichte dabei 6,3%. Auch die klinischen Symptome dieses Patienten besserten sich deutlich. Toxische Zeichen wurden bei dieser Therapieform nicht beobachtet. Die beiden Patienten wurden über 3 Jahre nach der Behandlung beobachtet (Qiu et al. 1996). Es fanden sich in beiden Patienten über 420 Tage erhöhte Plasmaspiegel für humanen Faktor IX im ELISA. Die Blutgerinnungsaktivität erhöhte sich in beiden Patienten signifikant und die Blutungsneigung war teilweise korrigiert. Nach 420 Tagen wurde einer der 2 Patienten erneut behandelt, wobei ein weiterer Anstieg der Faktor-IX-Spiegel erreicht werden kann. Mittlerweile wurden 2 weitere Patienten von derselben Gruppe behandelt. Weitere Ergebnisse liegen noch nicht vor.

### 2.1.8
### Chronische Granulomatöse Krankheit

Bei der Chronischen Granulomatösen Krankheit handelt es sich um eine seltene Störung von Phagozyten, die mit rezidivierenden lebensbedrohlichen Infektionen verbunden ist. Die Ursache ist ein Defekt der Phagozyten. NADPH-Oxidase (*phox*), die normalerweise ein Superoxid bildet. Die genetische Basis der Chronischen Granulomatösen Krankheit ist heterogen. Die häufigste Form (etwa zwei Drittel der Fälle) ist X-chromosomal mit einer Mutation des *gp91phox*-Genes. Die nächsthäufige Form (ein Drittel der Fälle) ist autosomal rezessiv und aufgrund einer Mutation des *p47phox*-Gens auf Chromosom 7 und die verbleibenden 5% der Fälle haben eine Mutation der Gene für *p22phox* (Chromosom 16) oder *p67phox* (Chromosom 1). Die Knochenmarkstransplantation kann die Chronische Granulomatöse Krankheit heilen, was Hinweis dafür gibt, daß Knochenmarks-Stammzellen für Granulozyten und Monozyten geeignete Ziele für eine Gentherapie sein könnten. Leider war die Knochenmarkstransplantation für diese Erkrankung jedoch mit unakzeptabel hohen Morbiditäts-, Mortalitäts- und Transplantatversagens-Raten assoziiert, ausgenommen Fälle mit HLA-übereinstimmenden Geschwistern als Spendern.

Periphere Blutzellen von 5 Erwachsenen mit auf *p47phox*-Mangel basierender Chronischer Granulomatöser Krankheit wurden *ex vivo* CD34+ selektioniert und mit Hilfe eines retroviralen Vektors für normale *phox47* cDNA transduziert (Malech et al. 1997). Die transduzierten Stammzellen wurden dann den Donoren zurückinfundiert. Es wurde kein myoablatives *conditioning* durchgeführt. Funktionell korrigierte periphere Blut-Granulozyten fanden sich in allen 5 Patienten über durchschnittlich 3 Monate, und bis zu 6 Monate in einem Fall. Die maximale

Korrektur konnte 3–6 Wochen nach der Infusion beobachtet werden, wobei sie zwischen 0,004% und 0,05% der gesamten peripheren Blut-Granulozyten erreichte. Durchschnittlich fand sich in einer von 5000 Zellen *phox*-Aktivität. Inzwischen wurden von dieser Gruppe bereits 8 Patienten mitttels Gentherapie behandelt. Obwohl die Autoren erwähnen, daß wahrscheinlich 150mal mehr Zellen korrigiert werden müßten, um einen ausreichenden Schutz gegen die Infektionen zu erreichen, mit der die Chronische Granulomatöse Krankheit assoziiert ist, zeigte diese Studie doch die Dauerhaftigkeit einer solchen Behandlung mit autologen peripheren Blutstammzellen ohne Konditionierung. Mit ensprechenden Perspektiven für die Zukunft. Technisch ist die Verwendung von Tierprotein-freien Seren und der Blutbank-kompatible Standard mit geschlossenen, Gas-permeablen Plastikbehältern erwähnenswert, die möglicherweise für die Praxis der Gentherapie bedeutsam sein könnten.

## 2.2 Tumorerkrankungen

Singuläre Genmangelerkrankungen sind relativ selten. Aufgrund der Häufigkeit von Tumorerkrankungen ruhen auf der Gentherapie besondere Hoffnungen. Es ist deshalb nicht überraschend, daß die meisten genehmigten Gentransfer-Protokolle maligne Erkrankungen betreffen (230 therapeutische Protokolle mit 2099 Patienten) (Wiley 1998). Bei singulärem Gendefekt oder Genmangel ist die therapeutische Strategie der Transfer intakter Gene. In der Onkologie werden hingegen eine Reihe grundsätzlich verschiedener Therapieansätze unterschieden: Bei der Immuntherapie werden Zytokine und Lymphokine exprimiert bzw. Gene für Histokompatibilitäts-Antigene verabreicht. Weiterhin können Tumorzellen spezifisch gegen bestimmte Medikamente empfindlich (z.B. Suizidgene) bzw. die gesunden Zellen gegen Chemotherapie unempfindlich gemacht werden (Medikamentenresistenzgene). Schließlich können auch mutierte Tumor-Suppressor-Gene ersetzt und Onkogene inaktiviert werden.

Im Rahmen der Immuntherapie wurden bis 19. Juni 1996 im Rahmen von 60 weltweiten Protokollen insgesamt 376 Patienten eingeschlossen. Größere Tumorregressionen, definiert als entweder komplette oder partieller Antwort, wurde in 15 von 237 auswertbaren Patienten beobachtet (Roth u. Cristiano, 1997a).

Die Sensibilisierung von Tumorzellen gegenüber therapeutischen Substanzen, zum Beispiel durch Suizidgene, erfolgte im Rahmen von 21 Protokollen, wobei 104 Patienten eingeschlossen wurden. Eine deutliche Tumorregression war in 8 von 62 Patienten festzustellen (Roth u. Cristiano 1997a).

Eine vermehrte Resistenz gegen Chemotherapeutika zum Schutz gesunder Zellen (vor allem Knochenmarks-Stammzellen) bei der Verwendung höherer therapeutischer Dosen war das Ziel von 8 Protokollen. Derzeit liegen noch unzureichend Daten vor, um eine Aussage über potentielle Erfolge machen zu können (Roth u. Cristiano 1997a).

In 13 Protokollen wurden bis Juni 1996 mutierte Tumor-Suppressor-Gene ersetzt bzw. Onkogene inaktiviert. 78 Patienten wurden insgesamt eingeschlossen, wobei in 6 von 26 auswertbaren Patienten eine größere Tumorregression zu beobachten war (Roth u. Cristiano 1997a).

Problematisch ist, daß sich besonders bei der Erprobung der Immuntherapie nicht immer die Ergebnisse aus den Tierversuchen auf den Menschen übertragen lassen. So z.B. sind die als Target verwendeten humane Tumorantigene bekannt, jedoch nicht immer die des verwendeten Tiermodels, so wie auch die Immunogenität von Onkogenen abstammender Proteine häufig nicht für die Tiermodelle demonstriert wurde.

Besonders häufig erfolgte der Einsatz der Gentherapie bei multiplen, metastasierten und somit sehr weit fortgeschrittenen Carcinomen, beim Melanom, Glioblastom, Bronchialcarcinom, colorektalem Carcinom, Leberzellcarcinom, Mammacarcinom, Ovarialcarcinom, Nierencarcinom, sowie bei Leukämien, Lymphomen und beim Multiplen Myelom. Diese Krankheiten werden im folgenden einzeln abgehandelt. Geringere Fallzahlen ohne publizierte Ergebnisse liegen derzeit noch für das Neuroblastom (22 Patienten in 5 Protokollen) und andere Tumore des Zentralen Nervensystems (28 Patienten in 5 Protokollen), Kopf- und Hals-Plattenepithelcarcinom (55 Patienten in 7 Protokollen) und Prostatacarcinom (50 Patienten in 16 Protokollen) vor. Für das Blasencarcinom, Pancreascarcinom und Keimzelltumoren liegen zwar Protokolle vor, Patienten wurden bisher jedoch nicht eingeschlossen.

### 2.2.1
### Melanom

Das Melanom entsteht in Melanozyten, Pigmentzellen, die normalerweise in der Epidermis, gelegentlich auch in der Dermis vorkommen. Dieser Tumor befällt pro Jahr etwa 32.000 Patienten alleine in den USA, die in 6.700 Fällen zum Tode führt. Die Inzidenz des Melanoms ist dramatisch angestiegen, alleine um 300% in den letzten 40 Jahren. Falls die Inzidenz weiter wie bisher ansteigt, wird das Risiko, im Laufe des Lebens ein Melanom zu bekommen, ungefähr 1% oder mehr betragen. Der Grund für die steigende Inzidenz ist nicht klar, könnte jedoch auf eine vermehrte Sonnen-Exposition im Rahmen von Urlaubsreisen insbesondere im frühen Lebensalter zurückzuführen sein. Individuen mit besonders hohem Melanomrisiko sind jene mit heller Hautfarbe, rotem oder blondem Haar, blauen Augen, Sommersprossen und jene, die nur schwer gebräunt werden und leicht Sonnenbrände erleiden. Andere Faktoren, die mit einem erhöhten Melanomrisiko assoziiert sind, umfassen eine Familienanamnese für Melanom, die Präsenz eines atypischen Leberflecks, eines riesigen kongenitalen melanozytären Naevus, eines kleinen bis mittel-großen melanozytären Naevus, einer größeren Anzahl von gewöhnlichen melanozytären Naevi und Immunsuppression. Über ein 64-fach erhöhtes Risiko für Individuen mit mehr als 50 Muttermalen von mehr als 2mm Größe wurde berichtet. Bei stark pigmentierten Menschen kommt das Melanom relativ selten vor.

Das maligne Melanom war eine der ersten Erkrankung, die mittels Gentherapie behandelt wurden. Seit dem 22. Mai 1989 erfolgte erstmalig die Infusion von retroviral mit einem Markergen transduzierten Tumor-infiltrierenden Lymphozyten (Rosenberg 1992, Rosenberg et al. 1990). In diesem ersten klinischen Protokoll, das 10 Patienten umfaßte, konnte die Durchführbarkeit und Sicherheit einer solchen gentherapeutischen Strategie gezeigt werden, die die Basis für das Design weiterer Tumor-infiltrierenden Lymphozyten mit verbesserter anti-Tumor Wirkung zur Behandlung des Melanoms und anderer Tumorerkrankungen werden sollte. Seither erfolgte die gentherapeutische Behandlung in mindestens 523 Melanom-Patienten innerhalb von 50 Protokollen.

Am 29. Januar 1991 wurden die ersten beiden von 4 Melanompatienten mit Tumor-infiltrierenden Lymphozyten retroviral modifiziert mit dem Gen für Tumornekrosefaktor (TNF) behandelt. Günstiger war das Ergebnis offensichtlich, wenn die Patienten gleichzeitig mit Interleukin 2 behandelt wurden (Rosenberg 1992), wobei der Effekt möglicherweise alleine auf den bereits nachgewiesenen Anti-Tumor-Effekt von Interleukin 2 zurückzuführen sein könnte (Rosenberg et al. 1994). Mit Hilfe eines Marker-Gens konnte nach retroviraler Modifikation Tumor-infiltrierender Lymphozyten eine Transfektionseffizienz von 1–26% gezeigt werden, wobei die Gen-modifizierten Lymphozyten noch mindestens 260 Tage nach Reinjektion in den 5 behandelten Patienten nachweisbar waren. Die erhoffte selektive und langanhaltende Retention in den Tumoren blieb jedoch aus (Merrouche et al. 1995). In anderen Protokollen wird auf spezifische und unspezifische Immunantworten auf *ex vivo* Interleukin-transduzierte Tumorzellen abgezielt. Diese Studien basieren auf frühere Untersuchungen, die gezeigt hatten daß durch die Injektion von Interleukin-2 in etwa 20% der Patienten eine komplette Remission erzielt werden konnte (als Übersicht Gänsbacher et al. 1993). Aufgrund der kurzen Halbwertszeit jedoch mußten hohe Dosen verabreicht werden, die zu ernsten Nebenwirkungen führten. Ziel war es, durch die stabile Expression nach Gentransfer die Nebenwirkungen zu verringern. Nach dem Transfer des Interleukin-4-Gens in Fibroblasten wurde über die Tumor-Infiltration durch $CD3^+$ und Tumor-spezifischen $CD4^+$T-Zellen berichtet (Lotze et al. 1994, Lotze u. Rubin 1995). Nach Behandlung mit dem Interleukin-2-Gen kam es zu einer konsekutiven Vermehrung von $CD16^+$ natürlichen Killerzellen und tumor-spezifischen $CD8^+$ zytotoxischen T-Zellen (Belli et al. 1997). Angewendet in 12 weiteren Patienten wurde eine variable und inhomogene Vermehrung der immunophänotypisch unterschiedlichen Lymphozyten ($CD3^+$, $CD4^+$, $CD8^+$ und $CD45RO^+$) beobachtet (Belli et al. 1997). In 4 Patienten kam es zu einer Stabilisierung der Krankheit über 2 bis 6 Monate, in 2 Patienten teils zur Regression und teils zu einem Nichtansprechen der Tumoren im gleichen Patienten. In den übrigen 6 Patienten waren keine Zeichen eines Therapieerfolges zu erkennen. Insgesamt war der therapeutische Effekt somit nur schwach, ebenso wie die lokalen und systemischen Nebenwirkungen. In einem ähnlichen Protokoll, bei dem einen Immunotherapie mit Interleukin-2-transfizierten immortalisierten Fibroblasten und autologen Tumorzellen erfolgte, konnte im Rahmen einer Phase I Studie in 2 von 6 Melanompatienten eine erhebliche lytische Wirkung der vom Patienten gewonnnen T-Zellen gegen autologe Tumorzellen *in vitro* gezeigt werden. Klinisch kam es in während der Behandlungsdauer bei 2 Patienten zu einer vorübergehenden Stagnation der Krankheit (Veelken et al. 1997). Von 12 weiteren Patienten, die mit Interleukin 2 -transduzierten allogenen Melanomzellen behandelt worden waren, zeigten nur zwei einen partiellen therapeutischen Effekt mit Regression von einzelnen Hautknoten, wobei andere Manifestationen von der Therapie unberührt blieben. In 2 Patienten fand sich als Immunantwort ein Anstieg an zytotoxischen T-Lymphozyten. Toxische Nebenwirkungen waren nur gering (Parmiani et al. 1996).

Sun et al. (1998) verwendeten eine Immunisierungsstrategie mit Interleukin-12 genmodifizierten autologen Melanomzellen. In dieser Phase I-Studie wurden 6 Patienten mit terminalem metastasierendem Melanom mit zwei Plasmiden behandelt, die für die p35- und p40-Ketten von Interleukin-12 kodieren. Autologe Tumorzellen wurden hierfür aus Metastasen explantiert, *in vitro* mittels Genkanonen-Behandlung mit beiden Plasmiden transduziert und anschließend bestrahlt. *In vitro* wurde bereits biologisch aktives Interleukin-12 sezerniert. Durch magnetische Anreicherung vor der Bestrahlung ließen sich in den transduzierten Zellen hohe Spiegel erreichen. Die Bestrahlung selbst erhöhte die Sekretions-Spiegel um das zweifache, wodurch im Durchschnitt 987 pg/Tag/Millionen Zellen erreicht werden konnten. Die transduzierten, bestrahlten autologen Zellen wurden 5 bis 6-mal innerhalb einer 6wöchigen Behandlung subkutan re-injiziert. Machbarkeit und Sicherheit dieser Strategie konnten ohne wesentliche Toxizität gezeigt werden, es kam lediglich zu geringem Fieber. In 2 Patienten konnte nach der Immunisierung ein Anstieg Tumor-aktiver zytotoxischer T-Lymphozyten (CTL) nachgewiesen werden. Zwei Patienten zeigten eine Hypersensitivität vom verzögerten Typ gegen die transduzierten Zellen. Weder eine komplette noch eine partielle Reaktion konnte erreicht werden, obwohl es bei 3 Patienten zu einer Stabilisierung des Krankheitszustandes kam und ein Patient nach mehreren Monaten eine gemischte klinische Antwort zeigte. Die Metastasen-Biopsien wiesen eine erhebliche Zellinfiltrierung mit CD4+ und CD8+ auf.

Die therapeutische Wirkung von Interleukin-7, und *granulocyte-macrophage colony-stimulating factor* (GM-CSF) wird derzeit noch untersucht (Schadendorf et al. 1995).

Neben der Verabreichung von Zytokinen besteht die Möglichkeit einer Immuntherapie mit Histokompatibilitätsantigenen. Durch die Expression des Klasse I Histokompatibilitäts-Antigen HLA-B7 kann eine erhöhte Immunogenität der Tumorzellen, und damit die Möglichkeit ihrer physiologischen Elimination bewirkt werden (Fenton et al. 1995, Nabel E et al. 1992, Nabel E et al. 1994, Nabel G et al. 1992, Nabel G et al. 1994). Bis jetzt wurde bei mindestens 93 Patienten mit fortgeschrittenem Melanom im Rahmen von 12 Protokollen über eine direkte intratumorale Injektion eines Plasmid-Liposomen-Gemisches des Gens für das HLA-B7-Glykoproteins des Klasse I Histokompatibilitäts-Antigen-Komplexes berichtet Alle Patienten waren HLA-B7 negativ. In 80–89% der Patienten konnte eine erfolgreiche Gen-Expression nachgewiesen werden (Stopeck et al. 1997, Waddill et al. 1997). Die Injektionen erfolgten teilweise gesteuert durch Computertomographie (Waddill et al. 1997) und in einem Fall als lokale Behandlung mittels eines speziellen Katheters in eine entfernt gelegene Metastase (Nabel E et al. 1994). Berichtet wird von Nabel et al. (1993) über einen deutlichen Rückgang des Tumorwachstums, in einem von 5 Patienten sogar über die komplette Elimination zweier injizierter Tumorknoten und weiterer distaler nicht-injizierter Metastasen. Drei bis 7 Tage später konnte dabei in Tumorbiopsien durch Immunhistochemie das HLA-B7 Protein und die dazugehörige transferierte Plasmid-DNA mittels PCR nachgewiesen werden. In allen 5 Patienten fand sich eine autologe Antitumor- und allogene zytotoxische Lymphozyten-Immunantwort. Stopeck et al. (1997) verabreichten 17 ebenfalls HLA-B7 negativen Patienten mit metastasierendem Melanom aufsteigende Dosen von kationischem Lipid-Vektor als intratumorale Injektionen, wobei die Dosen 10, 50 und 250 mg DNA zur einmaligen Injektion, und 10 mg zur zwei- bis dreifachen Injektion in 14tägigen Intervallen betrugen. Tumorbiopsien wurden vor der ersten Injektion, 2 Wochen und 4 Wochen nach nach der Injektion in Hinblick auf Plasmid-Präsenz (PCR), Transkription (RT-PCR) und Oberflächenexpression von HLA-B7 Protein mittels Durchfluß-Zytometrie und Immunhistochemie untersucht. Die Proben nach Injektion waren in 93% der Fälle positiv. Als Komplikationen konnten Toxizität, Blutung, Pneumothorax und Hypotension beobachtet werden, wobei diese Komplikationen hauptsächlich auf die technische Durchführung von Injektionen und Biopsien zurückgeführt wurden. Er berichtet über eine meßbare Tumorverkleinerung in 50% der Fälle, mit einer Größenabnahme von mehr als 25% in 7 von 17 Patienten und mehr als 50% in 5 der 7 Patienten. In einem Patienten mit einem einzelnen Tumorknoten kam es zur kompletten Remission. Waddill et al. (1997) sahen eine signifikante Verkleinerung (25%) in 6 von 10 Patienten, wobei ein Patient mit einem solitären Tumor noch 19 Monate nach der Behandlung rezidivfrei war. Über Nebenwirkungen wurde nicht berichtet. In einer nachfolgenden Phase I Studie werden derzeit neue Liposomen, ein Vektor mit verstärkter HLA-B7 Expression und der regelmäßige Einsatz von Kathetern zur lokalen Applikation getestet (Nabel et al. 1995).

### 2.2.2
### Glioblastom (malignes Astrozytom)

Maligne Astrozytome oder Glioblastome (auch bekannt als maligne Gliomata oder Stadium III oder IV Astrozytome) und die weniger malignen anaplastischen Astrozytome machen etwa ein Viertel der 5000 in den USA pro Jahr diagnostizierten intrakraniellen Gliomata aus; bei Erwachsenen sogar 75% der Gliomata. Aufgrund der tiefgreifenden und uniformen Morbidität trägt dieser Tumor auf einer Pro-Kopf-Basis mehr als alle anderen Tumoren zu den Behandlungskosten bei. Die Patienten, die in der Regel in der fünften Lebensdekade von dieser Krankheit befallen werden, treten ein in einen Zyklus wiederkehrender Hospitalisationen und Operationen mit zunehmenden Komplikationen und relativ ineffektiver Bestrahlungs- oder Chemotherapie. Es wird vermutet, daß in bestimmten Fällen maligne Zellen aus einer eher benignen Proliferation der Glia entstehen. Weiterhin gibt es seltene Fälle einer familiären Häufung, was auch auf eine genetische Komponente schließen läßt. Wenigstens vier humane Onkogene (*sis*, *myc*, *src*, n-*myc*) wurden aus Zellinien aus primären Hirntumoren identifiziert., weiterhin werden die Rezeptoren für *platelet-derived growth factor* (PDGF) und *epidermal growth factor* (EGF) überexprimiert. Geringe Häufungen von Tumoren fanden sich auch in bestimmten Berufsgruppen, insbesondere der Öl-verarbeitenden Industrie.

Insgesamt wurde inzwischen bei mindestens 377 Patienten mit Glioblastomen im Rahmen von 24 Protokollen die Gentherapie eingesetzt. Ergebnisse liegen bei Patienten vor, denen *Herpes simplex* Virus-Thymidinkinase(HSV-*tk*)-Gen-tragende Retrovirus-produzierende Zellen in die Tumore injiziert wurde (Culver u. Blaese 1994). In der Regel erfolgte nach 14 Tagen die systemische Behandlung mit Ganciclovir. In zwölf Läsionen von acht Patienten wurde eine über 25 prozentige Reduktion des Tumorvolumens in der posttherapeutischen Frühphase beobachtet. Bei sechs Läsionen von vier Patienten konnte ein therapeutischer Effekt über vier bis 18 Monate nachgewiesen werden, obwohl das HSV-*tk* Gen nur in sehr wenigen

Zellen detektiert werden konnte (<0,17 Prozent) (Ram et al. 1995). Izquierdo et al. (1997) zeigten an 2 Patienten, daß für Tumoren größer als 100cm$^3$ eine Suizidgentherapie alleine mit Thymidinkinase (TK) und Ganciclovir nicht ausreichend ist. Die Überlebenszeit nahm deutlich zu, wenn eine neurochirurgische Tumorverkleinerung zusätzlich zur Suizidgentherapie vorgenommen wurde. Die 2 Patienten wurden deshalb teilreseziert und erhielten eine wiederholte TK/Ganciclovir Gentherapie über ein Ommaya-Reservoir, das über einen Katheter mit der Tumorhöhle verbunden war. Elf bzw. 17 Monate nach der Behandlung waren die Patienten noch am Leben. Die Magnetresonanztomograpgie zeigte ein verbleibendes Tumorwachstum entlang des Tumorbettes. Somit konnten zwar Chirurgie und Gentherapie die Tumorproliferation nicht komplett kontrollieren, sie waren jedoch in Kombination effektiver als jede Therapie für sich alleine. In einem deutschen Zentrum (Weber et al. 1997) wurden deshalb im Rahmen einer Phase II-Studie retrovirale Verpackungszellen mittels stereotaktischer Injektion oder während offener Tumorchirurgie in die Tumoren von Patienten mit rezidivierenden Glioblastomen nach Tumorverkleinerungsoperation injiziert. Die Mauszellinie produzierte retrovirale Vektoren, die für das Thymidinkinase-Gen kodieren. Vierzehn Tage nach der Verabreichung von $10^9$ Zellen in 50 Einzelinjektionen wurde mit der zweiwöchigen Ganciclovir-Therapie begonnen. Es wurden keine Nebenwirkungen in Bezug auf die intrazerebrale Verabreichung der Mauszellen beobachtet und die Therapie wurde gut vertragen. Über einen Nachbeobachtungszeitraum von 1 Jahr konnte in einem von 10 Patienten eine komplette Remission beobachtet werden und in 5 weiteren überlebenden Patienten immerhin eine noch signifikante Lebensqualität trotz Tumorprogression. Die Kernspinangiographie zeigte, daß das Tumorwachstum sich dort fortsetzte, wo eine inkomplette Resektion erfolgt war oder die therapeutische Injektion unzureichend war.

Oldfield et al. (1995) rekrutierten im Dezember 1994 insgesamt 15 Erwachsene mit leptomeningealer Carcinomatose aufgrund von malignen Hirntumoren, wie Glioblastomen, Melanommetastasen und Mammacarcinommetastasen, bei denen Vorbehandlungen mittels Chirurgie, Bestrahlung oder Chemotherapie versagt hatten. Ihnen wurden jeweils 1 Milliarde murine PA317 Fibroblasten, die einen TK-retroviralen Vektor produzierten, stereotaktisch *in vivo* in die Tumoren injiziert. Eine Woche nach der Injektion konnte mittels *in situ* Hybridisierung gezeigt werden, daß Tk sowohl in der Verpackungszellinie als auch in einigen Tumorzellen exprimiert wurde. Zur Induktion von Zellsuizid wurde wie üblich Ganciclovir für 14 Tage verabreicht. Außer einer transienten Infammationsreaktion in einigen Patienten fanden sich weder Zeichen der Toxizität noch der Enzephalitis. In einigen Patienten kam es zu einer sichtbaren Verkleinerung des Tumorvolumens.

Ein anderer Ansatz, der derzeit in einer Phase I-Studie in Hinblick auf das Glioblastom, sowie fortgeschrittene Ovarial- und Mammacarcinom untersucht wird, ist der Einsatz des *multi-drug resistance* (MDR) Gens in Knochenmarks-Stammzellen (Hesdorffer et al. 1994, Hesdorffer et al. 1998). Hiermit werden wirkungsvollere Dosierungen von Chemotherapeutika möglich, da das Knochenmark gegen die Medikamenten-induzierte Myelodepression geschützt werden kann. Bei insgesamt 5 Patienten, bei denen eine autologe Knochenmarkstransplantation durchgeführt wurde, wurden bis zu einem Drittel hämatopoetische Stammzellen und Knochenmarks-Progentitorzellen MDR-cDNA enthaltenden retroviralen Vektor *ex vivo* transduziert und anschließend zusammen mit den nicht-manipulierten Zellen nach der Chemotherapie re-infundiert. Eine hohe Rate an MDR-Transduktion wurde in verschiedenen Zellinien kurz nach der Transduktion und Re-Infusion gezeigt. Lediglich 2 dieser 5 Patienten hatten noch geringe MDR-Spiegel 10 bzw. 3 Wochen nach der Behandlung. Wahrscheinlich wurden die Zytokin-stimulierten transduzierten Zellen von den anderen gleichzeitig infundierten und nicht-manipulierten Zellen überwuchert. Der Virusüberstand der MDR-Retroviren und alle Patienten-Proben nach Transplantation waren frei von Replikations-kompetenten Retroviren. Es traten weiterhin keine Nebenwirkungen in Bezug auf die Knochenmarkstransplantation auf.

In einem Patienten, bei dem ebenfalls vorangegangene Therapieversuche fehlgeschlagen hatten, wurde bisher Gentherapie mit Interleukin 2(IL-2) durchgeführt (Sobol et al. 1995). Der Patient erhielt 10 subkutane Immunisierungen mit autologen Tumorzellen und Fibroblasten, die durch retroviralen Gentransfer genetisch modifiziert worden waren, um IL-2 zu sezernieren. Nach der Immunisierung mit Anstieg an CD8+ zytotoxischen T-Zellen fand sich ein anti-Tumor-Effekt mit Tumornekrose-Zeichen in einer Magnetresonanztomographie 4 Wochen nach Behandlung mit der höchsten Therapiedosis.

### 2.2.3 Bronchialcarcinom

In jedem Jahr werden alleine in den USA mehr als 100.000 Männer und 50.000 Frauen durch das primäre Lungencarcinom befallen. Im Jahre 1997 waren es insgesamt 178.000 neue Fälle und mehr als 160.000 Todesfälle durch das Lungencarcinom. Die meisten von ihnen versterben innerhalb von einem Jahr nach Diagnosestellung, wodurch es mit etwa 30% an erster Stelle der Todesursachen aufgrund von Krebserkrankungen zu stehen kommt. Die Inzidenz des Lungencarcinoms ist zwischen dem 55. und 65. Lebensjahr am höchsten. Insgesamt ist die Häufigkeit mit der Zeit ansteigend, wodurch sich die Alters-angepaßte Sterberate durch Bronchialcarcinom alle 15 Jahre verdoppelt. Erst durch die Anti-Raucher-Kampagne, die vor 10 bis 20 Jahren begann, kam es zu einer Abflachung der Inzidenz des Lungencarcinoms bei weißen Männern, während die Inzidenz bei Frauen weiter zunahm. Zum Zeitpunkt der Diagnosestellung haben nur 20% der Patienten ein örtlich begrenztes Carcinom, bei 25% besteht bereits eine Metastasierung in regionale Lymphknoten und 55% haben Fernmestastasen. Selbst bei Patienten mit vermutlich örtlich begrenztem Tumor beträgt das 5-Jahres-Überleben nur 30% für Männer und 50% für Frauen. Diese Überlebensrate hat sich in den letzten 20 Jahren nicht wesentlich geändert. Somit ist das Lungencarcinom eines der größten Gesundheitsprobleme mit generell besonders schlechter Prognose trotz Einsatzes aller bisher verfügbaren chirurgischen, chemotherapeutischen und alternativen Therapiemöglichkeiten.

Es werden vier Zelltypen bei 95% aller primären Lungentumore unterschieden: Platten- oder epidermoides Carcinom, kleinzelliges Carcinom, Adenocarcinom (einschließlich bronchioloveoläres Carcinom) und großzelliges, anaplastisches Carcinom. Die übrigen umfassen kombinierte epidermoide Adenocarcinome, Carcinoide, Tumoren bronchialer Drüsen (einschließlich Zylindrome und mucoepidermoide Tumore), Mesotheliome und andere seltene Formen.

Neunzig Prozent aller Patienten mit Lungencarcinom aller histologischen Typen sind Raucher, während sich bei den seltenen Nicht-Rauchern mit Lungencarcinom gewöhnlich ein Adenocarcinom findet. Vermutet wird ein co-carcinogener Effekt von Rauchen sowie anderer industrieller oder Umweltgifte wie Radongas, das aus natürlichen Resourcen stammt. Bei Nichtrauchern mit Adenocarcinom der Lunge müssen immer Primärtumore in einer anderen Körperregion ausgeschlossen werden.

Molekular-genetische Untersuchungen haben gezeigt, daß Lungencarcinomzellen 10 bis 20 genetische Läsionen akkumulieren, die eine Aktivierung von dominanten Onkogenen und Inaktivierung von Tumorsuppressorgenen oder rezessive Protoonkogene verursachen. Was die dominanten Onkogene betrifft, sind Punktmutationen in der kodierenden Region der *ras*-Familie unter den Onkogenen (insbesondere das K-*ras* Gen beim Adenocarcinom der Lunge) und die Amplifizierung, das Re-Arrangements und/oder Verlust der transkriptionellen Kontrolle der *myc*-Familie unter den Onkogenen (c-, N- und L-*myc*) gefunden wurden, wobei Veränderungen von c-*myc* beim nicht-kleinzelligen Lungencarcinom und Veränderungen aller *myc*-Familienmitglieder beim kleinzelligen Carcinom bestanden. Tumormutationen von *ras*-Genen sind mit einer schlechten Prognose von nichtkleinzelligen Tumoren assoziiert und Tumor-Amplifizierungen von c-*myc* mit einer schlechten Prognose kleinzelliger Tumore. Zytogenetische und Restriktions-Fragmentlängen-Polymorphismus(RFLP)-Analysen rezessiver Onkogene (Tumorsuppressorgene) zeigten Deletionen (Allelverlust) der chromosomalen Regionen 1p, 1q, 3p14, 3p21, 3p24-25, 3q, 5q (Gen-*cluster* der familiären Polyposis), 9p (Gen-*cluster* von Interferon), 11p, 13q14 (Retinoblastom = *rb*-Gen), 16q, 17p13 (*p53*-Gen) und anderer Lokalisationen. Es gibt offensichtlich mehrere Kandidaten rezessiver Onkogene im Bereich von Chromosome 3p, die nahezu in allen Lungencarcinomen beteiligt sind. Das *p53*- und *rb*-Gen sind in 90% aller kleinzelliger Lungencarcinome mutiert, während *p53* in 50% und *rb* in 20% aller nicht-kleinzelligen Tumore mutiert sind. Mutationen des Gen-*clusters* für die familiäre Polyposis sind ebenfalls häufig. Zellbiologische Untersuchungen haben gezeigt, daß Lungencarcinomzellen eine große Menge Peptid-Hormone und ihrer Rezeptoren produzieren, die das Tumorzellwachstum autokrin stimulieren können. Nikotin spielt potentiell eine sehr zentrale Rolle in der Pathogenese des Lungencarcinoms. Stark carcinogene Derivate von Nikotin bilden sich im Zigarettenrauch. Alle Typen von Lungencarcinomzellen exprimieren Nikotin-Rezeptoren, die nikotinergen Acetylcholin-Rezeptoren gleichen. Somit ist es möglich, daß Nikotin direkt an die Pathogenese des Lungencarcinom beteiligt ist. Das Lungencarcinom weist zwar keinen klaren Mendelschen Vererbungsmodus auf, es gibt jedoch einige Hinweise für eine potentielle familiäre Assoziation. Diese schließen vererbte *rb*- (Patienten mit Retinoblastomen, die bis ins Erwachsenenalter überleben) und *p53*-Mutationen (Li-Fraumeni-Syndrom) ein. Untersuchungen zeigten weiter, daß Verwandte ersten Grades von Lungencarcinom-Patienten ein signifikant (2–3fach) höheres Risiko für Lungencarcinom oder andere Carcinome haben, die häufig nicht mit Rauchen assoziiert sind. Außerdem ist die chronisch-obstruktive Lungenerkrankung mit einem erhöhten Carcinomrisiko behaftet. Schließlich weisen einige Studien darauf hin, daß es eine Assoziation zwischen dem P450-Enzym-Phänotyp oder -Genotyp und der Entwicklung von Lungencarcinom gibt.

In 9 Protokollen wurden bisher mindestens 73 Patienten mittels Gentransfer behandelt. Target-Gene sind meist p53 und Interleukin-2, sowie Granulozyten/Makrophagen-*colony stimulating factor* (GM-CSF), CD80, Kras und TK. Es liegen Ergebnisse aus 4 Studien vor. In 6 Patienten konnte gezeigt werden, daß ein Reportergen mittels adenoviralem Gentransfer sicher in Lungentumoren eingebracht und das Gen in den Tumorzellen der Wirte über mindestens 90 Tage exprimiert werden kann. Alle biologischen Flüssigkeiten, die mittels PCR untersucht wurden, waren frei von rekombinantem Virus (Tursz et al. 1996). Gahery-Segard et al. (1997) untersuchten in einer Phase I-Studie die Immunantwort auf Transgen und Virusprodukten nach adenoviralem Gentransfer bei Lungencarcinom.

Zehn Patienten mit Bronchialcarcinom, die bereits maligne Pleuraergüsse aufwiesen, wurden nach Versagen aller konventionellen Therapien mit Tumor-infiltrierenden Lymphozyten behandelt, in die *ex vivo* Interleukin-2 retroviral transferiert worden war. Die Toxizität war mit transientem geringem Fieber nur sehr gering. In 6 der 10 Patienten kam es innerhalb von mindestens 4 Wochen nicht nur zur Ausbildung von Pleuraergüssen und in einem Patienten kam es nicht mehr zur Rückbildung des Pleuraergusses, sondern zusätzlich zu einer Tumor-Verkleinerung im Computertomogramm (Tan et al. 1996). In einer anderen Studie konnte nach einer „Vakzinations"-Behandlung unter Verwendung von Interleukin-2 transfizierten Fibroblasten und autologen Tumorzellen bei einem Patienten mit nicht-kleinzelligem Bronchialcarcinom keine Veränderung des Krankheitsverlaufes erreicht werden (Veelken et al. 1997). Am günstigsten waren bisher die Ergebnisse nach direkter Injektion eines retroviralen Vektors mit dem Wildtyp p53 Gen in nicht-kleinzellige Bronchialcarcinome (Roth et al. 1996a, Roth et al. 1996b). Die Phase I-Studie begann 1995 mit der Behandlung eines 60jährgen Mannes mit einem nicht-metastasierten, jedoch nicht-resezierbaren Lungencarcinom. Bestrahlung und Chemotherapie waren ineffektiv gewesen. Er erhielt eine bronschoskopische intratumorale Injektion eines retroviralen Vektors mit dem Neomycin-Resistenz(NeoR)-Gen und dem p53-Tumorsuppressionsgen. Die Vektorpräsenz wurde durch die NeoR-Expression in Biopsien 24 Stunden nach Behandlung bestimmt und betrug etwa 40%. Am Tag 5 begannen sich beide vorbestehende Läsionen in eine entzündliche nicht-carcinöse Fibrose zurückzubilden, wobei bereits 80% am Ende des ersten Monats verschwunden waren. Toxizität durch die Therapie fand sich nicht. Insgesamt wurden 9 Patienten behandelt, bei denen die konventionelle Therapie versagte hatte. Die direkte intratumorale Applikation erfolgte über Bronchoskopie oder kontrolliert durch die Computertomographie. Mindestens 30 Tage nach Transfer ließ sich das therapeutische Gen nachweisen, wobei über 5 Monate keine signifikante Vektor-bezogene Toxizität festzustellen war. Nach der Behandlung ließ sich häufiger als in den unbehandelten Geweben programmierter Zelltod (Apotose) nachweisen. In 3 Patienten kam es zur Tumorregression und in weiteren 3 Patienten zum Sistieren des Tumorwachstums (Roth et al. 1996b). Inzwischen führte Roth auch eine Studie mit adenoviralem Transfer von p53 durch. Bis zum Abschluß im Juli 1997 wurden bereits 53 Patienten mit nicht-kleinzelligem Bronchialcarcinom eingeschlossen (Wiley 1998).

### 2.2.4 Mesotheliom

Das maligne Mesotheliom ist ein primäres Neoplasma der mesothelialen Auskleidungen der Pleura- (80%) oder Peritonealhöhlen (19,5%), selten auch der *Tunica vaginalis* des Skrotums. Es wurde ein Zusammenhang mit vorhergehender Exposition mit Asbest gezeigt. Weiterhin kann es mit bestimmten genetischen Prädispositionen und vorangegangenen Virusexpositionen (z.B. *Simian virus* 40) assoziiert sein. Obwohl die Inzidenz relativ selten ist, ist das Mesotheliom für etwa 3.000 Tote pro Jahr in den USA verantwortlich, vergleichbar mit den durch das Hodgkin-Lymphom verursachten Todesfällen. Die Inzidenz ist ansteigend mit einer Rate von 13% in US-amerikanischen Männern und noch schneller in anderen Regionen der Welt, wo die Exposition gegenüber Asbest nicht gut geregelt und überwacht ist. Das mittlere Überleben für Patienten mit Mesotheliom beträgt ab dem Zeitpunkt der Diagnosestellung zwischen 1 und 2 Jahren, wobei das Überleben für Patienten mit diesem Tumor sehr variabel sein kann. Als Behandlung stehen 3 Standard-Tumortherapien zur Verfügung, die entweder alleine oder in Kombination eingesetzt werden: die chirurgische Resektion, die Bestrahlung und die Chemotherapie. Keine dieser Therapien hat leider bis heute eine effiziente Lebensverlängerung bewirkt. Ein Vorteil ist die einzigartige Zugänglichkeit des Tumors über den Pleuraraum für die Vektorapplikation, und die nachfolgenden Untersuchungen einschließlich Biopsien. Eine Kombination mit einer vorangehenden Tumorverkleinerung erscheint dabei vielversprechender. Ein weiterer Vorteil ist die flächenhafte lokale Ausbreitung, die für die Morbidität und Mortalität der Erkrankung verantwortlich ist, anstelle einer frühen Metastasierung in entlegene Organe. Somit könnten kleine lokale Effekte bereits einen erheblichen Einfluß auf die Prognose haben.

Bisher wurden 33 Patienten in 3 Protokollen eingeschlossen. Eine Phase I-klinische Studie wurden inzwischen abgeschlossen, bei der ein adenoviraler Vektor mit dem *Herpes simplex* Virus Thymidinkinase(HSV-*tk*)-Gen eingesetzt worden war (Albelda 1997). Vorläufige Berichte erwähnen eine nur geringe Toxizität und den molekularen Nachweis es erfolgreichen *in situ* Gentransfers. Auch Sterman et al. (1998a) verwendeten in einer Phase I-Studie die Kombination eines adenoviralen Vektors mit dem HSV-*tk*-Suizidgen. Aufsteigende Dosen wurden als intrapleurale Applikationen verwendet, um maximal veträgliche Dosen für diese lokale Therapie herauszufinden. Insgesamt wurden 21 bis dahin unbehandelte Patienten eingeschlossen, wobei Virusdosen von $1 \times 10^9$ pfu bis zu $1 \times 10^{12}$ pfu eingesetzt wurden. Es handelte sich um Replikations-inkompetente adenovirale Vektoren mit dem HSV-*tk*-Gen unter der Kontrolle eines *Rous sarcoma* Virus(RSV)-Promotor. Zwei Wochen nach intrapleuraler Applikation erfolgte die systemische Therapie mit Ganciclovir. Die ersten 15 Patienten wurden thorakoskopischen Pleurabiopsien vor und 3 Tage nach Vektor-Applikation unterzogen. Bei den letzten 6 Patienten wurde nur eine Biopsie nach der Vektor-Instillation durchgeführt. Es wurde keine Toxizität erreicht, die die Dosis limitiert hätte. Die Nebenwirkungen waren minimal, mit Fieber, Anämie, transienten Erhöhungen der Leberenzyme, bullösen Hauteruptionen und vorübergehenden systemischen Entzündungsreaktionen bei den Patienten, die die höchsten Dosen erhielten. Erhebliche intrapleurale und intratumorale Immunreaktionen wurden ausgelöst. Insgesamt wurde diese intrapleurale Therapie gut toleriert. Mittels RNA-PCR, *in situ* Hybridisierung, Immunhistochemie und Immunblots konnte der erfolgreiche Gentransfer zumindest in den hohen Therapiedosen nachgewiesen werden. Die Therapie war dabei allerdings durch die oft fleckförmige und oberflächliche Verteilung des Gentransfers im Bereich des Tumors limitiert. Eine klinische Beurteilung der Patienten in dieser Phase I-Studie war aufgrund der Heterogenität der Patienten bezüglich Alter, Stadium, Histologie und Vektor-Dosis schwierig. Mehrere Patienten mit Carcinomen im frühen Stadium und ein Patient in fortgeschrittenem Stadium zeigten eine Verlangsamung des klinischen und/oder radiologischen Progresses. Allerdings ist die Beurteilung der Tumorprogression beim Mesotheliom schwierig.

Als immunmodulatorische Maßnahme führte eine australische Gruppe eine Phase I-Studie unter Verwendung des rekombinanten Vacciniavirus mit dem humanen Interleukin-2(IL-2) Gen durch (Davidson et al. 1997, Mukherjee et al. 1997). Hierfür wurde ein partiell immun-kompetentes Vacciniavirus verwendet und wiederholt als VV-IL-2-Konstrukt intratumoral in tastbare Tumormassen von Patienten mit fortgeschrittenem malignem Mesotheliom injiziert. Biospien der Tumormassen der Brustwand wurden vor der Therapie und an den Tagen 1–3 sowie 6–8 nach der Vektorinjektion jedes Behandlungs-Zyklus gewonnen. Kulturen von Tumorbiospien und Blutproben wurde in Hinblick auf Virus-Präsenz und VV-IL-2 Expression mittels semiquantitativer RT-PCR untersucht. Das Serum wurde zusätzlich auf Antikörper gegen Vacciniavirus untersucht. Familienmitglieder, Krankenhauspersonal in Kontakt mit den behandelten Patienten und der erste behandelte Patient erhielten Impfungen gegen Vacciniavirus bevor die Gentherapien durchgeführt wurden. Es wurden 4 Patienten mit Brustwandtumormassen durch Mesotheliom in die Studie eingeschlossen. Sie erhielten insgesamt 13 Injektionen von $1 \times 10^7$ pfu VV-IL-2-Vektor. VV-IL-2-mRNA wurde in den seriellen Tumorbiopsien 3 bis 6 Tage nach Injektion nachgewiesen, wobei die Spiegel reproduzierbar bis zum Tag 8 bis an die Nachweisgrenze abnahmen. In allen Patienten wurden durch die intratumoralen Vacciniavirus-Injektionen signifikante Serumantikörperspiegel induziert. Diese Antikörperspiegel hatten allerdings interessanterweise keinen Einfluß auf das Erscheinungsbild oder die Dauer der VV-IL-2-mRNA-Expression, sie verhinderten lediglich eine Kultur des Virus aus den Tumorbiopsien. Lediglich aus dem Tumor des einzigen Patienten, der keine Impfung erhalten hatte und keine vorbestehenden Antikörpertiter hatte, ließ sich Virus kultivieren. Die Toxizität war bis auf geringes Fieber minimal und es gab keine klinischen oder serologischen Zeichen einer Ausbreitung dieses partiell Replikations-kompetenten Virus als Folge des Patienten-Kontaktes. Bis jetzt wurde in keinem der Patienten eine signifikante Tumorregression beobachtet, lediglich geringe intratumorale zelluläre Immunantworten. Als nächster Schritt ist eine Änderung der Dosis und der zeitlichen Planung bei den Behandlungen vorgesehen.

Eine andere Phase I-Studie kombiniert als Elemente toxische Medikamentenvorstufen mit Immunverstärkungs-Gentherapie (Sterman et al. 1998b). Hier werden allogene bestrahlte Zellen einer Ovarialcarcinomzellinie nach retroviraler Transfektion mit HSV-*tk* (PA1-STK-Zellen) intrapleural injiziert und anschließend eine systemische Behandlung mit Ganciclovir durchgeführt. Die Rationale hinter dieser Studie ist, daß die PA1-STK-Zellen nach der Instillation in den Bereich des intrapleuralen Tumors migrieren werden und dann as Abtöten der Mesotheliom-Zellen durch einen *bystander*-Effekt nach den Ganciclovir-Infusionen erleichtern soll. Das gleiche Behandlungsprinzip wird derzeit von Freeman et al. (1992) bei Patientinnen mit fortgeschrittenem Ovarialcarcinom eingesetzt. Ziel der intrapleuralen Therapie ist es, mit aufsteigenden Dosen die maximal tolerierbare Dosis an PA1-STK-Zellen herauszufinden. Für die Applikation wird ein kleiner intrapleuraler Katheter eingelegt. Ergebnisse liegen derzeit noch nicht vor.

### 2.2.5 Nierenzellcarcinom

Das Nierenzellcarcinom, auch renales Adenocarcinom oder früher Hypernephrom genannt, macht 85% aller primären Nierenmalignome aus. Ungefähr 25.000 neue Fälle mit etwa 10.000 Todesfällen werden jährlich alleine in den USA diagnostiziert. Der Altersgipfel liegt zwischen 55 und 60 Jahren, wobei die Geschlechterverteilung Männer:Frauen 2:1 beträgt. Risikofaktoren sind Zigarettenrauchen und die Exposition gegenüber Cadmium. Eine vererbbare Form des Nierenzellcarcinoms findet sich mit einem hohen Anteil bei Patienten mit Morbus Hippel-Lindau (Hämangiome der Netzhaut und des Zentralnervensystems mit ausomomal-dominanter Übertragung). Der genetische Defekt, der mit dieser Erkrankung assoziiert ist, wurde identifiziert. Marker mit chromosomalen Lokalisationen zwischen Chromosom 3 und 8 sowie Chromosom 3 und 11 wurden in einigen Familien mit gehäuftem Nierencarcinom gefunden. Andere zytogenetische Abnormalitäten umfassen veränderte Chromosomen 1,11 und 17. Dialyse-Patienten mit terminaler Niereninsuffizienz können Nierenzysten und damit assoziierte Nierencarcinome entwickeln. Das Nierenzellcarcinom entsteht in den Epithelien der proximalen Tubuli. Das 5-Jahres-Überleben beträgt je nach Stadium zwischen 60–75% und weniger als 5%. Das Ansprechen auf Chemotherapie beträgt nur etwa 15%.

Bisher wurden mindestens 79 Patienten innerhalb von 6 Protokollen gentherapeutisch behandelt. In 5 Patienten mit Nierenzellcarcinom bzw. metastasierendem Melanom wurden Tumor-infiltrierende Lymphozyten mit Hilfe eines Marker-Gens retroviral transduziert. Die Transfektionseffizienz betrug 1–26%, wobei die Gen-modifizierten Lymphozyten noch mindestens 260 Tage nach Reinjektion nachweisbar waren. Die erhoffte selektive und langanhaltende Retention in den Tumoren fand sich ähnlich wie in den Melanompatienten nicht (Merrouche et al. 1995). In einer Phase I-Studie konnte unter Verwendung von Interleukin-2 transfizierten Fibroblasten und autologen Tumorzellen gezeigt werden, daß in einem von 3 behandelten Patienten eine preferentielle Lyse autologer und partiell allogener Nierenzellcarcinomzellen bestand. Klinisch konnte bei einem Patienten über 5 Monate während und nach der Immunisierung eine Stabilisierung des Krankheitszustandes erreicht werden (Veelken et al. 1997). Eine weitere Studie zur Immuntherapie mit Interleukin-2 sezernierenden retroviral transduzierten Nierencarcinomzellen wird derzeit von Gänsbacher et al. durchgeführt (Wiley 1998). Weitere Target-Gene sind Interleukin-4, HLA-B7 und GM-CSF, wobei Retroviren und Liposomen als Vektoren Verwendung finden.

### 2.2.6 Coloncarcinom

Das Dickdarmcarcinom ist nach dem Lungencarcinom das zweithäufigste Malignom in den USA. Ungefähr 152.000 Neuerkrankungen mit 57.000 Todesfällen wurden in den USA für das Jahr 1993 vorausgesagt. Die Inzidenz und Mortalität dieses extrem weit verbreiteten Malignoms haben sich in den letzten 40 Jahren nicht wesentlich geändert Das colorektale Carcinom kommt gewöhnlich in Patienten mit 50 Jahren oder älter vor. Risikofaktoren für die Entstehungen sind bestimmte Ernährungsweisen, vor allem der pro-Kopf-Verbrauch von Kalorien, fleischlichem Protein, Fett und Öl und hereditäre Faktoren und Syndrome im Sinne von herditären Prädisposition wie die relativ seltenen Polyosis-Syndrome und die wesentlich häufigeren non-Polyposis-Syndrome. Die molekularbiologische Untersuchungen konnte die Deletion des langen Armes von Chromosom 5 (APC Gen) mit der *Polyposis coli* assoziiert werden. Es wurde die Hypothese aufgestellt, daß der Verlust des Genmaterials zu einem Fehlen von Tumorsuppressorgenen führt, deren Genprodukt die Inhibition von Tumorwachstum bewirken würde. Bei nicht-Polyposis Prädispositionen liegt wahrscheinlich eine Abnormalität des Chromosoms 2 zugrunde. Das Dickdarmcarcinom stellt eine nicht seltene Komplikation über viele Jahre bestehender entzündlicher Darmerkrankungen, wie der ulzerativen Colitis und der granulomatöse Colitis, sowie von Polypen dar.

Ein Reihe von molekularen Veränderungen wurden für die DNA adenomatöser Polypen, dysplastischer Läsionen und für Polypen, die mikroskopische Foci von Tumorzellen enthielten (z.B. Carcinoma *in situ*), beschrieben. Vereinbar mit einem viele Schritte umfassenden Prozeß, der schließlich zum Carcinom führt, wurden eine Reihe von Veränderungen beobachtet, die meist mit einer spezifischen Mutation des *ras* Proto-Onkogens beginnen, gefolgt von Deletionen der Chromosome 5, 18 und 17 Abb. 18. Der Verlust von genetischem Material des kurzen Arms von Chromosom 17 ist offensichtlich mit der Aktivierung eines Gens assoziiert, das zu einer Produktion von Transfomations-assoziiertem *p53* führt. Auf diese Weise kann die Alteration des Proliferationsmusters der Colon-Mucosa, die zur Entwicklung eines Polypen und schließlich zu einem Carcinom führt, die Mutations-bedingte Aktivierung eines Onkogens verursachen, gefolgt von und verbunden mit dem Verlust von Genen, die normalerweise die Tumorentstehung unterdrücken. Basierend auf diesem Modell wird angenommen, daß sich das Neoplasma ausschließlich in solchen Polypen entwickeln kann, in denen alle diese Mutationen stattfinden. Vor jeder Resektion sollte *carcinoembryonic antigen* (CEA) bestimmt werden. Kommt es im Verlauf zu einem Anstieg des Markers, besteht der Verdacht auf ein Rezidiv. Die Anwesenheit eines abnormalen DNA Gehaltes (z.B. Aneuploitát) und spezifische chromosomale Deletionen (z.B. sogenannter Allelverlust) von Tumorzellen, wie sie mit Flußzytometrie und Restriktionslängen-Polymorphismus Analyse bestimmt werden können, scheinen mit einerm höheren Metastasierungsrisiko verbunden zu sein.

Mindestens 32 Patienten wurden bisher im Rahmen von 11 gentherapeutischen Protokollen behandelt. In einer Phase I-Studie konnte unter Verwendung von Interleukin-2 transfizierten Fibroblasten und autologen Tumorzellen bei zwei Patienten keine Veränderung des Krankheitsverlaufs beobachtet werden (Veelken et al. 1997). Rubin et al. (1994) verwendeten in ihrer Phase I-Studie eine Immunisierungs-Strategie mit direktem Gentransfer von HLA-B7 in Lebermetastasen des colorektalen Carcinoms. Beim Abschluß der Studie im Jahre 1995 konnte die *in vivo* Expression von HLA-B7 und eine Immunantwort mit zytotoxischen T-Lymphozyten (CTL) bestätigt werden. Eine Tumorregression fand sich in 6 von 15 behandelten Patienten, 4 Patienten starben jedoch im Rahmen der Tumorprogression. Die Erbrobung einer anderen Immunisations-Strategie erfolgt derzeit in zwei weiteren klinischen Protokollen. Carcinoembryonales Antigen (CEA)-exprimierendes rekombinantes Vaccinia-Virus (Tsang et al. 1995) bzw. ein entsprechendes CEA-exprimierendes Polynukleotid (Conry et al. 1996) wird in Tumorpatienten injiziert, wodurch die Produktion von Antikörpern gegen Coloncarcinom angeregt wird, das CEA als Antigen tragen.

### 2.2.7
### Leberzellcarcinom (Hepatozelluläres Carcinom)

Das primäre hepatozelluläre Carcinom ist einer der häufigsten Tumoren der Welt. Es kommt vor allem in Asien und Teilen Afrikas vor, wo die Inzidenz pro Jahr bis zu 500 Fälle pro 100.000 Einwohner beträgt. In Westeuropa und in den Vereinigten Staaten ist es weit weniger vertreten und macht nur 1–2% aller maligner Tumore bei Autopsie aus. Das hepatozelluläre Carcinom ist in Männern bis zu viermal häufiger als in Frauen und entsteht meist in der zirrhotischen Leber. Die höchste Inzidenz ist in der westlichen Welt in der 5. bis 6. Lebensdekade, jedoch 1 bis 2 Dekaden früher in den Regionen Afrikas und Asiens, die eine hohe Prävalenz für das Lebercarcinom aufweisen. Der Hauptgrund für die hohe Inzidenz des hepatozellulären Carcinoms in Teilen Afrikas und Asiens liegt in der Häufigkeit chronischer Infektionen mit dem Hepatitis B Virus (HBV) und Hepatitis C Virus (HCV). Diese chronischen Infektionen führen oft zur Leberzirrhose, was wiederum ein hoher Risikofaktor für das hepatozelluläre Carcinom darstellt; 60–90% dieser Tumore treten in Patienten mit makronodulärer Zirrhose auf. In Patienten mit HBV-Infektionen und hepatozellulärem Carcinom kann die HBV-DNA sowohl in Tumorzellen als auch in umliegenden normalen Hepatozyten in die genomische DNA der Gastzellen integriert sein. Zusätzlich kann es durch insertionelle Mutagenese, chromosomales Rearrangement oder transkkriptionelle Transaktivierungs-Aktivitäten des X-Chromosoms und der prä-52/S-Regionen des HBV-Genoms zu Veränderungen der zellulären Genexpression kommen. Diese Veränderungen treten wahrscheinlich begünstigt durch den Prozeß der Leberverletzung- und Reparatur auf. Der Zeitpunkt des Auftretens des hepatozellulären Carcinoms wird durch die Art des Virus beeinflußt: in Asien wird die Hepatitis B bereits bei der Geburt durch eine pernatale Übertragung erworben, während Hepatitis C meist durch Bluttransfusionen im Erwachsenenalter aquiriert werden. Dementsprechend tritt das Lebercarcinom bei den lebenslangen HBV-Infektionen durchschnittlich 1 bis 2 Lebensdekaden früher auf als bei HCV-Infektionen. In Afrika und Südchina ist das Aflatoxin $B_1$ ein weitverbreiteter Schadstoff. Dieses Mykotoxin scheint eine ganz spezifische Mutation des Codon 249 im Tumorsuppressorgen *p53* zu induzieren. Verlust, Inaktivierung und Mutation des *p53*-Genes wurde mit der Tumorentstehung in Verbindung gebracht und ist die häufigste genetische Störung menschlicher Tumore. Die Krankheit verläuft sehr schnell, ohne Behandlung versterben die Patienten innerhalb von 3-6 Monaten. In einzelnen Fällen kann eine Therapie das Überleben verlängern und gelegentlich bietet die chirurgische Resektion die Chance einer Heilung. Nur wenige Patienten haben jedoch resektable Tumoren oder sie haben bereits entferntgelegene Metastasen, meist in Lunge, Gehirn, Knochen oder Nebennieren. Die Lebertransplantation ist eine alternative

Therapieoption, jedoch limitiert durch Rezidive oder Metastasen, die nach der Transplantation unter Immunsuppression begünstigt auftreten.

Bis zum Studienabschluß wurden 15 Patienten mit primärem hepatozellulären Carcinom im Rahmen einer ägyptischen Studie eingeschlossen (Wiley 1998). Habib et al. (1996) verwendeten perkutane Injektionen von nackter DNA bzw. DNA-Liposomen-Komplex mit dem Gen für das Wildtyp-p53. Ergebnisse aus der Behandlung der ersten 5 Patienten wurden publiziert, wobei sich in 3 der 5 Patienten in der Computertomographie eine Tumorreduktion gezeigt hatte. Gleichzeitig kam es zu einem signifikanten Rückgang der Alpha-Fetoprotein-Spiegel.

### 2.2.8
### Ovarialcarcinom

Das Ovarialcarcinom liegt in seiner Inzidenz an 5. Stelle aller Tumoren von Frauen und an 3. Stelle der gynäkologischen Tumoren. Unter den malignen gynäkologischen Tumoren verursacht das Ovarialcarcinom die meisten Todesfälle. In den Vereinigten Staaten beträgt das Risiko einer Frau im Laufe ihres Lebens ein Ovarialcarcinom zu entwickeln 1 zu 70. 1992 alleine wurden 21 000 Fälle festgestellt, wobei 13 000 Frauen an dieser Erkrankung verstarben. Keimzelltumoren treten meist innerhalb der ersten 3 Lebensdekaden auf, während sich Stromazelltumoren vom Alter unabhängig entwickeln. Die geringen Symptome im Anfangsstadium führen dazu, daß sich 70% der betroffenen Frauen erst in einem fortgeschrittenen Stadium vorstellen. Die Prognose hängt vor allem von der Histologie ab. Mehr als 85% der Ovarialcarcinome stammen aus dem Epithel, das die Oberfläche der Ovarien bedeckt oder eingeschlossene Zysten umgrenzt, während sich weniger als 15% aus dem Stroma und den Keimzellen der Ovarien entwickeln. Trotz chirurgischer Maßnahmen und konventioneller Chemotherapie überleben langfristig selten mehr als 15–30% der Patientinnen. Die meisten Fälle des epithelialen Ovarialcarcinoms sind sporadisch. Weniger als 5% von Patientinnen mit Ovarialcarcinom gehören zu Familien mit autosomal dominant vererbtem Auftreten von Ovarial-, Mamma-, Endometrium- und Coloncarcinom. Auch beim epithelialen Ovarialcarcinom handelt es sich, wie bei vielen allen Neoplasmen, um einen klonalen Prozeß, der von einer einzelnen Zelle ausgeht. Vier oder 5 Alterationen von Wachstumsfaktoren, Onkogenen oder Tumorsuppressoren können notwendig sein, um das Wachstum zu dysregulieren. Normale oberflächliche Epithelzellen der Ovarien exprimieren *transforming growth factor ß1* (TGF ß1), das regelhaft ihr Wachstum inhibiert. Ein Teil der ovarialen Tumorzellen scheint diesen autokrinen inhibitorischen Regulationskreis verloren zu haben. Dagegen exprimieren die meisten ovarialen Carcinome *transforming growth factor* α (TGF α)und *epidermal growth factor receptor* (EGF-R), die sich an die Zellen binden und somit eine autokrine Wachstumsstimulation erlauben. Mit dem Ovarialcarcinom assoziierte Onkogene können ebenfalls für Wachstumsfaktoren oder ihre Rezeptoren kodieren. Das HER-2/*neu* (c-*erb*B-2)-Genprodukt, ein transmembranöser Tyrosinkinase-Wachstumsfaktorrezeptor, wird in einem Drittel der Ovarialcarcinome überexprimiert. Sowohl normale als auch maligne Ovarialepithele sezernieren *macrophage colony stimulating factor* (CSF-1), jedoch nur maligne Zellen scheinen den Rezeptor für diesen Wachstumsfaktor zu exprimieren, enkodiert durch das *fms* Onkogen. CSF-1 ist auch eine starker Chemoattraktor für Makrophagen. Zytokine, die aus Makrophagen stammen, einschließlich *tumor necrosis factor* α (TNF-α), Interleukin-1, und Interleukin-6 können das Wachstum von Ovarialcarcinomen stimulieren. Dementsprechend können Tumor-assoziierte Makrophagen eher eine parakrine Stimulation als eine Inhibition von Tumorwachstum bewirken. Bisher wurden keine Abnormalitäten des Retinoplastoma (Rb) oder des Wilmstumor-assoziierten Suppressorgens beobachtet, jedoch ungefähr die Hälfte der Ovarialcarcinome hat die normale Funktion von p53 verloren, bei dem es sich um ein DNA-bindendes Phosphoprotein handelt, das für die normale Wachstumsregulation notwendig ist. Weitere Suppressor-Loci innerhalb der Tumorzellen werden im Rahmen von Studien verlorengegangener Heterozygotie verschiedener Loci von Tumorzellen gesucht. Wie in vielen anderen Neoplasmen wird die genetische Instabilität durch aneuploide Karyotypen vieler fortgeschrittener Ovarialcarcinome reflektiert. Unter Verwendung von molekularen Techniken wurde eine Heterozygotie der Chromosomen 1, 3, 6, 11 und 17 beobachtet, wobei jedoch keine einzelne karyotypische Abnormalität charakteristisch für das Ovarialcarcinom festgestellt wurde.

Bisher wurde bei mindestens 38 Patientinnen im Rahmen von 14 Protokollen die Gentherapie eingesetzt. Genehmigte Gentherapie-Protokolle umfassen unterschiedliche Strategien (als Übersicht Barnes et al. 1997) die molekulare Chemotherapie mittels Suizidgenen, die Verstärkung der Immunantwort, die Resistenz gegen Chemotherapeutika und die Neutralisation spezifischer Tumor-eigener Mutationen. Das Suizidgen *Herpes simplex* Virus Thymidinkinase (HSV-*tk*)-Gen wird entweder *ex vivo* in Ovarialcarcinom-Zellinien retroviral transferiert, die dann intraperitoneal injiziert werden (Link et al. 1995, Freeman et al. 1992) oder mittels adenoviralem Gentransfer direkt appliziert. Bei der Applikation transduzierter Ovarialcarcinomzellen (PA1-STK) wird eine bessere Zellverteilung mit Migration in die Tumorareale erhofft und damit ein besseres Erreichen der Tumorzellen. Die anschließende systemische Ganciclovirtherapie soll als *bystander*-Effekt neben den tranduzierten Zellen auch die Tumorzellen abtöten. Bisher wurden 16 Patientinnen mit bis zu $10^{10}$ PA1-STK-Zellen behandelt. Innerhalb von 48 Stunden wurden Fieber, Nausea und Adomenschmerzen beobachtet (Freeman nicht-publizierte Daten, zitiert in Sterman et al. 1998b).

Als Immunotherapie wird in einem weiteren Protokoll das Gen für einen chimerischen T-Zell-Rezeptor-Antikörper in periphere Blutlymphozyten retroviral transferiert, die dann den Patientinnen verabreicht werden. Dieser Antikörper erkennt ein stark-exprimiertes Antigen ovarialer Adenocarcinom-Zellen, was zu T-Zell-Aktivierung, Zellyse und Zytokinfreisetzung führt. Ebenfalls durch Immuntherapie, über die vermehrte lokale Expression von Zytokinen, wird ein weiterer Therapieversuch unternommen. Hierdurch kann die Tumor-Zytotoxizität vermehrt werden. Ovarialcarcinomzellen werden chirurgisch reseziert, liposomal mit dem Interleukin-2 Gen transfiziert und schließlich nach Bestrahlung und Kryopräservation nach postoperativer Rekonvaleszenz in ausgewählte Patientinnen injiziert. Experimentell konnte gezeigt werden, daß Cisplatin als einziges getestetes Chemotherapeutikum zur Behandlung des Ovarialcarcinoms die Sensitivität der Tumorzellen für den liposomalen Gentransfer und somit die Transfereffizienz erhöhen kann (Son u. Huang 1994).

Tait et al. (1997) führten in 12 Patientinnen mit rezidievierendem oder metastasierendem Ovarialcarcinom, das bisher nicht auf andere Therapien ansprach, eine Phase I-Studie mit dem Mammacarcinom-Gen BRCA1 durch. Jede Patientin erhielt über einen Katheter an 4 hintereinanderfolgenden Tagen intra-abdominale Infusionen eines BCRA1 retroviralen Vektors. Danach wurde die Behandlung für einen Monat unterbrochen beendet und die Patientinnen in Hinblick auf Tumorprogression nachuntersucht. Bei Tumorprogression wurden weitere Therapiezyklen in 4wöchigen Abständen und maximal 3fach durchgeführt. Hierbei wurden aufsteigende Dosen eingesetzt. Da in die Bauchhöhle große Flüssigkeitsmengen verbreicht werden können, konnte der BRCA1 retrovirale Vektor in Dosen zwischen $10^8$ und $10^{10}$ Virionen in bis zu 30 ml verabreicht werden, was in klinischen Studien eine ungewöhnliche Menge ist. Anschließend wurde mit mehr als einem Liter Pufferlösung die Verteilung in der Bauchhöhle sichergestellt, um somit die Chance zu erhöhen, auch kleine Tumor-Foci zu erreichen. Geringe Nebenwirkungen wurden beobachtet; 3 von 12 Frauen erlebten eine Immunreaktion mit erheblichen abdominellen Schmerzen, die innerhalb von 2 Tagen wieder verschwanden. Der Vektor wurde durch das Immunsystem des Körpers nicht sofort zerstört und eine therapeutische Antikörper-Produktion war nur in der höchsten getesteten Dosis zu beobachten. Das BRCA1-Gen und seine Expression wurden in Carcinomzellen detektiert. In 3 von 12 Patientinnen konnte eine Tumorverkleinerung beobachtet werden.

Die Erkenntnis, daß die Transduktion verschiedener Zellinien mit dem *multidrug resistance*(MDR)-Gen zu einer Resistenz gegen die bei soliden Tumoren einschließlich Ovarialcarcinom häufig verwendeten myelodepressiven Chemotherapeutika Actinomycin-D, VP-16, Velban, Vincristin, Adriamycin und Taxol führt, legte einen Einsatz bei der Tumorbehandlung nahe. Somit wurden Protokolle zur retroviralen Modifikation von Knochenmarkszellen bei Patientinnen mit Therapie-refraktärem Ovarialcarcinom entwickelt (Deisseroth et al. 1994). Durch die verringerte Myelotoxizität kann die Dosierung von Chemotherapeutika gesteigert werden, so daß bessere therapeutische Chancen bestehen. In einer Phase I-Studie wurde beim Mammacarcinom, sowie fortgeschrittenen Ovarialcarcinom und Glioblastom der Einsatz des MDR-Gens in Knochenmarks-Stammzellen untersucht (Hesdorffer et al. 1994, Hesdorffer et al. 1998). Bei insgesamt 5 Patienten, bei denen eine autologe Knochenmarkstransplantation durchgeführt wurde, wurden bis zu einem Drittel der hämatopoetischen Stammzellen und Knochenmarks-Progentitorzellen mit einem MDR-cDNA enthaltenden retroviralen Vektor *ex vivo* transduziert und anschließend zusammen mit den nicht-manipulierten Zellen nach der Chemotherapie re-infundiert. Eine hohe Rate an MDR-Transduktion wurde in verschiedenen Zellinien kurz nach der Transduktion und Re-Infusion gezeigt. Lediglich 2 dieser 5 Patienten hatten noch geringe MDR-Spiegel 10 bzw. 3 Wochen nach der Behandlung (siehe auch Kapitel Glioblastom).

Weiterhin besteht noch die Möglichkeit, die Tumor-typische und eng mit der Prognose korrelierende Expression von *erbB-2* durch die adenovirale Transfektion eines Antikörpers (Deshane et al. 1997) oder durch den liposomalen Transfer des den *erbB-2*-Promotor hemmenden *E1a*-Gens zu supprimieren.

### 2.2.9 Mammacarcinom

Entsprechend epidemiologischen Daten sind genetische und endokrine Faktoren sowie Umweltbedingungen für seine Entstehung verantwortlich, in 70 bis 80% der Fälle können jedoch keine Risikofaktoren identifiziert werden. In den Vereinigten Staaten beträgt das kumulative Risiko 12%, im Laufe des Lebens ein Mammacarcinom zu entwickeln und 3,5%, daran zu versterben. Besonders hoch ist das Risiko nach dem 50. Lebensjahr und erreicht seinen Gipfel nach dem 75. Lebensjahr. Alle Verwandten von Mammacarcinom-Patienten haben ein erhöhtes Risiko, selbst ein Mammacarcinom zu bekommen, wobei das Risiko bei Verwandten ersten Grades 2–3fach gegenüber der restlichen Bevölkerung erhöht ist. Bis zu 5% der Mammacarcinom-Patienten haben wahrscheinlich eine spezifische genetische Abnormalität geerbt, die zur Entwicklung des Mammacarcinoms beiträgt. Punktmutationen des *p53*-Suppressorgens im Chromosom 17 zeigen, welche Mitglieder in Li-Fraumeni-Familien einen oder mehr von 6 verschiedenen Carcinomen, einschließlich Mammacarcinom, entwickeln werden. Weiterhin gibt es eine Assoziation zwischen Heterozygotie von Chromosom 17q und dem Mamma-Ovarial-Carcinom-Syndrom. Dieses *BRCA1*-Gen, ist zwar weniger gut charakterisiert, seine Penetranz beträgt jedoch bis zu 85%. Wahrscheinlich sind 1 von 200 bis 400 Frauen der USA Träger dieses Gens. Zusammengenommen kommen diese 2 Genanomalien nur in sehr wenigen Mammacarcinom-Fällen vor, so daß ein routinemäßiges Sreening in Frauen ohne deutliche familiäre Belastung in jungem Lebensalter nicht gerechtfertigt erscheint. Die erst vor kurzem gelungene Identifizierung dieser Gene gibt jedoch Hoffnung auf die Auffindung anderer Gene von höherer Prävalenz in den derzeit durchgeführten Untersuchungen.

Eine Reihe von Faktoren und Wachstumsfaktoren ist am Tumorwachstum beteiligt. Hierzu gehören der Anteil mitotischer Zellen und der DNA-Index, sowie erhöhte Spiegel an Wachstumsfaktoren oder Rezeptoren für Wachstumsfaktoren *epidermal growth factor receptor* (EGF-R) *insulin-like growth factor receptor* (IGF-R), *somastotatin receptor* (SS-R) und *transforming growth factor alpha* (TGFα), *basic fibroblast factor* (bFGF) und Cathepsin D, *urokinase-plasminogen activator*, das Genprodukt von nm23 und Adhäsionsmoleküle. Für das Mammacarcinom wurden multiple genetische Alterationen beschrieben, einshließlich Allel-Deletionen auf Chromosom 11 oder 13 und Amplifikationen der *c-myc* und *int-2* Gene. In manchen Familien mit hohem Risiko für das Mammacarcinom ist das Tumorsuppressor-Gen *p53* mutiert, außerdem ist die Prognose von Mammacarcinomen schlechter, wenn *p53* überexprimiert ist. Am besten untersucht ist das HER-2/*neu* (oder C-*erb*B-2)-Gen. Die Amplifizierung und Überexpression dieses Gens auf Chromosom 17 ist ebenfalls mit einer schlechteren Prognose assoziiert. Dies ist insofern nicht überraschend, als der HER-2/*neu* Ligand und Rezeptor mit EGF und EGF-R eng verwandt sind. Eine andere Erklärungsmöglichkeit für die schlechte Prognose von Patientinnen mit Überexpression von Her-2/neu ist die Beobachtung, daß die Tumoren dieser Patienten gegenüber bestimmten Formen der Chemotherapie resistent sind. Interessanterweise können diese Tumoren oft besser auf andere Chemotherapieschemata ansprechen, insbesondere solche, die Doxorubicin beinhalten. Bei Her-2/*neu* handelte sich um den ersten Faktor, für den eine Assoziation mit einer Ansprechbarkeit für Chemotherapie gezeigt werden konnte.

Bevor ein Marker routinemäßig in der klinischen Praxis verwendet werden kann, müssen die Nachweis-Methoden in mehr als einem Zentrum nach verschiedenen statistischen Kriterien validert werden. Dies trifft allerdings auf keinen der neueren prognostischen Faktoren zu, so daß es derzeit noch nicht gerechtfertigt ist, therapeutische Entscheidungen von Ihnen abhängig zu machen.

Bisher wurde bei mindestens 58 Frauen mit Mammacarcinom im Rahmen von 12 Protokollen die Gentherapie eingesetzt. Ähnlich wie für das Ovarialcarcinom werden auch hier Phase I-Studien unter Verwendung des MDR-Gens durchgeführt, um die Sicherheit des Verfahrens und den potentiellen Transfer- und Expressions-Erfolg zu untersuchen. Indikation ist das metastasierende Mammacarcinom (O´Shaughnessy et al. 1994). In einer Phase I-Studie, in die 5 Patienten mit Ovarialcarcinom, Mammacarcinom und Glioblastom eingeschlossen wurden, untersuchten Hesdorffer et al. (1998) den Einsatz des MDR-Gens in Knochenmarks-Stammzellen. Es wurde eine autologe Knochenmarkstransplantation durchgeführt und bis zu einem Drittel der hämatopoetischen Stammzellen und Knochenmarks-Progentitorzellen mit einem MDR-cDNA enthaltenden retroviralen Vektor *ex vivo* transduziert und anschließend zusammen mit den nicht-manipulierten Zellen nach der Chemotherapie re-infundiert. Eine hohe Rate an MDR-Transduktion wurde in verschiedenen Zellinien kurz nach der Transduktion und Re-Infusion gezeigt. Lediglich 2 dieser 5 Patienten hatten noch geringe MDR-Spiegel 10 bzw. 3 Wochen nach der Behandlung (siehe auch Kapitel Glioblastom). Weitere Target-Gene sind die Gene für Thymidinkinase (TK), Interleukin-2, CD80 und p53 (Wiley 1998). Ergebnisse liegen derzeit noch nicht vor.

### 2.2.10
### Hämatologische Tumore: Myeloische Leukämien, Lymphome

Leukämien sind Neoplasmen, die von hämatopoetischen Zellen abstammen und zuerst im Knochenmark proliferieren, bevor sie in ins periphere Blut, die Milz, Lymphknoten und schließlich andere Gewebe disseminieren. Die Klassifikation der Leukämien erfolgt entsprechend der Zellen ihrer Abstammung (lymphatisch vs. myeloisch) und entsprechend der Geschwindigkeit des klinischen Verlaufes (akut vs. chronisch). Als Ursache für das Auftreten der Leukämie sind genetische und Umweltfaktoren wichtig. Die akute Leukämie tritt mit einer erhöhten Frequenz in einer Reihe von kongenitalen Störungen auf, wie Down-, Bloom-, Klinefelter-, Fanconi- und Wiskott-Aldrich-Syndrome und hat eine erhöhte Konkordanz bei Zwillingen. Bestrahlungsexposition, Patienten mit Bestrahlungstherapien und japanische Überlebende der Atombombenexplosionen haben eine vorhersagbare, Dosis-abhängig erhöhte Leukämie-Inzidenz. Die Bestrahlung erhöht das Risiko für eine chronische myeloische Leukämie (CML), akute myeloische Leukämie (AML) und wahrscheinlich auch akute lymphatische Leukämie (ALL), es gibt jedoch keine bekannte Beziehung zur chronisch lymphatischen Leukämie (CLL) oder Haarzelleukämie. Die Exposition gegenüber Chemikalien wie Benzole oder anderen aromatischen Hydrokohlenstoffen oder die Behandlung mit alkylierenden Agentien oder anderen Chemotherapeutika führt ebenfalls zu einer erhöhten Inzidenz von einer AML. Die Kombination von Bestrahlung und Chemotherapie, wie sie bei Patienten mit Morbus Hodgkin eingesetzt wird, hat ein additives Leukämie-Risiko. Wie in anderen Tumoren gibt es auch bei den Leukämien eine

Reihe von genetischen Alterationen, die Entwicklung der Krankheit erforderlich sind. Weiterhin gibt es noch eine Reihe von Oberflächenantigenen, mit denen die verschiedenen Formen der Leukämie differenziert werden können.

Im Gegensatz zu den Leukämien sind maligne Lymphome neoplastische Transformationen von Zellen, die vorwiegend in Lymphgewebe residieren. Die zwei wichtigsten Varianten des malignen Lymphoms sind der Morbus Hodgkin und das non-Hodgkin Lymphom. In den USA werden jährlich etwa 7.500 neue Fälle von Morbus Hodgkin entdeckt, wobei hier vor allem junge Patienten zwischen 15 und 35 Jahren und Patienten nach dem 50. Lebensjahr betroffen sind. Etwa 40.000 neue Fälle von non-Hodgkin Lymphomen werden alleine in den USA jedes Jahr diagnostiziert, wobei die Anzahl altersabhängig ist und zuletzt mit den steigenden Zahlen von AIDS-Fällen stark angestiegen ist. Daneben gibt es noch eine Reihe anderer Krankheiten oder Expositionen, die mit einem erhöhten Risiko für das Auftreten von malignen Lymphomen assoziiert sind. Auch hier sind eine Reihe von genetische Alterationen für die Krankheitsentwicklung notwendig. Die genetischen Veränderungen beim Hodgkin Lymphom müssen erst noch beschrieben werden, es sind lediglich die genetischen Alterationen verschiedener histologischer Subtypen des non-Hodgkin Lymphoms bekannt.

Viele der durchgeführten klinischen Gentransferstudien beschränkten sich lediglich auf eine Markierung der transduzierten Zellen, um den Verbleib der meist *ex vivo* retroviral transduzierten Zellen und die Dauerhaftigkeit einer solchen Transduktion mit stabiler Integration in Knochenmarkszellen und peripheren Blutstammzellen zu beobachten. In einem Beispiel der Genmarkierung von solchen Blutstammzellen bei der akuten myeloischen Leukämie fanden sich mittels PCR-detektierbare transduzierte Zellen bis zu 11 Monaten nach Behandlung (Cornetta et al. 1996).

Bisher wurden mindestens 28 Patienten im Rahmen von 12 Protokollen gentherapeutisch behandelt. In einer Phase I Studie zur Behandlung der akuten myeloischen Leukämie konnte unter Verwendung von Interleukin-2 transfizierten Fibroblasten und autologen Tumorzellen in einem von 2 behandelten Patienten eine Remissionsdauer von 10 Monaten erreicht werden, wobei die erste Remission 14 Monate angehalten hatte (Veelken et al. 1997). Durch den Transfer von Oligonukleotiden gegen das Proto-onkogen *c-myb* sollen chronisch-myeloische Leukämie-Zellen aus Knochenmarks-Proben eliminiert werden, die für die autologe Knochenmarkstransplantation verwendet werden sollen (Hijiya et al. 1994). Weitere Target-Gene, die hier meist retroviral oder als nackte DNA verabreicht wurden, sind das *multidrug resistance*(MDR)-Gen, CD154 und vor allem die Applikation des Thymidinkinase(TK)-Gens.

Die allogene Knochenmarkstransplantation ist ein sehr brauchbares Verfahren generell bei der Immuntherapie von hämatologischen Malignomen und bei einigen nicht-malignen Bluterkrankungen. In den Fällen jedoch, in denen hohe T-Zell-Dosen appliziert werden müssen, kommt es in etwa der Hälfte der Patienten zu einem erheblichen Problem. Allogene Lymphozyten können ein *graft-versus-host disease* (GvHD) auslösen, also einen Angriff der Donorzellen auf Empfänger-Gewebe mit lebensbedrohlichen Folgen. Um sich eine Option zur Eliminierung von Donorzellen zu schaffen, sollte es zu einem GvHD kommen, versuchen Bordignon et al. (1995a; Bonini et al. 1997) fast 100% Donorzellen vor der Transplantation mit einem Suizidgen (TK) zu transduzieren. Vom Zeitpunkt her gut gewählte Ganciclovir-Therapie sollte dann die allogenen Zellen zerstören, um somit das Risiko für ein GvHD zu veringern, idealerweise sobald die Patienten von der initialen allogenen Antitumor-Antwort profitiert hätten. Weiterhin könnte TK, als Markergen verwendet, wichtige Fragen zum *in vivo* Schicksal von Donorzellen beatworten. Hierfür wurden Donor-Lymphozyten *in vitro* mit einem retroviralen Vektor mit zwei verschiedenen Genen transduziert. In diesem Vektor kontrollieren die *long terminal repeats* (LTR) die Expression eines Öbrflächenproteins, das normalerweise nicht in Blutzellen vorkommt. Es handelt sich hierbei um deltaNGFR, die eine rekombinante Version des *low affinity nerve growth factor receptor* ist. Ein interner *Herpes simplex* Virus-TK-Pomotor kontrolliert die Expression des TK-NeoR-Fusionsproteins. Das deltaLNGFR-Gen erlaubt eine schnelle Zell-Sortierung und Selektion transduzierter Zellen unter Verwendung von anti-LNGFR magnetische Immun-Kugeln. Durch diese Methode gelang es, eine Transduktionsrate von 95–99,6% innerhalb der ersten Selektionsrunde zu erreichen. Über die Ergebnisse der ersten 8 von 12 Patienten wurde berichtet. Alle Patienten hatten zuvor allo-Knochenmarktransplantations-Komplikationen nach Immunmangelbehandlung oder Immuntherapie bei Leukämie. Transduzierte und selektionierte Donor-Lymphozyten wurden Empfängern in ansteigenden Dosen infundiert, bis zu $4 \times 10^7$ Zellen/kg Körpergewicht. Weder Komplikationen noch Toxizität wurden im Zusammenhang mit dem Gentransfer beobachtet. In einem Patienten wurde eine anti-TK-NeoR-Immunantwort beschrieben. Wiederholt wurden in den 12 Monaten nach der letzten Infusion transduzierte Zellen in Blut, Knochenmarksaspiraten und Biopsien von allen bis auf einen Patienten beobachtet. Ein Patient mit EBV-induziertem Lymphom, entwickelte erstmals nach der Behandlung eine Anti-EBV-Aktivität. *Graft*-versus-Leukämie-Antworten wurden in 5 Patienten detektiert. Zwei Patienten hatten partielle Antworten und 3 erreichten eine komplette Remission, einschließlich 2 Patienten, die keinerlei Chemotherapie erhalten hatten. Einer der beiden partiell reagierenden Patienten blieb für 5 Jahre im chronischen Stadium der CML, wobei zu diesem Zeitpunkt keine transduzierten Zellen mehr nachweisbar waren. Dies traf zeitlich mit dem Übergang in einen Blastenschub zusammen. Der Patient wurde nochmals mit transduzierten allogenen Lymphozyten behandelt und ging wieder in das chronische Stadium über. GvHD wurde in den 3 verbliebenen auswertbaren Patienten beobachtet. Sie wurden mit Ganciclovir-Injektionen behandelt. In einem Patienten konnten trotz ausgedehnter Ganciclovir-Therapie nie alle Donorzellen vollständig entfernt werden. GvHD wurde abgemildert, jedoch nicht beseitigt. In den anderen 2 Patienten zerstörten Ganciclovir-Verabreichungen sämtliche Donorzellen. Eine deutliche Verringerung allogener peripherer Blutlymphozyten von 13% auf PCR-nichtnachweisbare Spiegel wurde beobachtet, ohne jegliche immunsuppressive Therapie bzw. Toxizität. Hierdurch konnte die Immunreaktion komplett unterdrückt werden und alle klinischen und biologischen Zeichen eines GvHD verschwanden in beiden Fällen. Deratige Remissionen aus einem solchen Stadium von GvHD seien in einer internationalen Studie von klassischen Knochenmarkstransplantationen mit 258 Patienten nie aufgetreten.

## 2.2.11
## Multiples Myelom

Das Multiple Myelom stellt eine maligne Proliferation von Plasmazellen dar, die aus einem einzigen Zellklon abstammen. Synonyme für das Multiple Myelom sind Myelom oder Plasmazytom. Der Tumor, seine Produkte und die Immunantwort bewirken eine Reihe von Organdysfunktionen und Symptomen mit Knochenschmerzen oder Frakturen, Nierenversagen, Infektneigung, Anämie, Hypercalcämie, gelegentliche Gerinnungsstörungen, neurologische Symptome und Hyperviskositätsyndrom. Die Inzidenz des Myeloms steigt mit dem Alter, wobei das mittlere Alter bei der Diagnosestellung 68 Jahre beträgt und ein Vorkommen vor dem 40. Lebensjahr selten ist. Die jährliche Inzidenz beträgt 4 auf 100.000 Einwohner, wobei diese Inzidenz in den verschiedensten Ländern der Erde sehr ähnlich ist. Über dem 25. Lebensjahr beträgt die Inzidenz 30 pro 100.000 Einwohner. Im Gegensatz zu den meisten anderen B-Zell-Tumoren konnten in Patienten mit Myelomen keine regelmäßigen chromosomalen Alterationen entdeckt werden. Eine Überexpression der *myc*- oder *ras*-Gene wurden in einigen Fällen beobachtet. Murine Plasmozytom-Modelle lassen vermuten, daß zur Induktion des Plasmozytoms ein fremdes Antigen (z.B. Mineralöl) und ein zelluläres Ereignis erforderlich sind. Somit könnte die chronische Stimulation mit einem Antigen bei der Transformation von bestimmten B-Zell-Klonen eine Rolle spielen. Weiterhin gibt es Hinweise für eine genetische Prädispositionen für das Myelom des Menschen.

In einer Phase I-Studie konnte unter Verwendung von Interleukin-2-transfizierten Fibroblasten und autologen Tumorzellen bei einem behandelten Patienten keine Veränderung des Krankheitsverlaufs beobachtet werden (Veelken et al. 1997).

## 2.2.12
## Plattenepithelcarcinom von Kopf- und Hals

Eine der wichtigsten bekannten Konsequenzen chronischer Sonnenexposition sind Melanome und nicht-Melanom Hautcarcinome. Ein Zusammenhang mit den nicht-Melanom Hautcarcinomen ist allerdings wesentlich wahrscheinlicher, da sich etwa 80% aller nicht-Melanom Hautcarcinome in exponierten Hautarealen, wie Gesicht, Hals und Händen, entwickeln. Jährlich entwickeln etwa 400.000 bis 500.000 Personen alleine in den USA nicht-Melanom Hautcarcinome und das Risiko eines Weißen, im Leben ein solches Carcinom zu entwickeln, beträgt mit ansteigender Tendenz derzeit geschätzt etwa 15%. Das Plattenepithelcarcinom ist eine der beiden Formen des nicht-Melanom-Hautcarcinoms und tritt deshalb besonders häufig im Gesicht, und dort wiederum im Bereich von Unterlippe und Ohren auf. Die 3 wichtigsten Schritte der Tumor-Induktion sind die Initiation, Promotion und Progression. Die chronische Exposition von Tierhaut gegenüber Lichtquellen, die Sonnen-UV-Lichtstrahlen imitieren, endet in der Initiation, einem Schritt, bei dem strukturelle Änderungen der DNA durch Mutation zu irreversiblen Veränderungen von Keratinozyten führen, wodurch die Tumorentstehung in Gang gesetzt wird. Es wird angenommen, daß die Exposition gegenüber einem Tumor-Initiator notwendig, aber für einen malignen Prozeß nicht ausreichend ist, da initiierte Hautzellen ohne Exposition gegenüber Tumor-Promotoren in der Regel keinen Tumor entwickeln. Der zweite Schritt in der Tumorentwicklung ist die Promotion, ein Prozeß aus vielen Schritten, bei dem initiierte Zellen chemischen und physikalischen Agentien ausgesetzt werden. Hierdurch kommt es zu epigenetischen Veränderungen, die zur klonalen Ausbreitung initiierter Zellen führen. Im Verlauf von Wochen und Monaten filgt ein gutartiges Wachstum von Papillomen. UV-B-Licht ist ein komplettes Carcinogen, was heißt, daß es als Initiator und als Promotor funktionieren, und so Tumoren induzieren kann. Inkomplette Carcinogene können die Tumorentstehung initiieren, benötigen jedoch eine zusätzliche Hautexposition gegenüber Tumor-Promotoren, um einen Tumor zu verursachen. Der Prototyp eines Tumor-Promotors ist der Phorbolester 12-O-Tetradecanoyl Phorbol-13-Acetat(TPA). Bei der Tumorpromotion sind in der Regel multiple Expositionen über die Zeit notwendig, um einen Tumor zu verursachen. Der letzte Schritt ist die Konversion des benignen Vorläufers in eine maligne Läsion, ein Prozeß, von dem angenommen wird, daß zusätzliche genetische Alterationen in den bereits transformierten Zellen notwendig sind.

Bisher wurden 55 Patienten im Rahmen von 7 klinischen Protokollen eingeschlossen. Target-Gene umfassen vor allem die Gene für *p53*, HLA-B7/*b2m*, Interleukin-2 und Thymidinkinase (TK). Als Vektoren wurden Adenoviren und Liposomen eingesetzt. Burt et al. (1997) injizierten Patienten mit Plattenepithecarcinomen von Kopf und Hals, bei denen andere Therapien versagt hatten, intratumoral einen adenoviralen Vektor vom Serotyp 5, der für das Tumorsuppressorgen *p53* (Ad5*p53*) kodiert. Das Schicksal des Vektors wurde durch die Untersuchung von Plasma- und Urinproben analysiert, wobei mittels PCR unter Verwendung von spezifischen Primern Vektor-DNA in den Plasma- und Urinproben von 3 Patienten nachgewiesen werden konnte. Weiterhin fand sich nicht-replizierender Ad5*p53*-Vektor in diesen Proben, wie ein Bioassay zeigte, bei dem Patienten-Flüssigkeiten auf Empfängerzellen *in vitro* einen zytopathischen Effekt hatten. In den positiven Bioassays fand sich auch Adenovirus-Capsid, wie sich in einem Immunoassay zeigte, bei dem das Adenovirus-Capsid durch spezifische Anti-Hexon-Antikörper erkannt wird. Roth et al. (1997a, 1997b) führten eine ähnliche Phase I-Studie durch, in die 30 Patienten eingeschlossen wurden, bei denen ebenfalls konventionelle Therapien versagt hatten. Es handelte sich um eine Studie mit ansteigenden Dosen, bei der jedem der Patienten der Ad*p53*-Vektor injiziert wurde. Bei 17 Patienten mit nicht-resezierbaren Tumoren wurden jeden zweiten Tag intratumorale Ad*p53*-Injektionen vorgenommen, anschließend 2 Wochen nachbeobachtet und einem erneuten Therapie-Zyklus unterworfen. Die übrigen 13 Patienten mit resezierbaren Tumoren erhielten Ad*p53* jeden zweiten Tag für 2 Wochen, erhielten 3 Tage später eine intraoperative Injektion während der Resektion und eine letzte Injektion 3 Tage nach Resektion. In keinem der 30 Patienten wurden unerwünschte Nebenwirkungen beobachtet. Die 17 nicht-resizierbaren Patienten erhielten erhielten weitere Therapiezyklen bis zur Besserung. Fünf dieser 17 Patienten hatten einen stabilen Verlauf und bei 2 Patienten kam es zu einer partiellen Regression mit einer über 50%igen Reduktion des Tumorvolumens. Zum Zeitpunkt des Berichtes waren 3 der 13 resezierbaren Patienten am Carcinom verstorben und 5 Patienten zeigten ein vollkommenes Verschwinden aller meßbaren Zeichen des Tumors über mehr als 6 Monate nach der Therapie. Ein Patient hatte bereits zum Zeitpunkt der Chirurgie eine komplette Antwort auf Ad*p53*.

### 2.2.13
### Knochentumore

Die Gentherapie wurde bisher lediglich bei einem neuroektodermalen Tumor, dem Ewing-Sarkom eingesetzt. Es handelt sich hierbei um ein malignes Sarkom, das aus kleinen, runden Zellen besteht und am häufigsten in den ersten 3 Lebensdekaden auftritt. Sie sind meistens in den langen Knochen lokalisiert, wobei allerdings prinzipiell jeder Knochen betroffen sein kann. Ein charakteristisches zytogenetisches Merkmal des Ewings Sarkom und verwandter primitiver neuroektodermaler Tumore ist die reziproke Translokation der langen Arme der Chromosomen 11 und 22. Die molekulare Klonierung der Bruchstelle ergab ein chimerisches Protein mit dem *fli*-1Proto-Onkogen, ein Mitglied der *ets*- Familie unter den Onkogenen, das auf 11q24 lokalisiert ist. Obwohl das Ewing-Sarkom hochmaligne ist, spricht es auf Chemotherapie und Bestrahlung mit Überlebensraten von 60–70% an. In der Regel wird eine Extremitäten-erhaltende Tumor-Resektion mit Chemotherapie kombiniert, während die Bestrahlung bei Metastasierung oder Tumorbefall der Resektionsränder eingesetzt wird. Die Chemotherapie verbessert das Überleben von Patienten mit Ewing-Sarkom, auch einiger, die bereits Metastasen haben.

In einer Pilotstudie wurde von Engel et al. (1998) ein 11jähriger Junge mit Ewing-Sarkom des linken Halses mit transgenen Interleukin-2 sezernierenden Fibroblasten behandelt. Er hatte bereits 4 Rezidive, die nach bereits durchgeführter chirurgischer Resektion, Chemotherapie, Thermochemotherapie und Bestrahlung auf keine verfügbare Therapie mehr ansprachen. Die Transfektion wurde mit einem Expressionsvektor und kationischen Liposomen durchgeführt. In einem 51Cr-Zytotoxizitäts-Assay konnte die Lyse von Tumorzellen des Patienten durch IL-2 stimulierte mononukleäre Zellen gezeigt werden. Unter computertomographischer Führung wurden die IL-2 transgenen autologen Fibroblasten intratumoral injiziert. Es fand sich keine lokale oder systemische Toxizität. Die Anzahl der CD3+CD56+ Lymphozytenpopulationen stieg an. Es handelt sich um Zellen, die als Zytokin-induzierte Killerzellen charakterisiert wurden. Andere hämatologische Parameter änderten sich nicht signifikant.

### 2.2.14
### Fortgeschrittene komplexe Tumoren

Hier werden verschiedene weit fortgeschrittene Carcinome zusammengefaßt, die sich in einem zunehmend metastasierten und entdifferenzierten Stadium befinden, und nicht mehr reseziert werden können. Es handelt sich vor allem um Mamma-Adenocarcinome, Ovarialcarcinome, Prostatacarcinome, Hirntumore, Nierenzellcarcinome, Melanome, colorektale Adenocarcinome, Lymphome, Lungentumoren, Sarkome und Platenepithelcarcinome von Kopf und Hals (Wiley 1998).

Insgesamt handelt es sich hier um 43 Protokolle, in die bisher 574 Patienten eingeschlossen wurden. Eine Vielzahl von Target-Gene wurde getestet, darunter HLA-B7/b2m, CEA, Il-2, MDR-1, BRCA-1, GM-CSF, IL-12, TNF, Il-7, TK, HLA-A2, HLA-B13, H-2K(k) und CD80. Fast alle in Patienten bisher eingesetzten Transfer-Systeme wurden verwendet. Hui et al. (1997) berichtet über die Ergebnisse der ersten 2 Gentherapie-Studien Singapurs. In eine initiale Phase I-Studie wurden 9 Patienten eingeschlossen, gefolgt von einer Phase I/II-Studie mit 10 Patienten. Alle

19 Patienten hatten rezidivierende Carcinome in einem späten Stadium mit kutanen Metastasen. Sie erhielten 4wöchentlich intranodale Injektionen von DNA-DC-Chol/DOPE kationischen Liposomen zum Transfer der Gene für HLA-A2, HLA-B13 bzw. des xenogenen (murinen) H-2K(k). Die Expression des Transgens wurde in den ersten 3 Patienten mittels RT-PCR von Nadelbiopsien jeweils 1 Woche nach Transduktion verfolgt. Es fanden sich Transkripte für HLA-A2 und HLA-B13 während der gesamten Behandlung, jedoch nicht von H-2K(k). Unter Verwendung von mRNA des *human growth hormone* als interner Standard wurde eine quantitative PCR durchgeführt, wobei sich nach der ersten und zweiten Injektion für HLA-A2 mRNA mindestens 3fache Mengen von denen des HLA-B13 fanden. In den 9 Patienten der initialen Toxizitätsstudie fanden sich keine unerwünschten Nebenwirkungen. In einem Patienten behandelt mit HLA-A2 bildete sich der injizierte Knoten komplett zurück, in einem weiteren Patienten, ebenfalls behandelt mit HLA-A2, fand sich eine teilweise Regression. In den anderen Patienten, die mit HLA-A2, HLA-B13 oder H-2K(k) behandelt worden waren, fand sich keine Therapieantwort. In der nachfolgenden Phase I/II-Studie wurden Frauen mit terminalen Ovarial- oder Cervix-Carcinomen eingeschlossen, bei denen alle klassischen Therapieformen versagt hatten. Die Gentherapie wurde wie in der initialen Phase I-Studie durchgeführt. Es wurden keine kompletten Regressionen beobachtet, die Hälfte der Patienten jedoch zeigten eine partielle lokale Antwort mit einer Schrumpfung auf mindestens die Hälfte der Größe. Eine partielle Antwort wurde meist nach allogener HLA-A2-Transduktion beobachtet, aber auch nach allogener HLA-B13- und xenogener H-2K(k)-Transduktion. Entferntgelegene unbehandelte Knoten bildeten sich in keinem der Patienten zurück und alle 19 Patienten erlebten eine weitere systemische Progression. Kontroll-Injektionen mit DNA-freien Liposomen in Knoten zeigten keine lokale Antwort. Offensichtlich war auch hier die Therapie mit HLA-A2 den anderen Therapien überlegen. Beide Studien zusammengenommen zeigten sich unter HLA-A2 2 komplette Remissionen von behandelten Knoten, sowie in 5 von 6 Oviarial-und Cervixcarcinom-Patientinnen eine lokalbegrenzte, jedoch signifikante Tumorgrößen-Reduktion. Bei dem größten der behandelten Tumoren fand sich keine therapeutische Antwort, möglicherweise als Hinweis dafür, daß die Tumorgröße für die Kurabilität ein wichtiger Parameter für dieses Protokoll ist. Möglicherweise war die bessere Transkriptionseffizienz *in situ* ausschlaggebend, da die initial nachgewiesenen HLA-A2 mRNA Mengen die höchsten waren. Eine andere, nicht alleine entscheidende Möglichkeit war, daß HLA-Gene des A Lokus immunogener sind als die des B Lokus. Zytotoxische T-Lymphozyten(CTLs) der Patientin mit Cervixcarcinom, bei der eine komplette Regression ihres HLA-A2 behandelten Knotens erreicht worden war, wurden *in vitro* untersucht. Sie wurden entweder mit nichtmodifizierten oder mit HLA-A2-exprimierenden autologen Tumorzellen stimuliert und dann in Hinblick auf die Zerstörung von autologen Tumorzellen beobachtet. Nach Stimulation mit HLA-A2 modifizierten Zellen bewirkten sie eine 3 bis 4fache Zerstörung als nach Stimulation mit nicht-modifizierten Zellen. Jantscheff et al. (1997) schlossen in eine französisch-schweizerische Phase I-Studie 9 Patienten ein, die metastasierend solide Tumoren hatten. Vero-Zellen wurden *in vitro* mit einem humanes Interleukin-2 (IL-2)-exprimierenden Plasmid transfiziert. Diese transduzierten xenogenen Zellen wurden den Patienten mittels Ulltraschall- bzw. Computertomographie-gesteuerter Injek-

tion verabreicht. In 3 verschiedenen Kohorten wurden steigende Dosen von 5 x $10^5$, 5 x $10^6$ und 5 x $10^7$ Zellen verwendet. Die Injektionen wurden an den Tagen 1, 3 und 5 der Behandlung verabreicht, und eine Reihe Faktoren wurden vor, während und nach der Behandlung bestimmt. Dazu gehörten die T-Zell-Zusammensetzung in Tumor-Biopsien und Blutproben der Tage 1, 5 und 15 der Behandlung, CTL-Aktivität, Zytokin-Expression, anti-Vero-Antikörper und IL-2-Expression. Die Behandlung wurde gut vertragen. Eine transiente Toxizität in Form von Fieber wurde in einem Patienten und als Juckreiz und Erythem in 2 weiteren Patienten beobachtet. Bis auf anti-Vero-Antikörper in 2 Patienten wurden keine hämatologischen Veränderungen beobachtet. Zusammenfassend, konnten 5 x 105 Vero-IL-2-Zellen sicher verabreicht werden, wobei sich nachweisbar biologische und klinische Veränderungen fanden. In den Tumorbiopsien wurde eine verstärkte Zytokin-Expression und/oder Infiltration der Tumoren mit Lymphozyten-Subpopulationen in 8 von 9 Patienten und Abnahme dieser Parameter in 3 von 9 Patienten ohne klares zuordenbares Verteilungsmuster. In einem Patienten mit Wechteilgewebe-Sarkomaverkleinerte sich eine entfernt-gelegene nicht-injizierte Metastase um 90% innerhalb von mehr als 12 Monaten. In 4 Patienten konnte die Erkrankung für 3, 7, mehr als 7 und 9 Monate zum Zeitpunkt des Berichtes stabilisiert werden. Makkensen et al. (1997) berichten über eine Phase I-Immunisierungs-Studie, im Rahmen derer zwei Melanom-Patienten lethal bestrahlte autologe Tumorzellen gemischt mit IL-2-sezernierenden allogenen Fibroblasten injiziert wurden. Die Fibroblasten waren zuvor *in vitro* mit dem IL-2-Gen transfiziert worden. Tumor -infiltrierende Lymphozyten (TIL) und Lymphozyten, die die Injektionsstelle infiltrierten, wurden analysiert. In beiden Patienten waren in einem Funktionstest die Zahlen auf MHC-I beschränkter CTLs an der Injektionsstelle erhöht. Sequenzierungsstudien zeigten, daß die gleiche Art von CTLs sowohl im Tumor wie an der Injektionsstelle erhöht waren. Insbesondere TCRBV21S3+ Zellen spielten bei der zytotoxischen Aktivität gegen autologe Tumorzellen eine Rolle. Es wird vermutet, daß die CTLs aus dem Tumor an die Injektionsstelle zikulieren, wo sie weitervermehrt werden. Eine Amplifikation wurde vermutet, da TCRBV21S3+ Zellen an der Inketionsstelle nachweisbar waren und eine Hypersensitivität vom verzögerten Typ vorhanden war. Beide waren vor der Behandlung nicht nachweisbar gewesen.

## 2.3
## Infektionskrankheiten

Bisher wurden insgesamt mindestens 405 AIDS-Patienten im Rahmen von 29 Protokollen gentherapeutisch behandelt. In einem weiteren Protokoll zur Behandlung von Influenza wurden bisher keine Patienten eingeschlossen.

### 2.3.1
### Human immunodeficiency virus (HIV)-Infektion/ Aquired immunodeficiency syndrom (AIDS)

Die 90iger Jahre stellen bereits die 2. Dekade der HIV/AIDS Pandemie dar. HIV ist ein Retrovirus der Lentivirus-Familie und wurde früher *lymphadenopathy associated virus* (LAV), *human T lymphotropic virus III* (HTLV-III) oder *AIDS-associated retrovirus* (ARV) genannt. Beobachtungs-Studien unter Verwendung dieses Tests und das Monitoring der Anzahl von CD4+ Zellen als Parameter für die Immunsuppression führte zur Entdeckung eines breiten Spektrums von HIV-Erkrankungen, von asymptomatischen Gruppen bis hin zu fortgeschrittener Erkrankung, die als AIDS bezeichnet werden. Während die Krankheit noch zu Beginn der 80er Jahre auf Risikogruppen beschränkt war, finden sich in den 90er Jahren bereits Fälle in allen Bevölkerungsgruppen. Die 4 anerkannten humanen Retroviren gehören zu zwei verschiedenen Gruppen: die humanen T-lymphotropen Viren HTLV-I und II und die humanen Immundefizienz-Viren HIV-1 und HIV-2. Die am weitesten verbreitete Ursache für die HIV-Infektion ist das HIV-1. HIV-2 wurde erstmals 1986 in westafrikanischen Patienten identifiziert, wurde inzwischen aber auch in Europa, Südamerika, Canada und den USA beobachtet. Trotz einer Nukleotidsequenz-Homologie von 40% gegenüber dem HIV-1 ist es phylogenetisch sehr viel mehr mit dem *simian immunodeficiency virus* (SIV) verwandt. Ein Kernpunkt des Lebenszyklus im Rahmen einer HIV-Infektion ist die reverse Transkription genomischer RNA in DNA mit Hilfe eines Enzyms, genannt reverse Transkriptase. Der HIV-Lebenszyklus beginnt mit der Bindung des gp120-Proteins via eines Anteils seiner VI-Region nahe des N-Terminus mit hoher Affinität an den Rezeptor auf der Oberfläche der Gastzelle, das CD4-Molekül. Das CD4-Molekül ist ein Protein, das sich vorwiegend auf einem bestimmten Subtyp von Lymphozyten findet, die für die Helfer- oder Induktionsfunktion bei der Immunantwort verantwortlich sind. Weiterhin wird es auf der Oberfläche von Zellen der Monozyten/Makrophagen Linie exprimiert. Nach der Bindung erfolgt via dem gp41 Molekül die Fusion mit der Membran der Gastzelle, die genomische HIV-RNA wird von der Hülle befreit und internalisiert. Die reverse Transkriptase, die sich bereits im Virion befand, katalysiert die reverse Transkription der genomischen RNA in doppelsträngige DNA. Die DNA migriert zum Zellkern wird dort in die Chromosomen der Gastzelle integriert, und zwar mit Hilfe eines anderen viralen Enzyms, der Intergrase. Die Inkorporation dieses sogenannten Provirus in das Zellgenom ist permanent. Dieses Provirus kann inaktiv (latent) bleiben oder eine umfangreiche Genexpression mit aktiver Virusproduktion auslösen. Ähnlich wie andere Retroviren besteht auch das HIV-1 aus Genen, die die viralen Strukturproteine enkodieren: *gag* enkodiert die Proteine, die den Viruskern formieren (einschließlich p24 Antigen); *pol* enkodiert die Enzyme verantwortlich für die reverse Transkription und Integration; und *env* enkodiert die Glykoproteine der Virushülle. Das HIV-1 ist jedoch komplexer als andere Retroviren indem es noch mindestens sechs andere Gene enthält (*tat, rev, nef, vif, vpr* und *vpu*), die die Proteine enkodieren, die für die Regulation der HIV-Expression verantwortlich sind. Diese Gene werden von den *long terminal repeats* (LTRs) flankiert, die die regulatorischen Elemente für die Genexpression enthalten, wie das Polyadenylierungssignal-Sequenz, die TATA-Promotor-Sequenz, das NF-κB und SP1 *enhancer binding sites*, die *transactivating response* (TAR)-Sequenzen, wo das *tat* Protein bindet und das *negative regulatory element* (NRE) mit dessen Deletionen die Stärke der Genexpression verstärken. Der Hauptunterschied der Genome von HIV-1 und HIV-2 ist, daß HIV-2 das *vpu*-Gen nicht besitzt, dafür jedoch ein *vpx*-Gen, das in HIV-1 nicht vorkommt.

Häufig werden Gentherapie-Studien für die Behandlung von AIDS durch US-amerikanische Pharmafirmen durchgeführt, deren unabhängige Studien nicht notwendigerweise durch das *Recombinant DNA Advisory Committee* registriert werden. Bisher wurden im Rahmen von 29 Protokollen 405 AIDS-Patienten gentherapeutisch behandelt.

Es konnte gezeigt werden, daß bestimmte mit Markergenen gekennzeichnete $CD4^+$ und $CD8^+$ T-Zellen nach Re-Infusion bis zu 10 Monate überlebten (Walker et al. 1995). Sie könnten somit die Ausgangsbasis für genetisch modifizierte T-Zellen zur Therapie oder Prävention von HIV-Infektionen sein. Während bereits zahlreiche potentiell therapeutisch günstige Gene zur Verfügung stehen, besteht die wesentliche Limitierung derzeit noch in der Unfähigkeit, zu einem signifikanten Anteil reifer, autologer $CD4^+$ Zellen Zugang zu bekommen bzw. sie zu transfizieren, da es sich hier um diejenigen Zellen handelt, die bereits durch das HIV zerstört wurden. Ziel einer Phase I-Studie war es deshalb, basierend auf diesen Marker-Studien, die Herstellung von HIV-spezifischen T-Zellen zur Verstärkung einer Immunantwort gegen das Virus. $CD8^+$ T-Zellen von HIV-freien Zwillingen werden mit dem Gen eines Antigen-spezifischen chimerischen T-Zell-Rezeptors transduziert und in den HIV-infizierten Zwillingsbruder oder -Schwester infundiert (Walker et al. 1995). Dieser chimerische Rezeptor besteht aus einer CD4-Domäne fusioniert mit einem Anteil des T-Zell-Rezeptors. Es konnte gezeigt werden, daß die Infusion von bis zu $10^9$ Gen-modifizierten Zellen nicht toxisch ist und daß diese Zellen in einigen Patienten bis zu 16 Wochen persistieren. Acht Wochen nach der Infusion waren noch 0,1 % peripherer Blutlymphozyten modifiziert. Auf dieser Basis konnte inzwischen auch eine Phase II-Studie mit auf gleiche Weise transduzierten autologen T-Zellen und Knochenmarks-Stammzellen gestartet werden.

Bei den meisten therapeutischen Studien handelt es sich um Immunisierungstherapien, um die Immunanatwort gegen HIV zu verstärken. In einer Phase I/II-Vakzinations-Studie wurde entweder Plazebo oder ein retroviraler Vektor, HIV-IT(V),intramuskulär injiziert (Haubrich et al. 1995). HIV-IT(V) ist hochgradig rekombinant und wird von einer Hundezellinie produziert und nicht von einer sonst üblichen Mauszellinie, um *in vivo* Rekombinantionsrisiken zu senken. Der virale Vektor trägt Segmente des potentiell vakzinierenden *env* und *rev* Genes von HIV-1 IIIB. Durch die Nachbeobachtung der ersten 16 Patienten konnte Toxizität ausgeschlossen werden. Es fand sich jedoch auch kein therapeutischer Effekt, weder in Bezug auf einen Impfeffekt noch auf die Virusbelastung. Diese Studie und ihr Phase I-Vorgänger (Ziegner et al. 1995, Galpin et al. 1994) sind inzwischen abgeschlossen. Ihnen folgte die verwandte Phase II-Studie von Parenti et al. die ebenfalls mit HIV-IT(V) durchgeführt wird. Bereits in den ersten Monaten im Jahre 1995 waren 124 Patienten eingeschlossen, Ende 1997 bereits 216 (Wiley 1998).

Auch MacGregor et al. (1998) verwendeten eine intramuskuläre Vakzinationstherapie, wobei sie erstmalig nackte HIV-Gene einsetzten. DNA für HIV-1 MN *env* und *rev* Gene unter der Kontrolle eines CMV-Promotors wurden 13 Männern und 2 nicht-schwangeren Frauen verabreicht. Die Zahl der CD4+ Lymphozyten betrug wenigstens 500/µl Blut und sie verwendeten keine antiviralen Medikamente. Entsprechend einem eskalierenden Dosisschema wurden jeweils 5 Patienten in Form von 3 Injektionen in jeweils 10wöchigem Abstand 30µg, 100µg oder 300 µg verabreicht. Da präklinische Untersuchungen gezeigt hatten, daß intramuskuläre Bipuvacainhydrochlorid-Injektionen jeweils vor der DNA-Injektion eine 20–200fache Erhöhung der Transgen-Expression bewirkten, und bereits gezeigt werden konnte, daß die Impfung Schimpansen gegen HIV-Infektionen schützte bzw. in bereits infizierten Tieren deren anti-HIV-Abwehr verbesserte, wurde dieses Verfahren auch bei Menschen eingesetzt. Die Therapie wurde mit nur geringen Nebenwirkungen gut vertragen. Lediglich lokaler Schmerz und Steifheit wurden als Impfungs-bedingt erachtet. Es fand sich weder hämatologischer noch renale Toxizität. Bei allerdings bereits sehr variablen CD4+ und CD8+ Lymphozytenzahlen vor der Behandlung fand sich kein signifikanter therapeutischer Effekt. Auch die Virusbelastung blieb unverändert, wobei die HIV-RNA in 7 Patienten sogar um 30% anstieg und in 7 anderen Patienten um 30% fiel. Dagegen wurden die Anti-Env-Antikörper in Patienten geboostert, die 100 μg erhalten hatten. Anti-gp120-Antikörper stiegen in einzelnen Patienten der 100 und 300 μg-Gruppen. Anti-gp120-Aktivität zytotoxischer T-Lymphozyten (CTL) und die Lymphozyten-Proliferationsaktivität stieg ebenfalls.

Riddel et al. (1996) beobachteten in 6 Patienten mit HIV-Infektionen eine therapeutisch-einsetzbare Immunreaktion gegen ein fremdes Transgen, nachdem sie eine adoptive Immuntherapie erhalten hatten. Periphere Blutlymphozyten der Patienten waren gesammelt und für HIV-gag Protein spezifische CD8+ T-Lymphozytenklone isoliert worden. Diese Klone waren *in vitro* mit einem retroviralen Vektor mit einem Fusionsgen transduziert worden, genannt HyTK, das für den Positiv-Selektionsmarker Hy (Hygromycin-Resistenz) und den Negativ-Selektionsmarker TK (Ganciclovir-Sensitivität) kodiert. Sie demonstrierten auf MHC I beschränkte anti-HIV-gag zytotoxische Aktivität auf Targetzellen *in vitro*. Einer der 3 Klone von HyTK-transduzierten CD8+T-Lymphozyten wurde expandiert und in autologe Patienten re-infundiert, wobei aufsteigende Dosen von $10^8$ bis 3,3 x $10^9$ Zellen/$m^2$ verabreicht wurden. Es fanden sich keine Zeichen für Toxizität und keine zusätzliche Ganciclovir-Behandlung war notwendig. Vor der Infusion konnten keine Gedächtnis-CTLs gegen Hy oder TK nachgewiesen werden. Nach der Infusion jedoch wurden in 5 von 6 Patienten HyTK-spezifische CTLs gefunden. Patienten ohne nachweisbare anti-HyTK zytotoxische Aktivität zeigten einen Anstieg an zirkulierenden HyTK-transduzierten Zellen nach jeder Infusion. In allen Fällen waren HyTK-transfizierte Zellen maximal 7 Tage nachweisbar. Somit also waren die hier behandelten Patienten in der Lage, die Transgen-exprimierenden autologen Zellen schnell abzustoßen, obwohl sie immunologisch nur eingeschränkt kompetent waren.

Calarota et al. (1998) verabreichten deshalb 9 Symptom-freien HIV-1 Patienten intramuskuläre Injektionen der Immunisierungs-Kandidatengene HIV-1 *tat, rev* oder *nef.* Insgesamt wurden jeweils 3 Immunisierungen innerhalb von 6 Monaten verabreicht. Nebenwirkungen wurden nicht beobachtet. Vor der Behandlung waren in keinem der Patienten Antikörper und zell-vermittelte Immunität gegen diese 3 regulatorische Proteine vorhanden, danach fand sich jedoch in allen 9 Patienten spezifische Gedächtniszellen und in 8 Patienten eine spezifische Zytotoxizität. Induzierte CTLs waren auf die MHC-Klasse-I beschränkt und vorwiegend CD8+ positiven Ursprungs. In 3 Patienten jedoch verringerte sich die zelluläre Aktivität nach dieser ursprünglichen Immunantwort. Die geringe Patientenzahl ließ nur die Vemutung zu, daß HIV-spezifische zytotoxische Antworten gegen regulatorische Proteine zu einer immunologischen Beseitigung infizierter Zellen führen könnte, bevor sie virale Partikel freigesetzt haben. Möglicherweise auch hätten nicht-selektionierte oder nicht-infizierte Personen stärkere Immunantworten gezeigt als die selektionierten Patienten mit geringer oder ohne vorbestehender Antwort.

Neben der Stimulation einer verstärkten Immunantwort gegen das HIV bestehen noch zahlreiche Optionen für gentherapeutische Behandlungsstrategien zur Verfügung, die eher auf eine „intrazelluläre Immunisierung“ abzielen, indem die virale Replikation inhibiert wird. Sie umfassen verschiedene dominant-negative Mutanten von Ribozymen, intrazelluläre Antikörper bis hin zu verschiedenen viralen Targets, wie fast alle Stadien des viralen Replikations-Zyklus. Letzteres wird durch letale Mutationen der viruseigenen *gag, pol, tat, rev* und *env* Gene erreicht, die kompetitiv die Integration von intaktem Wildtyp-Protein verhindern. In klinischen Phase I-Studien werden derzeit ein transdominantes mutiertes HIV-Protein, Rev M10 getestet, das kompetitiv an das entsprechende Rev-respondierende Element bindet, sowie ein Haarnadel-Ribozym gegen die 5'-Leitsequenz des Retrovirus. In beiden Fällen wurden wiederum autologe $CD4^+$ T-Lymphozyten von HIV-infizierten Patienten verwendet (Barinaga 1993, Woffendin et al. 1996). Lediglich für die erste Studie (Rev) liegen derzeit Ergebnisse vor. T-Lymphozyten wurden mit Hilfe von Gold-Mikropartikeln mit Rev M10 transduziert. Die Überlebenszeit der T-Lymphozyten betrug in einem der 3 ersten Patienten 15 Tage, verglichen mit 3,5 Tagen für einen Kontrollpatienten, der den gleichen Vektor ohne das therapeutische Gen erhielt (Woffendin et al. 1996).

Da immunisierende Monotherapien bisher wenig erfolgreich waren, ist es wahrscheinlich, daß sich eher Therapien unter gleichzeitigem Einsatz von multiplen therapeutischen Genen gerichtet gegen verschiedene virale Gene und/oder verschiedene Stadien der Virusreplikation durchsetzen werden, die alle idealerweise über den gleichen Vektor transferiert werden. Auch zielten alle bisherigen vorliegenden klinischen Studien nur auf die Behandlung von T-Lymphozyten ab, obwohl das Reservoir infizierter Zellen auch aus anderen Zellen, wie z. B. Makrophagen, dentritische Zellen und den Gliazellen des Gehirns besteht, die teilweise eine sehr lange Lebensdauer haben. Möglicherweise ist auch über eine größere Vielfalt an Targetzellen eine verbesserte Therapie-Effizienz zu erreichen.

## 2.4
## Kardiovaskuläre Erkrankungen: Periphere und koronare Gefäßkrankheit

Hier spielen insbesondere die arteriosklerotischen kardiovaskulären Erkrankungen eine Rolle, vor allem die periphere Gefäßkrankheit und die koronare Herzkrankheit. Arteriosklerotische Läsionen werden in frühe Läsionen (initiale Läsionen und Lipideinlagerungen), intermediäre Läsionen, fibröse Plaques und komplizierte Läsionen eingeteilt. Folgen dieser Plaquebildung sind chronische Gefäßverschlüsse mit persistierenden Schmerzen und Ulzera, der vulnerable Plaque mit der Plaqueruptur/Herzinfarkt und die Restenose (Wiederverengung) von Gefäßen nach Ballonaufdehnungen (Dilatationen). Die Ruptur der arteriosklerotischen Plaques und die konsekutive Formation Gefäß-verschließender Thromben sind die wichtigsten Mechanismen, die zu akuten Ischämien, einschließlich Herzinfarkt, führen. Die instrumentelle Behandlung stenosierender Erkrankungen der Herzkranzgefäße hat eine anfänglich unerwartete Entwicklung genommen. So lag die Zahl der Eingriffe in der BRD 1985 bei 5.000 und im Jahre

1997 wurden mehr als 130.000 Indikationen vorgenommen. Hinsichtlich der Restenose-Prävention konnten bisher keine überzeugenden Fortschritte erzielt werden. Auch in neuesten Studien mit richtungsweisendem Charakter für unsere Therapiekonzepte liegt die Rezidivrate zwischen 20 und 50%. Wie in Tiermodellen gezeigt werden konnte, läuft die Restenoseformation, ähnlich wie bei anderen Wundheilungsprozessen, in drei überlappenden Phasen ab. Die Phase der Entzündung beginnt mit dem Zeitpunkt der Gefäßverletzung, gelegentlich kombiniert mit thrombotischen Auflagerungen auf dem verletzen Areal. Sie dauert nur Stunden bis wenige Tage an und wird von der Granulationsphase gefolgt, die im Schweinemodell nach etwa sieben Tagen das Maximum der Proliferationsaktivität zeigt. Zu diesem Zeitpunkt sind viele Gefäßwandmyozyten unter dem Einfluß zahlreicher bereits bekannter Wachstums-stimulierender Proteine vom kontraktilen ruhenden Phänotyp in das synthetische proliferative Stadium übergegangen. Schließlich kommt es, beginnend mit der zweiten Woche nach dem Trauma und teilweise über Monate bis Jahre anhaltend, zur vermehrten Formation bzw. zum Umbau der Matrix.

Bisher wurden mindestens 47 Patienten im Rahmen von 4 Protokollen gentherapeutisch behandelt (Wiley 1998). Die periphere arterielle Verschlußkrankheit war die erste kardiovaskuläre Erkrankung bei der die Gentherapie eingesetzt wurde (Isner et al. 1995, Isner et al 1996a, Isner et al. 1996b, Isner 1998). Im Stadium IV der Erkrankung mit ischämischen Ulzera und drohender Amputation wurde das Gen des *vascular endothelial growth factor* (VEGF) bisher transluminal oder intramuskulär in 33 Patienten im Rahmen von 2 Protokollen in den USA und in Finnland verabreicht (Isner et al. 1996a, Isner 1998, Wiley 1998). Die DNA wurde entweder nackt oder als Liposomen-Komplex transferiert. Durch die Angioneogenese und konsekutive Kollateralisierung konnte in einigen Patienten, abhängig vor allem von der applizierten DNA-Menge, klinisch eine Verbesserung der Gehstrecke erzielt werden, parallel dazu eine Zunahme der Perfusion in der konventionellen und in der Kernspin-Angiographie. Als zusätzlicher Beweis für die biologische Wirkung des erfolgreich exprimierten Gens konnte die Ausbildung von großen *Spider naevi* im Bereich des Fußes beobachtet werden sowie ein passageres peripheres Ödem infolge der vermehrten Gefäßpermeabilität (Isner et al. 1996a, Baumgartner et al. 1998). Da VEGF von intakten Zellen sezerniert werden kann, war eine subkutane Anwendung ebenso wirkungsvoll wie die direkte, transluminale Applikation über einen Hydrogel-beschichteten Katheter. Nachteilig könnten jedoch die nachweislich erhöhten Plasmaspiegel für VEGF-Protein sein (Baumgartner et al. 1998), da VEGF auch bei der Tumorangiogenese eine bedeutende Rolle spielt und somit potentiell das Wachstum bis dahin nicht erkannter Mikrotumoren anregen könnte. Crystal et al. (1995) initierten inzwischen eine klinische Studie mit adenoviralem Transfer des VEGF-Gens in periphere Arterien. Ergebnisse liegen derzeit noch nicht vor. Ähnlich wie zur Behandlung der peripheren arteriellen Verschlußkrankheit erfolgte inzwischen auch von Ylä-Hertualla et al im Rahmen einer finnischen Studie bei 3 Patienten die Behandlung der koronaren Herzkrankheit (Wiley 1998). Hier wurden die Lipofektion und Adenoviren eingesetzt. Drei weitere klinische Studien mit adenoviralem VEGF-Transfer bzw. Applikation von nackter VEGF-DNA, sowie adenoviralem Transfer des *fibroblast growth factor*(FGF)-4

Gens wurden begonnen (Wiley 1998). Derzeit liegen noch keine Ergebnisse über Patientenzahlen oder Ergebnisse vor.

Eine weitere Indikation zum Einsatz des VEGF bei der peripheren Verschlußkrankheit war die Prävention der Restenose nach Ballonangioplastie durch die frühzeitige Ausbildung eines Neo-Endothels (Isner et al. 1996c). Hier erfolgte der Einsatz bisher bei mindestens 11 Patienten (Wiley 1998). Eine andere Gruppe testet derzeit klinisch, trotz kontroversen Ergebnissen in Tierexperimenten, den Einsatz von *antisense* Oligonukleotiden gegen das Proto-onkogen *c-myc* (Kutryk et al. 1997). Eine Reihe anderer antiproliferativer Gene, wie *antisense c-myb, p21*, Riboblastoma und Cecropin, befinden sich derzeit in präklinischer Testung (Simons et al. 1992, Nikol et al. 1999, Huehns et al. i1999, Chang et al. 1995a, Chang et al. 1995b). Neben dem direkten Gentransfer befindet sich auch die Verwendung genetisch modifizierter Zellen in Verbindung mit z.B. Stents in Erprobung (Dichek et al. 1989).

Für die Stabilisierung des vulnerablen Plaques und zur konsekutiven Verhinderung von Myocardinfarkten, wird der Einsatz der Gentherapie vorgeschlagen (Feldman u. Isner, 1995). In diesem Zusammenhang soll insbesondere die Senkung des LDL-Cholesterins bzw. die Erhöhung des HDL-Cholesterins durch den Transfer des LDL-Rezeptor-bzw. Apo-A1-Gens und die Beeinflussung der Makrophageninfiltration durch den Transfer der Gene von Adhäsionsmolekülen (*soluble vascular cell adhesion molecule* -sVCAM, *monocyte chemoattractant protein-1* -MCP-1) angestrebt werden. Für die Suppression der der Plaqueruptur folgenden lokalen Gefäßthrombosierung wird der Transfer der Gene für den *tissue plasminogen activator* (t-PA) oder Urokinase vorgeschlagen. Alternativ wird die frühe Reparatur des Endothels während oder nach Plaqueruptur der Transfer des sich bereits in klinischer Erprobung befindlichen *vascular endothelial growth factor* für die schnelle Reendothelialisierung nahegelegt. Klinische Studien hierzu gibt es derzeit noch nicht.

## 2.5
## Amyotrophe Lateralsklerose (ALS)

Bei der Amyotrophen Lateralsklerose handelt es sich um eine neurologische Erkrankung mit Zelltod von Motoneuronen. In präklinischen Studien hatte sich gezeigt, daß neutrophische Faktoren auf Nagermodele für die humane Erkrankung einen therapeutischen Effekt haben. Einer dieser Faktoren, der ziliäre neutrophische Faktor(CNTF) wurde in einer nicht-gentherapeutischen klinischen Studie untersucht, indem Patienten mit ALS das CNTF-Protein systemisch erhielten. Dabei fanden sich erhebliche Nebenwirkungen, wie die Induktion von Akutphasen-Reaktivatoren, erheblicher Hustenreiz und Gewichtsverlust, die zum Abbruch der Studie führten. Weitere Probleme waren die kurze Halbwertszeit der Moleküle und ihre Unfähigkeit, die Blut-Hirn-Schranke zu passieren.

Aebischer et al. (1996) entwarfen deshalb eine klinische Phase I-Studie, bei der die Wirkungen einer lokalen Applikation und Verfügbarkeit im Nervensystem beobachtet werden sollten. Hierfür wurde eine Nierenzellinie des Baby-Hamsters (BHK Zellinie) *in vitro* mit dem CNTF-Gen transduziert und in Polymer-Kapseln eingeschlossen. Die CNTF-Expression lag bei etwa 1 µg pro Tag. Die Implantation erfolgte im lumbalen intrathekalen Zwischenraum der Patienten. Mindestens 12 Patienten erhielten bisher deartige Kapseln. Zur Untersuchung der *in vivo* Expression entnommene sukzessive Liquoruntersuchungen, die vor der Therapie negativ waren, zeigten danach mehrere Hundert pg von CNTF bis zu 15 Monate nach Implantation. Explantierte Kapseln enthielten noch lebende CNTF-produzierende BHK-Zellen. Keiner der Patienten zeigte die in der vorangegangenen systemischen Studie beobachteten schweren Nebenwirkungen. Entsprechend verschiedener klinischer Graduierungs-Schemata wurde trotz erfolgreicher Expression in allen Patienten ein Fortschreiten der Krankheit festgestellt. Als nächster Schritt ist eine Kombination mit einem anderen neutrophischen Faktor, dem NT4/5, geplant, da sich bereits *in vitro* ein besserer kurativer Effekt aufgrund einer Synergie der beiden Faktoren gezeigt hatte. Derzeit werden Zellinien, die sowohl CNTF als auch NT4/5 produzieren in Tiermodellen zur Motoneuronen-Degeneration getestet.

## 2.6 Rheumatoide Arthritis

Die Rheumatoide Arthritis ist eine chronische Multisystemerkrankung mit unbekannter Ursache. Eine Reihe von systemischen Manifestationen sind möglich, wobei die persistierende entzündliche Synovitis im Vordergrund steht, die meist die peripheren Gelenke in symmetrischer Weise befällt. Kennzeichen dieser Erkrankung ist die Knorpeldestruktion durch die Entzündungen der Synovia mit nachfolgenden Gelenkdeformationen. Der Verlauf kann sehr unterschiedlich sein, von milden Symptomen bis hin zu Gelenksdestruktionen, die die Implantation von Gelenkprothesen erfordern. Die Prävalenz der Rheumatoiden Arthritis beträt in der Bevölkerung etwa 1% (0,3–2,1%). Frauen sind etwa dreimal häufiger betroffen als Männer. Die Prävalenz steigt mit dem Alter, wobei sich im höheren Alter die Geschlechtsunterschiede verwischen. Die Rheumatoide Arthritis tritt in der ganzen Welt auf und betrifft alle Rassen. Sie beginnt meist in der 4. oder 5. Lebensdekade, wobei 80% der Betroffenen die Krankheit zwischen dem 35. Und 50. Lebensjahr entwickeln. Familienuntersuchungen geben dafür Hinweise, daß eine genetische Prädisposition existiert. In vielen Populationen konnte ein genetischer Zusammenhang mit dem Auftreten von HLA-DR4 gefunden werden, das bei 70% der Patienten mit Rheumatoider Arthritis exprimiert wird, im Gegensatz zu 28% in Kontrollpersonen. In anderen Populationen besteht ein Zusammenhang mit der Expression von HLA-DR1 und HLA-Dw16. Analysen dieser Histokompatibiltäts-Komplex-Gene haben ergeben, daß eine bestimmte Aminosäuren-Sequenz in der dritten hypervariablen Region des HLA-DR Moleküls das entscheidende genetische Element für die mögliche Erkrankung an einer Rheumatoiden Arthritis ist. Diese Region scheint Einfluß auf die Selektion von CD4+ T-Zellen und die Präsentation antigener Peptide gegen CD4+ T-Zellen zu haben.

Seit Juli 1995 wurden 2 klinische Studien zur Behandlung der Rheumatoiden Arthritis genehmigt. In einer Studie wird davon ausgegangen, daß es sich um eine invalidisierende Autoimmunerkrankung handelt, die die Knochengelenke befällt, bei der Interleukin-1 assoziierte Entzündungen des lokalen Bindegewebes in chronischen Schmerzen, Gewebsarosion und eingeschränkte Beweglichkeit resultieren. Deshalb wird hier das Gen für das Interleukin-1 Rezeptorantagonist-Protein

(IRAP) eingesetzt, das die durch Interleukin-1 verursachten Gelenksarosionen blockiert. Im Juli 1996 behandelten schließlich Evans et al. (1996) die erste Patientin. Diese 68jährige Frau erhielt autologe Synovial-Zellen, die *ex vivo* mit einem retroviralen Vektor für das IRAP-Gen transduziert worden waren. Die transduzierten Zellen wurden intraartikulär injiziert. Insgesamt sollen 9 Patienten in diese Studie eingeschlossen werden, bisher wurden 7 Patienten aufgenommen. In einer weiteren Studie wird das Thymidinkinase(TK)-Gen als nackte DNA eingesetzt (Wiley 1998).

## 3
## Therapie mit Genen – ein Ausblick

Seit 1990 wird die somatische Gentherapie beim Menschen eingesetzt. Bisher existiert noch kein eindeutiger Beweis, daß Gentherapie von echtem therapeutischem Nutzen ist. Die Ergebnisse der ersten Untersuchungen sind jedoch insofern ermutigend, als bisher keine wesentlichen, unerwarteten Nebenwirkungen auftraten. Die Übertragung von Laborergebnissen ans Krankenbett erfordert hier noch viel Zeit und Geduld. Es bestanden unrealistische Erwartungen, auch seitens der beteiligten Wissenschaftler. Der anfängliche Enthusiasmus im Zusammenhang mit der Gentherapie ebbt jedoch wieder ab. Es zeigt sich, daß noch methodische Probleme, vor allem die Effizienz des Gentransfers zu verbessern sind (Crystal 1995). Die Leistungsfähigkeit der Vektoren entspricht noch nicht den klinischen Ansprüchen. Auch kann kein einheitliches Transferschema für alle betroffenen Krankheiten geben, die Art des Transfers muß an die Besonderheiten der jeweiligen Krankheit angepaßt werden. Deshalb gewinnt derzeit die Grundlagenforschung gegenüber klinischen Studien wieder an Gewicht. Trotz vorübergehender Rückschläge wird die Therapie mit Genen wahrscheinlich schon bald ihren Platz in der Medizin als neue Behandlungmethode einnehmen. Ein Erfolg hätte weitreichende Folgen, denn langfristig könnten die Verringerung von Behandlungsdauern und wiederholten operativen und interventionellen Eingriffen führen, sondern auch zu einer erheblichen Kostensenkung im Bereich dieser überwiegend chronischen Erkrankungen führen. Die logischen Zusammenhänge, die dem Prinzip des Gentransfers unterliegen, sind verlockend und in Kombination mit dem 1990 initiierten Humangenomprojekt, das zur Aufdeckung aller 3 Millionen Basenpaare, die die etwa 100.000 menschlichen Gene enkodieren, führen wird, ergibt sich ein enormes Potential für innovative Therapien und das zunehmende Verständnis für die menschliche Biologie. Bis zum Ende des Jahrtausends wird erwartet, daß bereits mehr als 90% der menschlichen Gene bekannt sein werden. DNA als Medikament ist bereits Wirklichkeit, seine Möglichkeiten bisher jedoch nicht ausgeschöpft. Es ist zu hoffen, daß im Zuge dieser Entwicklung ausreichend Mittel für gute biomedizinische Forschung bereitgestellt werden, ohne die hier eine Weiterentwicklung nicht möglich ist.

## Literatur

Aebischer P, Schluep M, Deglon N, Joseph JM, Hirt L, Heyd B, Goddard M, Hammang JP, Zurn AD, Kato AC, Regli F, Baetge EE (1996) Erratum: Intrathecal delivery of CNTF using encapsulated genetically modified xenogeneic cells in amyotrophic lateral sclerosis patients (Nature Medicine (1996) Vol. 2 (pp. 696–699)). Nat Med 2(9): 1041

Albelda SM (1997) Gene therapy for lung cancer and mesothelioma. Chest 111(6 Suppl): 144S–149S

Barinaga M (1993) Ribozymes: killing the messenger. Science 262: 1512–1514.

Barnes MN, Deshane JS, Rosenfeld M, Siegal BG, Curiel DT, Alvarez RD (1997) Gene therapy and ovarian cancer: a review. Obstetrics and Gynecology 89(1): 145–155.

Baumgartner I, Pieczek A, Manor O, Blair R, Kearney M, Walsh K, Isner JM (1998) Constitutive expression of phVEGF165 after intramuscular gene transfer promotes collateral vessel development in patients with critical limb ischemia. Circulation 97(12): 1114–1123

Belli F, Arienti F, Sulesuso J, Clemente C, Mascheroni L, Cattelan A, Sanantonio C, Gallino GF, Melani C, Rao S, Colombo MP, Maio M, Cascinelli N and Parmiani G (1997) Active immunization of metastatic melanoma patients with interleukin 2 transduced allogeneic melanoma cells: Evaluation of efficacy and tolerability. Cancer Immunol Immunother 44(4): 197–203.

Bellon G, Michelcalemard L, Thouvenot D, Jagneaux V, Poitevin F, Malcus C, Accart N, Layani MP, Aymard M, Bernon H, Bienvenu J, Courtney M, Doring G, Gilly B, Gilly R, Lamy D, Levrey H, Morel Y, Paulin C, Perraud F, Rodillon L, Sene C, So S, Tourainemoulin F, Schatz C, Pavirani A (1997) Aerosol administration of a recombinant adenovirus expressing CFTR to cystic fibrosis patients: a phase I clinical trial. Hum Gene Ther 8(1): 15–25.

Blaese RM, Andrson WF, Culver KW, Rosenberg SA (1990) The ADA human gene therapy clinical protocol. Hum Gene Ther 1: 327–362.

Blaese RM, Culver KW, Miller AD, Carter CS, Fleisher T, Clerici M, Shearer G, Chang L, Chiang Y, Tolstoshev P (1995) T lymphocyte-directed gene therapy for ADA- SCID: initial trial results after 4 years. Science 270: 475–480.

Bonini C, Ferrari G, Verzeletti S, Servida P, Zappone E, Ruggieri L, Ponzoni M, Rossini S, Mavilio F, Traversari C, Bordignon C (1997) HSV-TK gene transfer into donor lymphocytes for control of allogeneic graft-versus-leukemia. Science. 276(5319): 1719–1724.

Bordignon C, Bonini C, Verzeletti S, Nobili N, Maggioni D, Traversari C, Giavazzi R, Servida P, Zappone E, Benazzi E (1995a) Transfer of the HSV-tk gene into donor peripheral blood lymphocytes for in vivo modulation of donor anti-tumor immunity after allogeneic bone marrow transplantation. Hum Gene Ther 6: 813–819.

Bordignon C, Notarangelo LD, Nobili N, Ferrari G, Casorati G, Panina P, Mazzolari E, Maggioni D, Rossi C, Servida P (1995b) Gene therapy in peripheral blood lymphocytes and bone marrow for ADA- immunodeficient patients. Science 270: 470–475.

Boucher RC, Knowles MR, Johnson LG, Olsen JC, Pickles R, Wilson JM, Engelhardt J, Yang Y, Grossman M (1994) Gene therapy for cystic fibrosis using E1-deleted adenovirus: a phase I trial in the nasal cavity. The University of North Carolina at Chapel Hill. Hum Gene Ther 5: 615–639.

Burt K, Chema D, Timmons T (1997) Tracing the dissemination of adenoviral vectors in patient body fluids. J Mol Med 75:5; B28(86).

Calarota S, Bratt G, Nordlund S, Hinkula J, Leandersson AC, Sandstrom E, Wahren B (1998) Cellular cytotoxic response induced by DNA vaccination in HIV-1-infected patients. Lancet. 351(9112): 1320–1325.

Caplen NJ, Alton EW, Middleton PG, Dorin JR, Stevenson BJ, Gao X, Durham SR, Jeffery PK, Hodson ME, Coutelle C (1995) Liposome-mediated CFTR gene transfer to the nasal epithelium of patients with cystic fibrosis. Nat Med 1: 39–46.

Chang MW, Barr E, Min-Min-Lu, Barton K, Leiden JM (1995a) Adenovirus-mediated over-expression of the cyclin/cyclin-dependent kinase inhibitor, p21 inhibits smooth muscle cell prolife-

ration and neointima formation in the rat carotid artery model of balloon angioplasty. J Clin Invest 96(5): 2260–2268.
Chang MW, Barr E, Seltzer J, Jiang YQ, Nabel GJ, Nabel EG, Parmacek MS, Leiden JM (1995b) Cytostatic gene therapy for vascular proliferative disorders with a constitutively active form of retinoblastoma gene product. Science 267(5197): 518–522.
Conry RM, LoBuglio AF, Curiel DT (1996) Polynucleotide-mediated immunization therapy of cancer. Semin Oncol 23: 135–147.
Cornetta K, Srour EF, Moore A, Davidson A, Broun ER, Hromas R, Moen RC, Morgan RA, Rubin L, Anderson WF, Hoffman R, Tricot G (1996) Retroviral gene transfer in autologous bone marrow transplantation for adult acute leukemia. Hum Gene Ther 7(11); 1323–1329.
Crystal RG (1995) Transfer of genes to humans: early lessons and obstacles to success. Science 270: 404–410.
Crystal RG, McElvaney NG, Rosenfeld MA, Chu CS, Mastrangeli A, Hay JG, Brody SL, Jaffe HA, Eissa NT and Danel C (1994) Administration of an adenovirus containing the human CFTR cDNA to the respiratory tract of individuals with cystic fibrosis. Nat Genet 8: 42–51.
Crystal RG, Jaffe A, Brody S, Mastrangeli A, McElvaney NG, Rosenfeld M, Chu CS, Danel C, Hay J, Eissa T (1995) A phase 1 study, in cystic fibrosis patients, of the safety, toxicity, and biological efficacy of a single administration of a replication deficient, recombinant adenovirus carrying the cDNA of the normal cystic fibrosis transmembrane conductance regulator gene in the lung. Hum Gene Ther 6: 643–666.
Culver KW, Osborne WR, Miller AD, Fleisher TA, Berger M, Anderson WF, Blaese RM (1991) Correction of ADA deficiency in human T lymphocytes using retroviral-mediated gene transfer. Transplant Proc 23(1 Pt 1): 170–171
Culver KW, Anderson WF, Blaese RM. (1991) Lymphocyte gene therapy. Hum Gene Ther 2(2): 107–109.
Culver KW, Blaese RM (1994) Gene therapy for cancer. Trends Genet 10: 174–178.
Davidson A, Morey S, Musk AW, et al. (1997) Gene therapy or therapy by intratumoral cytokines by infusion in mesothelioma patients. Lung Cancer 18 (suppl. 2):94
Deisseroth AB, Kavanagh J, Champlin R (1994) Clinical protocol: Use of safety-modified retroviruses to introduce chemotherapy resistance sequences into normal hematopoietic cells for chemoprotection during the therapy of ovarian cancer: a pilot trial. Hum Gene Ther 5: 1507–1522.
Deshane J, Siegal GP, Wang MH, Wright M, Bucy RP, Alvarez RD and Curiel DT (1997) Transductional efficacy and safety of an intraperitoneally delivered adenovirus encoding an anti Erbb 2 intracellular single chain antibody for ovarian cancer gene therapy. Gynecologic Oncology 64 (3): 378–385.
Dichek DA, Neville RF, Zwiebel JA, Freeman SM, Leon MB, Anderson WF (1989) Seeding of intravascular stents with genetically engineered endothelial cells. Circulation 80: 1347–1353.
Dunbar C, Kohn D, Karlsson S, Barton N, Brady R, Cottler-Fox M, Crooks G, Emmons R, Esplin J, Leitman S, Lenarsky C, Nolta J, Parkman R, Pensiero M, Schifmann R, Tolstoshev P, Weinberg K (1996) Retroviral mediated transfer of the cDNA for human glucocerebrosidase into hematopoietic stem cells of patients with Gaucher disease. A phase I study. Hum Gene Ther 7: 231–253.
During M (1996a) Gene therapy chronology. Science 273: 416–417.
During MJ (1996b) Gene trial in New Zealand. Lancet 348: 618
Engel BC, Laws HJ, Buttlies B, Kahn T, Gobel U, Burdach SEG (1998) Induction of a CD3+/CD56+ lymphocyte population following gene therapy with transgenic IL-2 secreting fibroblasts in a child with peripheral neuroectodermal malignancy. Med Pediatr Oncol 31(2): 56–60.
European Working Group of Gene Therapy E (1996) Newsletter No. 5.
Evans CH, Mankin HJ, Ferguson AB Jr, Robbins PD, Ghivizzani SC, Herndon JH, Kang R, Bahnson AB, Barranger JA, Elders EM, Gay S, Tomaino MM, Wasko MC, Watkins SC, Whiteside TL, Glorioso JC, Lotze MT, Wright TM (1996) Clinical trial to assess the safety, feasibility, and

efficacy of transferring a potentially anti-arthritic cytokine gene to human joints with rheumatoid arthritis. Hum Gene Ther 7: 1261–1306.
Feldman LJ, Isner JM (1995) Gene therapy for the vulnerable plaque. J Am Coll Cardiol 26: 826–835.
Fenton RT, Sznol M, Luster DG, Taub DD, Longo DL (1995) A phase I trial of B7-transfected or parental lethally irradiated allogeneic melanoma cell lines to induce cell-mediated immunity against tumor-associated antigen presented by HLA-A2 or HLA-A1 in patients with stage IV melanoma. NCI protocol T93-0161. BRMP protocol 9401. Hum Gene Ther 6: 87–106.
Flotte TR, Conrad C, Reynolds TZ (1995) Preclinical evaluation of AAV vectors expressing the human CFTR cDNA. J Cell Biochem suppl 21A:364 C366–112. (Abstract)
Flotte TR, Carter B, Conrad C, Guggino W, Reynolds T, Rosenstein B, Taylor G, Walden S, Wtezel R (1996) A phase 1 study of an adeno-associated virus-CFTR gene vector in adult CF patients with mild lung disease. Hum Gen Ther 7(9): 1145–1159.
Freeman SM, McCune MC, Robinson E (1992) Treatment of ovarian cancer using HSV-TK gene-modified vaccine. Hum Gene Ther 3:342.
Gahery-Segard H, Molinier-Frenkel V, Le Boulaire C, Saulnier P, Opolon P, Lengagne R, Gautier E, Le Cesne A, Zitvogel L , Venet A , Schatz C, Courtney M, Le Chevalier T, Tursz T, Guillet JG , Farace F (1997) Phase I trial of recombinant adenovirus gene transfer in lung cancer. Longitudinal study of the immune responses to transgene and viral products. J Clin Invest 100(9): 2218–2226.
Galpin JE, Casciato DA, Richards SB (1994) A phase I clinical trial to evaluate the safety and biological activity of HIV-IT (TAF) (HIV-1IIIBenv-transduced, autologous fibroblasts) in asymptomatic HIV-1 infected subjects. Hum Gene Ther 5(8): 997–1017.
Gänsbacher B, Rosenthal FM , Zier K (1993) Retroviral vector-mediated cytokine-gene transfer into tumor cells. Cancer Invest 11: 345–354.
Gill DR, Southern KW, Mofford KA, Seddon T, Huang L, Sorgi F, Thomson A, Macvinish LJ, Ratcliff R, Bilton D, Lane DJ, Littlewood JM, Webb AK, Middleton PG, Colledge WH, Cuthbert AW, Evans MJ, Higgins CF, Hyde SC (1997) A placebo controlled study of liposome mediated gene transfer to the nasal epithelium of patients with cystic fibrosis. Gene Therapy 4(3): 199–209.
Ginsberg HS Hrsg. (1984) The adenoviruses. New York: Plenum Press.
Grossman M, Raper SE, Kozarsky K, Stein EA, Engelhardt JF, Muller D, Lupien PJ, Wilson JM (1994) Successful ex vivo gene therapy directed to liver in a patient with familial hypercholesterolaemia. Nat Genet 6: 335–341.
Grossman M, Rader DJ, Muller DW, Kolansky DM, Kozarsky K, Clark BJ 3rd, Stein EA, Lupien PJ, Brewer HB Jr, Raper SE, Wilson JM (1995) A pilot study of ex vivo gene therapy for homozygous familial hypercholesterolaemia. Nat Med 1(11): 1148–1154.
Habib NA, Ding SF , el-Masry R, Mitry RR, Honda K, Michail NE, Dalla-Serra G, Izzi G, Greco L, Bassyouni M, el-Toukhy M, Abdel-Gaffar Y (1996) Preliminary report: the short-term effects of direct p53 DNA injection in primary hepatocellular carcinomas. Cancer Detect Prev 20(2): 103–107.
Hallek M, Girod A, Braun-Falco M, Wendtner C-M, Bogedain C, Hörer M (1998) Recombinant adeno-associated virus vectors. Curr Res Mol Ther 1:417–430
Harris JD, Lemoine NR (1996) Strategies For Targeted Gene Therapy. Trends in Genetics 12 (10): 400–405.
Hatzoglou M, Lamers W, Bosch F, Wynshaw BA, Clapp DW, Hanson RW (1990) Hepatic gene transfer in animals using retroviruses containing the promoter from the gene for phosphoenolpyruvate carboxykinase. J Biol Chem 265: 17285–17293.
Haubrich R, McCutchan JA, Holdredge R, Heiner L, Merritt J, Merchant B (1995) An open label, phase I/II clinical trial to evaluate the safety and biological activity of HIV-IT (V) (HIV-1(IIIB)(env/rev) retroviral vector) in HIV-1-infected subjects. Hum Gene Ther 6(7): 941–955.

Hay JG, McElvaney NG, Herena J, Crystal RG (1995) Modification of nasal epithelial potential differences of individuals with cystic fibrosis consequent to local administration of a normal CFTR cDNA adenovirus gene transfer vector. Hum Gene Ther 6: 1487–1496.

Hesdorffer C, Antman K, Bank A, Fetell M, Mears G, Begg M (1994) Clinical protocol: Human MDR gene transfer in patients with advanced cancer. Hum Gene Ther 5: 1151–1160.

Hesdorffer C, Ayello J, Ward M, Kaubisch A, Vahdat L, Balmaceda C, Garrett T, Fetell M, Reiss R, Bank A, Antman K (1998) Phase I trial of retroviral-mediated transfer of the human MDR1 gene as marrow chemoprotection in patients undergoing high-dose chemotherapy and autologous stem-cell transplantation. J Clin Oncol. 16(1): 165–172.

Hijiya N, Zhang J, Ratajczak MZ, Kant JA, DeRiel K, Herlyn M, Zon G, Gewirtz AM (1994) Biologic and therapeutic significance of MYB expression in human melanoma. Proc Natl Acad Sci U S A 91: 4499–4503.

Hoogerbrugge PM, Van Beusechem VW, Kaptein LC, Einerhand MP, Valerio D (1995) Gene therapy for adenosine deaminase deficiency. Br Med Bull 51: 72–81.

Hoogerbrugge PM, Van Beusechem VW, Fischer A, Debree M, le Deist F, Perignon JL, Morgan G, Gaspar B, Fairbanks LD, Skeoch CH, Moseley A, Harvey M, Levinsky RJ, Valerio D (1996) Bone marrow gene transfer in three patients with adenosine deaminase deficiency. Gene Ther 3: 179–183.

Horowitz MS (1990) Adenoviridaee and their replication. In: Fields BN, Knipe DM, Herausg. Virology. New York Raven Press, 1679–1740.

Huebner RJ, Rowe WP, Ward TG, et al. (1954) Adenoidal-pharyngeal-conjunctival agents. N Engl J Med 251: 1077–1086.

Huehns TY, Krausz E, Mrochen S, Schmid M, Engelmann MG, Esin S, Schrittenloher P-K, Höfling B, Günzburg WH, Nikol S (in press) Neointimal growth can be influenced by local adventitial gene manipulation via a needle injection catheter. Atherosclerosis.

Hui KM, Ang PT, Huang L, Tay SK (1997) Phase I study of immunotherapy of cutaneous metastases of human carcinoma using allogeneic and xenogeneic MHC DNA-liposome complexes. Gene Ther 4(8): 783–790.

Isner JM (1998) Arterial gene transfer of naked DNA for therapeutic angiogenesis: Early clinical results. Adv Drug Deliv Rev 30(1–3): 185–197.

Isner JM, Walsh K, Symes J, Pieczek A, Takeshita S, Lowry J, Rossow S, Rosenfield K, Weir L, Brogi E, Schainfeld R (1995) Arterial gene therapy for therapeutic angiogenesis in patients with peripheral artery disease. Circulation 91: 2687–2692.

Isner JM, Pieczek A, Schainfeld R, Blair R, Haley L, Asahara T, Rosenfield K, Razvi S, Walsh K, Symes JF (1996a) Clinical evidence of angiogenesis after arterial gene transfer of phVEGF165 in patient with ischaemic limb. Lancet 348: 370–374.

Isner JM, Walsh K, Symes J, Pieczek A, Takeshita S, Lowry J, Rosenfield K, Weir L, Brogi E, Juragyj D (1996b) Clinical Protocol: Arterial gene transfer for therapeutic angiogenesis in patients with perpheral artery disease. Hum Gene Ther 7: 959–988.

Isner JM, Walsh K, Rosenfield K, Schainfeld R, Asahara T, Hogan K, Pieczek A (1996c) Arterial gene therapy for restenosis. Hum Gene Ther 7: 989–1011.

Izquierdo M, Cortes ML, Martin V, de Felipe P, Izquierdo JM, Perez-Higueras A, Paz JF, Isla A, Blazquez MG (1997) Gene therapy in brain tumours: implications of the size of glioblastoma on its curability. Acta Neurochir Suppl Wien 68: 111–117.

Jantscheff P, Bongartz G, Dietrich PY, Schatz C, Mehtali M, Courtney M, Herrmann R, Rochlitz C (1997) Phase I study of cytokine-transfected xenogeneic cells (Vero-IL2) in patients with metastatic solid tumors. J Mol Med 75: B31(98)

Kircheis R, Kichler A, Wallner G, Kursa M, Ogris M, Felzmann T, Buchberger M, Wagner E (1997) Coupling of cell binding ligands to polyethylenimine for targeted gene delivery. Gene Ther 4(5): 409–418.

Knowles MR, Hohneker KW, Zhou Z, Olsen JC, Noah TL, Hu PC, Leigh MW, Engelhardt JF, Edwards LJ, Jones KR (1995) A controlled study of adenoviral-vector-mediated gene transfer in the nasal epithelium of patients with cystic fibrosis. N Engl J Med 333: 823–831.

Kohn D, Weinberg KI, Parkman P, Lenarsky C, Crooks GM, Shaw K, Hanley ME, Lawrence K, Annett G, Brooks JS, Wara D, Elder M, Bowen T, Hershfield MS, Berenson RI, Moen RC, Mullen CA, Blaese RM (1993) Gene therapy for naonates with ADA-deficient SCID by retroviral-mediated transfer of the human ADA cDNA into umbilical cord CD34+ cells. Blood 82 (suppl. 1): 315a.

Kohn DB, Weinberg KI, Nolta JA, Heiss LN, Lenarsky C, Crooks GM, Hanley ME, Annett G, Brooks JS, el KA (1995) Engraftment of gene-modified umbilical cord blood cells in neonates with adenosine deaminase deficiency. Nat Med 1: 1017–1023.

Kohn DB, Hershfield MS, Corbonaro D, Shigeoka A, Brooks J, Smogorzewska EM, Barsky LW, Chan R, Burotto F, Annett G, Nolta JA, Crooks G, Kapoor N, Elder M, Wara D, Bowen T, Madsen E, Snyder FF, Bastian J, Muul L, Blaese RM, Weinberg K, Parkman R (1998) T lymphocytes with a normal ADA gene accumulate after transplantation of transduced autologous umbilical cord blood CD34+ cells in ADA-deficient SCID neonates. Nat Med 4(7): 775–780.

Kutryk MJB, de Groot MR, van den Brand M, Hamburger JN, van der Giessen WJ, Foley DP, de Feyter PJ, von Birgelen C, Camenzind E, Serruys PW (1997) Feasibility of the local delivery of antisense oligonucleotide against *c-myc* for the prevention of in-stent restenosis: acute results of the Thoraxcentre „ITALICS“ trial. 14th Congress of the European Society of Cardiology, Stockholm p2918.

Link CJ, Moorman D, Seregina T, Levy JP, Schabold KJ (1995) A phase I trial of in vivo gene therapy with the Herpes simplex thymidine kinase ganciclovir system for the treatment of refractory or recurrent ovarian cancer. Cancer Gene Therapy 2: 230–231.

Liu JM, Young NS, Walsh CE, Cottler-Fox CE, Carter C, Dunbar C, Barrett AJ, Emmons R (1997) Retroviral mediated gene transfer of the Fanconi anemia complementation group C gene to hematopietic progenitors of goup C patients. Hum Gene Ther 8(14): 1715–1730.

Liu JM (1998) Gene transfer for the eventuel treatment of Fanconi's anemia. Semin Hematol 35(2): 168–179.

Lotze MT, Rubin JT (1995) Report of the Recombinant DNA Advisory Committee (RAC) of the National Institutes of Health (NIH). 9209-033.

Lotze MT, Rubin JT, Carty S, Edington H, Ferson P, Landreneau R, Pippin B, Posner M, Rosenfelder D, Watson C (1994) Gene therapy of cancer: a pilot study of IL-4-gene-modified fibroblasts admixed with autologous tumor to elicit an immune response. Hum Gene Ther 5: 41–55.

Lu DR, Zhou JM, Zheng B, Qiu XF, Xue JL, Wang JM, Meng PL, Han FL, Ming BH, Wang XP (1993) Stage I clinical trial of gene therapy for hemophilia B. Sci China B 36(11): 1342–1351.

MacGregor RR, Boyer JD, Ugen KE, Lacy KE, Gluckman SJ, Bagarazzi ML, Chattergoon MA, Baine Y, Higgins TJ, Ciccarelli RB, Coney LR, Ginsberg RS, Weiner DB (1998) First human trial of a DNA-based vaccine for treatment of human immunodeficiency virus type 1 infection: safety and host response. J Infect Dis 178(1): 92–100.

Mackensen A, Veelken H, Lahn M, Wittnebel S, Becker D, Kohler G, Kulmburg P, Brennscheidt U, Rosenthal F, Franke B, Mertelsmann R, Lindemann A (1997) Induction of tumor-specific cytotoxic T lymphocytes by immunization with autologous tumor cells and interleukin-2 gene transfected fibroblasts. J Mol Med 75(4): 290–296.

Malech HL, Maples PB, Whiting-Theobald N, Linton GF, Sekhsaria S, Vowells SJ, Li F, Miller JA, DeCarlo E, Holland SM, Leitman SF, Carter CS, Butz RE, Read EJ, Fleisher TA, Schneiderman RD, Van Epps DE, Spratt SK, Maack CA, Rokovich JA, Cohen LK, Gallin-JI (1997) Prolonged production of NADPH oxidase-corrected granulocytes after gene therapy of chronic granulomatous disease. Proc Natl Acad Sci USA 94(22): 12133–12138.

Marshall E (1996) New Zealand´s leap into gene therapy. Science 271: 1489–1490.

McElvaney NG, Crystal RG (1995) IL-6 release and airway administration of human CFTR cDNA adenovirus vector [2]. Nat Med 1: 182–184.

Merrouche Y, Negrier S, Bain C, Combaret V, Mercatello A, Coronel B, Moskovtchenko JF, Tolstoshev P, Moen R, Philip T (1995) Clinical application of retroviral gene transfer in oncology: results of a French study with tumor-infiltrating lymphocytes transduced with the gene of resistance to neomycin. J Clin Oncol 13: 410–418.

Mukherjee S, Haenel T, Epton M (1997) Intralesional vaccinia virus-interleukin-2 (VV-IL-2) gene therapy in malignant mesothelioma (MM). Lung Cancer 18(suppl. 1): 236.
Nabel EG, Gordon D, Yang ZY, Xu L, San H, Plautz GE, Wu BY, Gao X, Huang L, Nabel GJ (1992) Gene transfer in vivo with DNA-liposome complexes: lack of autoimmunity and gonadal localization. Hum Gene Ther 3: 649–656.
Nabel EG, Yang Z, Muller D, Chang AE, Gao X, Huang L, Cho KJ, Nabel GJ (1994) Safety and toxicity of catheter gene delivery to the pulmonary vasculature in a patient with metastatic melanoma. Hum Gene Ther 5: 1089–1094.
Nabel GJ, Chang A, Nabel EG, Plautz G, Fox BA, Huang L, Shu S. (1992) Immunotherapy of malignancy by in vivo gene transfer into tumors. Human Gene Therapy 3: 399–410.
Nabel GJ, Nabel EG, Yang ZY, Fox BA, Plautz GE, Gao X, Huang L, Shu S, Gordon D, Chang AE (1993) Direct gene transfer with DNA-liposome complexes in melanoma: expression, biologic activity, and lack of toxicity in humans. Proc Natl Acad Sci USA 90: 11307–11311.
Nabel GJ, Chang AE, Nabel EG, Plautz GE, Ensminger W, Fox BA, Felgner P, Shu S, Cho K (1994) Immunotherapy for cancer by direct gene transfer into tumors. Hum Gene Ther 5: 57–77.
Nabel GJ, Yang ZY, Nabel EG, Bishop K, Marquet M, Felgner PL, Gordon D, Chang AE (1995) Direct gene transfer for treatment of human cancer. Ann N Y Acad Sci 772: 227–231.
Nikol S, Huehns TY, Krausz E, Armeanu S, Engelmann MG, Winder D, Salmons B, Höfling B (in press) Needle injection catheter delivery of the gene for an antibacterial agent inhibits neointimal formation. Gene Ther
O´Shaughnessy JA, Cowan KH, Nienhuis AW, McDonagh KT, Dorrentino Bp, Bunbar CE, Chiang Y, Wilson W, Goldspiel B, Kohler D, Cottler-Fox M, Leitman S, Gottesman M, Pastan I, Denicoff A, Noone M, Gress R (1994) Clinical protocol: Retroviral mediated transfer of the human multidrug resistance gene (MDR-1) into hematopoietic stem cells during autologous transplantation after intensive chemotherapy for metastatic breast cancer. Hum Gen Ther 5: 891–911.
Oldfield EH, Ram Z, Chiang Y, Blaese RM (1995) Intrathecal gene therapy for the treatment of leptomeningeal carcinomatosis. GTI 0108. A phase I/II study. Hum Gene Ther 6(1): 55–85.
Onodera M, Ariga T, Kawamura N, Kobayashi I, Ohtsu M, Yamada M, Tame A, Furuta H, Okano M, Matsumoto S, Kotani H, McGarrity GJ, Blaese RM, Sakiyama Y (1998) Successful peripheral T-lymphocyte-directed gene transfer for a patient with severe combined immune deficiency caused by adenosine deaminase deficiency. Blood 91: 30–36
Parmiani G, Arienti F, Sulesuso J, Melani C, Colombo MP, Ramakrishna V, Belli F, Mascheroni L, Rivoltini L and Cascinelli N (1996) Cytokine based gene therapy of human tumors: an overview. Folia Biologica 42(6): 305–309.
Porteous DJ, Dorin JR, McLachlan G, Davidson Smith H, Davidson H, Stevenson BJ, Carothers AD, Wallace WA, Moralee S, Hoenes C, Kallmeyer G, Michaelis U, Naujoks K, Ho LP, Samways JM, Imrie M, Greening AP, Innes JA (1997) Evidence for safety and efficacy of DOTAP cationic liposome mediated CFTR gene transfer to the nasal epithelium of patients with cystic fibrosis. Gene Ther 4(3): 210–218.
Qiu X, Lu D, Zhou J, Wang J, Yang J, Meng P, Hsueh JL (1996) Implantation of autologous skin fibroblast genetically modified to secrete clotting factor IX partially corrects the hemorrhagic tendencies in two hemophilia B patients. Chin Med J Engl 109(11): 832–839.
Ram Z, Culver K, Oshiro E (1995) Summary of results and conclusions of the gene therapy of malignant brain tumors: Clinical study. Journal of Neurosurgery 82: 343A.
Recombinant DNA Advisory Committee (RAC) der NIH. (1995) Data management scientific report and status report, Stand 2.6.1995.
Riddell SR, Elliott M, Lewinsohn DA, Gilbert MJ, Wilson L, Manley SA, Lupton SD, Overell RW, Reynolds TC, Corey L, Greenberg PD (1996) T-cell mediated rejection of gene-modified HIV-specific cytotoxic T lymphocytes in HIV-infected patients. Nat Med 2(2): 216–223.
Rosenberg SA (1992) Karnofsky Memorial Lecture. The immunotherapy and gene therapy of cancer. J Clin Oncol 10: 180–199.

Rosenberg SA, Aebersold P, Cornetta K, Kasid A, Morgan RA, Moen R, Karson EM, Lotze MT, Yang JC, Topalian SL (1990) Gene transfer into humans-immunotherapy of patients with advanced melanoma, using tumor-infiltrating lymphocytes modified by retroviral gene transduction. N Engl J Med 323: 570–578.

Rosenberg SA, Yannelli JR, Yang JC, Topalian SL, Schwartzentruber DJ, Weber JS, Parkinson DR, Seipp CA, Einhorn JH, White DE (1994) Treatment of patients with metastatic melanoma with autologous tumor-infiltrating lymphocytes and interleukin 2. J Natl Cancer Inst 86: 1159–1166.

Roth JA (1996a) Modification of tumor suppressor gene expression in non small cell lung cancer (Nsclc) with a retroviral vector expressing wildtype (normal) p53. Human Gene Therapy 7(7): 861–874.

Roth JA, Nguyen D, Lawrence DD, Kemp BL, Carrasco CH, Ferson DZ, Hong WK, Komaki R, Lee JJ, Nesbitt JC, Pisters KMW, Putnam JB, Schea R, Shin DM, Walsh GL, Dolormente MM, Han CI, Martin FD, Yen N, Xu K, Stephens LC, McDonnell TJ, Mukhopadhyay T, Cai D (1996b) Retrovirus mediated wild type p53 gene transfer to tumors of patients with lung cancer. Nat Med 2(9): 985–991.

Roth JA, Cristiano RJ (1997a) Gene therapy for cancer: What have we done and where are we going. Journal of the National Cancer Institute 89(1): 21–39.

Roth JA (1997b) 33rd American Society of Clinical Oncology (ASCO) Annual Meeting (Abstract).

Rubin J, Charboneau JW, Reading C, Kovach JS (1994) Phase I study of immunotherapy of hepatic metastases of colorectal carcinoma by direct gene transfer. Hum Gene Ther 5(11): 1385–1399.

Sakiyama Y (1996a) Clinical study of gene therapy for ADA deficiency. Aerugi 45: 621–626.

Sakiyama Y (1996b) Gene therapy for adenosine deaminase deficiency. Hokkaido Igaku Zasshi 71: 27–32.

Salmons B, Gunzburg WH (1993) Targeting of retroviral vectors for gene therapy. Hum Gene Ther 4(2): 129–41.

Schadendorf D, Czarnetzki BM, Wittig B (1995) Interleukin-7, interleukin-12, and GM-CSF gene transfer in patients with metastatic melanoma. J Mol Med 73: 473–477.

Simons M, Edelman ER, DeKeyser JL, Langer R, Rosenberg RD (1992) Antisense c-myb oligonucleotides inhibit intimal arterial smooth muscle cell accumulation in vivo. Nature 359: 67–70.

Sobol RE, Fakhrai H, Shawler D, Gjerset R, Dorigo O, Carson C, Khaleghi T, Koziol J, Shiftan TA, Royston I (1995) Interleukin-2 gene therapy in a patient with glioblastoma. Gene Ther 2: 164–167.

Son K, Huang L (1994) Exposure of human ovarian carcinoma to cisplatin transiently sensitizes the tumor cells for liposome-mediated gene transfer. Proc Natl Acad Sci USA 91: 12669–12672.

Sterman DH, Treat J, Litzky LA, Amin KM, Coonrod L, Molnar-Kimber K, Recio A, Knox L, Wilson JM, Albelda SM, Kaiser LR (1998a) Adenovirus-mediated herpes simplex virus thymidine kinase/ganciclovir gene therapy in patients with localized malignancy: results of a phase I clinical trial in malignant mesothelioma. Hum Gene Ther 9(7): 1083–1092.

Sterman DH, Kaiser LR, Albelda SM (1998b) Gene therapy for malignant pleural mesothelioma. Gene Ther 12: 553–568.

Stopeck AT, Hersh EM, Akporiaye ET, Harris DT, Grogan T, Unger E, Warneke J, Schluter SF, Stahl S (1997) Phase I study of direct gene transfer of an allogeneic histocompatibility antigen, HLA-B7, in patients with metastatic melanoma. J Clin Oncol 15: 341–349.

Sun Y, Jurgovsky K, Moller P, Alijagic S, Dorbic T, Georgieva J, Wittig B, Schadendorf D (1998) Vaccination with IL-12 gene-modified autologous melanoma cells: preclinical results and a first clinical phase I study. Gene Ther 5(4): 481–90.

Tait DL, Obermiller PS, Redlin-Frazier S, Jensen RA, Welsch P, Dann J, King M.C, Johnson DH, Holt J (1997) A phase I trial of retroviral BRCA1sv gene therapy in ovarian cancer. Clinical Cancer Research 3:1959–1968

Tan Y, Xu M, Wang W, Zhang F, Li D, Xu X, Gu J, Hoffman RM (1996) IL-2 gene therapy of advanced lung cancer patients. Anticancer Res 16: 1993–1998.

Tsang KY, Zaremba S, Nieroda CA, Zhu MZ, Hamilton JM, Schlom J (1995) Generation of human cytotoxic T-cell specific for human carcinoembryonic antigen (CEA) epitopes from patients immunized with recombinant vaccinia-CEA (rV-CEA) vaccine. J Natl Cancer Inst 87: 982–990.

Tursz T, Cesne AL, Baldeyrou P, Gautier E, Opolon P, Schatz C, Pavirani A, Courtney M, Lamy D, Ragot T, Saulnier P, Andremont A, Monier R, Perricaudet M, Le Chevalier T (1996) Phase I study of a recombinant adenovirus-mediated gene transfer in lung cancer patients. J Natl Cancer Inst 88: 1857–1863.

Veelken H, Mackensen A, Lahn M, Kohler G, Becker D, Franke B, Brennscheidt U, Kulmburg P, Rosenthal FM, Keller H, Hasse J, Schultze Seemann W, Farthmann EH, Mertelsmann R, Lindemann A (1997) A phase-I clinical study of autologous tumor cells plus interleukin-2-gene-transfected allogeneic fibroblasts as a vaccine in patients with cancer. Int J Cancer 70: 269–277.

Waddill W, Wright W, Unger E, Stopeck A, Akporiaye E, Harris D, Grogan T, Schluter S, Hersh E, Stahl S (1997) Human gene therapy for melanoma: Ct guided interstitial injection. American Journal of Roentgenology 169(1): 63–67.

Wagner E, Zenke M, Cotten M, Beug H, Birnstiel ML (1990) Transferrin-polycation conjugates as carriers for DNA uptake into cells. Proc Natl Acad Sci USA 87(9): 3410–3414.

Walker R, Bechtel CM, Natarajan V, Baseler M, Metcalf JA, Stevens R, Blaese RM, Davey RT, Falloon J, Polis MA (1995) Adoptive transfer of genetically modified, HIV-specific, syngeneic cytotoxic T lymphocytes (CTL) in HIV discordant identical twins. 3rd Conference on Retroviruses and Opportunistic Infections. Washington, DC: Abstract 404.

Weber F, Bojar H, Priesack HB, Floeth F, Lenartz D, Kiwit J, Bock W (1997) Gene therapy of glioblastoma – one year clinical experience with ten patients. JMM 75: B40. (Abstract).

Welsh MJ, Zabner J, Graham SM, Smith AE, Moscicki R, Wadsworth S (1995) Adenovirus-mediated gene transfer for cystic fibrosis: Part A. Safety of dose and repeat administration in the nasal epithelium. Part B. Clinical efficacy in the maxillary sinus. Hum Gene Ther 6: 205–218.

Wiley Stand 1.12.1998, Wiedergabe mit Erlaubnis von Wiley J. Gene Medicine. Website: http://www.wiley.co.uk/genmed.

Wilson JM (1995) Report of the Recombinant DNA Advisory Committee (RAC) of the National Institutes of Health (NIH).

Woffendin C, Ranga U, Yang Z, Xu L, Nabel GJ (1996) Expression of a protective gene-prolongs survival of T cells in human immunodeficiency virus-infected patients. Proc Natl Acad Sci USA 93: 2889–2894.

Zabner J, Couture LA, Gregory RJ, Graham SM, Smith AE, Welsh MJ (1993) Adenovirus-mediated gene transfer transiently corrects the chloride transport defect in nasal epithelia of patients with cystic fibrosis. Cell 75: 207–216.

Zabner J, Ramsey BW, Meeker DP, Aitken ML, Balfour RP, Gibson RL, Launspach J, Moscicki RA, Richards SM, Standaert TA (1996) Repeat administration of an adenovirus vector encoding cystic fibrosis transmembrane conductance regulator to the nasal epithelium of patients with cystic fibrosis. J Clin Invest 97: 1504–1511.

Ziegner UH, Peters G, Jolly DJ, Mento SJ, Galpin J, Prussak CE, Barber JR, Hartnett DE, Bohart C, Klump W (1995) Cytotoxic T-lymphocyte induction in asymptomatic HIV-1-infected patients immunized with Retrovector-transduced autologous fibroblasts expressing HIV-1IIIB Env/Rev proteins. AIDS. 9(1): 43–50.

# KAPITEL 18

# Die Problematik der Gentherapie

A. Haniel und H.-P. Hofschneider

## 1 Einführung

Noch vor wenigen Jahren war die Erforschung der somatischen Gentherapie mit größter Euphorie verbunden. Endlich schienen eine kausale Behandlung bislang nicht zu therapierender Erbkrankheiten bzw. Fortschritte in der Therapie von Krebs oder AIDS in greifbare Nähe zu rücken. Allerdings ist die Gentherapie bis heute nicht aus dem Stadium einer experimentellen Therapie herausgekommen. Weltweit wurden bislang an mehreren tausend Patienten gentherapeutische Eingriffe vorgenommen, doch eindeutige Heilungserfolge sind bisher ausgeblieben. Dennoch hat die Erforschung dieser Therapieform nichts an Faszination verloren, denn das Konzept, mit therapeutischem Erbgut genetische Erkrankungen zu heilen, zeigt sich nicht nur in Tierversuchen insbesondere zur Krebstherapie als sehr wirkungsvoll, sondern es besticht darüber hinaus durch seine innere Logik. Was liegt etwa im Falle einer monogenen Erbkrankheit näher, als das defekte Gen durch ein intaktes zu ersetzen? Auch bei „genetischen Entgleisungen" wie etwa Krebs oder Autoimmunerkrankungen könnten mittels therapeutischem Erbgut neue Behandlungswege eröffnet werden. Selbst Impfungen mit genetischem Material erscheinen denkbar.

Doch die Gentherapie ist keine Behandlungsmethode wie jede andere. Denn hinter ihr verbirgt sich nicht nur eine Vielzahl ganz unterschiedlicher medizinischer Zielsetzungen, sondern sie bringt aufgrund der Neuartigkeit des Eingriffs auch Unsicherheiten über ihre generelle Vertretbarkeit mit sich (Honnefelder 1998). Während die Entschlüsselung des menschlichen Erbguts rasante Fortschritte macht und somit theoretisch immer mehr gentherapeutische Maßnahmen ermöglicht, sind die langfristigen Folgen solcher Eingriffe letztlich immer noch nicht absehbar. Deshalb ist eine gesellschaftliche wie ethische Diskussion gentherapeutischer Eingriffe am Menschen notwendig. In dieser Diskussion wird meist strikt zwischen der somatischen Gentherapie und der Keimbahntherapie getrennt. Insbesondere im deutschsprachigen Raum zeigt sich dann zwar eine relativ breite Zustimmung zur Gentherapie an Körperzellen, aber Keimbahntherapie wird fast ausnahmslos abgelehnt (Rehmann-Sutter 1995). Diese Zweiteilung der Diskussion greift jedoch nach Meinung von Experten zu kurz, denn sie setzt die moralische Vertretbarkeit lediglich an der Methode und deren möglichen Folgen, nicht aber an den denkbaren Zielsetzungen an.

Hier aber liegt die *Problematik der Gentherapie,* denn eine so eindeutige Trennung zwischen der zu bejahenden somatischen Gentherapie und einer abzulehnenden Keimbahntherapie existiert nicht, wie in den folgenden Ausführungen gezeigt wird. Diese Ausführungen beziehen sich maßgeblich auf die Stellungnahme einer interdisziplinären Arbeitsgruppe um Ernst-Ludwig Winnacker, die eine Einteilung denkbarer gentherapeutischer Eingriffe in sieben Stufen vornimmt und diese hinsichtlich ihrer Realisierbarkeit, ihrer medizinischen Wünschbarkeit und ihrer ethischen Vertretbarkeit bewertet (Winnacker et al. 1999). Allerdings werden wir über diese sieben Stufen hinaus eine Unterteilung der mittels somatischer Gentherapie verfolgbaren Ziele in solche mit medizinischer Absicht und solche mit verbessernder Absicht vornehmen.

## 2
## Kriterien der Bewertung

Konkrete ethische Urteilsbildung muß sich an Kriterien orientieren, die als Grundelemente eines allgemeinen gesellschaftlichen Konsenses gelten können. Bei der Bewertung medizinischer Eingriffe, wie sie gentherapeutische Verfahren am Menschen ja darstellen, sind die folgenden Kriterien von Bedeutung.

### 2.1
### Das Berufsethos des Arztes

Als medizinische Eingriffe gehören gentherapeutische Verfahren zum Auftrag des Arztes. Hierbei ist er dem ärztlichen Berufsethos verpflichtet. Dieses besagt, daß ärztliches Handeln auf die Heilung, Linderung oder Vermeidung von Krankheiten bezogen ist. Auch als Forscher ist der Mediziner stets dem Grundsatz verpflichtet, daß gesundheitliche Schäden der Patienten möglichst zu vermeiden sind und deshalb jeglicher Eingriff nur nach erfolgter Nutzen-Risiko-Abwägung vorzunehmen ist.

### 2.2
### Die Menschenwürde

Für jegliche wissenschaftliche Forschung und ihre Anwendung am Menschen gilt, daß die Wahrung der Menschenwürde zentrales Prinzip sein muß. Dies bedeutet konkret, daß jedem menschlichen Wesen gewisse Schutzrechte zustehen. Diese umfassen einerseits das Recht auf körperliche Unversehrtheit, andererseits das Recht auf Selbstbestimmung. Insofern gilt für die gentherapeutische Forschung und ihre Anwendung, daß kein menschliches Lebewesen ausschließlich als Mittel zum Zweck instrumentalisiert werden darf und daß für den jeweiligen Eingriff die aufgeklärte Zustimmung des Patienten bzw. seiner gesetzlichen Vertreter notwendig ist.

## 2.3 Krankheit

Für die Bewertung gentechnischer Eingriffe am Menschen ist weiterhin das Kriterium Krankheit zentral. Legitimes ärztliches Handeln ist immer auf Heilung, Linderung oder Prävention von Krankheit bezogen. Die zunehmenden Einsichten in die Funktionen des Human-Genoms können zu einem veränderten Krankheitsverständnis führen, doch setzt dies die Gültigkeit des Kriteriums nicht außer kraft, sondern erfordert die Herbeiführung eines gesellschaftlichen Konsenses.

## 2.4 Öffentlichkeit der Wissenschaft

Wissenschaftliche Forschung und ihre Anwendung sind auf einen allgemeinen Konsens angewiesen und müssen dementsprechend entgegen spezifische Nutzungsinteressen öffentlich kontrollierbar und nachvollziehbar sein.

# 3 Gentechnische Eingriffe am Menschen

## 3.1 Substitutionstherapie mit gentechnisch hergestellten Medikamenten

Nur im weitesten Sinne als gentherapeutische Maßnahme am Menschen kann die Substitutionstherapie mit gentechnisch produzierten Medikamenten gesehen werden. Diese ist im Rahmen einer medizinethischen Betrachtung völlig unbedenklich, solange sie nach den bewährten Kriterien des ärztlichen Berufes und mit nach geltendem Recht zugelassenen und erprobten medikamentös wirkenden Proteinen oder Peptiden zur Behandlung einer Krankheit durchgeführt wird.

## 3.2 Somatische Gentherapie

Eine zweite Stufe gentherapeutischer Verfahren ist in der somatischen Gentherapie zur Behandlung von Erbkrankheiten oder anderer genetisch bedingter Erkrankungen zu sehen. Mit Hilfe von Transportvehikeln wie Viren oder Liposomen soll therapeutisches Erbgut in Körperzellen von Patienten eingebracht werden. Bezogen auf die vier genannten Kriterien der ethischen Urteilsbildung ergibt sich, daß sich eine gentherapeutische Behandlung nicht grundsätzlich von einer herkömmlichen Behandlung unterscheidet. Derzeit befindet sich die somatische Gentherapie zwar noch in einem experimentellen Stadium, doch kann ihre Anwendung in solchen Fällen als gerechtfertigt angesehen werden, in denen keine andere Aussicht auf Heilung besteht, und dann als Heilversuch gewertet werden. Mögliche, bislang nicht abzuschätzende Nebenwirkungen, die etwa im Tierversuch nicht zu erkennen waren, können dann wegen der potentiellen Heilungschance in Kauf genommen werden. Ein solcher Heilversuch läßt sich mit dem Auftrag des Arztes, Krankheit zu heilen bzw. zu lindern, durchaus vereinbaren, sofern die aufgeklärte Zustimmung des Patienten vorliegt und damit seiner Selbstbestimmung Rechnung getragen wurde. Auch die Öffentlichkeit der Wissenschaft ist bei der somatischen Gentherapie gewährleistet, wenn die zuständige Ethik-Kommission das jeweilige Vorhaben gebilligt hat (Bayertz 1995).

Dennoch sind mit der somatischen Gentherapie auch Probleme und ethische Fragen verbunden. So kann mit Fug und Recht bestritten werden, ob die geforderte aufgeklärte Zustimmung der Patienten bei aller Komplexität der Eingriffe überhaupt jemals zu erlangen ist. Gerade auch die Tatsache, daß in die bisherigen klinischen Versuche vorwiegend mit herkömmlichen Methoden austherapierte Krebspatienten einbezogen wurden, läßt Zweifel daran aufkommen, ob sie angesichts fehlender Alternativen eine freie Entscheidung treffen können (Schmidt 1995a). Deshalb sind hier besondere Anforderungen an die spezifische ärztliche Verantwortung gestellt, den Patienten einerseits bei seiner Entscheidungsfindung zu unterstützen und andererseits eigene Forschungsinteressen im Sinne des Patienten eventuell auch zurückzustellen. Allerdings ist dieses Problem nicht spezifisch für die somatische Gentherapie, sondern bei Erprobung neuer Therapien fast immer unausweichlich.

Die besondere Verantwortung des (forschenden) Arztes beim Einsatz experimenteller Therapien wie der Gentherapie liegt in der Nutzen-Risiko-Analyse. Der plötzliche Tod des 18jährigen Jesse Gelsinger, der an einer klinischen Studie des Institute for Human Gene Therapy (Philadelphia) zur Gentherapie bei Ornithin-Transcarbamylase-Defizienz teilgenommen hatte, unterstreicht diese Verantwortung in besonderer Weise. Wenige Tage nachdem dem Patienten das therapeutische Erbgut mittels Adenoviren in die Blutbahn injiziert worden war, starb er an multiplem Organversagen. Offenbar hatte sein Immunsystem auf die hohe Dosis an Viren überreagiert. Insofern als der Patient seine Erkrankung unter Einhalten einer Diät und Medikamenteneinnahme vergleichsweise gut im Griff gehabt hatte, löste der Fall besondere Bestürzung aus. Zwar können auch Todesfälle bei der Erprobung neuartiger Therapieverfahren niemals ganz ausgeschlossen werden, doch lagen anscheinend bereits aus Tierversuchen Erkenntnisse über mögliche Todeswirkung solch hoher Virusdosierungen vor. Relevant in der ethischen Bewertung ist dies, weil dem Patienten dieses Ergebnis laut Aussage seines Vaters nicht mitgeteilt worden war. Doch kann ein solcher Fehler des verantwortlichen Arztes nicht für ein generelles Urteil über die experimentelle Anwendung der Gentherapie herangezogen werden. Vielmehr scheint in der Frage der gentherapeutischen Forschung am Menschen nach diesem Todesfall aber eine noch vorsichtigere Risiko-Nutzen-Analyse geboten, so daß Heilversuche mit derart risikoreichen hohen Dosierungen nur bei anderweitig nicht zu therapierenden, lebensbedrohlichen Erkrankungen angewendet werden sollten.

Ein weiteres Problem der somatischen Gentherapie könnte die zwar unbeabsichtigte, aber denkbare genetische Veränderung der Keimzellen darstellen. Zwar ist es Ziel der gentherapeutischen Forschung, organspezifische Transportvehikel zur Verfügung zu stellen. Doch ist derzeit nicht zweifelsfrei erwiesen, daß eine völlige Organspezifität erreicht werden kann. Zwar können auch andere Behandlungsformen wie etwa Strahlen- oder Chemotherapien Auslöser genetischer Veränderungen von Keimbahnzellen sein, doch hätten gentherapeutische Eingriffe eine ungleich breitere Anwendbarkeit, insbesondere auch bei jungen, von Erbkrankheiten betroffenen Patienten. Daher würde sich das Problem verschärfen, da einer ungleich größeren Patientengruppe wegen ungeklärter Folgen für die Keimzellen von Nachwuchs wohl dringend abgeraten werden müßte. Insofern erscheint es aus ethischer Sicht ratsam, die Entwicklung organspezifischer Transportvehikel einzufordern, ehe die somatische Gentherapie einer breiten Anwendung zugeführt wird. Im Falle einer anders als durch somatische Gentherapie nicht zu behandelnden, schwerwiegenden Erkrankung darf dies aber im Umkehrschluß nicht bedeuten, daß auf diese Möglichkeit zu verzichten ist. Denn wenn es um das Überleben des Patienten geht, ist die Frage der unbeabsichtigten Auswirkungen auf die Keimbahn und damit die Fortpflanzung zweitrangig (Rehmann-Sutter 1995).

Bisweilen wird die Bewertung der somatischen Gentherapie damit für abgeschlossen angesehen. Doch erscheint es zumindest nicht ausgeschlossen, diese Form des genetischen Eingriffs am Menschen nicht nur zur Heilung, Linderung oder Prävention von Krankheit, sondern auch zur Verbesserung des menschlichen Erbguts (sog. *Enhancement*) einzusetzen. Impfungen mit therapeutischem Erbgut, wie sie derzeit bereits gegen das HI-Virus erprobt werden, erscheinen hier nur als Übergangsform, die ebenso wie jede herkömmliche Form von Impfungen zu bewerten sind. Doch lassen sich auch Szenarien entwerfen, deren Zielsetzungen sich nicht mehr mit dem ärztlichen Auftrag vereinbaren lassen, da es sich nicht um medizinisch notwendige Interventionen, sondern um reine Enhancements handelt. Angenommen die Lebenserwartung ließe sich durch Einführung von Genen, die Entgiftungsmechanismen der Leber verbessern, steigern. Ein solcher Eingriff könnte nicht an dem Krankheitskriterium, das legitimes ärztliches Handeln bedingt, bemessen werden. Darüber hinaus ergäben sich ethische Probleme in Bezug auf das Gleichheits- und Gleichberechtigungsprinzip, wenn nicht alle in den Genuß eines solchen „Gen-Dopings" kommen und Diskriminierungen beispielsweise durch Versicherungen zu befürchten sind. Insofern erscheint es gerechtfertigt, die Grenze dessen, was moralisch vertretbar und was abzulehnen ist, zwischen somatischer Gentherapie zur Behandlung als solcher anerkannter Krankheiten und der somatischen Gentherapie zu Zwecken des Enhancements zu ziehen.

## 3.3 Somatische Gentherapie beim Ungeborenen

Eine dritte Stufe der gentherapeutischen Intervention ist die somatische Gentherapie an noch im Mutterleib befindlichen Ungeborenen. Diese Therapieform ist bislang noch nicht über das Tierversuchsstadium hinaus gekommen, doch wird sie insbesondere im amerikanischen Raum inzwischen bezüglich der Anwendung am Menschen diskutiert. Sinn dieser Therapieform könnte es beispielsweise sein, gravierende Stoffwechselstörungen, die sich auf die Entwicklung des Embryos nachteilig auswirken, bereits im Mutterleib zu behandeln. Aus ethischer Sicht besteht bei dieser Behandlungsform Klärungsbedarf, inwiefern das Risiko unbeabsichtigter Effekte des therapeutischen Erbguts auf die Keimbahn des Embryos im Vergleich zur somatischen Gentherapie nach der Geburt erhöht sein könnte. Hierbei dürfte der Behandlungszeitpunkt die entscheidende Rolle spielen und damit zentral für die ethische Bewertung sein. Würde die Gentherapie am Ungeborenen zu einem Zeitpunkt durchgeführt, zu dem die Keimbahnzellen bereits ausdifferenziert sind, und wäre eine hinreichende Organspezifität der Transportvehikel für das therapeutische Erbgut gegeben, so dürfte das Risiko möglicherweise gravierender Effekte auf die Keimbahnzellen wohl als vernachlässigbar anzusehen sein. In diesem Fall spräche aus ethischer Sicht wenig gegen eine somatische Gentherapie bei Ungeborenen, sofern es sich tatsächlich um die Therapie einer Krankheit handelt und die stellvertretende Zustimmung der Eltern vorläge. Ein solcher Eingriff im Sinne eines Enhancements wäre jedoch aus den genannten Gründen ebenso abzulehnen wie bei der somatischen Gentherapie nach der Geburt.

## 3.4 Keimbahntherapie zur Behandlung genetischer Erkrankungen

Die in Deutschland verbotene Keimbahntherapie stellt die nächste Stufe gentherapeutischer Eingriffsmöglichkeiten am Menschen dar. Die hinter dieser Interventionsform liegende Rationalität ist einfach. Es ist an sich näherliegend, nur eine einzige Keimzelle mit therapeutischem Erbgut zu versehen, als einen Erbdefekt sich zunächst ausprägen zu lassen, ihn dann mittels somatischer Gentherapie an dem jeweils betroffenen Organ zu korrigieren und damit vor der Notwendigkeit zu stehen, das Erbgut in eine sehr hohe Zahl von Zellen einschleusen zu müssen. Die Korrektur des Erbdefekts an dieser einzigen Keimzelle würde dann außerdem bewirken, daß das aus ihr gezeugte Individuum in sämtlichen Zellen, also somatischen und Keimbahnzellen, das korrekte Gen trägt und dementsprechend auch nicht mehr Gefahr läuft, den ursprünglichen Defekt an seine eigenen Nachkommen weiterzugeben.

Bei der ethischen Bewertung der Keimbahntherapie sind zwei Ebenen zu unterscheiden. Die eine betrifft die *Entwicklung* dieser Methode, die andere ihre *Anwendung*. Da die Methoden zur Veränderung der Keimbahn bislang nur im Tiermodell existieren, müßte der Transfer therapeutischen Erbguts in menschliche Keimzellen zunächst etabliert werden. Zu diesem Zweck müßten Experimente mit frühen menschlichen Embryonen (befruchteten Eizellen) durchgeführt werden, die dabei verbraucht würden. Dies widerspricht nicht nur dem deutschen Embryonenschutzgesetz, sondern läuft auch den für die ethische Betrachtung relevanten Kriterien zu wider. Nach hierzulande weitgehend konsensfähiger Auffassung wird bereits dem Embryo die Menschenwürde zugesprochen und damit kommen ihm die gleichen Schutzrechte wie jedem menschlichen Lebewesen zu. Insofern wäre es ethisch nicht zu rechtfertigen, menschliche Embryonen ausschließlich als Mittel zum Zweck der Etablierung der Keimbahntherapie einzusetzen und zu verbrauchen, denn diese Instrumentalisierung widerspräche dem Kriterium der Menschenwürde. Diese ethische Einschätzung liegt dem deutschen Embryonenschutzgesetz zugrunde, so daß die Entwicklung der Keimbahntherapie in Deutschland rechtlich untersagt ist.

In zahlreichen anderen Ländern dagegen existieren entweder gar keine diesbezüglichen gesetzlichen Regelungen oder aber zumindest weniger strenge, die verbrauchende Forschung an im Rahmen fortpflanzungsmedizinischer Behandlungen gezeugten überzähligen Embryonen bis zum 14. Entwicklungstag erlauben.

Insofern ist es wahrscheinlich, daß die Methode der Keimbahnveränderung in diesen Ländern entwickelt werden wird. Im Sommer 1998 fand in Los Angeles ein Symposium über genetische Eingriffe in die menschliche Keimbahn statt, bei dem namhafte Wissenschaftler sich nicht scheuten, die Keimbahntherapie gegenüber der somatischen Gentherapie zu favorisieren (UCLA 1998). Das Einschleusen therapeutischen Erbmaterials in eine Keimzelle sei vermutlich wesentlich einfacher zu bewerkstelligen als die Gentherapie eines vollständigen Organs. Vielfach wurde die Keimbahntherapie bislang von Naturwissenschaftlern wie von Ethikern mit der Begründung abgelehnt, sie sei zu risikoreich. Selbst wenn man den Transfer therapeutischen Erbguts in menschliche Keimzellen an sich eines Tages beherrsche, so sei nicht steuerbar, an welche Stelle im Genom das transferierte Material integriert werde. Es könne aus diesem Grund sein, daß durch die Integration andere wichtige Gene zerstört würden oder daß es beispielsweise zur Überexpression von Onkogenen kommen könne.

Nach geltendem deutschem Recht ist auch die Anwendung einer möglicherweise andernorts etablierten Keimbahntherapie untersagt. Aber angenommen die erwähnten Risiken wären auszuschließen, etwa weil es gelingt, die Integration des therapeutischen Erbguts derart zu steuern, daß ein gezielter Austausch des defekten Gens durch das intakte ermöglicht wird. Dann stellt sich die Frage, ob Keimbahntherapie wirklich gegen die genannten Kriterien der ethischen Bewertung verstößt und dementsprechend prinzipiell abzulehnen ist. Handelte es sich bei einem solchen Keimbahneingriff um den Versuch der Therapie einer als solche anerkannten Krankheit, so ließe er sich durchaus mit dem Berufsethos des Arztes vereinbaren, auch wenn von dieser Therapie letztlich eine unbegrenzte Anzahl von Individuen betroffen ist, sofern die stellvertretende Zustimmung der Eltern angenommen werden kann. Auch dem Kriterium der Menschenwürde wäre insofern Rechnung getragen. Die darüber hinaus zu fordernde Öffentlichkeit der Wissenschaft und ihrer Anwendung machte allerdings eine gesellschaftliche Debatte über solche Eingriffe notwendig. Denn neben der Gesetzeswidrigkeit ist es aus ethischer Sicht eine moralische Dilemmasituation, Methoden hierzulande anzuwenden, deren Erforschung auf einem Weg stattgefunden hat, der hier nicht konsensfähig ist, da er verbrauchende Embryonenforschung zur Voraussetzung hat.

Die Anwendung der Keimbahntherapie zur Behandlung einer Krankheit muß also nicht *prinzipiell* den genannten Kriterien der ethischen Urteilsbildung widersprechen. Dennoch bedeutet dies nur ein sehr bedingtes Ja zur Keimbahntherapie. Es ist nämlich die Frage zu stellen, für welche realen Anwendungsfälle eine Keimbahntherapie überhaupt sinnvoll ist. Bei genauerer Betrachtung ist schnell klar, daß es nur äußerst seltene Fälle sein werden, in denen es nicht auch ohne Keimbahntherapie möglich sein wird, gesunden Nachwuchs zu bekommen. Ist etwa ein Elternteil von einer dominanten Erbkrankheit betroffen, so besteht im allgemeinen eine 50prozentige Chance auf gesunden Nachwuchs, es sei denn beide Genkopien des Elternteils sind defekt, was sehr selten ist. Auch bei rezessiven Erkrankungen ist nur dann keinerlei Chance auf gesunden Nachwuchs gegeben, wenn beide Elternteile jeweils zwei defekte Genkopien haben. Bei fast allen genetischen Konstellationen der beiden Elternteile wären also mit Hilfe vorgeburtlicher Diagnostikmethoden diejenigen Embryonen oder Föten auszuwählen, die nicht von der in der Familie vorkommenden Erbkrankheit betroffen sein werden. Es wäre aus ärztlicher

Sicht nämlich aufgrund einer Nutzen-Risiko-Abwägung zu fordern, daß er sich für die am wenigsten risikoreiche Methode entscheidet. Bei jeder Keimbahntherapie müßte die mit dem therapeutischen Erbgut versehene befruchtete Eizelle vor ihrer Einpflanzung mittels einer Präimplantationsdiagnostik daraufhin untersucht werden, ob das Gen überhaupt eingebaut wurde, da nicht damit zu rechnen ist, daß die Keimbahntherapie jemals eine 100prozentige Effizienz haben wird, und ob es an der richtigen Stelle integriert hat (Irrgang 1996). Insofern wäre es aus ärztlicher Sicht wesentlich sinnvoller, nur die Präimplantationsdiagnostik durchzuführen, um nicht von der Erbkrankheit betroffene Embryonen aufzufinden. Die Keimbahntherapie wäre also wirklich nur in den beschriebenen äußerst seltenen Fällen überhaupt notwendig. Es ist die ethisch relevante Frage, ob die ja umstrittene Entwicklung der Keimbahntherapie für diese wenigen Ausnahmefälle überhaupt gerechtfertigt werden kann. Sie sind also von exemplarischer Bedeutung für die ethische Urteilsfindung in Bezug auf die Keimbahntherapie. Es ist zu klären, ob solche Spezialfälle eine generelle Zulässigkeit der Keimbahntherapie begründen können, wenn trotz aller Sorgfalt mögliche langfristige Folgen für die behandelten Individuen und also eine potentiell unbegrenzte Anzahl an Nachkommen vielleicht nicht abzuschätzen sind und die Verfügbarkeit der Methode möglicherweise dazu veranlassen könnte, auch andere, moralisch nicht zu verantwortende Zielsetzungen zu verfolgen (siehe Kapitel 3.5 bis 3.7). Eine gesellschaftliche Auseinandersetzung mit dieser Problematik ist zwingend erforderlich.

## 3.5
## Keimbahntherapie mit Einführung „neuer" Gene zur Krankheitsprävention

Auf dem bereits erwähnten Symposium in Los Angeles wurden letztlich auch ganz andere Ziele des Keimbahneingriffs genannt, die eben *nicht* mittels alternativer Methoden bewerkstelligt werden könnten. Hier wäre beispielsweise an die Einführung neuer Gene zur Krankheitsprävention zu denken. Diese fünfte Stufe denkbarer gentechnischer Eingriffe in das menschliche Genom würde wiederum die Grenze zum Enhancement überschreiten. Zwar könnten hiermit eindeutige medizinische Absichten verfolgt werden, wie etwa die Einführung eines Resistenzgens gegen die HIV-Infektion. Ein solcher Keimbahneingriff könnte also im Sinne einer AIDS-Prävention durchaus im Einklang mit dem Auftrag des Arztes stehen. Dennoch wäre hier zu fragen, ob es nicht weniger risikoreiche Methoden gäbe. So wäre eine herkömmliche Impfung gegen HIV, sollte sie machbar sein, aufgrund unseres Erfahrungswissens als potentiell unschädlicher einzustufen, denn wie sich die Einführung neuen Erbguts, das etwa von HIV-resistenten Pavianen stammen könnte, auf die Integrität des menschlichen Genoms (langfristig) auswirken könnte, ist derzeit völlig unklar (Schmidt 1995b). Insofern wären solche Eingriffe mit dem ärztlichen Berufsethos trotz der Intention, Krankheit zu vermeiden, nicht zu vereinbaren.

## 3.6
## Keimbahnintervention zur Korrektur von Normabweichungen

Auch die sechste denkbare Stufe gentechnischer Eingriffe am Menschen bezieht sich auf Enhancements auf Keimbahnebene. Es wäre theoretisch denkbar, daß auch Normabweichungen, die vielfach zumindest genetisch mitbedingt sind, durch Keimbahneingriff auf ein Normalmaß hin korrigiert werden sollten. Als Beispiel könnte hier etwa die Fettsucht dienen. Sie kann einerseits als durch eine Verhaltensabweichung bedingte Störung aufgefaßt werden oder aber sie kann aufgrund einer zu ihr führenden genetischen Veranlagung als mittels Keimbahntherapie zu vermeidende Krankheit eingestuft werden. Auch andere nicht eindeutig als Krankheit einzustufende Abweichungen von der Norm, etwa in Bezug auf die Körpergröße oder das Verhalten, können zumindest genetisch mitbedingt sein. Die Korrektur solcher Normabweichungen mittels Keimbahneingriff ist aus ethischer Sicht bei Anwendung der vier relevanten Kriterien abzulehnen. Denn die Definition von solchen Normabweichungen ist äußerst willkürlich. Es kann nicht im Auftrag des Arztes liegen zu definieren, was als normal gelten kann, da es keinen existierenden Menschen gibt, der in statistischem Sinne völlig „normal" wäre. Außerdem ist nicht von vornherein definiert, inwieweit sich die Abweichung von der Norm überhaupt manifestieren wird, da epigenetische Faktoren mitverantwortlich sind. Insofern wäre es mit dem Berufsethos des Arztes auch nicht vereinbar, zur Vermeidung vermeintlicher Normabweichungen einen so weitreichenden, alle potentiellen Nachkommen betreffenden Eingriff wie den Keimbahneingriff zu wählen, wenn auf der einen Seite der aktuelle Handlungsbedarf gar nicht gesichert ist und auf der anderen Seite alternative Methoden zur Verfügung stehen, die weniger risikoreich und ethisch fragwürdig sind. So wäre etwa eine mögliche Veranlagung zur Fettsucht, die sich aktuell manifestiert, gleichermaßen durch eine Diät zu behandeln.

Die theoretisch denkbaren Möglichkeiten der Keimbahnintervention zu präventiven Korrekturen auf eine bestimmte Norm hin müßten als Eingriffe in den Menschen auf einer Basis erfolgen, die äußerst schwankend wäre, dem Wandel kultureller Sichtweisen unterworfen und zu einer biologischen Auffassung des Menschen tendierend, die auch mit dem Kriterium der Menschenwürde nicht kompatibel wäre.

## 3.7
## Keimbahnintervention zu reinen Enhancement-Zwecken

Als siebte und letzte Stufe gentechnischer Eingriffsmöglichkeiten am Menschen wäre der Keimbahneingriff mit eindeutig verbessernder Absicht zu nennen. Hier kämen etwa Zielsetzungen wie die Erhöhung der Intelligenz, Verlangsamung von Alterungsprozessen oder Verringerung des normalen menschlichen Aggressionstriebes in Frage. Es kann klar festgestellt werden, daß solche Eingriffe, bei denen es sich nicht um die Heilung, Linderung oder Prävention von Krankheiten handelt, nicht in der ärztlichen Zuständigkeit liegen, aber auch niemand anders befähigt ist zu beurteilen, welche menschlichen Eigenschaften zukünftig wünschenswert wären. Solchen Eingriffen liegt ein biologistisches Menschenbild zugrunde, das mit der Menschenwürde nicht zu vereinbaren ist. Darüber hinaus würden solche

Eingriffe das Gleichheits- und Gerechtigkeitsprinzip entscheidend verletzen, denn medizinisch nicht notwendige Verbesserungen Einzelner oder bestimmter Gruppen würden vermutlich zu Diskriminierungen nicht in den Genuß solcher Enhancements Gekommener führen. Insofern gibt es im Rahmen der angewandten ethischen Kriterien keine Rechtfertigung für solche Eingriffe. Darüber hinaus ist zu vermuten, daß die Beeinflussung so komplexer und multifaktoriell bedingter Eigenschaften spekulative Zielsetzungen sind, für die keine wissenschaftlich fundierten Erkenntnisse vorliegen. Insofern ist dieses Verbot letztlich auch die Forderung nach wissenschaftlicher Einsicht in die Grenzen dessen, was die Gentechnik zur Verbesserung des menschlichen Lebens leisten kann und was gerade nicht (Winnacker et al. 1999).

## 4 Schlußbemerkungen

Die hier vorgenommene stufenweise Betrachtung gentherapeutischer Eingriffe am Menschen soll verdeutlichen, daß es zu kurz gegriffen wäre, lediglich zwischen somatischer Gentherapie und Gentherapie an Keimbahnzellen zu unterscheiden, will man zulässiges und wünschenswertes von unvertretbarem trennen. Insbesondere bei der Gentechnik ist eine fallweise Betrachtung ihrer Anwendungen notwendig, da sie eine solche Vielzahl von denkbaren Zielsetzungen eröffnet, denen eine pauschale Bewertung im Sinne eines generellen Pro oder Contra nicht gerecht wird.

## Literatur

Bayertz K (1995) Somatische Gentherapie: ein Fazit in fünf Thesen. In: Bayertz K et al. (Hrsg) Somatische Gentherapie - Medizinische, ethische und juristische Aspekte. Fischer, Stuttgart, Jena, New York, S. 293

Honnefelder L (1998) Gentherapie. In Korff W. et al. (Hrsg) Lexikon der Bioethik. Gütersloher Verlagshaus, Gütersloh, S.68–71

Irrgang B (1996) Genethik. In: Nida-Rümelin (Hrsg) Angewandte Ethik. Die Bereichsethiken und ihre theoretische Fundierung. Kröner, Stuttgart, S. 510–551

Rehmann-Sutter C (1995) Keimbahnveränderungen in Nebenfolge? Ethische Überlegungen zur Abgrenzbarkeit der somatischen Gentherapie. In: Rehmann-Sutter C und Müller H (Hrsg) Ethik und Gentherapie. Zum praktischen Diskurs um die molekulare Medizin. Attempto, Tübingen, S. 154–175

Schmidt K W (1995a) Systematische Übersicht zu den in der Debatte um den somatischen Gentransfer verwendeten Argumenten und Problemanzeigen. In: Bayertz K et al. (Hrsg) Somatische Gentherapie - Medizinische, ethische und juristische Aspekte. Fischer, Stuttgart, Jena, New York, S. 182

Schmidt K W (1995b) Exkurs: Die ethische Auseinandersetzung um den Gentransfer, dargestellt anhand von Stellungnahmen W. French Andersons aus den Jahren 1968–1993. In: Bayertz K et al. (Hrsg) Somatische Gentherapie - Medizinische, ethische und juristische Aspekte. Fischer, Stuttgart, Jena, New York, S. 119

UCLA (1998) Engineering the Human Germline Symposium, Summary Report, im Internet zu finden unter http://www.ess.ucla.edu:80/nuge

Winnacker E.-L. et al. (1999): Gentechnik. Eingriffe am Menschen. Ein Eskalationsmodell zur ethischen Bewertung. 3. Aufl., Herbert Utz Verlag Wissenschaft, München

# Stellenwert molekularbiologischer Verfahren in der klinischen Hämatologie und Onkologie

G. Maschmeyer und B. Dörken

## 1 Molekulare und zytogenetische Diagnostik von Leukämien, Lymphomen und soliden Tumoren

### 1.1 Chromosomale Aberrationen

In der Diagnostik maligner Erkrankungen haben molekulare Methoden bereits seit Ende der 80er Jahre einen hohen Stellenwert. Zahlreiche hämatologische Neoplasien sind durch charakteristische chromosomale Aberrationen gekennzeichnet, die allerdings in der klassischen Bänderungsanalyse nur dann nachgewiesen werden können, wenn genügend Zellen in der Mitose ausgewertet werden können. Mit Hilfe neuerer Techniken wie der Fluoreszenz-in-situ-Hybridisierung (FISH) oder der spektralen Karyotypisierung (SKY) lassen sich jedoch auch in nicht-mitotischen Zellen typische numerische oder strukturelle Anomalien nachweisen [97, 118]. Neben der Möglichkeit, definierte chromosomale Aberrationen auch in nicht-mitotischen Zellen nachzuweisen, läßt sich mittels Genamplifikationstechnik (Polymerasekettenreaktion, PCR) auch die Detektionsempfindlichkeit von ca. 1:10 (-100) für die klassische Zytogenetik und ca. 1:100 (FISH) auf 1:10.000 (-100.000) (PCR) verbessern [33].

Die zytogenetische Analyse erlaubt in der klinisch-hämatopathologischen Diagnostik heute die klare Zuordnung maligner hämatologischer Neoplasien zu definierten Entitäten. Beispiele hierfür sind der Nachweis der Translokation t(9;22) bei der chronischen myeloischen Leukämie und beim common-ALL-Subtyp der akuten lymphatischen Leukämie, der Translokation t(14;18) beim follikulären Follikelzentrumslymphom [61], der Translokation t(11;18) beim primären MALT-Lymphom [5] oder die Translokation t(15;17) bei der akuten myeloischen Leukämie vom Typ M3 oder M3v, der sogenannten Promyelozytenleukämie [122]. Daneben konnte mittlerweile eine große Zahl charakteristischer Fusionsgene oder Genprodukte, die mit zytogenetischen Aberrationen assoziiert sind, identifiziert werden. Diese lassen sich mittels molekularer Gensonden auch unabhängig von der klassischen zytogenetischen Analyse detektieren. Die in der klinischen Leukämie- und Lymphomdiagnostik [84] am häufigsten verwendeten Gensonden sind die Proben für die Translokationen t(9;22) (bcr/c-abl), t(14;18) (IgH/BCL2), t(8;21) (AML1/ETO), t(8;14)(IgH/MYC), t(15;17) (PML/RAR-$\alpha$), t(11;14) (BCL1/IgH), t(2;8) (Igk/MYC) und t(4;11) (AF4/MLL) sowie für die Inversion(16) (MYH11/

CBFb) und zum Nachweis eines T-Zellrezeptor-Genrearrangements bei T-Zell-Neoplasien [108]. Auch die zellbiologischen Konsequenzen dieser chromosomalen Aberrationen, so etwa die Apoptoseinhibition mittels Hochregulation von BCL-2 als Folge der Translokation t(14;18) bei follikulären Lymphomen [57], sind mittlerweile weitgehend aufgeklärt.

In der Diagnostik solider Tumoren ist die zytogenetische und molekulargenetische Diagnostik heute ebenso etabliert. Die molekulare Mehrschritt-Pathogenese kolorektaler Karzinome (CRC) ist seit den ersten richtungsweisenden Arbeiten von Vogelstein und Mitarbeitern (z.B. [88]) detailliert weiter aufgeklärt worden [42]. Mittlerweile konnten erworbene chromosomale Aberrationen in bis zu 100% aller untersuchten CRC identifiziert werden [6], wobei allerdings auch bereits in entfernten Adenomen, die als präkanzerös eingestuft werden, eine sehr hohe Rate solcher Aberrationen nachweisbar ist [6]. Die bei der familiären adenomatösen Polyposis (FAP) nachweisbare Mutation des APC (adenomatous polyposis coli)-Gens, die mit Apoptoseabschaltung durch Inaktivierung des APC-Tumorsuppressorproteins und Dysregulation der Funktion von beta-Catenin und damit der Zelladhäsion assoziiert ist, konnte mittlerweile auch bei >50% sporadischer CRC detektiert werden [13, 21, 73, 83, 127]. Daneben läßt sich jedoch auch bei CRC mit intaktem APC-Protein mit Hilfe der Mikrosatellitentechnik eine genomische Instabilität nachweisen, die zu defekten DNA-Reparaturmechanismen führt [48] und damit einen weiteren pathogenetischen Pfad der Entstehung kolorektaler Karzinome repräsentiert. Beta-Cateninmutationen werden auch bereits in 10–20% der Fälle bei kleinen Kolonadenomen gefunden [93] und stellen somit möglicherweise ein sehr frühes Ereignis in der Pathogenese der CRC dar. Als potentiell entscheidender Schritt zur Metastasierung kolorektaler Karzinome ist die Alteration des Signaltransduktionsweges am TGF-(Transforming Growth Factor)-beta-Rezeptor durch smad3-Mutation identifiziert worden [129].

Analog zur zytogenetischen und molekularbiologischen Diagnostik bei kolorektalen Karzinomen konnte mittlerweile auch die molekulare Pathogenese sowohl familiärer [43] als auch sporadischer maligner epithelialer Tumoren des Magens weitgehend erforscht worden (s. Übersicht bei [106]).

Bei zahlreichen weiteren soliden Tumoren wurden in den letzten Jahren charakteristische zytogenetische Anomalien identifiziert, die zur Diagnosesicherung beitragen können, so zum Beispiel die Translokationen t(11;22) bei Ewing-Sarkomen [69] und t(X;18) bei Synovialsarkomen [98].

Einen hohen prädiktiven Wert hat der Nachweis einer somatischen Mutation des k-ras-Protoonkogens in der Diagnostik des Pankreaskarzinoms gewonnen [2]. Der Nachweis dieser Mutation mittels PCR oder anderer molekularer Nachweismethoden läßt heute auch an zytologischen Ausstrichpräparaten [4] und sogar aus nativem Pankreassekret [11, 123] die Sicherung der Diagnose eines Pankreaskarzinoms zu.

## 1.2 Tumorassoziierte Genmutationen

Neben somatischen Mutationen und zytogenetischen Aberrationen sind Keimbahnmutationen kritischer Genabschnitte als Prädisposition für charakteristische maligne Neoplasien identifiziert worden. Am weitesten verbreitet ist die Diagnostik der BRCA1 und BRCA2-Genmutationen, die, möglicherweise in Assoziation mit p53-Mutationen [101], hochgradig mit der Entstehung von Mammakarzinomen korreliert sind [64, 71, 111, 120]. Auch die Bedeutung des intakten BRCA1-Gens bei der Reparatur oxidativer DNA-Schäden konnte mittlerweile identifiziert werden [38]. In der klinischen Diagnostik dient die Diagnostik der BRCA1- und BRCA2-Mutationen nicht nur zur Erfassung von Hochrisikogruppen [39], sondern kann richtungsweisend für Therapieentscheidungen sein [96].

## 1.3
## Definition biologisch relevanter Untergruppen maligner Neoplasien

Einige durch zytogenetische und molekulargenetische Diagnostik identifizierte Anomalien haben für die betroffenen Patienten erhebliche prognostische Relevanz. Dies trifft zu beispielsweise für Subgruppen akuter Leukämien wie die akute myeloische Leukämie Typ M3/M3v [122] oder die Philadelphia-Chromosom-positive akute lymphatische Leukämie [30, 91], bei denen bereits primär eine Modifikation der antileukämischen Chemotherapie vorgenommen wird [41, 66, 99, 107]. Ebenso relevant können Hinweis auf die Genese der Erkrankung sein, wie dies z.B. bei den sekundären akuten myeloischen Leukämien, die durch exogene Noxen verursacht worden sind, der Fall ist [31, 40]. In letzterem Fall findet sich, insbesondere nach Behandlung mit Chemotherapeutika aus der Gruppe der Topoisomerasehemmstoffe, häufig eine Anomalie im Bereich des langen Arms des Chromosoms 11 (der 11q23). Auch in diesen prognostisch besonders ungünstigen Fällen wird aufgrund des schlechten Ansprechens auf die antileukämische Standardtherapie bereits in der Initialtherapie oder in der Konsolidierung eine therapeutische Konsequenz aus diesen zytogenetischen bzw. molekulargenetischen Befunden gezogen [3, 25]. In der prognostischen Einschätzung von Patienten mit multiplen Myelomen läßt sich die dominante Bedeutung zytogenetischer Aberrationen, insbesondere partieller oder kompletter Deletionen am Chromosom 13, durchgängig auch unter intensiver Hochdosistherapie mit Stammzelltransplantation nachweisen [113].

Auch in der Diagnostik und Therapie solider Tumoren haben molekulare Methoden eine zunehmende Relevanz gewonnen. So gilt mittlerweile als gesichert, daß die Überexpression des Typ-2-Rezeptors für den epidermalen Wachstumsfaktor (HER2; erbB2) auf Mammakarzinomzellen mit einer Verschlechterung der Prognose aufgrund eines geringeren Ansprechens auf bestimmte konventionelle Chemotherapieregime einhergeht [70, 100]. Dementsprechend wird die Bestimmung der Expression dieser Rezeptor-Tyrosinkinase mittlerweile in der histopathologischen Diagnostik von Mammakarzinomen breit eingesetzt und in der Auswahl der Chemotherapie auf das Ausmaß der HER2-Expression Bezug genommen. Darüber hinaus ist die Blockade dieses Rezeptors durch chimäre monoklonale Antikörper bereits in der Therapie von Patientinnen mit Mammakarzinomen etabliert (s. u.).

## 1.4
## Erfassung potentiell therapeutisch relevanter tumorbiologischer Eigenschaften

Die Erfassung biologischer Eigenschaften maligner Neoplasien mit Hilfe molekularer Methoden kann darüber hinaus wichtige Informationen über die Pathogenese, die Wachstumsdynamik und das Verhalten der Tumoren unter Chemotherapie geben. Beispiele hierfür sind der Nachweis des Epstein-Barr-Virusgenoms in malignen Lymphomen [22, 74] und Nasopharynxkarzinomen [44, 119], der möglicherweise pathogenetisch bedeutsame Nachweis von Humanem Herpesvirus-8 (KSHV) in Knochenmarkkulturen von Patienten mit multiplen Myelomen [90], der Nachweis einer Apoptoseinhibition infolge der Überexpression des BCL-2-Gens bei Subtypen maligner Lymphome [49, 51] oder die Mutation des Tumorsuppressorgens p53 und die Hochregulierung des Multiresistenzgens MDR mit Expression von P-Glykoprotein (Abb. 1) als potente Membranpumpe zur Elimination multipler Chemotherapeutika [87], die mit einer primären oder sekundären Resistenz gegen antineoplastische Therapien verbunden sein kann [58, 60, 81, 82]. Die molekulare Pathogenese dieser therapeutisch relevanten Resistenzinduktion konnte durch Detektion der atypischen Kernlokalisation eines elementaren Transkriptionsfaktors (YB-1) bei einer großen Zahl unbehandelter Mammakarzinome [7] entscheidend weiter aufgeklärt werden. Auch der Nachweis einer Suppression der Genexpression der proapoptotischen BAX-Proteins bei metastasierten kolorektalen Karzinomen läßt sich signifikant mit einer ungünstigen klinischen Prognose korrelieren [104].

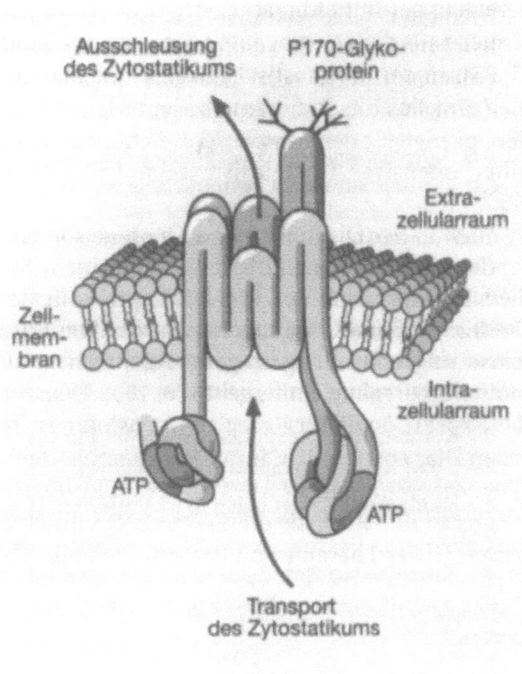


**Abb. 1.** MDR/P-Glykoprotein, aus [77]

Zwar können heute nicht in jedem Fall adäquate therapeutische Konsequenzen aus diesen Einsichten in die Pathogenese gezogen werden, bei einigen Erkrankungen ist dies jedoch bereits der Fall. Beispiele hierfür ist die hohe Heilungsrate durch gleichzeitige oder primär alleinige antimikrobielle Therapie bei Nachweis maligner MALT-Lymphome des Intestinaltraktes, bei deren Pathogenese eine chronische Helicobacter pylori-Infektion der Mucosa eine entscheidende Rolle spielt [9, 128], sowie die Integration MDR-modulierender Substanzen in antineoplastische Therapieprotokolle [1, 16, 75, 102].

## 1.5 Therapiekontrolle: Detektion der Resterkrankung und Rezidivgenese mittels Markergenen und patientenspezifischer PCR-Proben

Die Möglichkeit der hochsensitiven Diagnostik charakteristischer molekularer Marker dient bei der Behandlung vieler maligner Neoplasien, sofern eine komplette Remission bzw. Heilung angestrebt wird, routinemäßig zum Monitoring des Therapieerfolges [8, 15]. Klassische Beispiele dafür sind der Nachweis des PML-RARα-Fusionsgens (s.o.) unter der heute außerordentlich effektiven Therapie der akuten myeloischen Leukämie vom Subtyp M3/M3v mit Chemotherapeutika und All-trans-Retinoiden und die Verfolgung des bcr/abl bei Patienten mit chronischer myeloischer Leukämie unter Interferonbehandlung und nach allogener Knochenmarktransplantation. Da sich die Hinweise dafür mehren, daß der Anstieg bzw. das Wiederauftreten eines pathognomonischen molekularen Markers mit klinischem Rezidiv bzw. Progreß korreliert sind [117], ist auch dieses molekulare Monitoring mit unmittelbaren therapeutischen Konsequenzen verbunden. Bei primären Mucosa-assoziierten MALT-Lymphomen des Magens, die häufig mit einer Besiedelung der Mucosa durch Helicobacter pylori einhergehen [128] und bei denen nach Beseitigung dieser Mikroorganismen endoskopisch und histopathologisch komplette Remissionen gefunden werden können [9], läßt sich durch DNA-Analysen die Persistenz somatischer Mutationen im betroffenen Magenschleimhautareal nachweisen [110] und damit ein bisher ungeklärtes weiteres pathogenetisches Prinzip der Entstehung und Persistenz maligner B-Zell-Lymphome des Magens erkennen.

Die Hochdosis-(Radio-)Chemotherapie in Verbindung mit der Transplantation autologer hämatopoetischer Progenitorzellen, die heute einen festen Platz bei der Behandlung von Leukämien, malignen Lymphomen und Myelomen einnimmt, hat trotz der ausgeprägten Therapieintensivierung nicht verhindern können, daß bei einem großen Teil der Patienten die Erkrankung früher oder später rezidiviert. Die Frage, ob diese Rezidive möglicherweise aus dem autologen Transplantat oder aus der minimalen Resterkrankung der Patienten stammen, ist durch Ex-vivo-Transfer von Markergenen, in der Regel des Neomycin-Resistenzgens, untersucht worden. Es konnte bei Patienten mit akuten Leukämien oder mit Neuroblastomen [14] gezeigt werden, daß beide Quellen als Ursache des Rezidives in Frage kommen und damit sowohl Purging-Strategien zur Verbesserung der Tumorzell-Clearance in autologen Transplantaten [67] als auch eine weitere Verbesserung des Managements der minimalen Resterkrankung erforderlich sind.

## 2 Therapeutischer Einsatz rekombinanter Substanzen

Neben diesen innovativen Verfahren, die zur Behandlung maligner Erkrankungen im engeren Sinne eingesetzt werden, ist die Verabreichung zahlreicher Medikamente, deren Entwicklung und Herstellung auf molekularen Verfahren beruht, heute tägliche Routine. Der Produktion rekombinanter humaner Insuline in den 80er Jahren ist die Herstellung rekombinanten humanen Erythropoietins (rhuEPO) sowie verschiedener Interferone, Zytokine und hämatopoetischer Wachstumsfaktoren gefolgt [68]. Unter letzteren sind Interferon alpha 2a und 2b (rhuIFN-α2a, rhuIFN-α2b), Interferon gamma (rhuIFN-γ), Interleukin-2 (rhuIL-2), Interleukin-11 (rhuIL-11), Granulozyten-Kolonie-stimulierender Faktor (rhuG-CSF) und Granulozyten-Makrophagen-Kolonie-stimulierender Faktor (rhuGM-CSF) heute in rekombinanter humanisierter Form kommerziell verfügbar. IFN-α gehört heute zur Standardtherapie bei der chronischen myeloischen Leukämie [94] und der Haarzellenleukämie [54), bei follikulären Lymphomen [50] und bei multiplen Myelomen [63]. Die Behandlung mit rhuIL-2 und rhuIFN-α hat sich bei Patienten mit Nierenzellkarzinomen als wirksam erwiesen [78]. Besonders breite Verwendung findet rhuG-CSF, welches zur Abmilderung und Verkürzung chemotherapieassoziierter Granulozytopenie und zur Mobilisierung hämatopoetischer Progenitorzellen zum Zwecke der Leukapherese, Kryokonservierung und späteren Retransfusion nach Hochdosistherapieverfahren eingesetzt wird. Andere Zytokine und Wachstumsfaktoren, wie etwa Stammzellfaktor (rhuSCF), Interleukin-3 (rhuIL-3), Thrombopoietin (rhuTPO) bzw. Megakaryozyten-Wachstums- und Differenzierungfaktor (rhuMGDF) oder der flt3-Ligand sind in der klinischen Erprobung und bereits für den Einsatz an Blut- und Knochenmarkasservaten ex vivo im Einsatz.

## 3 Molekulare Ansätze für Immuntherapiestrategien

### 3.1 Immuntherapie gegen definierte Zielmoleküle

Große Bedeutung hat die Einführung humanisierter (konstante Region) muriner (variable Region) monoklonaler Antikörper in die Therapie maligner Lymphome erlangt [76]. Bereits kommerziell verfügbar ist der IDEC-C2B8 anti-CD20 Antikörper (Rituximab, s. Abb. 2), der an das auf reifen B-Non-Hodgkin-Lymphomen exprimierte CD20-Antigen bindet und durch Apoptoseinduktion, Komplementbindung und antikörperabhängige zellvermittelte Toxizität (ADCC) auch ohne unmittelbare Einbindung spezifischer zytotoxischer T-Zellen die Lyse der CD20-tragenden Lymphomzellen induzieren kann [20, 65]. Durch Koppelung eines gegen das Target-Antigen (z.B. CD19) gerichteten Antikörpers mit einem CD3-Antikörper (bispezifischer Antikörper AntiCD3xAntiCD19, s. Abb. 3) [23, 24, 45], mit einem Toxin wie Ricin A (Immunotoxin, z.B. antiCD25-RicinA) [29] oder mit einem Radionuklid (Radioimmunkonjugat, z.B. $^{131}$I-antiCD20) [56, 89] sind wei-

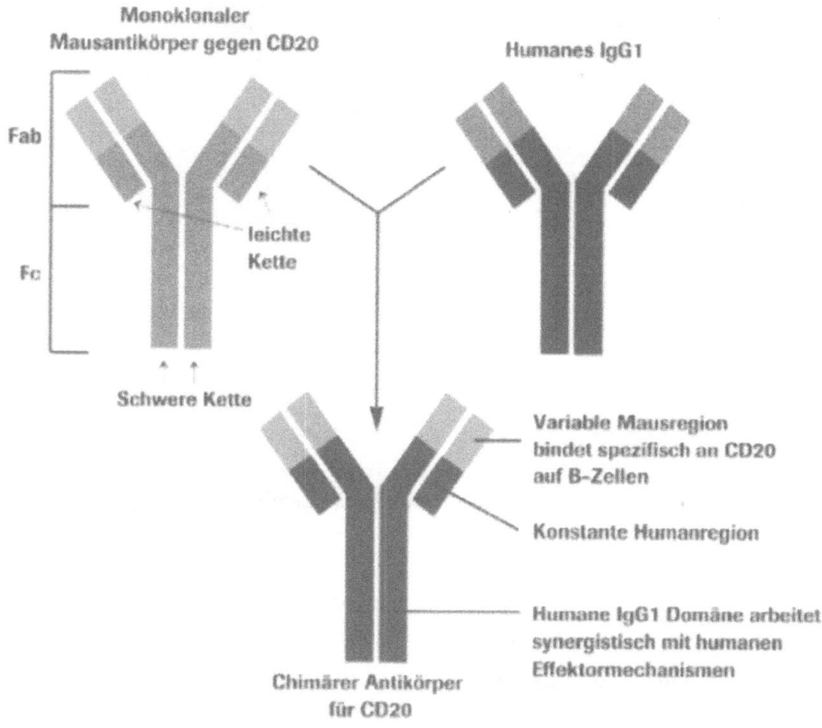


**Abb. 2.** Humanisierter muriner (chimärer) monoklonaler Antikörper (Rituximab) [aus: Produktmonographie Roche Austria GmbH, 1998]

tere tumorimmunologisch basierte Therapieverfahren entwickelt worden, die sich in ersten klinischen Studien insbesondere bei malignen Lymphomen bereits als wirksam erwiesen haben. Ebenfalls für die klinische Anwendung bei Patienten mit Kolonkarzinomen zugelassen ist der gegen das epitheliale Zelladhäsionsmolekül EpCam gerichtete monoklonale Antikörper 17-1A, der in einer randomisierten Studie zu einer signifikanten Verbesserung der Langzeitprognose geführt hat [92].

Analog dazu hat sich auch in der Therapie von Mammakarzinomen die Verwendung eines humanisierten murinen monoklonalen Antikörpers etabliert [85]. Dieser Antikörper (Trastuzumab) bindet hochaffin an das auf der Zelloberfläche exprimierte HER2-Onkoprotein (epidermaler Wachstumsfaktor-Rezeptor Typ2; Tyrosinkinase) und führt über Komplementbindung, antikörpervermittelte Zytotoxizität (ADCC) und Inhibition der rezeptorvermittelten Signaltransduktion zur Proliferationshemmung bei Tumoren mit einer Überexpression dieses Wachstumsfaktor-Rezeptors.

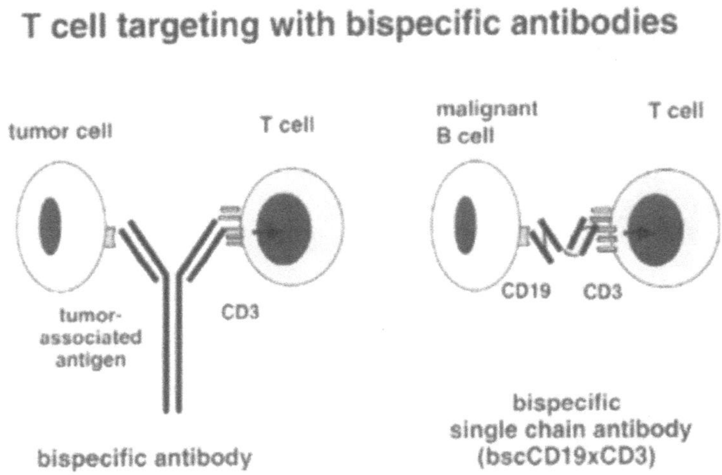


**Abb. 3.** Bispezifischer monoklonaler „single chain" Antikörper (bscCD19xCD3)

## 3.2 Tumorvakzinierung und Gentherapie

Eine der möglichen therapeutischen Konsequenzen aus dem Nachweis eines molekularen Markers kann darin bestehen, ihn als Target für die Entwicklung tumorspezifischer Immuntherapeutika, beispielsweise die Tumorvakzinierung bei malignen B-Zell-Neoplasien, der chronischen myeloischen Leukämie oder bei immunogenen soliden Tumoren wie Nierenzellkarzinomen oder malignen Melanomen mit Hilfe autologer dendritischer Zellen [62, 79, 124] oder allogener spezifischer zytotoxischer T-Zellen [115] zu nutzen. Dabei kann die Generierung zytotoxischer T-Lymphozyten durch gleichzeitige Induktion kostimulatorischer Faktoren, z.B. durch retroviralen Transfer des Interleukin-7-Gens in dendritische Zellen [125], autologe Tumorzellen [72] oder periphere Effektor-T-Zellen [32], signifikant verstärkt werden. Auch die adenovirale Expression von Interferon-gamma oder kostimulatorischer Membranantigene, B7-1 (CD80) und B7-2 (CD86), die zur Entstehung einer effektiven antitumoralen Immunantwort erforderlich sind, hat in zellbiologischen Experimenten [34, 53, 55] sowie im Tierversuch [18, 52, 121] zum Teil eindrucksvolle Ergebnisse gezeigt.

Eine andere Konsequenz kann, sofern beispielsweise mit Hilfe eines solchen Markers der Nachweis von Tumorzellen in autologen Blut- oder Knochenmarkstammzellasservaten erfolgt, darin bestehen, diese Präparate intensiven Purging-Verfahren zur Elimination dieser Kontamination zu unterziehen. Sowohl immuntherapeutische Verfahren wie auch Purging-Prozeduren, letztere z.B. in Form eines gezielten adenoviralen Suizidgentransfers [35, 109, 126], haben bereits Eingang in klinische Therapieprotokolle gefunden.

Die Transplantation suizidgentragender hämatopoetischer Zellen ist auch im Rahmen allogener Stammzelltransplantationsverfahren klinisch eingesetzt worden. Zur Nutzung des zytotoxischen Effektes von Spender-T-Zellen werden diese aus dem Allotransplantat zuvor entfernten Spenderlymphozyten sequentiell auf den Empfänger transfundiert. Wird die dabei neben dem erwünschten antineoplastischen Effekt immer zu erwartende Transplantat-gegen-Wirt-Reaktion (GvHD) in ihrer Ausprägung lebensbedrohlich, kann die Aktivität der transfundierten Spenderlymphozyten durch Anschaltung des ex vivo in die Spenderzellen transfizierten Suizidgens (z.B. Herpesthymidinkinase-Gen oder Cytosindesaminase-Gen) durch die Gabe der entsprechenden Prodrugs (Ganciclovir oder 5-Fluorocytosin) wieder unterbunden werden [12].

Die Kenntnis der direkten Korrelation zwischen p53-Mutationen und ungünstigen tumorbiologischen Prognosefaktoren bei einigen Tumorentitäten hat zahlreiche Forschergruppen zu klinischen Studien der Effektivität eines adenoviralen Gentransfers von Wildtyp-p53 veranlaßt. Mittlerweile liegen zahlreiche Berichte sowohl zu ex-vivo-Studien als auch zu klinischen in-vivo-Studien zum p53-Gentransfer bei kolorektalen Karzinomen [103], nicht-kleinzelligen Bronchialkarzinomen [95, 105], Plattenepithelkarzinomen des Kopf-Hals-Bereiches [19] und malignen Gliomen [59, 112] vor, bei denen jeweils ein deutlicher Anstieg der Apoptoseraten und eine Inhibition des Tumorwachstums beobachtet werden konnte.

## 4 Diagnostik therapieassoziierter Komplikationen

Ein relativ neues Feld der Anwendung molekularer Methoden in der klinischen Hämatologie und Onkologie ist die Früherkennung infektiöser Komplikationen als Folge der myelosuppressiven Therapie maligner Erkrankungen. Die noch in den 80er Jahren vielfach letale Cytomegalievirusinfektion, die sich als interstitielle Pneumonie, als Enzephalitis und Enteritis vorwiegend nach allogener Knochenmarktransplantation manifestiert, ist heute mittels Polymerasekettenreaktion (PCR) aus Blut- ebenso wie aus Liquorproben oder Bronchialsekret frühzeitig und zuverlässig nachweisbar und durch mittlerweile verfügbare antivirale Substanzen effektiv behandelbar [26]. Ähnliches gilt für opportunistische Pilzinfektionen wie die invasive pulmonale Aspergillose, für deren Nachweis mittlerweile PCR-Verfahren zur Verfügung stehen [27, 28, 116].

## 5 Künftige Entwicklungen: Inhibitoren gegen Schlüsselmoleküle der Signaltransduktion

Noch im Entwicklungsstadium befinden sich molekulare Strategien, die auf die weithin aufgeklärten Signaltransduktionskaskaden, die bei der Proliferation maligner Zellklone dereguliert sind, zielen. Am weitesten präklinisch entwickelt sind Tyrosinkinaseinhibitoren wie Tyrphostine oder Genistein, die beispielsweise bei malignen Lymphomen [37, 46, 114] und bei Mammakarzinomen [17] therapeutisches Potential besitzen, und Farnesyltransferaseinhibitoren bei Tumoren mit Aktivierung des ras-Signaltransduktionsweges [10, 36, 47, 80].

## Literatur

1. Advani R, Saba HI, Tallman MS, Rowe JM, Wiernik PH, Ramek J, Dugan K, Lum B, Villena J, Davis E, Paietta E, Litchman M, Sikic BI, Greenberg PL (1999): Treatment of refractory and relapsed acute myelogenous leukemia with combination chemotherapy plus the multidrug resistance modulator PSC 833 (Valspodar). Blood 93:787–795
2. Almoguera C, Shibata D, Forrester K, Martin J, Arnheim N, Perucho M (1988): Most human carcinomas of the exocrine pancreas contain mutant c-K-ras genes. Cell 53: 549–554
3. Anderson JE, Gooley TA, Schoch G, Anasetti C, Bensinger WI, Clift RA, Hansen JA, Sanders JE, Storb R, Appelbaum FR (1997): Stem cell transplantation for secondary acute myeloid leukemia: evaluation of transplantation as initial therapy or following induction chemotherapy. Blood 89: 2578–2585
4. Apple SK, Hecht JR, Novak JM, Nieberg RK, Rosenthal DL, Grody WW (1996): Polymerase chain reaction-based K-ras mutation detection of pancreatic adenocarcinoma in routine cytology smears. Am J Clin Pathol 105: 321–326
5. Auer IA, Gascoyne RD, Connors JM, Cotter FE, Greiner TC, Sanger WG, Horsman DE (1997): t(11;18)(q21;q21) is the most common translocation in MALT lymphomas. Ann Oncol 8: 979–985
6. Bardi G, Parada LA, Bomme L, Pandis N, Willen R, Johansson B, Jeppsson B, Beroukas K, Heim S, Mitelman F (1997): Cytogenetic comparisons of synchronous carcinomas and polyps in patients with colorectal cancer. Br J Cancer. 76: 765–769
7. Bargou RC, Jurchott K, Wagener C, Bergmann S, Metzner S, Bommert K, Mapara MY, Winzer KJ, Dietel M, Dörken B, Royer HD (1997): Nuclear localization and increased levels of transcription factor YB-1 in primary human breast cancers are associated with intrinsic MDR1 gene expression. Nat Med 3: 447–450
8. Bartram CR (1992): Minimal residual disease in ALL. Br J Haematol 82: 182–184
9. Bayerdörffer E, Neubauer A, Rudolph B, Thiede C, Lehn N, Eidt S, Stolte M for the MALT lymphoma study group (1995): Regression of primary gastric lymphoma of mucosa-associated lymphoid tissue type after cure of Helicobacter pylori infection. Lancet 345: 1591–1594
10. Beaupre DM, Kurzrock R (1999): RAS and leukemia: from basic mechanisms to gene-directed therapy. J Clin Oncol 17:1071–1079
11. Berthelemy P, Bouisson M, Escourrou J, Vaysse N, Rumeau JL, Pradayrol L (1995): Identification of K-ras mutations in pancreatic juice in the early diagnosis of pancreatic cancer. Ann Intern Med 123: 188–191
12. Bonini C, Ferrari G, Verzeletti S, Servida P, Zappone E, Ruggieri L, Ponzoni M, Rossini S, Mavilio F, Traversari C, Bordignon C (1997): HSV-TK gene transfer into donor lymphocytes for control of allogeneic graft-versus-leukemia. Science 276: 1719–1724
13. Brabletz T, Jung A, Hermann K, Gunther K, Hohenberger W, Kirchner T (1998): Nuclear overexpression of the oncoprotein beta-catenin in colorectal cancer is localized predominantly at the invasion front. Pathol Res Pract 194: 701–704
14. Brenner MK, Rill DR, Moen RC, Krance RA, Mirro J Jr, Anderson WF, Ihle JN (1993): Gene marking to trace origin of relapse after autologous bone-marrow transplantation. Lancet 341: 85–86
15. Campana D, Pui CH (1995): Detection of minimal residual disease in acute leukemia: methodologic advances and clinical significance. Blood 85: 1416–1434
16. Case DC Jr, Jain V, Stiff P, Jansen J, Stewart AK, Shurafa M, Hussein M, Heffner LT, Irwin D, Greipp P, Dalton W, Friedenberg W, Gucalp R, Anderson K, Catlett J, Lake D, Pincus S, Kerr R, Shustik C, Archinal-Mattheis A, Tarassoff P, Lichtman M (1998): Phase II study of PSC 833 and VAD chemotherapy in patients with VAD-refractory multiple myeloma. Blood 92 Suppl 1: 105a
17. Choi YH, Zhang L, Lee WH, Park KY (1998): Genistein-induced G2/M arrest is associated with the inhibition of cyclin B1 and the induction of p21 in human breast carcinoma cells. Int J Oncol 13: 391–396

18. Chong H, Todryk S, Hutchinson G, Hart IR, Vile RG (1998): Tumour cell expression of B7 costimulatory molecules and interleukin-12 or granulocyte-macrophage colony-stimulating factor induces a local antitumour response and may generate systemic protective immunity. Gene Ther 5: 223–232
19. Clayman GL, El-Naggar AK, Lippman SM, Henderson YC, Frederick M, Merritt JA, Zumstein LA, Timmons TM, Liu TJ, Ginsberg L, Roth JA, Hong WK, Bruso P, Goepfert H (1998): Adenovirus-mediated p53 gene transfer in patients with advanced recurrent head and neck squamous cell carcinoma. J Clin Oncol 16: 2221–2232
20. Coiffier B, Haioun C, Ketterer N, Engert A, Tilly H, Ma D, Johnson P, Lister A, Feuring-Buske M, Radford JA, Capdeville R, Diehl V, Reyes F (1998): Rituximab (Anti-CD20 monoclonal antibody) for the treatment of patients with relapsing or refractory aggressive lymphoma: a multicenter phase II study. Blood 92: 1927–1932
21. Cottrell S, Bicknell D, Kaklamanis L, Bodmer WF (1992): Molecular analysis of APC mutations in familial adenomatous polyposis and sporadic colon carcinomas. Lancet 340: 626–630
22. Damore F, Johansen P, Houmand A, Weisenburger DD, Mortensen LS for the Danish Lymphoma Study Group (1996): Epstein-Barr virus genome in Non-Hodgkins lymphomas occurring in immunocompetent patients: highest prevalence in nonlymphoblastic T-cell lymphoma and correlation with a poor prognosis. Blood 87: 1045–1055
23. Daniel PT, Kroidl A, Kopp J, Sturm I, Moldenhauer G, Dörken B, Pezzutto A (1998): Immunotherapy of B-cell lymphoma with CD3x19 bispecific antibodies: costimulation via CD28 prevents "veto" apoptosis of antibody-targeted cytotoxic T cells. Blood 92:4750–4757
24. De Gast GC, Van Houten AA, Haagen IA, Klein S, De Weger RA, Van Dijk A, Phillips J, Clark M, Bast BJEG (1995): Clinical experience with CD3xCD19 bispecific antibodies in patients with B cell malignancies. J Hematother 4: 433–437
25. de Witte T, Van Biezen A, Hermans J, Labopin M, Runde V, Or R, Meloni G, Mauri SB, Carella A, Apperley J, Gratwohl A, Laporte JP for the Chronic and Acute Leukemia Working Party of the European Group for Blood and Marrow Transplantation (1997): Autologous bone marrow transplantation for patients with myelodysplastic syndrome (MDS) or acute myeloid leukemia following MDS. Blood 90: 3853–3857
26. Einsele H, Ehninger G, Hebart H, Wittkowski KM, Schuler U, Jahn G, Mackes P, Herter M, Klingebiel T, Löffler J, Wagner S, Müller CA (1995): Polymerase chain reaction monitoring reduces the incidence of cytomegalovirus disease and the duration and side effects of antiviral therapy after bone marrow transplantation. Blood 86: 2815–2820
27. Einsele H, Hebart H, Löffler H, Rothenhöfer I, Quabeck K, Schäfer U, Schumacher U, Kanz L (1996): PCR monitoring of sequential BAL samples to identify patients at high risk to develop invasive pulmonary aspergillosis post-BMT. Blood 88 Suppl 1: 426
28. Einsele H, Hebart H, Roller G, Löffler J, Rothenhöfer I, Müller CA, Bowden RA, Van Burik J, Engelhard D, Kanz L, Schumacher U (1997): Detection and identification of fungal pathogens in blood by using molecular probes. J Clin Microbiol 35: 1353–1360
29. Engert A, Diehl V, Schnell R, Radszuhn A, Hatwig MT, Drillich S, Schon G, Bohlen H, Tesch H, Hansmann ML, Barth S, Schindler J, Ghetie V, Uhr J, Vitetta E (1997): A phase-I study of an anti-CD25 ricin A-chain immunotoxin (RFT5-SMPT-dgA) in patients with refractory Hodgkin's lymphoma. Blood 89: 403–410
30. Faderl S, Kantarjian HM, Talpaz M, Estrov Z (1998): Clinical significance of cytogenetic abnormalities in adult acute lymphoblastic leukemia. Blood 91: 3995–4019
31. Fagioli F, Cuneo A, Piva N, Carli MG, Previati R, Balboni M, Tomasi P, Cariani D, Scapoli G, Castoldi G (1992): Distinct cytogenetic and clinicopathologic features in acute myeloid leukemia after occupational exposure to pesticides and organic solvents. Cancer 70: 77–85
32. Finke S, Trojaneck B, Lefterova P, Csipai M, Wagner E, Kircheis R, Neubauer A, Huhn D, Wittig B, Schmidt-Wolf IG (1998): Increase of proliferation rate and enhancement of antitumor cytotoxicity of expanded human CD3+ CD56+ immunologic effector cells by receptor-mediated transfection with the interleukin-7 gene. Gene Ther 5: 31–39

33. Fischer K, Scholl C, Sàlat J, Fröhling S, Schlenk R, Bentz M, Stilgenbauer S, Lichter P, Döhner H (1996): Design and validation of DNA probe sets for a comprehensive interphase cytogenetic analysis of acute myeloid leukemia. Blood 88: 3962–3971
34. Foreman KE, Wrone-Smith T, Krueger AE, Nickoloff BJ (1999): Expression of costimulatory molecules CD80 and/or CD86 by a Kaposis sarcoma tumor cell line induces differential T-cell activation and proliferation. Clin Immunol 91: 345-353
35. Garcia-Sanchez F, Pizzorno G, Fu SQ, Nanakorn T, Krause Ds, Liang J, Adams E, Leffert JJ, Yin LH, Cooperberg MR, Hanania E, Wang WL, Won JH, Peng XY, Cote R, Brown R, Burtness B, Giles R, Crystal R, Deisseroth AB (1998): Cytosine deaminase adenoviral vector and 5-fluorocytosine selectively reduce breast cancer cells 1 million-fold when they contaminate hematopoietic cells: a potential purging method for autologous transplantation. Blood 92: 672–682
36. Gibbs JB, Kohl NE, Koblan KS, Omer CA, Sepp-Lorenzino L, Rosen N, Anthony NJ, Conner MW, Desolms SJ, Williams TM, Graham SL, Hartman GD, Oliff A (1996): Farnesyltransferase inhibitors and anti-Ras therapy. Breast Cancer Res Treat 38: 75–83
37. Goodman PA, Niehoff LB, Uckun FM (1998): Role of tyrosine kinases in induction of the c-jun proto-oncogene in irradiated B-lineage lymphoid cells. J Biol Chem 10: 17742–17748
38. Gowen LC, Avrutskaya AV, Latour AM, Koller BH, Leadon SA (1998): BRCA1 required for transcription-coupled repair of oxidative DNA damage. Science 281: 1009–1012
39. Grann VR, Whang W, Jacobson JS, Heitjan DF, Antman KH, Neugut AI (1999): Benefits and costs of screening Ashkenazi Jewish women for BRCA1 and BRCA2. J Clin Oncol 17: 494–500
40. Greaves MF (1997): Aetiology of acute leukaemia. Lancet 349: 344–349
41. Grimwade D, Walker H, Oliver F, Wheatley K, Harrison C, Harrison G, Rees J, Hann I, Stevens R, Burnett A, Goldstone a on behalf of the Medical Research Council Adult and Childrens Leukaemia Working Parties (1998): The importance of diagnostic cytogenetics on outcome in AML: analysis of 1,612 patients entered into the MRC AML 10 trial. Blood 92: 2322–2333
42. Gryfe R, Swallow C, Bapat B, Redston M, Gallinger S, Couture J (1997): Molecular biology of colorectal cancer. Curr Probl Cancer 21: 233-300
43. Guilford P, Hopkins J, Harraway J, Mcleod M, Mcleod N, Harawira P, Taite H, Scoular R, Miller A, Reeve AE (1998): E-cadherin germline mutations in familial gastric cancer. Nature 392: 402–405
44. Gulley ML, Burton MP, Allred DC, Nicholls JM, Amin MB, Ro JY, Schneider BG (1998): Epstein-Barr virus infection is associated with p53 accumulation in nasopharyngeal carcinoma. Hum Pathol 29: 252–259
45. Haagen IA, Geerars AJ, De Lau W, Clark MR, Van De Griend RJ, Bast BJ, De Gast BC (1994): Killing of autologous B-lineage malignancy using CD3 x CD19 bispecific monoclonal antibody in end stage leukemia and lymphoma. Blood 84: 556–563
46. Hallek M, Neumann C, Schaffer M, Danhauser-Riedl S, von Bubnoff N, De Vos G, Druker BJ, Yasukawa K, Griffin JD, Emmerich B (1997): Signal transduction of interleukin-6 involves tyrosine phosphorylation of multiple cytosolic proteins and activation of Src-family kinases Fyn, Hck, and Lyn in multiple myeloma cell lines. Exp Hematol 25: 1367–1377
47. Heimbrook DC, Oliff A (1998): Therapeutic intervention and signaling. Curr Opin Cell Biol 10: 284–288
48. Heinen CD, Richardson D, White R, Groden J (1995): Microsatellite instability in colorectal adenocarcinoma cell lines that have full-length adenomatous polyposis coli protein. Cancer Res 55: 4797–4799
49. Hermine O, Haioun C, Lepage E, Dagay MF, Briere J, Lavignac C, Fillet G, Salles G, Marolleau JP, Diebold J, Reyas F, Gaulard P (1996): Prognostic significance of bcl-2 protein expression in aggressive non-Hodgkin's lymphoma. Groupe dEtude des Lymphomes de lAdulte (GELA). Blood 87: 265–272
50. Hiddemann W, Unterhalt M, Sack H (1997): Aktueller Stand in der Therapie von follikulären Keimzentrumslymphomen und Mantelzell-Lymphomen. Internist 38: 122–134

51. Hill ME, Maclennan KA, Cunningham DC, Vaughan-Hudson B, Burke M, Clarke P, Di Stefano F, Anderson L, Vaughan-Hudson G, Mason D, Selby P, Linch DC (1996): Prognostic significance of BCL-2 expression and BCL-2 major breakpoint region rearrangement in diffuse large cell non-Hodgkin's lymphoma: a British National Lymphoma Investigation Study. Blood 88: 1046–1051
52. Hirano N, Takahashi T, Takahashi T, Azuma M, Okumura K, Yazaki Y, Yagita H, Hirai H (1997): Protective and therapeutic immunity against leukemia induced by irradiated B7-1 (CD80)-transduced leukemic cells. Hum Gene Ther 8: 1375–84
53. Mro MA, Dellabona P, Manici S, Heltai S, Consogno G, Bellone M, Rugarli C, Protti MP (1998): Human melanoma cells transfected with the B7-2 co-stimulatory molecule induce tumor-specific CD8+ cytotoxic T lymphocytes in vitro. Hum Gene Ther 9: 1335–1344
54. Jaiyesimi IA, Kantarjian HM, Estey EH (1993): Advances in therapy for hairy cell leukemia. A review. Cancer 72: 5–16
55. Jung D, Jaeger E, Cayeux S, Blankenstein T, Hilmes C, Karbach J, Moebius U, Knuth A, Huber C, Seliger B (1998): Strong immunogenic potential of a B7 retroviral expression vector: generation of HLA-B7-restricted CTL response against selectable marker genes. Hum Gene Ther 9: 53–62
56. Kaminski MS, Zasadny KR, Francis IR, Fenner MC, Ross CW, Milik AW, Estes J, Tuck M, Regan D, Fisher S, Glenn SD, Wahl RL (1996): Iodine-131-anti-B1 radioimmunotherapy for B-cell lymphoma. J Clin Oncol 14: 1974–1981
57. Korsmeyer SJ (1992): BCL-2 initiates a new category of oncogenes: regulators of cell death. Blood 80: 879–886
58. Landowski TH, Gleason-Guzman MC, Dalton WS (1997): Selection for drug resistance results in resistance to Fas-mediated apoptosis. Blood 89: 1854–1861
59. Lang FF, Yung WK, Raju U, Libunao F, Terry NH, Tofilon PJ (1998): Enhancement of radiosensitivity of wild-type p53 human glioma cells by adenovirus-mediated delivery of the p53 gene. J Neurosurg 89: 125–132
60. Leith CP, Kopecky KJ, Godwin J, Mcconnell T, Slovak ML, Chen IM, Head DR, Appelbaum FR, Willman CL (1997): Acute myeloid leukemia in the elderly: assessment of multidrug resistance (MDR1) and cytogenetics distinguishes biologic subgroups with remarkably distinct responses to standard chemotherapy. A Southwest Oncology Group study. Blood 89: 3323–3329
61. Levine EG, Arthur DC, Frizzera G, Peterson BA, Hurd DD, Bloomfield CD (1985): There are differences in cytogenetic abnormalities among histologic subtypes of the non-Hodgkin's lymphomas. Blood. 66: 1414–1422
62. Longo DL (1996): Immunotherapy for non-Hodgkin's lymphoma. Curr Opin Oncol 8: 353–359
63. Ludwig H, Cohen AM, Polliack A, Huber H, Nachbaur D, Senn HJ, Morant R, Eckhardt S, Günczler P, Seewann HL, Schüller J, Rhyner K, Cavalli F, Fritz E (1995): Interferon-alpha for induction and maintenance in multiple myeloma: results of two multicenter randomized trials and summary of other studies. Ann Oncol 6: 467–476
64. Malone KE, Daling JR, Thompson JD, Obrien CA, Francisco LV, Ostrander EA (1998): BRCA1 mutations and breast cancer in the general population: analyses in women before age 35 years and in women before age 45 years with first-degree family history. JAMA 279: 922–929
65. Maloney DG, Grillo-López AJ, White CA, Bodkin D, Schilder RJ, Neidhart JA, Janakiraman N, Foon KA, Liles TM, DallairE BK, Wey K, Royston I, Davis T, Levy R (1997): IDEC-C2B8 (Rituximab) anti-CD20 monoclonal antibody therapy in patients with relapsed low-grade Non-Hodgkin's lymphoma. Blood 90: 2188–2195
66. Mandelli F, Diverio D, Avvisati G, Luciano A, Barbui T, Bernasconi C, Broccia G, Cerri R, Falda M, Fioritoni G, Leoni F, Liso V, Petti MC, Rodeghiero F, Saglio G, Vegna ML, Visani G, Jehn U, Willemze R, Muus P, Pelicci PG, Biondi A, Lo Coco F for the Gruppo Italiano Malattie Ematologiche Maligne Dell Adulto and Associazione Italiana di Ematologia ed Oncologia Pediatrica Cooperative Groups (1997): Molecular remission in PML/RARα-positive acute

promyelocytic leukemia by combined all-trans retinoic acid and idarubicin (AIDA) therapy. Blood 90: 1014-1021
67. Mapara MY, Körner IJ, Lentzsch S, Krahl D, Reichardt P, Dörken D (1999): Combined positive/negative purging and transplantation of peripheral blood progenitor cell autografts in breast cancer patients: a pilot study. Exp Hematol 27: 169-175
68. Maschmeyer G, Herrmann F (1997): Zytokine, hämatopoetische Wachstumsfaktoren, Rezeptoren, Signaltransduktion. In: Ostendorf PC, Seeber S (Hrsg.): Hämatologie/Onkologie. 2. Aufl., Verlag Urban & Schwarzenberg München, S. 168-189
69. McManus AP, Gusterson BA, Pinkerton CR, Shipley JM (1995): Diagnosis of Ewing's sarcoma and related tumours by detection of chromosome 22q12 translocations using fluorescence in situ hybridization on tumour touch imprints. J Pathol 176: 137-142
70. Mehta RR, McDermott JH, Hieken TJ, Marler KC, Patel MK, Wild LD, Das Gupta TK (1998): Plasma c-erbB-2 levels in breast cancer patients: prognostic significance in predicting response to chemotherapy. J Clin Oncol 16: 2409-2416
71. Miki Y, Katagiri T, Kasumi F, Yoshimoto T, Nakamura Y (1996): Mutation analysis in the BRCA2 gene in primary breast cancers. Nat Genet 13: 245-247
72. Möller P, Sun Y, Dorbic T, Alijagic S, Makki A, Jurgovsky K, Schroff M, Henz BM, Wittig B, Schadendorf D (1998): Vaccination with IL-7 gene-modified autologous melanoma cells can enhance the anti-melanoma lytic activity in peripheral blood of patients with a good clinical performance status: a clinical phase I study. Br J Cancer 77: 1907-1916
73. Morin PJ, Sparks AB, Korinek V, Barker N, Clevers H, Vogelstein B, Kinzler KW (1997): Activation of beta-catenin-Tcf signaling in colon cancer by mutations in beta-catenin or APC. Science 275: 1787-1790
74. Morris JDH, Eddleston ALWF, Crook T (1995): Viral infection and cancer. Lancet 346: 754-758
75. Motomura S, Motoji T, Takanashi M, Wang YH, Shiozaki H, Sugawara I, Aikawa E, Tomida A, Tsuruo T, Kanda N, Mizoguchi H (1998): Inhibition of p-glycoprotein and recovery of drug sensitivity of human acute leukemic blast cells by multidrug resistance gene (mdr1) antisense oligonucleotides. Blood 91: 3163-3171
76. Multani PS, Grossbard ML (1998): Monoclonal antibody-based therapies for hematologic malignancies. J Clin Oncol 16: 3691-3710
77. Mutschler E (1996): Arzneimittelwirkungen. Wissenschaftliche Verlagsgesellschaft mbH Stuttgart
78. Negrier S, Escudier B, Lasset C, Douillard JY, Savary J, Chevreau C, Ravaud A, Mercatello A, Peny J, Mousseau M, Philip T, Tursz T, for the Groupe Français d'Immunothérapie (1998): Recombinant human interleukin-2, recombinant human interferon alfa-2a, or both in metastatic renal-cell carcinoma. N Engl J Med 338: 1272-1278
79. Nelson EL, Li X, Hsu FL, Kwak LW, Levy R, Clayberger C, Krensky AM (1996): Tumor-specific, cytotoxic T-lymphocyte response after idiotype vaccination for B-cell, Non-Hodgkin's lymphoma. Blood 88: 580-589
80. Njoroge FG, Vibulbhan B, Pinto P, Bishop WR, Bryant MS, Nomeir AA, Lin C, Liu M, Doll RJ, Girijavallabhan V, Ganguly AK (1998): Potent, selective, and orally bioavailable tricyclic pyridyl acetamide N-oxide inhibitors of farnesyl protein transferase with enhanced in vivo antitumor activity. J Med Chem 41: 1561-1567
81. Nooter K, Brutel De La Riviere G, Klijn J, Stoter G, Foekens J (1997): Multidrug resistance protein in recurrent breast cancer. Lancet 349: 1885-1886
82. Norris MD, Bordow SB, Marshall GM, Haber PS, Cohn SL, Haber M (1996): Expression of the gene for multidrug-resistance-associated protein and outcome in patients with neuroblastoma. N Engl J Med 334: 231-238
83. O'Sullivan MJ, Mc Carthy TV, Doyle CT (1998): Familial adenomatous polyposis: from bedside to benchside. Am J Clin Pathol 109: 521-526

84. Pallisgaard N, Hokland P, Riishoj DC, Pedersen B, Jorgensen P (1998): Multiplex reverse transcription-polymerase chain reaction for simultaneous screening of 29 translocations and chromosomal aberrations in acute leukemia. Blood 92: 574–588
85. Pegram MD, Lipton A, Hayes DF, Weber BL, Baselga JM, Tripathy D, Baly D, Baughman SA, Twaddell T, Glaspy JA, Slamon DJ (1998): Phase II study of receptor-enhanced chemosensitivity using recombinant humanized anti-p185HER2/neu monoclonal antibody plus cisplatin in patients with HER2/neu-overexpressing metastatic breast cancer refractory to chemotherapy treatment. J Clin Oncol 16: 2659–2671
86. Pinedo HM, Giaccone G (1995): P-glycoprotein - a marker of cancer-cell behavior. N Engl J Med 333: 1417–1419
87. Pinedo HM, Giaccone G (1995): P-glycoprotein - a marker of cancer-cell behavior. N Engl J Med 333: 1417–1419
88. Powell SM, Zilz N, Beazer-Barclay Y, Bryan TM, Hamilton SR, Thibodeau SN, Vogelstein B, Kinzler KW (1992): APC mutations occur early during colorectal tumorigenesis. Nature 359: 235–237
89. Press OW, Eary JF, Appelbaum FR, Martin PJ, Badger CC, Nelp WB, Glenn S, Butchko G, Fisher D, Porter B, Matthews DC, Fisher LD, Bernstein ID (1993): Radiolabeled-antibody therapy of B-cell lymphoma with autologous bone marrow support. N Engl J Med 329: 1219–1224
90. Rettig MB, Ma HJ, Vescio RA, Pold M, Schiller G, Belson D, Savage A, Nishikubo C, Wu C, Fraser J, Said JW, Berenson JR (1997): Kaposis sarcoma-associated herpesvirus infection of bone marrow dendritic cells from multiple myeloma patients. Science 276: 1851–1854
91. Rieder H, Ludwig WD, Gassmann W, Maurer J, Janssen JWG, Gökbuget N, Schwartz S, Thiel E, Löffler H, Bartram CR, Hoelzer D, Fonatsch C (1996): Prognostic significance of additional chromosome abnormalities in adult patients with Philadelphia chromosome positive acute lymphoblastic leukaemia. Br J Haematol 95: 678–691
92. Riethmüller G, Holz E, Schlimok G, Schmiegel W, Raab R, Höffken K, Gruber R, Funke I, Pichlmaier H, Hirche H, Buggisch P, Witte J, Pichlmayr R (1998): Monoclonal antibody therapy for resected Dukes C colorectal cancer: seven-year outcome of a multicenter randomized trial. J Clin Oncol 16: 1788–1794
93. Samowitz WS, Powers MD, Spirio LN, Nollet F, van Roy F, Slattery ML (1999): Beta-catenin mutations are more frequent in small colorectal adenomas than in larger adenomas and invasive carcinomas. Cancer Res 59: 1442–1444
94. Sawyers CL (1999): Chronic myeloid leukemia. N Engl J Med 340: 1330–1340
95. schuler M, Rochlitz C, Horowitz JA, Schlegel J, Perruchoud AP, Kommoss F, Bolliger CT, Kauczor HU, Dalquen P, Fritz MA, Swanson S, Herrmann R, Huber C (1998): A phase I study of adenovirus-mediated wild-type p53 gene transfer in patients with advanced non-small cell lung cancer. Hum Gene Ther 9: 2075–2082
96. Schrag D, Kuntz KM, Garber JE, Weeks JC (1997): Decision analysis effects of prophylactic mastectomy and oophorectomy on life expectancy among women with BRCA1 or BRCA2 mutations. N Engl J Med 336: 1465–1471
97. Schrock E, Veldman T, Padilla-Nash H, Ning Y, Spurbeck J, Jalal S, Shaffer LG, Papenhausen P, Kozma C, Phelan MC, Kjeldsen E, Schonberg SA, O'Brien P, Biesecker L, Du Manoir S, Ried T (1997): Spectral karyotyping refines cytogenetic diagnostics of constitutional chromosomal abnormalities. Hum Genet 101: 255–262
98. Shipley J, Crew J, Birdsall S, Gill S, Clark J, Fisher C, Kelsey A, Nojima T, Sonobe H, Cooper C, Gusterson B (1996): Interphase fluorescence in situ hybridization and reverse transcription polymerase chain reaction as a diagnostic aid for synovial sarcoma. Am J Pathol 148: 559–567
99. Sierra J, Radich J, Hansen JA, Martin PJ, Petersdorf EW, Bjerke J, Bryant E, Nash RA, Sanders JE, Storb R, Sullivan KM, Appelbaum FR, Anasetti C (1997): Marrow transplants from unrelated donors for treatment of Philadelphia chromosome-positive acute lymphoblastic leukemia. Blood 90: 1410–1414

100. Sjøgren S, Inganas M, Lindgren A, Holmberg L, Bergh J (1998): Prognostic and predictive value of c-erbB-2 overexpression in primary breast cancer, alone and in combination with other prognostic markers. J Clin Oncol 16: 462–469
101. Smith PD, Crossland S, Parker G, Osin P, Brooks L, Waller J, Philp E, Crompton MR, Gusterson BA, Allday MJ, Crook T (1999): Novel p53 mutants selected in BRCA-associated tumours which dissociate transformation suppression from other wild-type p53 functions. Oncogene 18: 2451–2459
102. Sonneveld P, Durie BG, Lokhorst HM, Marie JP, Solbu G, Suciu S, Zittoun R, Löwenberg B, Nooter K for the Leukaemia Group of the EORTC and the HOVON (1992): Modulation of multidrug-resistant multiple myeloma by cyclosporin. Lancet 340: 255–259
103. Spitz FR, Nguyen D, Skibber JM, Cusack J, Roth JA, Cristiano RJ (1996): In vivo adenovirus-mediated p53 tumor suppressor gene therapy for colorectal cancer. Anticancer Res 16: 3415–3422
104. Sturm I, Köhne CH, Wolff G, Petrowsky H, Hillebrand T, Hauptmann S, Lorenz M, Dörken B, Daniel PT (1999): Analysis of the p53/BAX pathway in colorectal cancer: low BAX is a negative prognostic factor in patients with resected liver metastases. J Clin Oncol 17: 1364–1374
105. Swisher SG, Roth JA, Nemunaitis J, Lawrence DD, Kemp BL, Carrasco CH, Connors DG, El-Naggar AK, Fossella F, Glisson BS, Hong WK, Khuri FR, Kurie JM, Lee JJ, Lee JS, Mack M, Merritt JA, Nguyen DM, Nesbitt JC, Perez-Soler R, Pisters KMW, Putnam JB Jr, Richli WR, Savin M, Schrump DS, Shin DM, Shulkin A, Walsh GL, Wait J, Weill D, Waugh MKA (1999): Adenovirus-mediated p53 gene transfer in advanced non-small-cell lung cancer. J Natl Cancer Inst 91: 763–771
106. Tahara E (1995) Molecular biology of gastric cancer. World J Surg 19: 484–488
107. Tallman MS, Andersen JW, Schiffer CA, Appelbaum FR, Feusner JH, Ogden A, Shepherd L, Willman C, Bloomfield CD, Rowe JM, Wiernik PH (1997): All-trans-retinoic acid in acute promyelocytic leukemia. N Engl J Med 337: 1021–1028
108. Taylor JJ, Rowe D, Williamson IK, Christmas SE, Protor SJ, Middleton PG (1991): Detection of T-cell receptor γ - chain V gene rearrangements using the polymerase chain reaction: application to the study of clonal cells in acute lymphoblastic leukemia. Blood 77: 1989–1995
109. Teoh G, Chen L, Urashima M, Tai YT, Celi LA, Chen D, Chauhan D, Ogata A, Finberg RW, Webb IJ, Kufe DW, Anderson KC (1998): Adenovirus vector-based purging of multiple myeloma cells. Blood 92: 4591–4601
110. Thiede C, Alpen B, Morgner A, Schmidt M, Ritter M, Ehninger G, Stolte M, Bayerdörffer E, Neubauer A (1998): Ongoing somatic mutations and clonal expansions after cure of Helicobacter pylori infection in gastric mucosa-associated lymphoid tissue B-cell lymphoma. J Clin Oncol 16: 3822–3831
111. Thorlacius S, Struewing JP, Hartge P, Olafsdottir GH, Sigvaldason H, Tryggvadottir L, Wacholder S, Tulinius H, Eyfjord JE (1998): Population-based study of risk of breast cancer in carriers of BRCA2 mutation. Lancet 352: 1337–1339
112. Trepel M, Groscurth P, Malipiero U, Gulbins E, Dichgans J, Weller M (1998): Chemosensitivity of human malignant glioma: modulation by p53 gene transfer. J Neurooncol 39: 19–32
113. Tricot G, Sawyer JR, Jagannath S, Desikan KR, Siegel D, Naucke D, Mattox S, Bracy D, Munshi N, Barlogie B (1997): Unique role of cytogenetics in the prognosis of patients with myeloma receiving high-dose therapy and autotransplants. J Clin Oncol 15: 2659–2666
114. Uckun FM, Evans WE, Forsyth CJ, Waddick KG, Ahlgren LT, Chelstrom LM, Burkhardt A, Bolen J, Myers DE (1995): Biotherapy of B-cell precursor leukemia by targeting genistein to CD19-associated tyrosine kinases. Science 267: 886–891
115. Uharek L, Zeis M, Glass B, Steinmann J, Schmitz N (1998): Potent graft-versus-myeloma effects after transplantation of myeloma idiotype-specific immunity from immunized allogeneic donor in mice. Blood 92 Suppl 1: 438a
116. Van Burik JA, Myerson D, Schreckhise RW, Bowden RA (1998): Panfungal PCR assay for detection of fungal infection in human blood specimens. J Clin Microbiol 36: 1169–1175

117. Van Dongen JJM, Seriu T, Panzer-Grümayer ER, Biondi A, Pongers-Willemse MJ, Corral L, Stolz F, Schrappe M, Masera G, Kamps WA, Gadner H, Van Wering ER, Ludwig WD, Basso G, De Bruijn MAC, Cazzaniga G, Hettinger K, Van Der Does-Van Den Berg A, Hop WCJ, Riehm H, Bartram CR (1998): Prognostic value of minimal residual disease in acute lymphoblastic leukaemia in childhood. Lancet 352: 1731-1738
118. Van Lom K, Hagemeijer A, Smit EME, Löwenberg B (1993): In situ hybridization on May-Grünwald Giemsa-stained bone marrow and blood smears of patients with hematologic disorders allows detection of cell-lineage-specific cytogenetic abnormalities. Blood 82: 884-888
119. Vasef MA, Ferlito A, Weiss LM (1997): Nasopharyngeal carcinoma, with emphasis on its relationship to Epstein-Barr virus. Ann Otol Rhinol Laryngol 106: 348-356
120. Verhoog LC, Brekelmans CT, Seynaeve C, Van Den Bosch LM, Dahmen G, Van Geel AN, Tilanus-Linthorst MM, Bartels CC, Wagner A, Van Den Ouweland A, DeVilee P, Meijers-Heijboer EJ, Klijn JG (1998): Survival and tumour characteristics of breast-cancer patients with germline mutations of BRCA1. Lancet 351: 316-321
121. Visse E, Siesjo P, Widegren B, Sjøgren HO (1999): Regression of intracerebral rat glioma isografts by therapeutic subcutaneous immunization with interferon-gamma, interleukin-7, or B7-1-transfected tumor cells. Cancer Gene Ther 6: 37-44
122. Warrell RP, De Thé H, Wang ZY, Degos L (1993): Acute promyelocytic leukemia. N Engl J Med 329: 177-189
123. Watanabe H, Yamaguchi Y, Ha A, Hu YX, Motoo Y, Okai T, Yoshimura T, Sawabu N (1998): Quantitative determination of K-ras mutations in pancreatic juice for diagnosis of pancreatic cancer using hybridization protection assay. Pancreas 17: 341-347
124. Westermann J, Richter G, Pezzutto A (1998): Tumor cell vaccination using dendritic cells: different strategies to induce the presentation of tumor-relevant peptides. Bone Marrow Transplant 22 Suppl 3: S8-SS11
125. Westermann J, Aicher A, Qin Z, Cayeux S, Daemen K, Blankenstein T, Dörken B, Pezutto A (1998): Retroviral interleukin-7 gene transfer into human dendritic cells enhances T cell activation. Gene Ther 5: 264-271
126. Wolff G, Körner IJ, Schumacher A, Arnold W, Dörken B, Mapara MY (1998): Ex vivo cancer cell purging by adenovirus-mediated cytosine deaminase gene transfer and short-term incubation with 5-fluorocytosine completely prevents tumor growth after transplantation. Human Gene Therapy 9: 2277-2284
127. Woodage T, King SM, Wacholder S, Hartge P, Struewing JP, Mcadams M, Laken SJ, Tucker MA, Brody LC (1998): The APCI1307K allele and cancer risk in a community-based study of Ashkenazi Jews. Nat Genet 20: 62-65
128. Wotherspoon AC, Doglioni C, Diss TC, Pan L, Moschini A, De Boni M, Isaacson PG (1993): Regression of primary low-grade B-cell gastric lymphoma of mucosa-associated lymphoid tissue after eradication of Helicobacter pylori. Lancet 342: 575-577
129. Zhu Y, Richardson JA, Parada LF, Graff JM (1998): Smad3 mutant mice develop metastatic colorectal cancer. Cell 94: 703-714

# KAPITEL 20

# Rekombinante Proteine als Medikamente

A. Duschl und W. Sebald

## Einleitung

Biotechnologie ist die gezielte Veränderung lebender Organismen, oder von Teilen lebender Organismen, um dadurch veränderte, für den Menschen wünschenswerte Eigenschaften hervorzubringen. Die Biotechnologie bedient sich dafür hauptsächlich gentechnischer Methoden, die es erlauben, Gensequenzen zu verändern, aus dem Genom zu entfernen, oder sie in einen neuen Organismus einzufügen.

Gentechnik gibt es seit dem Anfang der siebziger Jahre. Im Jahr 1972 stellte Paul Berg durch das Schneiden und Zusammenfügen von zwei unterschiedlichen Plasmiden die erste rekombinante DNA her (1). Der Nachweis, daß so veränderte DNA tatsächlich biologisch funktionell ist, gelang Stanley Cohen und Herbert Boyer im Jahr 1973, als sie rekombinante DNA erfolgreich in Escherichia coli-Bakterien übertragen konnten (2). Es war von Anfang an offensichtlich daß die Gentechnik viele Anwendungsfelder haben würde, doch konzentrierte sich das Interesse stark auf die Medizin. Biochemische und molekularbiologische Erkenntnisse erlaubten in dieser Zeit bereits ein wesentlich verbessertes Verständnis pathologischer Prozesse, und die Gentechnik lieferte die Werkzeuge um dieses Wissen therapeutisch anzuwenden. Wegen dieser Fokussierung auf medizinische Anwendungen ist die Medizin eines der ersten Gebiete, auf dem die Gentechnik praktisch eingesetzt wurde.

Die heute verfügbaren rekombinanten Medikamente gehen auf zwei revolutionäre Methoden der Gentechnik zurück: Auf die Übertragung von genetischem Material zwischen verschiedenen Spezies, und auf die Fusion von Tumorzellen und normalen B-Zellen, zur Herstellung unbegrenzt vermehrbarer Hybridom-Linien. Beide Techniken erlauben die Herstellung rekombinanter Proteine mit definierten Eigenschaften. Das entscheidende Kriterium für eine biotechnologische Anwendung ist die Möglichkeit zur Herstellung grosser Mengen an Protein mit gleichbleibenden Eigenschaften und zu erschwinglichen Preisen. Die so produzierten Proteine können entweder völlig neue Pharmaka darstellen, oder verbesserte Versionen konventionell hergestellter Substanzen sein, oder sie können identische, aber billigere Alternativen zu bereits erhältlichen Substanzen sein. Durch rekombinante Proteine werden dabei auch neue Targets zugänglich, so daß völlig neuartige Wirkungsprinzipien angewendet werden können.

## Spezifische Eigenschaften rekombinanter Medikamente

Biotechnologisch erzeugte Pharmaka sind Medikamente, deren Herstellung Organismen, Zell-Linien, oder von diesen erzeugte Substanzen verwendet (3). Ein Beispiel für die letzte Variante ist die Verwendung von rekombinant hergestellten Enzymen in einem technischen Produktionsprozess, etwa bei der Herstellung von Antibiotika. Dieses Review konzentriert sich auf rekombinante Pharmaka im engeren Sinn, also auf Proteine die als Pharmaka für Patienten eingesetzt werden und die gentechnisch erzeugt worden sind. Dies umfasst unterschiedliche Proteine die von modifizierten Bakterien, Hefen oder höheren Zellen hergestellt werden, und monoklonale Antikörper die von Hybridomen produziert werden. Es ist damit zu rechnen, daß in Zukunft auch Produkte transgener Pflanzen oder Tiere Verwendung finden werden. Transgene Schafe, deren Milch den rekombinanten menschlichen Blutgerinnungsfaktor IX enthält (4) oder transgene Kartoffelpflanzen, die eine als Impfstoff wirksame Untereinheit des Choleratoxins herstellen (5) sind Beispiele für diese neuartigen Produktionsmethoden.

Die vorwissenschaftliche Pharmakologie stützte sich überwiegend auf Pflanzenextrakte und andere Naturstoffgemische. Im Gegensatz zu landläufigen Vorstellungen ist es keineswegs zutreffend daß alles Natürliche auch gesund ist, und zumindest schon mal nicht schaden kann (6). Aus diesem Grund hat sich die moderne Pharmakologie seit langem um synthetische, reine Wirkstoffe bemüht, deren Eigenschaften gut charakterisiert werden können.

Die meisten rekombinanten Medikamente sind im Gegensatz zu den klassischen Synthetika von Substanzen abgeleitet, die sich im menschlichen Körper selbst befinden. Normalerweise weiss man viel über die biologischen Eigenschaften dieser Proteine, so daß von vornherein der Wirkungsmechanismus gut verstanden ist. Dieses ungewöhnlich hohe Maß an Verständnis erlaubt bereits zu einem frühen Zeitpunkt der Pharmakaentwicklung rationale Strategien. Aus diesem Grund sind die Entwicklungszeiten für rekombinante Medikamente in der Regel deutlich kürzer als für konventionelle Substanzen (7, 8).

Ein besonderer Vorteil rekombinanter Substanzen ist, daß sie häufig durch eine sehr hohe Spezifität ausgezeichnet sind. Diese Spezifität ist im Lauf der Evolution herausgebildet worden, in der etwa Liganden hochaffine und hochselektive Bindung an ihre spezifischen Rezeptoren entwickelt haben. Rekombinante Medikamente sind aufgrund dieses „Testvorlaufs" in der Evolution kaum jemals toxisch, karzinogen oder besonders allergieauslösend. Dies trägt dazu bei, daß klinische Prüfungen seltener mit Mißerfolgen enden als für konventionelle Substanzen. Die Erfolgsquote für Phase I klinische Studien ist für rekombinante Medikamente 71%, im Vergleich zu 25% für konventionelle Pharmaka. Sogar in Phase III Studien schneiden die rekombinanten Medikamenten mit 93% vs. 66% Erfolgswahrscheinlichkeit noch deutlich besser ab (8). Die relativ kurze Entwicklungszeit und die guten Erfolgsaussichten verringern die Kosten der Pharmaentwicklung, die ansonsten aus verschiedenen Gründen dramatisch gestiegen sind.

Proteine als solche sind gut verträglich, da es sich um normale Komponenten menschlicher Nahrung handelt. Für die Verwendung als Therapeutika bringt das auch einen grossen Nachteil mit sich: Bisher ist es nicht gelungen, rekombinante

Medikamente oral zu verabreichen. Die bisher zugelassenen Substanzen müssen daher überwiegend i.v. verwendet werden.

Eine Liste von rekombinanten Proteinen, deren Anwendung am Menschen durch die U.S. Food and Drug Administration (FDA) zugelassen worden ist, findet sich in Tabelle 1. Nach ihrem Wirkungsmechanismus lassen sich vier mögliche Anwendungen für rekombinante Medikamente unterscheiden: Vakzine, Enzyme, Regulatorproteine und Hemmstoffe. Einige Beispiele für diese unterschiedlichen Strategien sollen im folgenden vorgestellt werden.

## Vakzine

Das erste, schon 1986 durch die FDA zugelassene Vakzin war ein rekombinantes Protein aus dem Hepatitis B Virus. Ein rekombinantes Vakzin hat vor allem im Zusammenhang mit viralen Erkrankungen eindeutige Vorzüge. Klassische antivirale Vakzine sind natürlich vorkommende oder speziell behandelte attenuierte Viren. Harmlose Varianten, wie das Kuhpocken-Virus für das Pocken-Virus, stehen so nur selten zur Verfügung, und können auch nicht ohne Bedenken eingesetzt werden, da auch eher harmlose Viren unter Umständen Gesundheitsprobleme auslösen können. Künstliche Attenuierung bringt ebenfalls Probleme mit sich, da grössere Mengen virulenter Viren hergestellt werden müssen und die komplette Attenuierung sämtlicher Viren verlangt werden muß. Die Möglichkeit interviraler Rekombination, auch zwischen Viren verschiedener Typen, stellt einen nicht von der Hand zu weisenden Risikofaktor dar.

Im Vergleich dazu kann ein rekombinantes Hüllprotein in grossen Mengen durch harmlose Organismen hergestellt werden. Da nur ein kleines Fragment viraler DNA verwendet wird, kann es nicht zur Entstehung neuer Viren kommen. Die Methode erlaubt es auch, gezielt besonders immunogene Proteine oder Proteinfragmente zu verwenden, die hohe Antikörpertiter und damit einen guten Impfschutz ermöglichen. Zur Impfung gegen Hepatitis B wird ein aus Hefe gewonnenes virales Antigen verwendet. Durch Hepatitis B ausgelöste Leberzirrhose liegt in der Rangfolgen von Todesursachen weltweit auf Platz 9, so daß es einen dringenden Impfbedarf gibt (9). Bis zur Einführung des rekombinanten Materials standen ausschliesslich inaktivierte Viren zur Verfügung, die aus dem Serum chronisch erkrankter Virusträger gewonnen wurden. Das rekombinante Material ist sicher und wirksam; seine Einführung im Jahr 1986 hat umfangreiche Impfprogramme ermöglicht, die sich in den USA bereits in einer deutlichen Abnahme der Krankheitsfälle äussern (9). Da für die Therapie von Hepatitis B Patienten als einziges wirksames Medikament rekombinantes Interferon-α verfügbar ist, haben rekombinante Proteine für diese Krankheit besonders grosse Fortschritte gebracht.

## Enzyme und ihre Regulatoren

Rekombinante Enzyme erleben gerade eine steile Karriere in der industriellen Biotechnologie, aber auch hier ist die Medizin bereits dabei, therapeutische Anwendungen zu verwirklichen. Faktor IX aus der Blutgerinnungskaskade ist eine

**Tabelle 1.** Rekombinante Proteine, die für die Anwendung im Menschen zugelassen sind. Angegeben ist jeweils das Jahr der Zulassung durch die FDA. Die Angabe mAb bezeichnet monoklonale Antikörper oder Fab Fragmente davon. Die wichtigsten verwendeten Quellen sind (3), Biotechnology Information Institute, Rockville, MD (www.bioinfo.com), Biotechnology Industry Organisation (www.bio.org), U.S. Food and Drug Administration, Center for Drug Evaluation (www.fda.gov/cder/) und U.S. Food and Drug Administration, Center for Biologics Evaluation and Research (www.fda.gov/cber/)

| Produkt | Firma | Indikationen | Zulassung |
|---|---|---|---|
| Insulin (Humulin®) | Eli Lilly & Co | Diabetes | 1982 |
| Wachstumshormon (Protopin®) | Genentech | Wachstumshormon-Defizienz bei Kindern | 1985 |
| Interferon-α-2b (Intron A®) | Schering-Plough | Haarzell-Leukämie | 1986 |
| | | Genitale Warzen, Kaposi-Sarkom | 1988 |
| | | Hepatitis C | 1991 |
| | | Hepatitis B | 1992 |
| | | Chronisches malignes Melanom | 1995 |
| | | Follikuläres Lymphom | 1997 |
| Interferon-α-2a (Roferon-A®) | Hoffmann-LaRoche | Haarzell-Leukämie | 1986 |
| | | Kaposi-Sarkom | 1988 |
| | | Myeloische Leukämie | 1995 |
| | | Hepatitis C | 1995 |
| anti-CD3 (Muromonab-CD3, Orthoclone OKT3®) | Ortho Biotech | Transplantatabstossung (Niere) | 1986 |
| | | Transplantatabstossung (Herz und Leber) | 1993 |
| Hepatitis B Vakzin (Recombivax-HB®) | Merck, Sharp & Dohme | Hepatitis B-Prävention | 1987 |
| Wachstumshormon (Humatrope®) | Eli Lilli & Co | Wachstumshormon-Defizienz bei Kindern | 1987 |
| | | Wachstumshormon-Defizienz bei Erwachsenen | 1996 |
| Tissue Plaminogen Activator (Activase®) | Genentech | Akuter myokardialer Infarkt | 1987 |
| | | Akute massive pulmonale Embolie | 1990 |
| | | Schlaganfall | 1996 |
| Erythropoietin (Epogen®, Procrit®) | Amgen | Renale Anämie | 1989 |
| | | Anämie bei HIV-Patienten | 1990 |
| | | Anämie bei Chemotherapie | 1993 |
| | | Chirurgische Eingriffe bei anämischen Patienten | 1996 |
| Hepatitis B Vakzin (Engerix-B®) | SmithKline Beecham | Hepatitis B-Prävention | 1989 |
| Interferon-γ-1b (Actimmune®) | Genentech | Chronische Granulomatose | 1990 |
| G-CSF (Filgrastim, Neupogen®) | Amgen | Neutropenie nach Chemotherapie | 1991 |
| | | Neutropenie nach Knochenmarktransplantation | 1994 |
| | | Chronische Neuropenie | 1994 |
| | | Transplantation von peripheren Stammzellen | 1995 |
| | | Akute myeloische Leukämie | 1998 |

Tabelle 1. *(Fortzetzung)*

| Produkt | Firma | Indikationen | Zulassung |
|---|---|---|---|
| GM-CSF (Leukine®) | Immunex | Autologe Knochenmarktransplantation | 1991 |
| | | Chemotherapie bei myeloischer Leukämie | 1995 |
| | | Allogene Knochenmarktransplantation | 1995 |
| | | Transplantation von peripheren Stammzellen | 1995 |
| Interleukin-2 (Aldesleukin, Proleukin®) | Chiron | Nierenkarzinom | 1992 |
| | | Metastasiertes Melanom | 1998 |
| anti-TAG-72 (Satumonab pendetide, mAb, OncoScint®) | Cytogene | Diagnostik von colorektalen und ovarialen Tumoren | 1992 |
| Faktor VIII (Rekombinate®) | Genetics Institute | Hämophilie durch Faktor VIII Defizienz | 1992 |
| Faktor VIII (Kogenate®, Helixate®, Bioclate™) | Bayer | Hämophilie durch Faktor VIII Defizienz | 1993 |
| Interferon-ß1b (Betaseron®) | Berlex/Chiron | Multiple Sklerose | 1993 |
| DNAse I (Dornase alfa, Pulmozyme®) | Genentech | Milde bis mittlere Mukoviszidose | 1993 |
| | | Fortgeschrittene Mukoviszidose | 1996 |
| Wachstumshormon (Nutropin®) | Genentech | Wachstumshormon-Defizienz bei Kindern | 1993 |
| | | Wachstumshormon-Defizienz bei Erwachsenen | 1994 |
| | | Wachstumsprobleme durch Nierenversagen | 1996 |
| | | Wachstumsprobleme durch Turner Syndrom | 1996 |
| Betaglukosidase (Cerezyme®) | Genzyme | Gaucher-Krankheit | 1994 |
| anti-GPIIb/IIIa (Abciximab, humanisierter mAb, ReoPro™) | Centocor B.V. | Hemmung der Thrombozytenaggregation im Rahmen von Herzoperationen | 1994 |
| Wachstumshormon (BioTropin™) | Biotech General | Wachstumshormon-Defizienz bei Kindern | 1995 |
| Wachstumshormon (Norditropin®) | Novo Nordisk | Wachstumshormon-Defizienz bei Kindern | 1995 |
| Wachstumshormon (Genotropin®) | Pharmacia & Upjohn | Wachstumshormon-Defizienz bei Kindern | 1995 |
| | | Wachstumshormon-Defizienz bei Erwachsenen | 1997 |
| Insulin (Lispro, Humalog®) | Eli Lilly & Co | Diabetes | 1996 |
| Wachstumshormon (Serostim®) | Serono | Wasting Syndrom bei AIDS | 1996 |

**Tabelle 1.** *(Fortzetzung)*

| Produkt | Firma | Indikationen | Zulassung |
|---|---|---|---|
| anti-Myosin (Imciromab, mAb, Myoscint®) | Centocor B.V. | Diagnostik bei myokardialem Infarkt | 1996 |
| anti-Carcinoembryonic Antigen (Arcitumomab, mAb,CEA-Scan®) | Immunomedics | Diagnostik bei colorektalem Karzinom | 1996 |
| anti-40 kD Glycoprotein (Nofetumomab, mAb, Verluma™) | Karl Thomae GmbH | Diagnostik bei kleinzelligem Lungenkrebs | 1996 |
| anti-PSMA (Capromab Pentetide, mAb, Prostascint® | Cytogen Corp. | Diagnostik bei Prostatakarzinom | 1996 |
| Interferon-ß1a (Avonex®) | Biogen | Multiple Sklerose | 1996 |
| Wachstumshormon (Saizen®) | Serono | Wachstumshormon-Defizienz bei Kindern | 1996 |
| Tissue Plasminogen Activator (Rapilysin®, Reteplase™) | Boehringer Mannheim | Akuter myokardialer Infarkt | 1996 |
| Faktor IX (BeneFIX®) | Genetics Institute | Hämophilie durch Faktor IX Defizienz | 1997 |
| Follikelstimulierendes Hormon (Follistim™) | Organon | Unfruchtbarkeit | 1997 |
| Insulin (Novolin®) | Novo Nordisk | Diabetes | 1997 |
| Follikelstimulierendes Hormon (Gonal-F®) | Serono Laboratories | Unfruchtbarkeit | 1997 |
| Wachstumshormon (Genotropin®) | Pharmazia & Upjohn | Wachstumshormon-Defizienz bei Kindern<br>Wachstumshormon-Defizienz bei Erwachsenen | 1995<br>1997 |
| Interleukin-11 (Oprelvekin, Neumega®) | Genetics Institute | Thrombocytopenie bei Tumortherapie | 1997 |
| anti-CD20 (Rituximab, humanisierter mAb, Rituxan®) | Genentech | Non-Hodgkin Lymphom | 1997 |
| Interferon-alfacon-1 (Infergen®) | Amgen | Hepatitis C | 1997 |
| Platelet Derived Growth Factor, PDGF (Becaplermin, Regranex®) | Chiron/Ortho-McNeil | Fuss- und Beingangrän bei Diabetes | 1997 |
| anti-CD25 (Daclizumab, humanisierter mAb, Zenapax®) | Hoffmann-LaRoche | Nierentransplantat-Abstossung | 1997 |
| OspA Protein von Borellia (LYMErix®) | SmithKline Beecham | Prävention von Borelliose (Lyme Disease) | 1998 |

Tabelle 1. *(Fortzetzung)*

| Produkt | Firma | Indikationen | Zulassung |
|---|---|---|---|
| Thyroidstimulierendes Hormon (Thyrogen®) | Genzyme | Diagnostik von Schilddrüsenkrebs | 1998 |
| Löslicher TNF-Rezeptor (Etanercept, Enbrel®) | Immunex | Rheumatoide Arthritis | 1998 |
| anti-HER2 (Trastuzumab, humanisierter mAb, Herceptin®) | Genentech | Brustkrebs mit hoher HER2-Expression | 1998 |
| anti-TNF-Rezeptor (Infliximab, mAb, Remicade™) | Centocor B.V. | Crohn-Krankheit<br>Rheumatoide Arthritis | 1998<br>1999 |
| anti-RSV/F-Protein (Palivizumab, humanisierter mAb, Synagis™) | MedImmune | Infektion mit Respiratory Syncitial Virus | 1998 |
| Glucagon (GlucaGen®) | Novo Nordisk | Insulinkoma, hypoglykämischer Schock | 1998 |
| anti-CD25 (Basiliximab, humanisierter mAb, Simulect®) | Novartis | Nierentransplantat-Abstossung | 1998 |
| Hirudin (Lepirudin, Refludan®) | Aventis Hoechst | Heparininduzierte Thrombozytopenie Typ II | 1998 |
| IL-2/Diphterietoxin-Fusionsprotein (Denileukin difitiox, Ontak™) | Ligand Pharmaceuticals | Non-Hodgkin-Lymphom (CTCL) | 1999 |
| Faktor VIIa (NovoSeven®) | Novo Nordisk | Hämophilie A und B | 1999 |
| Pneumokokken 7-valentes Konjugatvakzin (Diphteria $CRM_{197}$ Protein, Prevnar™) | Lederle | Pneumokokkenimpfung für Säuglinge und Kleinkinder | 2000 |

Serinprotease, die von Faktor VIII reguliert wird. Diese beiden Proteine fehlen bei unterschiedlichen Formen der Hämophilie. Die konventionelle Therapie bestand in kontinuierlich verabreichten Bluttransfusionen, die sich für einen Patienten über die gesamte Lebenszeit auf tausende von Litern belaufen konnten. Aufgrund von Immunreaktionen gegen Komponenten heterologer Seren war dieses Verfahren von Anfang an problematisch. Die Tatsache, daß auf diese Weise auch Viren unentdeckt übertragen werden können, ist durch die HIV-Infektion zahlreicher Hämophilie-Patienten auf dramatische Weise ins allgemeine Bewusstsein gerufen worden. Die Therapie mit den rekombinant hergestellten Faktoren VIII und IX verbessert die Sicherheit und erhöht die Lebensqualität der Betroffenen.

Dornase alfa ist ein weiteres Beispiel für ein rekombinantes Enzym, das für eine sonst nur schwer behandelbare Erkrankung eingesetzt wird. Mukoviszidose (auch als cystische Fibrose bekannt) ist eine Erbkrankheit, bei der ein Chloridtransportkanal defekt ist. Dies äussert sich vor allem durch exzessive Mukusproduktion in der Lunge und in der Folge davon durch häufige Lungeninfektionen. Dornase alfa ist eine rekombinante Form von DNAase I, einem DNA-spaltendem Enzym. Das Enzym kann als Aerosol appliziert werden und spaltet dann DNA ausserhalb von Zellen, aber nicht innerhalb. Wenn DNA aus Zellen freigesetzt wird, so wird sie hydratisiert und bildet einen zähen Schleim; den „Faden des Lebens" kann man also durchaus als Schleimfaden aus dem Reagenzglas ziehen. In der Lunge von Mukoviszidosepatienten trägt die DNA abgestorbener Zellen zur Zähigkeit des Mukus bei. Ihre Spaltung durch Dornase alfa erleichtert das Abführen des Schleims und vermindert damit die Häufigkeit und Dauer von Lungeninfektionen. Dornase alfa war das erste neue Medikament, das die FDA in 30 Jahren gegen Mukoviszidose zugelassen hat.

## Cytokine und Hormone

Cytokine und Hormone sind Wachstums- und Differenzierungsfaktoren für Zellen, die pharmazeutisch eingesetzt werden können, wenn durch genetischen Defekt oder im Verlauf einer Krankheit nicht die wünschenswerte Menge des Faktors vorliegt. Insulin, der Inbegriff eines rekombinanten Medikaments, gehört in diese Kategorie. Insulinabhängige Diabetes wurde seit 1922 durch Substitution mit Protein behandelt, das aus Tieren stammte, vor allem von Schweinen und Rindern. Bakteriell produziertes menschliches Insulin wurde 1982 als erstes rekombinantes Medikament von der FDA zugelassen. Inzwischen sind weitere Varianten im Handel, die verbesserte praktische Eigenschaften aufweisen. Gegner der Gentechnik führen das rekombinante Insulin als Beispiel für ein problematisches Medikament an, da vereinzelt bei Patienten Immunreaktionen beobachtet werden. Solche Abstossungsreaktionen können auftreten, weil das bakteriell hergestellte Insulin anders glycosyliert ist als das im Pankreas produzierte Protein. Immunreaktionen kommen aber auch gegen tierische Insuline vor, da die Aminosäuresequenzen zwischen den verschiedenen Spezies nicht identisch sind.

Unter den weltweit umsatzstärksten Arzneimitteln sind zwei hämotopoietisch wirksame Cytokine, Erythropoietin und G-CSF. Erythropoietin stimuliert die Entwicklung von Erythrozyten aus Vorläuferzellen. Nierendefekte führen häufig zu Anämie, da die Nieren der Syntheseort für Erythropoietin sind. Als Therapie für diese renale Anämie standen früher nur häufige Transfusionen mit Spenderblut zur Verfügung, was Immunreaktionen und das Risiko viraler Infektionen mit sich brachte. Rekombinantes Erythropoietin führt zur Normalisierung der Erythrozytenentwicklung und beseitigt die Notwendigkeit von Transfusionen. G-CSF ist für die Differenzierung von neutrophilen Granulozyten notwendig. Rekombinantes G-CSF führt zu einer wesentlich beschleunigten Normalisierung bei Neutropenie infolge von Chemotherapie oder Knochenmarktransplantation. Da bei diesen Patienten eine weitgehende Immmunsuppression vorliegt, wäre die Übertragung von Spenderblut in diesen Fällen besonders problematisch.

Zur Gruppe der Cytokine gehören auch die Interferone, die vor allem für die Krebstherapie und zur Behandlung einer Reihe von viralen Erkrankungen eingesetzt werden. Rekombinantes Interferon-ß-1b ist seit 1993 für die schubförmig

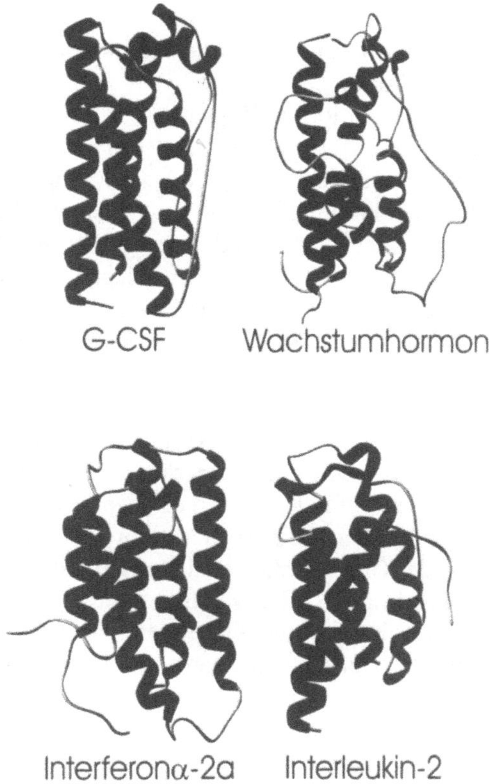


**Abb. 1.** Molekularstrukturen für vier therapeutisch wichtige Cytokine. Die vier Proteine sind aufgrund genetischer Eigenschaften und wegen ihrer ähnlichen Strukturmerkmale nahe miteinander verwandt, haben biologisch aber völlig unterschiedliche Effekte. Die Abbildung wurde freundlicherweise von Dr. Martin Hülsmeier aufgrund von Daten in der Brookhaven Protein Data Bank (http://www.pdb.bnl.gov/) erstellt

verlaufende Form von Multipler Sklerose zugelassen. Eine Auswahl von therapeutisch angewendeten Cytokinen ist in Abb. 1 dargestellt.

Neben der Verwendung von Cytokinen selbst ist in anderen Situationen auch ihre Hemmung wünschenswert. Dafür kann man nicht nur monoklonale Antikörper, sondern auch lösliche Formen von Cytokinrezeptoren verwenden. Cytokinrezeptoren sind Transmembranproteine, die auf der Zellaussenseite ihre Liganden binden und im Zellinneren mit Signalmolekülen assoziieren. Der extrazelluläre, ligandenbindende Teil kann rekombinant hergestellt und als Hemmstoff des Cytokins eingesetzt werden. Ein Fusionsprotein aus zwei extrazellulären Anteilen des TNF-Rezeptors und einem $F_C$-Antikörperfragment ist seit 1998 für die Therapie von rheumatoider Arthritis zugelassen.

## Monoklonale Antikörper

Der monoklonale Maus-Antikörper Muromonab-CD3 ist seit 1986 als Therapie gegen Transplantatabstossung zugelassen. Das betreffende Antigen, CD3, ist ein T-Zell-Rezeptor assoziiertes Protein, das für die Aktivierung der Zellen erforderlich ist. Der Antikörper hemmt CD3 und führt so zur Immunsuppression. Für die Behandlung von Abstossungsreaktionen bei Nierentransplantationen sind inzwischen auch Antikörper gegen den Interleukin-2 Rezeptor erhältlich; auch diese Reagenzien verhindern die vollständige Aktivierung von T-Zellen und wirken darum immunsuppressiv.

Bei Muromonab-CD3 handelt es sich um einen normalen Maus-Antikörper, so daß Immunreaktionen gegen das fremde Maus-Protein erfolgen. Aus diesem Grund kann es bei einer Wiederholung der Behandlung zu einer schwächeren Reaktion kommen, da während der ersten Behandlung neutralisierende Antikörper gebildet worden sind. Im ungünstigsten Fall kann sogar ein anaphylaktischer Schock ausgelöst werden. Um solche Probleme zu vermeiden, versucht man Antikörper so zu verändern, daß sie weniger immunogen werden. Da es bisher nicht gelungen ist, die Herstellung von stabilen Fusionszellen (Hybridomen) aus Tumorzellen und primären B-Zellen menschlicher Herkunft zu etablieren, ist die Verwendung von Mauszellen in absehbarer Zukuft kaum ersetzbar. Man versucht nun, bereits existierende Antikörper zu humanisieren, so daß der grösste Teil des Antikörpers durch entsprechende menschliche Abschnitte ersetzt wird. Inzwischen sind eine Reihe von solchen humanisierten Antikörpern in Verwendung. Einer dieser modifizierten Antikörper, dessen Entwicklung von besonderem Interesse der Öffentlichkeit begleitet war, ist gegen den HER2 Rezeptor gerichtet, der bei bestimmten Fällen von Brustkrebs hoch exprimiert wird. Die Zulassung ist 1998 erfolgt. Derzeit sind mindestens 26 verschiedene Antikörper für die Therapie unterschiedlicher Tumorarten in Entwicklung (10).

Ein anderer Ansatz ist die Entwicklung von Fusionsproteinen, bei denen die Antigen-erkennenden Bereiche der Antikörperketten auf völlig andere Proteine übertragen werden. Dabei wird kein Mausprotein verwendet, so daß es nicht zu einer Interspezies-Abstossung kommen kann. Bisher ist noch kein entsprechendes Produkt zugelassen.

## Rekombinante Medikamente der zweiten Generation

Die erste Generation der rekombinanten Medikamente umfasste Substanzen, die körpereigenen Proteinen entsprachen. Ein wichtiger Gesichtspunkt war hier eben diese Identität von natürlichem und rekombinantem Produkt, die für die Wirkungsspezifität und Verträglichkeit der Medikamente wichtig ist. Trotzdem gibt es viele Anwendungen, bei denen veränderte Proteine mit entsprechend neuen Eigenschaften Vorteile aufweisen. Die Entwicklung einer zweiten Generation von rekombinanten Medikamenten zielt auf die rationale Modifikation der von der Natur vorgegebenen Proteine.

Ein Beispiel dafür ist das rekombinante Interferon-ß (Betaseron®), das für die Therapie von Multipler Sklerose eingesetzt wird. Natürliches Interferon-ß hat drei Cystein-Reste, von denen in der rekombinanten Version einer gegen Serin ausgetauscht wurde. Das hat zur Folge, daß sich nur noch die beiden korrekten Reste zu einer Disulfidbrücke verbinden können und damit die Ausbeute bei der Herstellung des Proteins wesentlich besser wird (11). An den biologischen Eigenschaften ändert sich dabei nichts. Es ist inzwischen gezeigt worden, daß durch den Austausch von acht weiteren Aminosäuren auch die Löslichkeit des Proteins stark verbessert werden kann, ohne daß die biologische Wirksamkeit darunter leidet (12).

Insulin muß von Diabetikern normalerweise 30 - 45 min vor einer Mahlzeit injiziert werden. Lispro, eine mutierte Form des menschlichen Insulins, wird 15 min vor der Nahrungsaufnahme angewendet (3). Dies ermöglicht es dem Diabetiker, sich zu einer spontanen Mahlzeit zu entscheiden, was für die Betroffenen angenehm ist und die Einhaltung der erforderlichen Disziplin erleichtert. Inzwischen sind auch Mischungen von normalem, langsamer wirkendem, und modifiziertem, schnell agierendem Insulin erhältlich.

Im Fall von Tissue Plaminogen Aktivator (tPA) ist das Problem nicht eine zu langsame, sondern eine zu schnell verlaufende Wirkung. Das rekombinante Protein wird erfolgreich zur Auflösung von Fibrinaggregaten beim akuten Myokardinfarkt eingesetzt. Die Natur hat tPA aber nicht für diese Extremsituation optimiert, sondern für weniger dramatisch verlaufende Regulationsprozesse in der Blutgerinnung. Rapilysin® (Reteplase®), eine modifizierte Form von tPA, hat eine von 3–5 min auf 18–20 min verlängerte Halbwertszeit im Serum und bietet damit eine wesentlich günstigere Pharmakokinetik vereint mit hoher Wirksamkeit für die Auflösung von Blutgerinnseln (6, 13). Im Fall von Rapilysin® wurden nicht nur einige Aminosäuren ausgetauscht, sondern grosse Teile des Proteins deletiert, so daß das neue Produkt wesentlich kleiner ist. Die Verträglichkeit für den Organismus leidet darunter nicht, da das verbleibende Proteinfragment ja auch auf körpereigene Strukturen zurückgeht.

Es gibt derzeit viele neue Ansätze zu rationalem Proteindesign. Die Molekularbiologie ergänzt sich hier mit der immer weiter fortschreitenden Aufklärung der dreidimensionalen Strukturen von Proteinen. Diese Arbeiten ermöglichen ein molekulares Verständnis der Eigenschaften dieser Proteine und ebnen so den Weg zu ihrer rationalen Modifikation. Ein Beispiel dafür sind die Cytokine, deren Wirkungsmechanismus darauf beruht, daß sie die Dimerisierung oder Oligomerisierung eines Rezeptorkomplexes auslösen. Durch geziele Mutation kann man die Bindungsstelle für eine Rezeptoruntereinheit zerstören. Auf diese Weise erhält man Antagonisten die den Rezeptor blockieren, ohne die aktivierende Dimerisierung induzieren zu können. Die Verwendung solcher Cytokinantagonisten könnte dort sinnvoll sein, wo die Synthese von Cytokinen pathologische Wirkungen hat, etwa bei den allergischen Erkrankungen (14).

Ein Beispiel für ein in seinen Eigenschaften völlig verändertes Cytokin ist ein Fusionsprotein aus Interleukin-2 und einem Diphterietoxin. Rekombinantes Interleukin-2 ist bereits seit 1992 für die Behandlung bestimmter Tumoren zugelassen. Die Aufgabe des rekombinanten Cytokins ist dabei die Stimulierung des Immunsystems zur Tumorbekämpfung. Das neue Produkt Denileukin difitiox wurde 1999 für die Therapie von Fällen des Non-Hodgkin Lymphoms zugelassen, bei denen die Tumorzellen hohe Spiegel das Interleukin-2 Rezeptorproteins CD25 exprimieren. Interleukin-2 dient in diesem Fall dazu, das gentechnisch angekoppelte Toxin spezifisch an die Tumorzellen zu binden. Nach der Liganden-induzierten Endozytose des Rezeptorkomplexes kann das Toxin die Tumorzelle abtöten. Inzwischen wird auch eine Reihe von „Immunotoxinen" entwickelt, die aus einem Antikörperfragment gegen einen Tumormarker und einem geeigneten Toxin bestehen (15).

## Wirkstoffdesign und Gentherapie

Proteine können nicht nur selber als Therapeutika verwendet werden, sondern sie können auch Leitstrukturen für die Entwicklung kleinmolekularer, synthetischer Substanzen sein. Die dreidimensionalen Strukturen vieler Proteine sind bekannt und es existieren auch bereits Strukturmodelle für Komplexe aus therapeutischen Proteinen und ihren Zielstrukturen. Trotz dieser oft guten Kenntnisse gestaltet sich die Suche nach kleinmolekularen Analoga schwierig. Es gibt zum Beispiel immer noch keinen synthetischen Ersatz für Insulin, das bereits 1926 kristallisiert und 1955 als erstes Protein überhaupt vollständig sequenziert wurde. Obwohl Insulin also seit langem sehr gut erforscht ist und ein grosser Markt für die Anwendung eines funktionellen Analogs bestehen würde, ist bisher keine entsprechende kleinmolekulare Substanz gefunden worden.

Die Entwicklung kleiner Analoga stösst auf Probleme, da die nötige Kombination aus Bindungstärke und Spezifität nur schwer herzustellen ist. Auch im Lauf der Evolution ist dieses Problem in der Regel durch Protein-Liganden und -Rezeptoren gelöst worden. Es ist also nicht damit zu rechnen, daß Proteine als Medikamente bald in grossem Umfang durch andere Substanzen ersetzt werden können. Aus diesem Grund versucht man, die Beschränkungen von Proteintherapeutika durch neue Strategien zu umgehen.

Es wurde bereits darauf hingewiesen, daß Proteine normalerweise nicht oral verabreicht werden können. Dieses Problem könnte sich vermeiden lassen, wenn therapeutisch wirksame Proteine in Zukunft nicht mehr industriell hergestellt, sondern durch Zellen des Patienten selbst produziert werden. Diesen Ansatz beschreitet die Gentherapie, bei der über geeignete Vektoren das gewünschte Gen in körpereigene Zellen eingeschleust werden soll.

Versuche dazu gibt es vor allem bei der Tumortherapie, da es sich hier um die Weiterführung eines bereits etablierten Behandlungsverfahrens handelt. T-Zellen von Patienten werden unter Zugabe von Interleukin-2 in vitro kultiviert, um so die immunsuppressiven Eigenschaften des Tumors zu umgehen und nach Rückgabe der aktivierten T-Zellen eine Immunabstossung des Tumors zu erreichen. Interleukin-2 kann auch direkt als Medikament verwendet werden, was etwa im Fall von metastasiertem Nierenkarzinom getan wird. Die entsprechende Behandlung hat jedoch erhebliche Nebenwirkungen und muß häufig abgebrochen werden (16). Als Alternative zu beiden Ansätzen versucht man nun, T-Zellen des Patienten in vitro so zu verändern, daß die Zellen verstärkt Interleukin-2 produzieren. Später im Körper sollten diese Tumor-spezifischen T-Zellen weiter Interleukin-2 herstellen, das Immunsystem stimulieren und zu einer besseren Tumorabstossung führen. Da in diesem Fall das rekombinante Medikament nicht systemisch appliziert, sondern vor Ort produziert wird, sollten auch die Nebenwirkungen geringer ausfallen.

Zur Produktion therapeutischer Proteine im Körper müssen nicht unbedingt Zellen des Patienten verwendet werden. Es gibt eine Reihe von Ansätzen, Zellen in Mikrosphären aus natürlichen Alginaten oder synthetischen Polymeren zu verkapseln, um eine lokalisierte und dauerhafte Produktion des gewünschten Proteins zu erreichen (17). Der grosse Vorteil dieser Methode liegt darin, daß bereits etablierte, gut funktionierende Zell-Linien verwendet werden können. Es muß sich dabei nicht einmal um menschliche Zellen handeln. Da die Zellen verkapselt sind, gibt es keinen direkten Kontakt mit dem Immunsystem des Empfängers und daher keine Immunabstossung. Die Porengrösse der Kapseln schliesst antigenpräsentierende Zellen aus, erlaubt aber Nährstoffen und den produzierten Proteinen freien Durchtritt. Im Tierversuch wurden bereits eine Reihe von transgenen Zellen auf diese Weise getestet, unter anderem für Faktor IX, Wachstumshormon, Erythropoietin, ß-Glucuronidase und die Nervenwachstumsfaktoren NGF und CNTF (17).

Die Gentherapie stellt so die dritte Generation der Therapie mit rekombinanten Proteinen dar. Der Syntheseort wird in den Körper des Patienten verlagert. Dies ist als Prinzip nicht ganz neu; auch bei der Vakzinierung besteht der therapeutische Effekt ja darin, daß der Körper selbst bestimmte erwünschte Substanzen produziert, nämlich antigen-spezifische Antikörper. Die Möglichkeit, auch andere Proteine herstellen zu lassen, wäre ein radikaler Schritt voran, der vor allem für die Behandlung von Erbkrankheiten und für die gezielte Manipulation des Immunsystems intensiv untersucht wird. Es ist bisher noch nicht abzusehen, ob diese dritte Generation der Entwicklung rekombinanter Pharmaka ähnlich schnell verlaufen wird wie bisher, oder ob Probleme des Delivery oder der Sicherheit ein dauerhaftes Hindernis darstellen. Bei der Einschätzung der zukünftigen Entwicklung auf dem Gebiet rekombinanter Medikamente ist eine gesunde Skepsis durchaus angebracht, in der Vergangenheit haben die Optimisten aber doch sehr häufig recht behalten.

## Literatur


1. Jackson DH, Symons RH, Berg P. Biochemical method for inserting new genetic information into DNA of Simian Virus 40: circular SV40 DNA molecules containing lambda phage genes and the galactose operon of Escherichia coli. Proc. Natl. Acad. Sci. USA 1972;69:2904–2909.
2. Cohen SN, Chang ACY, Boyer HW, Helling, RB. Construction of biologically functional bacterial plasmids in vivo. Proc. Natl. Acad. Sci. USA 1973;70:3240–3244.
3. Steinberg FM, Raso J. Biotech pharmaceuticals and biotherapy: An overview. J. Pharm. Pharmaceut. Sci. 1998;1:48–59.
4. Schnieke AE, Kind AJ, Ritchie WA, Mycock K, Scott AR, Ritchie M, et al. Human factor IX transgenic sheep produced by transfer of nuclei from transfected fetal fibroblasts. Science 1997;278:2130–2133.
5. Arekawa T, Chong DKX, Langridge WHR. Efficacy of a food plant-based oral cholera toxin B subunit vaccine. Nature Biotechnology 1998;16:292–297.
6. Buckel P. Towards a new natural medicine. Naturwissenschaften 1998;85:155–163.
7. Bienz-Tadmor B, Dicerbo PA, Tadmor G, Lasagna L. Biopharmaceuticals and conventional drugs: Clinical success rates. Biotechnology 1992;10:521–525.
8. Struck M-M. Biopharmaceutical R&D success rates and development times. Biotechnology 1994;12:674–677.
9. Anon. The world health report 1996 – fighting disease, fostering development. World Health Forum 1997;18:1–8.
10. Miller M. To build a better mousetrap, use human parts. J. Natl. Cancer Inst. 1998;90:14–16.
11. Mark DF, Lu SD, Creasey AA, Yamamoto R, Lin LS. Site-specific mutagenesis of the human fibroblast interferon gene. Proc. Natl. Acad. Sci. USA 1984;81:5662–5666.
12. Schneider-Fresenius C, Otto B. Proteindesign am Beispiel des Interferon-beta. GIT Labor-Fachzeitschrift 1999;43, No. 1:32–34.
13. Buckel P. Recombinant proteins for therapy. Trends Pharm. Sci. 1996;17:450–456.

14. Grunewald SM, Duschl A. Cytokinhemmstoffe als neues Therapiekonzept bei Sofortallegien. BIOspektrum 1997;3(6):28–29.
15. Reiter Y, Pastan I. Recombinant Fv immunotoxins and Fv fragments as novel agents for cancer therapy and diagnosis. Trends Biotechnol. 1998;16:513–519.
16. Baluna R, Vitetta ES. Vascular leak syndrome: a side effect of immunotherapy. Immunopharmacology 1997;37:117–132.
17. Chang PL, van Raamsdonk JM, Hortelano G, Barsoum SC, MacDonald NC, Stockley TL. The in vivo delivery of heterologous proteins by microencapsulated recombinant cells. Trends Biotechnol. Sci. 1999;17:78–83.

# KAPITEL 21

# Auf dem Weg zu einer neuen Naturmedizin

P. Buckel


## Zusammenfassung

Die unter dem Begriff „Naturmedizin" zusammengefassten Alternativen oder Ergänzungen zur Schulmedizin erfreuen sich seit mehreren Jahren einer rasch zunehmenden Beliebtheit. Ein oft falsch verstandener Naturbegriff im Zusammenhang mit diesen Heilmethoden führt zur Unterbewertung der Risiken bei unsachgemäßer Anwendung. Der eigentliche Anspruch der traditionellen Naturmedizin, die Mobilisierung der körpereigenen Kräfte gegen Krankheiten, wird jedoch mehr und mehr durch eine neue, rationale Medizin, die Molekularen Medizin, realisierbar. Dazu stehen eine Reihe körpereigener Naturstoffe der Medizin bereits zur Verfügung. Durch die Gentechnik ist es möglich geworden, Humanproteine wie Erythropoietin als Arzneimittel in hochreiner Form herzustellen. Auch unser zunehmendes Verständnis der Funktion unserer Gene und die daraus beschreibbaren molekularen Mechanismen von Krankheiten helfen uns immer mehr den körpereigenen Baukasten zu nutzen. Neue Verfahren wie die Gentherapie ermöglichen uns in Zukunft noch spezifischer die natürlichen Bedingungen im gesunden Körper nachzuvollziehen, um Krankheiten zu heilen. Die Aktivierung unseres Immunsystems gegen Krebs wird eine dieser Anwendungen sein.

Die vollständige Entschlüsselung des menschlichen Genoms wird nicht nur dazu beitragen, dass Krankheiten früher erkannt und möglicherweise vermieden werden können. Krankheiten sind auch auf molekularer Ebene genauer und individueller beschreibbar, wodurch eine gezielte patientenspezifische Heilung denkbar wird.


## Einleitung

Der Begriff „Naturmedizin" ist nicht klar definiert [5]. Er umfaßt sogenannte „natürliche" Anwendungen, wie zum Beispiel Bäder, Massagen, Thermo- oder Bewegungstherapien. Aber auch Akupunktur, Eigenblutübertragung, Ernährungstherapien und andere mehr. Eine zunehmende Bedeutung haben Heilmittel aus der Natur, wie zum Beispiel Tees, Pflanzenextrakte, Enzyme oder homöopathische Formulierungen. Viele „natürliche" Heilverfahren beanspruchen eine ganzheitliche Betrachtung des Patienten in seinem sozialen und ökologischen Umfeld.

Im allgemeinen zielen Naturheilverfahren auf die Aktivierung der körpereigenen Heilkräfte ab, vor allem bei chronischen Erkrankungen und Rehabilitation.

Für diese oft auch als „alternative" Heilverfahren bezeichneten Methoden fehlen im Sinne von Arzneimittelgesetzen meist kontrollierte klinische Studien. Damit sind klare Aussagen zur Wirksamkeit und Unbedenklichkeit nicht möglich.

Unbeeinflusst davon boomt diese Alternativ-Medizin seit mehreren Jahren weltweit. Allein in Deutschland bevorzugen laut Allensbach Institut zwei Drittel der Befragten pflanzliche Produkte gegenüber synthetischen Arzneimitteln [11]. 1996 erreichte der Markt für diese „Naturprodukte" in Deutschland bereits 2,5 Milliarden DM. Der Markt in den USA liegt in der gleichen Größenordnung mit einem jährlichen Wachstum von 20% [19].

Diese Entwicklung könnte ihre Erklärung in dem allgemein zu beobachtenden Bedürfnis nach „natürlicher" Lebensweise in unserer technisierten Welt finden. Aber auch die Enttäuschung der Patienten an der meist nur symptomatischen Behandlung von vielen chronischen oder altersbedingten Erkrankungen mit oft erheblichen Nebenwirkungen dürfte dazu beitragen.

Außerdem vermissen Patienten eine individuelle Betrachtung ihrer Krankheit und Person, die sie häufiger bei Anbietern alternativer Heilmethoden finden [3].

Unabhängig von dem zunehmend kommerziellen Angebot vermeintlich natürlicher Heilmittel, entwickelt sich eine neue Naturmedizin, die zwar noch in ihren Anfängen steht, aber einen Paradigmenwechsel in der Medizin darstellt und die Kriterien einer natürlichen und individuellen Medizin erfüllt [32].

Diese Entwicklung wird als Molekulare Medizin bezeichnet. Die Basis dazu ist die Aufklärung der molekularen Krankheitsursachen und die Anwendung dieses Wissens für die ursächliche Behandlung der Krankheit mit körpereigenen Substanzen. Der Weg zu dieser Medizin führt in die Zukunft, aber die ersten Bausteine sind bereits sichtbar. Vor allem wird die vollständige Sequenzierung und Funktionsanalyse des menschlichen Genoms und der Genome anderer (Modell-) Organismen zu einer Quantität und Qualität von Information führen, wie wir sie nie zuvor in Biologie und Medizin zur Beschreibung von Lebensvorgängen und Krankheiten zur Verfügung hatten.

Die Anwendung dieses Wissens wird es uns eines Tages ermöglichen, die individuelle Ursache einer Krankheit auf molekularer Ebene zu beschreiben und durch Einsatz und Steuerung körpereigener Stoffe die vorhandene Störung zu korrigieren.

## Die missverstandene Medizin aus der Natur

Die zur Zeit in den Industrieländern vermarktete „zurück zur Natur" Bewegung in der Medizin trägt auch ihre Risiken [10, 8]: Die amerikanische Food and Drug Administration (FDA) warnte mehrfach vor bestimmten nicht regulierten Phytopharmaka, pflanzlichen Diätzusätzen oder Tees [36, 23, 26, 1]. Rezepte und Anwendungen (Dosis) werden von den Patienten nicht mehr entsprechend traditioneller Überlieferung eingesetzt. Nach dem Motto „viel hilft viel" werden nicht verschreibungspflichtige Stoffe eingenommen. Heilpflanzen werden oft ohne Erfahrung selbst angebaut. Die Inhaltsstoffe können je nach Sorten, Standort, Ernte und

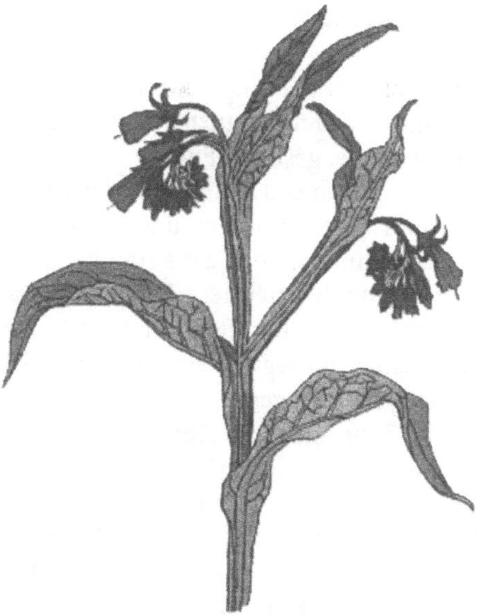

**Abb. 1.** Beinwell (Symphytum officinale). Beinwell ist eine ausdauernde Pflanze, deren Wurzelstock und Blätter mehrere Substanzen mit pharmazeutisch auffallenden Eigenschaften enthalten mit vorwiegend entzündungshemmenden und abschwellenden Wirkungen. Der Name Beinwell entstammt der früheren Anwendung bei Knochenfrakturen [12].

Aufarbeitung erheblich schwanken. Tees enthalten Herbizide und Pestizide. Heilpflanzen werden von Laien gesammelt und mit giftigen Pflanzen verwechselt. Zunehmend werden indische und chinesische Kräuter und Mixturen importiert und unkontrolliert vertrieben und eingenommen. Durch Naturstoff-Forschung werden bisher unbekannte toxische Eigenschaften von traditionellen Heilpflanzen entdeckt. So gab die FDA eine Untersuchung in Auftrag, um potentiell toxische Pyrrolizidin Alkaloide in der bekannten Heilpflanze Beinwell (Symphytum officinale) zu testen. Beinwell wurde traditionell als äußerliche Anwendung zur Abschwellung bei Knochenbrüchen verwendet [Abb. 1]. In den letzten Jahren wurden aber auch Tees angeboten, zur oralen Einnahme gegen Arthritis, Gicht und Infektionen. Die von der FDA beauftragten Forscher sammelten zum Verkauf angebotene Teeproben und fanden in Produkten bis zu neun verschiedene Pyrrolizidin Alkaloide in erheblich variierenden Konzentrationen [36]. Diese Alkaloide, die in 13 Pflanzenfamilien gefunden wurden, werden in der Leber zu reaktiven Pyrrolen metabolisiert und binden dann an freie Thiolgruppen des Lebergewebes und der roten Blutzellen. Dies führt zu der beobachteten chronischen Leberschädigung oder Venenthrombose [33].

Das ist nur eines der Beispiele aus den FDA-Mitteilungen, in denen vor einer Vielzahl von unkontrolliert verwendeten Pflanzenstoffen gewarnt wurde [19, 36].

Dies zeigt, daß Medizin aus der Natur nicht unbedingt ungefährlich ist. Gerade durch die komplexe Zusammensetzung von Pflanzeninhaltstoffen sollten intensive toxikologische und pharmakologische Untersuchungen einer breiten Anwendung von Naturstoffen, Extrakten und Tees vorausgehen. Pflanzen haben im Laufe der Evolution effektive Stoffe zur Abwehr von Freßfeinden wie auch den Menschen entwickelt. In der richtigen Dosis können diese Substanzen wirksame Arzneimittel sein. Die unkontrollierte Einnahme, im Glauben „natürliche" Stoffe seien gesund, kann zu erheblichen Schäden führen.

## Körpereigene Wirkstoffe

Die ideale Behandlung einer Krankheit wäre es, wenn es gelänge, den gesunden Zustand dadurch herzustellen, daß die natürlichen Bausteine im Körper wieder ihre normale, gesunde Funktion aufnehmen. Antibiotika sind körperfremde Naturstoffe, die dieses Ziel bei bakteriellen Infektionen erreichen können. Allerdings müssen Nebenwirkungen und Resistenzbildung beherrscht werden. Aber gerade bei den Krankheiten, die die Haupttodesursache in den Industrienationen darstellen, wie zum Beispiel Herz-Kreislauferkrankungen und Krebs, wird dieses Ziel mit klassischen Arzneimitteln relativ selten erreicht. Die meisten chemischen Wirkstoffe haben ein begrenztes therapeutische Fenster, daß heißt Wirkung und Nebenwirkung müssen gegeneinander abgewogen werden. Das beruht darauf, daß chemische Substanzen im Körper selten die hohe Spezifität von Proteinen, den vorwiegenden Funktionsträgern im natürlichen System, erreichen. Diabetes ist trotz Dauertherapie deshalb relativ gut behandelbar, weil Insulin als körpereigenes Protein in ausreichender Menge zur Verfügung steht. Bisher ist es nicht gelungen, eine niedermolekulare chemische Substanz zu finden, die die Funktion von Insulin gleichermaßen ersetzen kann.

Während humanidentisches Insulin schon seit längerem über ein technisches Verfahren aus Schweine-Insulin hergestellt werden konnte, war es nur bei wenigen menschlichen Proteinen gelungen, ausreichende Mengen für Therapiezwecke zur Verfügung zu stellen. Erst die Entwicklung der Gentechnologie machte es möglich, Humanproteine in reiner Form und großer Menge herzustellen [6, 37]. Zur Zeit sind etwa zwei Dutzend Humanproteinwirkstoffe in verschiedenen Indikationen zugelassen [Tabelle 1]. Ungefähr 250 weitere sind in klinischer Entwicklung [2].

Erythropoietin (EPO) ist ein Protein, das mit klassischen Methoden nicht zur Verfügung gestellt werden konnte. Erst mit Hilfe der Gentechnik war es möglich, EPO in großen Mengen herzustellen. EPO wird für die Differenzierung der pluripotenten Vorläuferzellen zu roten Blutzellen benötigt [18]. Das Protein mit einem Molekulargewicht von 34 kDa wird in der Niere von erwachsenen Menschen synthetisiert. Patienten mit einem chronischen Nierenversagen entwickeln eine sogenannte Renale Anämie, weil sie nicht länger in der Lage sind, ausreichend EPO zur Stimulation der Retikulozyten-Reifung zu produzieren. Diese Patienten müssen sich einer regelmäßigen Dialyse-Behandlung als Ersatz für ihre fehlende Nierenfunktion unterziehen. Außerdem sind oft Bluttransfusionen nötig, um eine ausreichende Sauerstofftransportfunktion im Blutkreislauf aufrechtzuerhalten. In den meisten Fällen ist die Lebensqualität dieser Patienten erheblich beeinträchtigt. Müdigkeit, Schwäche und Kältegefühl, besonders in den Extremitäten, sind typische Symptome. Häufige Bluttransfusionen können andererseits durch Eisenüberfrachtung zu Lebertoxizität und Herzschädigung führen. Mehrfache Transfusionen erhöhen auch das Risiko der Übertragung von Infektionskrankheiten wie Hepatitis, Cytomegalie, HIV etc.

Als vor zehn Jahren rekombinantes Erythropoietin verfügbar war, wurde sehr schnell deutlich, dass die Substitution mit diesem Protein innerhalb weniger Wochen zur Produktion einer ausreichenden Anzahl von roten Blutzellen führt, so dass Bluttransfusionen spätestens in einigen Monaten für alle Patienten überflüssig wurden [4]. Die meisten Patienten berichteten über eine deutliche Verbesserung

**Tabelle 1.** Auswahl zugelassener rekombinanter und therapeutischer Proteine oder Vakzine

| Produkt Name | Firma | Erste Indikation | Datum der Erstzulassung in den USA |
|---|---|---|---|
| Humulin® (Human Insulin) | Eli Lilly & Co | Diabetes | 1982 |
| Protropin® (Humanes Wachstumshormon) | Genentech | Wachstumshormon-Mangel bei Kindern | 1985 |
| Intron A® (Interferon α-2b) | Schering-Plough | Haarzell Leukämie | 1986 |
| Roferon®-A (Interferon α-2a) | Hoffmann-LaRoche | Haarzell Leukämie | 1986 |
| Recombivax HB (Hepatitis B Vakzine) | Merck (MSD) | Prävention von Hepatitis B | 1986 |
| Activase® (Gewebe Plasminogen-Aktivator | Genentech | Akuter Herzinfarkt | 1987 |
| EPOGEN® (Erythropoietin) | Amgen | Renale Anämie | 1989 |
| Engerix-B® (Hepatitis B Vakzine) | SmithKline Beecham | Prävention von Hepatitis B | 1989 |
| Alferon®N (Interferon α-n3) | Interferon Sciences | Genital Warzen | 1989 |
| Actimmune® (Interferon γ-1b) | Amgen | Chronische Granulomatosis | 1990 |
| NEUPOGEN® (G-CSF) | Amgen | Chemotherapie induzierte Neutropenie | 1991 |
| Leukine (GM-CSF) | Immunex | Autologe Knochenmarkstrans plantation | 1991 |
| Proleukin® (Interleukin-2) | Chiron | Renales Zell-Karzinom | 1992 |
| Recombinate® (Faktor VIII) | Genetics Institute | Hämophilie A | 1992 |
| Betaseron® (Interferon β-1b) | Chiron | Multiple Sklerose | 1993 |
| Pulmozyme® (DNase) | Genentech | Cystische Fibrose | 1993 |
| Nutropin® (Somatotropin) | Genentech | Wachstumsdefekt bei Kindern aufgrund von chronisch renaler Insuffizienz | 1994 |
| Cerezyme (Glukozerebrosidase) | Genzyme | Gaucher´s Krankheit | 1994 |
| ReoPro® (recFabPIIb/IIIa) | Centocor | Angioplastie in koronaren Arterien | 1994 |
| Rapilysin® (rec Plasminogen Aktivator) | Boehringer Mannheim | Akuter Herzinfarkt | 1996 |
| Humalog® (Insulin Lispro) | Eli Lilly & Co | Diabetes | 1996 |
| BeneFix® (Faktor IX) | Genetic Institute Inc. | Hämophilie B | 1997 |

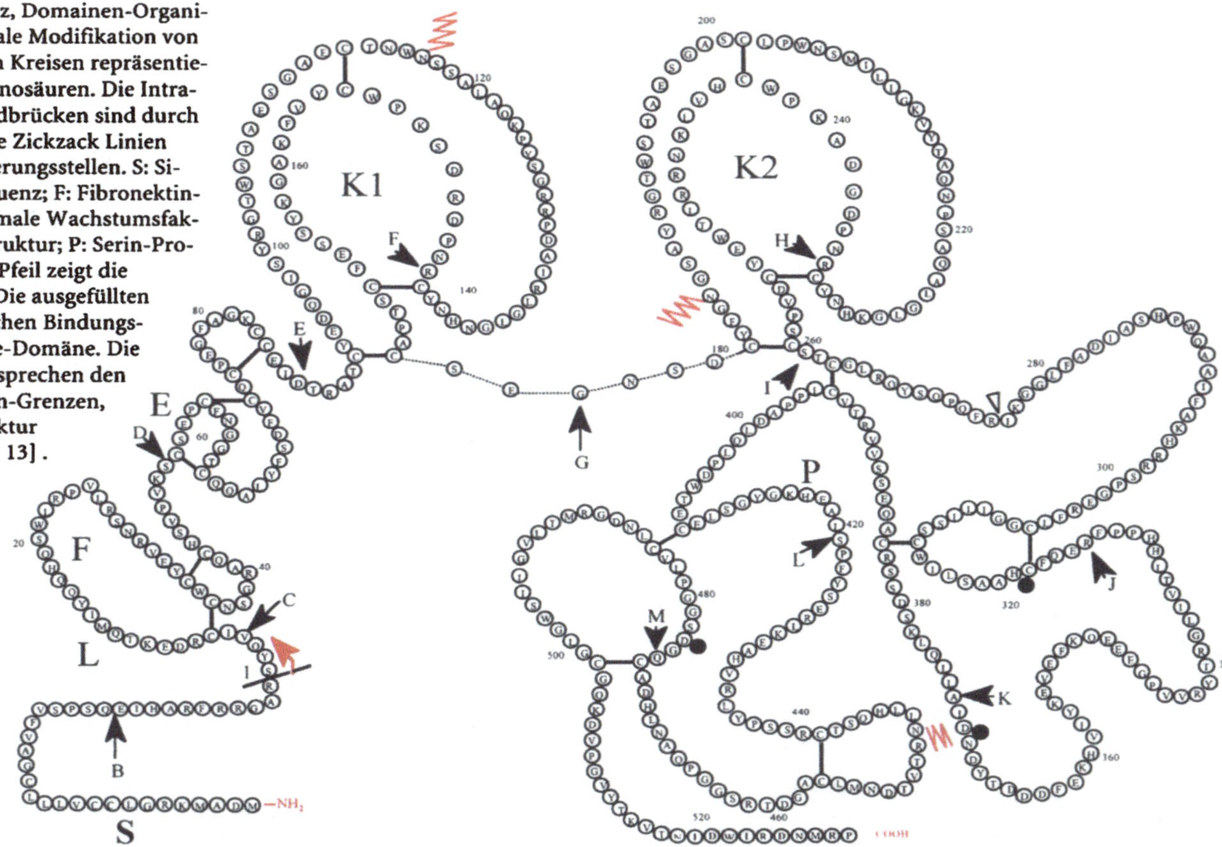


**Abb. 2.** Amonisäuresequenz, Domainen-Organisation und posttranslationale Modifikation von tPA. Die Buchstaben in den Kreisen repräsentieren die verschiedenen Aminosäuren. Die Intra- und Inter-Ketten-Disulphidbrücken sind durch Balken gekennzeichnet. Die Zickzack Linien kennzeichnen N-Glykosilierungsstellen. S: Signal-Peptid; L: Leader-Sequenz; F: Fibronektin-Finger-Domäne; E: Epidermale Wachstumsfaktor Domäne; K: Kringel-Struktur; P: Serin-Protease-Domäne. Der offene Pfeil zeigt die proteolytische Spaltstelle. Die ausgefüllten Kreise zeigen die katalytischen Bindungsstellen in der Serinprotease-Domäne. Die schwarzen Pfeile B - M entsprechen den Positionen der Intron-Exon-Grenzen, abgeleitet von der Genstruktur (Modifiziert nach Harris) [ 13] .

ihrer Lebensqualität: ihre körperliche Leistungsfähigkeit, ihre Lebensfreude, Sexualfunktion, geistige Leistungsfähigkeit und Stabilität in Stress-Situationen nahmen zu.

Ungefähr 300.000 Patienten mit terminalem Nierenversagen werden zur Zeit weltweit mit konventioneller Dialyse behandelt und über 50 % dieser Patienten erhalten EPO. Ihr Befinden hat sich dank der Verfügbarkeit dieses körpereigenen, humanen Proteins erheblich verbessert.

Das Beispiel EPO zeigt, ebenso wie wir es von Insulin kennen, dass Humanproteine nicht nur zur Substitution bei genetischen Defekten wie Zwergwuchs (Wachstumshormone) oder Hämophilie (Faktor VIII oder IX) eingesetzt werden können, sondern auch zur erfolgreichen Behandlung von erworbenen Krankheiten.

## Verwendung von Strukturelementen, die von der Natur vorgegeben sind

Proteine wurden im Laufe der Evolution auf ihre spezifische Funktion hin optimert. Das gilt im allgemeinen für ihre Aufgabe im gesunden Organismus, aber auch zur Korrektur von Störungen. So ist unser Gerinnungssystem außerordentlich intelligent aufgebaut, um rasch auf Störungen zu reagieren. Eine wichtige Rolle spielt dabei die Plasminogenaktivierung, die über Plasmin zur schnellen Auflösung von Fibrinvernetzungen führt, wie dies in unseren Gefäßen bei kleineren Schädigungen ständig auftritt. Das System ist allerdings meist nicht in der Lage auf massive Blockierung der Gefäße, wie sie zum Beispiel beim Herzinfarkt auftreten, zu reagieren. Es wurde jedoch gezeigt, daß der vom Gefäß produzierte Gewebe-Plasminogenaktivator (tPA = tissue plasminogen activator), in größeren Mengen zugegeben, in der Lage ist, Gefäßverschlüsse zu öffnen. Deshalb wurde humanes tPA als Arzneimittel entwickelt [28, 38] und ist inzwischen ein erfolgreiches Produkt.

Wie bereits erwähnt, ist tPA von der Natur nicht für die Extremsituation „Herzinfarkt" konstruiert worden, sondern für die Feinregulierung bei normalen Gerinnungsabläufen. Deshalb hat man sich nach Aufklärung der Primär- und Sekundärstruktur von tPA Gedanken gemacht, welche Rolle die dabei entdeckten Strukturelemente für den Einsatz im Krankheitsprozeß spielen [Abb. 2]. Dabei fallen Strukturen wie die Fibrinfinger-Domäne (F), die Epidermal-Growth-Factor-Domäne (E), die zwei Kringel-Domänen (K1 und K2) sowie die Protease-Domäne (P) auf [13]. Interessanterweise kommen diese Bausteine nicht nur im tPA-Molekül vor, sondern auch in vielen anderen Proteinen des Gerinnungs- und Blutsystems [27]. Das heißt, die Natur hat sich aus einem Baukasten von Strukturelementen, die bereits auf Genebene (Exons) vorliegen [28], funktionelle Moleküle zusammengebaut, die den jeweiligen Anforderungen genügen.

Für die „extreme" Anwendung beim Herzinfarkt ist jedoch tPA nicht das optimale Molekül: Die Verweilzeit im Blutkreislauf (Halbwertszeit) ist zu kurz, das Molekül ist sehr groß und nur verdünnt löslich. Das hat Auswirkungen auf die rasche und ausreichende Verfügbarkeit in hoher Konzentration am Gefäßverschluß, die Fähigkeit ins Fibrin-Netz einzudringen und auf die medizinische Applikation.

Durch ausführliche Studien konnte die Funktion der einzelnen Domänen von tPA aufgeklärt und ein Protein entwickelt werden, das nur noch aus der zweiten Kringeldomäne (K2) und der Protease (P) ohne Zuckerreste (Glykosilierung) besteht [17, 16]. Klinische Studien haben gezeigt, daß diese der Natur nachempfundenen Substanz, die der Wirkstoff des seit 1996 verwendeten Fertigarzneimittels Rapilysin ist, ideale pharmakokinetische Eigenschaften besitzt und zu rascher Lyse des Clots beim Herzinfarkt führt [34, 35, 41]. Dieses Beispiel zeigt, daß sich die Natur einen Baukasten von Strukturelementen bereitgestellt hat, der genutzt werden kann, um Arzneimittel zu entwickeln, die vom Menschen kommen und vom Körper als „natürlich" betrachtet werden.

Proteine haben in vielen Fällen als Arzneimittel allerdings den Nachteil, daß sie erstens teuer in der Herstellung sind und zweitens von außen in die Blutbahn gebracht werden müssen. In einer akuten Situation wie beim Herzinfarkt ist die Injektion von Rapilysin kein Problem. Man will ja gerade nur eine kurzfristige, lokale Funktion dieser Anwendung. Im Falle von Erythropoietin ist das auch kein Problem, wenn Dialysepatienten behandelt werden, weil durch den Dialysevorgang sowieso eine Kanüle angelegt wird, über die EPO appliziert werden kann. In anderen Fällen wäre es angenehmer, den Wirkstoff zum Beispiel oral einnehmen zu können. Bei Proteinen ist dies bisher nicht möglich. Deshalb wird zur Zeit intensiv daran gearbeitet mit niedermolekularen Substanzen die Funktion von Proteinen nachzuahmen oder in ihre Wirkung oder Regulation einzugreifen. Man würde also Arzneimittel im herkömmlichen Sinn entwickeln (zum Beispiel Tabletten), die die Funktion von Proteinen imitieren („functional mimicry"). Am Beispiel von EPO ist man bereits auf dem Weg dazu [20, 42]. Allerdings bleibt am Ende die Frage, wie schon oben angesprochen, ob solche Substanzen für die jeweilige Anwendung ausreichend spezifisch sein werden oder ob Nebenwirkungen in Kauf genommen werden müssen. Im Falle von EPO oder Insulin als Beispiel muß eine niedermolekulare Substanz mit der hohen Verträglichkeit der natürlichen Proteine konkurrieren können, um eine Chance in der Therapie zu haben.

## In vivo Herstellung von Proteinen

Wie schon erwähnt, ist es vor allem bei chronischen Erkrankungen, bei denen ein Wirkstoff über lange Zeit gegeben werden muß (zum Beispiel Insulin, EPO), oder bei genetischen Krankheiten, wenn das fehlende Genprodukt ein Leben lang substituiert werden muß (zum Beispiel Faktor VIII, IX), ein Nachteil, daß Proteine von außen zugegeben werden müssen. Abgesehen von Kosten und Unannehmlichkeiten, die regelmäßige Injektionen mit sich bringen, wird auch kein gleichbleibender physiologischer Spiegel des Wirkstoffes erreicht. Vor allem wenn der Wirkstoff abhängig vom Stoffwechsel reguliert werden muß (zum Beispiel Insulin) oder nur lokal zur Informationsübertragung zwischen Zellen benötigt wird (zum Beispiel Lymphokine) oder sogar nur intrazellulär wirksam ist (zum Beispiel Zellzyklus-Regulatoren), reichen die bisherigen Applikationsformen von Proteinen nicht aus. Aber gerade dies wären die Anwendungen von Proteinen in der Medizin, die eine breite Palette von kausalen Therapien mit den Wirkstoffen des eigenen Körpers erlauben würden.

Deshalb sind auch die Erwartungen an die „in vivo Herstellung" von Proteinen (auch Gentherapie genannt) sehr hoch. Es käme der natürlichen Situation im gesunden Zustand sehr nahe, wenn es zum Beispiel gelänge, einem Typ I Diabetiker das Insulin-Gen einschließlich der zur glukoseabhängigen Regulation notwendigen Genfunktionen in geeignete Zellen (zum Beispiel Leber) einzubauen, und wenn diese Zellen dann Insulin in ausreichender Menge, abhängig von der Nahrungsaufnahme, produzieren würden.

Dieses Ziel liegt noch in der Zukunft, weil die notwendigen Gene und Regulationselemente bisher erst teilweise entdeckt sind. Auch fehlen noch ausreichend effiziente und sichere Gentransfersysteme und eine stabile und wirksame Genexpression im menschlichen Gewebe [31].

Aber dies sind keine unüberwindbaren Hürden. Die fehlenden Gene werden in den kommenden Jahren gefunden werden, und die Vektorsysteme werden kontinuierlich verbessert [39]. Im Falle von Erythropoietin ist es bereits im Tiermodell gelungen, eine stabile und langanhaltende Expression von therapeutischen Serumspiegeln in verschiedenen Systemen zu erreichen [25]. Eine signifikante Erhöhung der Anzahl von roten Blutzellen war über mehrere Monate zu beobachten. Wenn einmal verläßliche Methoden zur Regulation der transgenen Expression zur Verfügung stehen, könnten Indikationen wie ß-Thalassämie oder Sichelzellanämie mit dieser Methode behandelt werden. Es wurde nämlich gezeigt, daß wiederholt hohe Dosen von rekombinantem humanen EPO fötales Globin induzieren können. Behandelte Patienten weisen eine erhöhte HbF-Synthese auf, eine Reduktion der Polymerisation von abnormalem sickle-cell-Hämoglobin (HbS) und eine Verbesserung in der Funktion der Erythrozyten. In Thalassämie-Patienten konnte eine Verbesserung der Anämie erzielt werden [25].

Dieses Beispiel zeigt, wenn die noch vorhandenen technischen Hürden überwunden sind, werden mit diesen Methoden neue Therapien, die auf Heilwirkungen unserer körpereigenen Stoffe beruhen, möglich sein.

## Aktivierung des Immunsystems durch Gentherapie

Wie anfangs erwähnt, zielen viele traditionelle Naturheilverfahren darauf ab, die körpereigenen Heilkräfte zu aktivieren. Auch die Schulmedizin verwendet dieses Prinzip sehr erfolgreich bei der Anwendung von Impfstoffen. Die Vakzinierung gegen Infektionskrankheiten wie zum Beispiel Kinderlähmung (Polio) oder Pokken ist eine der ganz großen Errungenschaften der Medizin. Auch ein großer Teil der derzeit laufenden Gentherapie-Ansätze, vor allem in der Tumortherapie, fokussieren sich auf die Aktivierung der zellulären Immunantwort [14]. Unser zunehmendes Verständnis der Th1 und Th2 Differenzierungswege der involvierten Cytokine, die die relevanten T-Zellklassen definieren, machen es immer mehr möglich, Wege zu beschreiben, wie unser Immunsystem für bestimmte Aufgaben aktiviert werden kann [24].

So konnte zum Beispiel kürzlich im Tiermodell gezeigt werden, daß durch eine Expression von Interleukin 12 und dem co-stimulatorischen Molekül B7-1 mit Hilfe eines Adenovirus-Vektors eine komplette Tumorregression in 70 % der behandelten Tiere erreicht werden konnte [29]. Interessanterweise blieben die geheilten Tiere tumorfrei, wenn sie mit frischen Tumorzellen gechallenged wurden. Dies legt die Vermutung nahe, daß durch den Gentransfer in den Tumor eine schützende Immunität induziert worden ist. Diese Art der Therapie würde eine neue Qualität im Kampf gegen metastasierende Tumoren darstellen.

Auch dieses Beispiel zeigt, daß unser zunehmendes Verständnis der molekularen Mechanismen von kranken und gesunden Funktionen unseres Körpers die Basis für neue Strategien zur Heilung von Krankheiten mit unseren körpereigenen Stoffen sein kann.

## Individualisierung der Medizin

In Kürze werden alle Gene des Menschen und vieler anderer Organismen sequenziert sein [30]. Schon heute sind eine Vielzahl von Bakterien und höherer Lebenswesen vollständig oder teilweise analysiert [Tabelle 2]. Die komplette Funktionsanalyse wird zwar noch Jahrzehnte dauern, aber dennoch nimmt unser Wissen über funktionelle Zusammenhänge in biologischen Systemen rapide zu. Wir sind nicht nur immer mehr in der Lage, Krankheitsprozesse auf molekularer Ebene zu beschreiben und dafür gezielte Therapien zu entwickeln, wir erkennen auch mehr und mehr die individuellen Unterschiede bei gleichen Krankheiten von verschiedenen Patienten. Genotyp-Phänotyp-Korrelationen führen zum Auffinden von allelspezifischen Variationen bei Patienten [9] und zur gezielten Auswahl von Patienten für die am besten geeignete Therapie [21, 22]. Im Prinzip ist es denkbar, eine Tages sämtliche Gene oder Genprodukte des Menschen auf einen Chip zu bringen [40], um damit individuelle Muster einer Krankheit zu diagnostizieren. Das ist dann ein weiterer Schritt, der die Möglichkeiten der molekularen (Natur-) Medizin unterstützt. Die Kombination dieser genbasierten Diagnose und einer darauf abgestimmten individuellen Therapie wirft natürlich die Frage nach der Bezahlbarkeit auf. Die Pharmaindustrie ist gewohnt mit großen Patientenpopulationen zu kalkulieren. Aber der Nutzen für den Patienten und die Auswirkung auf den gesamten Gesundheitsmarkt wird die Richtung bestimmen.

## Schlußbetrachtung

Die Molekulare Medizin ist auf dem Weg, einem der Hauptansprüche der traditionellen Naturmedizin näher zu kommen: der Stärkung und Nutzung der körpereigenen Kräfte gegen Krankheiten. Unsere zunehmenden Kenntnisse über die molekularen Zusammenhänge von gesunden und kranken Funktionsabläufen erlauben uns mehr und mehr, unsere körpereigenen Stoffe zu aktivieren, zu hemmen oder gezielt einzusetzen. Diese neue Medizin wird in Zukunft auch für vererbte und erworbene genetische Erkrankungen Lösungen anbieten können, die der traditionellen Naturheilkunde verschlossen bleiben.

Die Entschlüsselung des menschlichen Genoms wird immer mehr eine individuelle Krankheitsbeschreibung erlauben. Damit kann der Patient immer weniger in eine bestimmte großräumige Indikationsschublade geschoben werden. Man wird nicht nur die genetische Disposition für seine Krankheit erkennen, sondern

**Tabelle 2.** Status von ausgewählten Genom-Sequenzierungs-Projekten (April 2000). Genomgrößen sind in Millionen Basenpaaren angegeben (Mbp) [15]. Die Sequenzierung des ersten Organismus (Mycoplasma genitalium) wurde im Mai 1995 publiziert. Im April 1998 waren bereits 21 Genome vollständig sequenziert und weitere 62 in Bearbeitung, Inzwischen hat ein Wettlauf zwischen akademischen und industriellen Arbeitsgruppen begonnen, was zu einer rapiden Zunahme von Sequenzinformationen von Tieren, Pflanzen, Mikroorganismen und Viren führt.

| Organismus | Genome-Größe | | Anzahl Gene | Status |
|---|---|---|---|---|
| Mycoplasma genitalium | 0.58 | Mbp | 482 | komplett |
| Mycoplasma pneumoniae | 0.81 | Mbp | 677 | komplett |
| Borrelia burgdorferi | 1.44 | Mbp | 863 | komplett |
| Methanococcus jannaschii | 1.69 | Mbp | 776 | komplett |
| Helicobacter pylori | 1.67 | Mbp | 1594 | komplett |
| Methanobacterium thermoautotrophicum | 1.75 | Mbp | 1855 | komplett |
| Haemophilus influenzae | 1.83 | Mbp | 1740 | komplett |
| Archaeoglobus fulgidus | 2.18 | MbP | 2471 | komplett |
| Staphylococcus aureus | 2.80 | Mbp | | komplett |
| Streptococcus pneumoniae | 2.03 | Mbp | | komplett |
| Enterococcus faecalis | 2.90 | Mbp | | komplett |
| Synechocystis sp. | 3.57 | Mbp | 3168 | komplett |
| Bacillus subtilis | 4.21 | Mbp | 4000 | komplett |
| Mycobacterium tuberculosis | 4.40 | Mbp | | |
| Escherichia coli | 4.60 | Mbp | 4307 | komplett |
| Saccharomyces cerevisiae (Hefe) | 12.1 | Mbp | 6275 | komplett |
| Candida albicans | 17 | Mbp | | |
| Trypanosoma cruzi | 30 | Mbp | | |
| Plasmodium falciparum | 30 | Mbp | >5000 | |
| Caenorhabditis elegans (Wurm) | 97.1 | Mbp | 15000 | komplett |
| Arabidopsis thaliana (Raps) | 118 | Mbp | 20000 | komplett |
| Drosophila melanogaster | 135.6 | Mbp | | komplett |
| Schistosoma mansoni | 270 | Mbp | | |
| Fugu rubripes | 400 | Mbp | | |
| Oryza sativa | 430 | Mbp | 30000 | |
| Danio rerio (Zebrafisch) | 1900 | Mbp | | |
| Zea mays (Mais) | 2000 | Mbp | 30000 | |
| Mus musculus (Maus) | 3059 | Mbp | 100000 | 3.3% vorläufige Sequenz (1% fertig) |
| Homo sapiens (Mensch) | 3286 | Mbp | 100000 | 95% vorläufige Sequenz (20% fertig) |
| Triticum aestivum (Weizen) | 16000 | Mbp | 30000 | |

das Expressionsmuster seiner Gene wird auch Einflüsse seiner Umgebung widerspiegeln. Damit kommen wir einem weiteren Anspruch der Naturmedizin näher: der ganzheitlichen Betrachtung des Patienten in seinem sozialen und ökologischen Umfeld. Natürlich gehört dazu noch mehr als nur eine Korrelation von Genotyp und Phänotyp. Der Arzt muß sich mehr mit dem Patienten beschäftigen, um ihn besser zu verstehen und seine Daten interpretieren zu können. Aber, wenn es eines Tages möglich sein wird, das Potential dieser neuen Molekularen Medizin in eine kausale, auf das Individuum zugeschnittene Therapie mit körpereigenen Wirkstoffen umzusetzen, sind wir bei einer neuen Naturmedizin.

## Literatur


1. (1996) Joint Task Force Targets Illegal Herb Imports. FDA Consumer 01-202/96
2. (1995) Biotechnology Medicines and Vaccines Approved and Under Development. Genetic Engineering News 8:12-216
3. Bachmann K (1993) Das Defizit des Heilens. GEO Nr. 1:22-225
4. Baldamus CA, Scigalla P, Wieczorek L, Koch KM (eds) (1989) Erythropoietin: From Molecular Structure to Clinical Application. Contributions to Nephrology 76, Karger, Basel
5. Bettschart R, Glaeske G, Langbein K, Saller R, Skalnik Ch. (eds) (1995) Bittere Naturmedizin. Wirkung und Bewertung der alternativen Behandlungsmethoden, Diagnoseverfahren und Arzneimittel. Kippenheuer & Witsch, Köln.
6. Buckel P (1996) Recombinant proteins for therapy. TIPS 17:450-2456.
7. Cheng SS (1997) Biopharmaceutical Sales and Forecast to 2002. SPECTRUM Pharmaceutical Industry Dynamics, Decision Resources, Inc., December 9:159"21-159-15
8. De Smet PAGM (1995) Health Risks of Herbal Remedies. Drug Safety 13 (2):81-93
9. Dryja TP (1997) Gene-based approach to human gene-phenotype correlations. Proc. Natl. Acad. Sci. USA 94:12117-12121
10. Ernst E, De Smet PAGM (1996) Risks associated with complementary therapies. In: Dukes MNG (eds) Meylers Side Effects of Drugs, 13th Edition, Elsevier Science B.V, Amsterdam New York Oxford
11. Frechen K (1997) German Herbal-Remedy Market Is Flowering. The Wall Street Journal Europe October 24-25:3
12. Gäbler H (1982) Arzneipflanzen in Medizin und Pharmazie. Verlag Müller & Steinecke, München, 152-153
13. Harris TJR (1987) Second-generation plasminogen activators. Protein Engineering 1:449-458
14. Hellström KE, Gladstone P, Hellström I (1997) Cancer vaccines: challenges and potential solutions. Molecular Medicine today 7:286-290
15. Jarsch M (1998) Boehringer Mannheim GmbH, aktualisiert nach www.ebi.ac.uk/~sterk/genome-MOT/all_1000.html und www-fp.mcs.anl.gov/~gaasterland/genomes.html
16. Kohnert U, Horsch B, Fischer S (1993) A Variant of Tissue Plasminogen Activator (t-PA) Comprised of the Kringle 2 and the Protease Domain Shows a Significant Difference in the In vitro Rate of Plasmin Formation as Compared to the Recombinant Human t-PA from Transformed Chinese Hamster Ovary Cells. Fibrinolysis 7:365-372
17. Kohnert U, Rudolph R, Verheijen JH, Weenig-Verhoeff EJD, Stern A, Opitz U, Martin U, Lill H, Prinz H, Lechner M, Kresse G-B, Buckel P, Fischer S (1992) Biochemical properties of the kringle 2 and protease domains are maintained in the refolded t-PA deletion variant BM 06.022. Prot. Eng. 5/1:93-100
18. Krantz SB, Sawyer ST, Sawada KJ (1988) The Role of Erythropoietin in Erythroid Cell Differentiation. In: Koch KM, Kühn K, Nonnast-Daniel B, Scigalla P (eds) Treatment of Renal

Anemia with Recombinant Human Erythropoietin. Berlyne BM, Giovanetti S, Contributions to Nephorology 66:25–37, Karger, Basel
19. Leland J (1996) One Step Better Than Reality. Newsweek May 6:66–67
20. Livnah O, Enrico AS, Johnson DL, Middleton SA, Mulcahy LS, Wrighton NC, Dower WJ, Jolliffe LK, Wilson IA (1996) Functional Mimicry of a Protein Hormone by a Peptide Agonist: The EPO Receptor Complex at 2.8 Å. Science 273:464–471
21. Marshall A (1997) Laying the foundations for personalized medicines. Nature Biotechnology 15/10:954–957
22. Marshall A (1997) Getting the right drug into the right patient. Nature Biotechnology 15/11:1249–1252
23. Morbidity Mortality Weekly Report MMWR (1996) 45 (32)689–692
24. Mosmann TR, Sad S (1996) The expanding universe of T-Cell subsets: Th1, Th2 and more. Immunology Today 17/3:138–146
25. Naffakh N, Danos O (1996) Gene transfer for erythropoiesis enhancement. Molecular Medicine today 8:343–348
26. Napier K (1994) Unproven Medical Treatment Lure Elderly. FDA Consumer 03/94
27. Patthy L (1985) Evolution of the Proteases of Blood Coagulation and Fibrinolysis by Assembly from Modules. Cell 41:657–663
28. Pennica D, Holmes WE, Kohr WJ, Harkins RN, Vehar GA, Ward CA, Bennett WF, Yelverton E, Seeburg PH, Heyneker HL, Goeddel DV (1983) Cloning and expression of human tissue-type plasminogen activator cDNA in *E.coli*. Nature 301:214–221
29. Pützer BM, Hitt M, Muller WJ, Emtage P, Gauldie J, Graham FL (1997) Proc. Natl. Acad. Sci. USA 94:10889–10894
30. Rowen L, Mahairas G, Hood L (1997) Sequencing the Human Genome. Science 278:605–607
31. Rüger R (1997) Methoden der Genübertragung. In: Ganten D, Ruckpaul K (eds) Handbuch der molekularen Medizin, Band 1, Molekular- und Zellbiologische Grundlagen. Springer, Berlin Heidelberg
32. Saklatvala T (1995) Breaking new ground. Molecular Medicine today Vol. 1 No 1:III
33. Seawright AA (1992) Potential Toxicity Problems With Herbal Medicines and Food – New Observations With Pyrrolizidine Alkaloids. Proc. Nutr. Soc. Aust. 17:20–25
34. Seifried E, Müller M, Martin U, König R, Hombach V (1991) Bolus Application of a Novel Recombinant Plasminogen Activator in Acute Myocardial Infarction Patients: Pharmacokinetics and Effects on the Hemostatic System. Ann. N.Y. Academic Sciences 667:417–420
35. Smalling RW, Bode C, Kalbfleisch J, Sen S, Limbourg P, Forycki F, Habib G, Feldman R, Hohnloser S, Seals A and the RAPID Investigators (1995) More Rapid, Complete, and Stable Coronary Thrombolysis With Bolus Administration of Reteplase Compared With Alteplase Infusion in Acute Myocardial Infarction. Circulation 91/11:2725–2732
36. Snider S (1991) Beware the unknown brew: Herbal teas and toxicity. FDA Consumer 05/91
37. Stiegler G, Kreße G-B, Buckel P (1997) Biotechnologische Herstellung von Arzneimitteln. Spektrum der Wissenschaft, Spezial 6:48–58
38. Topol EJ, Morris DC, Smalling RW, Schumacher RR, Taylor CR, Nishikawa A, Liberman HA, Collen D, Tufte ME, Grossbard EB, ONeill WW (1987) A Multicenter, Ramdomized, Placebo-Controlled Trial of a New Form of Intravenous Recombinant Tissue-Type Plasminogen Activator (Activase) in Acute Myocardial Infarction. J. Am. Coll. Cardiol. 9/6:1205–1213
39. Verma IM, Somia N (1997) Gene therapy - promises, problems and prospects. Nature 389:239–242
40. Wallace RW (1997) DNA on a chip: serving up the genome for diagnostics and research. Molecular Medicine today 9:384–389
41. Wilcox RG and the INJECT Investigators (1995) Randomised, double-blind comparison of reteplase double-bolus administration with streptokinase in acute myocardial infarction (INJECT): trial to investigate equivalence. The Lancet 346:329–336

42. Wrighton NC, Farrell FX, Chang R, Kashyap AK, Barbone FP, Mulcahy LS, Johnson DL, Barrett RW, Jolliffe LK, Dower WJ (1996) Small Peptides as Potent Mimetics of the Protein Hormone Erythropoietin. Science 273:458–463

# KAPITEL 22

# Lebergentherapie: Aktueller Stand und Ausblick

L. Weiss

## 1
## Einleitung

Im Jahre 1868 isolierte Friedrich Miescher bei der Untersuchung von Leukozytenzellkernen eine phosphorhaltige, saure Substanz die er als Nuklein bezeichnete. Obwohl Miescher bereits vermutete, dass diese Nukleinsäure irgendwie im Zusammenhang mit der Vererbung steht, verging mehr als ein dreiviertel Jahrhundert, bis Oswald T. Avery, Colin MacLeod und Maclyn McCarty 1944 den Beweis erbrachten, dass DNA (Desoxyribonukleinsäure) der Träger der genetischen Information ist. Sie fanden heraus, dass DNA, welche aus Bakterien eines virulenten Pneumococcus-Stammes vom Phänotyp „S" (*smooth*) isoliert worden war, den nicht virulenten Stamm „R" (*rough*) genetisch in dessen virulente und für Mäuse pathogene Form umwandelte (transformierte). Avery und seine Mitarbeiter folgerten daraus, dass DNA (und nicht Protein) die Information für die Virulenz enthielt (Avery et al., 1944). Genaugenommen legten sie mit diesem Experiment nicht nur den Grundstein für die Molekularbiologie und die moderne Biotechnologie, sondern auch für deren jüngsten Spross, die somatische Gentherapie. Immerhin gelang ihnen die Übertragung genetischer Information auf ursprünglich apathogene Bakterien (Streptococcus pneumoniae, Stamm „R") mit einer damit verbundenen phänotypischen Änderung dieses Stamms in dessen pathogene „S" Form, welche in der Maus zur Pneumonie führte. Eine ähnliche, wenn gleich therapeutische und auf eukaryonte Zellen ausgerichtete Intention verfolgt auch die Gentherapie. Ziel der somatischen Gentherapie ist nämlich die *Übertragung genetischen Materials in die Körperzellen eines Individuums, mit dem Ziel eine therapeutische Wirkung zu erreichen.*

Die somatische Gentherapie ist die logische Weiterentwicklung der Ergebnisse auf medizinischer Ebene, welche die rekombinante DNA Technologie in den vergangenen Jahrzehnten hervorgebracht hat. Mit Hilfe der Gentherapie wird es erstmals in der Geschichte der Medizin möglich sein, genetisch bedingte Erkrankungen auf kausaler Ebene zu therapieren, statt sich wie bisher auf die Behandlung von Symptomen beschränken zu müssen. Bereits heute kennt man mehr als 1.200 autosomal dominante, 900 autosomal rezessive und 170 X-chromosomale Erbkrankheiten. Für diese und für zahlreiche erworbene Erkrankungen könnte die Gentherapie in der Zukunft neue Therapieformen hervorbringen. Sie ist deshalb in einem Atemzug mit so großen medizinischen Errungenschaften wie der Anästhesie, der Entdeckung der Antibiotika und der Entwicklung von Vakzinen zu nennen und wird die Medizin in den kommenden Jahrzehnten ebenso nachhaltig beeinflussen wie diese.

Die vollständige Sequenzierung des humanen Genoms steht unmittelbar bevor. Schon heute sind mehr als 60.000 der vermutlich 100.000 Gene des Menschen in Datenbanken abrufbar und Aufsätze über die Entschlüsselung des menschlichen Erbguts und die Funktion einzelner Gene finden sich längst nicht mehr nur in Fachzeitschriften, sondern sind Teil des öffentlichen Interesses geworden. Auch wenn die bloße Sequenzierung des humanen Genoms zunächst noch keine Aussage über die Funktion dieser Gene erlaubt, so ist sie dennoch der erste Schritt hin zum „Lexikon der Gene des Menschen". Derzeit ist lediglich von etwa 10.000 Genen neben ihrer Sequenz auch ihre genaue Funktion bekannt, doch die Zahl der tatsächlich entschlüsselten Gene wächst kontinuierlich. Unser wachsendes Verständnis der Genfunktionen wird uns helfen, in Zukunft Krankheiten und deren molekulare Ursachen besser zu verstehen und die Gentherapie wird ihren Teil dazu beitragen diese Krankheiten auch besser heilen zu können. Entscheidend für die weitere Entwicklung der Gentherapie wird neben der Verbesserung bereits bestehender, vor allem die Entwicklung neuer Gentransfersysteme sein. Die kommende Generation an Gentransfervektoren muss eine effiziente und gleichzeitig zielgerichtete Übertragung therapeutischer DNA in ausgewählte Zielorgane erlauben. Nur so wird es möglich sein, die Kosten der Gentherapie zu senken und gleichzeitig ihren therapeutischen Nutzen zu erhöhen.

# 2 Die Leber als Zielorgan der Gentherapie

## 2.1 Die Bedeutung der Leber für das Stoffwechselgeschehen des Menschen

Die Leber eines Erwachsenen wiegt etwa 1.500g ± 300g und macht damit nur rund 2% des Körpergewichts aus; dennoch verbraucht sie 12% des gesamten Blutsauerstoffs. Bereits dieser einfache Vergleich lässt erahnen, welche wichtige Stellung die Leber im intermediären Stoffwechselgeschehen des Menschen einnimmt. Als exokrine Drüse ist sie darüber hinaus für die Entgiftung und Ausscheidung körpereigener und körperfremder Stoffe verantwortlich. Wegen ihrer zentralen Rolle wird der Leber als Zielorgan in der Gentherapie eine ganz besondere Bedeutung zukommen (Übersichten in: Strauss M., 1994; Weiss & Hofschneider, 1998).

Die Leber kann große Mengen an Glucose aufnehmen, in Form von Glycogen speichern und bei Bedarf im Zuge der Gluconeogenese wieder in das Blut abgeben. Auf diese Weise hält die Leber, trotz der durch die Mahlzeiten bedingten Schwankungen, den Blutglucosespiegel konstant und sorgt für eine jederzeit ausreichende Versorgung von Gehirn, Muskulatur und peripheren Organen mit Brennstoffen. Die Leber steht nicht nur im Zentrum des Kohlenhydrat- sondern auch des Lipidstoffwechsels. Sie ist beispielsweise zuständig für die Synthese von Fettsäuren, welche in veresterter Form als VLDL (*very low density lipoprotein*) an das Blut abgegeben werden und greift so maßgeblich in die Regulation des Blut-Cholesterinspiegels ein. Weiterhin sorgt die Leber für die Synthese und den Abbau von HDL (*high density lipoprotein*), Triglyceriden und Phospholipiden.

Neben der Versorgung der peripheren Organe mit Energie erfüllt die Leber eine Vielzahl weiterer biochemischer Funktionen. Sie ist verantwortlich für die Synthese und den Abbau der Blutplasmaproteine und Blutgerinnungsfaktoren, sowie für den Abbau von Porphyrinen und Nukleinsäuren und die Speicherung von Eisen, um nur einige ihrer wichtigsten Aufgaben zu nennen. Da die meisten im Verdauungstrakt resorbierten Substanzen die Leber passieren, kontrolliert sie die Konzentration verschiedenster Metabolite im Blut und besorgt die Entgiftung zahlreicher biologisch aktiver Verbindungen wie Hormone, Gifte, Alkohol und anderer Drogen. Auf Grund der Vielzahl dieser verschiedenen Funktionen ist es nicht weiter verwunderlich, dass sich auch zahlreiche genetisch bedingte Stoffwechselerkrankungen in den Hepatozyten der Leber manifestieren.

## 2.2 Genetisch bedingte Stoffwechselerkrankungen der Leber

Das folgende Kapitel kann lediglich eine zusammenfassende Übersicht über ausgewählte monogene Stoffwechselerkrankungen der Leber geben. Alleine diese Erkrankungen, ihre Ursachen und die derzeitigen Behandlungsmöglichkeiten im Detail zu beschreiben, würde bereits den Rahmen dieses Buches sprengen. Deshalb soll lediglich auf die familiäre Hypercholesterinämie (Kap. 2.2.2.) und auf die Hämophilie (Kap. 2.2.3.) etwas näher eingegangen werden. Zum einen sind beide Erkrankungen durch eine auffällig hohe Inzidenz gekennzeichnet, zum anderen sind die Bemühungen, eine gentherapeutische Behandlungsmethode zu entwikkeln, für diese beiden Lebererkrankungen am weitesten fortgeschritten, so dass sich auch deshalb eine genauere Betrachtung, zusammen mit einer Abschätzung der aktuellen Therapiekosten (Kap. 2.3.), lohnt.

### 2.2.1 Übersicht über ausgewählte monogene Lebererkrankungen

Bei der Entwicklung innovativer Ansätze zur Behandlung von Erkrankungen des Menschen sind Antworten, die aus Tiermodellen gewonnen werden können von besonderer Bedeutung. Tiermodelle können helfen, in der präklinischen Phase wichtige Fragen zu beantworten, wie beispielsweise: Eignen sich bestimmte Zellen überhaupt als gentherapeutische Ziele? Welche Zellart (z.B. Stammzellen oder Knochenmarkszellen) sind die erste Wahl bei einem gegebenen therapeutischen Ansatz? Führt die Expression eines Transgens in diesen Zellen zu Störungen in anderen Geweben, im Nervensystem oder im Gehirn? Bringt die Expression des Transgens *in vivo* einen Selektionsvorteil für die transduzierten Zellen oder ist sie gar von Nachteil? Wie hoch ist der Anteil der Zellen, die transduziert worden sind, d.h. wie effizient ist das verwendete Gentransfersystem? Wie lange wird das Transgen im Versuchstier exprimiert und welchen Einfluss hat dies auf den weiteren Krankheitsverlauf? Entwickelt das Versuchstier eine Immunantwort auf den Gentransfervektor oder gar auf das therapeutische Genprodukt? Ist die gewählte Gentransfermethode zelltypspezifisch genug, um eine *in vivo* Gentherapie zu erlauben, oder wird das Transgen auch auf andere Zellen (evtl. gar Keimbahnzellen) übertragen? Bei der Beantwortung solcher und ähnlicher Fragen sind Tiermodelle unentbehrlich. Tiermodelle runden die experimentelle Grundlagenforschung ab und sind der Brückenschlag zu ersten Studien am Menschen. Wegen der Bedeutung von Tiermodellen für die Gentherapie sind deshalb im folgenden bei den einzelnen monogenen Lebererkrankungen auch die entsprechenden Tiermodelle genannt.

**Alpha 1-Antitrypsin Mangel** *(1-AT; Inzidenz: 1:4.000; autosomal rezessiv; Genlokus: 14q32.1; cDNA Länge: 1,2kb)*: 1-AT ist ein Serumglycoprotein, welches als Proteaseinhibitor insbesondere Elastase in ihrer Wirkung hemmt. Die Produktion von 1-AT wird durch zwei codominante Allele auf Chromosom 14 des Menschen bestimmt. Die häufigsten Ursachen der 1-AT Defizienz sind Punktmutationen an den Aminosäurepositionen 264 und 342, welche zur Folge haben, dass das Protein nicht mehr in ausreichender Menge sezerniert wird bzw. eine verminderte Halbwertszeit besitzt. Dadurch kommt es zu einem Ungleichgewicht zwischen Protease und Proteaseinhibitor, was insbesondere zur Zerstörung des Lungenparenchyms und zur Schädigung der Leber führt. In einer Studie mit 67 homozygoten 1-AT defizienten Kindern verstarben bis zum 17. Lebensjahr 19 an Leberversagen, genauso viele hatten eine Leberzirrhose und bei 14 fanden sich deutliche Hinweise auf eine Leberdysfunktion (Psacharopoulos et al., 1983).

**Tiermodell:** *pa*-Maus (*pallid*) (Martorana et al., 1993).

**Übersichten in:** Hussain et al. (1991); Wu et al. (1991).

**Crigler-Najjar-Syndrom Typ I** *(Hyperbilirubinämie; autosomal rezessiv; Genlokus: Chr. 2)*: Durch das Fehlen des Enzyms Bilirubin-β-D-UDP-Glucuranosyltransferase im glatten Endoplasmatischen Retikulum der Hepatozyten kommt es zu einer Störung der Bilirubinveresterung. Dies führt zu starken Leberschädigungen und unbehandelt noch im ersten Lebensjahr zum Tod des Säuglings. Während der ersten Lebensjahre sind Phototherapien (12 Stunden pro Tag) eine hilfreiche Therapieform. Noch im Kindesalter ist jedoch i.d.R. eine Lebertransplantation der einzige Weg, zur Reduktion des Bilirubinspiegels auf unter 50mg/dl und zur Verhinderung von Hirnschädigungen, die sonst mit zunehmendem Alter auftreten. Das Crigler-Najjar-Syndrom Typ I ist vom Typ II, dem **Gilbert-Syndrom** zu unterscheiden. Beim Gilbert-Syndrom handelt es sich ebenfalls um eine Hyperbilirubinämie, welche jedoch autosomal dominant vererbt wird. Im Gegensatz zum Crigler-Najjar-Syndrom Typ I lassen sich beim Gilbert-Syndrom geringe Mengen an funktioneller Bilirubin-β-D-UDP-Glucuranosyltransferase in der Leber nachweisen, was auf eine Mutation in der Promotorregion des Gens hindeutet. Das Gilbert-Syndrom ist klinisch unauffällig und mit Phenobarbitol gut behandelbar.

**Tiermodelle:** Gunn Ratten (Matas et al., 1976); nicht-humaner Primat (Portman et al., 1984).

**Übersichten in:** Jansen et al. (1992); Wolkoff et al. (1983).

**Familiäre Hypercholesterinämie** *(FH; Inzidenz: 1:500 Hetrozygotie und $10^{-6}$ Homozygotie; autosomal dominant; Genlokus 19p13.2-p13.1; cDNA Länge: 2,6kb)*: Genetische Ursache der FH sind verschiedene Mutationen im LDL-Rezeptorgen, wodurch die Aufnahme von LDL aus dem Blut in die Leber gestört ist. Durch das Fehlen von LDL in den Hepatozyten funktioniert zudem die Hemmung des Enzyms

HMG-CoA Reduktase nicht mehr, was zur unkontrollierten Synthese von Cholesterin in der Leber führt. Homozygote Merkmalsträger entwickeln bereits in der Kindheit schwere Arteriosklerosen und sterben i.d.R. noch im frühen Kindesalter nach Myokardinfarkt. Heterozygote Merkmalsträger besitzen im Gegensatz zu Homozygoten ein intaktes Allel des LDL-Rezeptorgens, was dazu führt, dass sich bei ihnen etwa die Hälfte der LDL-Rezeptormoleküle auf der Zelloberfläche befindet. Bei diesen Patienten ist das Krankheitsbild zwar weniger dramatisch ausgeprägt, doch auch sie entwickeln mit zunehmendem Alter Arteriosklerosen und haben ein deutlich erhöhtes Risiko einen Myokardinfarkt zu erleiden.

**Tiermodell:** Watanabe Kaninchen (Watanabe, Y., 1980) und ein Maus Modell (Herz & Gerard, 1993).

**Übersicht in:** Brown & Goldstein (1989).

**Galaktosämie** *(Inzidenz: 1:100.000; autosomal rezessiv; Genlokus: 9p13; cDNA Länge: 1,5kb)*: Ein Defekt der Galaktose-1-Phosphat-Uridyltransferase bedingt die Anreicherung von Galaktose-1-Phosphat in der Leber, was zur Leberverfettung und Leberzirrhose führt. Bei frühzeitiger Erkennung kann durch galactosefreie Ernährung die Leberzirrhose verhindert werden.

**Tiermodell:** Galaktose-1-Phosphat-Uridyltransferase defiziente Hunde (Engerman & Kern, 1995).

**Übersicht in:** Holton, J.B. (1995).

**Glycogenosen** *(Inzidenz: 1:100.000 bis 1:300.000 je nach Typ; autosomal rezessiv; Genlokus (Typ I): 17q21; cDNA Länge: 1.2kb)*: Glycogenosen sind Erkrankungen, deren Kennzeichen übermäßig starke Glycogenablagerungen sind. Ursächlich sind Defekte in Enzymen, die normalerweise den Abbau und die Bereitstellung von Glycogen regulieren. Es werden sechs verschiedene Typen unterschieden. Die wichtigsten sind Typ I, II und V. Typ I (v. Gierke Krankheit) ist gekennzeichnet durch das Fehlen der Glucose-6-Phosphatase (G6Pase) wodurch Glycogen nicht mehr abgebaut und deshalb in der Leber und den Nieren angereichert wird. Dies führt bereits im Kindesalter zu einer hochgradigen Hepatomegalie. Eine Lebervergrößerung bewirkt auch das Fehlen der Amylo-1,6-Glucosidase (Typ III). Bei den Glycogenosen vom Typ II (Pompesche Erkrankung) und Typ V kommt es dagegen zu Glycogenablagerungen in der quergestreiften Muskulatur.

**Tiermodelle:** Katzen mit Glycogenose Typ IV (Fyfe et al., 1992) (zeigen vor allem Herzmuskelschwund, aber im Ggs. zum Menschen keine Dysfunktion der Leber); G6Pase *knock out* Maus (Lei et al., 1996).

**Übersicht in:** Talente et al. (1994).

**Hämochromatose** *(Inzidenz: 1:400; autosomal rezessiv; Genlokus: 6p21.3-6p12; cDNA nicht zweifelsfrei identifiziert):* Die homozygote neonatale Hämochromatose führt häufig bereits in den ersten sechs Lebenswochen zum akuten Leberversagen, was eine Lebertransplantation erforderlich macht. Bei heterozygoten Trägern lässt sich die Leberzerstörung durch Entfernung von überschüssigem Eisen aus dem Blut verhindern, was eine normale Lebenserwartung ermöglicht. Man geht davon aus, dass etwa 10% der weißen Bevölkerung heterozygote (Krikker M.A., 1982) und 0,2-0,3% homozygote Merkmalsträger sind (Cartwright et al., 1979). Die Hämochromatose ist damit die unter der weißen Bevölkerung häufigste erbliche Stoffwechselerkrankung.

**Tiermodell:** HFE defiziente Maus (Zhou et al., 1998).

**Übersicht in:** Niederau et al. (1994).

**Hämophilie** *(Hämophilie A: Inzidenz: 1:6.000; X chromosomal; Genlokus: Xq28; cDNA Länge: 7kb; Hämophilie B: Inzidenz: 1:30.000; X chromosomal; Genlokus: Xq21.1-q27.2; cDNA Länge: 1,3kb)*: Die Hämophilie A beruht auf einem Mangel an Blutgerinnungsfaktor-VIII und ist häufiger als die Hämophilie B, deren Ursache ein angeborener Mangel an Faktor-IX ist. In beiden Fällen kommt es zu einer verzögerten Thrombokinasebildung und zu einer damit verbundenen Koaglutinationsstörung. Neumutationen sind häufig, da etwa ein Drittel aller Bluter aus Familien stammen, in denen zuvor keine Hämophilie beobachtet worden war.

**Tiermodelle:** natürlicherweise auftretende Hunde mit Faktor-VIII bzw. IX Defizienz (Kay et al., 1993), sowie ein Mausmodell mit Faktor-VIII Defizienz (Bi et al., 1995).

**Übersichten in:** Tuddenham et al. (1994); Gianelli et al. (1994).

**Ornithinämie** *(OCT-Mangel; Genlokus: 10q26; cDNA Länge: 1.6kb)*: Durch einen genetisch bedingten Mangel an Carbamoylphosphatat-Synthetase oder Ornithin-Carbamoyl-Transferase (OCT-Mangel) in der Leber kommt es zu einer Erhöhung der Ammoniumkonzentration im Blut und im Liquor (Hyperammonämie). Die Krankheitssymptomatik wird durch die toxische Wirkung des Ammoniaks auf das Gehirn verursacht.

**Tiermodelle:** *sparse fur (spf)* (Veres et al., 1987) *und sparse fur / abnormal skin and hair ($spf^{ash}$)* Maus (Rosenberg et al., 1983); die Tiermodelle wurden in präklinischen Gentherapiestudien eingesetzt (Grompe et al., 1992).

**Übersicht in:** Batshaw M.L. (1994).

**Phenylketonurie** *(PKU; Inzidenz: 1:40.000; autosomal rezessiv; Genlokus: 12q24; cDNA Länge: 1,9kb)*: Das Fehlen einer funktionellen Phenylalaninhydroxylase bewirkt, dass Phenylalanin nicht in Thyrosin umgewandelt werden kann. Dadurch kommt es zur Akkumulation von Phenylbrenztraubensäure, die mit dem Urin ausgeschieden wird. Der Enzymdefekt wirkt sich bereits in den ersten Lebenswochen aus und hat eine geistige Retardierung zur Folge. Bei Früherkennung und streng phenylalaninarmer Diät kann die Störung der Myelinausbildung verhindert werden.

**Tiermodell:** Phenylalaninhydroxylase defiziente Maus (Liu et al., 1992).

**Übersichten in:** Guttler & Guldberg (1994); Eisensmith & Woo (1994).

**Porphyria cutanea tarda** *(autosomal dominant; Genlokus: 1p34; cDNA Länge: 2.1kb (S. cerevisiae) und 1.2kb (Ratte) (cDNA des Menschen nicht zweifelsfrei identifiziert)*: Die Porphyria cutanea tarda ist gekennzeichnet durch eine extrem lichtempfindliche Epidermis und, wegen des Fehlens einer funktionellen Uroporphyrinogen-Decarboxylase, durch das Auftreten großer Mengen an Uroporphyrin im Urin. Da sich Porphyrin auch in den Parenchymzellen der Leber anreichert, fluoreszieren Leberbiopsien dieser Patienten im UV-Licht charakteristisch. Die Porphyria cutanea tarda ist die weltweit häufigste Form der Porphyrie. Außer einer lokalen Häufung in den Bantu-Völkern (Südafrika) existieren keine gesicherten Daten zur Inzidenz.

**Tiermodelle:** *δ-aminolevulinic acid-loaded* Ratten, Zebrafisch Mutante *yquem* (Wang et al., 1998).

**Übersicht in:** DeLeo et al. (1976).

**Tyrosinämie** *(autosomal rezessiv; Genlokus: 15q23-q25; cDNA Länge: 1.4kb)*: Die Tyrosinämie TypI wird verursacht durch das Fehlen des Enzyms Fumarylacetoacetat-Hydrolase, welches den letzten Schritt des Tyrosinabbaus katalysiert. Dadurch kommt es zur Anreicherung des toxischen Zwischenprodukts Succinylaceton in der Leber und in den Nieren und schließlich zur Leberschädigung im frühen Kindesalter, was zur Entwicklung eines hepatozellulären Karzinoms führt. Kürzlich konnte gezeigt werden, dass NTBC (2-(2Nitro-4-Trifluoromethylbenzoyl)-1,3-Cyclohexanedione) die Bildung von Succinylaceton hemmt. Dies könnte in Zukunft Auswirkungen auf die Therapierbarkeit der Tyrosinämie haben (Holme & Lindstedt, 1998).

**Tiermodell:** Mausmodell, in welchem gezeigt werden konnte, dass gentherapeutisch behandelte Hepatozyten einen Selektionsvorteil genießen und die Leber repopularisieren können (Overturf et al., 1996).

**Übersicht in:** Lindblad et al. (1977).

**Wilsonsche Erkrankung** *(WND; Inzidenz: 1:100.000; autosomal rezessiv; Genlokus: 13q14.3-q21.1; cDNA Länge: 5,4kb)*: Das WND-Gen (ATPase7B) kodiert ein Kupfertransport-Protein von etwa 160kDa Größe, dessen Fehlen bewirkt, dass aus dem Darm resorbiertes Kupfer in den Organen, und insbesondere in der Leber, angereichert wird. Zu dieser Funktion passt die Lokalisation des Enzyms in der Leberzelle. Es lässt sich nämlich bevorzugt im *trans*-Golgi-Kompartiment und an der Zellmembran nachweisen (Nagano et al., 1998; Schaefer et al., 1999). Das Fehlen dieses Enzyms und die Anreicherung von Kupfer in der Leber kann zum Ausfall des Organs führen; eine Lebertransplantation ist dann die einzige Therapieform. Im mediteranen Gebiet, insbesondere in Sardinien, liegt die Prävalenz der Wilsonschen Krankheit signifikant über dem weltweiten Durchschnitt (Loudianos et al., 1998). Von beschränktem therapeutischen Wert ist die Verabreichung von D-Penizillamin und Zinksulfat (Hartard & Kunze, 1994).

**Tiermodelle:** Long-Evans Cinnamon (LEC) Ratte (Li et al., 1991); *tx*-Maus (*toxic milk*) (Teophilos et al., 1996).

**Übersichten in:** Walshe J.M. (1988); Wilson J.V., (1988); Cuthbert J.A. (1995); Terrada et al., (1998).

Die besprochenen monogenen Stoffwechselerkrankungen stellen lediglich eine Auswahl einiger weit verbreiteter bzw. gut untersuchter Lebererkrankungen dar. Für andere Lebererkrankungen, wie beispielsweise dem Alagille Syndrom (Alagille et al., 1975, Watson & Miller, 1973), der Glucozerebrosidose (Gauchersche Erkrankung), der Leukodystrophie (Wanders et al., 1992; Wenger D.A., 1993) oder der Mukoviszidose (Cystische Fibrose) der häufigsten erblich bedingten Atemwegserkrankung bei Kindern, welche im fortgeschrittenen Stadium auch von einer Leberzirrhose begleitet wird (Oppenheimer & Esterly, 1975), sei der Verweis auf die entsprechende Fachliteratur gestattet. Neben diesen Stoffwechselerkrankungen kennt man auch eine ganze Reihe genetisch bedingter Erkrankungen, welche eine abnorme Entwicklung des Lebergewebes zur Folge haben, was sich in der Bildung von Fibromatosen, Leberzysten und zirrhotischem Lebergewebe äußert. Das Jeunes Syndrom, das Ellis van Creveld Syndrom und das Meckel-Gruber Syndrom sind einige Beispiele dafür.

### 2.2.2 Die Familiäre Hypercholesterinämie (FH)

Unter den verschiedenen, im vorangegangenen Kapitel genannten Lebererkrankungen verdient die *Familiäre Hypercholesterinämie* (FH) aus zweierlei Hinsicht eine genauere Betrachtung. Zum einen ist sie die häufigste monogene Stoffwechselerkrankung der Leber, zum andern wurde 1992 von der Arbeitsgruppe um James Wilson zur Behandlung dieser Krankheit erstmals am Menschen eine Lebergentherapie durchgeführt (vgl. Kap. 3.2.2.) (Wilson et al., 1992; Grossman et al., 1995).

Die Familiäre Hypercholesterinämie (FH) ist ein autosomal dominantes Erbleiden, welches sich in einem fehlenden oder funktionslosen LDL-Rezeptor (*low density lipoprotein*) und der damit verbundenen Akkumulation von LDL im Blut äußert (Brown & Goldstein, 1986). Mit einer Prävalenz von 1:500 für die heterozygote und $10^{-6}$ für die homozygote Form ist die familiäre Hypercholesterinämie eine der am weitesten verbreiteten Stoffwechselerkrankungen. Patienten mit nur einem defekten Allel (Heterozygote) haben eine moderate Erhöhung des Plasma LDL-Spiegels und ein damit verbundenes erhöhtes Risiko, einen Myokardinfarkt zu erleiden. Etwa 5% aller Mykardpatienten unter 45 Jahren sind heterozygote FH-Merkmalsträger. Sind beide LDL-Rezeptor Allele mutiert (Homozygote), kommt es zu einer massiven Erhöhung des Serum-Cholesterinspiegels, weshalb diese Patienten häufig bereits im frühen Erwachsenenalter die lebensbedrohlichen Folgen eines Myokardinfarkts erleiden.

Cholesterin muss nicht mit der Nahrung aufgenommen werden, sondern kann von Wirbeltieren über eine mehrstufige Synthese aus Acetyl-CoA selbst synthetisiert werden. Reguliert wird die Menge an zu synthetisierendem Cholesterin durch seine intrazelluläre Konzentration und durch die Hormone Glycagon und Insulin. Der geschwindigkeitsbestimmende Schritt bei der Synthese ist die Umwandlung von β-Hydroxy-β-Methylglutaryl-CoA (HMG-CoA) in Mevalonat, einer Vorstufe des Cholesterins, mit Hilfe des Enzyms HMG-CoA-Reduktase. Die Cholesterinbiosynthese findet bei den Wirbeltieren vor allem in der Leber statt. Ein kleiner Teil des in der Leber synthetisierten Cholesterins wird in die Zellmembranen der Hepatozyten eingebaut, der größere Teil wird in Form von Gallensäuren, welche bei der Fettverdauung mitwirken, exportiert oder in Form von Cholesterinestern in andere Gewebe transportiert. Da Cholesterin und Cholesterinester sehr lipophil sind, müssen sie zur besseren Löslichkeit im Blutplasma mit spezifischen Trägermolekülen, sogenannten Apolipoproteinen (apo), versehen werden. Der Transport von Cholesterin und Cholesterinestern von der Leber (Ort der Synthese) oder dem Darm (wo sie aus der Nahrung resorbiert werden) in die Gewebe, in denen sie verbraucht oder gespeichert werden, erfolgt deshalb in Form von Molekülaggregaten, sogenannten Plasmalipoproteinen. Verschiedene Kombinationen aus Lipiden

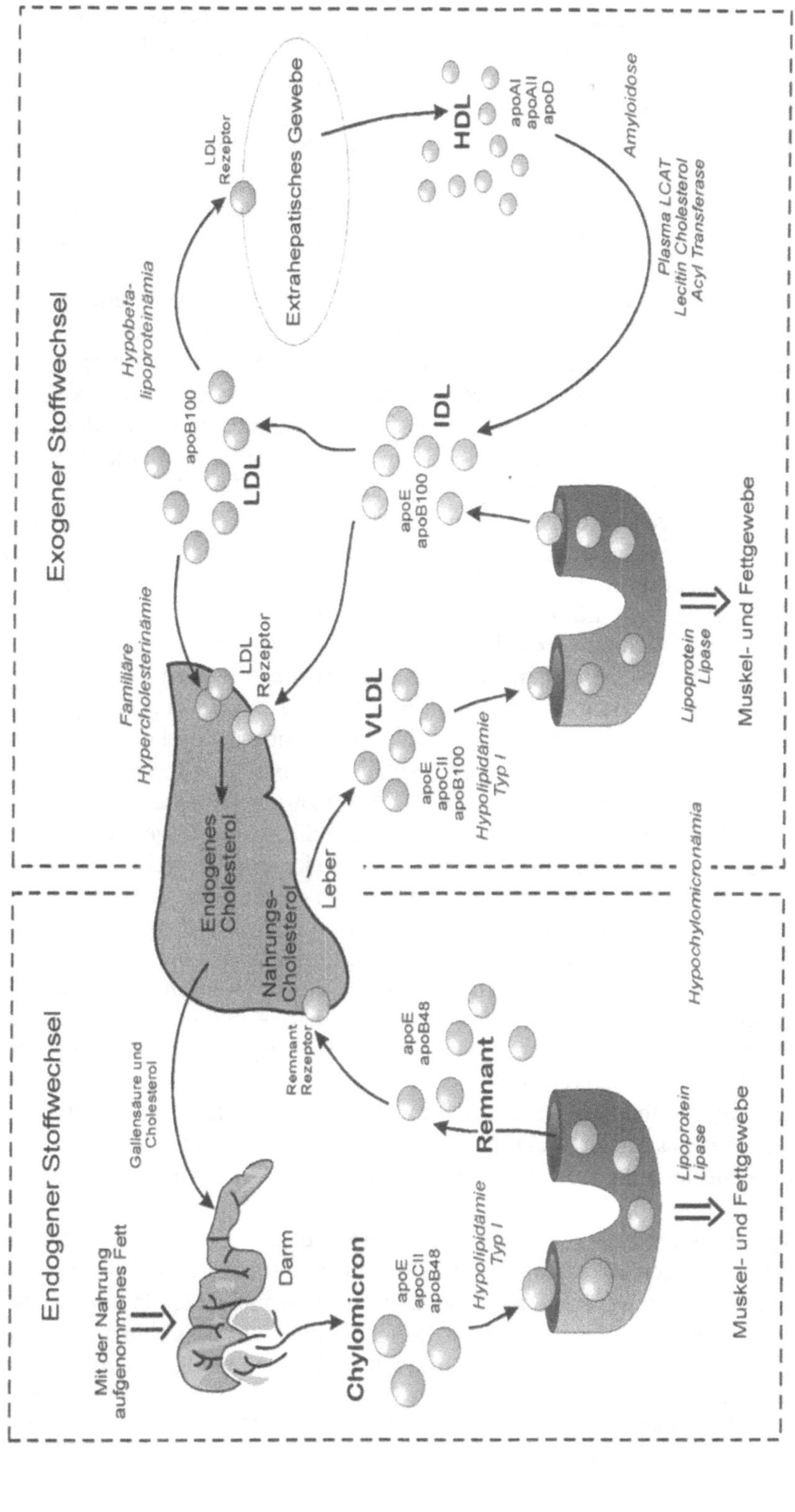


**Abb. 1.** Schematische Darstellung des Cholesterintransports im Menschen und der dabei beteiligten Apolipoproteine (Modifiziert nach Brown M.S. & Goldstein J.L. (1987))

(Phospholipide, freies Cholesterin, Cholesterinester, Triacylglyceride) und Protein (apoA bis apoE, vgl. Abb. 1) ergeben Partikel mit unterschiedlichem Durchmesser und verschiedener Schwimmdichte. Apolipoproteine werden vor allem in der Leber (z.B.: apoB100) und im Darm synthetisiert (z.B.: apoB48). Man unterscheidet vier Hauptklassen von Plasmalipoproteinen: Chylomikronen, VLDL (*very low density lipoprotein*), LDL (*low density lipoprotein*) und HDL (*high density lipoprotein*). Jede Lipoproteinklasse besitzt eine bestimmte Funktion, welche unter anderem von der Zusammensetzung ihres Lipidanteils und ihres Gehalts an Apolipoprotein abhängt.

Chylomikronen werden in den Epithelzellen des Dünndarms synthetisiert und befördern Fettsäuren, die aus der Nahrung aufgenommen werden, zu den Geweben in welchen sie durch Abspaltung von Triacylglycerol verbraucht bzw. gespeichert werden. Die verbrauchten Chylomikronen (*remnants*) wandern zur Leber, werden dort über ihren apoE-Liganden von einem zellulären Rezeptor erkannt, endocytiert und wiederverwendet (vgl. Abb. 1, linke Seite). VLDL entsteht, wenn die Nahrung mehr Fettsäuren enthält, als der Organismus als Brennstoff benötigt. Diese überschüssigen Fettsäuren werden zur Leber transportiert, wo sie zu Lipoproteinen mit sehr geringer Dichte gepackt werden. VLDL wird im Blut von der Leber zum Fettgewebe transportiert und schließlich in intrazellulären Lipidtröpfchen gespeichert. Ähnlich wie Chylomikronen wird auch VLDL durch das Enzym Lipoprotein-Lipase degradiert. Dadurch entsteht zunächst IDL (*intermediate density lipoprotein*) und schließlich LDL, welches als Apolipoprotein apoB100 enthält (vgl. Abb. 1, Mitte). LDL ist der Haupttransporteur des Cholesterins (Havel & Kane, 1989). Die Aufnahme von LDL durch Zellen erfolgt durch eine spezifische Wechselwirkung von apoB100 mit dem LDL-Rezeptor auf der Zelloberfläche von Hepatozyten. Die Bindung von LDL an den LDL-Rezeptor führt zur Endocytose von LDL und Rezeptor, welche gemeinsam in einem Endosom in die Zelle gelangen (Rosenberg et al., 1983). Im Gegensatz zum LDL-Rezeptor, welcher wiederverwendet wird, werden apoB-100 und Cholesterinester dem Stoffwechsel der Zelle zugeführt. Cholesterin wird in zelluläre Membranen eingebaut oder in cytosolischen Lipidtröpfchen gespeichert. Auf diesem Wege kann Cholesterin aus dem Blutkreislauf entfernt und der Cholesterinspiegel im Blutplasma gesenkt werden. Bei Aufnahme cholesterinreicher Nahrung wird, um eine intrazelluläre Anhäufung von Cholesterin zu vermeiden, die endogene Cholesterinbiosynthese der Zelle entsprechend gedrosselt, bzw. die Weiterverarbeitung von endogenem Cholesterin in Gallensäure forciert (vgl. Abb. 1, oben links). HDL hat eine zum LDL antagonistische Funktion, indem es Cholesterin durch Extraktion aus Zellmembranen aufnimmt, in Cholesterinester umwandelt und in Form von „reifem" HDL zur Leber transportiert.

Bei der familiären Hypercholesterinämie kommt es, bedingt durch Mutationen im LDL-Rezeptorgen auf Chromosom 19 des Menschen, zu einer Defizienz des LDL-Rezeptors. Durch diesen Mangel an LDL-Rezeptormolekülen fällt die Rückkopplungshemmung des Enzyms HMG-CoA-Reduktase aus, was eine unkontrollierte intrazelluläre Synthese von Cholesterin in der Leber zur Folge hat. Außerdem kann LDL nicht mehr aus dem Serum in die Leber bzw. in extrahepatische Gewebe transportiert werden. Das klinische Bild der Hypercholesterinämie ist durch Xanthome und eine starke Arteriosklerose gekennzeichnet (Goldstein & Brown,

1983). Der LDL-Spiegel von homozygot Erkrankten liegt um das 3 bis 6-fache über der LDL-Menge der Normalbevölkerung (normal: 175mg/100ml). Derzeit werden vor allem zwei aus Pilzen gewonnene kompetitive Hemmstoffe der HMG-CoA-Reduktase zur Therapie der Hypercholesterinämie eingesetzt, *Lovastatin* und *Compactin*. Bei heterozygoten Merkmalsträgern lässt sich damit der LDL-Spiegel bis zu etwa 30% absenken (Pasternack et al., 1996). Bei homozygoten Merkmalsträgern bleiben als Behandlungsformen vor allem die Plasmaphorese, die jedoch lebenslang im zweiwöchigen Turnus durchgeführt werden muss und die Lebertransplantation. Die allogene Lebertransplantation kommt der Gentherapie im Prinzip bereits sehr nahe, ist jedoch, nicht zuletzt wegen der notwendigen Immunsuppression, mit einer hohen Komplikationsrate belastet (Starzl et al., 1984), so dass die Übertragung des LDL-Rezeptorgens in die Hepatozyten der Leber im Rahmen einer gentherapeutischen Behandlung als der vielversprechendere Ansatz erscheint (vgl. Kap. 3.2.2.).

### 2.2.3
### Die Hämophilie

Bei der **Hämophilie** unterscheidet man zwei Formen: die Hämophilie A (Faktor-VIII Defizienz) und die Hämophilie B (Faktor-IX Defizienz). Die Bluterkrankheit wird gonosomal rezessiv vererbt. Heterozygote Frauen sind symptomlose Überträgerinnen, wie z.B. Königin Victoria (1837-1901), deren Nachkommen diese Krankheit auf die königlichen Familien von Preußen, Spanien und Russland übertrugen. Die Hämophilie wurde in Großbritannien deshalb besonders gut dokumentiert und dort - wegen ihres ehemals häufigen Auftretens in den europäischen Königshäusern - umgangssprachlich auch als „Royal Disease“ bezeichnet.

Faktor-VIII und Faktor-IX werden normalerweise in den Leberzellen synthetisiert, im Endoplasmatischen Retikulum prozessiert und über den Golgi Apparat als Glycoproteine sezerniert. Seit 1987 ist bekannt, dass auch Hautfibroblasten nach retroviraler Transduktion mit Faktor-IX cDNA im Stande sind, diesen Agglutinationsfaktor zu produzieren (Anson et al., 1987). In einer ersten klinischen Studie zur Therapie der Hämophilie B wurden deshalb primäre Hautfibroblasten verwendet (Lu et al., 1993). An dieser Studie waren zwei 9 und 13 Jahre alte Brüder beteiligt. Den beiden Hämophiliepatienten wurde zunächst Hautgewebe entnommen und die so gewonnenen Fibroblasten in der Zellkultur propagiert. Innerhalb von vier Tagen wurden die Zellen insgesamt vier Mal mit retroviralen Vektoren (vgl. Kap. 3.2.) transduziert, welche die Faktor-IX cDNA unter Kontrolle des Cytomegalievirus (CMV) Promotors (vgl. Kap. 4.1.1.) enthielten. Nach zweiwöchiger Selektionierung und Einbettung in Kollagen wurden die Faktor-IX produzierenden Zellen schließlich mittels subkutaner Injektion wieder in die Patienten zurückgebracht. Bei Patient 1 erhöhte sich die Faktor-IX Konzentration im Blut von 71ng/ml (vor der Behandlung) auf 245ng/ml innerhalb von 6 Monaten. Dem Patienten wurden nach einer initialen Injektion von $5 \cdot 10^7$ Zellen, um die Verträglichkeit der Behandlung zu evaluieren, einmal pro Monat $2 \cdot 10^8$ Zellen injiziert. Die Gerinnungsaktivität im Blut stieg dadurch von 2,9% auf 6,3%. Bei Patient 2 stieg der Faktor-IX-Spiegel von 139ng/ml auf 250ng/ml, was keinen signifikanten Einfluss auf die Gerinnungsaktivität im Blut hatte. Ein Grund für den mangelnden therapeutischen Erfolg beim älteren der beiden Patienten könnte sein, dass dessen Fibroblasten in der Kultur langsamer wuchsen, weshalb ihm nur etwa 60% der Fibroblastenmenge injiziert werden konnte, als seinem jüngeren Bruder, dessen Körpergewicht zudem etwa 50% geringer war. Die Autoren folgerten aus diesen Daten, dass die Injektion von $1 \cdot 10^{11}$ Faktor-IX produzierenden Fibroblasten pro 50kg Körpergewicht genügen müsste, um einen Hämophilie B Patienten ausreichend zu therapieren. Kritisch angemerkt werden muss, dass die in dieser Studie verwendeten Fibroblasten zu Selektionszwecken das Neomycin-Resistenzgen exprimierten. Das von den Fibroblasten gebildete Enzym Neomycin-Phosphotransferase sollte über MHC Klasse I Moleküle (*Major Histocompatibility Complex*) auf der Zelloberfläche präsentiert werden, weshalb eigentlich eine Elimination der transduzierten Zellen durch cytotoxische T-Zellen zu erwarten gewesen wäre. Weitere Untersuchungen erscheinen deshalb zur Validierung dieses Protokolls notwendig. Auch wenn die Daten für eine abschließende Bewertung noch zu präliminär sind, so zeigen sie dennoch einen interessanten Weg, Lebererkrankungen zu therapieren ohne die Leber selbst als Zielorgan der Gentherapie zu benutzen. Attraktiv ist dabei vor allem die Tatsache, dass Hautgewebe sehr leicht zugänglich ist und dass weniger als $1 cm^2$ Gewebe ausreicht, um eine Fibroblastenkultur anzulegen.

Der enorme Vorteil einer gentherapeutischen Behandlung liegt gerade bei der Hämophilie in der prophylaktischen Natur der Behandlungsmethode. Da es sich bei der Gentherapie um eine Therapieform handelt, welche dem Körper die Eigenproduktion der Agglutinationsfaktoren ermöglicht und ihn somit für eine bestimmte Zeit von Injektionen unabhängig macht, kann sie den Patienten von der dauernden Angst vor Verletzungen und der Gefahr innerer Blutungen befreien und ihm so ein unbeschwerteres Leben ermöglichen. Ein weiterer Vorteil einer gentherapeutischen Behandlungsmethode ist die Virusfreiheit des „Präparats" eine Garantie, die bei der Gewinnung von Faktor-VIII und Faktor-IX aus Plasmapools – vor allem vor der Entwicklung geeigneter Nachweisverfahren für HIV und HCV – nicht gegeben werden konnte. So lassen sich beispielsweise in über 90% der Hämophiliepatienten die vor 1985 Agglutinationsfaktorpräparate erhalten haben, Antikörper gegen das Hepatitis-C-Virus (HCV) nachweisen und etwa 75% der Hämophilie A Patienten in den USA, die im selben Zeitraum Substitutionspräparate erhalten haben, waren seropositiv für das HIV (Humanes Immundefizienz Virus).

In ersten gentherapeutischen Untersuchungen zur Hämophilietherapie am Tiermodell wurden Leberzellen hämophilier Hunde mit retroviralen Vektoren (vgl. Kap. 3.2.), welche das Faktor-IX Gen trugen, transduziert (Kay et al., 1993). Allerdings konnte mit diesem Ansatz lediglich ein Serumspiegel von 0,1% des Normalwertes erreicht werden. Aus der bisher üblichen konventionellen Therapie ist bekannt, dass ein Agglutinationsfaktor-Spiegel von 10% des Normalwertes vollkommen ausreichend ist, um lebensbedrohliche Blutungen wirksam zu verhindern und dass ein Serumspiegel von 3–4% bereits zu einer deutlichen Linderung von Blutungen führt. Zur erfolgreichen Therapie der Hämophilie ist es deshalb nicht unbedingt erforderlich, Agglutinationsfaktorkonzentrationen im Serum zu erreichen, wie man sie beim gesunden Menschen vorfindet. Diese Eigenschaft kommt gentherapeutischen Behandlungsmethoden sehr entgegen, zumal die allgemein geringe therapeutische Effizienz das dringendste Problem ist, welches die Gentherapie derzeit zu lösen hat.

## 2.3 Kosten von Lebererkrankungen für das Gesundheitswesen

Die wesentlichen Vorteile der Gentherapie werden, insbesondere im Bereich der Stoffwechselerkrankungen, erst dann zum Tragen kommen, wenn es gelingt langanhaltende therapeutische Erfolge zu generieren. Die Vorteile einer langanhaltenden Faktor-VIII oder Faktor-IX-Produktion für den Patienten liegen auf der Hand, wenn man sie mit der konventionellen Substitutionstherapie mit nahezu wöchentlichen Injektionen vergleicht. Doch auch für das Gesundheitssystem in seiner Gesamtheit könnte die Gentherapie in Zukunft wichtige Vorteile bringen. Insbesondere könnte sie einen entscheidenden Beitrag zur allseits diskutierten Kostensenkung im Gesundheitswesen leisten.

Zur Therapie der Familiären Hypercholesterinämie (FH) werden als chemische Lipidsenker Clofibrinsäure (und Derivate davon), Inhibitoren der HMG-CoA-Reduktase wie Lovastatin und Ionenaustauscher (z.B. Colestipol) zur Entfernung von Gallensäure eingesetzt. Entsprechend einer kürzlich durchgeführten Marktstudie werden weltweit jährlich etwa 10 Mrd. US-$ an Arzneimittelkosten für Lipidsenker aufgewendet (Cowen & Company, 1998). Allein in den USA schätzt man die Zahl derer, die eine lipidsenkende Therapie benötigen auf 24 Mio. Menschen; etwa ein Viertel von ihnen nimmt bereits regelmäßig lipidsenkende Medikamente ein. Berücksichtigt man ferner, dass diese Medikamente lediglich einen bescheidenen therapeutischen Erfolg aufweisen und darüber hinaus zeitlebens verabreicht werden müssen, so ist verständlich, dass die erste klinische Studie zur Lebergentherapie an homozygoten FH-Patienten durchgeführt wurde.

Ähnlich präsentiert sich die Situation für die Hämophilie. Im Jahre 1994 waren in Großbritannien 5418 Männer mit Faktor-VIII-Defizienz und 1109 Männer, welche an Hämophilie B leiden, registriert (Lee et al., 1997). Man geht allgemein davon aus, dass ein Hämophiliekranker 30–35 mal pro Jahr behandelt wird. An durchschnittlichen Arzneimittelkosten entstehen damit allein für das britische Gesundheitssystem, je nach Qualität des verabreichten Medikaments – „mittlere Qualität“ aus Blutplasma oder „hohe Qualität“ in Form rekombinant hergestellter Präparate – derzeit jährliche Belastungen von 35.000 bis 67.000 € pro Patient. Diese reinen Arzneimittelkosten machen etwa 50% bis 80% der gesamten Behandlungskosten aus. Dabei ist ein Trend hin zu den teureren, rekombinanten Präparaten erkennbar, was auch einer aktuellen Empfehlung des *United Kingdom Haemophilia Centre Directors Organisation Executive Committee* von 1997 zu entnehmen ist. Diese Empfehlung wurde vor allem wegen der erhöhten Virussicherheit rekombinanter Medikamente, gegenüber solchen, die aus großen Plasmapools gewonnen werden, ausgesprochen. Basis der geschilderten Kostenabschätzung ist, dass die Patienten nur bei Bedarf, also nach Verletzungen behandelt werden. Als Verletzungen sind dabei nicht, wie allgemein oft angenommen, kleinere Schnittwunden von Bedeutung. Gefährlich sind vielmehr innere Blutungen, welche unbehandelt für Hämophilie-Patienten lebensbedrohlich sind. Insbesondere bei Kindern unter 10 Jahren würde man deshalb gerne zur prophylaktischen Behandlung übergehen, was aus Kostengründen jedoch nur selten möglich ist. In Großbritannien leben derzeit etwa 400 Hämophilie-Patienten die jünger als 10 Jahre sind, doch aus Kostengründen konnte bislang lediglich 31 von ihnen eine prophylaktische Behandlung ermöglicht werden. Die Kosten für eine prophylaktische Behandlung würden sich, im Vergleich zur Behandlung im Bedarfsfall, etwa auf das 4-fache erhöhen.

Ähnliche Abschätzungen, wie sie hier exemplarisch für die Familiäre Hypercholesterinämie und für die Hämophilie durchgeführt wurden, lassen sich auch für andere Lebererkrankungen erstellen. Geht man in Zukunft von einem langzeitigen Therapieerfolg der (Leber)gentherapie aus, so werden für derartige Therapien neue Finanzierungsformen gefunden werden müssen, die einerseits dem Bestreben einer Kostensenkung im Gesundheitswesen Rechnung tragen, andererseits aber auch die hohen Entwicklungskosten und die Tatsache berücksichtigen, dass es sich bei der Gentherapie um eine Kausaltherapie handelt. Ein Hämophiliepatient bekommt bei jeder Behandlung durchschnittlich 30IU (*international units*) Agglutinationsfaktorpräparat pro kg Körpergewicht zu einem Preis von 50 Cents pro Unit (mittlere Qualität). Die Arzneimittelkosten einer einmaligen Behandlung belaufen sich demnach auf etwa 1.000 €. Würde der Behandlungserfolg einer zu entwikkelnden Lebergentherapie beispielsweise drei Jahre anhalten, so würde eine einmalige gentherapeutische Behandlung reine Arzneimittelkosten in Höhe von 100.000 € ersetzen, zusätzliche Hospitalisierungskosten einsparen und einen nicht zu beziffernden Gewinn an Lebensqualität bewirken. Sollte es der Gentherapie in Zukunft gelingen - derzeit ist sie, trotz vielversprechender Ansätze noch weit davon entfernt - einen entscheidenden und lang anhaltenden Beitrag zur Therapie solcher Krankheiten zu leisten, so wird es nötig werden, rechtzeitig alternative Finanzierungsformen zu diskutieren, wie beispielsweise Zahlungen über die gesamte Nutzungsdauer der Therapie an Stelle von hohen Einmalzahlungen, um diese neuen Therapieformen auch einem möglichst breiten Patientenkreis zugänglich machen zu können.

Um einen Einblick in die Hospitalisierungskosten verschiedener Lebererkrankungen zu ermöglichen, sind in Tab.1 klinisch bedeutsame Lebererkrankungen, die Anzahl der Patienten, die 1994 in den USA in Behandlung waren und die dokumentierten Gesamtkosten zusammengestellt (American Liver Foundation, 1996). Dabei fallen die hohen Gesamtkosten für die Behandlung der Leberzirrhose (alkohol- und nicht alkoholbedingt), des Leberzellkarzinoms, sowie zur Behandlung verschiedener Virushepatitiden auf. Trotz des prophylaktischen Einsatzes einer rekombinanten Hepatitis-B-Virus (HBV) Vakzine ist die Infektion mit dem HBV nach wie vor ein ernst zu nehmendes Gesundheitsproblem, zumal etwa 5% der Weltbevölkerung mit diesem Virus infiziert sind. Da die gängige Therapie mit Interferon in weniger als 30% der Fälle erfolgreich ist und innovative Therapieformen noch auf ihre klinische Erprobung warten (Offensperger et al., 1992; Block et al., 1994; Weiss et al., 1996b), sind alternative gentherapeutische Strategien dringend erforderlich. Gleiches gilt auch für die Hepatitis-C-Virus Infektion, um so mehr da hier die Erfolgsrate der Interferontherapie noch niedriger ist und bislang noch keine Vakzine entwickelt werden konnte, welche ausreichenden Schutz bieten würde. Neben der Bekämpfung von Virusinfektionen könnte die Gentherapie auch für die Tumortherapie in Zukunft wertvolle Beiträge leisten. Wie intensiv die Bemühungen auf diesen beiden Gebieten sind, zeigt sich bereits daran, dass von 389 Gentherapieprotokollen, welche bis Februar 2000 in den USA beantragt worden

**Tabelle 1.** Nicht-staatliche Hospitalisierungskosten für Lebererkrankungen in den USA

| Medizinische Indikation | Zahl der Krankenhauspatienten 1994 (1993) | Annuitätskosten (US $) |
|---|---|---|
| **Virushepatitiden** | | |
| Chronische Hepatitis-B mit Koma | 812 (683) | 15.404.593 |
| Hepatitis-B ohne Koma | 21.475 (18.693)) | 233.293.320 |
| Hepatitis-B und Delta Infektion ohne Koma | 168 (208) | 1.836.688 |
| sonstige Hepatitiden mit Koma | 2.317 (1.346) | 43.944.241 |
| Hepatitis-C ohne Koma | 36.697 (28.546) | 470.997.810 |
| **Leberkrebs:** | | |
| Primäres hepatozelluläres Karzinom | 13.347 (12.745) | 169.549.208 |
| Sekundärer Leberkrebs | 229.478 (229.719) | 2.611.908.884 |
| **Monogene Stoffwechselerkrankungen:** | | |
| Glycogenosen | 1.915 (1.109) | 24.735.467 |
| Hämochromatose | 7.557 (7.263) | 89.705.558 |
| Wilsonsche Erkrankung | 807 (733) | 10.454.580 |
| $\alpha$-1 Antitrypsin Mangel | 5.105 (5.191) | 46.769.193 |
| **Alkohol assoziierte Lebererkrankungen:** | | |
| Fettleber | 4.393 (9.733) | 42.653.645 |
| Leberentzündung | 64.055 (51.742) | 500.869.475 |
| Leberzirrhose | 125.611 | 1.657.964.850 |
| Alkohol bedingte Leberschädigung | 38.921 (32.135) | 313.101.668 |
| **Chronische Hepatitis:** | | |
| Chronische Hepatitis | 20.713 (23.730) | 238.324.781 |
| Chronisch persistierende Hepatitis | 1.050 (1.649) | 10.170.898 |
| **Leberzirrhose:** | | |
| Nicht Alkohol bedingte Leberzirrhose | 90.860 (86.713) | 1.279.969.493 |
| Sonstige Leberzirrhosen | 7.431 (6.175) | 108.317.044 |
| **Sonstige:** | | |
| Nicht Alkohol bedingte Fettleber | 25.592 (24.742) | 305.879.906 |
| Leber Transplantationen | 2.106 (2.148) | 376.405.588 |

sind, etwa 60% eine Tumortherapie und fast 10% die Therapie von Virusinfektionen (insbesondere HIV) zum Ziel hatten bzw. haben.
Auch wenn im vorangegangenen Kapitel der Schwerpunkt auf die Familiäre Hypercholesterinämie und die Hämophilie gelegt wurde, so soll an dieser Stelle jedoch betont werden, dass die Möglichkeiten der Lebergentherapie weit über die Grenzen dieses Organs hinausreichen. Durch die Verwendung der Leber als Bioreaktor zur Sezernierung beliebiger therapeutischer Proteine in den Blutkreislauf, könnten sich in Zukunft auch Krankheiten therapieren lassen, welche sich nicht in diesem Organ selbst manifestieren. Ein Beispiel hierfür ist die insulinabhängige *Diabetes Mellitus*, welche durch die Zerstörung der Insulin produzierenden β-Zellen im Pankreas verursacht wird. Kürzlich wurden transgene Mäuse beschrieben, welche eine optimierte Form der humanen Proinsulingen cDNA unter Kontrolle des Phosphoenol-Pyruvat-Carbokinase (PEPCK) Promoters trugen (vgl. auch Kap. 4.1.1.). Von diesem Promoter ist bekannt, dass seine transkriptionlle Aktivität durch Glukose positiv und durch Glycogen negativ reguliert wird (Decaux et al., 1989). Der PEPCK-Promotor hat damit ein ähnliches Regulationsmuster wie der Insulinpromoter selbst. Leberzellen sind, wie Pankreaszellen sekretorische Zellen und besitzen wie diese das Glukose Transportprotein *Glut2* und das Enzym *Glucokinase*, welches die Sensitivität der Zelle gegenüber dem Blutglukosespiegel vermittelt (Gould & Holman, 1993; Iynedjian, 1993). Unter Ausnutzung dieser gemeinsamen Eigenschaften von Pankreas- und Leberzellen konnten Mitanchez und ihre Kollegen in Versuchstieren nicht nur zeigen, dass in der Leber biologisch aktives Humaninsulin gebildet und sezerniert werden kann, sondern auch, dass dessen Produktion durch Fasten negativ und durch kohlenhydratreiche Nahrung positiv reguliert werden kann (Mitanchez et al., 1998).

## 3 Aktuelle Strategien der Lebergentherapie und ihre klinische Anwendung

### 3.1 Grundlegende Strategien des Gentransfers

Um das in den beiden vorangegangenen Kapiteln beschriebene enorme therapeutische Potenzial, welches in der Lebergentherapie steckt, nutzen zu können, sind effiziente Methoden zur Übertragung therapeutischer DNA in die Leberzellen eine wesentliche Voraussetzung. Generell lassen sich dabei zwei Strategien unterscheiden: die *ex vivo* und die *in vivo* Gentherapie.

*Ex vivo* Lebergentherapieprotokolle stellen ein relativ aufwendiges Verfahren dar, welches zwei operative Eingriffe beinhaltet (Abb. 1). In einem ersten Eingriff wird zunächst eine partielle Hepatektomie durchgeführt, in welcher dem Patienten bis zu einem Drittel der Leber entnommen wird. Aus diesem Leberstück werden dann durch eine kurze Kollagenase-Behandlung die Hepatozyten herausgelöst und in der Zellkultur propagiert. In der Zellkultur, also außerhalb des menschlichen Körpers (*ex vivo*), findet auch die Übertragung der therapeutischen DNA statt. Hierfür stehen verschiedene Methoden zur Verfügung, von denen die wichtigsten in den folgenden Kapiteln beschrieben sind. In einem zweiten invasiven Eingriff werden die genetisch modifizierten Zellen dann wieder in den Patienten zurück-

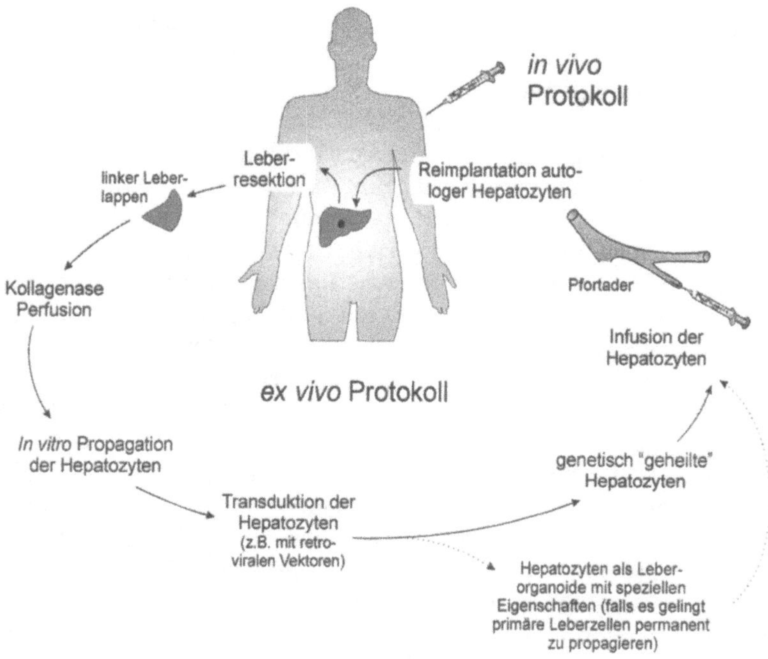


**Abb. 2.** Vergleich zwischen *ex vivo* und *in vivo* Strategien zur gentherapeutischen Behandlung von Lebererkrankungen

gebracht, wo sie, durch Expression des Transgens, eine Heilung der Krankheit bewirken sollen. Da die genetisch modifizierten Zellen ursprünglich aus demselben Patienten stammten, in welchen sie auch wieder reimplantiert wurden, spricht man von einer *autologen Zelltransplantation.* Da die Zielzellen außerhalb des menschlichen Körpers therapiert werden, können *amphotrophe,* also nicht zelltypspezifische, Gentransfervektoren verwendet werden.

Eine zur *ex vivo* alternative und voraussichtlich sehr viel effizientere Methode ist die *in vivo* Gentherapie. Hier werden die Zellen nicht entnommen, sondern direkt im Patienten behandelt. Dieses Verfahren setzt deshalb im Fall der Lebergentherapie strikt leberzellspezifische Gentransfervektoren voraus, da bei systemischer Gabe des Gentransfervektors nur so die Übertragung der therapeutischen DNA auf andere Gewebe verhindert werden kann. Dieses Problem lässt sich auch durch die *in situ* Lebergentherapie nur teilweise umgehen. Bei diesem Verfahren wird die Leber, beispielsweise durch Abbinden der großen Lebergefäße, temporär vom Blutkreislauf getrennt. Durch anschließende Injektion der Gentransfervektoren direkt in die Pfortader der Leber kann so, auch mit amphotrophen Gentransfersystemen, eine bevorzugte Transduktion von Leberzellen erreicht werden. Nach Restauration des normalen Blutflusses kommt es jedoch unweigerlich zur Verteilung der Gentransferpartikel im Körper, was zum einen mit dem Risiko verbunden ist, dass das Transgen auch in Nicht-Zielzellen gelangt und zum anderen die Effizienz des Gentransfers reduziert. Die Entwicklung strikt leberzellspezifischer Gentransfersysteme ist deshalb ein bevorzugtes Ziel gegenwärtiger Entwicklungen, zumal solche Vektoren nicht nur den Weg zur *in vivo* Lebergentherapie ebnen würden, sondern auch helfen könnten, die viel zu geringe therapeutische Effizienz bestehender Gentransfersysteme zu umgehen.

Ein zur Verwendung autologer Hepatozyten alternatives Verfahren ist die *Transplantation allogener Hepatozyten.* Ähnlich wie die *in vivo* Lebergentherapie ist auch dieses Verfahren noch nicht weit genug entwickelt, um beim Menschen außerhalb vereinzelter klinischer Studien Anwendung zu finden. Hier werden nicht körpereigene, sondern körperfremde Hepatozyten übertragen. Kürzlich ist es gelungen, die erfolgreiche Durchführbarkeit allogener Transplantationen im Rahmen der Lebergentherapie zu zeigen (Fox et al., 1998). Fox und seine Kollegen übertrugen eine relativ geringe Menge „normaler" Hepatozyten (5%) eines Spenderorgans, welches als Ganzes für Transplantationszwecke nicht geeignet war, in die Leber eines am Crigler-Najjar-Syndrom Typ I Erkrankten. Sie erreichten durch diese einmalige Behandlung einen Bilirubin-β-D-UDP-Glucuranosyltransferase Spiegel, der bei 5,5% des Normalwertes lag und erzielten damit einen deutlich messbaren klinischen Erfolg. Interessant erscheint in diesem Zusammenhang auch, dass die Expression der Glucuranosyltransferase über neun Monate hinweg nachweisbar war, was zum einen zeigt, dass die Hepatozyten nicht abgestoßen wurden - wenngleich eine Immunsuppression erforderlich war - und zum anderen sogar auf einen Selektionsvorteil der transplantierten Hepatozyten hindeuten könnte. Eine selektive Repopulation der Leber ist auch aus Tiermodellen bekannt (Wilson et al., 1996; Mignon et al., 1998). Beispielsweise konnte für Fumarylacetoacetat-Hydrolase defiziente Mäuse (vgl. Kap. 2.2.1.) *in vivo* ein Selektionsvorteil für normale Hepatozyten und eine Repopulation der Leber nach allogener Transplantation gezeigt werden (Overturf et al., 1996). Bei der Interpretation solcher Daten ist jedoch zu berücksichtigen, dass Fumarylacetoacetat-Hydrolase oder Glucuranosyltransferase defiziente Leberzellen ohnehin einen deutlich verkürzten Lebenszyklus besitzen, wodurch sich indirekt bereits ein Selektionsvorteil für normale Hepatozyten ergibt. In Anbetracht der langen Wartelisten und des Mangels an Spenderorganen könnte die allogene Zelltransplantation zu einer wesentlichen Verbesserung der Situation für die Patienten sorgen und sei es nur zur Überbrükkung der Zeitspanne, bis ein geeignetes Spenderorgan gefunden wird. Zum Vorteil für den Patienten kann bei diesem Verfahren zudem auf einen operativen Eingriff verzichtet werden, da die Hepatozyten über die Pfortader injiziert werden können.

Die Methode der allogenen Transplantation von Hepatozyten bietet darüber hinaus, zumindest theoretisch die Möglichkeit, eine sich regenerierende Quelle an „therapeutischen Zellen" zu entwickeln, welche definierte Eigenschaften besitzen und deshalb gezielt zu therapeutischen Zwecken eingesetzt werden könnten. Möglicherweise könnten in Zukunft sogar Bedingungen gefunden werden, unter welchen sich solche Zellen zu leberähnlichen Organoiden formieren, um damit die funktionsgestörte Leber eines Patienten ganz oder teilweise zu ersetzen. Limitierend sind dabei in der Praxis aber vor allem zwei Problemkreise: (1) zum einen bestehen bislang keine Methoden, um primäre Hepatozyten für längere Zeit in der Zellkultur zu vermehren (2) und zum anderen führen allogene Transplantationen im Patienten zu immunologisch bedingten Abstoßungsreaktionen. Dies würde eine Immunsuppressionstherapie notwendig machen, mit all den damit verbundenen Nachteilen für den Patienten. Durch Bestrahlung der körperfremden Hepatozyten mit UV-B Licht und lediglich kurzzeitiger Propagation der Zellen in der Zellkultur, konnte im Tiermodell eine Toleranz für allogene Leberzellen gezeigt werden (Patel et al., 1989). Inwiefern mit solchen oder ähnlichen Verfahren eine Immunsuppression beim Menschen umgangen werden kann, ist jedoch fraglich.

Wegen der grundlegenden Probleme, welche bei der *in vivo* Gentherapie und bei der allogenen Transplantation noch bestehen, wurde im ersten Lebergentherapieprotokoll die in Abb. 2 gezeigte *ex vivo* Strategie unter Verwendung retroviraler Vektoren gewählt. Auch wenn man die Gesamtheit aller bislang gemeldeten Gentherapieprotokolle betrachtet, wurden virale Vektorsysteme als Gentransfervehikel bislang deutlich bevorzugt (vgl. Tab. 3). Aus diesem Grund wird viralen Vektorsystemen im folgenden besondere Beachtung geschenkt. Virale Vektorsysteme basieren auf replikationsdefizienten (vermehrungsunfähigen) Viren, welche therapeutische Gene als Bestandteile oder an Stelle ihres viralen Genoms tragen (Übersicht in: Robbins et al., 1998). Viren sind obligate Zellparasiten und benötigen zu ihrer Vermehrung unbedingt den Stoffwechselapparat der Wirtszelle. Viren bestehen aus einer Proteinhülle und einem viralen Genom (DNA oder RNA), welches im wesentlichen die Informationen zur Synthese der Hüllproteine, einiger regulatorischer Proteine, sowie verschiedener Enzyme (z.B. zur Genomreplikation) kodiert. Aufgabe der Hülle ist es, das virale Genom zu schützen und in die, für das jeweilige Virus typische Zielzelle zu übertragen. Hierfür benutzt das Virus bestimmte virale Oberflächenproteine, die an passende zelluläre Rezeptoren binden und so den Kontakt zwischen Virus und Wirtszelle herstellen. Viren wurden über Jahrmillionen (und werden) durch die Evolution vor allem dahingehend optimiert, genetisches Material möglichst effizient in Zellen einzubringen. Sie verfolgen damit das selbe Ziel wie die Gentherapie und sind deshalb natürliche Kandidaten erster Wahl zur Entwicklung von Gentransfervektoren.

Virale Vektoren unterscheiden sich insofern wesentlich vom jeweiligen Wildtypvirus, welches als Basis für ihre Entwicklung diente, da sie sich auf Grund ihrer veränderten genetischen Ausstattung nicht mehr in der Wirtszelle vermehren können. Virale Vektoren können deshalb, im Gegensatz zum verwandten Wildtypvirus, auch keine virale Infektion hervorrufen. Phänotypisch stimmen diese, als Gentransfervehikel genutzten rekombinanten Viruspartikel, jedoch mit dem Wildtypvirus überein; insbesondere besitzen sie im typischen Fall dieselbe virale Hülle. Dies kann von Vorteil sein, wenn es beispielsweise um den Schutz der therapeutischen DNA vor zellulären Nukleasen oder um die Zelltypspezifität solcher Gentransfersysteme geht (vgl. Kap. 4.2.), andererseits sind virale Proteine häufig hoch immunogen, so dass es leicht zur Inaktivierung des Gentransfervektors oder sogar der transduzierten Zellen durch das Immunsystem des Patienten kommen kann (vgl. Kap. 3.3.).

## 3.2
## Retrovirale Vektorsysteme

Retroviren sind diploide, einzelsträngige Plusstrang-RNA Viren, die von einer doppelten Hülle umgeben sind. Charakteristisch ist ihr Vermehrungszyklus, welcher die reverse Transkription des viralen RNA-Genoms in doppelsträngige DNA beinhaltet. Essentieller Bestandteil im Vermehrungszyklus dieser Viren ist die

Integration ihres DNA-Genoms in das Genom der Wirtszelle. Das integrierte virale Genom wird als *Provirus* bezeichnet. Das derzeit am weitesten verbreitete Vektorsystem basiert auf dem MMLV (*moloney murine leukaemia virus*), welches in Nagetieren Lymphome verursachen kann (Moloney, 1960; Fan et al., 1991).

### 3.2.1 Konstruktion retroviraler Vektoren

Im Gegensatz zu den komplexer organisierten retroviralen Genomen des HIV (*human immunodeficiency virus*) oder des HTLV (*human t-cell leukaemia virus*) ist das Genom des MMLV vergleichsweise einfach aufgebaut (Abb. 3a). Es besteht aus den drei transkriptionellen Einheiten *gag* (gruppenspezifisches Antigen, innere Hülle), *pol* (Polymerase, Reverse Transkriptase, Integrase) und *env* (envelope, äußere Hülle), sowie je einem *LTR* (long terminal repeat) am Ende des proviralen Genoms. Die LTR-Region enthält die transkriptionellen Regulationselemente des MMLV und steuert die Transkription der viralen Gene. Außerdem trägt sie das Verpackungssignal psi (ψ), welches für die spezifische Verpackung des viralen Genoms ins Viruscapsid verantwortlich ist, sowie eine *t*-RNA Primer-Bindungsstelle (PBS) zur Initiation der reversen Transkription. Darüber hinaus ist die LTR Region noch an der Integration des revers transkribierten viralen Genoms ins Wirtszellgenom beteiligt, ein Vorgang der durch die virale Integrase katalysiert wird.

Retrovirale Gentransfervektoren die alle viralen Gene besitzen und damit in ihrer Genomorganisation dem Wildtypvirus entsprechen (Abb. 3a), können nach Transduktion der zu therapierenden eukaryontischen Zelle ohne weitere Helferviren zur Vermehrung des Virus führen; man spricht deshalb von selbst replizierenden (*helper-independent*) Vektoren. Diese *selbstreplizierenden Vektoren* wurden von einem Vogelsarkom-Virus, dem RSV (*rous sarcoma virus*), abgeleitet. Das RSV enthält in seinem Genom neben den Leserahmen für *gag*, *pol* und *env* zusätzlich noch das Onkogen *v-src* (Abb. 3b). Das *v-src* Onkogen kann, ohne die Vermehrungsfähigkeit des Virus negativ zu beeinflussen, durch Fremd-DNA mit einer Länge von bis zu 1,5kb ersetzt werden (Hughes et al., 1987). Solche selbstreplizierenden Vektoren, auch *RCAS Vektoren* genannt, sind zwar für gentherapeutische Zwecke ungeeignet, da sie die Gefahr einer Virusinfektion in sich tragen, sie waren aber für die Entwicklung der heute gebräuchlichen replikationsdefizienten retroviralen Gentransfervektoren äußerst hilfreich.

*Replikaktionsdefiziente Vektoren* können sich nicht mehr selbständig vermehren, da ihnen die genetische Information zur Synthese der viralen Proteine fehlt (Abb. 3c). Die viralen Proteine müssen deshalb durch *Transkomplementation* von einem Hilfssystem zur Verfügung gestellt werden. Solche Hilfssysteme können entweder Helferviren oder – wie bei retroviralen Vektoren üblich – spezielle Verpackungszellinien sein. Das gesamte retrovirale Gentransfersystem besteht damit aus zwei Komponenten: (1) dem retroviralen DNA-Vektor und (2) der Verpackungszellinie. Der *retrovirale DNA-Vektor* enthält an Stelle des viralen Genoms zwischen den beiden LTR-Regionen die zu übertragende Fremd-DNA, für welche bis zu 8kb an Platz zur Verfügung steht (Fig. 3c). Um dieses artifizielle Genom in eine Virushülle verpacken zu können, bedarf es spezieller Verpackungszellinien. *Verpackungszellinien* stellen alle viralen Proteine zur Verfügung,

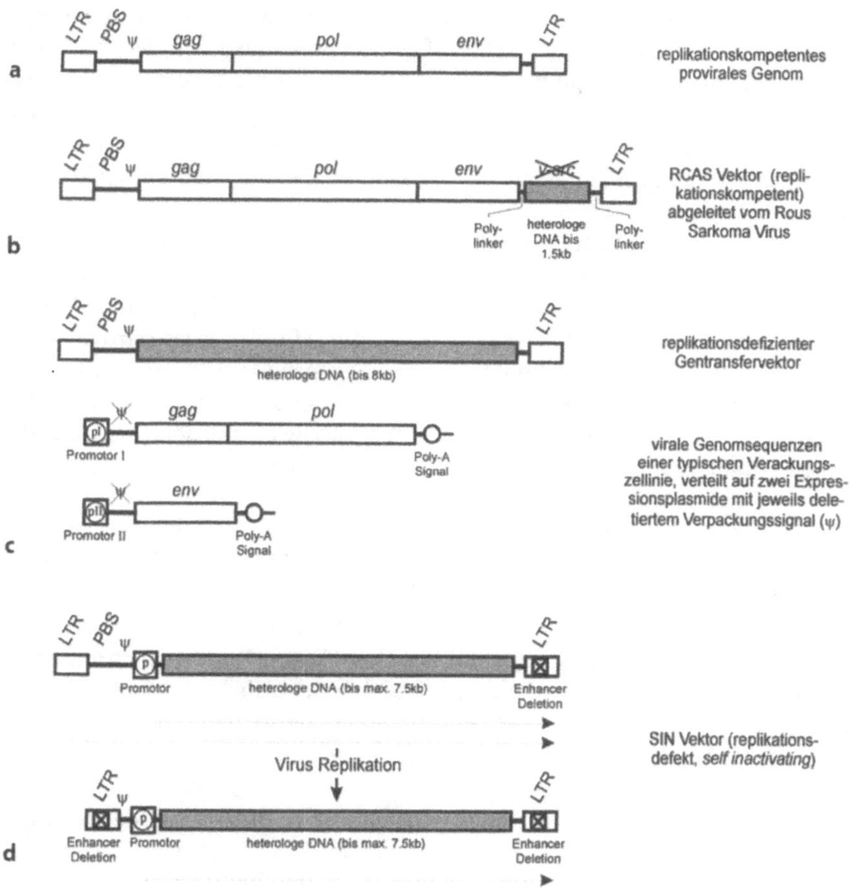


**Abb. 3.** Schematische Darstellung verschiedener Strategien zur Konstruktion retroviraler Vektoren (Darstellung nicht maßstabsgerecht)

die zur Capsidbildung und zur Reifung der rekombinanten Virionen notwendig sind. Diese Verpackungszellinien beinhalten aber kein verpackungsfähiges virales Genom, da den zu ihrer Herstellung verwendeten viralen Transkriptionseinheiten das Verpackungssignal (ψ) fehlt. Erst nach Transfektion der Verpackungszellinie mit einem retroviralen DNA-Vektor steht in der Zelle ein Verpackungssignal zur Verfügung, so dass die Produktion und anschließende Sezernierung der rekombinanten Partikel in den Zellkulturüberstand beginnen kann. Diese rekombinanten Partikel enthalten ausschließlich heterologe Gene (z.B. therapeutisch wirksame Gene). Nach Transduktion der zu therapierenden Zelle kann es deshalb, im Gegensatz zu selbstreplizierenden Vektoren, nicht zur Entstehung von Wildtypvirionen und damit zur Virusinfektion im Patienten kommen. Die Verpackungszellinien der ersten Generation enthielten noch virale Genome, denen lediglich das Verpackungssignal fehlte, so dass ein einziges Rekombinationsereignis zwischen diesem Genom und dem retroviralen DNA-Vektor genügte, um Wildtyp Virionen entstehen zu lassen (*helper virus contamination*). In heute gebräuchlichen Verpackungszellinien sind die viralen Gene auf zwei Expressionsplasmide verteilt (Abb. 3c), so dass immerhin drei homologe Rekombinationsereignisse stattfinden müssten, damit Wildtypviren entstehen könnten. Ein Vorgang der als äußerst unwahrscheinlich gilt. Dennoch werden Vektorpräparationen vor ihrem Einsatz beim Menschen immer auch auf mögliche Kontaminationen mit Helferviren hin untersucht.

Zur Herstellung von MMLV-Vektoren sind inzwischen eine Reihe verschiedener Verpackungszellinien bekannt und auch kommerziell erhältlich. Wie beim retroviralen DNA-Vektor selbst, so schreitet auch bei den Zellinien die Entwicklung weiter voran. Man hat beispielsweise herausgefunden, dass retrovirale Vektoren, die von Zellinien nicht-humanen Ursprungs gebildet werden – wie beispielsweise der weit verbreiteten Mausfibroblasten-Zellinie NIH-3T3 - *in vivo* schnell durch das Komplementsystem des Menschen inaktiviert werden (Pensiero et al., 1996). Die konsequente Verwendung humaner Zellinien könnte hier Abhilfe schaffen.

Einer der Hauptvorteile retroviraler Vektoren ist die Tatsache, dass das therapeutische Gen – analog dem proviralen Genom des Wildtypvirus – ins Genom der Wirtszelle integriert. Da die therapeutische DNA nur nach chromosomaler Integration auf die Tochterzellen weitergegeben werden kann, ist dies hilfreich für eine dauerhafte Expression des therapeutischen Gens. Dieser Vorteil der chromosomalen Integration muss aber durch das damit verbundene Risiko der Insertionsmutagenese erkauft werden. Beispielsweise könnten zelluläre Onkogene, welche normalerweise abgeschalten sind, unter den Einfluss des Enhancers in der LTR-Region des retroviralen DNA-Vektors kommen und so wieder zur Expression gelangen, was schließlich zur Krebsentstehung beitragen würde. Da die Krebsentstehung ein mehrstufiger Prozess ist und das Risiko einer solchen Insertionsmutagenese äußerst gering ist, haben sich diese eher theoretischen Überlegungen in der Praxis glücklicherweise bislang nicht bestätigt. Um selbst dieses geringe Risiko weiter zu verringern, wurden sogenannte SIN-Vektoren (*self inactivating*) entwickelt (Abb. 3d). Bei den SIN-Vektoren ist die Enhancer-Region am 3'-LTR des retroviralen DNA-Vektors deletiert. Da der 3'-LTR im Zuge der Virusreplikation als Vorlage für den 5'-LTR dient, entsteht ein DNA-Vektor, dem an beiden Enden der retrovirale Enhancer fehlt. Auch nach chromosomaler Integration des Provirus kann es deshalb nicht zur transkriptionellen Aktivierung benachbarter zellulärer Gene kommen. Damit das therapeutische Gen auch nach chromosomaler Integration transkribiert werden kann, enthalten SIN-Vektoren im Bereich der heterologen DNA eigene Promotoren.

### 3.2.2
### Verwendung retroviraler Vektoren in der Lebergentherapie

Die erste Pilotstudie zur Lebergentherapie am Menschen wurde 1992, nach zahlreichen Voruntersuchungen am Tiermodell (insb. Watanabe Kaninchen), von der Arbeitsgruppe um James W. Wilson durchgeführt und hatte die Therapie der Familiären Hypercholesterinämie (FH) zum Ziel (vgl. Kap.2.2.2.). In dieser Studie wurden fünf homozygote FH-Patienten im Alter von 7 bis 41 Jahren einer *ex vivo* Gentherapie unterzogen (Grossman et al., 1995). Dabei wurden ihnen, entsprechend dem in Abb. 2 gezeigten Schema, autologe Leberzellen implantiert, in welche zuvor mit Hilfe von retroviralen Vektoren ein intaktes Gen für den LDL-Rezeptor übertragen worden war. Alle Patienten tolerierten den Eingriff ohne nennenswerte Komplikationen und zeigten auch noch 4 Monate nach dem Eingriff eine, wenngleich sehr geringe, Expression des LDL-Rezeptorgens. Beim Vergleich des Cholesteringehalts im Serum der Patienten vor und unmittelbar nach dem gentherapeutischen Eingriff, sowie zu einem späteren Zeitpunkt, zu welchem die Patienten zusätzlich wieder konventionellen Therapieformen zugeführt worden waren, konnte nur bei einem Patienten eine signifikante Reduktion des Cholesterinspiegels (um 14%) beobachtet werden. Beim LDL-Spiegel kam es bei zwei Patienten zu einer Reduktion um 15%, ein Patient zeigte eine 7%ige Verringerung, bei einem weiteren Patienten brachte die Gentherapie keine Veränderung und bei einem Patienten kam es sogar zu einem Anstieg des LDL-Gehalts um 6%. Diese Zahlen implizieren, dass der therapeutische Langzeiteffekt der Gentherapie im Vergleich zu dem Anteil, welchen die konventionelle Therapie an diesen Zahlen hatte, vernachlässigbar war. Dennoch war diese klinisch Studie von großer Bedeutung für die Lebergentherapie, da sie zeigte, dass die gewählte Vorgehensweise für die Patienten zumindest keine nachteiligen Folgen hatte. Umgekehrt bedeutet dieses Ergebnis aber auch, dass die Effizienz des gesamten Verfahrens bei weitem nicht ausreichend ist, um den erwünschten therapeutischen Effekt zu erzielen. Es stellt sich deshalb die Frage nach den Gründen für die geringe Effizienz. Den Patienten wurden bei der partiellen Hepatektomie durchschnittlich 145g Lebergewebe entnommen, aus welchem $5{,}4 \cdot 10^9$ Hepatozyten mit einer Vitalität von 92% isoliert werden konnten. Im Zuge der Zellkultivierung und Transduktion reduzierte sich diese Zahl auf durchschnittlich $1{,}6 \cdot 10^9$ Zellen. Berücksichtigt man weiterhin, dass am vierten Tag nach retroviraler Transduktion der Zellen nur in 11-31% der kultivierten Hepatozyten (Durchschnitt der 5 Patienten: 21%) ein funktionell aktiver LDL-Rezeptor nachgewiesen werden konnte, so ergibt sich für die *ex vivo* Schritte, also vor Reimplantation der Zellen eine Verfahrenseffizienz von 5–6%. Aus präklinischen Studien mit verschiedenen Versuchstieren weiß man, dass etwa 1 bis 20% der kultivierten primären Hepatozyten mit retroviralen Vektoren transduziert werden können (Adams et al., 1992; Grossman et al., 1992) und dass lediglich etwa 5% der Hepatozyten erfolgreich in das Tier reimplantiert werden können (Ledley et al., 1991; Ledley et al., 1993). Ausgehend von einer *ex vivo* Verfahrenseffizienz von 5–6% und einer Reimplantationsrate von 5% errechnet sich die Gesamteffizienz des Verfahrens auf weniger als 0,3%, ohne dass dabei berücksichtigt ist, dass nur ein Teil der Leber dem Verfahren überhaupt zugänglich gemacht worden ist. Dies verdeutlicht, dass weniger die Menge an ursprünglich gewonnenen Hepatozyten, sondern vielmehr das im Anschluss daran durchgeführte aufwendige Verfahren der *ex vivo* retroviralen Transduktion und Reimplantation limitierend für den Erfolg des gesamten Protokolls war.

Ein Charakteristikum von Retroviren ist (HIV stellt hier eine Ausnahme dar), dass sie sich nur in proliferierenden Zellen vermehren können. Eine Voraussetzung für die chromosomale Integration des Provirus in das zelluläre Genom ist nämlich, dass die Zielzelle die Mitose durchläuft und sich teilt. Dies prädestiniert retrovirale Vektoren geradezu für den Einsatz in stark proliferierenden Geweben wie Tumoren. So ist es nicht verwunderlich, dass in den meisten Gentherapieprotokollen zur

Behandlung von Krebs bisher Retroviren als Gentransfervektoren eingesetzt wurden. Umgekehrt setzt diese Eigenschaft von Retroviren bei ruhenden Geweben einen vorherigen Proliferationsstimulus voraus. Dieser Stimulus kann bei der Leber beispielsweise durch partielle Hepatektomie erfolgen. Damit ergibt sich im Prinzip die Möglichkeit, dass die transduzierten Hepatozyten nach Reimplantation in die Leber des Patienten einige Zellteilungsrunden durchlaufen könnten und so amplifiziert würden. Wäre dies bei der oben beschriebenen Studie der Fall gewesen, so hätte es nach Reimplantation der Zellen zu einer progressiven Abnahme des LDL-Spiegels im Serum kommen müssen. Dies konnte aber nicht beobachtet werden, so dass diese Möglichkeit bei der oben durchgeführten quantitativen Abschätzung unberücksichtigt bleiben konnte.

Bevor die oben beschriebene Pilotstudie am Menschen geplant und durchgeführt werden konnte, wurden retrovirale Vektoren *in vitro* und *in vivo* in zahlreichen präklinischen Studien als Gentransfervehikel für die Leber erprobt. Dabei wurden die Zellen entweder *in vitro* transduziert (Ledley et al., 1987) oder die rekombinanten Viren mittels einfacher Injektion in die Pfortader mit den Hepatozyten in Kontakt gebracht (Hatzoglou et al., 1990, Kaleko et al., 1991, Cardoso et al., 1993). Obwohl in den Versuchstieren über 50% der Hepatozyten zur Proliferation gebracht werden konnten, lag die Transduktionseffizienz lediglich bei 1–10% (Ferry et al., 1991; Kaleko et al., 1991). Diese geringe Quote kann beispielsweise dadurch gesteigert werden, dass retrovirale Vektoren wiederholt appliziert werden, wie an Hämophilie kranken Hunden gezeigt werden konnte. Eine wiederholte Infusion eines Faktor-IX Gen tragenden Vektors 24, 48 und 72 Stunden nach partieller Hepatektomie führte zu einem konstanten Faktor-IX Gehalt von 10ng/ml (0,1% des Gehalts eines gesunden Tieres) (Cardoso et al., 1993). Eine Möglichkeit, wie dieses Verfahren weiterentwickelt werden könnte, wurde von der Arbeitsgruppe um M. A. Kay aufgezeigt. Durch Verwendung adenoviraler Vektoren (vgl. Kap. 3.3), welche eine nicht sezernierbare Form des Urokinase-Plasminogen-Aktivatorproteins exprimierten, ist es gelungen, über einen Zeitraum von acht Tagen, in Mäusen eine Leberregeneration anzuregen. Während dieser Zeit wurden die Versuchstiere über die Pfortader mit retroviralen Vektoren infundiert. Mit diesem 2-Vektor-System konnten immerhin 33,5% der Hepatozyten transduziert werden. Zudem konnte über die gesamte Versuchsdauer von 48 Wochen eine deutliche Expression des Transgens erreicht werden (Patijin et al., 1998). Neben dem Einsatz eines solchen 2-Vektor-Systems wird auch die Benutzung chemischer Agenzien, als Alternative zur partiellen Hepatektomie, untersucht. Die Stimulation der Mitose als Vorbereitung der Leberzellen auf eine retrovirale Transduktion kann beispielsweise durch Vergiften der Leber mit Tetrachlormethan ($CCl_4$) erreicht werden. In Versuchstieren, welche so vorbehandelt wurden, konnte nach retroviraler Transduktion in etwa 0,7% der Hepatozyten eine Transgenexpression gezeigt werden (Kay et al., 1993). Eine schonendere Alternative ist die Verabreichung von Hormonen, welche die Zellproliferation stimulieren. Eine einzige Dosis des Hormons Tri-Iodothyronin (400µg T3 pro 100g Körpergewicht) reichte bereits aus, damit 1,3% der Hepatozyten einer Ratte nach retroviraler Transduktion das Transgen exprimierten. Dieser Wert lag zwar unter dem von Versuchstieren, bei welchen eine 70%ige Hepatektomie durchgeführt wurde – hier exprimierten 5,2% der Hepatozyten das β-Galaktosidase Reportergen – aber ebenso deutlich über den

Tieren, die weder eine T3-Behandlung noch eine partielle Hepatektomie erfahren hatten. Hier exprimierten lediglich 0,02% der Hepatozyten das Transgen (Forbes et al., 1998). Eine weitere, wenngleich ebenfalls invasive, Alternative zur partiellen Hepatektomie besteht darin, Seitenadern der Pfortader zu durchtrennen, um einzelne Leberlappen von der Blutzufuhr auszuschließen. Dies führt zur Apoptoseinduktion in den unterversorgten Hepatozyten, was ebenfalls proliferationsstimulierend wirkt und eine anschließende retrovirale Transduktion erleichtert (Bowling et al., 1996).

Nach Alternativen zur partiellen Hepatektomie zu suchen ist schon deshalb sinnvoll, da dieser invasive Eingriff mit verschiedenen Risikofaktoren behaftet ist. Solche Risikofaktoren sind vor allem Thrombosen innerhalb der Portalvene, Leberinfarkt und Lebernekrosen (Übersicht in: Fuller B.J., 1988). Allerdings treten derartige Komplikationen eher in Einzelfällen auf und sind in den allermeisten Fällen beherrschbar. Auch zu diesem Themenkreis liegen zahlreiche tierexperimentelle Untersuchungen vor. Die Arbeitsgruppe um M. A. Kay konnte beispielsweise zeigen, dass es möglich ist, $10^9$ Hepatozyten in Hunde mit 5kg Körpergewicht zu reimplantieren ohne Komplikationen für die Tiere zu provozieren (Kay et al., 1992b). Interessant ist in diesem Zusammenhang auch, dass sie mittels PCR zeigen konnten, dass auch noch 47 Tage nach Transduktion der Zellen das Fremdgen (humanes α-1-Antitrypsin) als rekombinantes Provirus im Genom der Zellen vorlag. Dies beweist, dass die transduzierte Zellpopulation zumindest teilweise in der Leber erhalten blieb. So ist es auch nicht verwunderlich, dass unter Verwendung retroviraler Vektoren - im Gegensatz zu adenoviralen und nicht viralen Gentransfersystemen - eine Langzeitexpression verschiedener Fremdgene, wie des humanen α-1-Antitrypsin (hAAT) Gens (Kay et al., 1992a; Kay et al., 1992b; Kolodka et al., 1993; Rettinger et al., 1994; Hafenrichter et al., 1994b) oder des Faktor-IX Gens (Kay et al., 1993) *in vivo* in Ratten, Mäusen und Hunden mehrfach gezeigt werden konnte. Dennoch blieb die Expressionsrate des Transgens, verglichen mit dem normalen Gehalt dieser Proteine im Serum, unter 0,1%. Die Transgenexpression liegt damit deutlich im subtherapeutischen Bereich, was das Hauptproblem retroviraler Vektoren schlechthin ist und weitere Untersuchungen dringend erforderlich macht. Da die Transduktionsrate in den genannten Fällen immerhin bei etwa 10% lag, liegt die Vermutung nahe, dass die Expressionsrate pro integriertem „Provirus" zu gering ist. Hier könnte eine weitere Optimierung der verwendeten transkriptionellen Regulationselemente helfen (vgl. Kap. 4.1.1.).

Um einige der oben genannten Probleme zu umgehen, wurde auch die Möglichkeit einer zweistufigen Transduktion untersucht. Dabei wurden die durch partielle Hepatektomie gewonnenen Hepatozyten zunächst mit retroviralen Vektoren transduziert, welche eine temperatursensitive Mutante des SV40 T-Ag (*Siam Virus 40* großes Tumor Antigen) trugen. Bei 33°C bildet sich ein funktionelles T-Ag, welches die Immortalisierung der Hepatozyten und damit eine Proliferation der Zellen *in vitro* ermöglicht. Bei physiologischer Temperatur hingegen wird das T-Ag degradiert, die Zellen stellen ihre Teilungsfähigkeit ein und zeigen wieder typische Differenzierungsmerkmale eines ruhenden Hepatozyten. Während der proliferativen Phase werden die Hepatozyten ein zweites Mal mit retroviralen Vektoren transduziert. Dieses Mal wird jedoch ein therapeutisches Gen übertragen, z.B. das Bilirubin-β-D-UDP-Glucuranosyltransferasegen. Mit dieser Methode lassen sich bei 33°C die transduzierten Zellen *in vitro* expandieren und so in ausreichender Menge für wiederholte Anwendungen gewinnen. In Gunn Ratten (vgl. Kap. 2.2.1.) konnte gezeigt werden, dass es durch vierfache Wiederholung der Zelltransplantation in den Versuchstieren zu einer 30%igen Reduktion des Serumbilirubins und zu einer Prolongation des Therapieerfolg kam (Takada et al., 1998). Dabei zeigten die transplantierten Hepatozyten weder in Gunn Ratten noch in immundefizienten Mäusen (SCID) eine tumorigene Wirkung.

Die Eigenschaft retroviraler Vektoren, nur proliferierende Zellen transduzieren zu können, macht sie interessant zur Therapie von hepatozellulären Karzinomen und von Lebermetastasen, da es sich hier um proliferierende Zellen handelt, die von ruhendem Lebergewebe umgeben sind. Am intensivsten wurde dabei bisher die sogenannte *Suizidgen Strategie* verfolgt. Hier wird zunächst das in eukaryontischen Zellen normalerweise nicht vorkommende Thymidinkinase-Gen des Herpes simplex Virus (HSV *TK*-Gen) in die Tumorzellen eingebracht. Nach Gabe von araM (6-Methylpurin-Arabinnukleosid) kommt es in den transduzierten Zellen zur Phosphorylierung von araM zum cytotoxischen Adenin-Arabinnukleosidtriphosphat. Das Triphosphat wird von den Zellen als Nukleotidbaustein verwendet und bringt die zelluläre DNA-Replikationsmaschinerie zum Erliegen, was schließlich zum Absterben der Zelle führt. Dies konnte in zahlreichen Untersuchungen sowohl *in vitro* (Huber et al., 1991; Askari & Wilson, 1992) als auch *in vivo* unter Verwendung retroviraler Vektoren (Caruso et al., 1993) gezeigt werden. Ratten und Mäusen wurden Colonkarzinomzellen in die Leber injiziert, um dort Metastasen zu induzieren. In die entstandenen Tumoren wurden Zellen injiziert, welche amphotrophe retrovirale Vektoren produzierten, die das *TK*-Gen trugen. Obwohl nur etwa 10% der Tumorzellen transduziert worden waren, konnte die Tumorzellmasse in den Ratten um das 60-fache reduziert werden. Im Mausmodell waren 83% der Tiere einen Monat nach der Behandlung tumorfrei (Caruso et al., 1993; Moorman et al., 1995). Für die überraschend hohe Effizienz der Therapie ist teilweise auch der sogenannte *bystander*-Effekt verantwortlich, welcher höchstwahrscheinlich auf einer Diffusion cytotoxischer Produkte von transduzierten auf nicht transduzierte Zellen beruht (Mullen C.A., 1994; Ram et al., 1993). Ein interessanter Ansatz ist, das HSV *TK*-Gen unter die Kontrolle des α-Foetoprotein-Promotors zu stellen (Marci & Gordon, 1994). Alpha-Foetoprotein wird nur in der foetalen Leber und in den dedifferenzierten Zellen eines hepatozellulären Karzinoms gebildet. Die durch das *TK*-Genprodukt ermöglichten cytotoxischen Effekte könnten sich so beim Erwachsenen möglicherweise auf proliferierende Leberzellen beschränken lassen (Ido et al., 1995). Erste Ergebnisse aus Tierexperimenten sind vielversprechend. Transgene Mäuse, welche das HSV *TK*-Gen unter der Kontrolle des α-Foetoproteinpromotors trugen, wurden mit einem Mausstamm gekreuzt, welcher multifokale hepatozelluläre Karzinome entwickelt. Dabei konnte gezeigt werden, dass die Tumorentwicklung signifikant verlangsamt wurde, wenn den Tieren der Nachkommengeneration Gancyclovir verabreicht wurde (Marci & Gordon, 1994). Bei derartigen Überlegungen sollte jedoch die immer noch offene Frage nach einer Leberstammzellpopulation nicht außer Acht gelassen werden. Sollte es solch eine Zellpopulation in der Leber wirklich geben, so bestünde die Gefahr, dass auch die proliferierende Stammzellpopulation durch die Tumortherapie in den Suizid getrieben würde, was fatale Folgen in Bezug auf die Regenerationsfähigkeit der Leber hätte.

### 3.2.3
### Pseudotypisierte retrovirale Vektoren

Neben der Tatsache, dass retrovirale Vektoren nur proliferierende Zellen transduzieren können, bereiten vor allem die Instabilität retroviraler Viruspräparationen und ihr geringer Virustiter ($10^6$ bis $10^7$ Partikel pro ml) Probleme. Die beiden letzteren Probleme lassen sich durch die Generierung *pseudotypisierter retroviraler Vektoren* angehen. Pseudotypisierte Virionen entstehen unter natürlichen Bedingungen, wenn eine Zelle sowohl von einem Retrovirus als auch vom Vesikulären-Stromatitis-Virus (VSV) infiziert wird. Es bilden sich dann pseudotypisierte Nachkommenviren, die das Genom des einen Virus in der Hülle des anderen tragen (Zavada J., 1974). Durch Generierung pseudotypisierter retroviraler Vektoren, welche das G-Protein des VSV als Hüllprotein tragen, konnte der Virustiter um das 100-fache gesteigert werden (Bruns et al., 1993). Da das VSV nicht über spezielle zelluläre Rezeptoren sondern über Lipidkomponenten der Zellmembran aufgenommen wird, können pseudotypisierte retrovirale Vektoren zur Transduktion verschiedenster, sogar nicht mammaler Zellen, verwendet werden (Bruns et al., 1993; Yee et al., 1994a). Die Arbeitsgruppe um J. C. Bruns konnte unter Verwendung pseudotypisierter retroviraler Vektoren, welche als Marker das Gen für das Hepatitis-B-Virus Oberflächenprotein (HBsAg) trugen, zeigen, dass pseudotypisierte retrovirale Vektoren primäre Maushepatozyten *in vitro* 20-fach effizienter transduzieren als amphotrophe MMLV-Vektoren (Yee et al., 1994b). In diesem experimentellen Ansatz zeigte sich eine deutliche Abhängigkeit zwischen der Transduktionseffizienz und der eingesetzten *moi* (*multiplicity of infection*; Anzahl der Pseudotypvirionen im Verhältnis zur Zellzahl). Um zu untersuchen, ob es sich beim beobachteten Ergebnis um einen leberzellspezifischen Effekt handelte, wurden die Untersuchungen *in vivo* wiederholt. Inwiefern VSV-G/MMLV Pseudotyp retrovirale Vektoren *in vivo* eine höhere Transduktionseffizienz für Hepatozyten aufweisen als amphotrophe retrovirale Vektoren kann jedoch auf Grund teilweise widersprüchlicher Daten derzeit noch nicht abschließend beurteilt werden (Miyanohara et al., 1995; Liu et al., 1996). Erschwert werden diese Untersuchungen auch dadurch, dass das VSV G-Glykoprotein cytotoxische Eigenschaften besitzt (Bruns et al., 1993). Diese Beobachtung macht weitere Untersuchungen notwendig, bevor ein Einsatz dieses Gentransfersystems am Menschen in Betracht gezogen werden kann. Interessant erscheint in diesem Zusammenhang aber die Beobachtung, dass es bei pseudotypisierten retroviralen Vektoren – anders als bei MMLV-Vektoren – möglicherweise nicht notwendig ist, eine partielle Hepatektomie durchzuführen (Miyanohara et al., 1995). Auch hier sind weitere Untersuchungen notwendig, um die Eignung pseudotypisierter retroviraler Vektoren für die Lebergentherapie besser kennen zu lernen.

## 3.3
## Adenovirale Vektorsysteme

Adenoviren wurden erstmals 1953 als damals unbekanntes Agens beschrieben, welches zum spontanen Absterben von Zellkulturen führte (Rowe et al., 1953). Ein

Jahr später wurde das Virus auf der Suche nach den Ursachen von Erkältungskrankheiten in menschlichen Rachenabstrichen schließlich entdeckt (Hillemann und Werner, 1954) und 1956 mit dem Namen Adenovirus typisiert (Enders et al., 1956). Inzwischen sind 49 verschiedene Serotypen bekannt, von denen einige beim Menschen Infektionen der oberen Luftwege, der Augenbindehaut oder gelegentlich auch Lungenentzündungen hervorrufen können.

Adenoviren besitzen nur eine einzige Hülle, welche die Form eines Ikosaeders hat. Die Oberfläche des Virions besteht aus 240 sechseckigen Capsomeren (Hexon) an den Flächen und Kanten des Capsids, und 12 fünfeckigen Proteinbausteinen (Penton) an den Ecken des Ikosaeders. Die Penton-Proteine tragen antennenartige Fortsätze, die Fiber. Fiber und Penton sind wichtig für die Adsorption des Virus und für seine Aufnahme in die Wirtszelle über einen bislang noch nicht zweifelsfrei identifizierten zellulären Rezeptor (Wickman et al., 1983). Nach der Rezeptor vermittelten Endocytose gelangt das Virus in der Zelle ins Endosom, wo die virale Hülle degradiert wird. Die nun freigesetzte DNA wandert schließlich in den Zellkern wo sie, im Gegensatz zum Provirus der Retroviren extrachromosomal verweilt (Greber et al., 1993). Nach einer komplex organisierten Transkription und Replikation des viralen Genoms kommt es zum Zusammenbau von Nachkommenviren in der Zelle. Durch Lyse der Zelle werden diese Virionen wieder freigesetzt, so dass der Infektionszyklus von Neuem beginnen kann.

### 3.3.1
### Konstruktion adenoviraler Vektoren

Nach Eintritt des adenoviralen Genoms in den Zellkern der Wirtszelle, wird zunächst die „frühe" Transkriptionseinheit (*early transkription unit*) des adenoviralen Genoms transkribiert. Diese frühe Transkriptionseinheit besteht aus der E1A, E1B, E2, E3 und der E4 Region, deren Genprodukte vor allem regulatorische Funktionen haben und die Transkription zeitlich nachgeschalteter Gene stimulieren. Eingeleitet wird diese Transkriptionskaskade durch die Genprodukte der E1A Region. Die initiale Transkription dieses Genombereichs ist somit essentiell für den weiteren Verlauf der Genomreplikation. Deletionsmutanten, die keinen E1-Genomabschnitt besitzen, können sich dementsprechend nicht selbständig in der Wirtszelle vermehren. Diese Beobachtung wurde auch bei der Entwicklung adenoviraler Gentransfervektoren berücksichtigt. Anders als bei retroviralen Vektoren, wo nahezu das gesamte virale Genom durch heterologe DNA ersetzt wird (Abb. 3c und 3d), wurden im etwa 36kb großen Genom der Adenoviren bislang vor allem einzelne virale Gene deletiert, um zum einen Platz für therapeutische DNA zu generieren und zum anderen eine Virusvermehrung in der transduzierten Zelle auszuschließen (Abb. 4a und 4b). Allen adenoviralen Vektoren fehlt aus diesen Gründen die E1A-Region (Übersicht in: Shenk T., 1995). Es handelt sich also um ein replikationsdefizientes virales Vektorsystem; die transduzierten Zellen werden, im Gegensatz zur Infektion mit Wildtypvirionen, nicht lysiert.

Durch die Deletion der E1-Region in adenoviralen Vektoren können sich diese replikationsdefizienten Virionen nur noch in speziellen Helferzellinien vermehren, welche die E1A und E1B Genprodukte durch Transkomplementation zur Verfügung stellen (Abb. 4c). Eine solche spezialisierte Zellinie ist die humane, embryonale *Nierenzellinie 293* (American Tissue Culture Collection: ATCC-

CLR1573), welche durch konstitutive Expression der E1-Proteine immortalisiert worden ist (Graham et al., 1977). E1A und E1B-Proteine neutralisieren die Tumor Suppressormoleküle *Rb*, *p300* und *p53* was zur Transformation nicht permissiver Zellen führt (Howe & Bayley, 1992). Die Gefahr der Zelltransformation besteht beim Einsatz adenoviraler Vektoren nicht. Zum einen fehlt ihnen die E1-Region, zum anderen konnte trotz intensiver Bemühungen bislang keine, durch Adenoviren induzierte Onkogenese humaner Zellen beobachtet werden. Die transformierende Wirkung von E1A und E1B beschränkt sich auf nicht permissive Zellen, wie z.B. Maus- oder Rattenzellen.

Wegen der Genomgröße von Adenoviren lassen sich adenovirale Vektoren, anders als retrovirale Systeme, nicht mehr mit Hilfe einfacher Expressionsplasmide herstellen. Statt dessen verwendet man die Methoden der *in vitro* Ligation oder der homologen Rekombination. Bei der *homologen Rekombination* werden im typischen Fall 293 Zellen mit E1-deletionsmutierten Adenoviren infiziert und zusätzlich mit adenoviraler Plasmid-DNA transfiziert, welche an Stelle der E1A Region heterologe DNA (z.B. therapeutische Gene) enthält. Wegen der in weiten Teilen homologen DNA-Abschnitte kommt es vereinzelt zur Rekombination zwischen der adenoviralen DNA und der Plasmid-DNA. So entstehen adenovirale DNA-Vektoren, welche an Stelle des E1A Gens heterologe DNA tragen. Nach Isolation der rekombinanten Adenoviren können diese in 293 Zellen weiter vermehrt werden. Wegen ihrer hohen Stabilität lassen sich Adenoviren mit physikalischen Methoden relativ einfach anreichern, so dass Virustiter von $10^{10}$ bis $10^{13}$ möglich sind (Roemer & Friedmann, 1992).

Im Gegensatz zur E1-Region ist die E3-Region nicht essentiell für die *in vitro* Vermehrung von Adenoviren. Dies führte zur Entwicklung adenoviraler Gentransfervektoren, in welchen neben der E1- auch die E3-Region deletiert wurde, um mehr Platz für heterologe Gene zu schaffen (Rosenfeld et al., 1992; Mittal et al., 1993). Da man annimmt, dass die E3-Proteine (insbesondere *gp19K*) die antivirale Immunantwort des Wirts reduzieren (Ginsberg et al., 1989), ist dieses Vorgehen nicht unumstritten. Horwitz und seine Mitarbeiter konnten kürzlich zeigen, dass eine erhöhte Expression der E3-Region zu einer Verringerung der humoralen Immunantwort und damit möglicherweise zu einer effizienteren Gentherapie führt (Ilan et al., 1997). Auch die zusätzliche Deletion der E4-Region wurde beschrieben (Abb. 4d). Die Deletion der E4-Region ist vor allem für die Lebergentherapie interessant, da dies pathologische Effekte in der Mäuseleber verringerte und deshalb zur Erhöhung der Sicherheit dieses Gentransfersystems vorteilhaft erscheint (Gao et al., 1996; Dedieu et al., 1997). Umgekehrt sind die Angaben bezüglich der Expressionsdauer der heterologen DNA in den transduzierten Leberzellen bei Verwendung von E4-Deletionsmutanten noch widersprüchlich, so dass die Entfernung der E4-Region möglicherweise mit einer Verringerung der ohnehin schon kurzzeitigen Expression des Transgens erkauft werden muss (Armentano et al., 1997; Dedieu et al., 1997; Kaplan et al., 1997; Wang et al., 1997).

Intensive Bemühungen gibt es auch bezüglich der Deletion der E2A- und E2B-Region. Neben E1/E2A-Deletionsmutanten (Gorziglia et al., 1996; Zhou et al., 1996) ist vor allem eine temperatursensitive E1/E2A$^{ts}$ Mutante erwähnenswert (Abb. 4d). E1/E2A$^{ts}$ Vektoren wurden in verschiedenen Tiermodellen bereits intensiv untersucht. Dabei konnte eine erhöhte Persistenz des Transgens sowohl in der Lunge als

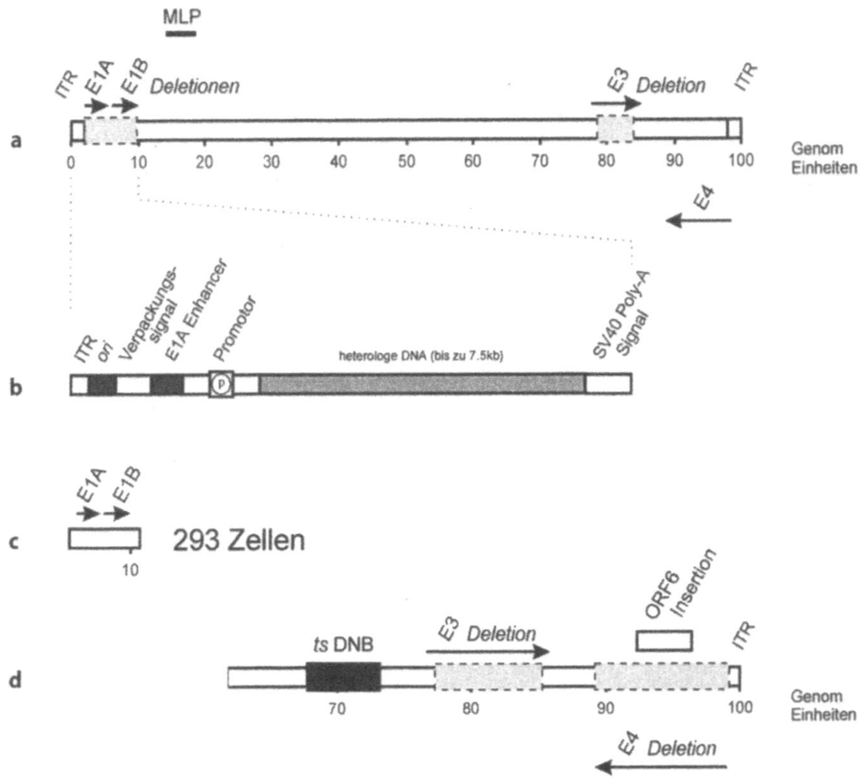


**Abb. 4.** Schematische Darstellung verschiedener Strategien zur Konstruktion adenoviraler Vektoren. (Darstellung nicht maßstabsgerecht; ITR inverted terminal repeat; ori origin of replication)

auch in der Leber von Ratten und Mäusen beobachtet werden (Engelhardt et al., 1994a; Engelhardt et al., 1994b; Yang et al., 1994a; Yang et al., 1994b; Ye et al., 1996). Diese Daten sind jedoch teilweise noch widersprüchlich. Während beispielsweise bei der Behandlung Ornithin-Carbamoyl-Transferase defizienter Mäuse ein verlängerter therapeutischer Effekt beobachtet wurde (Ye et al., 1996), konnte diese Beobachtung bei der Behandlung von α-1-Antitrypsin defizienten Mäusen und an Hämophilie erkrankten Hunden nicht bestätigt werden (Fang et al., 1996). Eine verlängerte Genexpression könnte dadurch erklärt werden, dass die DNA-Bindungsaktivität des $E2A^{ts}$ Proteins bei 37°C reduziert ist (Engelhardt et al., 1994b). Dies hat eine reduzierte Expression der viralen Gene zur Folge und könnte so zu einer verminderten zellulären Immunantwort im Wirt und damit zu einem längeren Überleben der transduzierten Zellen führen. Weitere Untersuchungen werden zeigen müssen, ob diese Überlegungen richtig sind und, ob $E1/E2A^{ts}$ Mutanten *in vivo* wirklich eine verlängerte Expression des Transgens ermöglichen.

Alle diese Ansätze verfolgen primär zwei Ziele: (1) Durch fortschreitende Deletion viraler Gene und Transkomplementation dieser Gene mit Hilfe entsprechender Verpackungszellinien, soll mehr Platz für therapeutische Fremd-DNA geschaffen werden. (2) Gleichzeitig soll der Gehalt viraler Proteine, welche von den transduzierten Zellen gebildet werden, verringert werden, um die cytotoxische Immunantwort abzuschwächen. Konsequent weiter gedacht wurde diese Idee bei der Entwicklung von PA-Vektoren (pseudo-adenovirus vectors), auch *gutless* Vektoren genannt. *PA-Vektoren* enthalten keine viralen Gene mehr sondern nur noch die 5'- und 3'-seitigen regulatorischen Bereiche des viralen Genoms (Couture et al., 1992). Da nun alle viralen Gene durch Transkomplementation zur Verfügung gestellt werden müssen, wurden die Verpackungszellinien in ersten Experimenten mit Wildtypviren infiziert. Probleme bereitet bei dieser Vorgehensweise zwar noch die notwendige Trennung von Wildtyp und rekombinanten Virionen. Die Vorteile von *gutless*-Vektoren liegen aber auf der Hand: das Fehlen jeglicher viraler Gene und eine nahezu unbeschränkte Fremdgenkapazität, was die Übertragung ganzer Genomabschnitte (inkl. regulatorischer Bereiche) möglich machen würde.

Zusammenfassend liegen die Vorzüge adenoviraler Vektoren eindeutig bei ihrer hohen Transduktionsrate, den außerordentlich hohen Titern von $10^{10}$ bis $10^{13}$ Gentransferpartikeln pro Milliliter Zellkulturüberstand und der Tatsache, dass sowohl replizierende als auch nicht replizierende Zellen - und damit auch Leberzellen ohne vorherige partielle Hepatektomie - transduziert werden können. Diesen Vorteilen stehen drei wichtige Nachteile gegenüber: (1) Die Expression des Transgens ist nur transient, da die therapeutische DNA nicht chromosomal integriert. (2) Da die bislang gebräuchlichen adenoviralen Gentransfervektoren auch virale Proteine kodieren, werden von der transduzierten Zelle virale Proteine gebildet. (3) Adenoviren sind äußerst weit verbreitete humane Pathogene, so dass eine *in vivo* Anwendung durch das Immunsystem des Patienten erschwert wird. All diese Faktoren behindern die Persistenz des therapeutischen Erfolgs teilweise erheblich (Stratford-Pericaudet et al., 1990; Kass-Eisler 1993; Kuriyama et al., 1998). Crystal und seine Mitarbeiter konnten zeigen, dass sich bereits innerhalb von zwei Wochen nach Verabreichung adenoviraler Vektoren (Subtyp Ad2) serotypspezifische, neutralisierende Antikörper bilden. Eine erneute Verabreichung eines Vektors vom selben Adenovirus Subtyp zeigte deshalb keine transduzierende Wirkung mehr, während andere Subtypen (z.B. Ad4) noch verwendet werden konnten, jedoch ebenfalls wieder nur ein einziges Mal (Mack et al., 1997). Dass humorale und zelluläre Immunantwort die persistente Expression des Transgens auch in der Leber stark einschränken zeigte sich nach Immunsuppression von Versuchstieren mit Cyclophosphamid (Joss et al., 1996) und FK506 (Vilquin et al., 1995). Beide Substanzen verlängerten die Transgenexpression und ermöglichten darüber hinaus die wiederholte Anwendung des adenoviralen Gentransfervektors.

Der inhibierende Einfluss neutralisierender Antikörper auf die Transduktionseffizienz adenoviraler Vektoren lässt sich auch durch Präinkubation der Vektoren mit *anti*-Adenovirus Serotyp 5 Antikörper (*anti*-Ad5 Ak) positivem Humanserum demonstrieren. Serum, in welchem *anti*-Ad5 Ak in so geringer Konzentration vorhanden waren, dass sie gerade noch nachgewiesen werden konnten, verringerte nach Präinkubation des adenoviralen Vektors die Expression des Transgens in der Leber von Mäusen um 90% (Kuriyama et al., 1998). Bedacht werden sollte in diesem Zusammenhang, dass die meisten adenoviralen Vektoren noch immer auf den Serotypen 2 und 5 basieren. Zumindest für Japan liegen Statistiken vor, wonach 72 bis 75% der Bevölkerung gegen einen dieser beiden Adenovirus Serotypen neutralisierende Antikörper besitzen (Kariyama et al., 1998). Bevor adenovirale Vektoren zur Therapie chronischer Erkrankungen erfolgreich eingesetzt werden können müssen deshalb Verfahren entwickelt werden, um die humorale und zelluläre Immunantwort zu umgehen, sei es durch die Verwendung von *gutless* Vektoren, durch Immunsuppression, durch Verwendung anderer möglicherweise auch tierpathogener Adenovirus Subtypen oder durch Kombination dieser Ansätze. Erst dann wird es möglich sein auch Wege zu finden, um die Vorteile, die adenovirale Vektoren zweifelsfrei bieten, effektiv nutzen zu können.

### 3.3.2
### Verwendung adenoviraler Vektoren in der Lebergentherapie

Ebenso wie vor dem ersten Einsatz retroviraler Gentransfersysteme im Rahmen der Lebergentherapie beim Menschen, so wurden auch vor der Verwendung adenoviraler Gentransfersysteme zahlreiche tierexperimentelle Studien zur Überprüfung der Sicherheit dieses Gentransfersystems durchgeführt. Auf der Suche nach gentherapeutischen Ansätzen zur Behandlung der Familiären Hypercholesterinämie hat die Arbeitsgruppe um J. M. Wilson auch die Verwendung adenoviraler Vektoren untersucht (vgl. auch Kap. 2.2.2.). Sie konnten zeigen, dass durch Applikation von $0{,}4 - 1{,}5 \cdot 10^{13}$ rekombinanten Adenoviren, welche das LDL-Rezeptorgen trugen, nahezu alle Hepatozyten von Watanabe Kaninchen transduziert worden waren, und dass es, im Vergleich zur Reimplantation retroviral transduzierter Hepatozyten, zu einer 50- bis 100-fach stärkeren Expression des Transgens kam (Kozarsky et al., 1994). Allerdings war bereits nach drei Wochen keine LDL-Rezeptorgenexpression mehr nachweisbar. Da die Watanabe Kaninchen neutralisierende Antikörper gegen Adenoviren entwickelten, führte eine Wiederholung der Therapie zu keinem therapeutischen Erfolg mehr. Diese Beobachtung bestätigte sich auch im Maus-Modellsystem, wenngleich hier die initiale Expression mit bis zu sechs Wochen etwas länger ausfiel (Ishibashi et al., 1993; Smith et al., 1993). In einer anderen Studie wurden hämophilien Hunden rekombinante Adenoviren, welche das Faktor-IX Gen trugen, in die Pfortader injiziert (Kay et al., 1994). Mit dieser Methode kann man eine 20 bis 50%ige Transduktion der Leber erreichen, was auch aus Untersuchungen bekannt ist, in welchen das β-Galaktosidase Gen als Marker verwendet wurde. Dabei wurden, unabhängig von der Art des eingesetzten Versuchstieres, jedoch vereinzelt Leberzellnekrosen beobachtet (Li et al., 1993; Kay et al., 1994). Im Fall der hämophilien Hunde konnten in den ersten beiden Tagen nach Transduktion der Zellen Faktor-IX-Konzentrationen von bis zu 300% über denen gesunder Vergleichstiere nachgewiesen werden. Obwohl es innerhalb des Beobachtungszeitraums zu einer stetigen Abnahme des Faktor-IX-Spiegels kam, konnte immerhin für ein bis zwei Monate eine therapeutisch relevante Faktor-IX-Menge im Blut der Hunde aufrecht erhalten werden. Verantwortlich für die zeitlich begrenzte Transgenexpression ist wohl eine cytotoxische Immunantwort des Hundes auf die transduzierten Zellen, da die Transgenexpression mit Hilfe des Immunsuppressivas Cyclosporin auf sechs Monate verlängert werden konnte (Fang et al., 1995; Kay et al., 1995). Eine ähnliche Wirkung zeigte auch CTLA4Ig, eine Substanz welche die Interaktion der cytotoxischen T-Lyphozyten mit der Antigen präsentierenden Zelle blockiert (Kay et al., 1995). Interessanterweise scheint diese Strategie im Lungengewebe zwar die Bildung neutralisierender Antikörper zu inhibieren, jedoch keine Verlängerung der Transgenexpression zu bewirken. In der Leber verhält es sich gerade umgekehrt. Hier kam es zu einer Prolongation der Transgenexpression, obwohl keine veränderte Menge an neutralisierenden Antikörpern nachgewiesen werden konnte (Jooss et al., 1998). Bei der Suche nach den Ursachen für die lediglich transiente Expression des Fremdgens sollte man sich deshalb nicht alleine auf das Immunsystem beschränken. Kürzlich konnte gezeigt werden, dass rekombinante Adenoviren in einer *moi* (*multiplicity of infection*) von über 100 toxisch auf Leberzellen wirken. Dazu wurden Mäusen steigende Mengen rekombinanter Adenoviren injiziert, welche Agglutinationsfaktorgene trugen. Interessanterweise hielt der therapeutische Erfolg nicht bei den Tieren am längsten, welche die höchste Dosis an rekombinanten Adenoviren empfangen hatten (Titer $4 \cdot 10^9$/ml), sondern bei Tieren welchen 8 bis 20 mal weniger Gentransfervehikel verabreicht wurden. (Connelly et al., 1995; Kaleko et al., 1995).

Wie bei der Verwendung retroviraler Vektoren, so hat die Arbeitsgruppe um J. Wilson auch bei adenoviralen Vektoren, als erste den Schritt zum Einsatz dieses Gentransfersystems im Rahmen einer Lebergentherapie am Menschen gewagt. Traurige Bekanntheit erlangte dieser Therapieversuch durch den Tod eines an der Studie beteiligten Patienten. Bis zu diesem Zeitpunkt wurden rekombinante Adenoviren bereits in fast 20% der etwa 300 Gentherapiestudien eingesetzt. Die Gentherapie mit rekombinanten Adenoviren galt zumindest als sicher wenn auch fast immer als wirkungslos. Jesse Gelsinger war der zweite Patient, welchem die bis dahin höchste Dosis von $3{,}8 \cdot 10^{13}$ Partikeln über einen Katheter direkt in die Pfortader der Leber injiziert worden war. Die Injektion adenoviraler Vektoren in dieser hohen Dosis war neu und im Rahmen der selben Phase-I Studie zuvor lediglich bei einer 19-jährigen Frau durchgeführt worden, ohne Komplikationen. J. Gelsinger litt an Ornithinämie, einem genetisch bedingten Mangel an Ornithin-Carbamoyl-Transferase (OCT) (vgl. Kap. 2.2.1). Als Gentransfersystem wurden deshalb $E1/E2A^{ts}$ Adenovirusmutanten verwendet, welche eine normale Kopie des OCT-Gens trugen. J. Gelsinger verstarb vier Tage nach Injektion der adenoviralen Vektoren an multiplem Organversagen, höchstwahrscheinlich auf Grund disseminierter intravaskulärer Gerinnungen. Die Ursache dafür ist noch nicht endgültig geklärt, und somit auch nicht, ob die Leber durch die Krankheit bereits so vorgeschädigt war, dass sich die Blutgerinnung aufschaukelte, oder ob die hohe Dosis an adenoviralen Vektoren verantwortlich für die Tragödie war. Dennoch zeigt der Fall die hohe Bedeutung von Dosiseskalationsstudien im Versuchstier und gleichzeitig ihre beschränkte Übertragbarkeit auf den Menschen und damit in letzter Konsequenz leider auch, dass, wann immer die Medizin Neuland betritt, solche Zwischenfälle nicht mit endgültiger Sicherheit ausgeschlossen werden können. Die besondere Tragik dieses Todesfalles liegt darin, dass der 18-jährige J. Gelsinger mit einer eiweißarmen Diät und mit Hilfe von Medikamenten seine Krankheit weitgehend im Griff hatte. Zum ersten Mal in der Geschichte der Gentherapie wurde eine neue Methode an einem relativ gesunden Probanden erprobt der Ausgang war ebenso überraschend wie schockierend.

Genaugenommen wurden Adenoviren bereits 1956 zum ersten Mal in der Medizin eingesetzt. In diesem Fall zur Behandlung von Cervixkarzinomen (Smith et al., 1956). Dieser Gedanke wurde kürzlich von McCormick und seinen Mitarbeitern wieder aufgegriffen. Sie stellten fest, dass bestimmte Adenovirus E1B-Deletionsmutanten in p53 defizienten humanen Tumorzellen einen Selektionsvorteil besitzen und sich dort schneller vermehren als in normalen Zellen. Diese Deletionsmutanten lysieren deshalb nur p53 defiziente Tumorzellen, nicht aber Zellen mit funktionellem p53 (Bischoff et al., 1996). Diese Beobachtung könnte neue Impulse für die Behandlung bestimmter Tumoren geben und Adenoviren bzw. adenoviralen Vektoren Therapiebereiche eröffnen, die derzeit vor allem von retroviralen Vektoren besetzt werden. Bei der Verwendung p53 tragender adenoviraler Gentransfervektoren (p53-Ad) sollte jedoch große Aufmerksamkeit auf die Applikationsform gelegt werden. Kürzlich konnte gezeigt werden, dass eine intravenöse Applikation von p53-Ad in Versuchstieren zwar die Anzahl von Lungenmetastasen signifikant reduzieren kann, jedoch in dosisabhängiger Weise auch zu Leberschädigungen führt (Nielsen et al., 1998). Auch von anderen Arbeitsgruppen wurde eine leberschädigende Wirkung adenoviraler Vektoren in hohen Dosen beobachtet (Li et al., 1993; Yang et al., 1994; Drazan et al., 1995; Bao et al., 1996). Während beispielsweise $1 \cdot 10^{10}$ adenovirale Partikel, welche Mäusen über die Pfortader injiziert wurden keine Nebenwirkungen verursachten, führten bereits $7 \cdot 10^{10}$ adenovirale Partikel bei der Mehrzahl der Versuchstiere zum Tod.

Adenovirale Vektoren, welche das Interleukin-2 (IL-2) Gen trugen, wurden in Tierexperimenten verwendet, um die natürliche Killeraktivität mononuklearer hepatischer Zellen zu aktivieren. Dazu wurden pro Maus $4 \cdot 10^7$ *pfu* rekombinante Adenoviren eingesetzt. Bis zu sieben Tage nach Therapiebeginn konnte IL-2 mRNA in den Hepatozyten nachgewiesen werden. Über den selben Zeitraum konnte, bedingt durch den erhöhten IL-2 Spiegel, die Bildung von Lebermetastasen verhindert werden, welche sich nach Injektion von Colonkarzinomzellen in die Leber normalerweise bildeten (Shiratori et al., 1998). Die bereits bei der Verwendung retroviraler Gentransfersysteme besprochene Suizidgen Therapie zur Behandlung von Tumoren (vgl. Kap. 3.2.2.) wird derzeit in verschiedenen Phase-I und Phase-II Studien am Menschen erprobt (Sterman et al., 1998). In einer ebenfalls erst kürzlich veröffentlichten Arbeit wurde am Tiermodell untersucht, welchen Einfluss Suizidgen tragende adenovirale Vektoren auf die Leber in ihrer Gesamtheit haben (Van der Eb et al., 1998). Dabei konnte zwar einerseits die Validität der Suizidgen-Strategie zur Tumortherapie bestätigt werden, es stellte sich jedoch auch heraus, dass es durch die Verabreichung von Gancyclovir bei allen Versuchstieren – auch bei Kontrolltieren die keine Lebermetastasen hatten – zu Leberdysfunktionen und bei einigen Tieren sogar zum Leberversagen kam. Dies zeigt, dass die gängige Vorstellung die Gancyclovir-Suizidtherapie würde nicht auf mitotisch inaktive, ruhende Zellen wirken, erneut diskutiert werden muss.

## 3.4
## Weitere virale Gentransfersysteme und ihre Anwendung in der Lebergentherapie

### 3.4.1
### Adeno-assoziierte Viren als Gentransfervektoren

Das Adeno-assoziierte Virus (AAV) ist, wie sein Name schon sagt, ein Satellit des Adenovirus und benötigt zu seiner Vermehrung unbedingt Adeno- oder Herpes simplex Viren als Helferviren (Übersicht in: Berns & Linden, 1995). AAV ist in der

Bevölkerung weit verbreitet und verursacht beim Menschen keine bekannten Krankheiten. Mit einem Durchmesser von lediglich 18–26nm ist das AAV ein sehr kleines Virus. Es besitzt ein einzelsträngiges DNA Genom mit einer Länge von etwa 5kb, an dessen Enden je eine etwa 145 Nukleotide lange ITR-Region (*inverted terminal repeat*) lokalisiert ist. Die ITRs sind an der ortsspezifischen Integration des viralen Genoms auf Chromosom 19 des Menschen an Position *q13.3-qter* beteiligt. Diese Eigenschaft lenkte bei der Suche nach viralen Gentransfervektoren früh die Aufmerksamkeit auf das AAV, da durch den bevorzugten Integrationsort die Gefahr der Insertionsmutagenese kalkulierbar erschien (Übersicht in: Levine & Friedmann, 1993). Wie sein Helfervirus, so infiziert auch AAV in der Zellkultur eine Reihe verschiedenster Zellen, darunter auch Leberzellen (Lebkowski et al., 1988). Zur Herstellung von AAV-Vektoren werden vier Komponenten benötigt: (1) Ein rekombinanter AAV-DNA-Vektor in Form von Plasmid-DNA, welcher an Stelle der Capsidgene die zu übertragende heterologe DNA trägt, (2) ein AAV-Helferplasmid, welches die Capsidgene in *trans* zur Verfügung stellt, (3) Wildtyp Adenoviren und (4) Zellen zur Virusvermehrung. Diese Zellen werden zunächst mit Wildtyp Adenoviren infiziert und dann mit einem AAV-DNA-Vektor und dem AAV-Helferplasmid cotransfiziert. Neben den erwünschten rekombinanten AAV-Partikeln produziert dieses System auch Adenoviren, welche in einer anschließenden Reinigung mittels Dichtegradienten-Zentrifugation entfernt oder durch Hitze inaktiviert werden müssen.

Die Hoffnung mit AAV-Vektoren ein Gentransfersystem zu besitzen, bei dem man vorhersagen kann, an welcher Stelle das therapeutische Gen *in vivo* integrieren wird, hat sich bei kritischer Betrachtung als zu optimistisch herausgestellt. Inzwischen ist bekannt, dass zur Integration des AAV Genoms neben den *ITRs* auch die viralen *Rep*-Proteine und weitere Zielsequenzen erforderlich sind (Kotin et al., 1990; Weitzman et al., 1994; McCarty et al., 1994; Giraud et al., 1995; Linden et al., 1996). Doch auch ohne ortsspezifische Integration besitzen AAV-Vektoren einige Vorteile. AAV-Vektoren rufen im Vergleich zu adenoviralen Vektoren nur eine schwache Immunantwort hervor und eignen sich wie diese sowohl für proliferierende als auch für nicht proliferierende Zellen, wenngleich die Expression des Transgens in proliferierenden Zellen höher zu sein scheint (Podsakoff et al., 1994; Russell et al., 1994). Es lag deshalb der Gedanke nahe, AAV-Vektoren auch in der Lebergentherapie einzusetzen. Kürzlich wurde untersucht, ob rekombinante AAV-Vektoren, welche das bakterielle *lacZ*-Gen unter der Kontrolle des ubiquitären Cytomegalievirus (CMV) Promotors trugen, nach Injektion in die Schwanzvene der Maus eine Organspezifität aufweisen. Während das *lacZ*-Gen 24 Std. nach Injektion in verschiedenen Geweben (Knochenmark, Herz, Niere, Leber, Lunge) gefunden wurde, konnte es nach sieben Wochen nur noch in der Leber und in geringerer Menge auch in der Lunge nachgewiesen werden. Die Autoren folgerten daraus, dass AAV-Vektoren *in vivo* eine Präferenz für die Leber haben (Ponnazhagan et al., 1997); eine Schlussfolgerung die unter Berücksichtigung früherer Arbeiten gewagt erscheint (Muzyczka N., 1992; Kaplitt et al., 1994; Lalwani et al., 1996; McCown et al., 1996; Xiao et al., 1996). Dass es dennoch lohnenswert sein kann, den AAV-Vektoren in Zukunft in der Lebergentherapie größere Aufmerksamkeit zu schenken, zeigen Daten aus der Arbeitsgruppe um Mark Kay. Die Autoren konnten zeigen, dass sich in der Leber therapeutische Mengen an Faktor-

IX bilden lassen, wenn man $10^{10}$ rekombinante AAV-Vektoren, welche das humane Faktor-IX Gen tragen, in die Schwanzvene von Mäusen injiziert. Die so behandelten Mäuse bildeten 36 Wochen lang (bis zum Versuchsende) durchschnittlich 1.000 ng/ml Faktor-IX. Dies entspricht umgerechnet etwa 20% des Faktor-IX Gehalts im Serum eines gesunden Menschen und liegt deutlich im therapeutisch wirksamen Bereich, der bei 5-10% beginnt (Snyder et al., 1997). Diese Daten konnten inzwischen auch von einer weiteren Arbeitsgruppe bestätigt werden. Durch Verwendung eines leberzellspezifischen Promoters konnte hier sogar ein über 5 Monate konstanter Serumspiegel von 10.000 ng/ml Faktor-IX in den Mäusen aufgebaut werden (Wang et al., 1999). In weiterführenden Arbeiten wurde inzwischen auch begonnen, die Integrationsorte an welchen das Faktor-IX Transgen integrierte näher zu untersuchen. Dabei zeigte sich, dass die Fremd-DNA vor allem in Form von Konkatemeren, also in mehreren Kopien, integriert. Bei diesen Untersuchungen bestätigte sich nicht nur, dass die AAV *ITRs* am Integrationsprozess beteiligt sind, sondern leider auch, dass die Integration von AAV Gentransfervektoren *in vivo* nicht ortsspezifisch erfolgt (Nakai et al., 1999).

### 3.4.2 Gentransfervektoren auf der Basis von Baculoviren

In der Lebergentherapie könnte in Zukunft auch das Baculovirus eine zunehmende Rolle spielen. Baculoviren besitzen ein doppelsträngiges DNA-Genom mit einer Größe von etwa 130kb und haben die Form eines Stäbchens (lat.: *baculum*, Stäbchen). Am bislang besten untersucht ist das *Autographa-californica*-Kernpolyedervirus (AcNPV), welches die Raupen des Schmetterlings *Autographa-californica* infiziert. Nach Aufnahme von AcNPV-Polyedern (Polyhedrin-Proteinkapseln, die einige hundert AcNPV enthalten) durch die Nahrung kommt es in verschiedenen Geweben der Schmetterlingsraupe zur Vermehrung des Virus und zur Bildung von unzähligen neuen AcNPV-Polyedern, wodurch sich die Raupe letztlich auflöst.

Da es im Vermehrungszyklus des Virus notwendig ist, große Mengen an Polyhedrin zu synthetisieren, benutzt man Baculoviren in der Molekularbiologie gerne zur Synthese von Fremdproteinen in Insektenzellen, indem man das entsprechende Gen unter die Kontrolle des Polyhedrin-Promotors stellt (Smith et al., 1983; Pennock et al., 1984). Dabei zeigte sich, dass die Wirtsspezifität des AcNPV vor allem auf der Spezifität des viralen Polyhedrin-Promotors und weniger auf der spezifischen Aufnahme des Virus über zelluläre Rezeptoren beruht (Carbonell et al., 1985). Vielmehr gibt es Hinweise darauf, dass Baculoviren unspezifisch durch Endocytose aufgenommen werden, da die Expression der viralen Gene durch Chloroquin supprimiert werden kann. Kürzlich wurde systematisch untersucht, ob mammale Zellen durch Baculoviren transduziert werden können und in welchen Zellen es zur Expression des Fremdgens kommt, falls dieses nicht unter die Kontrolle des Polyhedrin-Promotors sondern eines in Säugertierzellen aktiven Promotors gestellt wird. Interessanterweise stellte sich bei diesen *in vitro* Untersuchungen heraus, dass die Expressionsraten in Leberzellen signifikant über denen anderer Zellen lagen (Hofmann et al., 1995; Boyce & Buchner 1996). Insbesondere die humanen Hepatomzellinien HepG2 und HuH-7, sowie primäre humane Hepatozyten fielen durch Expressionsraten auf, die ein bis drei Zehnerpotenzen über der von Nicht-Leberzellen lagen. Umgekehrt lagen aber verschiedene andere Leberzellinien (Sk-Hep-1, primäre Maushepatozyten) in der Expression des Fremdgens teilweise hinter Nicht-Leberzellinien (293, COS-1) zurück. Inzwischen weiß man, dass neben Leberzellen auch andere Zellinien effizient mit Baculoviren transduziert werden können. Zur *in vitro* Transduktion können Baculoviren nach derzeitigem Kenntnisstand für folgende Zellen mit hoher Effizienz eingesetzt werden: HepG2 und HuH-7 (beides humane Hepatomzellinien), primäre Hepatozyten, 293 (Nierenzellinie humanen Ursprungs), HeLa (Cervixkarzinom-Zellinie), MRC-5 (Lungenzellen humanen Ursprungs), CV-1 (Affennierenzellinie) und primäre Muskelzellen (Hartig et al., 1989; Hofmann et al., 1995; Boyce & Buchner, 1996; Sandig et al., 1996; Barsoum et al., 1997; Shoji et al., 1997; Palombo et al., 1998). Doch nicht nur deshalb ist dieses Gentransfersystem zur *in vivo* Lebergentherapie ungeeignet. Ein weiteres Problem ist, dass die Viren *in vivo* sehr schnell durch das Komplementsystem inaktiviert werden und deshalb - anders als unter *in vitro* Bedingungen - keine Transduktion der Hepatozyten ermöglichen. Derzeit wird deshalb ihr potentieller Einsatz in der *ex vivo* Lebergentherapie favorisiert. Darüber hinaus können rekombinante Baculoviren in der Grundlagenforschung als effizientes System zur *in vitro* Transduktion von Leberzellen eingesetzt werden (William et al., 1998).

Baculovirale Vektoren lassen sich bezüglich ihrer Effizienz und der Probleme, die sich bei ihrer Anwendung ergeben, am besten mit adenoviralen Gentransfervektoren vergleichen: (1) Sie besitzen *in vitro* ähnlich hohe Transduktionsraten. (2) Beide Systeme lassen nur eine transiente Expression des Fremdgens zu, da keine Integration ins Wirtszellgenom stattfindet. (3) Beide Gentransfersysteme werden durch das Komplementsystem inaktiviert, was ihre Effizienz *in vivo* deutlich reduziert. Da pseudotypisierte retrovirale Vektoren resistenter gegen eine Inaktivierung durch das Komplementsystem sind als MMLV-Vektoren (Ory et al., 1996), könnte die Herstellung pseudotypisierter baculoviraler Vektoren, welche das VSV-G Protein tragen, immerhin zur Lösung des letzteren Problems beitragen (Barsoum et al., 1997), die Präferenz für Leberzellen müsste dann aber vollständig aufgegeben werden.

### 3.4.3
### Lentivirale Vektorsysteme

Der Gedanke Lentiviren, also das Humane Imunodefizienz Virus (HIV), als Gentransfervektoren einzusetzen, mag zunächst erschrecken. Allerdings haben sich seit der Entdeckung des HIV zahlreiche Arbeitsgruppen sehr intensiv mit diesem Virus beschäftigt, so dass das HIV heute eines der am besten untersuchten Viren überhaupt ist. So ist es nicht verwunderlich, dass Lentiviren auch als Gentransfervektoren vorgeschlagen wurden, zumal sie gegenüber den verwandten retroviralen Systemen auch für ausdifferenzierte, nicht proliferierende Zellen geeignet sind, wie am Beispiel von Neuronen gezeigt werden konnte (Naldini et al., 1996). Zudem weisen sie eine signifikant höhere Transduktionseffizienz auf als retrovirale Vektoren. MMLV-Vektoren haben in HeLa (humane Cervixkarzinom Zellen) und in 298-Zellen (Mausfibroblasten) - also unter *in vitro* Bedingungen - eine Transduktionsrate von 1 bis 11%, während Adenoviren *in vitro* eine Transduktionseffizienz von nahezu 100% aufweisen. Die Transduktionsrate von lentiviralen Vektoren liegt mit 8 bis 97% *in vitro* deutlich über der gängiger retroviraler Gentransfervektoren und in Einzelfällen sogar in der Nähe adenoviraler Systeme. Gegenüber adenoviralen Systemen besitzen lentivirale Gentransfervektoren den Vorteil, dass sie das Transgen ins Wirtszellchromosom integrieren.

Die Herstellung von HIV-Vektoren erfolgt ähnlich wie bei MMLV-Vektoren und basiert auf drei Komponenten: (1) einem replikationsdefizienten HIV Provirus (pCMVAR9), (2) einem Expressionsplasmid, welches ein heterologes Hüllprotein kodiert und (3) dem Transfervektor selbst, welcher die zu übertragende heterologe DNA besitzt. Das replikationsdefiziente HIV-Provirus ist vom Wildtyp HIV-Provirus abgeleitet. Anders als das Wildtyp HIV besitzt es allerdings kein Verpackungssignal. Außerdem wurde die 5'-LTR-Region mit Ausnahme der 5'Splice-Donor Stelle durch den CMV *immediate early* Promotor ersetzt und die 3'-LTR Region durch ein Polyadenylierungssignal ausgetauscht (vgl. auch Abb. 2a). Zusätzlich enthält dieses replikationsdefiziente HIV-Provirus noch eine Deletion im *env*-Leserahmen. Aus diesem Grund wird ein zweites Expressionsplasmid benötigt, welches ein heterologes Hüllprotein kodiert. Als Hüllprotein wird derzeit das G-Protein des Vesikulären-Stromatitis-Virus (VSV-G) favorisiert eingesetzt (Naldini et al., 1996). Der lentivirale Transfervektor selbst enthält an beiden Enden je eine LTR-Region, das Verpackungssignal, etwa 350bp des *gag*-Leserahmens (p17) und das *rev* responsive Element (RRE). Während das Verpackungssignal die Verpackung der heterologen Genabschnitte überhaupt erst möglich macht, erhöhen RRE und p17 die Effizienz dieses Vorgangs. Durch Tripple-Transfektion von 293 Zellen mit den genannten drei Plasmiden erhält man pseudotypisierte rekombinante HIV-Partikel (vgl. auch Kap. 3.2.3.) (Carrol et al., 1994; Heinzinger et al., 1994; Stevenson et al., 1995). Genaugenommen handelt es sich bei lentiviralen Vektorsystemen also um pseudotypisierte VSV-G / HIV Gentransfervektoren.

Kürzlich wurden lentivirale Vektoren im Tiermodell als Gentransfervektoren für Neuronen (Blömer et al., 1997) sowie für Muskel- und Leberzellen untersucht (Kafri et al., 1997). Da Lentiviren auch nicht proliferierende Zellen infizieren können, bieten sich derartige Einsatzgebiete besonders an. In Neuronen und in Leberzellen konnte eine konstante Expression des Fremdgens über etwa sechs Monate beobachtet werden, in Muskelzellen waren es immerhin mehr als zwei Monate. Mit einer einzigen Injektion von etwa $3 \cdot 10^7$ infektiösen Einheiten in die Leber einer Ratte wurden 3–4% des gesamten Lebergewebes transduziert. Unter gleichen Bedingungen (also ohne partielle Hepatektomie) zeigte ein konventioneller, vom MMLV abgeleiteter retroviraler Gentransfervektor keine Expression des Fremdgens in der Leber und nur eine äußerst geringe Expression in Muskelzellen. Bei lentiviralen Vektoren besteht eine auffällige Diskrepanz zwischen hohen Transduktionsraten *in vitro* (8–97%) und vergleichsweise niedriger Effizienz unter *in vivo* Bedingungen (3–4%). Hier sind weitere Entwicklungen notwendig.

Besonders reizvoll ist natürlich der Gedanke, lentivirale Vektoren zur AIDS (acquired immunodeficiency syndrome) Therapie einzusetzen und so das HIV *quasi* mit seinen eigenen Mitteln zu schlagen. Ein in diesem Zusammenhang interessanter Ansatz könnte die Verwendung von Vektoren sein, die cytotoxische Genprodukte kodieren und bei welchen diese Gene unter der Kontrolle *tat* und *rev* abhängiger Promotoren stehen. Da nur HIV positive Zellen *tat* und *rev* exprimieren, würden auch bevorzugt solche Zellen das Suizidgen exprimieren, was zu einer favorisierten Zerstörung HIV infizierter Zellen führen sollte (Brady et al., 1994).

#### 3.4.4
#### Herpesvirale Vektorsysteme

Wie die eben beschriebenen lentiviralen Gentransfersysteme, so haben kürzlich auch herpesvirale Vektoren in ersten Experimenten ihren Einzug in die Lebergentherapie erhalten (Übersicht in: Krisky et al., 1998). Das Herpes-simplex-Virus Typ 1 (HSV-1) ist ein in der Bevölkerung weit verbreitetes Virus, welches durch direkten Kontakt übertragen wird. Es vermehrt sich zunächst lytisch und ruft Entzündungen an der Mund- und Lippenschleimhaut hervor. HSV-1 Genome haben die interessante Eigenschaft, sich nach der initialen Infektionen im *Nervus trigeminus* festzusetzen, dort lebenslang zu persistieren und unter bestimmten Voraussetzungen (z.B. Stress und intensive Sonnenbestrahlung des Gesichts) immer wieder einmal schmerzhafte Fieberbläschen zu verursachen. Die Fähigkeit des etwa 150kb großen HSV-1 Genoms, in Nervenzellen auch ohne chromosomale Integration latent zu persistieren, macht HSV-1 insbesondere als neuronales Gentransferpartikel interessant (Übersicht in: Glorioso et al., 1995). Allerdings gilt es, vorher noch eine Reihe von Problemen zu lösen: (1) Der HSV-1 Vektor darf weder für neuronale noch für andere Zellen cytotoxisch sein, er darf also nicht die Fähigkeit besitzen einen lytischen Infektionszyklus zu durchlaufen. (2) Allerdings muss er weiterhin im Stande sein eine latente Infektion zu verursachen. (3) Während der latenten Infektion darf er, anders als das Wildtyp Virus, die Genexpression nicht reduzieren, sonst würde auch der therapeutische Effekt verschwinden.

Die Herstellung rekombinanter HSV-1 Partikel erfolgt ähnlich, wie es für retrovirale, adenovirale und lentivirale Vektoren bereits beschrieben wurde. Für die Vermehrung des Virus in der Zellkultur nicht notwendige, sowie bestimmte, für die Vermehrung des Virus essentielle Genombereiche werden deletiert, um Platz für Fremdgene zu schaffen. Die zur Virusvermehrung in der Zellkultur fehlenden viralen Informationseinheiten werden statt dessen in geeigneten Verpakkungszellinien durch Transkomplementation zur Verfügung gestellt. Durch Austausch der US3-Region im HSV-1 Genom durch das *lacZ*-Genfragment (bakterielles Gen mit leicht nachweisbarem Genprodukt) konnte die Cytotoxizität des Virus um das 1000-fache gesenkt werden. Nach *in vivo* Injektion solcher Gentransfervektoren in den Hippokampus von Ratten, konnten verschiedene Arbeitsgruppen eine fokale Expression des Transgens an der Injektionsstelle über einen Zeitraum von bis zu sieben Tagen zeigen, mit variierenden Angaben zur Cytotoxizität (Dobson et al., 1991; Fink et al., 1991; Johnson et al., 1991). In den letzten Jahren wurden HSV-1 Gentransfervektoren vereinzelt auch im Rahmen der Lebergentherapie in Laborexperimenten erprobt. Die *in vitro* Transduktion primärer Rattenhepatozyten mit einer *moi* von 0,5 lieferte etwa 15% transduzierte Zellen. Dabei stellte sich eine direkte Proportionalität zwischen der eingesetzten *moi* und der Anzahl der Zellen ein, welche das Fremdgen exprimierten (Lu et al., 1995; Fong et al., 1995). Die Reimplantation solcher Zellen in die Leber von Mäusen führte allerdings nur zu einer maximal zweiwöchigen Expression des Fremdgens in der Leber und in der Milz, während das Gen selbst über mehr als elf Wochen mittels PCR in diesen Organen nachweisbar war.

Trotz der lediglich transienten Expression des Fremdgens, zeigen diese Untersuchungen, dass HSV-1 Vektoren nicht nur Nervenzellen sondern auch Leberzellen transduzieren können. Um wenigstens auf transkriptioneller Ebene eine gewisse Leberzellspezifität erreichen zu können greift man auf leberzellspezifische Promotoren zurück (vgl. Kap. 4.1.1.). Kürzlich wurde ein HSV-1 Vektor etabliert, welcher sich nur in Albumin exprimierenden Zellen vermehren kann (G92A), da das virale ICP4 Gen unter ausschließliche Kontrolle des Albumin Enhancer/Promotors gestellt wurde (Miyatake et al., 1997). Das ICP4 Gen kodiert ein Nukleoprotein, dessen Anwesenheit den lytischen Vermehrungszyklus des Virus einleitet (Pereira et al., 1977). Durch gezielte Expression von ICP4 in Tumorzellen lässt sich so der lytische Vermehrungszyklus des Virus und damit die Zerstörung von Tumorzellen initiieren. Da Albumin nicht nur in Lebertumorzellen sondern auch in normalen Leberzellen gebildet wird, ist dieser Promotor zur Tumortherapie allerdings ungeeignet. Dennoch zeigt die Arbeit von Miyatake und Mitarbeitern eine gentherapeutische Alternative zur Suizidtherapie (Moolten F.L., 1986) und zur Immunmodulation (Tepper & Mule, 1994) bei der Tumortherapie auf. Durch Verwendung tumorspezifischer Promotoren wie dem α-Foetoprotein Promotor (hepatozelluläres Karzinom), *erbB2* Promotor (Brustkrebs) oder dem Tyrosinase Promotor (Melanom), sollte man diesem Ziel einen Schritt näher kommen, wenngleich die Entwicklung herpesviraler Vektoren längst nicht abgeschlossen ist. Wichtige Problemkreise wie die geringe Transduktionsrate, die nur kurzzeitige Expression des Fremdgens und die mit Ausnahme bei der Tumortherapie unerwünschte Restcytotoxizität sind noch zu lösen, bevor herpesvirale Vektoren eine effiziente Gentherapie ermöglichen können. DISC-Partikel (*disabled infectious single cycle*) beispielsweise, welche auf Grund einer Deletion im Glykolprotein H nur einen einzigen Replikaktionszyklus durchlaufen können, könnten zur Reduktion der Cytotoxizität beitragen (McLean et al., 1994).

## 3.5
## Nicht-virale Gentransfersysteme und ihre Anwendung in der Lebergentherapie

Nicht-virale Gentransfersysteme benutzen, wie der Name bereits sagt, keine Viren als Gentransfervehikel, sondern greifen auf physikalische und chemische Methoden zurück, um genetisches Material in Zellen zu übertragen. Hier existieren zahlreiche verschiedene Methoden, welche immer noch unter dem Oberbegriff *physikalische Gentransfermethoden* zusammengefasst werden, wenngleich bei moderneren Verfahren, wie der Lipofektion, die Modulation der chemischen Komponenten zunehmend an Bedeutung gewinnt und die physikalischen Aspekte in den Hintergrund drängt.

### 3.5.1
### Nicht-virale Systeme für den in vitro Gentransfer

Die erste nicht-virale Gentransfermethode, welche breite Akzeptanz fand, war die **Kalziumphosphat Methode.** Seit ihrer Entwicklung durch Graham und VanDerEb im Jahre 1973 wurde diese Methode unzählige Male angewendet und kaum modifiziert. Bei dieser sehr einfachen und preiswerten Methode wird Plasmid-DNA mit Kalziumchlorid gemischt und dann mit einem speziellen Phosphatpuffer versetzt, wodurch sich ein feines Präzipitat aus Kalziumphosphat ($Ca_3(PO_4)_2$) und DNA bildet. Dieses Präzipitat wird *in vitro* direkt auf die Zellen gegeben und von diesen vermutlich mittels Endocytose aufgenommen. Die Transduktionseffizienz ist bei dieser Methode mit üblicherweise 1% sehr gering (Versland et al., 1992). Nur bei bestimmten Zellinien lassen sich bis zu 10% der Zellen mit der Kalziumphosphat-Kopräzipitationsmethode transfizieren, während bei anderen Zellen wiederum DEAE-Dextran als Präzipitationsmittel besser geeignet ist (Gopal V.T., 1985). Bei einigen Zellinien lässt sich die Transfektionseffizienz durch Veränderung der Membranfluidität mittels Glycerol- oder DMSO-Schock geringfügig erhöhen (Übersicht in: Sabelnikov A.G., 1994). Bedeutung hat die Kalziumphosphat Kopräzipitationsmethode vor allem bei der Etablierung stabil transfizierter Zellinien und damit auch bei der Generierung von Verpackungszellinien für virale Vektoren. Wegen der geringen Effizienz des Verfahrens werden die Zellen dabei nicht nur mit Plasmiden, welche das ausgewählte Fremdgen tragen, transfiziert, sondern auch mit Resistenzgen tragenden Plasmiden. Solche Resistenzgene (z.B. Neomycin) verleihen den transfizierten Zellen die Fähigkeit auch unter normalerweise cytotoxischen Zellkulturbedingungen (z.B. G418 haltiges Zellkulturmedium) zu überleben, während alle nicht transfizierten Zellen absterben. Am Ende bleiben so nur die gewünschten Zellen übrig. Da primäre Hepatozyten nur etwa zwei bis drei Wochen *in vitro* propagiert werden können - nach dieser Zeit sterben sie ab - kann dieses Selektionsverfahren bei primären Hepatozyten nicht angewandt werden. Entsprechend gering ist die Bedeutung der Kalziumphosphat-Kopräzipitationsmethode in der *ex vivo* Lebergentherapie, zumal virale Gentransfersysteme höhere Transduktionsraten aufweisen. Zur Übertragung von Genen in Leberzellen *in vivo* wurde die Kalziumphosphat Kopräzipitationsmethode bislang nur vereinzelt erprobt. Die direkte Injektion von $Ca_3(PO_4)_2$/DNA Komplexen - welche Polyomavirus DNA enthielten - in die Leber von Mäusen resultierte in einer Polyomavirus Vermehrung in der Leber (Dubensky et al., 1984). Dies zeigt zwar, dass die DNA von den Hepatozyten aufgenommen wurde, lässt aber keine Rückschlüsse auf die Transfektionseffizienz zu. Ähnliche Experimente, bei denen Reportergene an Stelle viraler Erbinformation übertragen wurden, bestätigten dieses Ergebnis, zeigten aber gleichzeitig, dass die Transfektionsraten außerordentlich niedrig sind (Benvenisty & Reshef, 1986).

Eine weit verbreitete Alternative zur Kalziumphosphat-Kopräzipitationsmethode ist die **Elektroporation** (Neumann et al., 1982). Hier wird an ein Gemisch aus DNA und Zellen kurzzeitig ein starkes elektrisches Feld angelegt, wodurch die DNA ins Cytoplasma der Zellen gelangt. Die Effizienz dieser Methode hängt von verschiedenen physikalischen Parametern ab, die für jede Zellart neu optimiert werden müssen. Die Elektroporation wurde in verschiedenen Arbeiten bereits erfolgreich zur Transfektion von Hepatozyten *in vitro* eingesetzt und stellt bei diesen, mit der Kalziumphosphat Kopräzipitationsmethode nur schwer zu transfizierenden Zellen, eine echte Alternative dar (Tur-Kaspa et al., 1986). *In vivo* ist die Elektroporation nur bedingt geeignet, da bei dieser Methode hohe Spannungen angelegt werden müssen. Die subkutane Injektion von Plasmid-DNA in Mäuse und anschließendes Anlegen eines elektrischen Feldes an die Epidermis (400–600V/cm) für 150μs, lieferte eine Transfektionsrate von $10^{-4}$ Zellen (Titomirov et al., 1991). Ob dieses Verfahren auch an inneren Organen angewendet werden kann, darf jedoch bezweifelt werden.

Bei der Herstellung transgener Tiere hat sich die **Mikroinjektion** sehr bewährt. Mit Hilfe eines Mikroskops und einer sehr feinen Glaskapillare wird bei diesem Verfahren die DNA direkt in den Nukleus der Zelle injiziert. Dies hat den Vorteil, dass die DNA nicht dem degradierenden Milieu, welches im Cytoplasma der Zelle und in den Lysosomen vorherrscht, ausgesetzt wird, so dass eine effiziente Expression des Transgens in den allermeisten Fällen gewährleistet ist. Da diese Methode sehr zeit- und kostenaufwendig ist, wird sie fast ausschließlich zur Herstellung transgener Tiere, also zur Veränderung der Keimbahn, eingesetzt (Übersicht in: Moreadith & Radford, 1997). Im Rahmen der somatischen Gentherapie kommt ihr keine Bedeutung zu.

### 3.5.2
### Nicht-virale Systeme für den in vitro und den in vivo Gentransfer

Das einfachste Verfahren des *in vivo* Gentransfers ist die intramuskuläre **Injektion nackter Plasmid-DNA**, was im Muskelgewebe von Nagern und Primaten nachgewiesenermaßen zur Expression des Transgens führt. Ziel ist neben der Therapie von Muskelerkrankungen vor allem die Verwendung der leicht zugänglichen Skelettmuskulatur als *in vivo* Expressionssystem und das damit verbundene Einbringen des Genprodukts in den Blutkreislauf. Während in Einzelfällen eine Langzeitexpression des Fremdgens in Muskelzellen von ein bis zwei Jahren beobachtet werden konnte (Wolff et al., 1992; Herweijer et al., 1995), ist die Transfektionseffizienz mit weniger als 1% der Myosin Fibrillen äußerst gering und zudem alters- und speziesabhängig. Durch Präinjektion verschiedener Lösungen in das Muskelgewebe lässt sich die Expression der transfizierten Gene zwar etwas erhöhen, die Transfektionseffizienz im Muskelgewebe wird dadurch jedoch nur unwesentlich beeinflusst (Wolff et al., 1991). Aus diesen Gründen wird die Methode der direkten DNA-Injektion - neben der im folgenden behandelten ballistischen DNA-Injektion - vor allen zur Vakzination mit DNA favorisiert (Übersichten in: Montgomery et al., 1997; Donnelly et al., 1997). Dort bietet diese Methode den Vorteil, dass neben der humoralen auch eine cytotoxische Immunantwort stimuliert wird (Ulmer et al., 1993), und dass bakterielle Plasmid-DNA *per se* bereits immunmodulatorisch wirkt (Krieg et al., 1995).

*In vivo* Untersuchungen an Mäusen mit radioaktiv markierter DNA haben gezeigt, dass es nach intravenöser Injektion von Plasmid-DNA vor allem in den nicht-parenchymalen Zellen der Leber zur Anreicherung der DNA kommt (Kawabata et al., 1995). In einer kürzlich erschienenen Arbeit wurde untersucht, unter welchen Bedingungen die Injektion von DNA in die Schwanzvene der Maus zu einer maximalen Transduktion der Hepatozyten führt. Dabei zeigte sich, wie zu erwarten war, eine lineare Abhängigkeit zwischen der injizierten DNA-Menge (10–250µg) und der Expressionsrate des Transgens. Überraschender war, dass weniger die Injektionsstelle (Pfortader bzw. Schwanzvene) sondern vielmehr eine hohe Injektionsgeschwindigkeit (7–13 Sek.) gepaart mit einem hohen Injektionsvolumen (2,5–3ml) für hohe Expressionsraten in der Leber sorgten (Zhang et al., 1999). Da die Halbwertszeit von DNA im Gesamtblut unter zehn Minuten liegt, ist im Falle der Lebergentherapie die Injektion der DNA *in situ* sinnvoller. Dabei hat es sich bewährt die DNA vorher in einer hypertonischen Lösung aufzunehmen (Budker et al., 1996) und intraportal, durch die *Vena cava* oder durch den Gallengang zu injizieren. Durch zusätzliches, gezieltes Abbinden einzelner Gefäße für eine befristete Zeit kann man eine einheitliche Verteilung des Transgens innerhalb der Leber erzielen und über 5% der Hepatozyten erreichen (Zhang et al., 1997). Durch die jüngsten Entwicklungen auf dem Gebiet der ortsspezifischen Integration des Transgens (vgl. Kap. 5) könnte die Injektion nackter DNA mehr an Bedeutung gewinnen, da hier, um eine ortsspezifische Integration zu erreichen, die gleichzeitige Übertragung von DNA und RNA Molekülen notwendig ist.

Die **ballistische DNA Injektion** (*gene-gun; barticle bombardment, microprojectile gene transfer*) wurde ursprünglich zur Transfektion von Pflanzenzellen entwikkelt, da mit dieser Methode die stabilen Zellwände von Pflanzenzellen durchdrungen werden können (Klein et al., 1987). Später wurde die Methode auch an verschiedene mammale Zellen und Gewebe angepasst (Yang et al., 1990). Dabei werden kleine Gold- oder Wolframpartikel mit einem Durchmesser von 1–3µm mit Plasmid-DNA beladen und typischerweise entweder in einem elektrischen Entladungsfeld oder durch Überdruck mit Heliumgas auf Überschallgeschwindigkeit beschleunigt. Die Beschleunigungsenergie wird so eingestellt, dass die Partikel die Zellmembran bzw. Zellwand durchdringen und so die DNA ins Cytoplasma der Zielzelle einschleusen. Die ballistische DNA Injektionstechnik wird nicht nur zur *in vitro* Genübertragung sondern auch zum Gentransfer *in situ* verwendet. Als Zielorgane kommen vor allem exponierte Gewebe wie Haut und Muskeln oder solche die operativ leicht zugänglich gemacht werden können, wie beispielsweise die Leber, in Frage (Yang et al., 1990; Zelenin et al., 1991). Ein Vorteil dieser Methode ist, dass neben Plasmid-DNA (Cheng et al., 1993; Yoshida et al., 1997) auch mRNA (Qiu et al., 1996) *in vivo* übertragen werden kann. Wegen der einerseits unkomplizierten ballistischen DNA Injektion in Muskelgewebe und der andererseits lediglich transienten Genexpression wird die Methode insbesondere zur bereits beschriebenen *DNA vermittelten Immunisierung* eingesetzt. Bevorzugte Anwendungsgebiete der ballistischen DNA Injektionstechnik sind deshalb insbesondere bei der Vorbeugung viraler Infektionen und in Zukunft möglicherweise auch bei der Bekämpfung von Krebs zu sehen.

### 3.5.3
### Liposomen vermittelter Gentransfer

Liposomen sind kleine, synthetisch hergestellte Phospholipidvesikel (0,025–5µm) mit einer ein- oder mehrschichtigen Membran. In dieser Membran sind die hydrophilen Kopfgruppen der Phospholipid-Moleküle zur wässrigen Phase hin ausgerichtet, während die hydrophoben Schwänze das Innere der Doppelmembran ausmachen (Abb. 5). Liposomen können, wie die im vorangegangenen Kapitel beschriebenen Gentransfertechniken, sowohl *in vitro* als auch *in vivo* angewandt werden (Übersicht in: Gao & Huang, 1995). Erstmals wurde der Liposomen vermittelte Gentransfer Anfang der 80er Jahre beschrieben und hat seitdem immer mehr an Bedeutung gewonnen (Schäfer-Ridder et al., 1982). Generell lassen sich zwei Klassen von Liposomen unterscheiden: kationische Liposomen und negativ geladene (pH sensitive) Liposomen.

**Kationische Liposomen** besitzen, wie der Name bereits andeutet, einen positiv geladenen Lipidanteil und interagieren mit der negativ geladenen DNA – so nimmt

**Abb.5.** N-[1-(2, 3-dioleyloxy) propyl]-N-N-N-trimethylammoniumchlorid (DOTMA)

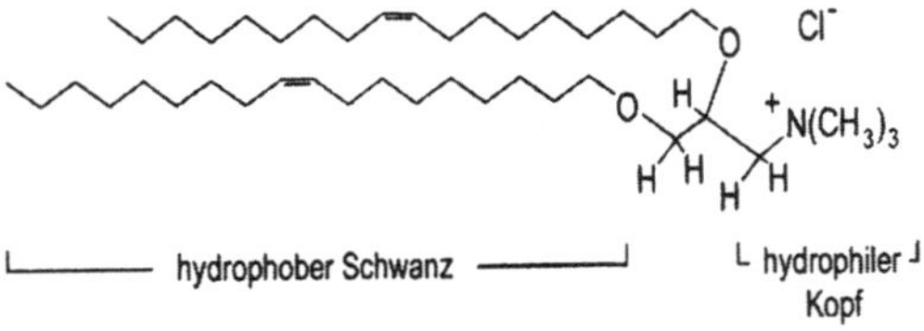


man allgemein an – über elektrostatische Wechselwirkungen. Neben dem positiv geladenen Lipid enthalten die meisten Liposomen zusätzlich noch ein neutrales Helferlipid (Colipid), welches stabilisierende Funktion hat. Weitverbreitete Colipide sind DOPE (dioleyl phosphatidylethanolamin) und das weniger wirksame DOPC (dioleyl phosphatidylcholin) (Farhood et al., 1995). Das am häufigsten verwendete kationische Lipid ist das von Phil Felgner entwickelte und inzwischen kommerziell erhältliche *Lipofectin* (Felgner et al., 1987). Lipofectin ist ein Gemisch aus DOTMA (N-[1-(2, 3-dioleyloxy) propyl]-N-N-N-trimethylammoniumchlorid) und DOPE und interagiert spontan mit DNA oder RNA. Im DOTMA lassen sich die vier typischen Strukturbereiche eines kationischen Lipids unterscheiden: (1) der hydrophobe Lipidanker (*lipid anchor*), dessen Fettsäurekette oder Cholesterolanteil die Fluidität der Membran bestimmt; (2) eine Brücke (*linker bond*), welche die Biostabilität des Moleküls beeinflusst; (3) ein Abstandhalter (*spacer*), dessen Länge variabel sein kann und (4) die Kopfgruppe (*head group*), die über Transfektionseffizienz und Cytotoxizität des Liposoms entscheidet.

Liposomen adsorbieren unspezifisch an Zellmembranen und – so dachte man lange Zeit – fusionieren dann über freie Phospholipide mit diesen, wodurch ihr Inhalt (z.B. die therapeutische DNA) ins Cytoplasma der Zelle ausgeschüttet wird (Felgner et al., 1987). Elektronenmikroskopische Untersuchungen und Blokkierung der lysosomalen Cystein-Protease *Cathepsin B* mit Chloroquin haben nun gezeigt, dass die Aufnahme von Liposomen in die Zelle vor allem durch Endocytose erfolgt (Zabner et al., 1995; Wrobel et al., 1995). Dies hat zur Folge, dass Wege gefunden werden müssen, damit der Lipid/DNA Komplex das Endosom möglichst schnell wieder verlässt, bevor er dort degradiert wird. Eine Aufgabe, welche die kürzlich entwickelten, negativ geladenen Liposomen möglicherweise besser erfüllen können als kationische Liposomen.

Im Gegensatz zu kationischen Lipiden wechselwirken **negativ geladene Liposomen** nicht mit der DNA, sondern umhüllen diese, da beide, DNA und Lipid, die gleiche Ladung tragen und sich deshalb abstoßen. Dies ist auch der Grund, weshalb sie unter bestimmten pH-Bedingungen weniger stabil sind als kationische Liposomen. Anionische Liposomen werden deshalb auch als pH-sensitive Liposomen bezeichnet. Bislang besitzen anionische Liposomen sowohl *in vitro* als auch *in vivo* schlechtere DNA-Transferraten als kationische Liposomen. Im Gegensatz zu kationischen Lipiden interagieren sie jedoch nicht so stark mit Serumproteinen und sind weniger cytotoxisch. Es ist deshalb zu erwarten, dass die bislang nur selten verwendeten negativ geladenen Liposomen im Zuge weiterer Verbesserungen an Bedeutung gewinnen werden (Übersicht in: Alino et al., 1997).

Schon bald nach Entwicklung der ersten Liposomen wurde deren Verteilung in Versuchstieren untersucht. In den Tieren fand man 20 Min. nach intravenöser

Injektion von $^{111}$In markierten Liposomen 42% der Liposomen in der Leber, 6,8% in der Milz, 3,2 % in den Nieren und den Rest verteilt auf die anderen Organe (Nicolau et al., 1983). Dies zeigt, dass Liposomen prinzipiell mit der Zellmembran verschiedenster Zellen fusionieren können, wenngleich eine scheinbare Präferenz für Leberzellen besteht, was aber wohl mit der starken Durchblutung dieses Organs zusammenhängt. Spätere Untersuchungen haben gezeigt, dass innerhalb der Leber vor allem Kupffersche Sternzellen und Endothelzellen transfiziert werden (Spanjer et al., 1986; Nicolau et al., 1987). Erstmals am Menschen eingesetzt wurden Liposomen bei der Behandlung von Hauttumoren eines Melanompatienten. Dabei wurden Lipidkomplexe, welche das HLA-B7 Gen trugen direkt in einzelne Tumorknoten injiziert, um das zelluläre Immunsystem zu stimulieren und gegen die Tumorzellen zu richten. Auf diese Weise konnten 1–10% der, um die Injektionsstelle lokalisierten Tumorzellen transfiziert werden. Bei wenigstens einem der Patienten führte dies zu einer Regression der Tumorknoten, und zwar auch solcher, in welche keine DNA injiziert worden war (Nabel et al., 1993).

Im Tiermodell wurde untersucht, inwiefern sich die Lipofektionsmethode zur *in vivo* Gentherapie der Hämophilie B eignet (Baru et al., 1995). Zu diesem Zweck wurden Lipid-DNA-Komplexe, welche die cDNA des humanen Faktor-IX-Gens enthielten, in die Schwanzvene von Mäusen injiziert und nach zwei Tagen die Verteilung des Transgens in den verschiedenen Geweben untersucht. Dabei ergab sich folgende Verteilung (relativer Anteil des Transgens in Klammern): Leber (15), Milz (9), Lunge (4), Herz (1,3) und Nieren (1). Da die Leber sehr stark durchblutet wird, ist zu erwarten, dass auch eine intraportale Injektion der DNA-Lipidkomlexe ein ähnliches Verteilungsmuster liefern würde und, dass insbesondere das Herz über die *Vena cava* rasch mit Fremd-DNA versorgt werden würde.

Probleme des Liposomen vermittelten DNA-Transfers sind: (1) die fehlende Zelltypspezifität (Zhu et al., 1993; Baru et al., 1995; Tsukamato et al., 1995), (2) die deutliche Reduktion der Transfektionseffizienz in Gegenwart von Serumproteinen (Wilke et al., 1997), und (3) vor allem die rasche Degradation der DNA im Cytoplasma. Die Wanderung der DNA vom Cytoplasma in den Zellkern lässt sich durch zusätzliche Übertragung von Kernproteinen beschleunigen. Beispielsweise können UV behandelte Sendai Viren (HVJ, *hemagglutinating virus of Japan*) zum Liposomen-DNA-Komlex gegeben werden (Kaneda et al., 1989). Solche **HVJ-Liposomenkomplexe** wurden bereits erfolgreich zur Transfektion von Hepatozyten *in vitro* und *in vivo* eingesetzt. Durch direkte Injektion von HVJ-Liposomen in die kurzzeitig vom Blutkreislauf abgebundene Leber einer Maus, konnten mehr als 60% der Hepatozyten erfolgreich transfiziert und eine transiente Expression des verwendeten *lacZ* Reportergens beobachtet werden (Hirano et al., 1998). Durch Verwendung neugeborener Ratten an Stelle sechs Wochen alter Mäuse konnte unter ähnlichen Bedingungen die Expression des Transgens von zwei auf acht Wochen verlängert werden (Tomita et al., 1996).

Wenngleich Liposomen in der Lebergentherapie gegenüber viralen Vektoren nur eine untergeordnete Rolle spielen, so haben sie dennoch interessante Eigenschaften, so dass ihr Potenzial noch nicht ausgeschöpft ist: (1) Durch Einbau bestimmter Liganden, wie beispielsweise Asialofetuin, welche ausschließlich von Rezeptoren auf der Oberfläche von Leberzellen erkannt werden, lässt sich ihre Zelltypspezifität erhöhen (vgl. Kap. 4.1.2.). (2) Durch Kombination von Liposomen mit Transferrin lässt sich die Transfektionsrate erhöhen (Cheng P.W., 1996). (3) Liposomen sind deutlich weniger immunogen als virale Vektoren und können deshalb bei einem Patienten mehrmals eingesetzt werden und (4) sie sind sehr leicht herzustellen und zu modifizieren.

### 3.6 Zusammenfassende Übersicht über derzeit verbreitete Gentransfersysteme

Die in den vorangegangenen Kapiteln beschriebenen Gentransfervektoren für die Leber haben alle ihre spezifischen Vor- und Nachteile, welche in Tab. 2 noch einmal zusammenfassend gegenübergestellt sind. So unterschiedlich diese Gentransfersysteme zum Teil auch sind, ihnen allen ist gemeinsam, dass sie nur ein erster Schritt auf dem Weg zu effizienten und leberzellspezifischen Gentransfervektoren sein können. Wegen der, mit Ausnahme adenoviraler Vektoren, allgemein niedrigen Transduktionseffizienz dieser Vektorsysteme wurden verschiedene Versuche unternommen, um in der Zellkultur die transduzierten von den nicht-transduzierten Zellen zu unterscheiden. Ziel ist die ausschließliche Übertragung erfolgreich transduzierter Zellen in den Patienten. Ein weit verbreitetes Selektionsverfahren ist die zusätzliche Übertragung eines dominanten Markergens, wie des Neomycin Resistenzgens (Hartmann & Mulligan, 1988). Dieses Verfahren wurde beispielsweise bei TILs (*tumor infiltrating lymphocytes*) erfolgreich angewandt (Aebersold et al., 1990). Für Hepatozyten sind solche Verfahren ungeeignet, da es trotz intensiver Bemühungen und unter Verwendung verschiedenster Zellkulturtechniken noch immer nicht möglich ist, primäre Hepatozyten über einen längeren Zeitraum in der Zellkultur zu propagieren (Wolff et al., 1987; Gupta et al., 1991; Mito et al., 1992). Insbesondere bei der Lebergentherapie ist deshalb die Entwicklung neuer und effizienterer Gentransfersysteme von allergrößter Bedeutung.

Die in Tabelle 2 genannten Gentransfersysteme wurden in über 90% aller bislang beantragten Gentherapieprotokolle verwendet. Gentherapeutische Studien am Menschen bedürfen der Genehmigung spezieller Gremien. In den USA wurde, um in diesen Gremien sowohl ethischen und sozialen wie auch wissenschaftlichen Aspekten Rechnung zu tragen, ein spezielles Genehmigungsverfahren entwickelt. Nach diesem Verfahren werden geplante klinische Gentransferstudien unter anderem dem *Human Gene Therapy Subcommittee*, dem RAC (*Rekombinant DNA Advisory Committee*) und dem Direktor des NIH (*National Institutes of Health*) zur Beratung vorgelegt werden. Die wichtigsten Fragen, die vor der Genehmigung eines Gentherapieprotokolls beantwortet werden müssen, sind: Ist das Verfahren sicher? Ist die Methode durchführbar? Ist die vorgelegte Studie überhaupt notwendig? Bei diesem Komitee wurden von 1988 bis zum Februar 2000 insgesamt 389 Gentherapiestudien am Menschen beantragt (Tabelle 3). Davon wurden bislang 33 beendet, abgebrochen bzw. nicht begonnen.

In den frühen Jahren der Gentherapie wurden vor allem Markierungsstudien durchgeführt, um die Verteilung der übertragenen DNA im Patienten, die Transduktionseffizienz der verwendeten Transfermethode sowie die Nebenwirkungen der Behandlungsmethode zu evaluieren. Dabei wurden bevorzugt retrovirale Vektoren eingesetzt (Abb. 6). An therapeutischen Ansätzen machen Protokolle zur Tumortherapie mit 60% den Großteil aus (234 von 389 Protokollen), gefolgt von

**Tabelle 2.** Tabellarischer Vergleich derzeit wichtiger Vektorsysteme für die Lebergentherapie

| Vektor | Fremdgenkapazität (virales Genom) | Titer | Integration | Dauer der Genexpression | Bemerkungen | Hauptanwendungsgebiete (publizierte Lebergentherapie) |
|---|---|---|---|---|---|---|
| Retrovirus | 7kb (8-12kb, ssRNA) | $10^6$-$10^7$ pseudotyp $10^8$-$10^9$ | + | variabel | für ruhende Zellen ungeeignet (bei Lebergentherapie partielle Hepatektomie notwendig) | Markierungsstudien, *ex vivo* Gentherapie insbesondere bei Krebs und HIV. 1. (Grossman et al., 1994) |
| Adenovirus | 8kb (36kb, dsDNA) | $10^{11}$-$10^{12}$ | – | transient | hohe Transduktionseffizienz Expression viraler Gene in der transduzierten Zelle | *in vivo* Anwendung zur Behandlung von Krebs, Muskeldystrophie und Cystischer Fibrose |
| AAV | 4kb (4,7kb, ssDNA) | $10^6$-$10^8$ | + | transient | Wildtyp Virus integriert bevorzugt auf Chromosom 19q13.3 | ähnlich dem adenoviraler Vektoren |
| HSV | 25kb (150kb, dsDNA) | $10^9$-$10^{10}$ | - | transient | Im Bereich des zentralen Nervensystems möglicherweise Langzeitexpression | vereinzelt bei neuronalen Erkrankungen |
| HIV | 8kb (9,2kb, ssRNA) | $10^6$-$10^7$ | + | variabel | hohe Transduktionseffizienz, jedoch noch im Entwicklungsstadium | – |
| Liposomen | 20kb | – | – | transient | – | Äußerliche Anwendung (z.B. Melanom) |
| Ballistisch | 20kb | – | – | transient | für Haut und Muskelgewebe interessant, da leicht zugänglich | insbesondere zur Vakzination |
| DNA Injektion | 20kb | – | – | transient | – | wie ballistischer Gentransfer |

**Tabelle 3.**

| | Retro-virus | Adeno-virus | AAV | Vaccinia-virus | Sonstige | Liposomen | nackte DNA/RNA | physikalisch | Summe |
|---|---|---|---|---|---|---|---|---|---|
| Krebs | 68 | 71 | 0 | 20 | 15 | 40 | 10 | 10 | 234 |
| Infektionskrankheiten (HIV) | 32 (31) | 0 | 0 | 0 | 0 | 0 | 0 | 0 | 32 |
| Stoffwechselerkrankungen | 19 | 12 | 10 | 0 | 0 | 7 | 0 | 1 | 49 |
| Genmarkierung | 37 | 0 | 0 | 0 | 0 | 0 | 0 | 0 | 37 |
| Sonstige (Gefäßerkrankung) | 3 | 15 (7) | 0 | 0 | 0 | 0 | 19 (11) | 0 | 37 |
| Summe | 159 | 98 | 10 | 20 | 15 | 47 | 29 | 11 | 389 |

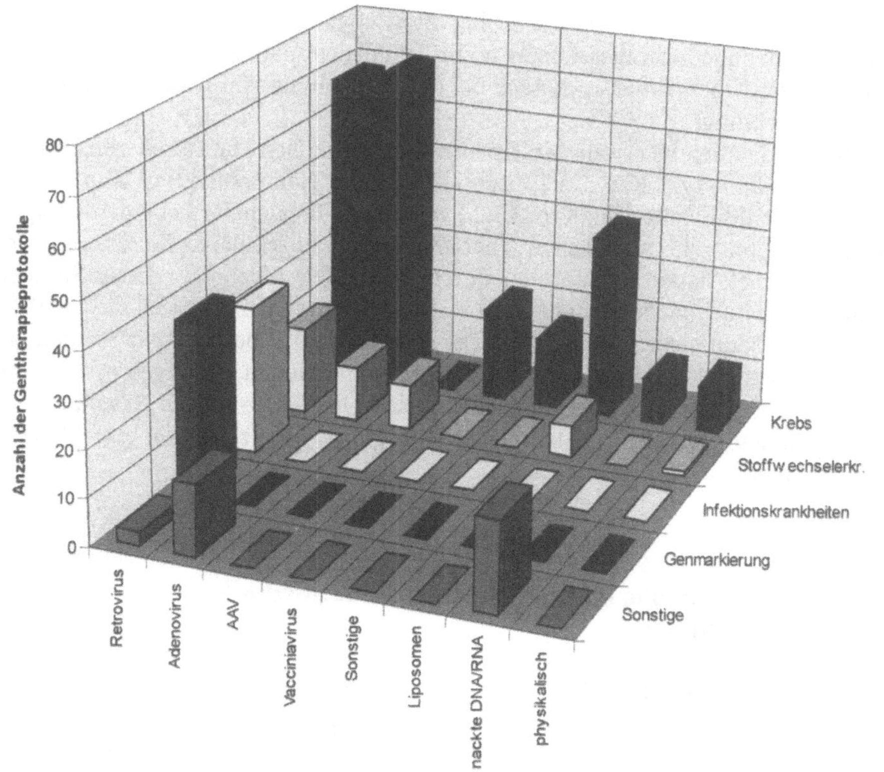


**Abb.6.** Darstellung der bislang beantragten Gentherapieprotokolle, ihrer Therapieziele und der verwendeten Gentransfervektoren

Versuchen zur Behandlung verschiedener Stoffwechselerkrankungen (49 von 389 Protokollen) und zur Therapie von HIV-Infektionen (31 von 389 Protokollen) (vgl. Tab. 3). In Abb. 6 sind die Anteile dargestellt, welche die einzelnen Gentransfervektoren an diesen 389 beantragten Gentherapieprotokollen haben. Bedeutend sind vor allem retrovirale Vektoren, die bei etwa 40% der bisherigen Gentherapieprotokolle eingesetzt wurden, gefolgt von adenoviralen Vektoren und der Lipofektion mit jeweils ca. 18%. Alle anderen Methoden machen zusammen nur etwa 24% aus. Schlüsselt man die in Tabelle 3 gemachten Angaben zur Verteilung der verschiedenen Vektorsysteme im zeitlichen Verlauf über die vergangenen zehn Jahre auf, so ist kein Trend erkennbar der darauf schließen ließe, dass sich eines dieser Vektorsysteme durchsetzen würde. Lediglich der relative Anteil retroviraler Gentransfervektoren, die bis 1991 noch in 100% aller Gentherapieprotokolle eingesetzt wurden, nahm mit der Entwicklung alternativer Systeme konsequenterweise ab.

Große Fortschritte wurden auch bei der Entwicklung vacciniaviraler Gentransfervektoren gemacht (Robinson et al., 1999; Sanda et al., 1999). Im Jahre 1994 wurden vacciniavirale Vektoren erstmals zu gentherapeutischen Zwecken am

Menschen eingesetzt (Übersicht in: Replinski et al., 1998). Dieses Vektorsystem wurde bislang jedoch ausschließlich zur Tumortherapie verwendet und hat im Bereich der Lebergentherapie, auch bei der Behandlung von Leberkrebs, (noch) keine Bedeutung.

Neben den bereits erwähnten Gentherapieprotokollen zur Familiären Hypercholesterinämie (vgl. Kap. 2.2.2.), zur Therapie der Hämophilie (vgl. Kap. 2.2.3.) und der Ornithinämie (vgl. Kap. 3.3.2.) wurden im Bereich der Lebergentherapie lediglich vereinzelte Ansätze zur Therapie des hepatozellulären Karzinoms und von Lebermetastasen initiiert oder durchgeführt. Die Ergebnisse dieser Studien sind jedoch noch nicht bekannt gegeben worden; eine Kritik der sich die Gentherapie insgesamt stellen muss. Trotz der inzwischen 389 beantragten Studien an bislang etwa 3.800 Patienten und unzähliger Publikationen, die Ergebnisse aus *in vitro* Experimenten und Tierversuchen beschreiben, werden die Resultate aus Gentherapieprotokollen am Menschen eher zögerlich publiziert. Hier besteht dringender Nachholbedarf.

## 4 Wege zur Entwicklung innovativer leberzellspezifischer Gentransfervektoren

Trotz des enormen Potenzials, welches in der Lebergentherapie steckt, und trotz der zahlreichen Vorteile, welche die *in vivo* Lebergentherapie bieten würde, sind bislang noch keine überzeugenden Systeme etabliert worden, welche eine effektive Therapie *in vivo* zulassen würden. Hier sind weitere Anstrengungen dringend erforderlich, um mit der Lebergentherapie in Zukunft therapeutische Erfolge zu erzielen und, um sie dann einem breiten Patientenkreis zugänglich machen zu können.

### 4.1 Erhöhung der Leberzellspezifität bestehender Gentransfersysteme

Unbedingte Voraussetzung einer *in vivo* Lebergentherapie muss die strikte Leberzellspezifität des verwendeten Gentransfersystems sein. Das Problem der Zelltypspezifität kann generell auf zwei Ebenen angegangen werden: (1) auf transkriptioneller Ebene, durch Benutzung leberzellspezifischer transkriptioneller Regulationselemente und (2) auf transduktioneller Ebene, also beim Eintritt der therapeutischen DNA oder RNA in die zu therapierende Zelle. Dies kann durch Verwendung geeigneter Liganden auf der Oberfläche von Gentransfervehikeln, welche ausschließlich an leberzellspezifische Rezeptoren binden können, erreicht werden. Da diese beiden Strategien zwei unterschiedliche Bereiche betreffen, nämlich die Übertragung des therapeutischen Gens und dessen Transkription, lässt sich durch die Kombination der beiden Elemente eine weitere Steigerung der Leberzellspezifität erreichen (vgl. Kap. 4.2.). Derartige Kombinationssysteme sollten die notwendigen Voraussetzungen erfüllen, welche an die Sicherheit eines *in vivo* Gentransfersystems zu stellen sind und damit den Weg ebnen für einen breiten Einsatz der Lebergentherapie.

### 4.1.1
### Erhöhung der Leberzellspezifität auf transkriptioneller Ebene

Die am einfachsten und damit auch am schnellsten zu realisierende Methode, um die Gewebespezifität bestehender Gentransfersysteme zu erhöhen, besteht in der Verwendung gewebespezifischer transkriptioneller Regulationselemente wie Promotoren und Enhancer. Solche Regulationselemente besitzen Bindungsstellen für zelltypspezifische Transkriptionsfaktoren, deren Anwesenheit die Transkription der nachgeschalteten Gene reguliert. Bei den Untersuchungen zur Aktivität unterschiedlicher Promotoren in verschiedenen Geweben, hat die Möglichkeit, selbst artfremde DNA in eine lebende Maus einzuschleusen, unser Wissen über die Mechanismen der gewebespezifischen Genexpression enorm erweitert. Da bei der Herstellung transgener Tiere die Fremd-DNA in den Pronukleus einer befruchteten Eizelle injiziert wird, ist das Transgen in allen Zellen des Organismus gleichermaßen vorhanden. Transgene Tiere bieten damit eine gute Möglichkeit, den Einfluss verschiedener *cis*-wirksamer DNA Regionen auf die zelltypspezifische Expression des Transgens herauszufinden. Darüber hinaus können transgene Tiere auch erste Hinweise darauf geben, ob es nach chromosomaler Integration des Transgens mit dem zu untersuchenden Promotor zu einer stabilen Langzeitexpression des Gens kommt, ob der Promotor nur eine entwicklungsspezifische Genexpression zulässt oder ob er beispielsweise durch Methylierung sogenannter CpG-Inseln häufig abgeschaltet wird.

Man kennt heute eine Reihe verschiedener Gene, welche bevorzugt oder ausschließlich in Leberzellen exprimiert werden und von leberzellspezifischen Promotoren kontrolliert werden. Einige Beispiele hierfür sind die Gene für: α-Foetoprotein (Jose-Estanyol et al., 1989; Ghebranious et al., 1995), α-1-Antitrypsin (hAAT) (DeSimone et al., 1987), α-2-Makroglobulin, Albumin (Isom et al., 1987; Pinkert et al., 1987), Apolipoprotein E (Okuyama et al., 1996), Argininsuccinat-Synthetase, Fibrinogen, Haemopexin, Ornithin-Carbamoyl-Transferase, Phenylalaninhydroxylase, Phosphoenol-Pyruvat-Carbokinase (PEPCK), Prothrombin und Transtyretin (Chan et al., 1990). Besonders gut untersuchte und in gentherapeutischen Ansätzen vielfach verwendete Beispiele sind der Albumin Promotor (Wu et al., 1996), der PEPCK Promotor (McGrane et al., 1988) und der hAAT Promotor (Ponder et al., 1991).

Beginnend mit einer Veröffentlichung von 1991 wurden von K. P. Ponder und ihren Mitarbeitern eine Reihe von Arbeiten vorgestellt, welche sich intensiv mit der Verwendung verschiedener Promotoren für die Konstruktion von Gentransfervektoren mit erhöhter Leberzellspezifität beschäftigen. Ein Vergleich verschiedener Promotoren bezüglich ihrer Aktivität nach Lipofektion primärer Hepatozyten ergab, dass der TK-Promotor des Herpes simplex Virus in primären Hepatozyten nahezu inaktiv ist, während beispielsweise der Cytomegalievirus (CMV) *early* Promotor, der SV40 Enhancer-Promotor, der Albumin Promotor oder der PEPCK Promotor eine deutliche Aktivität *in vitro* zeigten (Ponder et al., 1991). Im Gegensatz zu seiner hohen *in vitro* Aktivität wird der CMV *early* Promotor *in vivo* in transduzierten Hepatozyten jedoch sehr schnell und vollständig inaktiviert (Kaleko et al., 1991; Kay et al., 1992c; Rettinger et al., 1994; Guo et al., 1996). Eine autologe Transplantation retroviral transduzierter Hepatozyten in die Leber eines Hundes, welche die humane α-1-Antitrypsin cDNA unter CMV Promotor Kontrolle als

Provirus enthielten, resultierte lediglich in einer kurzzeitigen Erhöhung des α-1-Antitrypsin-Spiegels im Serum. Bereits nach einem Monat war wegen der Inaktivierung des CMV Promotors kein humanes α-1-Antitrypsin mehr nachweisbar (Kay et al., 1992c). Im Gegensatz dazu konnte von der selben Arbeitsgruppe gezeigt werden, dass es bei Verwendung des hAAT Promotors in der Leber von Ratten nach retroviraler Transduktion *in vivo* zu einer mehr als ein Jahr andauernden Langzeitexpression des hAAT Gens kommt. Dabei lässt sich die transkriptionelle Aktivität des hAAT Promotors durch Insertion eines Trimers aus DNA-Bindungsstellen für den Transkriptionsfaktor HNF-3 (*hepatocyte nuclear factor* 3) deutlich steigern (Hafenrichter et al., 1994a). Auch andere leberzellspezifische Promotoren zeigten in vergleichbaren Experimenten eine ähnliche Langzeitaktivität (Hafenrichter et al., 1994a; Hafenrichter et al., 1994b; Le et al., 1997). Die Verwendung zelltypspezifischer transkriptioneller Regulationselemente findet deshalb auch bei der Herstellung transgener Mäuse breite Beachtung, insbesondere dann, wenn eine effiziente Expression des Transgens bevorzugt in bestimmten Geweben erwünscht ist. Zusammenfassend sei deshalb betont, dass neben der höheren Zelltypspezifität auch die verminderte Gefahr des Abschaltens eines Promotors in seiner natürlichen Umgebung (*promoter shut off*) für die Verwendung gewebespezifischer Promotoren spricht. Einschränkend sei jedoch bemerkt, dass die Expressionsraten der therapeutischen Gene auch bei Verwendung (leber)zellspezifischer Promotoren derzeit noch eher im subtherapeutischen Bereich anzusiedeln sind.

Bei der Optimierung transkriptioneller Regulationselemente werden derzeit als primäre Ziele die Erhöhung der Transkriptionsrate und eine Steigerung der Langzeitexpression verfolgt. Durch Insertion von vier hintereinander geschalteten Apolipoprotein-E Enhancerelementen vor dem hAAT Promotor konnte im Tiermodell eine etwa 15-fache Steigerung der Expression des hAAT Gens gezeigt werden (Okuyama et al., 1996). Dabei muss eine Erhöhung der Transkriptionsrate nicht zwangsweise immer mit einer Verlängerung der Promoterregion einhergehen. So konnten beispielsweise Yull et al. zeigen, dass ein auf den Nukleotidbereich −348 bis +15 verkürzter hAAT Promotor in transgenen Mäusen eine deutlich höhere leberzellspezifische Expression des nachgeschalteten Chloramphenicol-Acetyltransferase-Gens zeigte, als das vollständige hAAT Promotorfragment (Yull et al., 1995). Weitere Bemühungen dieser Art könnten helfen, in Zukunft auch mit bereits etablierten Vektorsystemen, wie beispielsweise retroviralen Vektoren, signifikante und länger anhaltende therapeutische Effekte zu erzielen.

Ein weiteres, insbesondere für die Therapie von *Diabetes mellitus* interessantes, leberzellspezifisches Regulationselement ist der Phosphoenol-Pyruvat-Carbokinase (PEPCK) Promotor (McGrane et al., 1988). *Diabetes* ist eine der häufigsten Stoffwechselerkrankungen des Menschen. Ursache der insulinabhängigen *Diabetes mellitus* beim Erwachsenen ist die Zerstörung der Insulin produzierenden β-Zellen im Pankreas durch das Immunsystem des Patienten (Ruderman et al., 1992; Williamson et al., 1993). Die Behandlung der *Diabetes mellitus* durch mehrmals tägliche Injektion des Hormons ist mit zahlreichen Nachteilen behaftet (Jacobson A.M., 1996), so dass alternative Therapieformen wünschenswert sind. Seit mehr als zwei Jahrzehnten gibt es deshalb intensive Bemühungen, die endogene Insulinproduktion im Patienten wieder herzustellen, sei es durch Transplantation humaner β-Zellen oder durch Übertragung transformierter Nagetier β-Zellinien, die so modifiziert worden sind, dass sie Humaninsulin produzieren (Chik et al., 1977; Efrat et al., 1988; Newgard C.B., 1994; Simonson et al., 1996). Einen innovativen Ansatz könnte die Lebergentherapie in Verbindung mit dem PEPCK Promotor liefern; ein Ansatz der nicht weiter verwundert, wenn man bedenkt, dass Leber und Pankreas denselben embryonalen Ursprung haben. Was den PEPCK Promotor neben seiner Zelltypspezifität vor allem für die *Diabetes* Therapie interessant macht, ist die Tatsache, dass er durch Glucagon und Glucocorticoide stimuliert wird (Lamers et al., 1982; Short et al., 1986) und es deshalb bei *Diabetes* zur Aktivierung des PEPCK Promotors kommt (Valera et al., 1994). Umgekehrt wirken hohe Mengen an Insulin supprimierend auf die Expression des PEPCK Gens. Stellt man das humane Proinsulin Gen unter die Kontrolle des PEPCK Promotors, so sollte es über diesen transkriptionellen Regelkreis grundsätzlich möglich sein, in der Leber physiologisch reguliert Insulin herzustellen. Dass dies prinzipiell möglich ist, konnten Gros und seine Mitarbeiter kürzlich *in vitro* zeigen (Gros et al., 1997). Sie haben eine punktmutierte und besonders wirksame Form des humanen Proinsulingens (Simonson et al., 1996) unter die Kontrolle eines 2,4kb langen Fragments des PEPCK Promotors (McGrane et al., 1990) gestellt und damit Hepatomzellen transfiziert. Sie konnten dabei zeigen, dass von den Leberzellen etwa 90% des Proinsulins ins reife Insulin prozessiert wurden, und dass das gebildete Insulin die weitere Expression seines eigenen PEPCK Promotor kontrollierten Gens supprimierte. Dass der PEPCK Promotor auch *in vivo* induzierbar ist, ist aus Untersuchungen anderer Arbeitsgruppen bekannt. Beispielsweise wurden das Neomycinresistenzgen und in einem anderen Experiment das humane Faktor-IX Gen in die Leber von Ratten übertragen. In beiden Fällen war der PEPCK Promotor in Leberzellen aktiv und konnte durch Hormongaben bzw. durch Diät in seiner Aktivität moduliert werden (Hatzoglou et al., 1990; Ferkol et al., 1993). Auch wenn die Behandlung von *Diabetes* mit Hilfe der Lebergentherapie derzeit vor allem als Denkansatz existiert, so unterstreicht dieses Beispiel dennoch eindrucksvoll, dass sich die Lebergentherapie nicht alleine auf Lebererkrankungen beschränken muss und, dass ein enormes therapeutisches Potenzial in der Lebergentherapie steckt.

Inwiefern die Verwendung zelltypspezifischer Promotoren nicht nur die Transkriptinsrate des Transgens, sondern auch die Immunantwort auf dessen Genprodukt beeinflusst wurde kürzlich mit dem humanen α-1-Antitrypsingen (hAAT) untersucht. Zu diesem Zweck wurden verschiedene Mausstämme mit adenoviralen Vektoren transduziert, welche das hAAT-Gen trugen. Dabei zeigte sich, dass die Tiere nur dann Antikörper gegen α-1-Antitrypsin bildeten, wenn ein ubiquitärer Promoter verwendet wurde, nicht jedoch wenn das hAAT-Gen unter der Kontrolle des leberzellspezifischen Albumin Promoters stand (Pastore et al., 1999). Auch wenn diese Daten der Bestätigung und weiteren Untersuchung bedürfen, so geben sie dennoch einen Hinweis darauf, wie auch mit adenoviralen Vektoren durch eine gezielte Promoterwahl eine Extension der Genexpression erzielt werden könnte.

### 4.1.2
### Rezeptor vermittelter Gentransfer

Die Zelltypspezifität von Vektorsystemen lässt sich nicht nur auf transkriptioneller sondern auch auf transduktioneller Ebene beeinflussen. Dabei werden spezifische Oberflächenmoleküle von Zellen (Rezeptoren) benutzt, um mit Hilfe dazu passender Liganden, welche auf den Gentransfervehikeln sitzen, eine zielgerichtete Wechselwirkung zwischen zu therapierender Zelle und Gentransfervektor einzuleiten. Im Bereich der Therapie der Hepatitis-B-Virus (HBV) Infektion sind die Arbeiten zur rezeptorvermittelten Übertragung von Molekülen auf Leberzellen besonders weit fortgeschritten. Dieses System soll deshalb modellhaft zur Vorstellung verschiedener leberzellspezifischer Liganden dienen. Das chemische Anheften von Laktoseresten auf der Oberfläche ecotropher MMLV-Vektoren und die Integration von Asialofetuin in Liposomen gelten als Standardbeispiele für derartige Verfahren (Hara et al., 1995). Durch die Gegenwart von Laktose auf der Oberfläche von Gentransfervehikeln kann eine spezifische Transduktion von Hepatozyten über deren Asialoglykoproteinrezeptor vermittelt werden (Neda et al., 1991). Der **Asialoglykoproteinrezeptor** auf der Oberfläche von Hepatozyten wurde von Ashwell und Harford 1982 erstmals beschrieben. Heute weiß man, dass dieser Rezeptor aus drei Untereinheiten aufgebaut ist (Rice et al., 1990) und eine Vielzahl verschiedener Moleküle erkennt sofern an deren Ende Galaktose oder N-Acetyl-Galactosamin sitzt. Ermutigend bei der Verwendung des Asialoglykoproteinrezeptors als Schlüssel ins Innere der Hepatozyten ist, (1) dass dieser Rezeptor nur auf Leberzellen zu finden ist, (2) dass sich auf jedem Hepatozyten 250.000 Rezeptormoleküle befinden und (3) dass 5 Millionen glycosylierte Moleküle pro Stunde auf diesem Wege ins Zellinnere aufgenommen werden können. So ist es nicht verwunderlich, dass der Asialoglykoproteinrezeptor als Erster ausgewählt wurde, um Substanzen zur Hemmung der HBV-Vermehrung gezielt in Leberzellen einzubringen. Als Liganden wurden dabei sowohl natürlicherweise auftretende Moleküle wie Asialofetuin (Fiume et al., 1979), als auch glycosylierte Polymere wie Poly-L-Lysin (Fiume et al., 1986; Wu et al., 1992) und glycosylierte Partikel aus Lipoproteinen (Bijsterbosch et al., 1992; Schouten et al., 1993) verwendet. Das Anheften von Vidarabin (einem anti-HBV Therapeutikum) an Asialofetuin bewirkte eine 10-fach stärkere Suppression der Virusvermehrung als die Verabreichung des freien antiviralen Mittels (Fiume et al., 1980), was für eine spezifische Aufnahme des Therapeutikums durch die Hepatozyten spricht. Der hohe immunogene Charakter von Asialofetuin bremste jedoch diese Entwicklung und forcierte die Suche nach Alternativen. Beispielsweise wurde homologes, also dem Patienten vorher entnommenes, Albumin mit Laktoseresten versehen und daran dann Vidarabin gekoppelt. Dieser Komplex wurde, anders als Asialofetiun / Vidarabin Komplexe, zwar nicht mehr im Blut inaktiviert (Fiume et al., 1982), durch seinen polymeren Charakter sank aber die Zelltypspezifität (Fiume et al., 1994).

Die Zelltypspezifität des Asialoglykoproteinrezeptors wurde auch genutzt, um DNA gezielt in Leberzellen einzubringen (Übersicht in: Schonfield & Caskey, 1995). Der Gentransferkomplex besteht typischerweise aus einem enzymatisch modifizierten Orsomucoid (Asialoorsomucoid, ASOR), welches an Poly-L-lysin (PL) gekoppelt wird. Dieser ASOL/PL Komplex wird mit DNA gemischt, wodurch die negativ geladene DNA über starke elektrostatische Wechselwirkungen ans kationische Polylysin gebunden wird. Polylysin dient also als Brückenmolekül zwischen der zu übertragenden DNA und dem ASOR, welches an den Asialoglykoproteinrezeptor bindet. Durch Injektion derartiger Komplexe in die Schwanzvene von Mäusen konnte gezeigt werden, dass das Verfahren geeignet ist, um DNA spezifisch in Leberzellen einzuschleusen (Wu et al., 1989). Dabei konnte allerdings nur eine kurzzeitige transiente Genexpression beobachtet werden, mit einem Maximum 24 Stunden nach Injektion der DNA-ASOR-Komplexe. Bereits 48 Stunden später war keine Transgenexpression mehr nachweisbar. Dies bestätigt Befunde anderer Arbeitsgruppen wonach die Halbwertszeit von DNA-ASOR-Komplexen im Cytoplasma lediglich 1 bis 1,3 Stunden beträgt (Übersicht in: Ledley F.D., 1993). Führt man 30 Minuten nach initialer Injektion der DNA-ASOR-Komplexe eine partielle Hepatektomie durch, so verlängert sich die Expressionsdauer des Transgens auf immerhin elf Wochen (Wu et al., 1991). Trotz intensiver Bemühungen ist die Verwendung des Asialoglykoprotein Rezeptors als Eintrittspforte in den Hepatozyten noch immer mit einigen generellen Problemen behaftet: (1) Die Affinität des Asialoglykoprotein Rezeptors zu synthetischen Liganden, wie sie beispielsweise in Liposomen eingebaut werden, ist geringer als zu seinem natürlichen Liganden. (2) Diese Affinität nimmt mit Zunahme der negativen Ladungen im Gesamtkomplex (z.B. DNA) noch weiter ab. (3) Die Partikel werden nach Anheftung an den Asialoglykoprotein Rezeptor in Lysosomen aufgenommen. Dort kommt es zur raschen Degradation der therapeutischen DNA, falls diese ungeschützt vorliegt. Besonders dieser Abbau der DNA im Lysosom bereitet Probleme. Ein möglicher Ausweg könnte die Zugabe viraler Proteine sein, welche die Freisetzung der DNA-Komplexe aus dem Lysosom katalysieren. Beispielsweise wurden inaktivierte Adenoviren (Curiel et al., 1991; Cotten et al., 1992) und das Hämagglutinin des Influenzavirus (Wagner et al., 1992) verwendet. Eine entscheidende Verlängerung der Genexpression konnte mit diesen Verfahren bislang jedoch nicht erzielt werden.

Die genannten Nachteile des Asialoglykoprotein vermittelten Gentransfers haben die Suche nach Alternativen vorangetrieben. Eine solche Alternative ist der **apoE Rezeptor** der ebenfalls nur auf den Hepatozyten zu finden ist und dort für die Aufnahme der Chylomikronen verantwortlich ist (vgl. Kap. 2.2.2.). Insbesondere für lipophile Substanzen sollte sich dieses endogene Lipidtransportsystem nutzen lassen, um Therapeutika ins Zellinnere zu bringen. In ersten Experimenten konnten immerhin bereits 60% der in Ratten injizierten und mit einem Nukleosidanalogon gekoppelten Chylomikronen in der Leber der Versuchstiere nachgewiesen werden (Biessen et al., 1994; Rensen et al., 1995).

Eine weitere Möglichkeit des rezeptorvermittelten Gentransfers ist die sogenannte **molekulare Brückenbildung** (*molecular bridging*). Dieses Verfahren wurde dazu verwendet, retrovirale Vektoren an spezifische Zielzellen zu bringen. Das Prinzip der molekularen Brückenbildung beruht darauf, dass zwei Moleküle biotinyliert und dann über Strepdavidin aneinander gekoppelt werden. Strepdavidin, welches bis zu vier Biotinmoleküle gleichzeitig binden kann wirkt dabei als Brükkenmolekül zwischen einem zellulären Rezeptor und einem Antikörper, welcher spezifisch an retrovirale Oberflächenantigene bindet und so den spezifischen Kontakt zum Gentransfervektor herstellt. Auf diese Weise wurden bereits verschiedene Liganden an die Oberfläche retroviraler Vektoren gekoppelt. Es wurden Liganden des epidermalen Wachstumsfaktor-Rezeptors, des Insulinrezeptors und Lektin verwendet. Dabei stellte sich heraus, dass Lektine aus bislang noch ungeklärten Ursachen als Liganden ungeeignet sind und in den anderen Fällen die Transduktionseffizienz mit 1 bis 2% außerordentlich niedrig war. Wegen der Komplexität dieses Verfahrens wird die Zukunft des Rezeptor vermittelten Gentransfer wohl eher darin bestehen, Liposomen zielgerichtet an bestimmte Zelloberflächen zu bringen (Übersicht in: Smith & Wu, 1999).

## 4.2 Entwicklung innovativer Gentransfersysteme am Beispiel des Hepatitis-B-Virus

Bei den zahlreichen Tierexperimenten und den bislang durchgeführten klinischen Studien hat sich immer wieder die Problematik gezeigt, in welcher die Gentherapie derzeit noch steckt. Es ist die geringe therapeutische Effizienz, die limitierend wirkt. Dies lässt sich an einem einfachen Beispiel verdeutlichen, für welches ein Hund als Tiermodell diente, da er in seiner Größe etwa mit der eines Kleinkindes vergleichbar ist. In diesem Beispiel wurde ein Hund einer partiellen Hepatektomie unterzogen und die so gewonnenen Hepatozyten, nach *ex vivo* Transduktion mit retroviralen Vektoren welche das α-1-Antitrypsingen des Menschen unter der Kontrolle des CMV-Promotors trugen, in das Tier reimplantiert (Kay et al., 1992c). Für dieses Experiment wurden $2 \cdot 10^9$ Zellen in 1.000 Zellkulturschalen in Kultur genommen und unter vorher optimierten Bedingungen transduziert ($2 \cdot 10^6$ Zellen pro 10cm Zellkulturschale und Transduktion mit insgesamt fünf Liter hochtitrigem Virusüberstand 32 bis 36 Std. nach Gewebsentnahme). Vier Monate nach Reimplantation der Zellen wurde die Leber mittels semiquantitativer PCR auf die Anwesenheit des Transgens hin untersucht. Dabei zeigte sich, dass etwa $2 \cdot 10^8$ Zellen erfolgreich reimplantiert werden konnten, von welchen 25% retroviral transduziert waren. Wenn man berücksichtigt, dass die Leber eines Hundes aus etwa $2 \cdot 10^{10}$ Hepatozyten besteht, wurden also lediglich 0,25% der Zellen erfolgreich transduziert. Dieses einfache Beispiel zeigt eindrucksvoll in welchem Dilemma die *ex vivo* Lebergentherapie steckt. Im Gegensatz dazu versprechen künftige *in vivo* Gentherapieprotokolle eine sehr viel höhere therapeutische Effizienz bei gleichzeitig minimierten Kosten. Voraussetzung dafür sind allerdings hoch effiziente und strikt leberzellspezifische Gentransfersysteme.

Ein Gentransfersystem, welches den hohen Anforderungen einer *in vivo* Anwendung gerecht werden kann, sollte sich auf der Basis des Hepatitis-B-Viren (HBV) etablieren lassen. Das HBV hat zahlreiche Charakteristika, die es als leberzellspezifischen Gentransfervektor besonders attraktiv machen: (1) Das HBV infiziert mitotisch inaktive Leberzellen, also die Leber in ihrem nicht proliferierenden Zustand. Eine partielle Hepatektomie wie bei retroviralen Vektoren ist deshalb nicht notwendig. (2) Wie die große Zahl der chronischen HBV-Träger eindrucksvoll belegt, ist es dem Virus möglich, sein Genom, oder zumindest Teile davon, im Wirtszellgenom zu verankern und beispielsweise das virale Oberflächenprotein zu exprimieren ohne dass es zu cytotoxischen oder lytischen Begleiterscheinungen für die Wirtszelle kommt. Es ist deshalb vorstellbar, mit Hilfe von HBV-Gentransfervektoren in Leberzellen eine Persistenz des Transgens und damit eine Langzeitexpression zu erreichen. (3) Besonders interessant ist weiterhin die strikte Zelltypspezifität des HBV. Da sich das HBV ausschließlich in den Hepatozyten der Leber vermehrt und nur diese infiziert (Will et al., 1987), sollten HBV-Gentransfervektoren wegen der daraus resultierenden Leberzellspezifität eine Anwendung des Gentransfervektors im Rahmen einer *in vivo* Gentherapie erlauben (vgl.

Abb. 2). (4) Nachdem bereits in früheren Arbeiten gezeigt werden konnte, dass die Gewinnung von HBV-Partikeln in der Zellkultur möglich ist (Sells et al., 1987; Tsurimoto et al., 1987; Weiss et al., 1996a) und das Verpackungssignal ε des HBV, welches funktionell dem Verpackungssignal ψ der Retroviren entspricht (vgl. Kap. 3.2.1.), entdeckt und charakterisiert worden ist (Junker-Niepmann et al., 1990; Pollack & Ganem, 1993) sind die beiden wichtigsten Grundvoraussetzungen zur Etablierung eines HBV-Gentransfervektors gegeben. (5) Darüber hinaus konnte gezeigt werden, dass ein viraler Transaktivator des HBV, das HBx-Protein, welches nach Beobachtungen verschiedener Arbeitsgruppen an der Tumorigenese des HBV beteiligt ist (Höhne et al., 1990; Kim et al., 1991), für die Vermehrung des Virus in Hepatomzellinien nicht essentiell ist (Blum et al., 1992; Zoulim et al., 1994). Dies eröffnet die Möglichkeit, den HBx-Leserahmen in einem vom HBV abgeleiteten Gentransfersystem vollständig zu eliminieren, was die Sicherheit dieses Gentransfersystems maßgeblich erhöht (Abb. 7). (6) Weiterhin ist bekannt, dass die chromosomale Integration des HBV Genoms zwar nach dem Zufallsprinzip erfolgt, dass aber am Übergang vom viralen zum zellulären Genom häufig eine von zwei direkten Sequenzwiederholungen im HBV-Genom liegt (Shih et al., 1987; Hino et al., 1989). Diese Beobachtung könnte bei der Entwicklung eines HBV-Gentransfervektors und insbesondere für die chromosomale Integration des Transgens von Bedeutung sein. (7) Ein weiteres Charakteristikum des HBV ist, dass sich im Genom verschiedene leberzellspezifische transkriptionelle Regulationselemente befinden. Es konnte gezeigt werden, dass es nach Transfektion von Hepatomzellen mit einem terminal redundanten HBV-Genom, welches unter der Kontrolle des HBV Enhancer-II/Core-Promotors ($E_{II}/C_P$) steht, zur Sezernierung von Virionen kommt (Weiss et al., 1996a). Die HBV $E_{II}/C_P$ Region beinhaltet verschiedene Bindungsstellen für leberzellspezifische Transkriptionsfaktoren wie beispielsweise für HNF3, HNF4 (hepatocyte nuclear factor) und C/EBP (*CAAT/enhancer binding protein*) (Buh & Ting 1993; Chen & Ou 1995). Der kombinatorische und zugleich synergistische Effekt verschiedener leberzellspezifischer Transkriptionsfaktoren in diesem transkriptionellen Regulationselement ist verantwortlich für die hohe Zelltypspezifität der HBV Genexpression. Diese gewebespezifische Genexpression geht so weit, dass selbst in transgenen Mäusen die prägenomische virale RNA ausschließlich in der Leber und in geringer Menge auch in den Nieren und im Pankreas nachweisbar ist (Farza et al., 1988; Araki et al., 1989).

Dass das HBV prinzipiell geeignet ist, um rekombinante Partikel herzustellen, konnte durch verschiedene Arbeiten bereits belegt werden. Chang und seine Mitarbeiter konnten zeigen, dass das *tat* Gen des HIV, welches an einer nicht essentiellen Stelle in den Polymerase Leserahmen des HBV eingesetzt wurde, als rekombinantes HBV/*tat* Genom in Hepatitis-B-Partikel verpackt wird und höchstwahrscheinlich zur Expression eines Pol-*tat* Fusionsproteins führt. Frühere Versuche zur Untersuchung der Hepadnavirus-Replikation in der Zellkultur haben ferner gezeigt, dass es möglich ist, ein defektes virales Genom des nahe verwandten Entenhepatitis-Virus (DHBV) durch ein zweites, an einer anderen Stelle mutiertes DHBV-Genom zu transkomplementieren (Horwich et al., 1990; Protzer et al., 1999). Die Transkomplementation, eine wichtige Voraussetzung zur Etablierung von Verpackungszellinien, ist also zumindest für das DHBV bereits gezeigt worden.

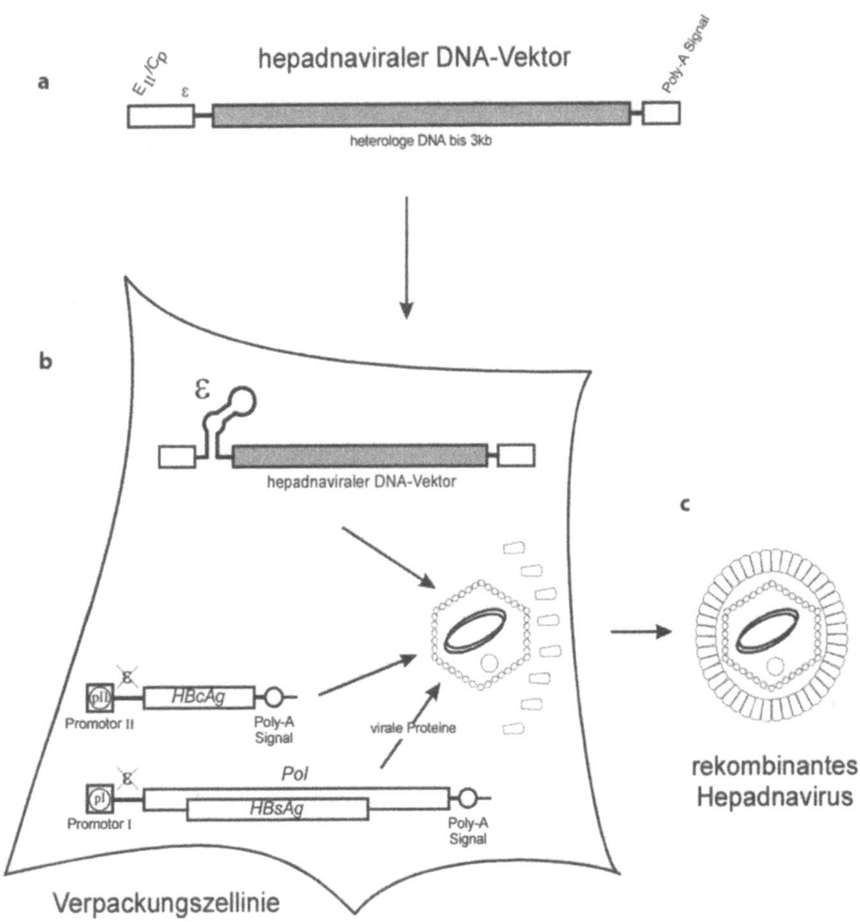


**Abb.7.** Schematische Darstellung zur Vorgehensweise bei der Etablierung hepadnaviraler Gentransfervektoren

Der Erfolg eines HBV-Vektorsystems wird maßgeblich von der Etablierung geeigneter Verpackungszellinien abhängen (Abb. 7b), welche die Gewinnung rekombinanter Virionen mit einem hohem Titer erlauben, ohne dabei Wildtypvirionen zu generieren. Unter Verwendung mutierter HBV-Genome, welche nicht mehr replikationskompetent sind, konnte gezeigt werden, dass es nach Transkomplementation mit Expressionsplasmiden, die einzelne virale Gene tragen, zur Virusproduktion in den transfizierten Zellen kommt (Chiang et al., 1990). Deshalb sollte es möglich sein, mit einer ähnlichen Strategie wie sie bei der Konstruktion retroviraler Vektoren angewandt wurde, auch rekombinante HBV-Partikel zu generieren. Verpackungszellinien müssten dabei die viralen Oberflächenproteine (HBsAg), Capsidproteine (HBcAg) und die virale Polymerase (Pol) zur Verfügung stellen (Abb. 7b), während der DNA-Gentransfervektor das zu verpackende therapeutische Gen trägt (Abb. 7a).

Das Hepatitis-B-Virus vereint bereits in seiner natürlichen Konstellation die in den Kapiteln 4.1.2. und 4.1.3. geforderten beiden wesentlichsten Eigenschaften eines strikt leberzellspezifischen Gentransfersystems: die zelltypspezifische Infektion von Hepatozyten und das Vorhandensein eines leberzellspezifischen Regulationselements zur zelltypspezifischen Transkription des Transgens. Das HBV ist damit ein natürlicher Kandidat für einen leberzellspezifischen Gentransfervektor, welcher sich auf Grund seiner außerordentlichen Zelltypspezifität auch zum Einsatz im Rahmen einer *in vivo* Gentherapie eignen sollte.

## 5 Zusammenfassende Schlussbemerkungen

Die Übertragung genetischen Materials in eukaryonte Zellen ist zahlreichen intrazellulären wie extrazellulären Hürden ausgesetzt, welche in ihrer Summe für die geringe therapeutische Effizienz bestehender Gentransferprotokolle verantwortlich sind. Extrazelluläre Barrieren sind vor allem immunologische Hürden, wie die Inaktivierung des Vektors durch Serumkomponenten, die zelluläre Immunantwort gegen transduzierte Zellen oder Antikörper gegen bestimmte Vektorsysteme, welche eine Wiederholung der Therapie erschweren. Nackte Plasmid-DNA kann beispielsweise mit positiv geladenen Serumproteinen und Nukleasen interagieren, was ihre Degradation beschleunigt. Hat ein Gentransfervektor diese extrazellulären Hürden gemeistert, erwarten ihn auf dem Weg zum Zellkern vor allem zwei intrazelluläre Barrieren, die Cytoplasma- und die Kernmembran. Die Cytoplasmamembran können Gentransfervektoren durch Endocytose oder durch Membranfusion passieren. Dies kann spezifisch über Rezeptoren oder, wie im Falle von Liposomen und nackter DNA, unspezifisch erfolgen. Nach ihrer Passage durch die Zellmembran muss die therapeutische DNA den Endosomen entkommen, um nicht im lysosomalen Stoffwechselweg degradiert zu werden. Für die Passage durch die Kernmembran gibt es zwei Möglichkeiten: die passive Diffusion und den aktiven Transport. Passive Diffusion findet statt wenn die Moleküle kleiner sind als 10nm oder 15kD. Größere Moleküle werden aktiv durch die Kernporen transportiert (Übersicht in: Melchoir & Gerace, 1995).

Schließlich müssen noch pharmakokinetische Betrachtungen mit berücksichtigt werden, will man die Effizienz von DNA-basierten Therapieformen ermitteln. Anders als bei klassischen Therapieformen, wo sich die Pharmakokinetik vor allem mit dem Körper in seiner Gesamtheit und mit dem Plasmaspiegel des Therapeutikums beschäftigt, ist bei DNA-basierten Therapieformen zusätzlich eine pharmakokinetische Betrachtung auf zellulärer Ebene erforderlich. Von Phosphodiester-Oliogodesoxynukleotiden weiß man, dass sie in der Zelle eine Halbwertszeit von lediglich fünf Minuten besitzen. Um die Stabilität von *antisense* Molekülen zu erhöhen, werden diese deshalb verschiedenen chemischen Modifikationen unterzogen (z.B. Phosphorothioat-Oligodesoxynukleotide) (Zhang et al., 1995). Aus ersten pharmakokinetischen Untersuchungen an Tieren, welchen radioaktiv markierte DNA injiziert worden war, konnten Analogien zur Pharmakokinetik klassischer Therapieformen abgeleitet werden (Ledley & Ledley 1994; Agrawal et al.,

1995). Bringt man beispielsweise das Methylmalonyl-CoA Mutase Gen, welches an Asialoglycoprotein-Komplexe gekoppelt ist, in die Blutbahn, so hat die DNA dort lediglich eine Halbwertszeit von 2,5 Min., während die intrazelluläre Halbwertszeit mit ein bis fünf Stunden bestimmt wurde Stancovics et al., 1994). Dabei wurde die Methylmalonyl-CoA Mutase DNA von den Leberzellen in durchschnittlich 106 Kopien pro Zelle aufgenommen. Dies zeigt, dass für langanhaltende therapeutische Effekte entweder eine Integration des Transgens in die chromosomale DNA der Zielzelle oder eine episomale Replikation des Transgens notwendig sind.

Der Schritt hin zur *in vivo* (Leber)gentherapie ist zum einen wegen der zu erwartenden höheren therapeutischen Effizienz und zum anderen wegen der erheblich reduzierten Kosten notwendig. Die kommende Generation der Gentransfervektoren sollte deshalb im Vergleich zu bestehenden Systemen eine Reihe zusätzlicher Eigenschaften aufweisen. Die Summe der wünschenswerten Eigenschaften ist in Abb. 8 im Bild eines hypothetischen „idealen" Gentransfervektors zusammengefasst.

1. Ein „idealer" Gentransfervektor sollte eine stabile und gleichzeitig nicht immunogene Hülle besitzen, um eine beliebig häufige Wiederholung der Therapie zu ermöglichen.
2. Diese Hülle muss Liganden tragen, welche die spezifische Bindung des Gentransfervektors ausschließlich an die Zielzelle vermitteln.
3. Die Fusion des Gentransfervehikels mit der Membran der Zielzelle muss sichergestellt sein.
4. Der Gentransfervektor sollte in Anzahl und Größe der therapeutischen Gene, welche verpackt werden können, möglichst nicht limitierend wirken.
5. Es muss verhindert werden, dass die therapeutische DNA auf ihrer Passage durchs Cytoplasma der Zielzelle degradiert wird.
6. Statt dessen muss die therapeutische DNA möglichst effizient in den Zellkern gelangen, wo sie, reguliert von einem hoch gewebespezifischen Promotor, transkribiert wird.
7. Ideal wäre es, wenn der DNA-Gentransfervektor Nukleotidsequenzen enthalten würde, welche die ortsspezifische Integration des Transgens im Austausch mit seinem defekten zellulären Allel ermöglichen würden. Dieser Vorgang könnte durch zelluläre DNA-Reparaturenzyme oder durch eine hypothetische Integrase, welche im Vektor verpackt vorliegt, katalysiert werden.
8. Für bestimmte therapeutische Anwendungen wäre es hilfreich, wenn der Grad der Transgenexpression mit Hilfe induzierbarer Promotoren nachträglich reguliert werden könnte.
9. Schließlich sollte die Herstellung eines solchen Vektors technisch einfach, kostengünstig und in einem hohen Titer möglich sein und dabei ein hochreines sowie stabiles Endprodukt liefern.

Derzeit beschränken sich nahezu alle gentherapeutischen Ansätze darauf, eine oder mehrere intakte Kopien des therapeutischen Gens in bestimmte Zielzellen zu übertragen, jedoch ohne dabei das defekte Gen auszutauschen (*gene augmentation therapy*). Insbesondere bei monogenen Erkrankungen wäre die Idealvorstellung, das defekte Allel (bzw. beim Homozygoten beide Allele) durch eine intakte Kopie zu ersetzen (*gene replacement therapy*). Obwohl aus der Herstellung von *knock out*

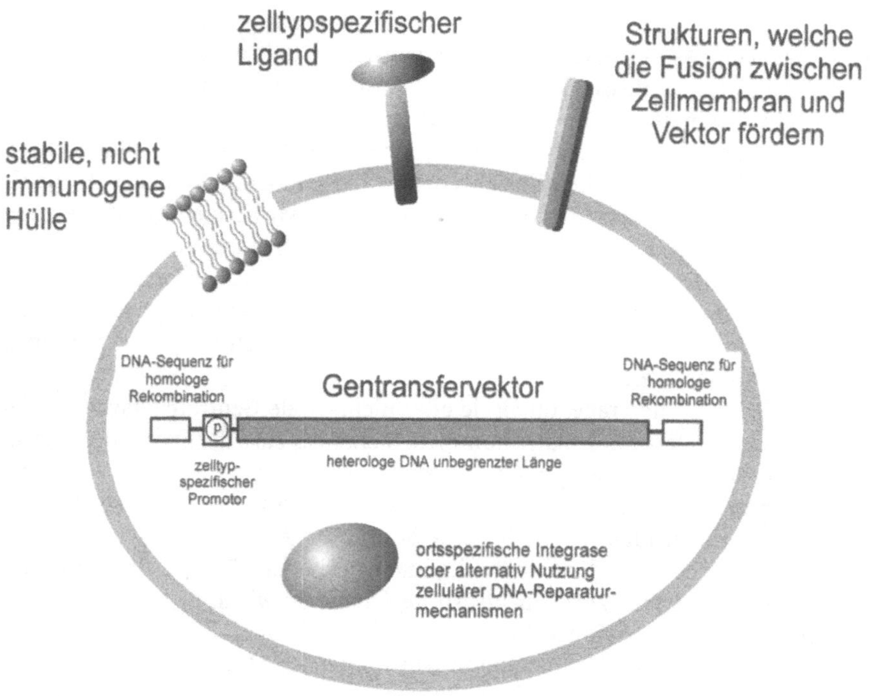


**Abb.8.** Schematisches Bild eines hypothetischen, „idealen" Gentransfersystems

Mäusen einige der dafür notwendigen Verfahren erprobt sind, so ist die Technik der ortsspezifischen Integration von DNA ins Genom einer Zelle noch nicht ausgereift genug, um beim Menschen zur Anwendung kommen zu können (Frohman & Martin, 1989). Von den verschiedenen Bemühungen um eine „ortsspezifische *in vivo* Genreparatur" erscheint ein Verfahren besonders erwähnenswert. Bei diesem Verfahren werden zelluläre DNA-Reparaturmechanismen ausgenutzt, um Punktmutationen in den Chromosomen zu korrigieren (Alexeey & Yoon, 1998). Als Matrize dienen DNA-RNA Oligonukleotide, welche die korrekte Nukleotidabfolge enthalten und mit hoher Spezifität an die mutierte Zielsequenz binden. Der RNA Strang im Hybrid wird benötigt, um die ortsspezifische Anlagerung zu garantieren, während das DNA-*template* als korrekte Matrize für die zellulären DNA-Reparaturenzyme dient. Diese faszinierende neue Technik wurde inzwischen verwendet um im Tiermodell eine Punktmutation im Faktor-IX Gen und in Gunn Ratten einen Defekt im Bilirubinn-β-UDP-Glucuranosyltransferasegen (vgl. Kap. 2.2.1.) zu korrigieren (Kren et al., 1998).

Fortschritte, wenngleich vergleichsweise langsamer, wurden auch bei der Entwicklung *replizierender epiomaler Vektoren* (REV) gemacht. Diese Methoden beruhen insbesondere auf Ebstein-Barr-Viren (Aiyar et al., 1998), Siam-Virus 40 (Cooper et al., 1997) und auf artifiziellen Chromosomen (Willard H.F. (1998). Der wesentliche Vorteil dieser Gentransfersysteme liegt darin, dass die therapeutische DNA auch ohne chromosomale Integration im Rahmen der Zellteilung von der therapierten Mutterzelle auf die Tochterzellen weitergegeben wird. Charakteristisch ist, dass das Transgen im Zellkern episomal persistiert, so dass Insertionsmutationen ausgeschlossen sind. Derzeit sind REVs jedoch noch nicht weit genug entwickelt, um in der Gentherapie eine Bedeutung zu haben.

Die ortsspezifische Korrektur eines Gendefekts hätte gegenüber allen bisher in der Anwendung befindlichen Verfahren zwei entscheidende Vorteile: (1) die Gefahr der Insertionsmutagenese wäre, wie bei den im vorherigen Absatz beschriebenen REVs, eliminiert und (2) das therapeutische Gen würde sich im Genom der Zielzelle in seiner natürlichen Umgebung befinden. Die Expression des Gens wäre deshalb autolog kontrolliert und das codierte Protein würde in physiologischen Mengen gebildet werden. Dies wäre vor allem bei Stoffwechselerkrankungen höchst wünschenswert.

Was bleibt, ist die Frage, ob virale oder nicht-virale Gentransfersysteme dem idealen Gentransfervektor näher kommen. Sicher ist, dass der Erfolg der Gentherapie nicht auf einem einzigen Gentransfersystem, sei es nun viralen oder nicht viralen Ursprungs, aufgebaut werden kann. Vielmehr sind verschiedene idealisierte Vektoren notwendig, welche für eine bestimmte Anwendung dem jeweils zu definierenden Ideal möglichst nahe kommen. In jedem Fall werden Viren und unser Wissen über ihre Vermehrungsstrategien die Entwicklung innovativer Gentransfersysteme entscheidend beeinflussen. Schließlich sind Viren „Pakete von Genen und genetischen Elementen mit Jahrmillionen an biologischer Erfahrung." (W. Doerfler, 1996). Viren sind beinahe so alt wie das Leben auf dieser Erde und wurden im Rahmen der natürlichen Selektion über Jahrmillionen dahingehend optimiert ihr Genom möglichst effizient in die Wirtszelle ihrer Wahl zu übertragen. Ein tiefes Verständnis ihrer Strategien wird das Werkzeug liefern, das Ziel eines effizienten Gentransfers und damit einer therapeutisch erfolgreichen Gentherapie zu erreichen; unabhängig davon, ob es sich am Ende um nicht virale Systeme mit einzelnen viralen Komponenten oder um minimalisierte, (ehemals) virale Systeme handeln wird. So gesehen lassen sich die Probleme der Gentherapie auch mehr als 10 Jahre nach der ersten Gentherapie am Menschen noch immer in einem Zitat von French W. Anderson zusammenfassen: „*Gene therapy depends on finding the right vector!*".

## Literatur

Abersold P. et al. (1988). *Hum. Gene Ther.* **1**, 373.
Adams R.M. et al. (1992). *Proc. Natl. Acad. Sci. USA* **89**, 8981.
Agrawal S. et al. (1995). *Clin. Pharmacokinet.* **28**, 7.
Aiyar A. et al. (1998). *EMBO J.* **17**, 6394.
Alagille D. et al. (1975). *J. Pediat.* **86**,63.
Alexeey V. and Yoon K. (198). *Nature Biotech.* **16**, 1343.
Alino S.F. (1997). *Biochem. Pharmacol.* **54**, 9.
Anderson, W.F. (1994). *Hum. Gene Ther.* **5**, 1431.
Anderson, W.F. (interviewed by Holzman D.) (1995). J. *Nat. Cancer Inst.* **87**. 406.
Anson D.S. et al. (1987). *Mol. Biol. Med.* **4**, 11.
Araki K. et al. (1989). *Proc. Natl. Acad. Sci. USA* **86**, 207.
Armentano D. et al. (1997). *J. Virol.* **71**, 2408.

Ashwell G. and Harford J. (1982). *Annu. Rev. Biochem.* **51**, 531.
Askari F. and Wilson, J. (1992). *Hepatology* **16**, 273.
Avery O.T., MacLeod C.M. and McCarty, M. (1944). *J. Exp. Med.* **79**, 137.
Bao J.J. et al. (1996). *Hum. Gene Ther.* **7**, 355.
Barsoum J. et al. (1997). *Hum. Gene Ther.* **8**, 2011.
Baru M., Axelrod J.H. and Nur I. (1995). *Gene* **162**, 143.
Batshaw, M.L. (1994). *Annals of Neurology* **35**, 133.
Benvenisty N. and Reshef, L. (1986). *Proc. Natl. Acad. Sci. USA* **83**, 9551.
Berns K.I. and Linden R.M. (1995). *Bioessays* **17**, 237.
Biessen E.A.L. et al. (1994). *J. Hepatol.* **21**, 806.
Bijsterbosch M.K. and Van Berkel T.J.C. (1992). *Mol. Pharmacol.* **41**, 404.
Bilheimer D.W. (1989). *Arteriosclerosis* **9**, 158.
Bischoff J.R. et al. (1996). *Science* **274**, 373.
Block. T. et al. (1994). *Proc. Natl. Acad. Sci. USA*, **91**, 2235.
Blum, H.E. et al. (1992). *J. Virol.* **66**, 1223.
Böhmer U. et al. (1997). *J. Virol.* **71**, 6641.
Bowling W.M. et al. (1996). *Hum. Gene Ther.* **7**, 2113.
Boyce F.M. and Bucher N. (1996). *Proc. Natl. Acad. Sci. USA* **93**, 2348.
Brady, H.J.M. et al. (1994). *Proc. Natl. Acad. Sci. USA* **91**, 365.
Brown M.S. and Goldstein J.L. (1986). *Science* **232**, 34.
Bruns J.C. et al. (1993). *Proc. Natl. Acad. Sci. USA* **90**, 8033.
Budker V. et al. (1996). *Gene Ther.* **3**, 593.
Carbonell L.F., Klowden M.J. and Miller L.K. (1985). *J. Virol.* **56**, 153.
Cardoso J.E. et al. (1993). *Hum. Gene Ther.* **4**, 411.
Carrol R. et al. (1994). *J. Virol.* **68**, 6047.
Cartwright G.E. et al. (1979). *New Engl. J. Med.* **301**, 175.
Caruso, M. et al. (1993). *Proc. Natl. Acad. Sci. USA* **90**, 7024.
Chaisomchit S., Tyrell D.L.J. and Chang L.J. (1997). *Gene Therapy* **4**, 1330.
Chan Y. et al. (1990). *EMBO* **9**, 869.
Chen M. and Ou, J.H. (1995). *Virology* **214**, 198.
Cheng L., Ziegelhoffer P. and Yang N.S. (1993). *Proc. Natl. Acad. Sci. USA* **90**, **4455**.
Cheng P.W. (1996). *Human Gene Ther.* **7**, 275.
Chik W.L. et al. (1977). *Proc. Natl. Acad. Sci USA* **74**, 628.
Cohen J. (1992). *Science* **271**, 195.
Cooper M.J. (1997). *Proc. Natl. Acad. Sci. USA* **94**, 6450.
Cotten, M. et al. (1992). *Proc. Natl. Acad. Sci. USA* **89**, 6094.
Couture, L.A. et al. (1992). *Pediatr. Pulm. Suppl.* **8**, 237.
Curiel D.T. et al. (1991). *Proc. Natl. Acad. Sci. USA* **88**, 8850.
Cuthbert J.A. (1995). *J. Invest. Med.* **43**, 323.
Decaux J.F., Antoine B. and Kahn A. (1986). *J. Biol. Chem.* **261**, 7621.
Dedieu J.F. et al. (1997). *J. Virol.* **71**, 4626.
DeLeo V.A. et al. (1976). *Am. J. Med.* **60**, 8.
DeSimone V. et al. (1987). *EMBO* **6**, 2759.
Dobson, A.T. et al. (1991). In: *Miami Short Reports-Advances in Gene Technology: The Molecular Biology of Human Genetic Disease* **Vol.1**, Eds: Ahmad, F. et al.
Donnelly J.J. et al. (1997). *Annual Rev. Immunol.* **15**, 617.
Drazan K.E. et al. (1995). *Transplantation* **59**, 670.
Dubensky T.W., Campbell B.A. and Villarreal L.P. (1984). *Proc. Natl. Acad. Sci. USA* **81**, 7529.
Efrat S., Linde S and Kofod H. (1988). *Proc. Natl. Acad. Sci. USA* **85**, 9037.
Eisensmith, R.C. and Woo, S.L. (1994). *Acta Paediatrica* **407**, 124.
Enders J.F. et al. (1956). *Science* **124**, 119.
Engelhardt J.F., Litzky L. and Wilson J.M. (1994a). *Hum. Gene Ther.* **5**, 1217.
Engelhardt J.F. et al. (1994b). *Proc. Natl. Acad. Sci. USA* **91**, 6196.

Engerman R.L. and Kern T.S. (1995). *Arch. Ophthalmology* **113**, 355
Fan H.Y. et al. (1991). In: Viruses that affect the immune system. Eds. H.Y. Fan et al, (American Society for Microbiol., Washington D.C.), 155.
Fang B. et al. (1995). *J. Cell. Biol.* **21A**, C6-121.
Fang B. et al. (1996). *Gene Ther.* **3**, 217.
Farhood H., Serbina N. and Huang L. (1995). *Biochem. Biophys. Acta* **1235**, 289.
Farza H. et al. (1988). *J. Virol.* **62**, 4144.
Felgner P.L. et al. (1987). *Proc. Natl. Acad. Sci. USA* **84**, 7413.
Ferkol T. et al. (1993). *FASEB J.* **7**, 1081.
Ferry N. et al. (1991). *Proc. Natl. Acad. Sci. USA* **88**, 8377.
Fink, D.J. et al. (1991). In: *Miami Short Reports-Advances in Gene Technology: The Molecular Biology of Human Genetic Disease* **Vol.1**, Eds: Ahmad, F. et al.
Fiume L. et al. (1980a). *FEBS Lett.* **103**, 47.
Fiume L. et al. (1986). *FEBS Lett.* **203**, 203.
Fiume L. et al. (1994). *Adv. Drug Dev. Rev* **14**, 51.
Fong Y. et al. (1995). *Hepatology* **22**, 723.
Forbes S.J. et al. (1998). *Gene Ther.* **5**, 552.
Fox H. et al. (1998). *N. Engl. J. Med.* **338**, 1422.
Frohman M.A. and Martin G.R. (1989). *Cell* **56**, 145.
Fuller B.J. (1988). *J. Hepatol.* **7**, 368.
Gao G.P., Yang Y.P. and Wilson J.M. (1996). *J. Virol.* **70**, 8934.
Gao X. and Huang L. (1995). *Gene Ther.* **2**, 710.
Ghebranious N. et al. (1995). *Molecular Reproduction and Development* **42**, 1.
Gianelli F. et al. (1994). *Nucleic Acids Res.* **22**, 3534.
Glorioso J.C. et al. (1995). *Molecular Biotechnology* **4**, 87.
Goldstein J.L. and Brown M.S. (1983). In: Scriver C.R. et al Eds.. Metabolic basis of inherited disease. 6th ed. New York: McGraw Hill, 1215.
Gopal V.T. (1985). *Mol. Cell. Biol.* **5**, 1188.
Gorziglia M.I. et al. (1996). *J. Virol.* **70**, 4173.
Gould G.W. and Holman G.D. (1993). *Biochem. J.* **295**, 329.
Graham F.L. and VanDerEb, A.J. (1973). *J. Virology* **52**, 456.
Graham F.L., et al. (1977). *J. Gen. Virology* **36**, 59.
Greber U.F. et al. (1993). *Cell* **75**, 477.
Grompe M. et al. (1992). *Hum. Gene Ther.* **3**, 35.
Grompe M. et al. (1993). *Genes. Dev.* **7**, 2298.
Grossman M. et al. (1994). *Nature Genet.* **6**, 335.
Grossman M. et al. (1995). *Nat. Med.* **1**, 1148.
Grossman M., Raper S. and Wilson J.M. (1992). *Somat. Cell. Mol. Genet.* **17**, 601.
Grossman M., Wilson, J.M. and Paper, S.E. (1993). *J. Lab. Clin. Med.* **121**, 472.
Guo Z.S. (1996). *Gene Therapy* **3**, 802.
Gupta S. (1994). *Indian J. Gastroenterol.* **13**, 13.
Gupta S. et al. (1991). *Hepatology* **14**, 144.
Guttler F. and Gulberg P. (1994). *Acta Peadiatrica* **407**, 49.
Hafenrichter D.G. et al. (1994a). *J. Surgical Res.* **56**, 510.
Hafenrichter D.G. et al. (1994b). *Blood* **84**, 3394.
Hara T. et al. (1995). *Gene Ther.* **2**, 784.
Hartard C. and Kunze K. (1994). *Europ. Neurol.* **34**, 337.
Hartmann S.C. and Mulligan R.C. (1988). *Proc. Natl. Acad. Sci. USA* **85**, 8047.
Hatzoglou M. et al. (1990). *J. Biol. Chem.* **265**, 17285.
Havel R.J. and Kane J.B. (1989). In: The Metabolic Basis of Inherited Disease, Scriver et al (eds), Mc Graw-Hill, N. Y.
Heinzinger N.K. et al. (1994). *Proc. Natl. Acad. Sci. USA* **91**, 7311.
Herweijer H. et al. (1995). In: Somatic Gene Therapy. Eds.: Chang P.L., *CRC Press Inc.*, 183.

Hillemann M.R. and Werner J.H. (1954). *Proc. Soc. Exp. Med.* **85**, 183.
Hino O., Ohtake K. and Rogler C.E. (1989). *J. Virol* **63**, 2638.
Hirano T. et al. (1998). *Gene Ther.* **5**, 459.
Hofmann C. et al. (1995). *Proc. Natl. Acad. Sci. USA* **92**, 10099.
Höhne, M. et al. (1990). *EMBO* **9**, 1137.
Holme E. and Lindstedt S. (1998). *J. Inher. Metabol. Dis.* **21**, 507.
Holton J.B. (1995). *Europ. J. Pediatr.* **154**, 77.
Horwich A.L. et al. (1990). *J. Virol.* **64**, 642.
Howe J.A. and Bayley S.T. (1992). *Virology* 186, 15.
Huber B.E., Richards C.A. and Krenitsky T.A. (1991). *Proc. Natl. Acad. Sci. USA* **88**, 8039.
Hughes S.H. et al. (1987). *J. Virol.* **61**, 3004.
Hussain M., Mieli-Vergani G. and Mowat A.P. (1991). *J. Inh. Met. Dis.* **14**, 497.
Ido A. et al. (1995). *Cancer Res.* **55**, 3105.
Ilan Y. et al. (1997). *Proc. Natl. Acad. Sci. USA* **94**, 2587.
Ishibashi S. et al. (1993). *J. Clin. Invest.* **92**. 883.
Isom H. et al. (1987). *J. Cell. Biol.* **105**, 2877.
Iynedjian P.B. (1993). *Biochem. J.* 293, 1.
Jacobson A.M. (1996). *N. Engl. J. Med.* **334**, 1249.
Jansen P.L.M. et al. (1992). *Hepatology* **15**, 532.
Johnson P.A. et al. (1991). *J. Cell. Biochem. Suppl.* **15A**, 172
Jooss K., Turka L.A. and Wilson J.M. (1998). *Gene Therapy* **5**, 309.
Jooss K., Yang Y.P. and Wilson J.M. (1996). *Hum. Gene Ther.* **7**, 1555.
Jose-Estanyol M. et al. (1989). *Eur. J. Biochem.* **181**, 761.
Junker-Niepmann M., Bartenschlager R. and Schaller, H. (1990). *EMBO* **9**, 3389.
Kafri T. et al. (1997). *Nature Genet.* **17**, 314.
Kaleko M. et al. (1995). *J. Cell. Biol.* **21A**, C6–121.
Kaleko M., Garcia J.V. and Miller A.D. (1991). *Hum. Gene Ther.* **2**, 27.
Kaneda Y., Kunimitsu I. and Uchida T. (1988). *Science* **243**, 375.
Kaplan J.M. et al. (1997). *Hum. Gene Ther.* **8**, 45.
Kaplitt M.G. et al. (1994). *Nature Genet.* **8**, 148.
Kariyama S. et al. (1998). *Anticancer Res.* **18**, 2345.
Kass-Eisler A. et al. (1993). *Proc. Natl. Acad. Sci. USA* **90**, 11498.
Kawabata K., Takakura Y. and Hashida M. (1995). *Pharmaceutical Res.* **12**, 825.
Kay M.A. et al. (1992a). *Hum. Gene Ther.* 3, 641.
Kay M.A. et al. (1992b). *Proc. Natl. Acad. Sci. USA* **89**, 89.
Kay M.A. et al. (1993) *Science* **262**, 117.
Kay M.A. et al. (1994). *Proc. Natl. Acad. Sci. USA* **91**, 2353.
Kay M.A. et al. (1995). *J. Cell Biochem.* **21A**, C6–122
Kay M.A., Ponder K.P. and Woo S.L.C. (1992c). *Breast Cancer Research and Treatment* **21**, 83.
Kim C.M. et al. (1991). *Nature* **351**, 317.
Klein T.M. et al. (1987). *Nature* **327**, 70.
Kolodka T.M., Finegold M. and Woo S.L.C. (1993). *Somat Cell. Mol. Genet.* **19**, 491.
Kotin R.M. et al. (1990). *Proc. Natl. Acad. Sci. USA* **87**, 2211.
Kozarsky K.F. et al. (1994). *J. Biol. Chem.* **269**,13695.
Kren B.T. et al., (1998). *Nature Med.* **4**, 285.
Krieg A.M. et al. (1995). *Nature* **374**, 546.
Krikker M.A. (1982). *Am. J. Intern. Med.* **97**, 782.
Krisky D.M. (1998). *Gene Ther.* **5**, 1593.
Kuriyama S. et al. (1998). *Anticancer Res.* **18**, 2345.
Lalwani A.K. et al. (1996). *Gene Ther.* **3**, 588.
Lamers W.H., Hanson R.W. and Meisner H.M. (1982). *Proc. Natl. Acad. Sci USA* **79**, 5137.
Lantsov V.A. (1994). *Mol. Biol.* **28**, 321.
Lee M. et al. (1997). *Blood* **89**, 1254.

Lebkowski J.S. et al. (1988). *Mol. Cell. Biol.* **8**, 3988.
Ledley F.D. (1993). *Hepatology* **18**, 1263.
Ledley F.D. et al. (1987). *Proc. Natl. Acad. Sci. USA* **84**, 5335.
Ledley F.D. et al. (1991). *Hum. Gene Ther.* **2**, 331.
Ledley F.D. et al. (1993). *Pediatr. Res.* **33**, 313.
Ledley T.S. and Ledley F.D. (1994). *Hum. Gene Ther.* **5**, 679.
Leffert H.L. et al. (1988). In: The Liver: Biology and Pathobiology. Eds.: Arias I.M. et al., *Raven Press N.Y.*, 601.
Lei K.J. et al. (1996). *Nature Genet.* **13**, 203.
Levine F. and Friedmann, T. (1993). *Am. J. Dis. Child.* **147**, 1167.
Lewis P., Hensel, M. and Emerman, M. (1992). *EMBO J.* **11**, 3053.
Li Q.T. et al. (1993). *Hum. Gene Ther.* **4**, 403.
Li Y. et al. (1991). *J. Clin. Invest.* **87**,1858.
Lindblad B., Lindstedt S. and Steen G. (1977). *Proc. Natl. Acad. Sci. USA* **74**, 4641
Liu M.L., Winther B. and Kay M.A. (1996). *J. Virol.* **70**, 2497.
Loudianos G. et al. (1998). *Hum. Mutat.* **12**, 894.
Lu B., Gupta S. and Federoff H. (1995). *Hepatology* **21**, 752.
Lu D.R. et al. (1993). *Science in China* **36**, 13421.
Mack C.A. et al. (1997). *Hum. Gene Ther.* **8**, 99.
Marci P. and Gordon J.W. (1994). *Hum. Gene Ther.* **5**, 175.
Martorana P.A. et al. (1994). Lab. Inv. 68, 233.
Martorana P.A. et al (1993). *Lab. Inv.* **68**, 233
Matas A.J. et al. (1976). *Science* **192**, 892.
McCown T.J. et al. (1996). *Brain Res.* **713**, 99.
McGrane M.M. et al. (1990). *J. Biol. Chem.* **265**, 22371.
McLean C.S. et al. (1994). *J. Infect. Dis.* **170**, 1100
Melchoir F. and Gerace L. (1995). *Curr. Opinion in Cell Biol.* **7**, 310.
Mignon A. et al. (1998). *Nature Medicine* **4**, 1185.
Mitanchez D. et al. (1998). *FEBS Letters* **421**, 285.
Mito M., Kusano M. and Kawaura, Y. (1992). *Transplant. Proc.* **24**, 3052.
Mittal S.K. et al. (1993). *Virus Res.* **28**, 67.
Miyatake S.I.et al. (1997). *J. Virol.* **71**, 5124.
Moloney J.B. (1960). *J. Natl. Cancer Inst.* **24**, 933.
Montgomery D.L. et al. (1997). *Pharmacology and Therapeutics* **74**, 195.
Moolten F.L. (19986). *Cancer Res.* **46**, 5276.
Moorman D. et al. (1995). *J. Cell. Biochem.* **21A**, C6–535.
Moreadith R.W. and Radford N.B. (1997). *J. Mol. Med.* **75**, 208.
Mullen C.A. (1992). *Pharmacol Ther.* **63**, 199.
Muzyczka N. (1992). *Curr. Top. Microbiol. Immunol.* **158**, 97.
Nabel G.J. et al. (1993). *Proc. Natl. Acad. Sci. USA* **90**, 11307.
Nagano K. (1998). *Hepatology* **27**, 700.
Nakai H. et al., (1999). *J. Virol.* **73**, 5438.
Naldini L. et al. (1996). *Science* **271**, 263.
Neda H., Wu C.H. and Wu G.U. (1991). *J. Biol. Chem.* **266**,14143.
Neumann E. et al. (1982). *EMBO* **1**, 841.
Newgard C.B. (1994). *Diabetes* **43**, 341.
Nicolau C. et al. (1983). *Proc. Natl. Acad. Sci. USA* **80**, 1068.
Nicolau C., Legrand A. and Grosse E. (1987). *Methods Enzymol.* **149**, 157.
Niederau C. et al. (1994). *Baillieres Clinical Hepatology* **7**, 881
Offensperger W.B. et al. (1993). *EMBO* **12**, 1257.
Okuyama T. et al. (1996). *Hum. Gene Ther.* **7**, 637.
Oppenheimer E.H. and Esterly J.R. (1975). *J. Pediatr.* **86**, 683.
Ory D.S., Neugeboren B.A. and Mulligan R.C. (1996). *Proc. Natl. Acad. Sci. USA* **93**, 11400.

Overturf K. et al. (1996). *Nature Genet.* **12**, 266
Palombo F. et al. (1989). *J. Virol.* **72**, 5025.
Pasternak et al. (1996). *Ann. Intern. Med.* **125**, 529.
Pastore L. et al. (1999). *Hum. Gene Ther.* **10**, 1773.
Patel A. et al. (1989). *Miol. Biol. Med.* **6.**, 187.
Patijin G.A. et al. (1998). *Hum. Gene Ther.* **9**, 1449.
Pennock G.D., Shoemaker C. and Miller L.K. (1984). *Mol. Cell. Biol.* **4**, 399.
Pensiero M.N. et al. (1996). *Hum. Gene Ther.* **7**, 1095
Pereira L.M. et al. (1977). *Virology* **77**, 733.
Pinkert C.A. et al. (1987). *Genes Devel.* **1**, 268.
Podsakoff G., Wong K. and Chatterjee S. (1994). *J. Virol.* **68**, 5656
Pollack J.R., and Ganem D. (1993). *J. Virol.* **67**, 3254.
Ponder K.P. et al.. (1991). *Hum Gene Ther.* **1**, 77.
Ponnazhagan S. et al. (1997). *Gene* **190**, 203.
Portman O.W. et al. (1984) *Hepatology* **4**, 175.
Protzer U. (1999). *Proc. Natl. Acad. Sci. USA* **96**, 10818.
Qiu P. et al. (1996). *Gene Therapy* **3**, 262.
Ram Z. et al. (1993). *Cancer Res.* **53**, 83.
Rensen P.C.N. et al. (1995). *Nature Med.* **1**, 221.
Replinski G.R., Tsung K. and Norton J.A. (1998). *Surgical Oncology Clinics of North America* **7**, 575.
Rettinger S.D. et al. (1994). *Proc. Natl. Acad. Sci. USA* **91**, 1460.
Rice K.G. et al. (1990). *J. Biol. Chem.* **265**, 18429.
Robbins P.D., Tahara H. and Ghivizzani S.C. (1998). *TIBTECH* **16**, 35.
Robinson H.L. et al. (1999). *Nat. Med.* **5**, 526.
Roemer K. and Friedmann, T. (1992). *Eur. J. Biochem.* **208**, 211.
Rosenberg, L.E., Kalousek, F. and Orsulak, M.D. (1983). *Science* **222**, 426.
Rosenfeld M.A. et al. (1992). *Cell*, **68**. 143.
Rosenfeld M.A. et al. (1982). *Science* **215**, 166
Rowe W.P. et al. (1953). *Proc. Soc. Exp. Biol. Med.* **84**, 570.
Ruderman N.B., Williamson J.R. and Brownlee M. (1992). *FASEB J.* **6**, 2905.
Russell D.W., Miller A.D. and Alexander I.E. (1994). *Proc. Natl. Acad. Sci. USA* **91**, 8915
Sabelnikov A.G. (1994). *Prog. Biophys. Mol. Biol.* **62**, 119.
Sanda M.G. et al. (1999). *Urology* **53**, 260.
Sandig V. et al. (1996). *Hum. Gene Ther.* **7**, 1937.
Schaefer M. et al. (1999). *Am. J. Physiology* **273**, G639–G646.
Schäfer-Ridder M., Wang Y and Hofschneider, P.H. (1982). *Science* **215**, 166
Schonfield J.P. and Caskey, C.T. (1995). *British Medical Bulletin* **51**, 56.
Schouten D. et al. (1993). *Mol. Pharmacol.* **44**, 486.
Sells M.A., Chen M.L. and Acs G. (1987). *Proc. Natl. Acad. Sci. USA* **84**, 1005.
Shenk T. (1995). In: Viral Vectors. Ed.: Kaplitt M.D. (Academic Press, London), 43.
Shih C. et al. (1987). *J. Virol.* **61**, 3491.
Shiratori Y. et al. (1998). *J. Hepatol.* **28**, 886.
Shoji I. et al. (1997). *J. Gen. Virol.* **78**, 2657.
Short J.M. et al. (1986). *J. Biol. Chem.* **261**, 9721.
Simanoson G.D. et al. (1996). *Hum. Gene Ther.* **7**, 71.
Smith G.E., Summers M.D. and Fraser M.J. (1983). *Mol. Cell. Biol.* **3**, 2156.
Smith R.M. and Wu G.Y. (1999). *Sem. Liv. Diss.* **19**, 83.
Smith R.R. et al. (1956). *Cancer* **9**, 1211.
Smith T.A.G. et al. (1993). *Nature Genet.* **5**, 397.
Snyder R.O. et al. (1997). *Nature Genetics* **16**, 270.
Spanjer H.H. et al. (1986). *Biochem. Biophys. Acta* **863**, 224.
Stabkovics J. et al. (1994). *Hum. Gene Ther.* **5**, 1095.

Starzl T.E. et al (1984). *Lancet* **1**, 1382.
Sterman D.H. et al. (1998). *Hum. Gene Ther.* **9**, 1083.
Stevenson M. et al. (1995). *Adv. Exp. Med. Biol.* **374**, 33.
Stratford-Pericaudet L.D. et al. (1990). *Hum. Gene. Ther.* **1**, 241.
Strauss M., (1994). *Gene Therapy* **1**, 156.
Takada K. et al. (1998). *Liver Transplant Surg.* **4**, 78.
Talente G.M. et al. (1994). *Annals of Internal Med.* **120**, 218.
Tepper R.I. and Mule J.J. (1994). *Hum. Gene Ther.* **5**, 153.
Terrada K. et al. (1998). *Intern. J. Biochem. And Cell Biol.* **30**, 1063–1067.
Theophilos M.B., Cox D.W. and Mercer J.F.B. (1996). *Hum. Molec. Genet.* **5**, 1619.
Thompson G.R. et al. (1989). *Arteriosclerosis* **9**, 152.
Titomirov A.V., Sukharev S. and Kistanova, E. (1991). *Biochem. Biophys. Acta* **1088**, 131.
Todd D.J. (1994). *Brit. J. Dermatol.* **131**, 751.
Tomita N. et al. (1996). *Gene Ther.* **3**, 477.
Tsukamoto M. et al. (1995). *Nature Genet.* **9**, 243.
Tsurimoto T., Fujiyama A. and Matsubara K (1987). *Proc. Natl. Acad. Sci. USA* **84**, 444.
Tuddenham E.G.D. et al. (1994). *Nucleic Acids Res.* **22**, 3511.
Tur-Kaspa R. et al. (1986). *Mol. Cell. Biol.* **6**, 716.
Ulmer J.B. et al. (1993). *Science* **259**, 1745.
Valera A and Bosch F. (1994). *Eur. J. Biochem.* **222**, 533.
Van der Eb M.M. et al. (1998). *Gene Therapy* **5**, 451.
Versland M.R., Wu C.H. and Wu G.Y. (1992). *Semin. Liv. Dis.* **12**, 332.
Vilquin J.T. et al. (1995). *Hum. Gene Ther.* **6**, 1391.
Wagner E. et al. (1992). *Proc. Natl. Acad. Sci. USA* **89**, 7934.
Walshe J.M. (1988). *Movement Disorders* **3**, 10.
Wanders R:J. et al (1992). *J. Inh. Met. Dis.* **15**, 634.
Wang H. et al. (1998). *Nature Genet.* **20**, 239.
Wang L. et al., (1999). *Proc. Natl. Acad. Sci. USA* **96**, 3906.
Wang Q. et al. (1997). *Gene Ther.* **5**, 393.
Watson G.H. and Miller V. (1973). *Arch. Dis. Child.* **48**, 459.
Webber E.M. et al. (1994). *Am. J. Pathol.* **145**, 398.
Weiss L. et al. (1996a). *Virology* **216**, 214.
Weiss L., and Hofschneider P.H. (1998). In: Hepatitis B Virus – Molecular Mechanisms in Disease and Novel Strategies for Therapy. Eds.: Koshy R. and Caselmann W.H., *Imperial College Press*, 262.
Weiss L., Hildt E. and Hofschneider P.H. (1996b). *Antiv. Res.* **32**, 43–.
Wenger D.A. (1993). *Apmis. Supplementum* **40**, 81
Wenger D.A. (1993). *Apmis. Supplementum* **40**, 81.
Wickman T. et al. (1983). *Cell* **73**, 309.
Wilke M. et al. (1997). *Gene Ther.* **4**, 1305.
Will H. et al. (1987). *J. Virol.* **61**, 904.
Willard H.F. (1998). *Nat. Biotech.* **16**, 415.
William E., Delaney I.V. and Harriet C.I. (1998). *Hepatology* **28**, 1134.
Williamson J.R. et al. (1993). *Diabetes* **42**, 801.
Wilson J.V. (1988). *Movement Disorders* **3**, 7.
Wilson J.M. et al. (1996). *Nature Genet.* **12**, 232.
Wolff J.A. et al. (1987). *Proc. Natl. Acad. Sci. USA* **84**, 3344.
Wolff J.A. et al. (1991). *Bio Techniques* **11**, 474.
Wolff J.A. et al. (1992). *Hum. Mol. Genet.* **1**, 363.
Wolkoff A.W., Roy Chowdhury J. and Arias I.M. (1983). In: Stanbury J.B. et al.: The metabolic basis of inherited disease. New York: McGraw-Hill 5th ed. 1385.
Worwood M. et al. (1989). *Bailliers Clinical Haematology* **7**, 903.
Wroble I. and Collins D. (1995). *Biochem. Biophys. Acta* **1235**, 296.

Wu C.H., Wilson J.M. and Wu G.Y. (1989). *J. Biol. Chem.* **263**, 14621.
Wu G.Y. and Wu C.H. (1992). *J. Biol. Chem.* **267**, 12436.
Wu G.Y. and Wu C.H. (1991). *Biotherapy* **3**, 87.
Wu G.Y. et al. (1991). *J. Biol. Chem.* **266**, 14338.
Wu X. et al. (1996). *Hum. Gene Ther.* **7**, 159.
Wu Y. and Foreman R.C. (1991). *Bioessays* **13**, 163.
Xiao X., Li J. and Samulski R.J. (1996). *J. Virol.* **70**, 8098.
Yang N.S. et al. (1990). *Proc. Natl. Acad. Sci. USA* **87**, 9568.
Yang Y. et al. (1994a). *Proc. Natl. Acad. Sci. USA* **91**, 4407.
Yang Y. et al. (1994b). *Nat. Genet.* **7**, 362.
Ye X.H. et al. (1996). *J. Biol. Chem.* **271**, 3639.
Yee J.K. et al. (1994). *Proc. Natl. Acad. Sci. USA* **91**, 9564.
Yee J.K., Friedmann T. and Bruns J. (1994). *Methods Cell Biol.* **43**, 99.
Yoshida Y. et al. (1997). *Biochem. Biophys. Res. Comm.* **23**, 695.
Yuh C.H. and Ting L.P. (1993). *J. Virol.* **67**, 142.
Yull F.E., Wallace R.M. and Clark A.J. (1995). *Transgenic Res.* **4**, 70.
Zabner J. et al. (1995). *J. Biol. Chem.* **270**, 18997.
Zavada J. (1972). *J. Gen. Virol.* **125**, 183–191.
Zelenin A.V. et al. (1991). *FEBS Lett.* **280**, 94.
Zhang G. et al. (1997). *Hum. Gene Ther.* **8**, 1763.
Zhang G. et al. (1999). *Hum. Gene Ther.* **10**, 1735.
Zhang R. et al. (1995). *Biochem. Pharmacol.* **50**, 545.
Zhou H.S., ONeal W. and Beaudet A.L. (1996). *J. Virol.* **70**, 7030.
Zhou X.Y. et al. (1998). *Proc. Natl. Acad. Sci. USA* **95**, 2492.
Zhu N. et al. (1993). *Science* **261**, 209.
Zoulim F., Saputelli J., and Seeger C. (1994). *J. Virol.* **68**, 2026.

# KAPITEL 23

# Präimplantationsdiagnostik und Präimplantationstherapie – eine Kontroverse

C. A. E. Hauser, R. E. Felberbaum, M. Ludwig und K. Diedrich

## Möglichkeiten der Präimplantationstherapie

C. A. E. Hauser

Die Präimplantationstherapie muß unter die allgemeine Klassifizierung Gentherapie eingeordnet werden. Definitionsgemäß versteht man dabei unter Gentherapie die Korrektur krankheitsbedingender Gene durch rekombinante DNA-Techniken. Wird die Korrektur an Körperzellen vorgenommen, spricht man von der somatischen Gentherapie. Kommt es zu Korrekturen an Zellen der Keimbahn, handelt es sich um eine Keimbahntherapie. Veränderungen an defekten Genen können prinzipiell additiv oder kompensierend durchgeführt werden, d. h. es wird zusätzlich zu dem bereits vorhandenen defekten Gen das intakte Gen eingefügt oder es wird das defekte Gen durch das korrekte Gen ausgetauscht. Obgleich die jetzigen technischen Möglichkeiten der Molekularbiologie die für die Gentherapie erforderlichen experimentellen Methoden ohne Schwierigkeiten verfügbar machen, ist die Gentherapie für den Patienten noch immer eine Zukunftsvision.

Der führende amerikanische Gentherapiespezialist French Anderson hat allerdings für das bevorstehende Jahrhundert die Gentherapie als eine die Medizin revolutionierende Methode angekündigt. French Anderson war es auch, der zusammen mit einem Expertenteam den ersten gentherapeutischen Eingriff an einem Menschen durchführte. Das war im Jahr 1990 am National Institute of Health (NIH), als einem vierjährigen Mädchen, das Trägerin der unheilbaren Adenosin-Desaminase (ADA)-Defizienz war, ihre eigenen gentechnisch veränderten Lymphocyten inkorporiert wurden. Die vorher entnommenen Lymphocyten waren durch eine *ex vivo*-Behandlung mit rekombinanten Retroviren nun mit einem intakten ADA-Gen versetzt worden. Die Erfolge, die sich bei dieser Patientin und auch nachfolgenden Patienten einstellten, berechtigen durchaus zu den oben genannten Zukunftsperspektiven.

Bisher sind allerdings die erwarteten spektakulären Heilungen ausgeblieben. Grund dafür ist im Faktor Zeit zu sehen, der mit den hohen ethischen Anforderungen an die Gentherapie-Protokolle und den damit aufwendigen präklinischen und klinischen Studien verbunden ist. Eine große Rolle in der Akzeptanz der Gentherapie bei der Bevölkerung spielt dabei die Frage nach einer schonenden, patientenfreundlichen Methode. Auch sollte der genetische Eingriff das vorhandene Erbgut nur soweit erforderlich beeinflussen und zusätzliche Abänderungen am Genmaterial vermeiden.

Die Präimplantationstherapie ist eine spezielle Form der Gentherapie und ist in Deutschland derzeit legal nicht durchführbar. Sie kann grundsätzlich nur dann zum Tragen kommen, wenn ein mit einem Gendefekt belasteter menschlicher Embryo sich nicht im Mutterleib befindet. Dieser Fall liegt derzeit einzig und allein bei der *in vitro*-Fertilisation (IVF) vor. Um aber einen potentiellen Erbschaden eines von einem genetisch vorbelasteten Elternpaar stammenden *in vitro*-fertilisierten Embryos überhaupt festzustellen zu können, bedarf es einer Präimplantationsdiagnostik. Diese Methode ist wiederum eine medizinische Diagnose, die zwar bereits weltweit erfolgreich eingesetzt wurde, in Deutschland bisher jedoch nicht praktiziert wurde. Sie soll dazu dienen, die Existenz eines möglicherweise vorhandenen Gendefektes des im Verlauf der IVF erzeugten Embryos zu ermitteln. Gegebenenfalls kommt es zur Verwerfung des genetisch belasteten Embryos.

Da im deutschen Embryonenschutzgesetz Eingriffe in die Keimbahn eines Individuums untersagt werden, die zu unwiderruflichen genetischen Veränderungen führen könnten, wird dies Argument als Begründung für den Verbot einer Präimplantationstherapie herangezogen. Hier wird davon ausgegangen, daß der gentherapeutische Ansatz der Präimplantationstherapie eine chromosomale Veränderung, also eine Integration des therapeutischen Gens in das embryonale Genom beinhaltet. Obgleich einiges dafür spricht eine permanente Aufhebung des relevanten Gendefektes schon beim extrakorporalen IVF-Embryo vor der Reimplantation in den Uterus anzustreben, ist dies bei dem im totipotenten Blastomer-Zustand befindlichen Embryo gleichzeitig ein Freibrief für eine mögliche genetische Veränderung der Keimbahn des zukünftigen Lebewesens. Damit wird in Kauf genommen, daß an die Nachkommenschaft des behandelten Individuums die bleibende genetische Veränderung vererbt wird. Für einige schwere genetische Erkrankungen, wie z. B. die bereits erwähnte tödliche Immunschwäche der ADA-Defizienz oder die durchaus lebensbedrohliche Hämophilie, ist die Frage sicherlich sinnvoll, inwieweit eine medizinisch Verpflichtung besteht, falls methodisch machbar, die Nachkommenschaft von dem Fluch der über ihr hängenden erblichen Belastung zu befreien. Die moralische Begründung der Gentherapie sollte logischerweise in der Behandlung lebensbedrohlicher Erbkrankheiten liegen. Da der bei der IVF-Methode erzeugte Embryo aber eine Minderheitsgruppierung in der Bevölkerung darstellt, sich außerdem sprachlich nicht zu Worte melden kann, ist das Gewicht der Personen, die Frankensteins Monster oder gar den Idealmenschen – noch dazu politisch opportun - am Gentherapie-Himmel emporsteigen sehen, umso erdrükkender. Es ist dem Laien auch schwer verständlich zu machen, daß die im Falle einer Präimplantationstherapie vorgenommene geplante Korrektur des Erbgut ohne weiteres auf natürlichem Wege bei der Durchmischung des Genpools während der Fortpflanzung auftreten kann. Offensichtlich ist in der Meinung der Öffentlichkeit ein genetischer Eingriff sehr einfach zu mißbrauchen. Die bestehende Möglichkeit des Mißbrauchs im Falle anderer medizinischer Eingriffe dagegen, wie z. B. bei der IVF-Methode selbst, bleibt unberücksichtigt. Um einen Mißbrauch der Gentherapie von Anfang an auszuschließen, wurden viele Hürden errichtet, wie die Gentechnikverordnungen, die Richtlinien zum Tierschutz, die Richtlinien der Bundesärztekammer sowie die Aufstellung von Ethikkommissionen. Es soll dabei gewährleistet werden, daß jeder einzelne Schritt der präklinischen sowie auch die verschiedenen Stufen der klinischen Erprobungsphasen neu durchdacht und den ethischen Maßstäben unterworfen werden.

Um die Diskussion über Sinn und Unsinn einer Keimbahntherapie zu umgehen und der Präimplantationstherapie darüber hinausgehend eine weitere Diskussionsbasis zu geben, möchte ich darauf hinweisen, daß eine Gentherapie-Behandlung des Embryos im Reagenzglas nicht partout zur genetischen Veränderung der Keimzellen führen muß. Eine Reihe ernst zu nehmender gentherapeutischer Ansätze wählt die transiente Expression des Therapie-Gens. Hier kommt es zur Überexpression des Transgens mittels episomaler Vektoren. Bei den viralen Methoden sind die am häufigsten verwendeten episomalen Modelle adenovirale Konstrukte. Bei den nicht-viralen Modellen bedeutet der liposomale Ansatz oder der Transfer von naked DNA in den Patienten meistens die vorübergehende Überexpression des intakten Therapie-Gens. Die Langzeitexpression des Therapie-Gens über einen Zeitverlauf von Monaten bis weit über ein Jahr hinaus ist im hämophilen Tiermodell (hämophile Maus, hämophiler Hund) kürzlich von verschiedenen Arbeitsgruppen erfolgreich aufgezeigt worden. Allerdings wurde hier das rekombinante Adeno-assoziierte Virus als Transfervehikel verwendet und es wurde in beiden Fällen die genomische Integration nachgewiesen. Die Möglichkeit der Langzeitexpression besteht aber auch bei den nicht-integrativen Gentransfer-Methoden.

Die Verweildauer des IVF-Embryos im Uterus beträgt nach mütterlicher Inkorporation etwa 9 Monate. Würde an einem Erbträger der Hämophilie A oder B im Embryonalstadium kurz nach dem Zeitpunkt der IVF eine transiente Präimplantationstherapie durchgeführt, die einen therapeutischen Effekt (mindestens 5% des Normalspiegels im Falle von Faktor VIII oder Faktor IX) bei einer eventuell auftretenden Blutung über 9 Monate gewährleisten könnte, wäre eine gentherapeutische Anwendung sicherlich sinnvoll. Eine anschließende integrative oder auch transiente Gentherapie im postnatalen Stadium, falls erwünscht, würde dann garantieren können, die Keimzellen von der Therapie von vorne herein auszuschließen.

Sicherlich ist es im Anblick der Problematik der Präimplantationstherapie erwähnenswert, daß es für die gentherapeutische Behandlung des Embryos Alternativen zu der Präimplantationstherapie gibt. Es handelt sich hierbei um die fötale Therapie oder um die sogenannte In Utero Stem Cell Transplantation (IUT), also die Transplantation von hämopoetischen Stammzellen des Embryos in den Uterus. Diese therapeutische Intervention wird bereits seit mehreren Jahren im Tiermodell erprobt und ist in einigen Fällen erfolgreich angewendet worden. Man konnte z. B. Schaf-Föten über einen postnatalen Zeitraum von 5 Jahren verfolgen und nachweisen, daß das Therapie-Gen in das hämopoetische Genom integriert war, die Keimzellen aber nicht beeinträchtigt waren (Jones et al., 1996). Eine Einrichtung von Stammzell-Banken mit international anerkannten Standards ist in einigen Ländern bereits geplant und in die Wege geleitet. Für die IUT-Methode sind die für die somatische *ex vivo*-Gentherapie entwickelten bekannten Protokolle ohne weiteres einsetzbar.

Für die Zukunft der Präimplantationstherapie ist es entscheidend, wieweit sich die somatische Gentherapie in den nächsten Jahrzehnten mit nachweisbaren Erfolgen am Patienten etablieren kann. Gegenwärtig fehlen noch eine Reihe von experimentellen Erfahrungswerten. Ob dann im Falle einer Präimplantationstherapie das Risiko einer Keimbahnveränderung eingegangen wird oder ob es besser zu einer vorübergehenden genetischen Therapie in der pränatalen Phase kommen soll, kann derzeit nur spekulativ und damit nicht ernsthaft diskutiert werden.

## Literatur

1. Jones et al., (1996): Bone Marrow Transplant; 18:831-837.

## Die Präimplantationstherapie: eine sinnvolle Option?

R. E. Felberbaum

In den letzten zwanzig Jahren haben sich auf dem Gebiet der Reproduktionsmedizin entscheidende innovative Entwicklungen ergeben. Mit der Geburt des ersten Kindes nach erfolgreicher *in vitro*-Fertilisation und anschließendem Embryotransfer im Jahre 1978 begann eine neue Ära der Fortpflanzungsmedizin (Steptoe et al., 1978). Die Einführung der Techniken der Mikromanipulation, insbesondere der Intracytoplasmatischen Spermieninjektion (ICSI) hat den Indikationsbereich für den Einsatz der Techniken zur assistierten Reproduktion zur männlichen Ehesterilität erweitert. Methoden der Kryokonservierung und der Präimplantationsdiagnostik, auch wenn diese in Deutschland noch nicht gestattet ist, haben das Spektrum unserer Zugriffsmöglichkeiten auf Keimzellen und Embryonen ergänzt. Diese technische Verfügbarkeit menschlicher Fortpflanzung hat zu deutlichen Kontroversen und Spannungen in der Gesellschaft geführt. Unsere angebotenen Hilfen müssen deshalb immer von uns und vor uns, sowie vor der Gesellschaft sittlich verantwortet werden.

Ähnlich wie im Falle der Pränataldiagnostik stellt die Präimplantationsdiagnostik unser bisheriges Selbstverständnis ärztlichen Handelns auf den Kopf. Jede nach der Geburt eines Kindes gestellte Diagnose einer Krankheit oder Behinderung verfolgt den Zweck, durch therapeutische Maßnahmen die Gesundheit des Kindes wieder herzustellen oder zumindest seine Krankheit zu lindern (Hepp, 1996). Eine durch Pränataldiagnostik festgestellte Schädigung oder Erkrankung führt jedoch in der Regel zum Abbruch der Schwangerschaft, ein positiver Befund der Präimplantationsdiagnostik zur Verwerfung des betroffenen Embryos. Man mag letzteres als das kleinere Übel betrachten, da es den für die Schwangere weitaus traumatisierenderen Eingriff der Abruptio vermeidet. Dennoch spiegelt es einen therapeutischen Defätismus wieder, der nur so lange akzeptabel erscheint, wie sich keine Alternative bietet.

Spätestens seit der erfolgreichen Klonierung eines Säugetieres aus dem Zellkern einer adulten Euterzelle und einer entkernten Spendereizelle erscheint es offensichtlich, daß solche Methoden zumindest theoretisch auch bei Menschen angewendet werden könnten (Campbell et al., 1996). Die Schaffung transgener Kühe, die in der Lage sind, bestimmte, pharmazeutisch verwendbare Peptide wie z.B. -1 Antitrypsin oder Faktor IX in der Milch zu sezernieren, hat bewiesen, daß es möglich ist, bestimmte DNA-Sequenzen stabil auf Säugetierembryonen zu übertragen (Garner et al., 1998). Der rein gedankliche Schritt zu einer Präimplantationstherapie erscheint daher nur kurz.

Für den Fall einer monogenetisch bedingten Erkrankung wie z.B. der Mukoviszidose oder des α-1 Antitrypsin-Mangels erscheint es denkbar, durch Tranfektion früher Embryonalstadien, vorzugsweise totipotenter Blastomeren, also von Embryonen im 2- oder 4-Zell-Stadium den genetischen Defekt zu beheben. Voraussetzung dafür wäre eine stabile und permanente Transfektion und Insertion der übertragenen DNA. Diese ist mit der zum heutigen Zeitpunkt verfügbaren Techniken jedoch (noch) nicht zu gewährleisten. Eine rein zufällige, nur passagere Insertion und Aktivierung der transfizierten DNA wäre jedoch nicht akzeptabel. Das Grundproblem liegt jedoch darin, daß jede genetische Manipulation an totipotenten Embryonalzellen eine Keimbahntherapie darstellt, die bei Menschen in Deutschland strafrechtlich verboten und international weitestgehend abgelehnt wird (Keller et al., 1992). Keimbahnzellen im Sinne des Embryonenschutzgesetzes sind alle Zellen, die in einer Zell-Linie von der befruchteten Eizelle bis zu den Ei- und Samenzellen des aus ihr hervorgegangenen Menschen führen, ferner die Eizelle vom Einbringen oder Eindringen der Samenzelle an bis zu der mit der Kernverschmelzung abgeschlossenen Befruchtung. In diesem Gesetzestext kommt die Befürchtung zum Ausdruck, durch genetische Manipulation an den Keimbahnzellen unkalkulierbare Risiken für spätere, zukünftige Generationen einzugehen. Diese Befürchtung erscheint verständlich. Auf der anderen Seite gesteht gerade das Deutsche Embryonenschutzgesetz dem einzelnen Embryo Menschenwürde und Persönlichkeitsrecht zu. So ist die Zerstörung, Verwerfung oder verbrauchende Untersuchung eines Embryos verboten. Aufgrund dieser Überlegung bleibt die Präimplantationsdiagnostik zur Zeit in Deutschland unmöglich. Wenn jedoch dem Embryo tatsächlich Menschenwürde und Persönlichkeitsrecht zugesprochen wird, so verlangt der Nachweis einer Erkankung des Embryos zwangsläufig deren Therapie. Im Sinne des Deutschen Embryonenschutzgesetzes verlangt die Präimplantationsdiagnostik, soweit sie in Deutschland jemals durchgeführt werden darf, nach der Präimplantationstherapie.

Wenn auch die bisher zur Verfügung stehenden Methoden der Transfektion keine stabile und geregelte Insertion der übertragenen DNA zu gewährleisten scheinen, so können doch nur entsprechende Versuche an tierischen Embryonen Einsicht darin verschaffen, inwieweit solche Insertionsmechanismen in diesen frühen Entwicklungsstadien vielleicht doch nach zur Zeit noch unerkannten Regelmechanismen verlaufen. Eine Forschung zur Keimbahntherapie an tierischen Embryonen erscheint zwingend erforderlich.

Während eine negative Selektion auf der Grundlage von Pränatalmedizin oder Präimplantationsdiagnostik niemals zur Heilung der betreffenden Erkankung führen werden, wäre eine Präimplantationstherapie als kulminative Form der Gentherapie tatsächlich in der Lage, ärztliches Handeln auch auf dieser frühen Enwicklungsstufe zu erlauben. Nur auf der Grundlage entsprechender Versuche am tierischen Embryo können die tatsächlichen oder auch nur spekulativen Risiken gewichtet werden. Die Präimplantationstherapie stellt eine radikale, aber ohne Zweifel im Falle ihres Gelingens sinnvolle Option für die Zukunft dar.

## Literatur


1. Campbell K.H.S., McWhir J., Ritchie W.A., Wilmut I. (1996): Sheep cloned by nuclear transfer from a cultured cell line. Nature: 380:64-66.
2. Garner I., Colman A. (1998): Therapeutic proteins from livestock. In: Clark A. J. (ed.): Animal breeding: Technology for the 21st Century. Amsterdam: Harwood Academic Publishers, 215-228.
3. Hepp H. (1996): Pränatalmedizin und reformierter § 218 a St GB - oder: die versteckte Indikation. Gynäkologe; 29:407-411.
4. Keller R., Günther H.L., Kaiser P. (1992): Embryonenschutzgesetz. Kohlhammer, Stuttgart - Berlin - Köln
5. Steptoe P.C., Edwards R.G. (1978): Birth after reimplantation of a human embryo. Lancet; II:366.


# Präimplantationsdiagnostik und Präimplantationstherapie

M. Ludwig

## Präimplantationsdiagnostik – Definition und Indikationsspektrum

Der Wunsch nach Geburt eines gesunden Kindes ist das verständliche Bestreben eines jeden Paares. Die modernen Methoden der Pränataldiagnostik und - in ausgewählten Fällen - auch der Pränataltherapie, haben vielfach dazu geführt zu glauben, daß tatsächlich in jedem Falle bereits vor Geburt festgestellt werden kann, ob ein Kind gesund ist oder nicht. Es sei dahingestellt, was denn wohl jeder einzelne unter dem Terminus gesund vesteht. Dem aufgeklärten Laien sollte es aber deutlich werden, daß der Ausschluß einer jeden Erkrankung bereits vor der Geburt, oder die Feststellung einer jeden Fehlbildung, eigentlich unmöglich ist. Die Garantie auf ein gesundes Kind existiert nicht, dies ist etwas, was viele Paare bei einem entsprechenden Aufklärungsgespräch oft zunächst überrascht.

Auch die Präimplantationsdiagnostik kann kein gesundes Kind garantieren. Vielmehr handelt es sich hier um eine Möglichkeit, Paaren zu helfen, die ein deutlich erhöhtes Risiko haben, ein Kind mit einer schweren, definierten, genetisch determinierten Erkrankung zu zeugen. Unter einem erhöhten Risiko versteht man in diesem Zusammenhang ein solches von 25% oder mehr. Dies besteht beispielsweise dann, wenn eine autosomal rezessive Erkrankung ausgeschlossen werden soll, für die beide Eltern heterozygote Merkmalsträger sind. Hier wird in 25% das Kind erkranken, in 25% keines der veränderten Allele tragen und in 50% der Fälle zwar klinisch gesund, jedoch wiederum Überträger des veränderten Gens sein. Der Begriff schwere Erkrankung ist nur relativ zu definieren und kann nicht so verstanden werden, daß es prinzipiell einen Katalog geben muß, in dem solche Erkrankungen aufgelistet werden, für die eine Präimplantationsdiagnostik in Frage kommt.

Vielmehr muß hier das Vorgehen ähnlich demjenigen sein, welches für die Pränataldiagnostik und den Schwangerschaftsabbruch schon seit vielen Jahren in Deutschland praktiziert wird: es sind die prospektiven Eltern, die mit dem Wunsch nach einer Präimplantationsdiagnostik vorstellig werden und deutlich machen, daß sie in ihrer individuellen Situation die Geburt eines Kindes mit dieser Erkrankung nicht tragen können. Da aber das Mißbrauchpotential der Präimplantationsdiagnostik deutlich höher ist als das der konventionellen Pränataldiagnostik, sollte die Entscheidung, ob dann tatsächlich eine Präimplantationsdiagnostik durchgeführt werden kann, einer Ethikkomission obliegen.

Bisher wurde weltweit die Präimplantationsdiagnostik für die verschiedensten Konditionen eingesetzt. Eine der häufigsten war die Mukoviszidose, andere sind die Muskeldystrophie Duchenne, der Morbus Tay Sachs, die Myotone Dystrophie Curshmann-Steinert und verschiedene X-chromosomal vererbte Erkrankungen – um nur einige Beispiele zu nennen.

## Ablauf der Präimplantationsdiagnostik

Die Präimplantationsdiagnostik bedingt, daß ein Embryo außerhalb des Körpers für eine diagnostische Maßnahme zur Verfügung steht. Somit geht der Diagnostik fast immer eine *in vitro*-Fertilisation (IVF) Behandlung voraus. Hier wird die Frau mit Hormonpräparaten stimuliert, so daß mehrere Follikel in den Ovarien heranreifen. Sobald hier eine entsprechende Anzahl ausgereifter Eizellen erwartet werden kann, wird die Ovulation induziert und eine Follikelpunktion zur Gewinnung der Eizellen durchgeführt. Letztere erfolgt in der Regel transvaginal unter ultrasonographischer Kontrolle und wird in Deutschland etwa 30.000 pro Jahr praktiziert. Das Risiko dieser Entnahmetechnik ist extrem gering und liegt deutlich unter 1% (Ludwig und Diedrich, 1998).

Die Eizellen werden dann extrakorporal fertilisiert, normalerweise unter Zuhilfenahme der intrazytoplasmatischen Spermieninjektion (ICSI). Hier wird ein einzelnes Spermium des Partners in die Eizelle injiziert und nicht nur die Eizelle in eine Spermiensuspension verbracht. Letztere Technik, die konventionelle IVF, birgt das Risiko einer Kontamination der Eizellen mit zusätzlichen Spermien, die an der Außenhülle der Eizelle haften und somit das molekulargenetische Ergebnis verfälschen würden. ICSI wird daher von den führenden Zentren der Präimplantationsdiagnostik favorisiert (Lissens and Sermon, 1997).

Sobald die Eizellen befruchtet sind und sich nach etwa dreitägiger Kultur – gerechnet vom Zeitpunkt der Entnahme an – Embryonen bis etwa zum 8-Zeller entwickelt haben, können dann ohne Beeinträchtigung der weiteren Entwicklungsmöglichkeiten des Embryos bis zu zwei Zellen, Blastomeren genannt, entnommen werden. Hier werden Glaskapillaren eingesetzt, die etwa einen Durchmesser von 35-40 μm aufweisen, die Hülle der Embryonen wird zuvor durch eine saure Mediumlösung (Acid Tyrodes) oder durch einen Laserimpuls eröffnet (Schöpper et al., 1999; Montag et al., 1999).

Bevor die Präimplantationsdiagnostik 1989 erstmalig beim Menschen eingesetzt wurde (Handyside et al. 1989; Handyside et al. 1990;Handyside et al. 1992), konnte in verschiedenen tierexperimentellen Untersuchungen gezeigt werden, daß tatsächlich nicht mit einer Beeinträchtigung der weiteren Entwicklungsmöglichkeiten des Embryos durch die Entnahme von bis zu zwei Blastomeren jenseits des 8-Zell-Stadiums gerechnet werden muß. Diese Erfahrungen wurden in den Folgejahren durch weitere Untersuchungen ergänzt (Hardy et al. 1989; Hardy et al. 1990;

Krzyminska et al. 1990). Auch die Kombination einer Kryokonservierung, d.h. Tiefgefrierlagerung, in Kombination mit einer Zellentnahme ist problemlos möglich (Krzyminska and Neill, 1991; Ludwig et al. 1998; Liu et al. 1993).

Die Untersuchung der Blastomeren erfolgt dann mittels molekulargenetischer Techniken, insbesondere Polymerase Ketten-Reaktion (PCR = *polymerase chain reaction*) oder Fluoreszenz *in situ* Hybridisierung (FISH).

## Molekulargenetische Untersuchungen im Rahmen der Präimplantationsdiagnostik

Die ersten Untersuchungen wurden Ende der 80er Jahre, Anfang der 90er Jahre durch die PCR vorgenommen. Inhalt der PCR ist es, einen bestimmten Genabschnitt des menschlichen Genoms so zahlreich zu vervielfachen, daß schließlich derart viele identische Kopien dieses definierten Bereiches vorliegen, daß diese auf einem entsprechenden Gel sichtbar und analysierbar gemacht werden können. Die PCR bedient sich dabei bestimmter Startsequenzen, sog. *Primer*, d.h. Oligonukleotiden, die spezifisch in dem Bereich des zu untersuchenden Genabschnittes binden. Die Primer dienen als Startpunkt der DNA-Polymerase, welche in einem definierten Medium optimal arbeitet, und in der Lage ist, die an die Primer anschließenden Abschnitte auf dem Genom abzuschreiben. So wird die Zahl der Kopien, da auch eine bereits vorhandene Kopie kopiert werden kann, mit jedem Zyklus der PCR verdoppelt. Nach etwa 30 PCR-Zyklen sind dann Kopien in Millionenzahl vorhanden. Weitere, in Abhängigkeit von der Fragestellung verschiedene Analysetechniken sind dann notwendig, um den Inhalt des Genabschnittes, also das Vorhandensein bestimmter Veränderungen, darzustellen.

Nach Etablierung der PCR Mitte der 80er Jahre stellte sich rasch heraus, daß hier eine extrem sensitive Technik erfunden worden war, die auch einzelne DNA-Stränge sicher nachweisen kann. Diese hohe Sensitivität machte die Präimplantationsdiagnostik überhaupt erst möglich, war und ist aber auch gleichzeitig der größte Nachteil der PCR: denn jede Kontamination mit Fremd-DNA, beispielsweise durch andere Körperzellen oder auch Spermien, eine jede zufällig in die Probe gelangte Hautschuppe des Untersuchers, die noch DNA enthält, wird zu einer Verfälschung des Untersuchungsergebnis führen. Dieses Kontaminationsproblem ist stets, auch bei der Arbeit mit genomischer DNA, vorhanden. Hier wird jedoch die DNA von mehreren 1000 Zellen zur Untersuchung eingesetzt, während bei der Präimplantationsdiagnostik nur ein einzelner DNA-Doppelstrang zur Verfügung steht. Wird also eine Probe genomischer DNA mit 10 Zellen kontaminiert, wird das Ergebnis der genomischen DNA das der zufällig kontaminierenden Zellen bei weitem überblenden. Genau das Gegenteil ist der Fall, wenn nur eine einzelne Blastomere als Probe im Zusammenhang mit einer Präimplantationsdiagnostik gedient hatte.

Ein Höchstmaß an Sauberkeit ist also bei der Arbeit mit einzelnen Zellen notwendig. Der Arbeitsplatz muß regelmäßig dekontaminiert werden, die zu verwendenden Reagenzien müssen einem inaktivierbaren Restriktionsenzym ausgesetzt werden, welches jede, etwaig enthaltende Fremd-DNA vor Beginn der PCR dieser entzieht. Ferner sollte stets eine Leerprobe, eine bekannte Negativ- und Positivkontrolle mitlaufen. Hier reicht nicht eine Leerprobe pro PCR, vielmehr sollte eine Leerprobe pro untersuchter Zelle analysiert werden. Das Material hierzu wird aus dem Medium gewonnen, aus welcher die untersuchte Zelle direkt in das Untersuchungsgefäß verbracht wurde.

Ein weiteres Problem, mit dem man im Zusammenhang mit der Einzel-Zell-PCR (*single-cell PCR*) konfrontiert wurde, war das des *allelic drop out* (ADO). Dies war zuvor mit genomischer DNA nie beobachtet worden. Der ADO liegt zugrunde, daß stets zwei Allele in einer Doppelstrang-DNA enthalten sind, die sich bei heterozygotem Status unterscheiden. Ist nun eines dieser Allele der PCR weniger zugänglich als das andere, liegt vielleicht in dem einen Allel ein Strangbruch vor oder wurden maskierende Proteine nicht hinreichend entfernt, so wird im Endefekt die PCR nicht beide Allele in gleichem Maße, sondern eines bevorzugt amplifizieren. Bei einer gegebenen Sensitivität der Nachweismethoden muß eine gewisse Menge von amplifizierter DNA vorliegen, die auf einem Gel sichtbar gemacht werden kann. Wird diese kritische Menge unterschritten, so wird das entsprechende Allel nicht darstellbar, und der interpretierende Untersucher muß davon ausgehen, daß es nicht vorhanden ist. Da in der Regel nicht ein Allel komplett *nicht nachweisbar* ist (*allele drop out*), sondern eher eine *bevorzugte Amplifizierung* eines der beiden Allele vorliegt, spricht man auch von einer *allele specific pre-amplification*. Diesem Phänomen kann durch verschiedene Strategien begegnet werden. Zum einen können die PCR-Protokolle optimiert werden (Ray et al. 1996), die Entfernung von Hüllproteinen kann optimiert werden (Sermon et al. 1996) und die Sensitivität der PCR kann heraufgesetzt werden durch Verwendung der Fluoreszenz-PCR (fPCR) (Findlay et al. 1995a; Findlay et al. 1995b; Findlay and Quirke, 1996; Findlay et al. 1996; Findlay, 1997). Die fPCR soll bis zu 1.000-fach sensitiver sein als die herkömmliche PCR und somit auch PCR-Produkte nachweisen, die in geringem Maße amplifiziert worden sind. Der Nachteil der fPCR ist die sehr komplizierte Arbeitstechnik, die einer Routine bedarf, bevor sie regelmäßig verläßliche Ergebnisse produziert. Ein anderer Nachteil mag in der längeren Gellaufzeit liegen, die jedoch durch die kürzeren PCR-Protokolle kompensiert werden kann. Ferner liegen die Anschaffungs- und Betriebskosten der fPCR deutlich über denjenigen einer herkömmlichen PCR. Die hohe Sensitivität und Verläßlichkeit der fPCR, auch mit der Möglichkeit, in sehr viel größerem Umfang eine Multiplex-PCR einzusetzen, wird sicherlich in den nächsten Jahren zu einem vermehrten Gebrauch der fPCR im Rahmen der Präimplantationsdiagnostik führen (Sermon et al., 1996).

Die Multiplex-PCR kann hier zusätzliche Marker für einen genetischen Fingerabdruck einsetzen, so daß die Herkunft der Zelle – Embryo, Mutter, Vater, Untersucher oder fremd – eindeutig geklärt wird und somit Kontaminationen erkennbar werden können(Findlay et al., 1995a).

Die FISH-Diagnostik, d.h. die Darstellung bestimmter Chromosomen oder Genabschnitte durch verschiedenfarbige Fluoreszenzproben, findet insbesondere dort Anwendung, wo eine Geschlechtsbestimmung gefragt ist. Hier wird durch den Nachweis von X- und/oder Y-Chromosom innerhalb von zwei Stunden der genetische Status des Embryos deutlich (Harper et al. 1994). Eine Geschlechtsdiagnostik wird dann interessant, wenn eine X-chromosomal vererbte Erkrankung vorliegt, deren Erbgang geklärt, deren molekulargenetisches Korrelat jedoch unbekannt ist. Neben der Geschlechtsdiagnostik kann durch FISH auch ein möglicher Aneuploidie- oder Polyploidiestatus geklärt werden. Ferner ist FISH schneller, die Gefahr einer Kontamination oder eines ADO ist in erfahrenen Händen vernachlässigbar gering. Insbesondere die deutliche Verkürzung der FISH-Protokolle hat in den vergangenen Jahren dazu geführt, daß FISH die PCR zur Geschlechtsdiagnostik weltweit abgelöst hat.

## Technische Grenzen der Präimplantationsdiagnostik

Die notwendigen Kautelen bei der Durchführung einer PCR wurden bereits eingehend erläutert, die Kenntnis möglicher Störungen sind notwendig zur Interpretation der Ergebnisse und natürlich auch zum Design neuer PCR-Protokolle. So sollte zur Vermeidung einer Fehldiagnose durch ein ADO ein PCR-Protokoll bei der Präimplantationsdiagnostik stets den Nachweis beider Allele zum Ziel haben. Es sollte sich nicht so verhalten, daß der ausfallende Nachweis eines Allels die Interpretation zuläßt, daß dieses Allel nicht vorliegt! Dies hat in den Anfangsjahren der Präimplantationsdiagnostik zu einer Fehldiagnose geführt (Hardy and Handyside, 1992).

Es sollte ferner deutlich geworden sein, daß nur ein begrenztes Genmaterial für die Präimplantationsdiagnostik zur Verfügung steht. Das Maximum von zwei Zellen ist zugleich ein Minimum für die Absicherung der Diagnose: nur wenn beide Zellen ein eindeutiges und kongruentes Ergebnis zeigen, kann eine Diagnose gestellt werden. Dies macht ein *screening* nach einem Katalog von Erkrankungen weitgehend unmöglich - und wäre auch ethisch höchst fragwürdig.

Die Einführung der PEP (*primer extension pre-amplification*) hat hier allerdings einen neuen Aspekt gebracht (Xu et al. 1993). Bei der PEP wird eine Vielzahl zufällig designter Primer zu der zu untersuchenden Zelle gegeben und ein stufenweise die Temperatur veränderndes PCR-Protokoll verwendet. Dadurch wird die gesamte DNA der Zelle amplifiziert, so daß dann die Möglichkeit besteht, dieses Material verschiedenen genetischen Untersuchungen zuzuführen. Problematisch an der PEP ist der notwendige Zeitaufwand (etwa 5½ Stunden) und die unzuverlässige Amplifizierung, da kein PCR Protokoll existiert, welches für alle Sequenzen des menschlichen Genoms optimale Ergebnisse liefert. So werden vermutlich nur etwa maximal 80% des Genoms amplifiziert - ob die zu untersuchende Sequenz darunter ist, bleibt im Einzelfall unklar. Es werden momentan weitere Untersuchungen durchgeführt, um hier mehr Klarheit zu erlangen.

Eine weitere Möglichkeit der Doppeldiagnostik gibt die Technik des *cell recycling*, d.h. eine Zelle wird nacheinander einer PCR und einer FISH-Diagnostik zugeführt. Dies macht Sinn, wenn es um die Diagnostik eines X-chromosomal gebundenen Erkrankung geht. Hier wird durch die PCR der spezifische Gendefekt untersucht und durch die nachfolgende FISH-Diagnostik das Geschlecht des sich entwickelnden Embryos bestimmt. Auch bei Versagen der PCR oder bei unklarem Ergebnis, könnte der Embryo dennoch transferiert werden, wenn die Geschlechtsdiagnostik einen weiblichen Karyotyp ergeben würde (Rechitsky et al. 1996; Thornhill et al. 1994). Neben dem hier bestehenden relativ höheren Aufwand gibt es jedoch zusätzlich Probleme mit einer relativ hohen Ausfallrate der FISH, so daß weitere Feinabstimmungen der Protokolle notwendig scheinen.

## Bisherige Ergebnisse der Präimplantationsdiagnostik

Die bisherigen, weltweiten Ergebnisse sind in Tabelle 1 zusammengefaßt (nach: Ludwig und Diedrich, 1998). Die Daten beziehen sich auf einen Vortrag von Dr. Joyce Harper, in dem eine Zusammenfassung während der Tagung der *European Society of Human Reproduction and Embryology (ESHRE)* 1997 in Edingburgh präsentiert wurde. Diese Zahlen sowie die Ergebnisse anderer Zentren zeigen, daß die Schwangerschaftsrate nach einer Präimplantationsdiagnostik nicht niedriger ist, als nach einer herkömmlichen IVF oder ICSI - Behandlung ohne weitere Manipulation am Embryo.

## Präimplantationsdiagnostik und Präimplantationstherapie: eine kritische Beurteilung

Während die Präimplantationsdiagnostik mittlerweile als weltweit etablierte Möglichkeit gelten dürfte, in Ausnahmesituationen Hilfestellung zu geben, ist die Präimplantationstherapie oder Keimbahntherapie noch immer Gegenstand einer höchst kontroversen Diskussion.

Es sei hier nochmals dargestellt, daß die Intiative zu einer Präimplantationsdiagnostik stets von den ratsuchenden Eltern ausgeht, die nach ausführlicher humangenetischer, non-direktiver Aufklärung zu der Auffassung gelangen, daß die Geburt eines Kindes mit der in Frage stehenden genetischen Disposition von ihnen nicht getragen werden kann. Dies ist Inhalt der gegenwärtigen Regelung des Schwangerschaftsabbruches in der Bundesrepublik Deutschland und damit verbrieftes Recht eines jeden Paares. Auch wird nach erfolgter Präimplantationsdiagnostik die Auswahl der zu transferierenden Embryonen nicht durch den beratenden Arzt getroffen, sondern nach Aufklärung über den genetischen Status jedes einzelnen Embryos durch das betroffene Paar selbst.

Die Situation im Rahmen der Keimbahntherapie ist eine vollkommen andere: auch hier bedarf es einer Präimplantationsdiagnostik, um den genetischen Status des einzelnen Embryos zu eruieren, auch hier steht am Beginn das ratsuchende Paar. Während aber die Entscheidung des Paares nach einer Präimplantationsdiagnostik den Transfer des Embryos oder den Abbruch der Embryokultivierung zur Folge hat, führt die Entscheidung bei einer Präimplantationstherapie dazu, daß sämtliche Zellen des Embryos genetisch verändert werden – natürlich mit dem Ziel, daß die infrage stehende genetische Erkrankung bei diesem Embryo nicht entstehen wird.

Der Hauptkritikpunkt geht dahin, daß hier nicht nur ein einzelnes genetisches Individuum verändert wird, sondern veränderte Gene in den Genpool der Bevölkerung gelangen. Der behandelte Embryo wird sich im Idealfall implantieren, sich entwickeln und wachsen und schließlich geboren werden. Nach der Pubertät wird das so entstandene Kind die Möglichkeit haben, sich fortzupflanzen und das veränderte Genom weiterzugeben. Betroffen ist also nicht nur der einzelne Embryo, sondern alle daraus hervorgehenden Nachkommen.

Ferner kann bisher – und wohl auch in Zukunft - keinerlei Garantie übernommen werden, in welcher Position sich das eingeschleuste Gen integrieren wird und ob überhaupt der Therapieversuch erfolgreich abgelaufen ist. Je nach Ort der

**Tabelle 1.**

| | Patienten | Biopsiezyklen | Embryotransfers | Schwangerschaften biochemisch | klinisch | Verlauf Aborte | Geburten | Kinder | Schwangerschaftsrate |
|---|---|---|---|---|---|---|---|---|---|
| Geschlechtsbestimmung | | | | | | | | | |
| PCR | 64 | 97 | 89 | 4 | 22 | 9 | 13 | 18 | 25% |
| FISH | 84 | 136 | 95 | 5 | 26 | 5 | 18 | 28 | 27% |
| Einzel-Gen-Defekte | | | | | | | | | |
| Mukoviszidose | 54 | 95 | 82 | 2 | 16 | 2 | 10 | 10 | 20% |
| Haemophilie/LN*/DMD# | 12 | 23 | 17 | 0 | 4 | 0 | 3 | 3 | 24% |
| Fragile X / Myotone Dystrophie | 21 | 38 | 26 | 0 | 3 | 0 | 1 | 1 | 12% |
| sonstige+ | 13 | 17 | 14 | 0 | 2 | 0 | 2 | 2 | 14% |
| Chromosomen - Abnormalitäten | | | | | | | | | |
| Translokationen | 25 | 36 | 31 | 2 | 9 | 2 | 6 | 10 | 29% |
| Aneuploidien§ | 104 | 127 | 100 | 0 | 34 | 6 | 19 | 24 | 34% |
| gesamt | 377 | 569 | 454 | 13 | 116 | 24 | 72 | 96 | 26% |

*Lesch Nyhan Syndrom
# Duchennesche Muskeldystrophie
+ Marfan Syndrom, Rhesus - Inkompatibilität, Sichelzellanämie, Tay-Sachs-Syndrom, Adenomatöse Polyposis Coli
§ nur Blastomerenbiopsie, keine Polkörperbiopsien

Integration des Gens können die Folgen auf die Auswirkung von Genexpression an benachbarten Orten nicht abgeschätzt werden – die Konsequenzen einer Präimplantationstherapie sind somit *per se* schwer, von manchen wird behauptet, gar nicht, kalkulierbar (Kress, 1999).

Schließlich ist die Tendenz eines Mißbrauches der Präimplantationstherapie deutlich erkennbar. Auf einem Expertensymposium, welches im Juni 1998 in den USA stattfand, wurden aktuelle Aspekte der Keimbahntherapie unter dem Titel *Engineering the human germline symposium* diskutiert[1]. Das Symposium fand eine weite Berücksichtigung in der Presse, so daß einige Punkte hier exemplarisch herausgegriffen werden sollen:

- somatische Gentherapie hat bisher nur in Ausnahmefällen Erfolge zeigen können
- Keimbahntherapie ist effektiver und leichter durchzuführen als somatische Gentherapie
- auf lange Sicht wird die Keimbahntherapie die somatische Gentherapie ablösen
- der Bedarf an genetischer Verbesserung (*demand for gene enhancement*) wird wahrscheinlich sehr hoch sein
- in jeder Generation werden Eltern wünschen, ihren Kindern die neuesten und besten Veränderungen und Verbesserungen mitzugeben
- Keimbahntherapie muß reversibel sein, um diesem Wunsch nach modifizierter genetischer Verbesserung in jeder Generation neu nachkommen zu können

Die Linie, auf der sich die Keimbahntherapie bewegt, wird sehr deutlich: nicht nur die Vermeidung schwerwiegender genetischer Erkrankungen ist das Ziel, sondern die Verbesserung des Erbgutes – was auch immer man darunter verstehen mag. James Watson, einst ausgezeichnet mit dem Nobelpreis für seine Beschreibung der DNA-Struktur, kam während dieses Treffens schließlich zu dem Schluß: ... *if we could make better human beings by knowing how to add genes, why shouldnt we do it?*

Eine ausführliche Diskussion dahingehend, inwieweit hier tatsächlich ethische Grundsätze bewegt werden, würde den Rahmen dieses Beitrags sprengen. Man sollte sich jedoch bewußt sein, daß die Erzeugung besseren menschlichen Lebens bedeuten wird, daß es zwei Klassen von Menschen gibt – genetisch veränderte und nicht veränderte -, daß es eine Beurteilung geben wird, was an Eigenschaften gut und schlecht ist, daß es jemanden geben wird, der eben dies differenzieren muß, daß eindeutig bestimmte Merkmale diskriminiert werden. Der während dieses Symposiums formulierte Wunschtraum wird klar ausgedrückt: man möchte die eigene Evolution in die Hand nehmen, das Leben soll verlängert werden und möglichst krankheitsfrei sein! Was die Teilnehmer zu vergessen scheinen: es gibt kein Leben ohne Risiko; wird ein Risiko vermindert oder ausgeschlossen, so wird ein anderes an Bedeutung zunehmen oder ein neues Risiko überhaupt erst entstehen. Wird von den Experten auf der einen Seite durchaus gesehen, daß die Evolution Millionen von Jahren benötigt hat, um das menschliche Genom zu kreieren und aufeinander abzustimmen, daß dieses Genom noch immer nahezu undurch-

1 Nachlesbar im Internet: http://www.ess. ucla.edu:80/huge/report.html

schaubar ist – so wird doch auf der anderen Seite behauptet, daß es ein leichtes sei, dies durch Keimbahntherapie steuerbar zu verändern. Jedes menschliche Tun ist fehlerbehaftet, auch dies ist dem Expertensymposium klar – eine negative Auswirkung meint man aber sicher ausschließen zu können.

Offensichtliche Widersprüchlichkeiten und eine klare Definition des Fernziels mögen zeigen, daß die Nachteile einer möglichen Präimplantationstherapie den einen Vorteil, einen individuellen Embryo zu erhalten, bei weitem überwiegen.

## Rechtlicher Status der Präimplantationsdiagnostik und Präimplantationstherapie in Deutschland

Die Präimplantationsdiagnostik wird an keiner Stelle des Embryonenschutzgesetzes erwähnt. Sie interferiert jedoch möglicherweise mit verschiedenen Bestimmungen in diesem Gesetzestext, so daß sie bisher in Deutschland noch nicht durchgeführt werden kann. Die Entscheidung dahingehend steht aus, ob die Präimplantationsdiagnostik straffrei durchgeführt werden kann. Die Keimbahntherapie hingegen wird im Embryonenschutzgesetz eindeutig erwähnt und ist verboten.

## Literatur

1. Findlay I. (1997) Approaches for cystic fibrosis diagnosis. Hum Reprod 12, 166-169.
2. Findlay I. and Quirke P. (1996) Fluorescent polymerase chain reaction: Part I. A new method allowing genetic diagnosis and DNA fingerprinting of single cells. Hum Reprod Update 2, 137-152.
3. Findlay I., Quirke P., Hall J. and Rutherford A. (1996) Fluorescent PCR: a new technique for PGD of sex and single-gene defects. J Assist Reprod Genet 13, 96-103.
4. Findlay I., Ray P., Quirke P., et al (1995b) Allelic drop-out and preferential amplification in single cells and human blastomeres: implications for preimplantation diagnosis of sex and cystic fibrosis. Hum Reprod 10, 1609-18.
5. Findlay I., Urquhart A., Quirke P., et al (1995a) Simultaneous DNA 'fingerprinting', diagnosis of sex and single-gene defect status from single cells. Hum Reprod 10, 1005-13.
6. Handyside A.H., Kontogianni E.H., Hardy K. and Winston R.M.L. (1990) Pregnancy from biopsied human preimplantation embryos sexed by specific DNA amplification. Nature 344, 768-770.
7. Handyside A.H., Lesko J.G., Tarin J.J., et al (1992) Birth of a normal girl after in vitro fertilization and preimplantation diagnostic testing for cystic fibrosis. N Engl J Med 327, 905-909.
8. Handyside A.H., Penketh R.J.A., Winston R.M.L., et al (1989) Biopsy of human preimplantation embryos and sexing by DNA amplification. Lancet i, 347-349.
9. Hardy K. and Handyside A.H. (1992) Biopsy of cleavage stage human embryos and diagnosis of single gene defects by DNA amplification. Arch Pathol Lab Med 116, 388-392.
10. Hardy K., Hooper M.A.K., Handyside A.H., et al (1989) Non-invasive measurement of glucose and pyruvate uptake by individual human oocytes and preimplantation embryos. Hum Reprod 4, 188-191.
11. Hardy K., Martin K.L., Leese H.J., et al (1990) Human preimplantation development in vitro is not adversely affected by biopsy at the 8-cell-stage. Hum Reprod 5, 708-714.
12. Harper J.C., Coonen E., Ramaekers F.C.S., et al (1994) Identification of the sex of human preimplantation embryos in two hours using an improved spreading method and fluorescent in-situ hybridisation (FISH) using directly labelled probes. Hum Reprod 9, 721-724.

13. Kress H. (1999) Personwürde am Lebensbeginn: Gegenwärtige Problemstellungen im Umgang mit Embryonen. Zeitschr Evangel Ethik 43, 36-53.
14. Krzyminska U. and Neill C.O. (1991) The effects of cryopreservation and thawing on the development in vitro and in vivo of biopsied 8-cell mouse embryos. Hum Reprod 6, 832-835.
15. Krzyminska U.B., Lutjen J. and O'Neill C. (1990) Assessment of the viability and pregnancy potential of mouse embryos biopsied at different preimplantation stages of development. Hum Reprod 5, 203-208.
16. Lissens W. and Sermon K. (1997) Preimplantation genetic diagnosis: current status and new developments. Hum Reprod 12, 1756-1761.
17. Liu J., van d.A.E. and Van S.A.C. (1993) The in vitro and in vivo developmental potential of frozen and non-frozen biopsied 8-cell mouse embryos. Hum Reprod 8, 1481-1486.
18. Ludwig M., Diedrich K. (1998) Die Präimplantationsdiagnostik: eine neue diagnostische Methode im Rahmen der assistierten Reproduktion. Gynäkologe 31; 353-359.
19. Ludwig M., Muschalla H., Al-Hasani S. and Diedrich K. (1998) The effect of multiple cryopreservation procedures and blastomere biopsy on the in-vitro development of mouse embryos [In Process Citation]. Hum Reprod 13, 3165-3168.
20. Montag M., Rink K. ,Delacrétaz G., van der Ven H. (1999) Anwendung der Lasertechnik im Bereich der assistierten Reproduktion. Reproduktionsmedizin 15; 45-54.
21. Ray P.F., Winston R.M.L. and Handyside A.H. (1996) Reduced allele dropout in single-cell analysis for preimplantation genetic diagnosis of cystic fribrosis. J Assist Reprod Genet 13, 104-106.
22. Rechitsky S., Freidine M., Verlinsky Y. and Strom C.M. (1996) Allele dropout in sequential PCR and FISH analysis of single cells (cell recycling). J Assist Reprod Genet 13, 115-124.
23. Schöpper B., Ludwig M., Al-Hasani S., Diedrich K. (1999) Possible applications of a laser system in ART. Hum Reprod 14 (Suppl) 86–193.
24. Sermon K., Lissens W., Joris H., et al (1996) Adaptation of the primer extension preamplification (PEP) reaction for preimplantation diagnosis: single blastomere analysis using short PEP protocols. Mol Hum Reprod 2, 209-212.
25. Thornhill A., Holding C. and Monk M. (1994) Recycling the single cell to detect specific chromosomes and to investigate gene sequences. Hum Reprod 9, 2150-2155.
26. Xu K., Tang Y., Grifo J., et al (1993) Primer extension preamplification for detection of multiple genetic loci from single human blastomeres. Hum Reprod 8, 2206-2210.

## Grenzen einer Präimplantationsmedizin

K. Diedrich

Die modernen Methoden der Pränatalmedizin erlauben es, zahlreiche Fehlbildungen und Erkrankungen vor der Geburt des Kindes, also *in utero* und in einem frühen Stadium der Fetalentwicklung zu diagnostizieren. Während in den meisten Fällen die Schwere der Diagnose und des damit verknüpften Krankheitsbildes zum Abbruch der Schwangerschaft führen wird, so ist es in ausgewählten Fällen möglich geworden, dem erkrankten ***Feten in utero*** ein Behandlung im Sinne der Pränataltherapie zukommen zu lassen. Als Beispiel sei die pränatale Bluttransfusion bei Parvovirus-B19-bedingter Anämie des Feten genannt. Dieses ist ein besonders gutes Beispiel, weil die geretteten Kinder keine Schäden zurückbehalten, wenn die aplastische Krise *in utero* durch meist mehrere Transfusionen überwunden werden kann und keine sonstigen Komplikationen auftreten. Die Präimplantationsdiagnostik stellt nun eine Alternative zur konventionellen pränatalen Diagnostik dar. Mit molekulargenetischen Methoden ist es möglich, an Einzelzellen früher Embryonen, die im Rahmen einer *in vitro*-Fertilisierung gewonnen werden, schwere, definierte, genetisch determinierte Erkrankungen festzustellen. Während diese Methode international mittlerweile als etabliert bezeichnet werden kann, ist sie in Deutschland zur Zeit noch nicht zugelassen. Da jedoch einerseits auch unter Juristen noch keine Einigkeit besteht, inwieweit die Präimplantationsdiagnostik tatsächlich dem Embryonenschutzgesetz widerspricht, und andererseits die Totipotenz der Zellen nach dem 8-Zellstadium, spätestens aber im 16-Zellstadium verloren geht, steht zu hoffen, daß die Präimplantationsdiagnostik auch in Deutschland eine Zulassung erfährt. Eine solche Entscheidung wäre ohne Zweifel im Sinne der betroffenen und ratsuchenden Eltern, und daher sehr zu begrüßen. Wenn die Präimplantationsdiagnostik (PID) aber möglich ist, so sollte es zumindest erlaubt sein, über eine Präimplantationstherapie (PIT) nachzudenken. Möglichkeiten einer solchen Präimplantationstherapie müssen natürlich zunächst am Tiermodell überprüft werden. Eine Präimplantationstherapie beim Menschen ist in Deutschland ohne Einschränkung verboten, da im Deutschen Embryonenschutzgesetz Eingriffe in die Keimbahn des Individuums untersagt werden, die zu unwiderruflichen genetischen Veränderungen führen könnten. Aber auch abgesehen von den rechtlichen Regelungen in Deutschland ist die Möglichkeit einer Präimplantationstherapie, die einer Keimbahntherapie entspräche, sehr umstritten. Dabei steht die berechtigte Sorge im Vordergrund, durch das Einbringen veränderter Gene in den Genpool der Gesamtbevölkerung unkalkulierbare Risiken für zukünftige Generationen einzugehen. Auch wenn es gelingen sollte, im Tiermodell diese Bedenken weitestgehend zu entkräften, und auch wenn es gelingen sollte, praktikable Techniken einer Präimplantationstherapie zu entwickeln, so könnte deren Anwendung beim Menschen nur auf der Grundlage eines gesellschaftlichen Konsens, der alle medizinischen, rechtlichen und ethischen Aspekte berücksichtigt, erfolgen. Es erscheint mehr als fraglich, ob ein solcher Konsens jemals gefunden werden könnte. Auch wenn vieles, was denkbar ist, auch machbar erscheint, so dürfen der Naturwissenschaftler und auch der Arzt nicht selbst darüber entscheiden, was erlaubt ist und was nicht. Dies ist eine gesellschaftliche Aufgabe.

# Genetische Forschung in der Psychiatrie: Fortschritt und Ethische Verantwortung

J. Deckert und V. Arolt

## 1 Psychiatrische Genetik zwischen Fortschritt und ethischen Bedenken

Genetische Forschung hat in der Psychiatrie wie in den anderen Disziplinen der Medizin in den letzten Jahren immer mehr an Raum eingenommen. Diese Entwicklung begann mit der grundlegenden Untersuchung der genetischen Grundlagen der bipolaren affektiven Erkrankung der Old Order Amish in Pennsylvania (Egeland and Hostetter 1983). In Deutschland fand diese Entwicklung mit der Etablierung eines DFG-Schwerpunktes zur Genetik endogener Psychosen, in dem Humangenetiker und Psychiater verschiedener Universitätskliniken zusammenarbeiteten, ihren bisher markantesten Ausdruck (1992–1997). Die Dynamik der Entwicklung ist daran abzulesen, daß die seit 1989 ursprünglich zweijährlich stattfindenden Weltkongresse für Psychiatrische Genetik in Bonn 1998 zum ersten Mal in jährlichem Rhythmus abgehalten wurden.

Genetische Forschung in der Psychiatrie ruft gerade in Deutschland bei vielen Menschen auch Mißtrauen und Ängste hervor. Diese Ängste sind zu einem wesentlichen Teil auf den Mißbrauch der Ergebnisse genetischer Forschung durch die Nationalsozialisten bis hin zur Ermordung psychisch Kranker zurückzuführen. Es wird daher in Deutschland immer wieder die Frage gestellt, ob genetische Forschung in der Psychiatrie überhaupt sein darf oder nicht schon an sich zutiefst unethisch ist.

Die Autoren, beide klinisch tätige Psychiater, sind der Überzeugung, daß genetische Forschung in der Psychiatrie im Vergleich zu anderen Bereichen der Medizin in besonderer Weise ethische Aspekte berücksichtigen muß. Im folgenden Aufsatz sollen in einem ersten Abschnitt die historischen Bedingungen, unter denen genetische Forschung in der Psychiatrie stattfindet, dargestellt werden. Daran anschließend werden die wesentlichen molekulargenetischen Ergebnisse der aktuellen Forschung einschließlich ihrer möglichen Bedeutung für die Therapie psychischer Erkrankungen zusammengefasst. Abschließend sollen die sich daraus ergebenden Konsequenzen für eine Ethik genetischer Forschung in der Psychiatrie diskutiert werden.

## 2 Die Ermordung psychisch Kranker in Deutschland zwischen 1933 und 1945

Auf dem Hintergrund einer aus heutiger Sicht naiven Fortschrittsideologie, einem ungenügenden Verständnis genetischer Zusammenhänge, aber auch rassistischer Einflüsse hatte sich seit dem Ende des letzten Jahrhunderts weltweit die eugenische Bewegung entwickelt. Ihr Ziel war es, als genetisch „minderwertig" angesehene Menschen von der Fortpflanzung auszuschließen, um so scheinbar krankheitsverursachende Erbanlagen auszuselektieren und der Entstehung von Erbkrankheiten präventiv zu begegnen. Die eugenische Bewegung hatte bis 1933 ihre stärksten politischen Auswirkungen in den USA mit der Einführung von Sterilisationsgesetzen für geistig Behinderte, Geisteskranke und Kriminelle, dem Erlaß von Gesetzen zur Begrenzung der Rassenmischung und dem Einwanderungsgesetz von 1924, das den Zuzug von süd- und osteuropäischen Einwanderern begrenzte (Propping 1989).

In Deutschland wurden eugenische Ziele mit der Machtergreifung der Nationalsozialisten aus rasseideologischen Gründen umgesetzt. Dabei wurde die schon damals bekannte Komplexität genetischer Befunde ignoriert. Bereits am 14. Juli 1933 erließ die nationalsozialistische Regierung das „Gesetz zur Verhütung erbkranken Nachwuchses". Dieses sah die Sterilisation von Patienten auch gegen ihren Willen vor, wenn durch ein sogenanntes „Erbgesundheitsgericht" festgestellt worden war, daß sie an einer von acht „Erbkrankheiten" (angeborenem Schwachsinn, Schizophrenie, manisch-depressives Irresein, erblicher Fallsucht, Huntingtonscher Chorea, erblicher Blindheit, erblicher Taubheit, schwerer körperlicher Mißbildung) oder schwerem Alkoholismus litten. Durch eine Erweiterungsbestimmung vom 26.6. 1935 wurde die eugenische Indikation als Indikation zum Schwangerschaftsabbruch eingeführt. Einem Erbgesundheitsgericht gehörten neben einem Richter zwei Ärzte an. Ärzte waren verpflichtet, ihnen im Rahmen ihrer ärztlichen Tätigkeit bekanntwerdende Fälle von Erberkrankungen unter Aufgabe der Schweigepflicht anzuzeigen. Auf der Grundlage dieses Verfahrens wurden etwa 350 000 Menschen zwangssterilisiert.

Mit dem Ausbruch des Zweiten Weltkrieges wurde diese Ausselektion der als minderwertig angesehenen Erbanlagen durch Sterilisation in menschenverachtender Weise systematisch umgewandelt in die Tötung ihrer Träger durch die physische Vernichtung psychisch Kranker (Mitscherlich und Mielke 1960, Schmidt 1965). Grundlage war ein Geheimbefehl Hitlers vom Oktober 1939, der durch eine Geheimorganisation mit dem Namen T4 (benannt nach der Adresse der Organisation in Berlin, Tiergartenstraße 4) umgesetzt wurde. Mit dem für den Nationalsozialismus typischen, zynischen Mißbrauch der Sprache war darin von „Gnadentod" die Rede, der bei „kritischster Beurteilung ihres Krankheitszustandes" den „nach menschlichem Ermessen unheilbar Kranken" gewährt werden konnte. Innerhalb von eineinhalb Jahren wurden so mehr als 70 000 psychisch Kranke in Gaskammern ermordet. Vor allem auf den Widerstand der Kirchen hin, am prägnantesten verkörpert durch den Münsteraner Erzbischof Clemens August von Galen, der in seiner berühmten Predigt vom 3.8.1941 in der Lambertikirche offen von „Mord" an „wehrlosen Geisteskranken" sprach, befahl Hitler noch im August

1941 die Aktion zu stoppen. Auch nach dem Aussetzen der hochorganisierten Tötungsaktionen in den Gaskammern ging jedoch die Ermordung psychisch Kranker weiter („graue Euthanasie"). In speziellen, zu Tötungsanstalten umgewandelten psychiatrischen Kliniken wurden Patienten durch Giftinjektionen und gezielte Unterernährung ermordet. Die Zahl der ermordeten psychisch Kranken bis zum Kriegsende wird auf mindestens 200 000 geschätzt, darunter auch mehr als 5000 Kinder und Jugendliche (Meyer und Seidel 1989, Blasius 1995, von Cranach und Siemen 1999).

In die Zwangssterilisation und Ermordung psychisch Kranker zwischen 1933 und 1945 war eine ganze Generation deutscher Nervenärzte (Psychiater und Neurologen) verstrickt. Dies ist eine auch für die deutsche Medizin im Nationalsozialismus einmalige Situation insofern, als die Kranken keiner der anderen medizinischen Fachgebiete einer solchen Diskriminierung bis hin zur physischen Vernichtung unter Mitwirkung ihrer Ärzte ausgesetzt waren. Dabei soll nicht unerwähnt bleiben, daß es auch Psychiater gab wie K. Schneider, der die hinter dem Erbgesetz stehende Ideologie noch 1933 öffentlich kritisierte, und wie K.Bonhoeffer, der seine Anwendung möglichst restriktiv gehandhabt sehen wollte. Das Ausmaß der moralischen und rechtlichen Schuld war so sicherlich sehr unterschiedlich. Es reichte vom gesetzlich vorgeschriebenen Mitwirken bei der Umsetzung des durchaus mit der Gesetzgebung anderer Länder (USA, Schweden) vergleichbaren Erbgesetzes, der sich auch dem System und dem Erbgesetz kritisch gegenüberstehende Psychiater wie K.Bonhoeffer und K.Schneider nicht völlig entziehen konnten, über die Lieferung des vermeintlich wissenschaftlichen Fundamentes für die im Erbgesetz vorgesehenen Sterilisationsmaßnahmen und letztlich auch die späteren lebensvernichtenden Maßnahmen wie im Falle von E.Rüdin, dem Kommentator des Erbgesetzes, bis zur Planung und Umsetzung der Massenvernichtung, wie im Falle von W.Heyde, dem ersten Obergutachter der Aktion T4. Offene Kritik an der Tötungsaktion, wie sie durch G.Ewald geäußert wurde, war die Außnahme. Versuche von K.Jaspersen und A.Bostroem 1940, die Euthanasie-Aktion zu stoppen, fanden unter ihren Kollegen keine offene Unterstützung. Repräsentativer war das Verhalten von J.Enge, der zwar das Erbgesetz noch befürwortet hatte, jedoch die Tötung von Patienten durch deren Entlassung zu verhindern suchte.

Die offene Auseinandersetzung mit dieser „unmenschlichen Vergangenheit" (Weitbrecht 1968) fand in Deutschland lange nicht statt. Auf diesem Hintergrund müssen sich heute alle in der Psychiatrie Tätigen und insbesondere diejenigen, die sich mit genetischer Forschung beschäftigen, die Frage stellen: Warum sollen wir heute, eingedenk des menschenverachtenden Mißbrauchs genetischer Befunde in der Vergangenheit, zur Aufklärung der Genetik psychischer Erkrankungen beitragen ? Als Grundlage für die Beantwortung dieser Frage soll in den beiden nächsten Abschnitten der Stand der genetischen Forschung zu psychischen Erkrankungen und die mögliche Relevanz genetischer Forschung für die Therapie psychischer Erkrankungen dargestellt werden.

## 3 Genetische Befunde bei psychischen Erkrankungen

Vor allem die wissenschaftlichen Untersuchungen nordamerikanischer Psychiater und Humangenetiker, aber zunehmend auch europäischer, einschließlich deutscher Psychiater und Humangenetiker haben unser Wissen über die genetischen Grundlagen psychischer Erkrankungen in den letzten zwanzig Jahren wesentlich erweitert. Die Befundlage ist dabei allerdings immer komplexer geworden. Dies soll am Beispiel genetischer Befunde zu den Demenzen, Psychoseerkrankungen und neurotischen Störungen verdeutlicht werden.

### 3.1 Demenzerkrankungen

Einige seltene familiäre Demenzformen werden nach Mendelischen Gesetzen dominant vererbt wie die frontobasale Demenz, die auf Mutationen im Gen des Tau-Proteins zurückgeführt wird (Dumanchin et al. 1998), und die CADASIL-Erkrankung, die durch Mutationen im Notch3-Gen bedingt ist (Joutel et al. 1997).

Die häufigste Demenzform jedoch ist die Demenz vom Alzheimertyp, die ungefähr 2/3 aller Demenzerkrankungen ausmacht. Man unterscheidet sporadische Formen von solchen mit familiärer Häufung (Lautenschlager et al. 1999).

Eine Minderheit der familiären Erkrankungen (<10%) folgt dabei einem Mendelischen Erbgang (Blacker und Tanzi 1998). Mutationen in drei Genen werden als ursächlich angesehen. Diese Gene greifen alle in den Metabolismus des beta-Amyloid-Proteins ein, das den wesentlichen Bestandteil der Amyloidplaques darstellt. Eines ist das Gen des Amyloidprecursorprotein selbst, die anderen wurden Präsenilin-1 und Präsenilin-2 genannt. Damit ist bei einem geringen Teil der an einer Demenz vom Alzheimertyp Erkrankten die molekulare Grundlage der Erkrankung durch Beobachtung entsprechender Mutationen in diesen Genen genau zu diagnostizieren. Prädiktive Aussagen dahingehend, daß jemand bei Vorliegen einer Mutation erkranken wird, sind jedoch nicht möglich, da die Penetranz unvollständig ist und teilweise auch das Erkrankungsalter nicht erreicht wird.

Die Mehrheit der Demenzerkrankungen vom Alzheimertyp mit familiärer Häufung jedoch folgt keinem erkennbaren Mendelischen Erbgang, die Entstehung ist komplex auf dem Hintergrund genetischer Faktoren (oligogen oder polygen) und Umweltfaktoren. Ein putatives Suszeptibilitätsgen konnte mit dem ApoE-Gen entdeckt werden. Homozygosität für das ε4-Allel erhöht das Risko an einer Demenz vom Alzheimertyp zu erkranken um den Faktor 10. Da ein erheblicher Anteil der Menschen, die homozygot für dieses Allel sind, nicht an einer Demenz erkranken, und umgekehrt die Mehrzahl der Menschen, die an einer Demenz erkranken, nicht homozygot für dieses Allel sind, ist dieser Befund weder prädiktiv noch diagnostisch zu verwerten.

Schwerpunkt der aktuellen Forschung ist die Aufklärung der Rolle der Mutationen in den drei kausalen Genen (APP, Präsenilin 1 und 2) bei der Pathogenese der Erkrankung mit dem Ziel der Entwicklung neuer therapeutischer Interventionen.

## 3.2 Psychoseerkrankungen

In diesem Abschnitt sollen die genetischen Befunde sowohl zu Erkrankungen aus dem Schizophrenen Formenkreis als auch zu affektive Psychosen (hier insbesondere der manisch-depressiven Erkrankung) zusammenfassend beschrieben werden. Der wesentliche Grund für diese Form der Darstellung ist die Tatsache, daß sich beide Erkrankungsgruppen im Hinblick auf die molekulargenetische Forschung hinsichtlich der Vorgehensweise, aber auch der hierbei auftretenden Probleme stark überschneiden. Außerdem sind Befunde berichtet worden, die die Existenz von Genen nahelegen, die beiden Störungsgruppen gemeinsam sind.

Eine Rolle genetischer Faktoren bei der Entstehung schizophrenen Psychosen und affektiver Psychosen ist zwischenzeitlich als gesichert anzusehen (Maier et al. 1999, Nöthen et al. 1999). In Anbetracht der Heterogenität der Krankheitsbilder ist dabei der genetische Anteil wahrscheinlich im Einzelfall höchst unterschiedlich. Klinisch imponieren das gesamte Spektrum möglicher genetischer Beiträge von sporadischem Auftreten (polygen mit geringem Beitrag vieler Gene und erheblicher Rolle von Umweltfaktoren) über familiäre Häufung (oligogen mit mäßigem Beitrag weniger Gene, der durch geringe Beiträge anderer Gene und Umweltfaktoren modifiziert wird) bis zu klassisch-dominant aussehendem familiärem Auftreten, das die Existenz eines Hauptgens nahelegt. Besonders hoch wird die Rolle genetischer Faktoren bei der manisch-depressiven Erkrankung eingeschätzt. Auch Hinweise für Antizipation (Zunahme der genetischen Belastung von Generation zu Generation) und Imprinting (Abhängigkeit der genetischen Belastung von Vererbung durch den Vater oder die Mutter) wurden gefunden.

Sowohl bei schizophrenen Psychosen als auch bei affektiven Psychosen wurden mittels klassischer Kopplungsuntersuchungen putative Genloci beschrieben (Gershon et al. 1998, Nurnberger und Faroud 1999). Bei schizophrenen Psychosen werden vor allem Loci auf den Chromosomen 5, 6, 8, 10, 13, 18 und 22 diskutiert. Bei affektiven Psychosen erscheinen Loci auf den Chromosomen 4, 18, 21 und auf dem X-Chromosom am vielversprechendsten. Nicht unerwartet wurde ein Teil der Loci sowohl bei schizophrenen als auch bei affektiven Psychosen gemeinsam gefunden wie 10p14-11, 18p11 und 22q. Dies entspricht Konzepten, daß die zugrundeliegenden genetischen Faktoren den verschiedenen Psychosen teils gemeinsam sind, teils für einzelne spezifisch sind. In Assoziationsuntersuchungen wurden verschiedene Kandidatengene direkt untersucht und auch verschiedene Assoziationen, z.B. von Polymorphismen des $5HT_{2A}$-Rezeptorgens mit schizophrenen Psychosen beschrieben (Erdmann et al. 1996), ohne daß deren Rolle bisher jedoch als etabliert angesehen werden kann.

Zum gegenwärtigen Zeitpunkt konzentrieren sich die Bemühungen auf der molekularen Ebenen darauf, die gefundenen Kandidatenregionen zu sequenzieren, um Kandidatengene in ihnen zu definieren und auf ihre Rolle hin zu untersuchen. Klinisch stehen Bemühungen im Vordergrund homogenere Phänotypen auf der Grundlage differenzierter psychopathologischer Beschreibungen (z.B. Beckmann und Lanczik 1990) oder sogenannter Endophänotypen (eye tracking dysfunction, Arolt et al. 1996, Lencer et al. 1999 oder fehlender Inhibition der akustisch evozierten P50, Freedman et al. 1997 bzw. in Kombination mit fehlerhafter Inhibition von Antisakkaden, Myles-Worsley et al. 1999) zu definieren.

## 3.3 Neurotische und andere Störungen

Im Gegensatz zu Psychoserkrankungen werden neurotische Störungen im allgemeinen als durch Umweltfaktoren bedingt angesehen. Auch bei diesen finden sich jedoch, wenn auch in geringerem Maße als bei Psychoseerkrankungen, in Familien- und Zwillingsuntersuchungen Hinweise auf eine Rolle genetischer Faktoren. Den größten Einfluß haben genetische Faktoren bei Zwangserkrankungen, gefolgt von Panikstörung, generalisierter Angststörung und sozialen Phobien. Geringeren Einfluß haben genetische Faktoren bei Belastungsreaktionen, Anpassungsstörungen und posttraumatischer Belastungsstörung

Die meisten Untersuchungen liegen zur Panikstörung vor, deren Erblichkeit auf 40% geschätzt wird (Kendler et al. 1993). Bei überwiegend sporadischem Auftreten wurde in Einzelfällen auch klassisch-dominant aussehendes familiäres Auftreten beschrieben. Umstritten ist dabei, ob der vererbte Phänotyp tatsächlich die Krankheitskategorie Panikstörung oder nicht eher eine Persönlichkeitsdimension wie Neurotizismus ist. Noch mehr als bei Psychoseerkrankungen werden bei neurotischen Störungen polygene Erbgänge mit nur geringem Beitrag einzelner Gene diskutiert. Entsprechend ergaben klassische Kopplungsuntersuchungen bisher nur negative Befunde, während Assoziationsuntersuchungen erste positive Befunde lieferten, deren endgültige Bewertung jedoch noch offen ist. So fanden sich eine Assoziation zwischen Panikstörung und einem funktionellen Polymorphismus im Promotor des x-chromosomalen MAO-A Gens, dessen funktionell aktiveres Allel bei homozygotem Vorliegen bei Frauen mit einer Risikoerhöhung um den Faktor 2 verbunden ist (Deckert et al. 1999), und eine Assoziation zwischen der Persönlichkeitsdimension „harm avoidance" (Cloninger et al. 1993) und einem funktionellen Polymorphismus im Promotor des 5HT-Transportergens, die 5% der genetischen und 2–3% der Gesamtvarianz dieser Persönlichkeitsdimension erklärt (Lesch et al. 1996). Auf molekularer Ebene steht gegenwärtig die systematische Untersuchung weiterer Kandidatengene im Vordergrund, während klinisch ähnlich den Psychoseerkrankungen die Bemühungen auf die Definition homogenerer Phänotypen durch Kombination kategorialer und dimensionaler Phänotypbeschreibungen und Entwicklung von Endophänotypen ($CO_2$-Sensitivität, Perna et al. 1996, und Joint Hypermobility Syndrom, Martin-Santos et al. 1998) gerichtet sind.

Im Bereich der Suchterkrankungen gibt es einen genetischen Befund, der als gesichert angesehen werden kann (Franke und Maier 1999). So übt in asiatischen, allerdings nicht in europäischen oder nordamerikanischen Populationen das 2-Allel der β2-Untereinheit der Alkoholdehydrogenase einen protektiven Effekt bezüglich der Entstehung einer Alkoholabhängigkeit aus. Erste positive Kopplungsbefunde bei der Alkoholabhängigkeit wurden zwischenzeitlich beschrieben (COGA-Studie) (Schuckit 1999). Auch bei Suchterkrankungen wird ähnlich den neurotischen Störungen eine Rolle für Persönlichkeitsdimensionen diskutiert. Eine Assoziation von „novelty seeking", also einem ausgeprägten Neugierde- und

Explorationsverhalten (Cloninger et al. 1993) mit einem Polymorphismus im Exon III des D4-Dopaminrezeptorgens wurde beschrieben, aber auch kritisch kommentiert (Benjamin et al. 1996, Ebstein et al. 1996, siehe aber: Paterson et al. 1999).

Replizierte Kopplungsbefunde auf den Chromosomen 6 und 15 gibt es bei der Legasthenie (Schulte-Körne et al. 1999, Fisher et al. 1999), eine replizierte Assoziation mit einem Polymorphismus im Promotor des Dopamintransportergens beim Hyperkinetischen Syndrom (Waldman et al. 1998)

## 4 Bedeutung genetischer Befunde für die Therapie psychischer Erkrankungen

Unser Verständnis der genetischen Grundlagen psychischer Erkrankungen steht ganz am Anfang. Nach heutigem Verständnis ist dabei von Heterogenität und in der überwiegenden Mehrzahl der Fälle von oligo- und polygenen Erbgängen auszugehen. Genetische Faktoren mögen dabei geschlechtsspezifisch und populationsspezifisch sein. Phänotyp-Genotyp-Beziehungen sind weitgehend unklar. Variationen in repetitiven Elementen bei kausalen Genen und Variationen in regulatorischen Regionen bei Suszeptibilitätsgenen stellen möglicherweise wesentliche molekulare Mechanismen dar. Über die Interaktion zwischen genetischen Faktoren und Umweltfaktoren wie z.B. bei der Rhesus-Inkompatibilität ist so gut wie nichts bekannt. Nimmt man die Erkrankung mit der besten Befundlage, nämlich die Demenz vom Alzheimertyp als Beispiel, so werden die zu erwartenden Befunde für die Diagnose der Erkrankungen nur begrenzt verwendbar und für die Prognose auf absehbare Zeit ohne Wert sein. Das durch sie verbesserte Verständnis von der Pathogenese psychiatrischer Erkrankungen kann jedoch für die Entwicklung neuer therapeutischer Ansätze von entscheidender Bedeutung sein. Dieser Gedanke soll im folgenden weiter ausgeführt werden.

Psychische Erkrankungen sind häufige Erkrankungen (Tsuang et al. 1995). 5% der über 65-jährigen und damit in Anbetracht der Bevölkerungsentwicklung in absoluten Zahlen ein immer größerer Teil der Bevölkerung leidet an einer Demenzerkrankung. Lebenszeitprävalenzen für affektive und schizophrene Psychosen liegen bei 3% beziehungsweise 1%, die für Angsterkrankungen wird auf 7% geschätzt. Hinter diesen Zahlen verbirgt sich individuelles Leid mit vielfachen Krankenhausaufenthalten und Krankschreibungen, Berentungen, zerbrochenen Beziehungen und Familien bis hin zum Suizid im Rahmen des krankhaften Erlebens (5%–15% der Patienten mit psychischen Erkrankungen sterben durch Suizid !). Psychische Erkrankungen sind also nicht nur häufige, sondern auch zu einem großen Teil schwere Erkrankungen mit häufig chronischem Verlauf und nicht unerheblicher Mortalität.

Die Therapie dieser Erkrankungen folgt seit dem zweiten Weltkrieg entsprechend den Modellen der Entstehungsbedingungen psychischer Erkrankungen (Abbildung 1) im wesentlichen einem pluridimensionellem Ansatz, der gelegentlich auch als biopsychosozial bezeichnet wird (DGPPN 1997). Ein empathischer, psychotherapeutischer Grundansatz, sei er tiefenpsychologisch, verhaltenstherapeutisch oder supportiv ausgerichtet, gehört heute zum Standard psychiatrischer

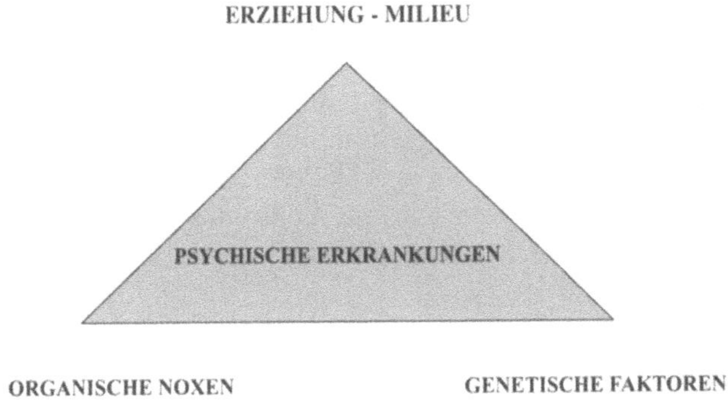


**Abb.1.** Pluridimensionales Modell der Entstehung psychischer Erkrankungen

Therapien. Bei einer großen Anzahl von Patienten, insbesondere mit neurotischen, aber auch affektiven und schizophrenen Störungen sind längerfristige, strukturierte psychotherapeutische Behandlungen sinnvoll. Sozialpsychiatrische therapeutische Vorgehensweisen mit Förderung sozialer Kompetenzen, Schaffung geschützter Arbeits- und Wohnmöglichkeiten und Ermöglichung der gemeindenäheren Versorgung, aber auch besserer personeller und apparativer Ausstattung der verbliebenen Großkrankenhäuser haben mit dem Bericht der Enquetekommission 1975 (BMJFG) über die Mißstände der psychiatrischen Versorgung im Vergleich zur Versorgung in anderen Bereichen der Medizin breiten Eingang in die Psychiatrie gefunden. Als Beitrag der biologischen Psychiatrie hat die Entwicklung neuer Psychopharmaka, vor allem durch die Behandelbarkeit depressiver und produktiv-psychotischer Symptome zu einer enormen Verbesserung der Lage der psychisch Kranken beigetragen und viele der psychotherapeutischen und sozialtherapeutischen Interventionen überhaupt erst möglich gemacht.

Gerade am Beispiel der heute eingesetzten Psychopharmaka lassen sich jedoch die Grenzen der traditionellen biologischen Forschung in der Psychiatrie aufzeigen. Die Einführung von Neuroleptika und Antidepressiva in die psychiatrische Therapie geht auf Entwicklungen in den 50-er und 60-er Jahre dieses Jahrhunderts zurück (Riederer et al. 1991). Sie sind nicht das Ergebnis systematischer Erforschung der molekularen Grundlagen psychischer Erkrankungen, sondern beruhen weitgehend auf aufmerksamer klinischer Beobachtung des (Neben-) Wirkungsprofils von ursprünglich für andere Indikationen (Antihistaminika und Antituberkulotika) entwickelten Substanzen. Dies gilt in ähnlicher Weise für die neueren Medikamente zur Akutbehandlung und Phasenprophylaxe von affektiven Störungen wie Carbamazepin und Valproat, die ursprünglich als Antiepileptika entwikkelt wurden.

Die klassische neurochemische und elektrophysiologische Forschung der letzten dreißig Jahre hat im wesentlichen die Wirkmechanismen dieser Substanzen erhellt und daraus Theorien über die Entwicklung psychischer Störungen abgeleitet (dopaminerge und glutamaterge Theorien der Schizophrenien, katecholaminerge Therorien der Depressionen, Kindling-Theorie bipolarer affektiver Psychosen). Mit Ausnahme vielleicht der Cholinesterasehemmer in der Therapie der dementiellen Erkrankungen – in Analogie zu den Dopaminergika in der Behandlung des Parkinson-Syndroms – hat sie jedoch keine Medikamente mit wirklich neuen Wirkmechanismen auf der Grundlage neuer Erkenntnisse der molekularen Grundlagen psychischer Erkrankungen hervorgebracht. Ihr Hauptfokus in den letzten zehn Jahren und dies durchaus mit einem gewissen Erfolg – liegt stattdessen in der Entwicklung nebenwirkungsärmerer Psychopharmaka auf der Grundlage der bekannten Wirkmechanismen.

Prinzipiell ist eine kurative Therapie mit den zur Zeit verfügbaren Psychopharmaka nicht möglich. Die Behandlung bleibt symptomatisch, ihr Effekt geht mit dem Absetzen der Medikamente meist verloren. Diese Situation ist mit der der medikamentösen Therapie häufiger internistischer Erkrankungen wie Diabetes mellitus und Arterieller Hypertonus vergleichbar. Nicht mehr vergleichbar ist allerdings, daß ein großer Teil der Patienten (ungefähr 20% der Patienten mit affektiven Psychosen und ungefähr 40% der Patienten mit schizophrenen Psychosen) überhaupt nicht oder nur sehr wenig von den heutigen Psychopharmaka profitieren. Insbesondere der zugrundeliegende degenerative Prozess, wie er bei einer Reihe von Schizophrenen Psychosen vermutet wird (Knoll et al. 1998, Schultz und Andreasen 1999), wird durch sie wahrscheinlich nicht verhindert. Darüberhinaus werden die therapeutischen Effekte bei einem Teil der Patienten von einer Reihe unerwünschter Effekte wie Rhythmusstörungen, Gewichtszunahme, Parkinsonsyndrome, Spätdyskinesien, Blutbildungsstörungen und im Falle der Hypnotika und Tranquillizer in Einzelfällen auch der Entwicklung einer Abhängigkeit begleitet. Es besteht also ein erheblicher Forschungsbedarf, der offensichtlich mit den klassischen Methoden der biologischen Psychiatrie nicht gedeckt werden kann.

Die genetische Forschung bietet hier nun die Möglichkeit der Entwicklung neuer Paradigmen (Tabelle 1). Die Methoden der modernen Molekulargenetik erlauben in Verbindung mit Kopplungs- aber auch Assoziationsuntersuchungen die Aufdeckung der molekularen Grundlagen psychischer Störungen ohne auf die Wirkmechanismen der bisher eingesetzten Psychopharmaka zurückzugreifen. Die Untersuchungen auf DNS-Ebene sind dabei aus methodischen Gründen um ein vieles effizienter als die klassischen Untersuchungen auf Proteinebene. Dies zeigt sich allein daran, daß voraussichtlich bis 2001 zwar die Sequenz der Gene weitgehend bekannt sein wird, aber noch lange nicht die Funktion der durch sie kodierten Proteine. Selbstverständlich werden bei der Charakterisierung der physiologischen Rolle und der pathophysiologischen Bedeutung der einzelnen Gene in Zukunft neben molekularbiologischen auch die klassischen neurochemischen und elektrophysiologischen Methoden eine wichtige Rolle spielen.

**Tabelle 1.** Ziele genetischer Forschung in der Psychiatrie

1. Aufklärung der molekularen Grundlagen
2. Aufklärung von Gen-Umwelt-Interaktionen
3. Entwicklung innovativer Therapien
4. Entwicklung individueller Therapien

Genetische Forschung in der Psychiatrie wird so die Voraussetzungen für dringend nötige innovative Therapieansätze liefern. Dies lässt sich wieder am Beispiel der Demenzerkrankungen am besten verdeutlichen. So war hier aufgrund neuropathologischer und neurochemischer Untersuchungen eine Rolle des Amyloid- und des Tau-Proteins erwartet worden, deren Gene als Kandidatengene untersucht worden. Nicht vorhergesagt worden war jedoch eine Rolle für die Präsenilingene, die erst im Rahmen genetischer Untersuchungen überhaupt entdeckt wurden. Ansätze, die Synthese von Amyloid durch direkte Hemmung der Amyloidsekretasen zu hemmen, können so möglicherweise durch Ansätze ergänzt werden, die eine Modulation der Funktion der Präseniline erlauben (Wolfe et al. 1999).

Die Anwendung genetischer Forschungsergebnisse wird darüberhinaus in weiterer Zukunft erlauben, die Auswahl zwischen verschiedenen möglichen Pharmakotherapien und/oder Psychotherapien bei einer Erkrankung nicht mehr nur nach dem Versuch-und-Irrtum-Prinzip zu treffen, sondern in Ergänzung der individuellen Beziehungs- und Verhaltensanalyse auch nach einer Analyse der individuell relevanten molekularen Grundlagen. So könnte man sich vorstellen, daß eine individuelle Genotypisierung für mehrere Suzeptibilitätsgene, z.B. bei Angsterkrankungen, die Vulnerabilität erhöhende Varianten bei einem oder zwei dieser Suszeptibilitätsgene, nicht jedoch bei mehreren anderen aufzeigt. Eine selektive Pharmakotherapie würde dann versuchen, die sich daraus ergebenden Stoffwechseldefekte zu korrigieren. Ähnlich könnten möglicherweise Patienten identifiziert werden, die für bestimmte unerwünschte Wirkungen der Medikamente besonders vulnerabel sind (Maziade et al. 1999). Psychotherapeutische Interventionen könnten gezielt anlagebedingte Entwicklungschancen bzw.- hindernisse nutzen oder bearbeiten.

## 5 Ethische Verantwortung genetischer Forschung in der Psychiatrie

Wie bei allen bedeutsamen wissenschaftlichen und technologischen Entwicklungen, so ist auch bei der psychiatrischen Genetik die Janusköpfigkeit des Fortschritts unverkennbar. Während einerseits enorme Entwicklungschancen erkennbar sind, kann andererseits die Gefahr bewußten und unbewußten Mißbrauchs nicht übersehen werden. Gerade das Studium des gesellschaftlich organisierten Mißbrauchs genetischer Erkenntnisse im Nationalsozialismus zeigt, daß die Anwendung wissenschaftlicher Entwicklungen vergleichsweise wenig durch die Hände der Forscher selbst als vielmehr durch gesellschaftliche Kräfteverhältnisse bestimmt ist. Die Erkenntnisse der modernen Sozialforschung legen nahe, daß der Umgang mit technischen Entdeckungen, wenn sie zur Anwendung kommen, eine Art Eigengesetzlichkeit entfalten. Norbert Elias betont, daß es naiv wäre zu glauben, daß die freigesetzten Mächte schon von selbst in die richtigen Hände gerieten. Diese Auffassung gewinnt angesichts neuerer gesellschaftlicher Entwicklungen zusätzliches Gewicht. Bedenkliche Entwicklungen sind auf zwei Ebenen erkennbar:

1. Die *naive Überinterpretation* genetischer Befunde wird vermutlich ein ernstzunehmendes Problem, nicht bei den Genetikern selbst, sondern in der Allgemeinbevölkerung aber auch in ärztlichen Kreisen darstellen. Es besteht die Gefahr,

daß eine genetische Prädisposition - die angesichts der zu vermutenden Polygenität sehr unterschiedlich ausgeprägt sein kann - mit dem tatsächlich bevorstehenden Beginn oder sogar mit dem Vorhandensein der Erkrankung verwechselt wird. Dabei ist bereits heute erkennbar, daß bestimmte Personen in Familien mit gehäuftem Auftreten von Schizophrenien mit hoher Wahrscheinlichkeit als Konduktoren fungieren, jedoch selbst nicht an Schizophrenien erkranken und nicht einmal schizophrenieähnliche Merkmale aufweisen. Die Ursachen für eine phänotypische Manifestation der genetischen Anlage sind in der psychiatrischen Genetik völlig ungeklärt. Die naive Gleichsetzung von Prädisposition und Vorliegen von Krankheit birgt die Gefahr der vorschnellen Etikettierung mit allen Konsequenzen im persönlichen und beruflichen Umfeld. Für die betreffenden Menschen selbst muß bedacht werden, daß es sich vermutlich eher nicht um psychisch stabile Personen handelt, sondern um für Erkrankungen vulnerable Menschen, deren Reaktion auf mögliches Wissen um die eigene genetische Prädisposition heute in keiner Weise einzuschätzen ist. Es besteht die Gefahr, daß durch solches Wissen im Rahmen des Laienverständnisses Krankheitsprozesse ausgelöst oder im Sinne einer Chronifizierung vorangetrieben werden („gegen seine Gene kann man nicht ankämpfen"). Aus dieser Problematik leitet sich die Forderung ab, im Falle der Kenntnis von Prädispositionsgene eine präsymptomatische Testung nur dann anzubieten, wenn gleichzeitig eine adäquate Behandlungsmöglichkeit zur Verfügung gestellt werden kann.

2. Der *bewußte Einsatz* genetischer Informationen, auch zum Nachteil des Individuums, ist zu befürchten, wenn die materiellen Interessen einflußreicher gesellschaftlicher Kräfte berührt werden. Es ist absehbar, daß der materielle Druck auf das Gesundheitssystem in den westlichen Industriegesellschaften mit der Einführung aufwendiger technologischer Neuerungen in die medizinische Therapie zunehmen wird. Die ausschließlich profitorientierte Umstrukturierung des nordamerikanischen Gesundheitswesens im Sinne der „managed care" verdeutlicht diese Entwicklungstendenz gerade im Bereich der psychiatrischen Versorgung in drastischer Weise. Hierbei entstehen unübersehbare Widersprüche zwischen gesellschaftlich organisierter Verteilung von Gesundheitsleistungen und dem gesundheitlichen Wohlergehen und Schutz des einzelnen Individuums. Es kann angesichts erheblicher materieller Interessen nicht ausgeschlossen werden, daß bei Fortschreiten dieser Entwicklungen auch auf genetische Informationen von Menschen zurückgegriffen wird, z.B. im Rahmen von Versicherungen oder Zugang zu Ausbildungswegen. Hierbei sollte bedacht werden, daß auch in westlichen Demokratien einflußreiche gesellschaftliche Kräfte, wie z.B. weltweit operierende Konzerne, aber auch Versicherungsgesellschaften und Krankenkassen erheblichen Einfluß besitzen, obwohl sie demokratisch nicht oder nur unvollkommen legitimiert sind. Die intellektuelle Rechtfertigung solcher Entwicklungen liefern philosophische Ansätze, in denen die Abkehr von humanistischen Werten ideologisch begründet und mit einem „modernen" Gesicht versehen wird. So definiert der australische Philosoph P. Singer den Wert eines Lebens überwiegend nach seinem ökonomischen Wert für die Gemeinschaft. P. Sloterdijk hat in einer vielbeachteten Rede 1999 von der Notwendigkeit von Regeln für die zukünftige Gestaltung des „Menschen-

parks" gesprochen. Suggeriert wurde hierbei, daß eine Neugestaltung der genetischen Ausstattung des Menschen durch den Menschen Realität werden könnte und daß es hierfür Regeln geben müsse. Aus unserer Sicht sollte eine Entwicklung nicht hingenommen werden, die auf der offensichtlich „modernen", aber wissenschaftlich gänzlich unbelegten Annahme gründet, daß eine positive Selektion von Erbanlagen durch genetische Manipulation möglich ist und einen besonderen Fortschritt für die Menschheit darstellen könnte. Das Gefährliche dieser Ansichten ist der Umstand, daß es hier wiederum nicht mehr um den einzelnen Menschen, bzw. seine individuelle Leidenssituation geht, sondern um das vermeintliche Wohl der Gesellschaft. Aus medizinischer Sicht muß der Einsatz genetischer Erkenntnisse der Vermeidung und Therapie von Krankheiten dienen und nicht der Verbesserung der genetischen Ausstattung Einzelner oder der Gesellschaft.

Zusammenfassend sollte ein ethisch verantwortungsvoller Umgang mit genetischen Befunden zu psychischen Erkrankungen die folgenden Grundprämissen beachten:

1. Genetische Befunde zu psychischen Erkrankungen werden mit großer Wahrscheinlichkeit in Ergänzung bisheriger Forschungsansätze zur Erweiterung unserer Erkenntnisse über die Natur psychischer Erkrankungen genutzt werden und damit die Grundlage für neue Therapieansätze in der Behandlung der zu einem Teil chronisch verlaufenden und bisher therapeutisch nur ungenügend beeinflussbaren psychischen Erkrankungen legen. Diese Therapieansätze können sowohl im Bereich der Somatotherapien (Pharmakotherapie, Gentherapie), aber auch im Bereich der Psychotherapie und Soziotherapie liegen.
   Dieser therapeutische Ansatz unterscheidet die heutige genetische Forschung in der Psychiatrie von dem selektionierenden Ansatz der eugenischen Bewegung, die ihre schlimmste Ausprägung in der Ermordung psychisch Kranker in Deutschland zwischen 1933 und 1945 fand. Das Primat dieser therapeutischen Grundausrichtung und die Abwehr jeglicher selektionierender Tendenzen muß die ethische conditio sine qua non genetischer Forschung in der Psychiatrie sein.
2. Genetische Befunde zu psychischen Erkrankungen werden bei der überwiegenden Mehrzahl der Erkrankungen in Anbetracht der komplexen Entstehung psychischer Erkrankungen durch Umwelt-Gen-Interaktionen auf absehbare Zeit keine Aussage zu Diagnose oder gar Prognose erlauben.
   Der Einsatz entsprechender Tests außerhalb wissenschaftlicher Untersuchungen sollte daher nur in Einzelfällen und mit äußerster Zurückhaltung erfolgen, vor allem wenn sich keine therapeutischen Konsequenzen ergeben. Dies gilt insbesondere für Kinder und Jugendliche (Kommission für Öffentlichkeitsarbeit und ethische Fragen der Gesellschaft für Humangenetik e.V. 1995). Genetische Befunde zu psychischen Erkrankungen, selbst wenn sie im Einzelfall Aussagen zu Diagnose oder Prognose psychischer Erkrankungen erlauben sollten, dürfen ähnlich den genetischen Befunden zu anderen Erkrankungen in keinem Fall die Verfügbarkeit medizinischer oder ökonomischer Ressourcen beeinflussen.

Die Beachtung dieser Grundprämissen darf dabei von Ärzten nicht allein Ethikern, Juristen oder Politikern überlassen werden. Sie selbst müssen bei ihrer Umsetzung aktiv mitwirken. Dabei ist die Beachtung allgemeiner Grundprinzipien medizinischer Forschung, insbesondere die Beachtung des informierten Einverständnisses und des Vorranges des Interesses des individuellen Patienten über das der Gemeinschaft und das jeder wissenschaftlichen Fragestellung bei der Erforschung psychischer Erkrankungen selbstverständlich (World Psychiatric Association 1998). Darüberhinaus ist es aber auch Aufgabe der wissenschaftlich tätigen Ärzte, den oben angeführten Fehlentwicklungen durch Aufklärung der Allgemeinheit über Möglichkeiten und Grenzen genetischer Forschung und Befunde entgegenzuwirken.

Unter Beachtung dieser Grundvoraussetzungen und in Anbetracht des möglichen therapeutischen Fortschritts, läßt sich die eingangs gestellte Frage nach Überzeugung der Autoren damit so beantworten, daß genetische Forschung in der Psychiatrie ethisch zu begründen ist. Nur so können auf lange Sicht den psychisch Kranken die Fortschritte zuteil werden, die in anderen Bereichen der Medizin auf der Grundlage der Ergebnisse genetischer Forschung für selbstverständlich gehalten werden.

## Literatur


Arolt V., Lencer R., Nolte A., Müller-Myhsok B., Purmann S., Schürmann M., Leutelt J., Pinnow M., Schwinger E. (1996) Eye tracking dysfunction is a putative phenotypic susceptibility marker of schizophrenia and maps to a locus on chormosome 6p in families with multiple occurrence of the disease, American Journal of Medical Genetics 67:564–579

Beckmann H., Lanczik M. (Hg.), Leonhard classification of endogenous psychoses, in: Psychopathology 23(4–6), Karger-Verlag, Basel 1990

Benjamin J., Li L., Patterson C., Greenberg B.D., Murphy D.L., Hamer D.H. (1996) Population and familial association between the D4 dopamine receptor gene and measures of novelty seeking, Nature Genetics 12:81–84

Blacker D., Tanzi R.E. (1999) The genetics of Alzheimer disease, Archives of Neurology 55:294–296

Blasius D., „Einfache Seelenstörung" Geschichte der deutschen Psychiatrie 1800–1945, Fischer Verlag 1995

Bundesministerium für Jugend, Familie und Gesundheit (BMJFG), Bericht über die Lage der Psychiatrie in der Bundesrepublik Deutschland Zur psychiatrischen und psychotherapeutisch/psychosomatischen Versorgung der Bevölkerung, Bonn 1975

Cloninger C.R., Svrakic D.M., Przybeck T.R. (1993) A psychobiological model of temperament and character, Archives of General Psychiatry 50:975–990

von Cranach M., Siemen H.L. (1999) Psychiatrie im Nationalsozialismus. Oldenbourg, München 1999

Deckert J., Catalano M., Syagailo Y.V., Bosi M., Okladnova O., DiBella D., Nöthen M.M., Maffei P., Franke P., Fritze J., Maier W., Propping P., Beckmann H., Bellodi L., Lesch K.P. (1999) Excess of high activity monoamine oxidase A gene promoter alleles in female patients with panic disorder, Human Molecular Genetics 8:621–624

Deutsche Gesellschaft für Psychiatrie, Psychotherapie und Nervenheilkunde (DGPPN), Die Behandlung psychischer Erkrankungen in Deutschland, Springer-Verlag, Berlin-Heidelberg 1997

Dumanchin C., Camuzat A., Campion D., Verpillat P., Hannequin D., Dubois B., Saugier-Veber P., Martin C., Penet C., Charbonnier F., Agid Y., Frebourg T., Brice A. (1998) Segregation of

a missense mutation in the microtubule-associated protein tau gene with familial frontotemporal dementia and parkinsonism, Human Molecular Genetics 7:1825–1829
Ebstein R.P., Novick O., Umansky R., Priel B., Osher Y., Blaine D., Bennett E.R., Nemanov L., Katz M., Belmaker R.H. (1996) Dopamine D4 receptor (D4DR) exon III polymorphism associated with the human personality trait of novelty seeking, Nature Genetics 12:78–80
Egeland J.A., Hostetter A.M. (1983) Amish study, I: Affective disorders among the Amish 1976–1980, American Journal of Psychiatry 140: 56–61
Erdmann J., Shimron-Arbanell D., Rietschel M., Albus M., Maier W., Körner J., Bondy B., Chen K., Shih J.C., Knapp M., Propping P., Nöthen M.M. (1996) Systematic screening for mutations in the human serotonin-2A (5-HT2A) receptor gene: identification of two naturally occurring receptor variants and association analysis in schizophrenia, Human Genetics 97:614–619
Fisher S.E., Marlow A.J., Lamb J., Maestrini E., Williams D.E., Richardson A.J., Weeks D.E., Stein J.F., Monaco A.P. (1999) A quantitative-trait locus on chromosome 6p influences different aspects of developmental dyslexia, Human Genetics 64:146–156
Franke P., Maier W. (1998) Genetik der substanzgebundenen Abhängigkeitserkrankungen, Medizinische Genetik 3:398–401
Freedman R., Coon H., Myles-Worsley M., Orr-Urtreger A., Olincy A., Davis A., Polymeropoulos M., Holik J., Hopkins J., Hoff M., Rosenthal J., Waldo C., Reimherr F., Wender P., Yaw J., Young D.A., Breese C.R., Adams C., Patterson D., Adler L.E., Kruglyak L., Leonard S., Byerley W. (1997) Linkage of a neurophysiological deficit in schizophrenia to a chromosome 15 locus, Proceedings of the National Academy of Sciences USA 94:587–592
Gershon E.S., Badner F.A., Goldin L.R., Sanders A.R., Cravchik A., Detera-Wadleigh S.D. (1998) Closing in on genes for manic-depressive illness and schizophrenia. Neuropsychopharmacology 18:233–242
Joutel A., Vahedi K., Corpechot C., Troesch A., Chabriat H., Vayssiere C., Cruaud C., Maciazek J., Weissenbach J., Bousser M.G., Bach J.F. ,Tournier-Lasserve E. (1997) Strong clustering and stereotyped nature of Notch3 mutations in CADASIL patients, Lancet
350:1511–1515
Kendler K.S., Neale M.C., Kessler R.C., Heath A.C., Eaves L.J. (1993) Panic disorder in women: a population-based twin study, Psychological Medicine 23:397–406
Knoll J.L. 4th, Garver D.L., Ramberg J.E., Kingsbury S.J., Croissant D., McDermott B. (1998) Hterogeneity of the psychoses: is there a neurodegenerative psychosis ? Schizophrenia Bulletin 24:365–379
Kommission für Öffentlichkeitsarbeit und ethische Fragen der Gesellschaft für Humangenetik e.V. (1995) Stellungnahme zur genetischen Diagnostik bei Kindern und Jugendlichen, Medizinische Genetik 7:358–359
Lautenschlager N., Kurz A., Müller U. (1999) Erbliche Ursachen und Risikofaktoren der Alzheimer-Krankheit, Nervenarzt 70:195–205
Lencer R., Malchow C.P., Krecker K., Nolte A., Pinnow M., von Siefart S.Z., Schwinger E., Arolt V. (1999) Smooth pursuit performance in families with multiple occurrence of schizophrenia and nonpsychotic families, Biological Psychiatry 45:694–703
Lesch K.P., Bengel D., Heils A., Sabol S.Z., Greenberg B.D., Petri S., Benjamin J., Müller C.R., Hamer D.H., Murphy D.L. (1996) Association of anxiety-related traits with a polymorphism in the serotonin transporter gene regulatory region, Science 274:1483–1487
Maier W., Zichtermann J., Rietschel M., Held T., Falkai P., Wagner M., Schwab S. (1999) Genetik Schizophrener Störungen, Nervenarzt 70: 955–969
Martin-Santos R., Bulbena A., Porta M., Gago J., Molina L., Duro J.C. (1998) Association between joint hypermobility syndrome and panic disorder, American Journal of Psychiatry 155: 1578–1583
Maziade M., Roy M.A., Merette C., Bissonette L., Quirin R., Palmour R. (1999) Psychopharmacogenetics and psychiatric genetics: similar methodological challenges, Journal of Psychiatry and Neuroscience 24:211–214

Meyer J.E., Seidel R., Die psychiatrischen Patienten im Nationalsozialismus, In: Kisker K.P., Lauter H., Meyer J.E., Müller C., Strömgren E., Psychiatrie der Gegenwart, Bd.9, 3.Auflage, Springer-Verlag, Berlin-Heidelberg-New York 1989

Mitscherlich A., Mielke F., Medizin ohne Menschlichkeit, Fischer-Verlag, Frankfurt/M 1960

Myles-Worsley M., Coon H., McDowell J., Brenner C., Hoff M., Lind B., Bennett B., Freedman R., Clementz B., Byerley W. (1999) Linkage of a composite inhibitory phenotype to a chromosome 22q locus in eight Utah families, American Journal of Medical Genetics 88:544–550

Nöthen M.M., Rietschel M., Propping P. (1998) Genetik der bipolaren affektiven Erkrankung, Medizinische Genetik 3:394–397

Nurnberger J.I., Faroud T. (1999) Chromosome 6 workshop report, American Journal of Medical Genetics 88:233–238

Paterson A.D., Sunohara G.A., Kenendy J.L. (1999) Dopamine D4 receptor gene: novelty or nonsense ?, Neuropsychopharmacology 21:3–16

Perna G., Bertani A., Caldirola D., Bellodi L. (1996) Family history of panic disorder and hypersensitivity to CO2 in patients with panic disorder, American Journal of Psychiatry 153:1060–1064

Propping P., Psychiatrische Genetik, Springer-Verlag, Berlin-Heidelberg-New York 1989

Riederer P., Laux G., Pöldinger W. (Hg.) Neuropsychopharmaka Bd. 1, Springer-Verlag Wien-New York, 1991

Schmidt G., Selektion in der Heilanstalt 1939–45, Suhrkamp-Verlag, Frankfurt/M. 1965

Schuckit M.A. (1999) New findings in the genetics of alcoholism, Journal of the American Medical Association 281:1875–1876

Schultz S.K., Andreasen N.C. (1999) Schizophrenia, Lancet 353:1425–1430

Schulte-Körne G., Nöthen M.M., Remschmidt H. (1998) Genetik der Lese-Rechtschreibstörung, Medizinische Genetik 3:402–405

Tsuang M.T., Tohen M., Zahner G.E.P., Textbook in Psychiatric Epidemiology, John Wiley & Sons, New York 1995

Waldman I.D., Rowe D.C., Abramowitz A., Kozel S.T., Mohre J.H., Sherman S.L., Cleveland H.H., Sanders M.L., Gard M.C., Stever C. (1998) Association and linkage of the dopamine transporter gene and attention-deficit hyperactivity disorder in children: Heterogeneity owing to diagnostic subtype and severity, American Journal of Human Genetics 63:1767–1776

Weitbrecht H.J., Psychiatrie in der Zeit des Nationalsozialismus, Peter Hanstein Verlag, Bonn 1968

Wolfe M.S., Xia W., Ostaszeweski B.L., Diehl T.S., Kimberly W.T. und Selkoe D.J. (1999) Two transmembrane aspartates in presinilin-1 required for presinilin endoproteolysis and gamma-secretase activity, Nature 398:513–517

World Psychiatric Association (WPA) (1998) Die Deklaration von Madrid 1996, übersetzt von A.Shiffman und H. Helmchen, Nervenarzt 69:454–455

# Ernährung

# KAPITEL 25

# Gentechnik in der Ernährung – unnötiges Risiko oder notwendige Hilfe?

K.-D. Jany

Kultur und Tradition haben unser Ernährungsverhalten geprägt und Lebensmittel dienen mehr als nur der Nahrungszufuhr. Heute verkörpern Lebensmittel immer mehr Lebensstil und Prestige. Im Umgang und Verzehr unserer Nahrungsmittel haben die Menschen sich einen großen Erfahrungsschatz angeeignet. Darüber hinaus haben Lebensmittel eine ihnen bekannte Entstehungstradition und mit den Herstellungsverfahren glauben sie, die Verbraucher, vertraut zu sein. Vor diesem Hintergrund wird nun die Gentechnik in den Lebensmittelbereich eingeführt werden. Als eine unbekannte, neue Technik erscheint sie vielen als unheimlich. Und darüber hinaus besitzen wir für diese neuen „gentechnischen" Produkte keine Erfahrungswerte. Dies erzeugt Verunsicherung und Unbehagen. Dabei wird übersehen, daß Herstellung und Verarbeitung unserer so vertrauten Lebensmitteln einem ständigen Wandel unterliegen. Nicht nur ernährungsphysiologische Erkenntnisse, soziologische, ökonomische Veränderungen und technischen Entwicklungen haben ihren Anteil daran, sondern auch Verbraucherwünsche. Unsere Lebensmittel sollen immer schöner, wertvoller, besser ... kurz genußvoller und gesünder werden. Dabei sollen sie aber immer naturbelassener, frischer, sicherer, haltbarer und vor allem billiger werden. Der Grundwert eines Lebensmittel – satt werden und Durst löschen- spielt in den vom Überfluß geprägten Industrieländern kaum noch eine Rolle. Dagegen gewinnt der Zusatznutzen, wie Genuß, Convenience, Erlebnis, Fitness, Gesundheit usw. immer mehr an Bedeutung.

Gegenwärtig vollzieht sich ein technischer Wandel in allen Lebensbereichen in einer bisher nicht dagewesenen Geschwindigkeit und die Menschen können kaum noch nachvollziehen, was geschieht. Sie stehen den neuen Techniken zunehmend skeptisch bis ablehnend gegenüber, ohne grundsätzlich technikfeindlich zu sein. Die Notwendigkeit neuer Techniken wird immer häufiger in Frage gestellt sowie deren Nutzen und Risiken werden intensiver unter Beteiligung der Öffentlichkeit diskutiert. Gerade die Einführung der Gentechnik in den Lebensmittelbereich stellt ein besonders deutliches Beispiel dar. Gen- und Biotechnologie gelten als Schlüsseltechnologien des 21. Jahrhunderts und ihre zukünftige Bedeutung kann mit der heutigen wirtschaftlichen Stellung der Mikroelektronik und Informationstechnik verglichen werden. Die Gentechnik stellt eine Querschnittstechnologie dar, die weite Bereiche der Medizin, der Chemie, der Lebensmittelwirtschaft und des Umweltschutzes nachhaltig beeinflussen wird. Die Gentechnik ist nicht mit der Biotechnik identisch, sie hat aber die klassische Biotechnologie innovativ weiterentwickelt.

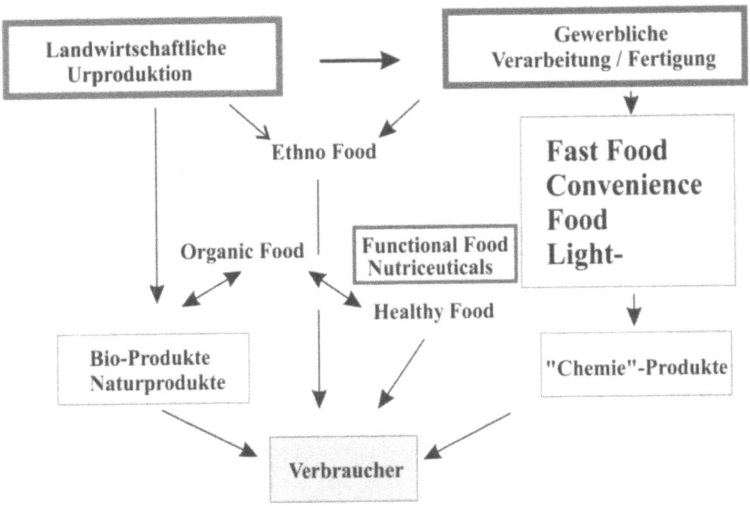


**Abb. 1.** Bezeichnungen für Lebensmittel

Genau wie andere Wirtschaftszweige richtet sich auch die Lebensmittelwirtschaft nach Stand von Wissenschaft und Technik aus und führt neue moderne Verfahren für die Gewinnung und Verarbeitung von Lebensmitteln ein. Verbraucher werden mit Begriffen, wie „light"-Produkte, „fast" Food, Ethno Food, Organic Food, Convenience Food, Designer Food, Healthy Food, Functional Food und Novel Foods konfrontiert (Abb.1). Verbraucher werden viel zu wenig über die Bedeutung dieser Lebensmittel aufgeklärt und sie stehen bisweilen hilflos bis verunsichert diesen Produkten gegenüber. Früher gelangten landwirtschaftliche Rohprodukte mehr oder minder direkt zum Verbraucher und sie bereiteten diese Erzeugnisse selbst zu. Nur ein kleiner Teil der landwirtschaftlichen Erzeugnisse wurde über eine handwerkliche Verarbeitung zum Verbraucher gebracht. Heute gelangt dagegen nur ein kleiner Teil der Rohwaren direkt zum Verbraucher, in der Regel frisches Obst und Gemüse, und der größte Teil wird in einer handwerklichen oder industriellen Fertigung als Verarbeitungsprodukt an Verbraucher weitergegeben.

Convenience Foods sind kaum bekannt, aber jeder nutzt solche Produkte. Diese Erzeugnisse sollen die Essenzubereitung erleichtern und Arbeitszeit einsparen. Hier unter fallen nicht nur Fertigsuppen oder Mikrowellengerichte sondern auch Konserven oder Tiefkühlkost. Fast Food, das schnelle Essen an der Ecke und light-Produkte als kalorienarme Erzeugnisse sind wohlbekannt. Der Begriff „Designer Food" wird häufig abwertend gebraucht. Glaubt man hier doch, daß Nahrungsmittel zunächst in ihre Bestandteile zerlegt werden und dann wieder neu komponiert zu einem neuen Lebensmittel zusammengesetzt werden. Designer Food bedeutet aber nur, daß Lebensmittel für bestimmte Zwecke bearbeitet werden. So ist sicherlich ein Vollkornbrötchen mit Sonnenblumenkernen ein Designer Food, es wurde hinsichtlich seines gesundheitlichen Wertes und des Geschmacks neu entwickelt. Aber auch das Mikrowellenfertiggericht ist ein Designer Food; in seiner Zusammensetzung muß es der Haltbarkeit, dem Nährwert und des gleichzeitigen Garwerdens aller Komponenten gerecht werden. Der Begriff „Functional Food“ ist in der Europäischen Gemeinschaft noch nicht definiert. Es sind Lebensmittel, die eine funktionelle Bedeutung für das Wohlbefinden und dem vorbeugenden Gesundheitsschutz von Menschen aufweisen. Hierunter können ballaststoffreiche Produkte für eine Dickdarmkrebsprophylaxe oder Calcium-angereicherte Säfte fallen.

Häufig verbinden Verbraucher mit diesen Erzeugnissen den Begriff eines neuartigen Lebensmittels, da sie für diese Produkte völlig neue Herstellungsverfahren und gänzlich neue Lebensmittelrohstoffe vermuten. Innerhalb der erwähnten Lebensmittelgruppen sind die Übergänge fließend.. Mit dem Begriff „Neuartige Lebensmittel“ werden dabei besonders in Deutschland nur „gentechnisch hergestellte“ Erzeugnisse verstanden; aber er umfaßt vielmehr eine große Palette unterschiedlicher Lebensmittel. Es handelt sich hierbei um Erezugnisse, die entsprechend der europäischen Novel Verordnung bislang noch nicht im nennenswerten Umfang von Menschen der Europäischen Union verzehrt worden sind. Beispiele wären hier Obst und Gemüse aus ostasiatischen oder afrikanischen Ländern, Produkte mit strukturell neuen Inhaltsstoffen (der Fettersatz Olestra®) oder hochdruck-pasteurisierte Säfte.

## Gentechnik und Züchtung

Mikroorganismen, Pflanzen und Tiere werden seit Jahrtausenden zum Wohle und Nutzen des Menschen eingesetzt und optimiert, wobei gerade der weite Bereich der Gewinnung und Veredelung von Lebensmitteln und Genußstoffen im Vordergrund stand und noch steht. Heute werden diese biologischen Systeme sehr bewußt und zielgerichtet in ihren genetischen Eigenschaften verändert. Seit einigen Jahren werden klassische Züchtung von Pflanzen und Stammoptimierung von Mikroorganismen durch neues Hilfsmittel, - die Gentechnik -, unterstützt. Die Gentechnik stellt die Methoden zur Auswahl geeigneter Zuchtlinien und Stämme, zur Erforschung und Kartierung von Merkmalen (Genen) sowie zur Isolierung und Übertragung einzelner Gene bereit. Die Gentechnik ist per se weder gut noch schlecht. Die Gentechnik bedeutet immer einen gezielten Eingriff in die Erbinformation und eine *in vitro* Rekombination von genetischem Material.

Die Gentechnik eröffnet der Züchtung neue und zielgerichtetere Wege in der Gewinnung von Nutzorganismen.

Die Methoden der Gentechnik sind etabliert und werden weltweit eingesetzt. Aufgrund der engen internationalen Handelsverflechtungen und der Etablierung des gemeinsamen europäischen Marktes wird sich kein EU-Mitgliedsland gentechnisch gewonnenen Roh-, Hilfs- und Zusatzstoffen entziehen können. In der öffentlichen Diskussion werden Nutzenaspekte häufig verkannt und eventuell mögliche Risiken dafür überbewertet.

## Chancen und Nutzen der Gentechnik

Gegensatz zum Medizin- und Pharmabereich findet die Gentechnik im Lebensmittelsektor kaum Akzeptanz; im deutschsprachigen europäischen Raum lehnen 60–80% der Verbraucher diese Technik ab. Ein Nutzen der Gentechnik ist in unserer Überflußgesellschaft kaum erkennbar oder nachvollziehbar, zumal qualitativ hochwertige und preisgünstige Lebensmittel in mehr als ausreichenden Mengen jederzeit verfügbar sind. Die Gentechnik ist innerhalb der Agrarproduktion und der Lebensmittelverarbeitung nur ein Teilaspekt. Die Gentechnik wird häufig nur in Verbindung mit Verfahrensoptimierungen, Rationalisierungen und Gewinnsteigerung gesehen. Zweifellos sind diese Punkte Triebkräfte für den Einsatz gentechnischer Verfahren, aber Produktverbesserungen, Kostenreduzierung und Wettbewerbsfähigkeit sollten in einem immer enger werdenden und weltumspannenden Angebotsmarkt die richtige Beachtung finden. Unmittelbarer Nutzen wird sich für alle aus den Möglichkeiten zur Verbesserung der ernährungsphysiologischen Wertigkeit von Nahrungsmitteln und der Entwicklung neuer verbesserter diätetischer Lebensmittel sowie der Reduzierung gesundheitlicher oder mikrobieller Risiken ergeben. Daneben eröffnet die Verwendung von transgenen Organismen Chancen zur Umweltentlastung in Landwirtschaft und Lebensmittelproduktion, zur ökonomischeren Nutzung unserer natürlichen Ressourcen sowie zum verbesserten Erhalt von wertgebenden Inhaltsstoffen bei der Verarbeitung von Rohstoffen. In der nachfolgenden Tabelle 1 sind Chancen und Nutzen der Gentechnik zusammengefaßt, wobei einige der Aspekte bereits nutzbringend umgesetzt worden sind.

## Anwendungsbereiche der Gentechnik

Heute werden nahezu alle Nutzorganismen in einer Kombination von Gentechnik und klassischen Methoden bearbeitet.

### Lebensmittelverarbeitung

Zur fermentativen Gewinnung von Hilfs- und Zusatzstoffen durch gentechnisch veränderte Mikroorganismen und Zellkulturen (GVO). Aus GVO oder den Fermentationsbrühen werden Enzyme, Geschmacksverstärker, Süßstoffe, Aromen, Vitamine, Hormone und Dickungsmittel isoliert.

Zur Herstellung von GVO (Milchsäurebakterien, Hefen, filamentöse Pilze) als Starter- und Schutzkulturen. Diese GVO sollen/werden in der Milch-, Fleisch-, und Obst- / Gemüseverar beitung, im Brau- und Backgewerbe sowie bei Fein- und Frischkostprodukten eingesetzt (werden).

### Landwirtschaftliche Urproduktion

Zur Züchtung von transgenen Pflanzen mit neuen Resistenzen gegenüber Herbiziden, Virus-, Pilz- und Insektenbefall sowie mit Systemen zur Erhöhung der Lagerfähigkeit oder zur Qualitätsverbesserung landwirtschaftlicher Erzeugnisse.

Tabelle 1. Nutzen und Chancen der Gentechnik im Agrar- und Lebensmittelsektor

**Umsetzung ernährungswissenschaftlicher Erkenntnisse**
- Optimierte Zusammensetzung von Makro- und Mikronährstoffen
- Verbesserter Erhalt von wertgebenden Inhaltsstoffen
- Erhöhung des Ballaststoffgehaltes
- Änderungen im Fettsäuremuster
- Erhöhung des Gehaltes an natürlichen Antioxidantien und Vitaminen
- Eliminierung antinutritiver Substanzen

**Ausschaltung toxischer oder hygienischer Risiken im Produkt oder im Herstellungsverfahren**
- Reduzierung von natürlich vorkommenden Toxinen
- Hemmung des Wachstums von pathogenen Keimen
- Reduzierung von mikrobiologischen Risikofeldern

**Entwicklung hypoallergener und diätetischer Lebensmittel**

**Verbesserung und Erweiterung von sensorischen Eigenschaften**

**Verbesserte Haltbarkeit und Lagerfähigkeit von Lebensmitteln**
- Unterdrückung der Fettoxidation
- Unterdrückung des Zellwandabbaus
- Hemmung des mikrobiellen Verderbs
- Minderung von Nachernteverlusten

**Ressourcen- und Ertragssicherung**
- Ausbildung von Resistenzen gegen Krankheitsbefall
- Verbesserte oder veränderte Rohstoff- und Reststoffverwertung

**Entlastung der Umwelt**
- Verringerung des Einsatzes von Pflanzenschutzmitteln
- Verringerung des Energie- und Wasserverbrauchs
- Verringerung von „Abfallstoffen" und Lösungsmitteln

**Verfahrensoptimierung – Kosteneinsparung – Wettbewerbsfähigkeit**

Zur Züchtung transgener Tiere sowie zur Diagnostik und Genomanalyse bei Nutztieren.

## Lebensmittelüberwachung

Zur Kontrolle der Prozeßtechnik und der Hygiene und Qualität von Lebensmitteln sowie zum Nachweis von gentechnisch veränderten Lebensmitteln.

Entsprechend den Anwendungsbereichen und den gesetzlichen Vorgaben können drei Kategorien von „gentechnisch veränderten" Lebensmitteln unterschieden werden:

1. das Lebensmittel ist selbst der lebende GVO: Tomate, Kürbis, Melone, Raps, Mais, Sojabohne, Kartoffel
2. das Lebensmittel enthält lebende GVO: Joghurt mit Milchsäurebakterien
3. das Lebensmittel enthält isolierte oder verarbeitete Produkte aus GVO, aber nicht den lebenden GVO mehr: Enzyme, Aminosäuren, Vitamine, Stärken, Öle,

oder inaktivierte GVO: Tomaten-Ketchup, Kartoffelpüree, Fruchtmarmeladen, pasteurisierter Joghurt, Brühwurst, Bier, Brot.

Im deutschsprachigen europäischen Raum hat die Gentechnik im Agrar- und Lebensmittelsektor noch keine große praktische Relevanz. Gegenwärtig sind noch keine Lebensmittel, die selbst den lebenden GVO darstellen oder solche enthalten (Kategorien 1; 2), in der Europäischen Union und damit auch Deutschland in Verkehr gebracht worden bzw. für Verbraucher erhältlich. Transgene Sojabohnen dürfen nur zur Verarbeitung importiert werden und der Verbraucher erhält nur die Verarbeitungsprodukte wie Öl, Sojaprotein oder Lecithin. Ähnliches gilt für Mais und Raps. Im EU-Raum und in Deutschland sind Lebensmittel, die mit „gentechnisch hergestellten" Enzymen bearbeitet worden sind oder Zusatzstoffe aus GVO enthalten, auf dem Markt. In Deutschland werden von Verbrauchern und Medien häufig unter gentechnisch veränderten Lebensmitteln nur solche verstanden, die Erzeugnisse aus transgenem Soja oder Mais enthalten, während Lebensmittelhersteller häufig sehr einseitig nur kennzeichnungspflichtige Lebensmittel als gentechnisch modifizierte betrachten. In Nordamerika und Japan sind Lebensmittel der 1. und 3. Kategorie im Handel. Von der 2. Kategorie jedoch sind weltweit noch keine Erzeugnisse auf dem Markt

Heute beziehen sich praktisch alle in der EU im Handel befindlichen Lebensmittel / Produkte auf die 3. Kategorie.

## Lebensmittelverarbeitung

### Fermentative Gewinnung von Enzymen und Zusatzstoffen

Für die Gewinnung von Enzymen und Zusatzstoffen hat die Fermentation von Mikroorganismen eine lange Tradition. Sowohl in der traditionellen als auch in der modernen Biotechnologie (Gentechnik) werden als Produktionsorganismen vorwiegende Bakterien, filamentöse Pilze und Hefen verwendet. In der Regel sind es „*GRAS-Organismen*" (GRAS - Generally Recognized As Safe), die bekanntermaßen bereits als Wildtypen als sicher gelten.

Enzyme haben um die Jahrhundertwende Eingang in Verarbeitungsprozesse gefunden und ihr Anwendungsspektrum, nicht nur in der Lebensmittelverarbeitung, erweitert sich ständig. Enzyme weisen als Biokatalysatoren eine Reihe von Vorteilen für technische Verfahren auf.

Enzyme stellen als Proteine direkte Genprodukte dar; sie lassen sich einfach durch die Überexpression der entsprechenden Gene mit Hilfe von GVO in hoher Ausbeute gewinnen. Die aus GVO gewonnenen Enzyme sind Substitute für die bisher aus konventionellen Organismen isolierten Produkte. Die Enzyme aus GVO sind in ihren Strukturen und Aktivitäten jeweils mit den konventionellen identisch; in der Regel ist aber der Reinheitsgrad des Präparats höher. In Zukunft werden jedoch neue, in Hinblick auf die jeweilige Lebensmittelmatrix und das jeweilige Verfahren optimierte Enzyme eingesetzt werden. Durch das *gene engineering* werden Enzyme - Proteine wie sie in der Natur nicht vorkommen - entwickelt. Durch die gerichtete Mutagenese können gezielt Aminosäuren ausgetauscht und dadurch eine Erhöhung der Temperatur-, Proteolyse- oder pH-Stabilität erreicht werden. Aber auch eine Eingrenzung der Substratspezifität, die Aufhebung der Substrathemmung sind möglich. Da es sich hier um neue Enzyme handelt, werden sie erst nach eingehender Sicherheitsbewertung (Toxizität, Allergenität) den Lebensmittelverarbeitern zur Verfügung gestellt. Bei Enzymen, die Waschmitteln zugesetzt werden, ist die Entwicklung schon weit fortgeschritten. Durch die gentechnische Optimierung der Organismen in ihrer Syntheseleistung für bestimmte Proteinen werden demnächst verstärkt technologisch interessante Enzyme (z.B. Xylanase, Aminopeptidasen) angeboten werden, deren Produktion bislang in konventionellen Organismen aus ökonomischen Gründen nicht vorgenommen wurde.

Die Gewinnung von Enzymen und Zusatzstoffen mit GVO hat große Vorteile: Rohstoffe, Energie und Wasser werden in erheblichem Maße eingespart. Da auch wesentlich weniger Abfälle und Abwässer anfallen, ist das gentechnische Verfahren nicht nur umweltfreundlicher, sondern insgesamt auch kostengünstiger als die fermentative Gewinnung mit traditionellen Organismen. Kosteneinsparungen von bis zu 90% können sich hierbei ergeben (Abb. 2 und 3). Auf Grund der ökonomischen und ökologischen Vorteile schätzt die Vereinigung der europäischen Enzymhersteller (AMFEP), daß noch in diesem Jahrhundert mehr als 80% der Enzyme mit Hilfe von GVO gewonnen werden (Tabelle 2).

In Tabelle 3 werden Enzyme und deren Einsatzgebiete in der Lebensmittelverarbeitung aufgezeigt. Nicht alle aufgelisteten Enzyme stammen hier aus GVO. In Backwaren, insbesondere in Weizenbroten und Brötchen verzögern sie das Altbackenwerden und erhalten die Frische; im Mehl hydrolysieren sie den Kleber teilweise und machen ihn „weicher“; in der Käsegewinnung legen sie die Milch „dick“ und intensivieren während der Reifung den Käsegeschmack; für die Fleischsoßenherstellung spalten sie Proteine und vermitteln einen intensiveren Fleischgeschmack; in Süßspeisen hydrolysieren sie die Stärke und vermitteln ein besseres Mund- und Kaugefühl; in der Wein- und Fruchtsaftherstellung verbessern sie die Saftausbeute und erhöhen die Aromakomponenten; im Bier reduzieren sie den Kohlenhydratgehalt und erzeugen kalorienarme Biere für Erfrischungsgetränke

**Abb. 2.** Bilanz für die Enzymherstellung mit genetisch veränderter Hefe

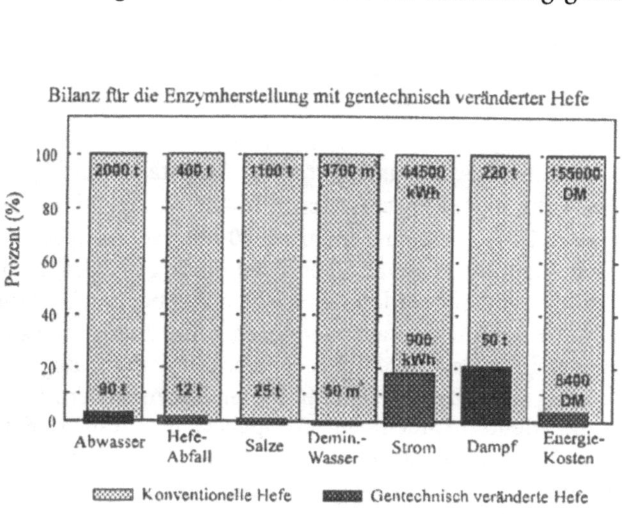

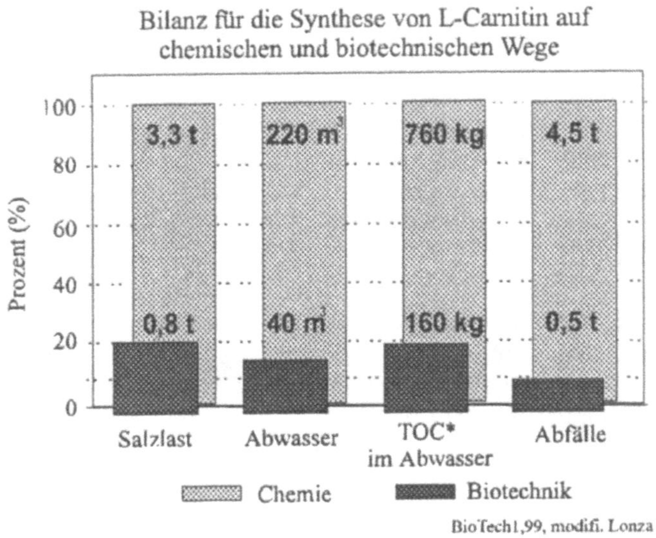


**Abb. 3.** Bilanz für die Synthesen von L-Carnitin auf chemischen und biotechnischen Wege

**Tabelle 2.** Anteil von Enzymen aus gentechnisch veränderten Organismen in einzelnen Anwendungsbereichen

| | Prozent aller Enzyme | | |
|---|---|---|---|
| Branche | 1985 | 1994 | 2000 |
| Stärkeverarbeitung | 0 | 95 | 95 |
| Backwaren | 0 | 20 | 90 |
| Öle und Fette | 0 | 10 | 100 |
| Tierfutter | 0 | 30 | 90 |
| Waschmittel | 0 | 80 | 95 |

und für Süßspeisen hydrolysieren sie Maisstärke und isomerisieren Glucose in Fructose; die süßere Fructose vermittelt den Erzeugnissen den „light"-Charakter.

Gegenwärtig sind sicher mehr als 40 unterschiedliche Enzyme aus GVO kommerziell erhältlich (Tab. 4). Über ihren Einsatz in Deutschland / Österreich liegen kaum Daten vor. Sie werden eingesetzt, aber über den Umfang kann nur spekuliert werden. Lebensmittelverarbeiter geben kaum Auskünfte; sie befürchten eine Diffamierung ihrer Produkte. Im europäischen Ausland dagegen ist die Verwendung dieser Enzyme weitverbreitet. Mit diesen Enzymen verarbeitete Lebensmittel sind auch im deutschsprachigen europäischen Raum (Deutschland, Österreich, Schweiz) auf dem Markt. In einigen Ländern sind Enzyme, gleichgültig ob sie aus traditionellen Organismen oder aus GVO gewonnen werden, zulassungspflichtig. In der Schweiz sind Zulassungsverfahren für einige Enzyme aus GVO beim Bun-

Tabelle 3. Enzyme in der Lebensmittelverarbeitung

| Wirtschafts-zweig | Verarbeitungsprozeß | Enzymatische Reaktion | Enzym |
|---|---|---|---|
| Stärke-Verarbeitung | Maltodextrine<br>Glucose-Sirup<br>HFC-Sirup (high-fructose-corn)<br>Fructose-Sirup | Abbau von Stärke<br>Hydrolyse von glycosidischen Bindungen<br>Isomerisierung von Glucose | α-Amylasen<br>β-Amylasen<br>Pullulanase<br>Glucose-Isomerase |
| Milch-Verarbeitung | Käseherstellung<br>Präzipation von Casein<br>Käse-Geschmack | Hydrolyse von kappa-Casein<br><br>Vermeidung von Bitterpep tiden,<br>Fett- und Fettsäuren-modifizierung | Labferment<br>Chymosin – Rennin<br>Endo- / Exopeptidasen<br>Lipasen – Esterasen |
| | Lactose-Reduzierung<br>Molke-Süße<br>Konservierung | Hydrolyse von Lactose zu Glucose und Galactose<br>Entfernung von $H_2O_2$ | Lactose<br><br>Katalase, Glucose-oxidase |
| Brauerei- | Maischebearbeitung<br>Filtrierbarkeit<br>Konditionierung<br>Diabetiker-Biere<br>„Light"-Biere | Hydrolyse von Stärke<br>– Glucanen<br>– Proteinen<br>– Dextinen<br>– Maltoseeinheiten | α-Amylasen<br>Glucanasen<br>Endopeptidasen<br>Glucoamylase<br>Pullulanase |
| Alkohol- und Fruchsaft-herstellung | Maischebearbeitung<br>Verflüssigung;<br>Verzuckerung von Maische<br>Produktausbeute,<br>Aromastoffe | Hydrolyse von Stärke, Cellulose<br>Abbau von Pektinen, Xylanen und Cellulosen | α-, β-Amylasen<br>Cellulasen<br>Pektinasen,<br>Pektinesterase,<br>Xylanasen |
| | Klärung und Filtrierarbeit | Hydrolse con Glucanen und Stärke | Glucanasen, Xylanasen, Amylasen, Glucosidasen |
| | Oxidationsschutz | Sauerstoff-Entfernung | Glucoseoxidase |
| Backwaren-herstellung- | Teiführung<br>Brotvolumen<br>Krustenstruktur<br>Frische<br>Klebermodifizierung | Limitierte Hydrolse von Stärke – Bildung von Dextrinen<br>Hydrolyse von Xylanen<br>– von Proteinen; Glutenmodifizierung | α-Amylasen<br>Glucoamylasen,<br>Glucosidasen<br>Xylanasen<br>Endopeptidasen |
| | Bleichen von Mehlen | | Lipoxigenasen |
| Fleisch-verarbeitung | „Zartheit"<br><br>Geschmack | Limitierte Hydrolyse von Myofibrillen; Proteinen<br>Aminosäurefreisetzung | Endopeptidasen<br><br>Exopeptidasen |
| Süßwaren | Marzipan-Herstellung<br>„softing" | Saccharosespaltung,<br>Abbau von Dextrinen | Invertase, Amylasen,<br>Glucoamylasen |
| Eiprodukte | Anti-Bräunung<br>Glucose/$O_2$-Entfernung | Oxidation von Glucose zu Gluconsäure und $H_2O_2$ | Glucose-Oxidase |
| Andere | Fett- und Fettsäuren-Modifizierung,<br>Umesterungen | Hydrolyse von Esterbindungen | Lipasen<br>Esterasen |
| | Würzen, Aminosäurengewinnung | Hydrolyse von Peptidbindungen | Endo-/ Exopeptidasen |

Tabelle 4. Kommerziell erhältliche Enzyme aus GVO für die Lebensmittelverarbeitung

| Enzym | Anwendungsbereich |
|---|---|
| α-Amylase | Bäckerei<br>Brauerei<br>Stärkeverzuckerung<br>Brennerei |
| -Acetolactat-Decarboxlase | Brauerei |
| Cellulase | Obst-, Gemüseverarbeitung; Getränke |
| Chymosin | Molkerei, Käseherstellung |
| Mikrobielles Lab | Brauerei |
| β-Glucanase | Stärkeverzuckerung |
| α-Glucantransferase | Stärkeverzuckerung |
| Glucose-Isomerase | Bäckerei, Mehl-, Eiverarbeitung |
| Glucose-Oxidase | Feinkost – Mayonnaise |
| Hemicellulase | Bäckerei |
| Katalase | Feinkost – Mayonnaise |
| Lipase | Fett- und Ölverarbeitung<br>Bäckerei, Konfitüren |
| Malto-Amylase | Obst-, Gemüseverarbeitung; Getränkeherstellung |
| Pektinase | Würze, Aromen |
| Pektinesterase | Tierernährung, Stärkeverarbeitung |
| Pektinlyase | Bäckerei |
| Phytase | |
| Proteasen | Brauerei<br>Molkerei<br>Brennerei<br>Fleisch- Fischverarbeitung<br>Gemüseverarbeitung<br>Würze, Aromen<br>Stärkeverzuckerung |
| Pullulanase | Brauerei<br>Bäckerei |
| Xylanase | Stärkeverarbeitung |

desamt anhängig. In den Niederlanden z.B. wird (wurde) die Verwendung von Enzymen aus GVO mit „ produziert mit Hilfe moderner Biotechnologie" gekennzeichnet.

In Tabelle 5 sind nochmals die Einsatzbereiche von kommerzielle genutzten Enzymen aus GVO zusammengefaßt.

Zur Gewinnung von Zusatzstoffen werden verstärkt biotechnische Verfahren eingesetzt. Chemische Synthesen sollen weitgehend durch biologische Synthese-

**Tabelle 5.** Kommerzielle Nutzung von Enzymen aus GVO in der Lebensmittelverarbeitung

| Verarbeitendes Gewerbe | Enzyme |
|---|---|
| Bier- und Wein | Amylasen, Glucanasen, Pektinasen, Xylanasen |
| Stärke | Amylasen, Glucoamylase, Pullanasen, Glucose-Isomerase |
| Frucht- und Gemüsesäfte | Pektinasen, Cellulasen, Arabinasen, Glucose-Oxidase |
| Back- und Teigwaren | Amylasen, Glucanasen, Xylanasen, Glucosidasen, Proteinasen |
| Fleisch- und Wurstwaren | Proteinasen, Peptidasen, Glucoseoxidase |
| Milchprodukte | Proteinase (Chymosin), Lactase, Lipase |

verfahren ersetzt werden und deren Spezifität und insbesondere deren Stereospezifität genutzt werden. Klassische Verfahren sollen durch die Verwendung von GVO sicherer, effektiver und rentabel gestaltet werden. Zusätzlich lassen sich mit GVO neue Produktionslinien eröffnen

Zusatzstoffe werden in der Lebensmittelverarbeitung als Geschmacksverstärker, Süßstoffe, Aminosäuren, Vitamine, Aromen, Farbstoffe, Konservierungs-, Verdickungsmittel und Emulatoren eingesetzt

Aufgrund der großen Anzahl von Produkten sollen hier einige exemplarisch behandelt werden. Die fermentative Gewinnung von Zusatzstoffen mit GVO hat gegenwärtig nur bei wenigen Produkten bereits eine wirtschaftliche Bedeutung. In Tabelle 6 sind aus GVO fermentativ gewonnene Produkte aufgelistet.

Weit fortgeschritten sind gentechnische Modifizierungen von Mikroorganismen zur optimierten Aminosäuresynthese. Viele Aminosäuren werden mit Hilfe von gentechnisch veränderten Mikroorganismen (GMO) produziert. Möglicherweise werden in den USA die auf gentechnischem Wege produzierte Aminosäure Phenylalanin zur Synthese des Süßstoffes Aspartam eingesetzt. Der Süßstoff Aspartam ist ein Dipeptidderivat aus Asparaginsäure und Phenylalanin. In Japan Glutaminsäure als Geschmacksverstärker mit GMO gewonnen.

In der Vitamin C Synthese wird bislang nur die Oxidation von Sorbit zu Sorbose auf biotechnischem Wege mit *Acetobacter suboxydans* durchgeführt. Alle weiteren Schritte zum Vitamin C, der Ascorbinsäure, erfolgen durch chemische Synthesen im Reichenstein Verfahren. Mit Hilfe der Gentechnik ist es gelungen, die Synthese von Vitamin C ausgehend von Glucose mit einem einzigen Mikroorganismus zu bewerkstelligen. *Erwinia herbicola* vermag durch die Einklonierung eines Gens einem aus *Corynebacterium* Glucose zur 2-Keto-Lgluconsäure, dem Schlüsselprodukt der Vitamin C Synthese, zu fermentieren]. Hierdurch konnten vier chemische Prozeßstufen der konventionellen Vitamin C Produktion ersetzt werden.

Die Synthese von ß-Carotin, Riboflavin ($B_2$) und Zwischenstufen zum Vitamin $B_{12}$ können mit GMO durchgeführt werden.

Die Synthese von Vanillin und des pflanzlichen proteinogenen Süßstoffs Thaumatin (1000 mal süßer als Zucker) mit GVO sind möglich. Thaumatin ist in Europa und Japan kommerziell erhältlich. Es wird unter dem Markennamen „Tallin“ vertrieben und findet in „light“ Getränken, zuckerfreien Kaugummi, in einigen

**Tabelle 6.** Aus GMO fermentativ gewonnene Zusatzstoffe oder Zutaten

| Zusatzstoffe oder Zutaten aus GMO | |
|---|---|
| Arginin | Guanylat |
| Leucin | Inosinat |
| Isoleucin | Diacetyl |
| Lysin | ß-Carotin |
| Methionin | Fettsäuren |
| Phenylalanin | Vitamin B2 (Riboflavin) |
| Threonin | Vitamin B12 (Cobalamin) |
| Tryptophan | Natamycin |
| Glutaminsäure | Nisin |
| so-Ascorbinsäure | Thaumatin |

Lebensmitteln und im Tierfutter Verwendung. Das Gen für Thaumatin wurde für Versuchszwecke auch in Kartoffeln transferiert.

Hochmolekulare Polysaccharide werden als Stabilisatoren und Geliermittel eingesetzt. Gentechnische Verfahren zur Optimierung der Syntheseleistungenvon Mikroorganismen für Xanthan, Gellan und Pullulan werden gegenwärtig durchgeführt.

## Mikroorganismen als Starter- und Schutzkulturen

Milchsäurebakterien, Hefen und Schimmelpilze besitzen eine große Bedeutung als Starterkulturen. und sie sind Gegenstand vieler gentechnischer Modifizierungen. GVO sind für alle drei Mikroorganismengruppen entwickelt und in der Laborpraxis erprobt worden, aber gegenwärtig sind noch keine gentechnisch veränderten Mikroorganismen für die Lebensmittelproduktion auf dem Markt.

Hauptziele der gentechnischen Veränderungen von Starterkulturen liegen in der Erhöhung der Produktqualität und vielfalt, in der Verbesserung der Prozeßführung und sicherheit sowie in der Reduktion hygienischer Risiken. Tabelle 7 gibt einen Überblick zu möglichen Veränderungen von Organismen innerhalb der einzelnen Gruppen.

Für die fermentative Verarbeitung von Milch zu Joghurt, Kefir, Dickmilch und Käse haben gentechnische Veränderungen an Milchsäurebakterien großes Interesse gefunden. Hohe wirtschaftliche Verluste treten immer wieder durch Phageninfektionen bei Fermentationen auf; sie machen den Hauptteil aller Prozeßstörungen aus. Der Phagenbefall kann durch eine gentechnische stabile Integration des natürlich vorkommenden, aber plasmidcodierten Resistenzgens ins Genom verhindert werden. Die Erbinformationen für weitere günstige Eigenschaften, z.B. Lactose-, Citratverwertung, Diacetyl-, Schleim- und Bacteriocinbildung, befinden

**Tabelle 7.** Zielgene der Modifikation von Milchsäurebakterien und Schimmelpilzen

| Mikroorganismus | Geänderte Eigenschaft | Auswirkung |
|---|---|---|
| *Lactococcus*<br>*Lactobacillus*<br>*Leuconostoc* | Phagen- und Bacteriocinresistenz | Erhöhung der Prozeßsicherheit |
| *Lactobacillus*<br>*Lactococcus*<br>*Lactococcus lactis*[*] | Produktion von Proteasen<br>Diacetyl-Synthese | Effizienzverbesserung<br>Schnellreifung<br>Verbesserte Sensorik[*] |
| *Leuconostoc* | Produktion von extrazellulären Polysacchariden | Stabilisierung |
| *Lactococcus*<br>*Lactobacillus* | ß-Galactosidase-Synthese | Abbau von Lactose |
| *Lactococcus*<br>*Lactobacillus*<br>*Leuconostoc* | Bacteriocin – Produktion | Reduktion des hygienischen Risikos |
| *Lactococcus* | Lysozym-Synthese | Erhöhung der Prozeßsicherheit |
| Schimmelpilze | Lysostaphin – Produktion | Reduktion des hygienischen Risikos |
| Schimmelpilze | Hemmung der Mycotoxinbildung | Inaktivierung der Bildung unerwünschter Sekundärmetabolite |
| Schimmelpilze | Proteasen – Produktion | Effizienzverbesserung |

sich häufig ebenfalls auf Plasmiden, so daß die entsprechende Gene ins Genom transferiert und ihre Expressionsraten verändert werden können.

Die Analyse und Klonierung von an Stoffwechselwegen beteiligten Gene (Enzyme) haben Fortschritte in der Beeinflussung des Stoffwechselflusses hervorgebracht. Die meisten Erfolge wurden im Stoffwechselweg zur Synthese von Diacetyl erzielt. Diacetyl ist die Aromakomponente, die den typischen charakteristischen Geschmack von Buttermilch ausmacht.

In der Fleischverarbeitung werden Starterkulturen vorwiegend für die Rohwurstreifung eingesetzt. Erste GVO wurden entwickelt. Gene für die Bildung von Proteinasen, Lipasen, Katalasen, Nitratreduktasen und Aromastoffen wurden in die Organismen eingeführt oder Gene für die Synthese von Mycotoxinen und Antibiotika eliminiert.

Die Relevanz von Polysacchariden für die Texturqualität ist unbestritten. Für die Biosynsynthese von Polysacchariden wurden Gene aus *Streptococcus thermophilus* und *L. lactis* kloniert, so daß auch hier bald mit neuen GVO zu rechnen ist.

Milchsäurebakterien produzieren ein breites Spektrum an Peptiden mit antibakterieller Wirkung. Diese Substanzen weisen z.T. eine recht unspezifische Wirksamkeit gegenüber grampositiven Bakterien auf und eignen sich zum Schutz von Lebensmitteln und Tierfutter vor Krankheits- und Verderbserregern. Für Schutzkulturen wurden Gene für die Bildung von bacteriostatischen oder bacterioziden

Substanzen übertragen oder ihre Expressionsraten erhöht. Bacteriocine hemmen das Wachstum von Bakterien, und mit der Ausschüttung des Antagonisten verschaffen sich Milchsäurebakterien einen Vorteil in der Konkurrenz um Nährstoffe. Milchsäurebakterien, die stabil und vermehrt Bacteriocine bilden, können Frischfleisch- und Frischsalatprodukte vor vorzeitigem Verderb durch apathogene und pathogene Organismen schützen.

## Landwirtschaftliche Urproduktion

### Transgene Pflanzen

Nahezu alle Pflanzen werden heute in einer Kombination von Gentechnik und klassischer Züchtung fortentwickelt Neben den Hauptnutzpflanzen wie Mais, Reis, Weizen, Roggen, Sojabohnen, Süßkartoffeln und Kartoffeln wurden gentechnische Modifizierung an mehr als 90 weiteren Pflanzenarten durchgeführt. Die Erzeugung von Toleranzen gegenüber Herbiziden sowie Resistenzen gegen Pilz- und Viruserkrankungen oder Insektenbefall stehen noch im Vordergrund, da diese Eigenschaften meist monogener Natur sind und hierfür Gene bekannt sind bzw. zur Verfügung stehen. Qualitätsmerkmale dagegen werden sehr häufig von mehreren Genen ausgeprägt, jedoch sind gegenwärtig nur wenige solcher Gene bekannt, aber in den nächsten Jahren werden zunehmend Pflanzen mit geänderten Qualitätsmerkmalen auf den Markt gelangen. In Bereich der Qualitätsverbesserung war die Flavr-Savr-Tomate der Firma Calgene sicherlich das bekannteste. Diese Tomate erhielt 1994 als erste gentechnisch veränderte Pflanze in den USA die Marktzulassung durch die FDA.

Gegenwärtig sind weltweit 48 transgene Pflanzen (Tab. 8) nach eingehender Prüfung zugelassen und ein allein in Nordamerika stehen 21 im gewerbsmäßigen Anbau; weltweit (ohne China) betrug 1999 die Anbaufläche mit transgenen Pflanzen ca. 40 Mill. ha. Die Zunahme der Anbauflächen von 1996 bis 1999 ist in Tab. 9 aufgezeigt. Die Hauptanbauflächen mit 28,7 Mill. ha befinden sich in den USA, aber auch in China werden erhebliche Flächen bewirtschaftet. der Fast alle kommerziell genutzten Pflanzen weisen Änderungen in agronomischen Merkmalen, wie Herbizidtoleranz, Insekten- und Virusresistenz, auf.

Im EU-Raum dürfen weder transgene Pflanzen kommerziell nutzbar angebaut werden noch kann ihr ökologisches und ökonomisches Potential genutzt werden. Allein der Import von Sojabohnen und Mais (Maisanbau seit Mitte 1998 in Frankreich, Spanien und Deutschland möglich) und Raps ist für Verarbeitungszwecke erlaubt. Alle transgenen Pflanzen und die daraus gewonnenen Erzeugnisse werden umfassend und intensiv einer staatlichen Sicherheitsbewertung unterzogen. Erst wenn die Unbedenklichkeit für Mensch und Umwelt auf wissenschaftlicher Basis festgestellt wurde, dürfen Pflanzen frei angebaut und ihre Erzeugnisse frei in den Verkehr gebracht werden. Bislang wurde noch keine neue Pflanzensorte oder ein Lebensmittel so umfassend untersucht wie die gentechnisch modifizierten. Insbesondere stellen Lebensmittel aus transgenen Pflanzen hinsichtlich Allergien die bestuntersuchtesten und sichersten Erzeugnisse dar. Im Gegensatz zu den tradi-

**Tabelle 8.** Zulassung von transgenen Pflanzen zum Inverkehrbringen oder zum Inverkehrbringen von Verarbeitungsprodukten

| | | |
|---|---|---|
| 43 | Pflanzenvarietäten in den USA | *USDA-APHIS, FDA,EPA* |
| 27 | Pflanzenvarietäten in Kanada | *AG Canada, Health Canada* |
| 22 | Pflanzenvarietäten in Japan | *MAFF, MHW* |
| 12 | Pflanzen in der Europäischen Union[1] | *EU-Kommission* |
| 5 | Pflanzenvarietät in Argentien | |
| 4 | Pflanzenvarietät in Australien | |
| 4 | Pflanzenvarietät in Mexiko | |
| 1 | Pflanzenvarietät in Brasilien | |
| 1 | Pflanzenvarietät in Südafrika | |
| 1 | Pflanzenvarietät in Uruguay | |
| 3 | Pflanzenvarietät in China (?) | |

[1] Nur für Bt-Mais von Novartis liegt eine Sortenzulassung vor

tionellen Verfahren ist bei der Gentechnik das neu eingeführte Protein bekannt und sein allergenes Potential überprüft werden.

Transgene Sojabohnen werden zu Verarbeitungszwecken in die Europäische Union eingeführt werden. Öl aus diesen herbizid-tolerante Sojabohnen unterscheidet sich nicht von dem aus traditionellen Sojabohnen. Im Sojaprotein ist dagegen noch die neueingeführte DNA und das entsprechende neue Protein enthalten. Im Gegensatz zu den bisher auf dem Markt befindlichen transgenen Pflanzen erhalten die RR-Sojabohnen keine Markergene, insbesondere kein Antibiotika-Resistenzgen.

Der insekten-resistente Mais (Bt-176 Mais) enthält drei neue Gene. Einmal das Genkonstrukt für ein *Bacillus thuringensis*-Toxin, das der Pflanze die Toleranz gegenüber dem Maiszünsler verleiht und zwei weitere Gene, die zur Selektion der transgenen Pflanze bzw. der Bakterien für die Vermehrung der Genkonstrukte benötigt wurden. Es sind das PAT-Gen (Phosphinothricin Acetyltransferase für die BASTA-Tolerenz) und das Ampicillin-Antibiotika-Resistenzgen. In Deutschland erfolgte 1999 sein Anbau auf ca. 500 ha. Im März 2000 sollte dieser Mais seine allgemeine Sortenzulassung erhalten. Da aber das Bundesgesundheitsministerium zunächst ein generelles Anbauverbot aussprach, wurde die Sortenzulassung zurückgestellt. Inzwischen darf der Mais auch wieder auf ca. 500 ha in Deutschland angebaut werden, damit angelaufende Projekte zur Sicherheitsforschung durchgeführt werden können.

Herbizidtoleranter Raps (BASTA) der Firma AgrEvo erhielt als erste Rapsvarietät in Kanada die Zulassung zum Anbau und Vermarktung sowie in USA die Genehmigung zum Inverkehrbringen von Öl und Rapsschrot. 1996 betrug in Kanada die Anbaufläche für diesen Raps ca. 5%. Sie steigert sich 1998 auf ungefähr 40–55%, da der transgene Raps und seine daraus gewonnenen Erzeugnisse in Japan die Zulassung erhalten hatten. Japan ist mit ca. 1.5 Millionen Tonnen der Hauptab-

**Tabelle 9.** Anbauflächen für die kommerzielle Nutzung transgener Pflanzen

**A) Länder**

| Jahr | Fläche | |
|---|---|---|
| 1996 | 2,1 Mill. ha | USA |
| | 2,8 Mill. ha | weltweit* |
| 1997 | 9,3 Mill. ha | USA |
| | 13,2 Mill. ha | weltweit* |
| 1998 | 23,8 Mill. ha | USA |
| | 28,3 Mill. ha | weltweit*[1] |
| | 20 100 ha | Europa |
| | 350 ha | Deutschland |
| 1999 | 39,9 Mill. ha | weltweit |
| | 28,7 Mill. ha | USA |
| | <0,4 Mill. ha | Europa |
| | 500 ha | Deutschland |

* ohne China
[1] China 7,2 Mill. ha (geschätzt)
Zum Vergleich:
Die nutzbare Ackerfläche von Deutschland und Österreich beträgt zusammen 12,8 Mill. ha
ISAAA, 1999 [xx]

**B) Pflanzen** *

| Kultur | 1996 | 1997 | 1998 | 1999 % | Anteil |
|---|---|---|---|---|---|
| Sojabohne | 0,6 | 3,8 | 14,5 | 21,6 | 54 |
| Mais | 0,2 | 3,1 | 8,3 | 11,1 | 28 |
| Baumwolle | 0,8 | 1,3 | 2,6 | 3,7 | 9 |
| Raps | 0,004 | 1,03 | 2,4 | 3,4 | 9 |
| Kartoffel | 0,004 | 0,01 | 0,16 | 0,18 | 1 |
| Papaya | | | | <0,1 | <1 |
| Kürbis | | | | <0,1 | 1 |
| Gesamt | 1,91 | 9,24 | 23,84 | 39,9 | |

*Flächengaben in Millionen Hektar

**Tabelle 10.** Verarbeitungsprodukte aus den gentechnisch veränderten Pflanzen Sojabohnen, Mais und Raps

| Verarbeitungsprodukte aus transgenen Pflanzen | | |
|---|---|---|
| Sojabohnen | Mais | Raps |
| Sojaprotein | Maisprotein, -mehl | Rapsöl |
| Sojalecithin | Maisöl, -keimöl | Viehfutter |
| Sojaöl | Maisstärke, modifizierte Stärke | |
| pflanzliche Würze | Stärkehydrolysate | |
| Viehfutter | - Maltodextrin | |
| | - Glucosesirup | |
| | - Glucose-Fructose-Sirup | |
| | - Fructose | |
| | Viehfutter | |

nehmer. Für das Jahr 2000 wird ein Anbau von transgenen Raps auf ca. 5 Mill. ha erwartet..

Verarbeitungsprodukte (Tab. 10) aus Sojabohnen, Mais und Raps dürfen in der EU in den Verkehr gebracht werden und insbesondere Öl und Stärken haben nach der Novel Food Verordnung im Notifizierungsverfahren die freie Verkehrsfähigkeit erhalten. Diese Produkte befinden sich auch im deutschsprachigen Raum auf dem Markt. Die gegenwärtig in der EU-befindlichen Erzeugnisse, sei es aus herbizid-toleranten Sojabohnen, Raps oder insekten-toleranten Mais entsprechen den traditionellen Produkten. Sie sind genau so sicher und gesund wie diese; es besteht kein neues oder anderes Gefährdungspotential.

In Tabelle 11 sind die in der EU zugelassenen Pflanzen nochmals aufgeführt. Eine EU-Zulassung nach der Freisetzungsrichtlinie 90/220/EWG oder nach der Novel Food Verordnung erlaubt noch nicht die uneingeschränkte Nutzung der transgenen Pflanzen. Diese müssen noch eine Zulassung als neue Sorte erhalten.

In Zukunft werden immer mehr Änderungen hinsichtlich Qualitätsverbesserungen und der Zusammensetzung von Speichersubstanzen pflanzlicher Produkte sowie Resistenzen gegenüber von Streßsituationen an Bedeutung gewinnen. Mit mehr Erkenntnissen über Genregulation und über nutzbare Gene werden zusätzlich mehr Organismen gentechnisch „gezüchtet" werden, bei denen eigene oder Gene naher Verwandter benutzt und entsprechend der naturbedingten Situation an- bzw. ausgeschaltet werden. Die Effizienz und der zielgerichtete Einbau von Genen wird in Zukunft noch verbessert werden. Es kann angenommen werden, daß innerhalb der nächsten 20–30 Jahren kaum noch neue gekommen ist. Nutzpflanzensorten auf den Markt kommen werden, die nicht irgendeiner Weise mit der Gentechnik in Berührung

**Tabelle 11.** Zulassung von transgenen Pflanzen in der EU (Stand Dezember 1998)

| Pflanze | Merkmal Firma | Antragsteller | Antragsland | Zulassung |
|---|---|---|---|---|
| Tabak | HAT-Bromoxynil | Seita | Frankreich 1993 | 1994 |
| Sojabohne | HAT-Glyphosat | Monsanto | Großbritannien 1994 | 1996 |
| Mais | | | | |
| Bt 176 | IR - Bt-Toxin/ HAT-Glufosinat[2] | Ciba-Geigy Novartis | Frankreich 1994 | 1997 |
| Bt-176 | dito | Mycogen | Frankreich 1994 | 1997 |
| T25 | HAT-Glufosinat | AgrEvo | Frankreich 1995 | 1998 |
| MON810 | IR - Bt-Toxin | Monsanto | Frankreich 1995 | 1998 |
| Bt11 | IR - Bt-Toxin | Novartis | Großbritannien 1996 | 1998 |
| Raps | | | | |
| MS1/RF1[3] | MS / HAT-Glufosinat | PGS[1] / AgrEvo | Großbritannien 1994 | 1996 |
| MS1/RF1 | MS / HAT-Glufosinat | PGS[1] / AgrEvo | Frankreich 1995 | 1997 |
| Topas | HT - Glufosinat | AgrEvo | Großbritannien 1995 | 1998 |
| Radicchio | | | | |
| RM3-3, -4,[3] | MS | Bejo Zaden | Niederlande 1994 | 1996 |
| Nelke | | | | |
| L4,11,16 | Blütenfarbe verändert | Florigene | Niederlande 1996 | 1998 |

IR , Insektenresistenz; HT, Herbizidtoleranz; MS, Männliche Steriltät, Bt. B. thuringensis-Toxin
[1] Plant Genetic Systems, Gent; Belgien; heute Tochterfirma von AgrEvo
[2] Vorwiegend Import
[3] Saatgutvermehrung

**Transgene Tiere** werden voraussichtlich in den nächsten 20 Jahren keine Bedeutung für die Lebensmittelproduktion erlangen.

## Mögliche Gefährdungspotentiale

Gentechnisch hergestellte Lebensmittel sind a priori nicht unsicherer oder bergen höhere oder andersartige Risiken als konventionell gewonnene. Auch unterscheiden sich die gegenwärtig auf dem Markt befindlichen Erzeugnisse nicht von unseren traditionell hergestellten Lebensmittel. Gesundheitliche Gefährdungen können sich prinzipiell aus dem gentechnischen Verfahren und /oder dem Verzehr solcher Lebensmittel und ökologische Risiken durch die Freisetzung von GVO. Die Risikobetrachtungen können nicht einheitlich für jedes Lebensmittel oder jeden Organismus durchgeführt werden. Die Sicherheitsbewertung muß in einer Einzelfallbetrachtung vorgenommen werden. Mögliche Gefährdungspotentiale lassen sich gegenwärtig nur aus Überlegungen zur Molekularbiologie sowie zu den traditionellen (züchterisch hergestellten) Organismen und Lebensmittel ableiten. Als Risikopotentiale können angesehen werden:

- Die Organismen, die als Spender oder Empfänger der genetischen Information dienen, insbesondere wenn sie noch keine sichere Tradition im Agrar- oder Lebensmittelsektor aufweisen. Hier wären z.B. Übertragungen von pathogenen Eigenschaften, allergenen Proteinen oder Toxinen möglich.
- Die gentechnische Modifizierung, den Markergenen, Integrationsort , Anzahl der aufgenommenen Genkopien und dem Gentransfer.
- Den Produkten aus der gentechnischen Modifizierung, wobei selten Gefährdungen vom eigentlichen Genprodukt ausgehen, sondern vielmehr von Begleitsubstanzen, die aus Positionseffekten herrühren könnten, oder von stoffwechselphysiologischen Veränderungen im transgenen Organismus, die einen Einfluß auf die Verdaulichkeit und die Bioverfügbarkeit von Mikro- oder Makronährstoffen ausüben könnten.

Da Enzyme die direkten Genprodukte darstellen, können alle lebensmitteltechnologisch-relevanten Enzyme recht einfach und kostengünstig aus/mit GVO gewonnen werden. Im Vergleich zu konventionell gewonnenen Enzymen wird mit dem höheren Reinheitsgrad der GV-Enzyme generell der Eintrag von zusätzlichen Substanzen mit einem möglichen Potential zum Auslösen von Allergien und Intoleranzen erniedrigt. GV-Enzyme können wie alle anderen klassisch gewonnenen Proteine grundsätzlich ein allergenes Potential aufweisen.

Enzyme, die traditionell in der Lebensmittelverarbeitung eingesetzt werden und nicht zu Lebensmittelallergien führen, bergen auch nach ihrer Gewinnung aus GVO kein neues allergenes Risiko. Jedoch lassen sich durch die Gentechnik nun auch Enzyme herstellen, deren Gewinnung zuvor nicht rentabel war. Das Auftreten von Lebensmittelallergien durch den vermehrten Einsatz solcher Enzyme ist nicht auszuschließen. Es kann sogar mit solchen gerechnet werden. Diese Allergien lassen sich jedoch in der Regel nicht aus dem Verzehr dieser verarbeiteten Lebensmittel herleiten, sondern es sind Stauballergien. Arbeitsplatzbedingte Stauballergien werden hier nicht betrachtet; sie sind aber Gegenstand der Risikodiskussion. Durch geeignete produktions- und arbeitstechnische Vorsorgeverfahren haben sich solche Allergien im letzten Jahrzehnt drastisch reduziert. **Lebensmittelallergien sind aber grundsätzlich kein gentechnisch spezifisches Risiko.**

Bei der Sicherheitsbewertung von Organismen wird berücksichtigt, ob der DNA-Spender und / oder DNA-Empfänger bereits eine lange sichere Tradition in der Lebensmittelgewinnung hat. In den USA wurde der umfassende Begriff „GRAS" (*Generally Recognized As Safe*) geprägt, der sich sowohl auf Einzelsubstanzen, Organismen und ganze Lebensmittel bezieht. Erhält in den USA ein Produkt den GRAS-Status, so kann davon ausgegangen werden, daß von ihm keine Gefährdung ausgeht. Auch das Chymosin aus GVO hat den GRAS-Status. Die Begriffe STIFF und STIHN werden fast ausschließlich in Europa benutzt und beziehen sich für STIFF (*Safe Tradition In Food Fermentation)* auf Fermentationsorganismen und für STIHN (*Safe Tradition In Human Nutrition*) auf pflanzliche und tierische Produkte bzw. Organismen.

Die Sicherheitsbedenken hinsichtlich eines gentechnisch veränderten Mikroorganismus betreffen vor allem dessen Fähigkeit, in Konkurrenz zur natürlichen Darmflora zu treten und den menschlichen Darm zu besiedeln. Im Ernährungsbereich werden in der Regel Organismen eingesetzt, die eine lange und sichere

Tradition in der Lebensmittelproduktion besitzen und somit als unbedenklich gelten. Werden solche Organismen als Donor- und Akzeptororganismen verwendet, so ist es sehr wahrscheinlich, daß die gentechnische Veränderung wieder zu einem sicheren Organismus führt. Enthalten Lebensmittel Genprodukte der Antibiotikaresistenzgene in ihrer enzymatisch aktiven Form, ist es vorstellbar, daß im Magen-Darmtrakt kurz vor oder nach der Mahlzeit oral aufgenommene Antibiotika inaktiviert werden. Allerdings sind die Bedingungen im Darmtrakt für die enzymatische Inaktivierung sehr ungünstig. Antibiotika-Resistenzenzyme empfindlich gegenüber dem proteolytischen Angriff der Verdauungsenzyme, so daß die Inaktivierung von oral aufgenommen Antibiotika durch gentechnisch veränderte Organismen keinen bedenklichen Umfang erreichen wird.

Im Zusammenhang mit dem Verzehr von Lebensmitteln, die mit Hilfe der Gentechnik hergestellt wurden, wird der Gentransfer auf Mikroorganismen der menschlichen Darmflora und auf die Mucosa-Epithelzellen des menschlichen Darms diskutiert. Der Gentransfer auf die Darmepithelzellen ist nur von geringer Bedeutung, da es sehr unwahrscheinlich ist, daß mit der Nahrung aufgenommene Gene den Darm vollkommen intakt erreichen oder die zur Expression benötigten Regulationssequenzen aufweisen. Die Arbeiten von Doerffler zeigen zwar, daß mit der Nahrung aufgenommene DNA nicht vollständig hydrolysiert und teilweise in Zellen eintreten kann, aber auch die Autoren kommen zu dem Schluß, daß hier kein besonderes neues Risiko von rekombinierter DNA gegenüber „klassischer" DNA vorliegt. Außerdem wäre eine Etablierung der Gene, falls sie intakt und mit den entsprechenden Regulationssequenzen übertragen werden, aufgrund der ständigen Abschieferung der Epithelzellen sehr unwahrscheinlich. Von größerer Bedeutung ist der Transfer von DNA auf Mikroorganismen der Darmflora. Bei Verzehr von gentechnisch veränderten Mikroorganismen als Lebendkulturen besteht die Möglichkeit eines Gentransfer. Die Wahrscheinlichkeit ist beim Verzehr von unverarbeiteten (rohen) Lebensmitteln aus transgenen Pflanzen geringer, da bis zum Zeitpunkt der Exposition die verzehrte DNA durch die Aktivität von Verdauungsenzymen weitgehend abgebaut wird. Selbst wenn intakte Gene aus den verzehrten transgenen Pflanzen auf Mikroorganismen der Darmflora übertragen werden sollten, ist die Expression dieser Gene unwahrscheinlich, da die pflanzlichen Regulationssequenzen des übertragenen genetischen Materials in den Mikroorganismen der Darmflora keine Funktion ausüben.

## Prinzipien der Sicherheitsbewertung

Die Novel Food Verordnung regelt das Inverkehrbringen neuartiger Lebensmittel und neuartiger Lebensmittelzutaten einheitlich in der Europäischen Gemeinschaft regeln. Hierbei werden einerseits einheitliche Bewertungsmaßstäbe für die gesundheitliche Unbedenklichkeit der Produkte angewandt und ein hoher vorbeugender Verbraucherschutz gewährleistet werden und anderseits innerhalb der Gemeinschaft Wettbewerbsverzerrungen vermieden werden.

Neuartige Lebensmittel und -zutaten nur dann in Verkehr gebracht werden dürfen, wenn sie

- keine Gefahr für den Verbraucher darstellen;
- keine Irreführung des Verbrauchers bewirken;

- sie sich von vergleichbaren Erzeugnissen, die sie ersetzen sollen, nicht so unterscheiden, daß ihr normaler Verzehr Ernährungsmängel für den Verbraucher mit sich brächte.

Für die Sicherheitsbewertung von Einzelsubstanzen hat man eine langjährige Erfahrung. Hierfür können die lang erprobten und bewährten klassischen toxikologischen Verfahren angewandt werden. Bei komplexen Lebensmitteln versagen die klassischen Verfahren häufig oder sie können leicht zu Fehlinterpretationen führen. Dies gilt insbesondere in Tierfütterungsversuchen. Die Verabreichung komplexer Lebensmittel kann leicht zu Ernährungsimbalanzen führen. Beobachtete negative Auswirkungen auf die Tiergesundheit sind somit nicht unbedingt die Folge des zu untersuchenden Produkts sondern eines Ernährungsmangels.

Als Schüsselelement für die Sicherheitsbewertung dient das von der OECD formulierte Prinzip der substantiellen Äquivalenz, heute der Gleichwertigkeit. Substantielle Äquivalenz bedeutet in diesem Zusammenhang,

a) daß der vergleichbare traditionelle Organismus/Erzeugnis als Grundlage des Vergleichs des transgenen Organismus oder des daraus gewonnenen Erzeugnis hergezogen wird und
b) daß sich der neue Organismus oder die daraus gewonnenen Produkte sich nicht wesentlich hinsichtlich ihrer Zusammensetzung, ihres Nährwertes, ihres Stoffwechsels, ihres Verwendungszweckes, sowie ihres Gehaltes an unerwünschten Stoffen von dem traditionellen Vergleichsprodukt unterscheiden.

Die Bestimmung der wesentlichen Gleichwertigkeit einer transgenen Pflanze oder eines gentechnisch veränderten Lebensmittel bildet eine Grundlage für die Sicherheitsbewertung. Drei Szenarien können unterschieden werden:

1. Die Pflanze oder das Lebensmittel ist substantiell äquivalent zu einem vergleichbaren traditionellen Organismus oder Erzeugnis.
2. Die Pflanze oder das Lebensmittel ist substantiell äquivalent zu einem vergleichbaren traditionellen Organismus oder Erzeugnis mit Ausnahme des neu eingeführten Merkmals.
3. Für die Pflanze oder das Lebensmittel besteht keine substantielle Äquivalenz.

Die Analyse der gesundheitlichen Unbedenklichkeit von gentechnisch modifizierten Pflanzen bzw. von Lebensmitteln erfordert eine flexible, auf Fall-zu-Fall Entscheidungen beruhende Vorgehensweise. Für die Bewertung werden grundsätzlich die Kenntnisse über die Spender- und Empfängerorganismen der genetischen Information, über die Genkonstrukte, die verwendeten Vektoren, den Gentransfer und die Anzahl der eingefügten Genkopien herangezogen. Zusätzlich finden die unterschiedliche Parameter wie Zusammensetzung, Nährwert, Gehalt an erwünschten und erwünschten Inhaltsstoffen, Einfluß auf den Stoffwechsel aber auch Gebrauchs- und Verzehrsgewohnheiten Berücksichtigung. Je nach Fallentscheidung werden umfassende in vitro- und in vivo-Toxizitäts- Mutagenitäts-, Reproduktions- und Teratogenitätsuntersuchungen sowie eine Analyse der potentiellen Allergenität durchgeführt.

### Fall 1:
### Bestehende substantielle Äquivalenz/Gleichwertigkeit

Zeigen die Daten der stofflichen Analyse des gentechnisch modifizierten Lebensmittels keine wesentlichen Unterschiede zu dem vergleichbaren traditionellen Erzeugnis, so wird das Produkt als substantiell äquivalent betrachtet. Für das Produkt werden keine zusätzlichen Sicherheitsprüfungen als notwendig erachtet, das neuartige Produkt ist genauso sicher wie das traditionelle Erzeugnis. In den stofflichen Analysen können jedoch nur nach bekannten und zu erwartenden Inhaltsstoffen gesucht werden. Deshalb werden in Abhängigkeit von dem neu eingeführten Gen, seinem(n) Expressionsprodukt(en) und der Empfängerpflanze heute routinemäßig nach toxikologisch oder ernährungsphysiologisch bedenklichen Verbindungen aber auch ernährungsphsiologisch relevante Inhaltsstoffe Analysen durchgeführt und toxikologische Untersuchungen sowie Tierfütterungsversuche unternommen. Mit diesen Experimenten sollen mögliche unerwartete Effekte der gentechnischen Modifizierung erkannt werden.

Klassische Beispiele für substantiell äquivalente Erzeugnisse sind Öl aus herbizid-resistenten Sojabohnen oder Rapssamen sowie Zucker aus virus-resistenten Rüben.

### Fall 2:
### Bestehende substantielle Äquivalenz mit Ausnahme des neu eingeführten Merkmals

Das neuartige Lebensmittel unterscheidet im wesentlichen nur durch das neueingeführte Merkmal von dem vergleichbaren traditionellen Lebensmittel. Neben den bereits unter (1) aufgeführten Sicherheitsanalysen wird nun zusätzlich ein besonderer Schwerpunkt auf das neu eingeführte Gen bzw. das neue Protein gelegt. Es werden, wie dies z.B. bei der Roundup-Ready Sojabohne oder dem Bt-Mais erfolgte, zunächst umfangreiche immunologische und toxikologische Untersuchungen am isolierten Protein durchgeführt und anschließend mit dem intakten und /oder mit dem verarbeiteten Produkt ergänzende Sicherheitsanalysen und Tierfütterungsexperimente, nicht nur an Nagern, sondern auch an Kühen, Schweinen, Kühen, Hühnern und Fischen unternommen. Bei den Fütterungsexperimenten erfolgen in der Regel keine weitreichenden toxikologischen Untersuchungen; Hauptaugenmerk besteht hier im Wachstum, Produktivität und Reproduktivität der Tiere sowie auf die Qualitätsbewertung der tierischen Produkte. Jedoch wird der Umfang der Untersuchungen, fallabhängig von den Ergebnissen der Bewertung des neu eingeführten Merkmals ausfallen müssen. Bei den meisten transgenen Pflanzen erfolgt noch eine Beurteilung der Markergene, wobei Antibiotika-Resistenzgenen ein besonderes Gewicht zukommt. Bei der Bewertung dieser Gene spielt das Risikio zur Verbreitung der Antibiotika-Resistenzgene im Magen-Darmtrakt sowie in der Umwelt durch horizontalen Gentransfers, die Verwendung der entsprechenden Antibiotika in der Human- und Tiermedizin, die Verbreitung bereits entsprechender antibiotika-resistenter Mikroorganismen eine zentrale Rolle.

Bei allen bislang zugelassenen Lebensmitteln aus transgenen Pflanzen wurde die substanzielle Äquivalenz festgestellt. Die Daten der umfangreichen Sicherheitsanalyse ergaben keine Hinweise auf negative Auswirkungen auf die Tiergesundheit. Tierexperimente lassen sich häufig nicht einfach auf den Menschen übertragen.

Aber aus unseren langjährigen Erfahrungen mit komplexen Lebensmitteln, gepaart mit den Ergebnissen aus den Untersuchungen zu den gentechnisch modifizierten Erzeugnissen, läßt sich vergleichend ableiten, daß diese neuartigen Lebensmittel keine anderen oder zusätzlichen Gefährdungspotentiale für die menschliche Gesundheit aufweisen, als die vergleichbaren konventionellen Produkte.

**Fall 3:**
**Keine substantielle Äquivalenz nachweisbar**
Gibt es kein konventionelles Lebensmittel zu dem sich eine substantielle Äquivalenz (ingesamt oder partiell) ableiten läßt, bedeutet dies nicht, daß das gentechnisch modifizierte Lebensmittel per se unsicher ist. In diesem Fall muß zusätzlich zu den in 1) und 2) Kriterien die Unbedenklichkeit in kombinierten toxikologischen und ernährungsphysiologischen Untersuchungen nachgewiesen werden. Insbesondere werden /sollen durch entsprechende Langzeitfütterungsstudien (mindestens 90 Tage) Aussagen auf mögliche chronische Effekte ermöglichen, wobei je nach Fallentscheidung umfassende in vitro- und in vivo-Toxizitäts- Mutagenitäts-, Reproduktions- und Teratogenitätsuntersuchungen durchgeführt werden.

## Kennzeichnung gentechnisch veränderter Lebensmittel

Verbraucher haben einen rechtlichen Anspruch auf Information über Inhaltsstoffe und Herstellungsverfahren ihrer Lebensmittel. Diese Information können sie unter anderem über eine sachgerechte Kennzeichnung der Lebensmittel erhalten. Die Kennzeichnung soll allein eine freie Kaufentscheidung ermöglichen. Die Kennzeichnung dient weder der Warnung vor bestimmten Lebensmitteln noch der besonderen Auslobung von besonderen Erzeugnissen. In Bereich der gentechnisch veränderten Lebensmittel hat die Kennzeichnung gerade n Deutschland und Österreich einen besonders hohen Stellenwert. Diese Lebensmittel werden häufig als völlig neue Erzeugnisse angesehen, die ein hohes Gefährdungspotential aufweisen. Deshalb fordern bestimmte Gruppierungen eine durchgängige Etikettierung aller Erzeugnisse, die mit der Gentechnik in Berührung gekommen sind, während die Agrar- und Lebensmittelwirtschaft eine mehr pragmatischere Regelung angestrebt haben. Der Gesetzgeber hat auf der europäischen Ebene mit der Novel Food Verordnung, den Ergänzungen zur Etikettierungsrichtlinie entsprechende Kennzeichnungsregelungen für neuartige Lebensmittel erlassen.

### Novel Food Verordnung

Die ***Verordnung (EG) Nr. 258/97 des Europäischen Parlaments und des Rates über neuartige Lebensmittel und Lebensmittelzutaten***, die Novel Food Verordnung trat am 15. Mai 1997 in Kraft. Die Novel Food Vorordnung regelt das Inverkehrbringen und die Etikettierung von neuartigen Lebensmitteln in allen EU-Mitgliedsstaaten nach einheitlichen Kriterien.

In Deutschland werden unter Novel Foods fast ausschließlich gentechnisch veränderte Lebensmittel verstanden. Unter neuartigen Lebensmitteln werden im

Anwendungsbereich der Novel Food Verordnung eine breite Palette unterschiedlichster Produkte zusammengefaßt. Es sind alle Lebensmittel und Lebensmittelzutaten, die bislang im gemeinsamen EU-Markt bislang noch nicht im nennenswerten Maße verzehrt worden sind **und** sich sechs definierten Kategorien von Produkten zuordnen lassen. Die Etikettierungsanforderungen gelten für alle neuartigen Lebensmittel; sie sind nicht speziell auf gentechnisch veränderte Erzeugnisse ausgerichtet.

Grundsätzlich müssen **alle** Lebensmittel und Lebensmittelzutaten gekennzeichnet werden, die lebende GVO sind oder solche enthalten. Ebenso müssen Verbraucher darüber informiert werden, wenn das neuartige Erzeugnis im Vergleich zum traditionellen Lebensmittel Stoffe enthält, die die Gesundheit bestimmter Bevölkerungsgruppen beeinflussen können (z.B. das Lebensmittel weist ein neues oder erhöhtes allergenes Potential auf), oder wenn gegen Stoffe in dem neuen Lebensmittel ethische oder religiöse Bedenken oder aufgrund bestimmter Ernährungsformen Vorbehalte bestehen. Dies könnte z. B. das Vorhandensein eines tierischen Gens (Proteins) in traditionell vegetarischen Produkten der Fall sein. Generell müssen Lebensmittel und -zutaten gekennzeichnet werden, die sich von vergleichbaren traditionellen Lebensmitteln unterscheiden.

Entscheidend für die Kennzeichnung ist die Nichtgleichwertigkeit, der nachweisbare Unterschied im Lebensmittel bzw. in der Zutat. In Bezug auf gentechnisch modifizierte Erzeugnisse bedeutet dies, daß der Unterschied ursächlich auf dem gentechnischen Verfahren beruhen muß. Unterschiede, die sich lediglich aus der biologischen Schwankungsbreite ergeben, brauchen nicht kenntlich gemacht werden. Sehr leicht läßt sich eine gezielte Veränderung an Hand der stofflichen Zusammensetzung nachweisen. So müssen Öle mit einer veränderten Fettsäurezusammensetzung (z.B. höherer Gehalt an mittelkettigen oder mehrfach ungesättigten Fettsäuren) oder pflanzliche Eiweiße mit veränderter Aminosäurezusammensetzung (höherer Gehalt an essentiellen Aminosäuren) stets gekennzeichnet werden, denn sie unterscheiden sich von dem entsprechenden konventionellen Erzeugnissen.

Keine Kennzeichnung ist für Erzeugnisse erforderlich, die sich als gleichwertig zu den konventionellen Produkten sind, d.h. es lassen sich keine stofflichen oder ernährungsphysiologischen Unterschiede zwischen den Produkten feststellen. Aus diesem Grunde ist auch für das nach der Novel Food VO zugelassene raffinierte Öl aus transgenem Raps keine Kennzeichnung erforderlich; es wurde sowohl in der Sicherheitsbeurteilung auch als in der stofflichen Zusammensetzung als gleichwertig zum traditionellen Rapsöl bewertet. Ebenso werden z.B. raffinierte Öle aus transgenen Sojabohnen oder Kristallzucker aus transgenen Zuckerrüben als gleichwertig angesehen.

Gerade im Kriterium der Gleichwertigkeit von Produkten und dem Ausschluß von Zusatzstoffen, Aromen und technischen Hilfsstoffen von der Kennzeichnung sehen viele Verbraucher und Kritiker der Gentechnik den Mangel der Novel Food VO. Sie sind der Ansicht, daß hierdurch viele Lebensmittel von der Kennzeichnungsregelung ausgenommen, die Verbraucher nicht hinreichend über den Einsatz der Gentechnik informiert und ihnen gentechnisch modifizierte Lebensmittel heimlich untergeschoben werden.

Da gegenwärtig noch keine Produkte nach der Novel Food Verordnung zugelassen worden sind, befinden sich auch noch keine gekennzeichneten Lebensmittel in der Regalen.

Noch vor Inkrafttreten der Novel Food VO erhielten herbizid-tolerante Roundup Ready® Sojabohnen und insekten-resistenter Bt-Mais die Genehmigung zum Inverkehrbringen nach der Freisetzungsrichtlinie. Hier wurde keine spezielle Kenntlichmachung der Produkte vorgeschrieben. Da einerseits Soja- und Maisverarbeitungsprodukte in sehr vielen Lebensmitteln vorhanden sind und Verbraucher ein Anrecht auf Information über die Verwendung gentechnisch modifizierter Zutaten haben und anderseits um Rechtsunsicherheiten und Wettbewerbsverzerrungen für transgene Folgevarietäten abzubauen, trat 1. September 1998 diese Produkte eine neue Kennzeichnungsablösevordnung in Kraft.

Lebensmittel oder Lebensmittelzutaten aus gentechnisch verändertem Soja oder Mais müssen immer dann gekennzeichnet werden, wenn sich das neueingeführte Protein oder die neueingeführte DNA im Endprodukt, dem Produkt, das für den Verbraucher zum Verzehr bestimmt ist, nachweisen läßt. Diesen Fällen muß eine Kennzeichnung mit „aus genetisch veränderten Sojabohnen hergestellt" bzw. „aus genetisch veränderten Mais hergestellt" erfolgen. Es müssen nicht beide neuen Komponenten nachgewiesen werden. Aber falls sich die neueingeführte DNA nicht nachweisen läßt, muß noch sichergestellt werden, daß in dem Produkt nicht noch das neue Protein enthalten ist. Erst wenn die Nachweisverfahren für beide neuen Komponenten, DNA und Protein, negativ ist, entfällt eine Kennzeichnungspflicht. Dies bedeutet, daß ein Lebensmittelhersteller ein Endprodukt nicht kennzeichnen muß, wenn er einen Rohstoff z.B. aus Roundup-Ready-Soja in technischen Verfahren so modifiziert, daß das neue Protein oder die neue DNA nicht mehr nachweisbar ist. Dies würde für eine salzsäurehydrolysiertes Sojaprotein zutreffen, es müßte somit nicht gekennzeichnet werden. Das gleiche Sojaprotein müßte aber gekennzeichnet werden, wenn es schonend mit Hilfe von Enzymen in Bruchstücke gespalten würde.

In der Ablöseverordnung soll auch eine Negativliste für Produkte die nicht gekennzeichnet werden brauchen, aufgenommen werden. Klassische Beispiele hierfür sind hochraffinierte Öle aus Soja oder Mais.

Zusatzstoffe (z.B. Sojalecithin), Aromen und Extraktionsmittel werden von der Novel Food Verordnung als auch von der Ablöseverordnung nicht erfaßt, aber inzwischen ist eine Ergänzungsverordnung in Kraft getreten, die auch eine Kennzeichnung dieser Stoffe vorschreibt, sofern sich neueingeführte DNA oder das neueingeführte Protein in den Produkten nachweisen läßt.

Auf dem deutschen Markt gibt es gegenwärtig keine gekennzeichnete Lebensmittel. Es waren lediglich der Butterfinger von Nestlé und zwei Tiefkühlprodukte mit Sojazutaten aufzufinden. Die meisten Lebensmittelhersteller haben Soja- und Maisprodukte in ihren Rezepturen durch andere Zutaten ausgetauscht. Teilweise wurden natürliche Produkte nun durch chemische Zutaten oder Zusatzstoffe ersetzt. Verbraucher selbst scheinen nicht ausdrücklich auf das Etikett zu achten. Hier gibt es eine große Diskrepanz zwischen den Ergebnissen von Befragungen und der Entscheidung vor dem Regal. Die meisten Verbraucher achten mehr auf die Aufmachung und den Preis der Lebensmittel.

Für Deutschland ist im Oktober 1998 die Etikettierungsverordnung „Ohne Gentechnik" in Kraft getreten. Nach dieser Regelung dürfen nur Lebensmittel, die auf keiner Stufe der Herstellung nachweislich mit der Gentechnik in Berührung gekommen sind, mit „Ohne Gentechnik" gekennzeichnet werden. Eine Auslobung mit „gentechnikfrei" ist nicht statthaft. „Ohne Gentechnik" bedeutet hier, daß weder Rohstoffe aus transgenen Pflanzen, noch Enzyme oder Zusatzstoffe, Aromen usw. aus gentechnisch veränderten Mikroorganismen für die Lebensmittelherstellung verwendet werden dürfen. Aber auch in der Tierhaltung dürfen keine Futtermittel oder Futtermittelzutaten aus transgenen Organismen eingesetzt werden. Einen chemischen Nachweis des Einsatzes von transgenem Futter ist im tierischen Endprodukt nicht möglich. Hier muß man sich auf die Aufzeichnungspflicht des Landwirts und den Erklärungen der Futtermittellieferanten verlassen. Der Landwirt ist hier nicht verpflichtet, DNA-Nachweise für die Futtermittel durchführen zulassen. Die Verwendung von Arznei- oder Impfmittel aus transgenen Organismen haben keinen Einfluß auf die Kennzeichnung.

Neu eingeführte DNA darf aber auch in Lebensmitteln „Ohne Gentechnik" vorhanden sein, solange nachgewiesen werden kann, daß diese DNA unbeabsichtigt oder aufgrund unvermeidbarer Gegebenheiten in das Produkt gelangt ist. Ein „Grenzwert" für den Gehalt an neueingeführter DNA unter dem noch eine Kennzeichnung „Ohne Gentechnik" möglich wäre, wurde noch nicht festgelegt. Produkte mit der Kennzeichnung „Ohne Gentechnik" wurden bislang im Handel nicht gefunden.

## Zukünftige Entwicklung

Die Erzeugnisse der 1. Generation, die fast ausschließlich von herbizid- oder insektentoleranten Pflanzen abstammen oder Hilfs- und Zusatzstoffe aus gentechnisch veränderten Organismen (GVO) enthalten, entsprechen unseren konventionellen Lebensmitteln. Für diese Lebensmittel der 1. Generation ist der unmittelbare persönliche Nutzen oder Vorteil der Gentechnik gegenüber traditionellen Verfahren für den Verbraucher nicht erkennbar. Der Nutzen liegt hier vorwiegend übergeordnet in der Entlastung der Umwelt bei der Erzeugung von landwirtschaftlichen Produkten und ihrer technologischen Bearbeitung, sowie für Hersteller und Landwirte (heute US Farmer).

Mit der Gentechnik lassen sich gezielt Stoffwechselwege verändern oder bestimmte Proteine / Enzyme selektiv in ihrer Synthese inhibieren / aktivieren oder organspezifisch zur Expression bringen. Dies eröffnet die Möglichkeit Allergene aus Lebensmitteln zu entfernen, die Synthese von Antioxidantien, Flavonen und Vitaminen bestimmten Pflanzenteilen zu erhöhen oder in Ölsaaten das Fettsäuremuster zu verändern. Bei den transgenen Pflanzen der 2. und 3. Generation richtet sich das Augenmerk auf die

- Verbesserung der sensorischen und ernährungsphysiologischen Qualität von Rohstoffen und von Lebensmitteln,
- Erhöhung hygienischen Sicherheit von Rohstoffen/Lebensmitteln und bei Verfahrensschritten,
- Reduzierung von Verarbeitungsschritten oder Prozeßtiefe, sowie zur Qualitätserhaltung. Diese gentechnischen Ziele haben Bedeutung für den vorbeugen-

den Gesundheitsschutz (Herzkreislauferkrankungen, Krebsprevention, Lebensmittelallergien), die Konkurrenzfähigkeit nachwachsender Rohstoffe (Fasern, Öle, Stärken) und die Erschließung neuer Einnahmequellen landwirtschaftlicher Betriebe.

In Raps und Soja werden Änderungen des Fettsäuremusters zugunsten von ungesättigten langkettigen Fettsäuren in Ölsaaten, die zur Herstellung pflanzlicher Öle Verwendung finden, durchgeführt. Die Erhöhung des Gehaltes an gesättigten Fettsäuren wie z.B. Stearinsäure könnte zu einer Reduktion der katalytischen Hydrierung zur Härtung des Pflanzenfetts beitragen und damit den Anteil von trans-Fettsäuren in unserer Nahrung noch weiter vermindern. Ebenso werden kurzkettige Fettsäuren, insbesondere im Bereich $C_{10}$-$C_{14}$ für diätetische oder kosmetische Anwendungen angereichert oder die Gewinnung neuer spezieller Mikronährstoffe wie z.B. langkettiger Fettsäuren für die Säuglingsernährung ermöglicht.

Transgene Kartoffeln mit einer veränderten Stärkezusammensetzung bieten aus ernährungsphysiologischer Sicht einen Vorteil gegenüber den konventionellen Kartoffeln, da der Verzweigungsgrad der Stärke erhöht ist und somit die Speisekartoffel mit einem komplexen Kohlenhydrat ausgestattet wird, das Ballaststoffen ähnelt und präventiv die Entstehung von Dickdarmkrebs behindert. Ähnliche Veränderungen werden auch an Mais und anderen Getreidearten unternommen, um die Synthese von ernährungsphysiologisch günstigen Oligosacchariden zu ermögliche und zu erhöhen. Diese Oligosaccharide haben präbiotische Wirkungen und unterstützen die positiven Wirkungen probiotischer Darmbakterien.

Einsatzmöglichkeiten für die Gentechnik bietet außerdem der Bereich Diätetik. Beispielsweise können Patienten mit Phenylketonurie die Aminosäure Phenylalanin nicht verstoffwechseln und müssen daher eine Diät zu sich nehmen, die einen sehr geringen Gehalt an Phenylalanin aufweist. In der Praxis gelingt das durch eine phenylalaninfreie Mischung aus Aminosäuren, die den Nachteil eines äußerst unangenehmen Geschmacks besitzt. Mit Hilfe gentechnisch veränderten Pflanzen besteht die Möglichkeit zur Herstellung eines phenylalaninfreien Proteingemisches. Dadurch ließe sich den Patienten eine wesentlich wohlschmeckendere Diät anbieten. Dazu wurde versucht ein synthetisches Gen, das für ein phenylalaninfreies Protein codiert, in den von Natur aus schon recht Phenylalanin-armen Kartoffeln zu exprimieren. Die Gentechnik wird zur Entwicklung von glutenfreien Lebensmitteln eingesetzt, um das Angebot für Zöliakie-Patienten geschmacklich zu erweitern.

Für Lebensmittel der 3. Generation sollen in der transgenen Pflanzen natürlich vorkommende antinutritive oder toxische Inhaltsstoffe nicht oder nur noch in einem sehr geringen Ausmaß synthetisiert werden sowie sollen exo- und endogene Schadstoffe metabolisiert oder an Proteine gebunden und in nicht zum Verzehr bestimmten Pflanzenteilen abgelagert werden. Im Raps und Soja z.B. wird die Reduktion von Phytat direkt durch Unterdrückung der Synthese eines Zwischenproduktes bewirkt oder durch die Aktivierung der Phytase während der Samenreife Phytat in Inositolphosphate hydrolysiert. Ähnlich Versuche werden bei Cerealien unternommen. Beim Kaffee wird die Synthese von Coffein unterdrückt. Bei Bohnen könnte die Synthese von Lectinen und Hämagglutininen und Enzyminhibitoren verhindert werden und Bohnen so auch im frischen, grünen Zustand genießbar machen. Die Solanin- und Tomatinbildung sowie die Synthese anderer Alkaloidabkömmlinge kann verhindert werden. Sicherlich läßt sich auch die Bildung von Glycosinolaten und Saponinen nachhaltig beeinflussen, so daß weitere technologische Aufarbeitungen der Produkte überflüssig werden.

Der Trend in der Grünen Gentechnik geht in Richtung Functional Foods, zu Lebensmitteln des täglichen Gebrauchs, die zusätzlich zur Ernährungsfunktion Eigenschaften aufweisen, die dem Gesundheitsstatus und dem Wohlbefinden der Menschen förderlich sind. Allerdings sollte man sich hier nicht der Hoffnung hingeben, daß diese gentechnisch modifizierten Lebensmittel innerhalb der nächsten 3–5 Jahre auf dem Markt erscheinen

## Schlußbetrachtung

Gesundheitsgefährdende Lebensmittel dürfen nicht in Verkehr gebracht werden. Nicht nur die Lebensmittelhersteller müssen hier in die Verantwortung genommen werden, sondern auch der Staat, der einem vorbeugenden Gesundheitsschutz seiner Bürger verpflichtet ist. Aussagen zu möglichen Gefährdungspotentialen von GVO oder den daraus gewonnenen Produkten gibt es viele, aber bis heute konnten aufgrund wissenschaftlich belegbarer Fakten keine gentechnisch spezifischen gesundheitlichen Risiken ausgemacht werden. Da aber kaum Erfahrungen mit gentechnisch erzeugten Lebensmitteln vorliegen, wird von der breiten Öffentlichkeit erwartet, daß diese neuartigen Lebensmittel einer umfassenden Sicherheitsbewertung unterzogen werden. Hierbei müssen jedoch nicht nur die Produkte mit lebenden GVO, sondern auch isolierte Produkte aus GVO in die Risikobewertung einbezogen werden. Die Kriterien für die Sicherheitsbewertung müssen wissenschaftlich fundiert sein und einheitlich definiert werden. Die Durchführung der Sicherheitsbewertung muß in allen EU-Staaten nach den gleichen strengen Maßstäben erfolgen und das Ergebnis muß wissenschaftlich nachvollziehbar sein. Mit der Verabschiedung der Novel Food Verordnung sind die Kennzeichnung und die Bedingungen für das Inverkehrbringen von neuartigen Lebensmitteln, auch gentechnisch modifizierter Erzeugnissen, geregelt. Ebenso gewährleisten die Ausführungsbestimmungen zur Sicherheitsbewertung neuartiger Lebensmittel einheitliche Bewertungsmaßstäbe. Nicht nur Verbraucher fordern eine Kennzeichnung der Lebensmittel, sondern auch Wirtschaft und Handel erwarten Ausführungsbestimmungen zur Etikettierung. Es ist zu hoffen, daß die Ausführungsbestimmungen für die Kennzeichnung und die Nachweisverfahren so schnell wie möglich von der Europäischen Kommission in Kraft gesetzt werden.

Eine gesunde und bedarfsgerechte Ernährung ist bei uns nicht abhängig von Verarbeitungsverfahren oder Gewinnung der Lebensmitteln. Mit und ohne Gentechnik kommen sichere, gesunde und qualitativ hochwertige Lebensmittel in den Handel. Das falsche Eß- und Ernährungsverhalten – zu viel und zu fett- stellt das eigentliche Risiko dar. Die Gentechnik im Lebensmittelbereich stellt keine Bedrohung für unsere Gesundheit oder Umwelt dar. Die Chancen der Gentechnik zur Abwehr von gesundheitlichen und ökologischen Risiken sollten verantwortungsvoll genutzt werden.

# Gesellschaft, Recht, Ethik und Philosophie

# KAPITEL 26

# Rechtliche Aspekte der Gentechnik – Ein Überblick

S. Beljin, O. Engsterhold, H. Fenger und M. H. J. Schmitz

## Teil 1
## Der rechtliche Rahmen

## 1
## Einführung

### 1.1
### Rechtsbegriff der Gentechnik

#### 1.1.1
#### Untersuchung und künstliche Veränderung von Erbinformationen, Umfeld

Was rechtlich dem Begriff der Gentechnik bzw. der Gentechnologie unterfällt, läßt sich nicht auf den ersten Blick eindeutig bestimmen. Anders als man vielleicht erwarten könnte, klärt das Gentechnikgesetz (GenTG) den Begriff der Gentechnik nicht, sondern setzt ihn voraus. Zwar ist in § 3 GenTG eine Reihe von Begriffsbestimmungen enthalten, sog. Legaldefinitionen. Der Begriff der Gentechnik ist aber nicht darunter.

Vielfach sind Umschreibungen anzutreffen, wonach unter Gentechnik der gezielte Umbau, die gezielte Veränderung genetischer Informationen mit technischen Mitteln zu verstehen ist. Diese Umschreibungen greifen jedoch aus rechtlicher Perspektive zu kurz. Sie lassen das bloße *Ablesen, Entziffern, Untersuchen* bzw. *Analysieren* der genetischen Informationen unberücksichtigt. Daß auch dieser Bereich rechtlich der Gentechnik zuzuschlagen ist, belegt ein Blick auf die deutsche Verfassung (Grundgesetz, GG). In dem Kompetenztitel des Art. 74 Abs. 1 Nr. 26 Var. 2 GG ist seit 1994 das Gebiet der Gentechnik eigens aufgeführt. Zwar findet die eingebürgerte begriffliche Kennzeichnung Gentechnik keine Verwendung. Statt dessen wird sie (sprachlich ausführlicher) als die Untersuchung und die künstliche Veränderung von Erbinformationen umschrieben. Dabei besteht kein Zweifel, daß damit – ausschließlich und abschließend – der Bereich der Gentechnik gemeint ist. Das belegt die ausführlich dokumentierte Entstehung der Vorschrift. Daraus ergibt sich, daß die Gentechnik nicht auf verändernde Eingriffe in genetische Informationen beschränkt ist. Umfaßt ist auch die Untersuchung, das bloße Entziffern und Analysieren, unabhängig davon, ob ihr Veränderungen oder Veränderungsversuche folgen.

Hinzu kommt ein zweites. An sich decken die Begriffe der Untersuchung und der Veränderung nicht die Frage ab, was mit den betroffenen Organismen über die Untersuchung und/oder über die künstliche Veränderung hinaus geschieht. Angesprochen ist die Frage, ob etwa ihre *Freisetzung*, der *Verkehr* mit ihnen oder ihre *Vernichtung* noch zum Bereich des Gentechnikrechts zu zählen sind. Da es Art. 74 Abs. 1 Nr. 26 GG um den Schutz vor den möglichen Gefahren geht, die mit den gentechnischen Verfahrensweisen verbunden sind, ist das gesamte *Umfeld* zum Bereich des Gentechnikrechts zu zählen. Auch die Frage, wie mit den gentechnisch behandelten Organismen nach der Behandlung verfahren wird, gehört daher rechtlich zum Bereich der Gentechnik.

Das Recht der Gentechnik umfaßt also die Gesamtheit aller Methoden zur Charakterisierung und Isolierung von genetischem Material, zur Bildung neuer Kombinationen genetischen Materials sowie zur Wiedereinführung und Vermehrung des neukombinierten Erbmaterials in anderer biologischer Umgebung (BT-Drs. 10/6775, S. 7).

### 1.1.2
### Fortpflanzungsmedizin, Reproduktions- und Befruchtungstechnologien, insb. Klonen

Besondere Schwierigkeiten bereitet die Beurteilung der Frage, inwieweit die Bereiche der Fortpflanzungsmedizin, der Reproduktionstechniken wie der Befruchtungstechnologien rechtlich von der Gentechnik umfaßt sind. Die Begriffe werden nicht immer gleich verwendet. Das gilt insbesondere auch für die in diesem Zusammenhang immer wieder aufgeführten Techniken des Klonens bzw. Klonierens, die teils als Synonyme, teils aber auch mit unterschiedlichem Gehalt verwendet werden. Im folgenden werden die beiden Begriffe einheitlich in dem Sinne gebraucht, daß genetisch identische Erbsubstanzmoleküle, Zellen oder Lebewesen auf ungeschlechtlichem Wege vervielfältigt werden.

Vereinzelt werden die genannten Bereiche ohne nähere Erörterung selbstverständlich dem Gentechnikrecht zugeschlagen. Meist werden sie jedoch mit der Begründung von der Gentechnik unterschieden, daß entweder lediglich die *Fusion* von Ei- und Samenzellen oder aber lediglich die *Entwicklung* von Eizellen und Embryonen technisch beeinflußt werde. Ein Eingriff in die Erbinformationen gehe damit nicht einher. Die Bestimmung des Art. 74 Abs. 1 Nr. 26 GG stützt diese vielfach vorgenommene Abgrenzung zunächst. Hier werden die künstliche Befruchtung beim Menschen und die Untersuchung und die künstliche Veränderung von Erbinformationen nebeneinander aufgeführt. Die Aufzählung belegt, daß das erstgenannte Teilsachgebiet, das vielfach auch als Fortpflanzungsmedizin bezeichnet wird, von dem der Gentechnik zu trennen ist. Andernfalls wäre die eigene Nennung überflüssig. Auch in der Sache sprechen für diese Betrachtungsweise gute Gründe. Die bloße Befruchtung – nicht nur beim Menschen und nicht nur die künstliche – kann schwerlich als Veränderung von Erbinformationen angesehen werden. Sie bringt lediglich unterschiedliche Erbinformationen zusammen. Die Kombination führt zu neuen Erbinformationen. Eine Veränderung der *existierenden* Erbinformationen bedeutet das aber nicht, also auch keinen gentechnisch relevanten Vorgang. Der Bereich der Gentechnik ist demnach erst dann eröffnet, wenn *bestehende* Erbinformationen auf künstlichem Wege Veränderungen erfahren. Überträgt man diesen Befund auf die eingangs angesprochenen Bereiche, so ergibt sich folgendes: Die Beeinflussung der Fusion und der Entwicklung von Zellen, auch in vervielfältigender Weise, die die bestehenden Erbinformationen unberührt läßt, unterfällt zunächst nicht dem Bereich der Gentechnik.

Allerdings darf ein wichtiger Umstand nicht aus den Augen verloren werden: Die geschilderte Weite des Schutzzwecks des Art. 74 Abs. 1 Nr. 26 GG. Sie führt dazu, daß auch das Umfeld der gentechnischen Vorgänge zum Bereich der Gentechnik zu zählen ist. Was daher mit einem Organismus geschieht, nachdem dessen Erbinformationen künstlich verändert oder auch nur untersucht worden sind, ist rechtlich als zum Gentechnikrecht gehörig anzusehen. Das muß auch für die Fusion, für die Entwicklung und für die Vervielfältigung solcher Organismen gelten, und zwar auch dann, wenn im übrigen Fortpflanzungs- bzw. Befruchtungstechnologien im Sinne des Art. 74 Abs. 1 Nr. 26 Var. 1 GG zum Einsatz gelangen. Es kann für die Einstufung als Gentechnik nicht allein darauf ankommen, *daß* fortgepflanzt, befruchtet bzw. reproduziert wird, sondern zudem, *was* fortgepflanzt, befruchtet bzw. reproduziert wird. Für das Klonen hat das zur Folge, daß es jedenfalls immer dann dem Bereich des Gentechnikrechts zuzurechnen ist, wenn es im Umfeld einer Untersuchung oder gar einer künstlichen Veränderung des genetischen Materials erfolgt. Praktisch dürfte das die Regel sein, weil jedenfalls eine Untersuchung des zu reproduzierenden Genmaterials der Reproduktion weithin vorausgehen dürfte.

## 1.2
## Systematische Stellung des Gentechnikrechts

Das Gentechnikrecht ist in seiner juristischen Systematik nicht eindeutig nur einem bestimmten Gebiet des öffentlichen Rechts zuzuordnen. Zum einen enthält es Elemente des *Gefahrstoffrechts*, da gentechnisch veränderte Organismen zu den potentiell gefährlichen Stoffen im weiteren Sinne gezählt werden müssen. Sowohl das deutsche als auch das europäische Gentechnikrecht knüpft aber in erster Linie nicht an die konkrete Gefährlichkeit gentechnisch veränderter Organismen an, vielmehr ist in einer eher umfassenden Betrachtungsweise Ansatzpunkt die Unsicherheit und mögliche Gefährlichkeit der Gentechnik insgesamt. Ausgehend von der Annahme eines Basisrisikos bei gentechnischen Anwendungen, denen ein spezifisch gentechnisches Risiko immanent ist, wird dem *Vorsorgegedanken* besondere Rechnung getragen. Das Gentechnikrecht folgt insofern einem anlagen- und tätigkeitsbezogenen Ansatz.

Andererseits ist das Gentechnikrecht auch dem *Umweltrecht* zuzuordnen (sog. grüne Gentechnik). Damit wird dem Umstand Rechnung getragen, daß die Gentechnik besondere Auswirkungen auf Schutzgüter der Umwelt hat, da sich gentechnische Verfahren vor allem mit der Veränderung von nicht-menschlichen Organismen (Tiere, Pflanzen, Mikroorganismen wie Bakterien und Viren) befassen und damit Umweltauswirkungen haben.

Außerhalb des Umweltrechts steht der gesamte Bereich der *Humangentechnik*, in der es um die Anwendung gentechnischer Verfahren direkt am Menschen geht. Zu nennen sind hier vor allem die Bereiche Genomanalyse und Gentherapie, mit den geschilderten Maßgaben auch die Fortpflanzungsmedizin, die Reproduktions-

und Befruchtungstechnologien. Des weiteren enthält das Gentechnikrecht auch *lebensmittelrechtliche* Elemente, soweit es um die Problematik der gentechnisch veränderten Lebensmittel und der Lebensmittel geht, die aus gentechnisch veränderten Organismen hergestellt oder mit diesen behandelt wurden. Schließlich wirft die Gentechnik nicht unerhebliche *patentrechtliche* Fragen auf.

### 1.3 Gentechnikgesetz und sonstige zu berücksichtigende Vorgaben

Mit dem Erlaß des Gentechnikgesetzes, dem bislang umfangreichsten Gesetzeswerk auf dem Gebiet der Gentechnik sind viele, aber bei weitem nicht alle Aspekte der Gentechnik einer gesetzlichen Regelung zugeführt worden. Ausweislich des § 2 Abs. 2 GenTG ist das Gentechnikgesetz insbesondere nicht auf die Anwendung von gentechnisch veränderten Organismen am Menschen anwendbar (näher unten 2. Teil 1.3). Für den Bereich der Humangentechnik stellt sich daher die Frage nach einem Rechtsregime außerhalb des Gentechnikgesetzes.

Aber auch sonst rücken in Zusammenhang mit der Gentechnik in nicht geringem Umfang andere Bestimmungen als die des Gentechnikgesetzes ins Licht, wie im folgenden darzustellen sein wird. Dabei geht es zum einen um Bestimmungen, die wie das Gentechnikgesetz der Ebene des einfachen Rechts zuzuordnen sind. Aussagen enthalten aber auch die gegenüber dem einfachen Recht vorrangigen Bestimmungen unserer Verfassung. Zu berücksichtigen sind außerdem nicht nur nationale, sondern auch internationale Vorgaben, namentlich solche des Völkerrechts wie solche des vom Völkerrecht zu unterscheidenden EU-Rechts.

Nicht berücksichtigt werden demgegenüber Selbstverpflichtungsregeln der Ä rzteschaft in der Gestalt internationaler und nationaler Berufs- und Standesregeln, wie sie zum Beispiel die Deklarationen des Weltärzteverbundes darstellen (dazu etwa *Taupitz*, VersR 1998, 542 f). Die Bundesärztekammer hat bereits 1989 Richtlinien zur Gentherapie beim Menschen erlassen (s. *Ruderisch*, ZRP 1992, 261; zur aktualisierten Fassung von 1995 *Wagner/Morsey*, NJW 1996, 1569 f).

## 2 Völkerrecht

### 2.1 Übereinkommen über die biologische Vielfalt

Aussagen zu Fragen der Gentechnik enthält das am 5.6.1992 in Rio de Janeiro auf einer Konferenz der Vereinten Nationen vereinbarte Übereinkommen über die biologische Vielfalt (ÜbV). Mit Gesetz vom 30.8.1993 hat der Bundestag mit Zustimmung des Bundesrats das Übereinkommen in den innerstaatlichen Bereich übernommen (BGBl II 1993, S. 1741). Am 21.12.1993 hat Deutschland es ratifiziert. Am 21.3.1994 ist es in Kraft getreten. Ausweislich des Art. 1 ÜbV ist Ziel des Übereinkommens neben anderen die ausgewogene und gerechte Aufteilung der sich aus der Nutzung der genetischen Ressourcen ergebenden Vorteile, insbesondere durch angemessenen Zugang zu genetischen Ressourcen und angemessene

Weitergabe der einschlägigen Technologien. Art. 15 ff ÜbV befassen sich mit dem Zugang zu genetischen Ressourcen. Die Bestimmungen beruhen maßgeblich auf der Anerkennung der mitgliedstaatlichen Souveränität. Art. 15 Abs. 1 ÜbV sieht vor: In Anbetracht der souveränen Rechte der Staaten in bezug auf ihre natürlichen Ressourcen liegt die Befugnis, den Zugang zu genetischen Ressourcen zu bestimmen, bei den Regierungen der einzelnen Staaten und unterliegt den innerstaatlichen Rechtsvorschriften. Für die Einzelheiten sei auf den o.a. Nachweis verwiesen.

## 2.2 TRIPS-Übereinkommen

Zu nennen ist des weiteren das anläßlich der Errichtung der Welthandelsorganisation im Rahmen des GATT (General Agreement on Tariffs and Trade) getroffene Übereinkommen über handelsbezogene Aspekte der Rechte des geistigen Eigentum, sog. TRIPS-Übereinkommen (TRIPSÜ). Die deutsche Übernahme erfolgte mit Gesetz vom 30.8.1994 (BGBl II 1994, S. 1436, amtlicher deutscher Text des TRIPS-Übereinkommens ab S. 1730). Es sieht vor, daß der Patentschutz für Produkte und Verfahren in allen Bereichen der Technologie zu gewährleisten ist, Art. 27 Abs. 1 TRIPSÜ. Ausnahmsweise können gem. Art. 27 Abs. 2 und 3 TRIPSÜ Erfindungen von der Patentierbarkeit ausgeschlossen werden, wenn das zum Schutz der öffentlichen Ordnung oder der guten Sitten einschließlich des Schutzes des Lebens oder der Gesundheit von Menschen, Tieren oder Pflanzen oder zur Vermeidung einer ernsten Schädigung der Umwelt notwendig ist. Auf näheres wird noch im Zusammenhang mit den einschlägigen Bestimmungen auf EU-Ebene einzugehen sein. Die Europäische Union ist neben ihren Mitgliedstaaten eigener Vertragspartner des GATT, einschließlich des TRIPS-Übereinkommens (vgl. ABl. 1994, Nr. L 336, S. 1; TRIPS-Übereinkommen S. 214). Daher sind die EU-Bestimmungen in Übereinstimmung mit und auf der Grundlage des TRIPS-Übereinkommens ergangen und machen von den dort vorgesehenen Ausnahmemöglichkeiten Gebrauch.

## 2.3 Menschenrechtsübereinkommen zur Biomedizin (ehedem: Bioethik-Konvention)

Völkerrechtliche Bestimmungen zu Fragen der Gentechnik enthält drittens das Menschenrechtsübereinkommen zur Biomedizin (MRÜB). Ursprünglich wurde es als Bioethik-Konvention bezeichnet. Diese Bezeichnung ist noch heute vielfach anzutreffen. Das Übereinkommen wurde nach langen Vorarbeiten auf der Ebene des Europarates am 26.9.1996 von der Parlamentarischen Versammlung des Europarates gebilligt. Am 19.11.1996 wurde es vom Ministerkomitee des Europarates verabschiedet und am 4.4.1997 zur Zeichnung aufgelegt.

Ausweislich des Art. 1 MRÜB ist das Übereinkommen an dem Schutz des Menschen, der Menschenwürde sowie des Persönlichkeitsrechts ausgerichtet. Es garantiert jedem Individuum die Achtung der menschlichen Integrität sowie die Nichtdiskriminierung seiner Freiheitsrechte im Hinblick auf biomedizinische und biotechnologische Anwendungen. Art. 2 MRÜB gibt dem Interesse und dem Wohl des menschlichen Lebewesens Vorrang vor den Interessen der Gesellschaft und der

Wissenschaft. Speziell im Bereich der Gentechnik verbietet Art. 11 MRÜB jede Form von Diskriminierung einer Person wegen ihres genetischen Erbes. Art. 12 MRÜB fordert eine angemessene genetische Beratung als Voraussetzung von Untersuchungen, die es ermöglichen, genetisch bedingte Krankheiten vorherzusagen oder bei einer Person entweder das Vorhandensein eines für eine Krankheit verantwortlichen Gens festzustellen oder eine genetische Prädisposition oder Anfälligkeit für eine Krankheit zu erkennen. Zudem dürfen derartige Untersuchungen nur für Gesundheitszwecke oder für gesundheitsbezogene wissenschaftliche Forschung vorgenommen werden. Art. 13 MRÜB schreibt für jeden Eingriff in das menschliche Gen vor, daß dieser nur zu präventiven diagnostischen oder therapeutischen Zwecken vorgenommen werden darf. Eine Veränderung der Erbinformationen an den Keimbahnzellen, also mit Wirkung für mögliche Abkömmlinge, ist untersagt. Demgegenüber fehlen Regelungen zur Pränataldiagnostik. Des weiteren werden strengere Schutzmaßnahmen gegen die Weitergabe genetischer Daten an Arbeitgeber und Versicherungen gefordert.

In Ergänzung zu dem Übereinkommen hat das Ministerkommitee des Europarates am 6.11.1997 in Straßburg das Zusatzprotokoll über das Verbot des Klonens von menschlichen Lebewesen verabschiedet (ZMRÜB). Es wurde am 12.1.1998 in Paris von 19 der 40 Mitgliedstaaten unterzeichnet. Nach Art. 1 ZMRÜB ist jede Maßnahme verboten, die die Erschaffung eines menschlichen Wesens zum Ziel hat, das mit einem lebenden oder toten Menschen genetisch identisch ist. Die Technik des Klonens von Zellen als solche ist nicht untersagt. Das *ausnahmslose* Verbot des Klonens von Menschen sucht Art. 2 ZMRÜB zu gewährleisten, indem ein nach Art. 26 MRÜB grundsätzlich möglicher nationaler Vorbehalt im Anwendungsbereich des Zusatzprotokolls ausgeschlossen wird. Art. 3 ZMRÜB stellt schließlich klar, daß sich das Zusatzprotokoll als Erweiterung und Entwicklung des Menschenrechtsübereinkommens zur Biomedizin begreift, insb. auch als Erweiterung der hier bereits angesprochenen Art. 1 und 13 MRÜB.

Damit die aufgeführten Vorgaben auf innerstaatlichem Boden zum Tragen kommen können, bedarf es auch hier der Übernahme durch einen innerstaatlichen Akt. Eine Übernahme durch den deutschen Gesetzgeber steht noch aus. Trotz Widerständen, die maßgeblich mit den Bestimmungen für Anwendungen an nicht einwilligungsfähigen Personen zusammenhängen, steht sie offenbar kurz bevor. Wegen eines verbreiteten Irrglaubens besteht im übrigen Anlaß, darauf hinzuweisen, daß der Europarat und dessen Rechtsakte von der Europäischen Union (EU) und deren Rechtsakten zu unterscheiden sind.

## 3
## Gentechnikrecht der Europäischen Union

### 3.1
### Systemrichtlinie, Freisetzungsrichtlinie, Richtlinie zum Schutz vor biologischen Arbeitsstoffen

Das Gentechnikrecht (in Deutschland) wird maßgeblich durch gezielte Vorgaben auf der Ebene der Europäischen Union beeinflußt. Es handelt sich um eine Entwicklung, die weiter fortschreitet. Wesentlich sind hier zwei Richtlinien vom 23.4.1990: Erstens die sog. *Systemrichtlinie* (Richtlinie 90/219/EWG des Rates über die Anwendung genetisch veränderter Mikroorganismen im geschlossenen System, ABl. 1990, Nr. L 117, S. 1). Zweitens die sog. *Freisetzungsrichtlinie* (Richtlinie 90/220/EWG des Rates über die absichtliche Freisetzung genetisch veränderter Organismen in die Umwelt, ABl. 1990, Nr. L 117, S. 15, geändert ABl. 1994, Nr. L 103, S. 20).

Richtlinienbestimmungen der EU bedürfen gem. Art. 249 Abs. 3 (= Art. 189 Abs.3 a.F.) des EG-Vertrags der mitgliedstaatlichen Übernahme durch einen innerstaatlichen Rechtsakt, um *innerstaatliche Bedeutung* zu erlangen. Man spricht von der Umsetzung von Richtlinien. Grund hierfür ist der Umstand, daß es sich bei der Rechtsordnung der EU um eine eigene Rechtsmasse handelt, die - wie das Völkerrecht - mit dem innerstaatlichen Recht nicht gleichgesetzt werden darf. Ihrer Konzeption nach ähneln insb. Richtlinien völkerrechtlichen Bestimmungen. Allerdings hat die Rechtsprechung des Europäischen Gerichtshofs gewichtige Modifikationen von dieser Konzeption hervorgebracht. Steht das mitgliedstaatliche (Umsetzungs-)Recht mit den Richtlinieninhalten nicht in Einklang, zeitigt das eine Reihe von Konsequenzen, die den Vorgaben der Richtlinie zur innerstaatlichen Beachtlichkeit unmittelbar kraft EU-Rechts verhelfen. Was die angesprochene System- und die Freisetzungsrichtlinie anbelangt, dient in Deutschland das *Gentechnikgesetz* ihrer Umsetzung. Die Bestimmungen des Gentechnikgesetzes geben daher weithin die Inhalte der beiden Richtlinien wieder. Auch wenn die deutsche Umsetzung in einigen Punkten umstritten ist, ist jedenfalls eines gewiß: In ihren *Anwendungsbereichen* decken sich die europarechtlichen Vorgaben und das mitgliedstaatliche Gentechnikgesetz, mit der Folge, daß auch insoweit Aussagen zur Anwendung gentechnischer Verfahrensweisen unmittelbar am Menschen und damit zur Humangentechnik fehlen. Was im übrigen die wesentlichen Inhalte der Richtlinien anbelangt, wird auf die Ausführungen zum Gentechnikgesetz (s.u. 2. Teil) verwiesen.

Den Umgang mit biologischen Arbeitsstoffen regelt schließlich die Richtlinie des Rates vom 26. November 1990 über den Schutz der Arbeitnehmer gegen Gefährdung durch biologische Arbeitsstoffe bei der Arbeit (7. Einzelrichtlinie im Sinne von Artikel 16 Absatz 1 der Richtlinie 90/679/EWG, ABl. 1990, Nr. L 374, S. 1, geändert ABl. 1993, Nr. L 268, S. 71).

### 3.2
### Biopatent-Richtlinie

Wegen ihrer Aktualität von besonderem Interesse ist die Richtlinie 98/44/EG des Europäischen Parlaments und des Rates vom 6.7.1998 über den rechtlichen Schutz biotechnologischer Erfindungen, sog. Biopatent-Richtlinie (ABl. 1998, Nr. L 213, S. 13). Sie ist das Ergebnis langjähriger Vorarbeiten (dazu und zu früheren Vorschlägen *Kienle,* ZRP 1998, 187 incl. Fn. 8, 189 incl. Fn. 29; ein älterer Richtlinienvorschlag findet sich in ABl. 1989, Nr. C 10, S. 3). Inhaltlich befaßt sie sich mit der problematischen Frage der *Patentierbarkeit* biotechnologischer Vorgänge. Sie enthält zum einen Bestimmungen zur Patentierbarkeit gentechnischer Vorgänge im Bereich Pflanzen- und Tierwelt, vgl. insb. §§ 4 i.V.m. 3 der Richtlinie. Von zentraler

Bedeutung für den Bereich der *Humangentechnik* sind Art. 5 und 6 der Richtlinie. Art. 5 der Richtlinie geht auf die schwierige Frage ein, wann ein gentechnischer Vorgang zu einer bloßen, der Patentierung nicht zugänglichen *Entdeckung* führt – im Gegensatz zu einer gentechnischen *Erfindung*, die patentierbar ist. Auszugehen ist dabei von dem in § 3 der Richtlinie statuierten Grundsatz, wonach Material, das genetische Informationen enthält, der Patentierung zugänglich ist. Gem. Art. 5 Abs. 1 der Richtlinie ist allerdings der menschliche Körper als solcher nicht patentierbar. Dasselbe gilt für die bloße Entdeckung eines seiner Bestandteile, einschließlich der Sequenz oder Teilsequenz eines Gens. Erst ein *isolierter Bestandteil* des menschlichen Körpers und ein auf andere Weise durch ein technisches Verfahren gewonnener Bestandteil, einschließlich der (Teil-)Sequenz eines Gens, kann eine patentierbare Erfindung sein, Art. 5 Abs. 2 der Richtlinie. Auch dann, wenn der Aufbau dieses Bestandteils mit dem Aufbau eines natürlichen Bestandteils identisch ist (ausführlicher, auch zu einzelnen Unterscheidungskriterien: 13. bis 25. Begründungserwägung der Richtlinie).

Art. 6 der Richtlinie sieht vor, daß weder das Klonen von menschlichen Lebewesen noch Verfahren zur Veränderung der genetischen Identität der Keimbahn des menschlichen Lebewesens patentierbar sind. Das gleiche gilt für die Veränderung der genetischen Identität von Tieren, wenn sie geeignet ist, Leiden dieser Tiere ohne wesentlichen medizinischen Nutzen für den Menschen oder das Tier herbeizuführen, sowie für die mit Hilfe solcher Verfahren erzeugten Tiere. All diese Vorgänge verstoßen, was die gewerbliche Verwertung anbelangt, gegen die öffentliche Ordnung oder die guten Sitten. Das ergibt sich aus einer Zusammenschau des Art. 6 Abs. 2 in Verbindung mit Art. 6 Abs. 1 der Richtlinie. Wie sich zudem aus der 40. und der 45. Begründungserwägung der Richtlinie ergibt, ist dieser Befund nicht auf die gewerbliche Nutzung beschränkt: Die Verfahrensweisen verstoßen als solche gegen die öffentliche Ordnung und die guten Sitten, und zwar übereinstimmend innerhalb der Europäischen Union. Zudem verstößt ausweislich der 38. Begründungserwägung der Richtlinie die Bildung von Hybriden gegen die Menschenwürde.

Gem. Art. 15 Abs. 1 der Richtlinie müssten die Mitgliedstaaten die erforderlichen Rechts- und Verwaltungsvorschriften zur Unterstützung der Richtlinie bis zum 30. Juli 2000 bereitstellen. Daneben ist die Biopatent-Richtlinie für das Europäische Patentamt von Bedeutung. Denn die Richtlinie wurde 1999 in die Ausführungsordnung des Europäischen Patentübereinkommens übernommen. Dieser Umstand hat in neuester Zeit besonderes Augenmerk erfahren, auch in der öffentlichen Diskussion. Anlaß ist das der Schottischen Universität von Edinburgh erteilte und am 8. Dezember 1999 im Patentblatt des Europäischen Patentamts veröffentlichte Patent Isolierung, Selektion und Vermehrung von tierischen Transgen-Stammzellen (EP 0695351 B1).

## 3.3
## Verordnungen im Lebensmittelbereich

Auch das *Lebensmittelrecht* ist aktuellen europarechtlichen Einflüssen unterworfen. Zu nennen ist die am 15.5.1997 in Kraft getretene sog. Novel-Food-Verordnung (Verordnung (EG) Nr. 258/97 des Europäischen Parlaments und des Rates über neuartige Lebensmittel und neuartige Lebensmittelzutaten, ABl. 1997, Nr. L 43, S. 1). Danach müssen Lebensmittel, die mit Hilfe der Gentechnik hergestellt werden, zum Schutz der öffentlichen Gesundheit einer Sicherheitsprüfung unterzogen werden, bevor sie in den Verkehr gebracht werden. Durch Art. 8 der Verordnung wird für die betroffenen Lebensmittel eine Kennzeichnungspflicht begründet. Danach muß aus der Etikettierung hervorgehen, daß das Lebensmittel oder die Lebensmittelzutat eine Eigenschaft im Sinne der Verordnung aufweist, um den Endverbraucher angemessen zu informieren.

Die spezifischen Etikettierungspflichten des Art. 8 der Verordnung gelten nicht für Lebensmittel und Lebensmittelzutaten, die bereits vor dem Inkrafttreten der Verordnung in nennenswertem Umfang für den menschlichen Verzehr verwendet wurden und insofern nicht als neuartig im Sinne der Verordnung gelten können. Das ist namentlich bei genetisch veränderten Sojabohnen und genetisch verändertem Mais und den aus ihnen hergestellten Lebensmitteln der Fall. Das Inverkehrbringen dieser Produkte wurde von der Europäischen Kommission bereits vor dem Erlaß und dem Inkrafttreten der Novel-Food-Verordnung genehmigt. Für diese Produkte ergeben sich die Etikettierungspflichten nicht aus Art. 8 der Novel-Food-Verordnung, sondern aus zwei weiteren Verordnungen. Vorübergehend ergaben sie sich aus der Verordnung (EG) Nr. 1813/97 der Kommission vom 19.9.1997, ABl. 1997, Nr. L 257, S. 7. Diese wurde nunmehr ersetzt durch die Verordnung (EG) Nr. 1139/98 der Rates vom 26.5.1998, ABl. 1998, Nr. L 159, S. 4, so daß sich seither die Etikettierungspflicht bei gentechnisch verändert Sojabohnen und gentechnisch verändertem Mais hieraus ergibt.

Anders als Richtlinien gelten Verordnungen ausweislich des Art. 249 Abs. 2 (= Art. 189 Abs. 2 a.F.) EG-Vertrag unmittelbar in den Mitgliedstaaten. Eines mitgliedstaatlichen Übernahmeaktes bedarf es daher regelmäßig nicht, damit die Vorgaben der Verordnung auf innerstaatlichem Boden unmittelbar zur Anwendung gelangen können.

## 4 Verfassungsrecht

### 4.1 Praktische Bedeutung

Die im Grundgesetz festgeschriebenen verfassungsrechtlichen Vorgaben beeinflussen die Rechtsordnung und die Praxis in vielen Bereichen des Rechts weit mehr, als das bei früheren deutschen Verfassungen der Fall gewesen ist. Für die Fragen der Gentechnik sollte dieser Umstand allerdings nicht überschätzt werden. Der Grund dafür liegt darin, daß kaum Rechtsprechung des Bundesverfassungsgerichts und der anderen obersten (Bundes-)Gerichte gezielt zu verfassungsrechtlichen Fragen der Gentechnik vorhanden ist. Ohne Erkenntnisse darüber, welche Auslegungen und Beurteilungen die Gerichte vornehmen (werden), sind zuverlässige Aussagen nur begrenzt möglich. Immerhin lassen sich die einschlägigen Verfassungsbestimmungen und deren wesentlichen Aussagen aufzeigen. Auch lohnt ein Blick auf diejenigen Aspekte der Gentechnik, die im verfassungsrechtlichen

Schrifttum unterschiedlich beurteilt werden. Dabei wird sich zeigen, daß viele Fragen der verfassungsrechtlichen Beurteilung noch offen sind. Rechtsverbindliche Resultate bleiben abzuwarten.

Inhaltliche verfassungsrechtliche Vorgaben zu Fragen der Gentechnik lassen sich vor allem den Grundrechten entnehmen, daneben Art. 20a GG, der Bestimmung zum Schutz der natürlichen Lebensgrundlagen. Soweit bestimmte Bereiche der Gentechnik gezielte einfach-rechtliche Ausgestaltung erfahren haben, wird auf sie an späterer Stelle einzugehen sein. Verfassungsrechtliche Vorgaben sind dort erst in zweiter Linie von praktischer Relevanz. Hier werden solche Bereiche aufgeführt, für die Aussagen des Gesetzgebers (noch) fehlen, so daß das Verfassungsrecht den wesentlichen rechtlichen Anknüpfungspunkt bildet. Das ist insbesondere im Bereich der Humangentechnik der Fall (s.a. *Bickel*, VerwArch 87 (1996), 172). Hinweise zu rechtlichen Aspekten der Gentherapie und der Genomanalyse enthält zwar die Entschließung des Bundesrates zur Anwendung gentechnischer Methoden am Menschen (BR-Drs. 424/92, Beschluß). Normative Kraft kommt solchen Entschließungen allerdings nicht zu.

Aufgeführt werden ferner Aspekte, die zwar einer gesetzlichen Regelung zugeführt worden sind, bei denen aber die verfassungsrechtliche Beurteilung nicht eindeutig ist, vor allem auch um herauszustellen, ob die einfachrechtliche Reglementierung verfassungsrechtlich zwingend ist oder ob hier auch andere Bestimmungen denkbar sind.

## 4.2 Grundrechte

### 4.2.1 Abwehrfunktion und Schutzfunktion

Gemäß Art. 1 Abs. 3 GG binden die Grundrechte die Gesetzgebung, die vollziehende Gewalt und die Rechtsprechung. Verpflichteter der Grundrechte ist also die öffentliche Gewalt. Grundrechte schützen demnach zunächst vor Beeinträchtigungen durch die öffentliche Gewalt selbst. Neben diesem *Abwehrrecht gegen den Staat* ergibt sich aus einer Reihe von Grundrechten die Pflicht des Staates, sich schützend und fördernd vor die im Grundrecht genannten Rechtsgüter zu stellen. Für die Menschenwürde ergibt sich das unmittelbar aus Art. 1 Abs. 1 S. 2 GG. Besteht eine solche *Schutzpflicht*, erstreckt sich die Aussagekraft der Grundrechte auch und gerade auf Grundrechtsbeeinträchtigungen durch Privatpersonen. Der Staat muß dann – gegebenenfalls im Wege der Gesetzgebung – Sorge dafür tragen, daß die Grundrechte als objektive Prinzipien der Rechtsordnung Geltung entfalten. Grundlegende Entscheidungen sind nach Maßgabe der Wesentlichkeitstheorie vom Gesetzgeber selbst zu treffen. Das Bundesverfassungsgericht leitet zuweilen aus dem Rechtsstaatsprinzip und aus den Grundrechten die Pflicht des Gesetzgebers her, wesentliche Fragen einer gesetzlichen Regelung zuzuführen. Dabei darf nicht verkannt werden, daß dem Gesetzgeber bei der Erfüllung seiner Schutzpflicht ein weiter Spielraum zukommt. Einen Sonderbereich des Schutzes vor Dritten bildet die Ausstrahlungswirkung der Grundrechte, auch als mittelbare Grundrechtswirkung bezeichnet. Bei ihr geht es darum, daß die Grundrechte bei der Anwendung und Auslegung des Privatrechts, also derjenigen Vorschriften, die im Verhältnis zwischen nichtstaatlichen Subjekten weithin zum Tragen kommen, zu berücksichtigen sind.

Was die Schutzpflicht des Staates anbelangt, gilt es gerade mit Blick auf gentechnische Vorgänge ein weiteres zu beachten. Auch wenn grundrechtliche Bestimmungen einschlägig sind, die den Schutz des einzelnen vor Gefahren der Gentechnik verlangen, läßt sich daraus nicht selbstverständlich die Unzulässigkeit gentechnischer Verfahrensweisen herleiten. Aus dem Fehlen spezifischer gesetzlicher Grundlagen für einen gentechnisch relevanten Vorgang darf daher nicht sogleich geschlossen werden, der Vorgang sei verboten, bis ihn ein Gesetz ausdrücklich erlaubt. Das Erfordernis einer besonderen Zulassung durch den Gesetzgeber in der Gestalt einer gesetzlichen Grundsatzentscheidung ist nicht die automatische Folge der staatlichen Schutzpflicht. Die staatliche Schutzpflicht realisiert sich durch eine entsprechende Gesetzgebung, nicht durch die Verfassung selbst. Wäre das anders, wäre auch der weite Spielraum des Gesetzgebers bei der Erfüllung seiner Schutzpflichten beeinträchtigt. In entgegengesetzte Richtung weisende Überlegungen des hessischen Verwaltungsgerichtshofs (VGH Kassel, NJW 1990, 336) sind daher zu Recht auf Kritik gestoßen.

### 4.2.2
### Menschenwürde, Art. 1 Abs. 1 GG

Recht und Ethik sind zwar begrifflich voneinander zu unterscheiden, stehen jedoch nicht unverbunden nebeneinander. Die gedankliche Nähe zwischen ethischen und rechtlichen Überlegungen spiegelt sich insbesondere in der Grundgesetzbestimmung des Art. 1 Abs. 1 GG wieder: Die Würde des Menschen ist unantastbar. Sie zu achten und zu schützen ist Verpflichtung aller staatlichen Gewalt. Hier geht es, wie das Bundesverfassungsgericht mehr als einmal festgehalten hat, um den zentralen Bezugspunkt unserer Verfassung, um den obersten Wert des Grundgesetzes, um dessen wichtigste Wertentscheidung. Was den rechtstatsächlichen Einsatz des Menschenwürdesatzes des Art. 1 Abs. 1 GG angeht, dürfte dessen hoher Rang für die Fragen der Gentechnik weit weniger deutlich zum Ausdruck gelangen. Für gentechnologische Eingriffe ist nämlich zunächst der Lebens-, Gesundheits- und Persönlichkeitsschutz des Art. 2 GG einschlägig. Nur in zweiter Linie wird auch Art. 1 Abs. 1 GG verletzt sein. Das hat seine Ursache darin, daß die Gewährleistung des Art. 1 Abs. 1 GG durch die nachfolgenden Grundrechte konkretisiert wird, mit der Folge, daß sie als konkretere Normen zuerst zu prüfen sind.

Doch ändert das nichts daran, daß in der Sache die Aussagen des Art. 1 Abs. 1 GG zu den Fragen der Gentechnik von nicht zu unterschätzender Bedeutung sind, sei es, indem sie bei anderen Grundrechten mitberücksichtigt werden, sei es, indem Art. 1 Abs. 1 GG eigenständig zum Tragen kommt. Von daher ist von hohem Interesse, welche Tragweite Art. 1 Abs. 1 GG für die Beurteilung der verfassungsrechtlichen Zulässigkeit gentechnischer Vorgänge zukommt. Das wird recht unterschiedlich beurteilt. Dabei zeichnet sich eine Tendenz zu (etwas) mehr Großzügigkeit ab. Ehedem war nicht selten die Einschätzung anzutreffen, wonach humangentechnische Vorgänge mehr oder weniger pauschal als eine potentiell die Menschenwürde verletzende Entwicklung anzusehen waren. Demgemäß wurde für die weitgehende Beschränkung der wissenschaftlichen Möglichkeiten plädiert.

Solche Einschätzungen weichen einer mehr und mehr differenzierenden Betrachtungsweise. Vieles ist hier umstritten. Darauf wird noch bei einzelnen Aspekten der Humangentechnik einzugehen sein.

Auf ein grundlegendes Problem im rechtlichen Zugriff auf die Materie mit Hilfe des Menschenwürdesatzes sei hingewiesen, weil sich Probleme dieser Art in anderen Bereichen nur begrenzt stellen. Verbreitet ist eine Unterscheidung zwischen individueller und genereller Betrachtungsweise. Deren Ausgangspunkt ist, daß gentechnische Vorgänge begrenzte Maßnahmen, bezogen auf individuell-konkrete Menschen betreffen können. Im Unterschied dazu kommen aber auch generellere, viele Menschen betreffende, unter Umständen gattungsbezogene Vorgänge in Betracht. Vor diesem Hintergrund soll bei der verfassungsrechtlichen Beurteilung grundlegend zwischen konkreten Gefährdungen individueller Grundrechtsträger einerseits und der Gefährdung des Menschlichen schlechthin bzw. der Menschheit allgemein zu unterscheiden sein. Doch ist das nicht unproblematisch. Was unter dem Menschlichen schlechthin oder der Menschheit im allgemeinen verfassungsrechtlich zu verstehen ist, ist schwer zu fassen. Zwar arbeitet das Bundesverfassungsgericht nicht selten mit der Argumentationsfigur des Menschenbilds des Grundgesetzes. Vielfach wird die Menschenwürdegarantie sogar weitgehend mit diesem Menschenbild identifiziert. Jedoch geht eine solche Gleichsetzung sehr weit. Sie darf nicht zu einem unspezifischen Rückgriff auf ein wie auch immer geartetes Menschenbild oder auf ähnliche, wenig deutliche Generalklauseln, wie die Wesenhaftigkeit des Menschen, verleiten. Die Menschenwürde dient dem konkreten Schutz für konkrete Subjekte. Zu Recht wird daher vor einer Überstrapazierung des Art. 1 Abs. 1 GG als maßgeblichem Maßstab für die Lösung von komplexen Fragen der Staats- und Gesellschaftsentwicklung gewarnt. Folgt man dem, kommt dem Menschenwürdesatz des Art. 1 Abs. 1 GG für die Beurteilung der Fragen des Humangentechnikrechts womöglich eine weitaus geringere Bedeutung zu als das bislang angenommen wurde. Das wird noch näher darzulegen sein.

### 4.2.3
### Weitere Grundrechte

Auf der Seite der durch gentechnische Vorgänge möglicherweise *Gefährdeten* ist das in *Art. 2 Abs. 2 GG* verbürgte *Recht auf Leben und körperliche Unversehrtheit* das in erster Linie betroffene Grundrecht. Das Grundrecht auf Leben schützt das körperliche Dasein, die biologisch-physische Existenz. Die körperliche Unversehrtheit schützt vor allen Einwirkungen, die die menschliche Gesundheit im biologisch-physiologischen Sinne beeinträchtigen. Mit gewissen Abstufungen gilt dieser Schutz auch für das werdende Leben.

Zu beachten ist ferner das in *Art. 2 Abs. 1 GG* statuierte *Allgemeine Persönlichkeitsrecht*. Seine Aufgabe ist es, im Sinne des obersten Konstitutionsprinzips der Würde des Menschen (Art. 1 Abs. 1 GG) die engere persönliche Lebenssphäre und die Erhaltung ihrer Grundbedingungen zu gewährleisten. Umfaßt ist sowohl ein Recht auf Kenntnis als auch auf Nichtkenntnis der eigenen genetischen Konstitution. Liegen gentechnisch ermittelte Erkenntnisse über die genetische Konstitution vor, kommt insbesondere auch das Recht des einzelnen auf informationelle Selbstbestimmung zum Tragen. Der einzelne hat das Recht, selbst über die Preisgabe und Verwendung persönlicher Daten zu bestimmen. Zu den persönlichen Daten gehören auch die genetischen Informationen. Auf der anderen Seite entfaltet das allgemeine Persönlichkeitsrecht nicht immer eine der Gentechnik gegenläufige Tendenz. Im Gegenteil: Sofern gentechnische Anwendungen mit Einwilligung des Betroffenen vorgenommen werden, kann dies gerade Ausdruck der Selbstbestimmtheit des Individuums sein.

Auch auf der Seite des *Anwenders* der Gentechnik kommen Grundrechte zum Tragen. Dabei gilt es allerdings den bereits herausgestellten Umstand zu beachten, daß die Menschenwürde des Art. 1 Abs. 1 GG bei jedem Grundrecht ausreichend zu berücksichtigen ist. Daraus ergibt sich, daß die Grundrechte der Anwender nur insoweit zum Tragen kommen können, wie es die Menschenwürde zuläßt. Sind die vom Menschenwürdesatz für die Gentechnik gezogenen Grenzen eng, sind die genannten Grundrechte der Anwender von vornherein ohne nennenswertes Gewicht, weil eine Beeinträchtigung des Art. 1 Abs. 1 GG ausnahmslos unzulässig ist. Das erklärt, warum bei der Erörterung grundrechtlicher Aussagen zur Gentechnik weithin der Menschenwürdesatz herangezogen wird, dagegen die einschlägigen Grundrechte der Gentechnikanwender vergleichsweise selten Erwähnung finden. Verfährt man dagegen hinsichtlich des Menschenwürdesatzes differenzierter, rükken neben den Grundrechten der von der Gentechnik Gefährdeten in weitem Umfang auch die Grundrechte der Anwender ins Licht.

Zu nennen ist zunächst die *Wissenschaftsfreiheit* des *Art. 5 Abs. 3 S. 1 GG*. Sie schützt in den Worten des Bundesverfassungsgerichts die auf wissenschaftlicher Eigengesetzlichkeit beruhenden Prozesse, Verhaltensweisen und Entscheidungen beim Auffinden von Erkenntnissen, ihrer Deutung und Weitergabe. Konstitutiv ist die Wahrheitssuche und die prinzipielle Unabgeschlossenheit des Erkenntnisprozesses. In dem hier interessierenden Bereich der Gentechnik gilt es dabei zu beachten, daß Fragestellungen hinsichtlich der ethischen Grenzen in Methode (Menschen- und Tierversuche), Ziel und Folgen einschließlich der Risikoverantwortung das Nachdenken auch über neue rechtliche Bindungen für die Wissenschaft herausfordeRn. Begrenzungen der Forschungsfreiheit finden sich in den bereits genannten Grundrechten der von der Gentechnik Gefährdeten, ferner im Schutz der natürlichen Lebensgrundlagen nach Art. 20a GG, wenn es um das Freisetzen gentechnisch veränderter Organismen geht.

Was den wirtschaftlichen Aspekt gentechnischer Vorgänge angeht, sind auf der Seite der gentechnisch arbeitenden Personen bzw. Unternehmen die *Berufsfreiheit* des *Art. 12 GG* wie die *Eigentumsgarantie* des *Art. 14 GG* von Bedeutung. Derzeit ist die kommerzielle Nutzung v.a. in der Ernährung und Landwirtschaft (Pflanzen- und Tierzucht, Pflanzenschutz) sowie in der Pharmakologie von Bedeutung, weil hier die konkreten Möglichkeiten am weitesten fortgeschritten sind. Geht es mehr um den dynamischen Aspekt des Erwerbs, die Erwerbs- und Leistungsfähigkeit mit den Mitteln der Gentechnik, ist Art. 12 Abs. 1 GG einschlägig. Soll der mehr statische Aspekt des Erworbenen, der Innehabung und der Verwendung vorhandener Vermögensgüter, die mit gentechnischen Vorgängen in Zusammenhang stehen, geschützt werden, greift die Eigentumsgarantie des Art. 14 GG ein.

### 4.2.4 Einzelne Bereiche der Gentechnik

Die (vererblich wirkende) *Keimbahntherapie* soll nach vielfacher Einschätzung wegen des Menschenwürdesatzes des Art. 1 Abs. 1 GG von vornherein und in jeder Hinsicht verfassungsrechtlich unzulässig sein. Das in § 5 Abs. 1 ESchG statuierte und mit strafrechtlichen Sanktionen bedrohte Verbot der künstlichen Veränderung menschlicher Keimbahnzellen (zum Embryonenschutzgesetz noch unten 5.1) stellt hiernach die folgerichtige einfachgesetzliche Konsequenz dar. Die vorgetragenen Begründungen laufen im wesentlichen darauf hinaus, daß solche Vorgänge als Negation der Natur des Menschen einzustufen seien, zu der aber seine Würde gehöre. Typisch sind Begründungen wie die folgende: Die Veränderung der Erbanlagen mit Wirkungen für die zukünftige Nachkommenschaft verstößt gegen Art. 1 Abs. 1 GG, weil sie durch Verfälschung (...) den Menschen seiner höchstpersönlichen, eigen-artigen Person-Werdung beraubt. Die Gleichheit der Würde aller Menschen gründet in ihrer je individuellen, naturgegebenen-ungleichen Einzigartigkeit. Jede final-rationale Beeinflussung dieses natürlichen Schicksals im Sinne einer Menschenzüchtung setzt Selektionskriterien voraus, die die schicksalhaft-natürliche Gleichheit der Menschen vergleichen und soziale Kriterien für eine Ungleichheit auch der Menschenwürde entwickeln. Darin liegt der Keim zur ungleichen Wertigkeit der gleichen Würde aller Menschen in ihrer als Menschen wesensmäßigen Unvollkommenheit, über die sozial konstituierte Ungleichheit hinaus. Eine solche Vorstellung sprengt den Kerngehalt von Art. 1 GG (*Häberle*, in: Isensee/Kirchhof, § 20 Rn. 92).

Dieselben oder vergleichbare sachliche Gründe werden als maßgeblich für die Einschätzung angeführt, daß das *Klonen* von Lebewesen in jeder Hinsicht gegen Art. 1 Abs. 1 GG verstoße. Dies gilt unabhängig davon, ob die vervielfältigten Lebewesen zuvor gentechnischen Vorgängen unterzogen worden sind. Art. 1 Abs. 1 GG schütze auch die Unwiederholbarkeit jedes einzelnen. Das Klonen von Menschen komme dem direkten Durchgriff auf die Subjektivität der Person gleich, nehme ihr jeden Schutz gegen die Vorbestimmung durch Dritte und die genetische Determination. Aus ganz vergleichbaren Gründen wird schließlich die *Chimären-* und *Hybridbildung* als menschenwürdewidrig angesehen.

Doch wird, wie erwähnt, neuerdings zu Recht auch differenzierter verfahren. Sollte es zum Beispiel gelingen, über eine Keimbahntherapie einzelne Erbdefekte, wie etwa die Bluterkrankheit, zu beseitigen, wird man das schwerlich als menschenwürdewidrig einstufen können. So einleuchtend das Beispiel ist, allgemeingültige Aussagen über die Trennlinie zu den Vorgängen, die nicht (mehr) mit der Menschenwürde vereinbar sind, läßt es kaum zu. Eine solche ist aber nötig. Immerhin dürfen Mißbrauchsgefahren nicht übersehen werden. Gezielte Eingriffe in die Genstruktur der Keimbahn könnten auch dazu genutzt werden, nicht nur Krankheiten zu heilen, sondern auch sonst unerwünschte Anlagen zu beseitigen oder neue Erbanlagen einzuschleusen. Entscheidend ist hier eine Antwort auf die Fragen, was ist ein Erbleiden, wo liegen die Grenzen.

Vor diesem Hintergrund wird eine Unterscheidung am Maßstab der Eugenik empfohlen. Eine negative (kurative, präventive) Eugenik sei unter bestimmten Bedingungen zulässig, nicht dagegen eine positive (meliorative) Eugenik. Andernorts wird eine – allerdings anders verstandene – Ausrichtung an der Unterscheidung zwischen positiver (im Sinne von therapeutischer) und negativer (im Sinne von manipulativer, züchtender) Eugenik abgelehnt. Die Aussagekraft des Art. 1 Abs. 1 GG wird von vornherein in Frage gestellt, weil es an einem konkreten Träger der Menschenwürde fehle. Bei dem angeblich menschenwürdeverletzenden Vorgang der Keimbahnmanipulation gebe es ihn noch gar nicht. Auch darüber hinaus wird für die verfassungsrechtliche Beurteilung anderer gentechnischer Vorgänge am Maßstab des Art. 1 Abs. 1 GG ganz allgemein zu bedenken gegeben, daß es in zahlreichen Konstellationen konkrete Träger der Menschenwürde (noch) nicht gebe. Auch was die Erzeugung von Chimären oder Hybriden sowie das Klonen angeht, wird an der bisherigen Beurteilung der Verfassungslage Kritik geübt. Kritisiert wird insbesondere die an abenteuerlichen Fabelgestalten ausgerichtete Diskussion. Unter strengen rechtlichen Maßstäben für Rang und Zweck der Forschung, sowie unter klaren zeitlichen Begrenzungen und Verfahrensbestimmungen werden solche Vorgänge als verfassungsrechtlich zulässig eingestuft. Erst dort, wo eine durch Geschlecht, Rasse etc. motivierte Auslese bestimmten Erbmaterials im Sinne einer Menschenzüchtung auszumachen sei, sei Art. 1 Abs. 1 GG verletzt. Wie es hier um das Vorhandensein eines konkreten Grundrechtsträgers im Zeitpunkt des gentechnischen Vorgangs bestellt ist, wird allerdings nicht erläutert.

Die *somatische Gentherapie* wird als verfassungsrechtlich wenig problematisch eingestuft. Allerdings darf nicht verkannt werden, daß die Verfahrensweisen der somatischen Gentherapie das Grundrecht der körperlichen Unversehrtheit gem. Art. 2 Abs. 2 GG und das allgemeine Persönlichkeitsrecht gem. Art. 2 Abs. 1 GG tangieren. Verfassungsrechtlich unbedenklich ist sie daher zunächst nur dann, wenn sie medizinisch indiziert ist und mit Einwilligung des aufgeklärten Betroffenen erfolgt. Zum Teil wird die einfachgesetzliche Rechtslage als ausreichend für die Vornahme somatischer Gentherapien eingestuft. Demgegenüber wird aber auch (recht unspezifisch) gefordert, daß der Gesetzgeber einen eindeutigen gesetzlichen Rahmen schaffen muß. Konkreter findet sich die Forderung, wonach es für die Einwilligung des Patienten einer verfahrensrechtlichen Ausgestaltung zum Schutz gegen Experimente an Menschen bedürfe. Z.B. Österreich verfügt über gesetzliche Bestimmungen eigens zu gentherapeutischen Vorgängen an Somazellen (vgl. §§ 74–77 des Österreichischen Gentechnik-Gesetzes vom 12.7.1994, Österreichisches Gesetzblatt S. 4134). Somatische Gentherapien außerhalb des Bereichs des medizinisch indizierten, etwa um bestimmte Persönlichkeitsmerkmale ohne Krankheitsrelevanz zu verändern, werden wegen Verstoßes gegen den Menschenwürdesatz als verfassungswidrig eingestuft – und zwar auch dann, wenn sie mit Einwilligung erfolgen.

Allgemein werden die *Gendiagnose* und die *Genomanalyse* (auf molekularer Ebene, nicht bloße Phänotypanalysen, Genproduktanalysen oder Chromosomenanalysen), etwa zur Feststellung genetisch bedingter Reaktionen auf Umweltfaktoren (Ökogenetik) oder auf Arzneimittel (Pharmakogenetik), als am Maßstab von Art. 1 Abs. 1 GG und Art. 5 Abs. 3 GG verfassungsrechtsgemäß eingestuft. Da sie eine immer präzisere Ermittlung personenbezogener Daten erlauben, sind ihnen aber durch das allgemeine Persönlichkeitsrecht des Art. 2 Abs. 1 GG, genauer durch das Recht auf informationelle Selbstbestimmung (genetischer Datenschutz) Grenzen gesetzt. Jedenfalls eine hoheitliche, vollständige Erfassung der individuellen Gen-Struktur über punktuelle Krankheitsbilder hinaus soll verfassungswidrig sein. Wie immer, ist auch hier Art. 2 Abs. 2 GG zu beachten. Ausnahmsweise soll sogar die in Art. 1 Abs. 1 GG garantierte Menschenwürde tangiert sein. Skizziert wird etwa der Fall, daß der kumulative Einsatz von Gendiagnose und Informationstechnik eine solche Intensität erreicht, daß sich totale Datenprofile bestimmter Personen(gruppen) ergeben, weil dann ein individuelles Entscheidungsverhalten und Lebensbild kaum noch denkbar wäre.

Für zwei praktisch relevante Einsatzfelder gentechnischer Analysen, das *Versicherungswesen* und die *Arbeitsmedizin*, haben diese Vorgaben mangels einschlägiger einfachrechtlicher Bestimmungen besonderes Gewicht. So wird (u.a.) wegen des Rechts auf informationelle Selbstbestimmung gefordert, daß die Genomanalyse nicht zur Voraussetzung für den Abschluß oder die Änderung eines Kranken-, Lebens- oder Unfallversicherungsvertrags gemacht werden darf. Doch gibt es auch Einschätzungen, die weniger streng sind. Verbote gibt es in anderen Ländern bereits. So hat etwa der Bundesstaat Kalifornien ein Gesetz erlassen, das es privaten Krankenversicherungen untersagt, Versicherte oder Antragsteller bei genetischen Besonderheiten zu benachteiligen.

Erst recht sind die verfassungsrechtlichen Vorgaben im Bereich der Arbeitsmedizin von Gewicht. Denn für den Menschen ist die Arbeit von existentieller Bedeutung, wie das Bundesverfassungsgericht wiederholt herausgestellt hat. Weil die Persönlichkeit hier in besonders tiefgreifender Weise tangiert ist, darf das Recht des (zukünftigen) Arbeitnehmers auf informationelle Selbstbestimmung gerade hier nicht unbeachtet bleiben. Auf der anderen Seite steht auch den anderen Arbeitnehmern ein Recht auf Schutz vor arbeitsbedingten gesundheitlichen Gefahren zu, deren Kehrseite die (Fürsorge-)Pflicht der Arbeitgeber ist, solche Gefährdungen zu verhindeRn. Die arbeitsrechtliche Gerichtsbarkeit nimmt vor dem Hintergrund dieser Verfassungslage bei der Beurteilung der Zulässigkeit gentechnischer Analysen bei Arbeitnehmern und solchen, die es werden wollen, eine differenzierte Betrachtungsweise vor. Einstellungsuntersuchungen unterliegen hiernach engeren Grenzen als Vorsorgeuntersuchungen im Rahmen eines bestehenden Arbeitsvertrags, bei denen zumindest ausnahmsweise die Pflicht zur Offenlegung der genetischen Konstitution bestehen kann. Die Feststellung bestehender oder unmittelbar bevorstehender Krankheiten unterliegt geringeren Einwänden als die Feststellung bloßer Krankheitsdispositionen, die, wenn überhaupt, erst in fernerer oder gar unbekannter Zukunft zum Durchbruch gelangen. Damit übereinstimmend gab es Impulse zur Schaffung eines Arbeitsschutzrahmengesetzes (ArbSchRG), in dessen § 22 Abs. 2 Vorsorgeuntersuchungen zur bloßen Aufdeckung von Erbanlagen der untersuchten Person grundsätzlich verboten und in § 22 Abs. 3 ArbSchRG Ausnahmetatbestände vorgesehen waren. Zur Verabschiedung dieses Gesetzes ist es indes nicht gekommen. Statt dessen wurde in der darauf folgenden Legislaturperiode das Arbeitsschutzgesetz (ArbSchG) verabschiedet (Gesetz über die Durchführung von Maßnahmen des Arbeitsschutzes und zur Verbesserung der Sicherheit und des Gesundheitsschutzes der Beschäftigten bei der Arbeit, vom 7.8.1996, BGBl I 1996, S. 1246). § 11 ArbSchG behandelt zwar die arbeitsmedizinische Vorsorge, trifft aber keinerlei Aussage mehr zu Fragen der Gentechnik.

Die *pränatale Diagnostik* wird als grundsätzlich mit der Verfassung in Einklang stehend betrachtet, mit der Begründung, dies entspreche dem Selbstbestimmungsrecht der Mutter, das wiederum seine Grundlage in dem Recht auf freie Entfaltung der Persönlichkeit gem. Art. 2 Abs. 1 GG habe. Doch gilt das nicht unbegrenzt. Den Rechten des Embryos, denen die Verfassung Lebensrecht und Menschenwürde zugesteht, muß Rechnung getragen werden. Verfassungswidrig sind daher genetische Analysen von ungeborenem Leben, die das Ziel verfolgen, eine Abtreibung bei Lebensrisiken vorzunehmen, die über normale Krankheiten nicht wesentlich hinausgehen.

### 4.3
### Art. 20a GG

Was insbesondere die Freisetzung gentechnisch veränderter Organismen anbelangt, gilt es den in Art. 20a GG festgeschriebenen Schutz der natürlichen Lebensgrundlagen zu berücksichtigen. Die Einfügung dieses Umweltschutzprinzips geht auf eine Verfassungsänderung von 1994 zurück. Die Bestimmung ist nicht als Grundrecht, sondern als Rechtsprinzip ausgestaltet. Natürliche Lebensgrundlagen meint die gesamte natürliche Umwelt des Menschen. Erfaßt werden die Umweltmedien Luft, Wasser und Boden sowie (in der Umwelt befindliche) Pflanzen, Tiere und Mikroorganismen in ihren Lebensräumen einschließlich der Beziehungen zwischen diesen Elementen. Art. 20a GG darf bei der Abwägung zwischen verschiedenen Verfassungspositionen nicht unberücksichtigt bleiben. Im Bereich der Gentechnik ist insbesondere eine (zusätzliche) Beschränkung der (Grund-)Rechte der Anwender denkbar.

## 5
## Einfaches Recht

### 5.1
### Embryonenschutzgesetz

#### 5.1.1
#### Allgemeines und gentechnisch relevante Bestimmungen

Auf der Ebene des einfachen Rechts dominiert mit dem Embryonenschutzgesetz (ESchG, vom 13.12.1990, BGBl I 1990, S. 2746 ff) für einige Fragen der Humangentechnik eine sehr restriktive Tendenz. Der Regelungsgegenstand des Gesetzes betrifft allerdings nicht hauptsächlich gentechnische Anwendungen, sondern weithin Bestimmungen zur Fortpflanzungsmedizin im herkömmlichen Sinne. Es regelt außerdem nicht Zulassungsverfahren für bestimmte gentechnische Vorgänge, sondern strafrechtliche Sanktionen für Verstöße gegen die dort statuierten Verbote.

Gem. *§ 5* Abs. 1 *ESchG* ist die künstliche Veränderung von Erbinformationen an menschlichen Keimbahnzellen unter Androhung von Strafe verboten. Ein Verstoß wird mit Freiheitsstrafe bis zu fünf Jahren oder mit Geldstrafe bestraft. Ebenso wird bestraft, wer gentechnisch veränderte Keimzellen zur Befruchtung verwendet, § 5 Abs. 2 ESchG. Liegt eine der drei in § 5 Abs. 4 ESchG enumerativ aufgezählten, eng begrenzten Ausnahmekonstellationen vor, kommt das grundsätzliche Verbot des

§ 5 Abs. 1 ESchG nicht zum Tragen. Angesprochen sind Konstellationen, in denen Gefährdungen des Menschen ausgeschlossen sind. Auf diese Weise ist nicht jegliche gentechnische Forschung an einzelnen menschlichen Keimbahnzellen ausgeschlossen. Schon der Versuch der gentechnischen Veränderung oder der Verwendung gentechnisch veränderter Keimbahnzellen ist strafbar, § 5 Abs. 3 ESchG.

Unter derselben Strafandrohung ist ausweislich des *§ 6* Abs. 1 *ESchG* das Klonen von Menschen strafbar. Gem. § 6 Abs. 2 ESchG darf ein geklontes Embryo nicht auf eine Frau übertragen werden. Wiederum ist gem. § 6 Abs. 3 ESchG bereits der Versuch mit Strafe bedroht. Jeder Versuch der Herstellung eines menschlichen Wesens mit genetisch identischer Information ist untersagt. Darunter ist auch die Erzeugung von menschlichen Organen in menschlichen Klonen zu fassen.

Schließlich enthält *§ 7* Abs. 1 *ESchG* das Verbot der Chimären- und Hybridbildung. Wiederum unter Androhung desselben Strafrahmens. § 7 Abs. 2 ESchG ergänzt die in Absatz 1 genannten Herstellungsverbote durch das Verbot, den chimären oder hybriden Embryo auf eine Frau oder ein Tier zu übertragen. Zudem darf ein Tier nicht als Tragemutter zur Aufzucht eines menschlichen Embryos eingesetzt werden.

### 5.1.2
### Einfluß des Menschenwürdesatzes

Bei der Schaffung des Embryonenschutzgesetzes hat das Menschenwürdeargument, in einer Auslegung, die der Humangentechnik enge Grenzen setzt, einen hohen Stellenwert eingenommen. Damit stimmt es überein, wenn das Embryonenschutzgesetz nicht selten als einfachgesetzliche Ausprägung der dem Menschenwürdesatz des Art. 1 Abs. 1 GG zu entnehmenden verfassungsrechtlichen Position zur Gentechnik begriffen wird. Sieht man demgegenüber die Grenzen des Art. 1 Abs. 1 GG für die Humangentechnik weniger eng, hat das zur Folge, daß die strengen Regelungen des Embryonenschutzgesetzes nicht zwingend durch die Verfassung gefordert sind. Der Gesetzgeber ist dann zu Lockerungen vor allem zugunsten von Wissenschaft und Forschung befugt.

### 5.1.3
### Blick ins Ausland: Klonen in den USA

Auch in den USA ist das Klonen von Menschen nunmehr zur Straftat erklärt worden. Der US-Senat hat im Februar 1998 einen entsprechenden Entwurf des Kongresses gebilligt. Öffentliche Forschungsgelder wurden gestrichen. Demgegenüber sollen nach Ansicht der US-Bioethik-Kommission bis zum Jahre 2002 begrenzte Forschungsprojekte auf dem Gebiet der Reproduktion von Säugetieren möglich sein. Erst dann soll ein Verbot beraten werden.

## 5.2
## Weitere Bestimmungen

Rechtsgrundlagen für die (staatlich angeordnete) Durchführung einer Genomanalyse bestehen für den Straf- wie für den Zivilprozeß. Der sog. *genetische Fingerabdruck* (»DNA-Fingerprinting«) wird im Strafverfahren primär zum Nachweis der Täterschaft bzw. zur Entlastung vom Verdacht der Täterschaft eingesetzt, in Abstammungsprozessen zur Feststellung der Vaterschaft. Für den Strafprozeß stellen die 1997 eingefügten *§§ 81e* und *81f* der *Strafprozeßordnung (StPO)* nun ausdrücklich klar, daß solche Analysen zulässig sind. Aber auch schon vor der Einfügung dieser Bestimmungen wurden entsprechende Analysen auf §§ 81a und 81c StPO gestützt. Im Zivilprozeß werden die Analysen auf *§ 372a* der *Zivilprozeßordnung* gestützt. Die Vorschrift erwähnt zwar die Methode der Genomanalyse nicht. Anders als das bei §§ 81a und 81c StPO der Fall gewesen ist, wird aber allgemein anerkannt, daß es sich um eine ausreichende Rechtsgrundlage handelt.

Was die *somatische Gentherapie* anbelangt, sind in Ermangelung speziellerer Bestimmungen jedenfalls auch die Bestimmungen des *Arzneimittelgesetzes (AMG)*, für Therapieversuche die §§ 40 bis 42 AMG, nicht ohne Aussagegehalt. Hinzu kommen etwaige bereits angesprochene Standesregeln. Danach ist die somatische Gentherapie standesrechtlich nicht zulässig, wenn andere Heilmethoden zur Verfügung stehen, die weniger invasiv, belastend oder riskant sind. Zudem muß das Vorhaben zuvor durch eine von der Bundesärztekammer eingesetzte Ethikkommission überprüft worden sein.

# Teil 2
# Insbesondere: Das Gentechnikgesetz

## 1
## Einführung

### 1.1
### Entwicklung und Entstehungsgeschichte

Bis zum Inkrafttreten des Gesetzes zur Regelung von Fragen der Gentechnik (Gentechnikgesetz) fehlte es in Deutschland an einer umfassenderen rechtlichen Regelung der Gentechnik. Die rechtliche Situation war geprägt durch eher lükkenhafte Regelungen. Neben vereinzelten Bestimmungen des Bundesseuchengesetzes und des Bundes-Immissionsschutzgesetzes waren vor allem die Richtlinien zum Schutz vor Gefahren durch in-vitro neukombinierte Nukleinsäuren von 1978, die weitgehend US-amerikanischen Regelungen folgten, für die Rechtsanwendung von Bedeutung. Als bloße untergesetzliche Verwaltungsvorschriften waren diese Richtlinien jedoch nur verwaltungsintern verbindlich.

1984 setzte der Bundestag die Enquête-Kommission Chancen und Risiken der Gentechnologie ein, die 1987 ihren Bericht vorlegte. Auf dieser Grundlage wurde das Gentechnikgesetz erarbeitet, das am 1.7.1990 in Kraft trat. In der Gesetzesnovelle vom 16.12. 1993, die zur Vermeidung von Standortgefährdungen aufgrund wachsender Kritik in Wissenschaft und Industrie erlassen wurde, wurde die staatliche Kontrolldichte verringert und das Verfahren vereinfacht. Die Kritik an diesem Gesetzeswerk ist aber nach wie vor nicht verstummt. Ergänzt wird das Gentechnikgesetz durch zu diesem Gesetz erlassene Rechtsverordnungen.

## 1.2
## Zweck des Gesetzes

Der Zweck des Gentechnikgesetzes ist in § 1 GenTG normiert. Es soll
- Leben und Gesundheit von Menschen, Tieren, Pflanzen sowie die sonstige Umwelt in ihrem Wirkungsgefüge und Sachgüter vor möglichen Gefahren gentechnischer Verfahren und Produkte schützen und dem Entstehen solcher Gefahren vorbeugen (Nr. 1) und
- den rechtlichen Rahmen für die Erforschung, Entwicklung, Nutzung und Förderung der wissenschaftlichen, technischen und wirtschaftlichen Möglichkeiten der Gentechnik schaffen (Nr. 2).

Neben dem *Schutz*zweck der Nr. 1 verfolgt das Gentechnikgesetz also in Nr. 2 auch einen *Förder*zweck. Der Schutzzweck genießt allerdings wegen des hohen Ranges der in Nr. 1 aufgeführten Rechtsgüter Vorrang vor dem Förderzweck der Nr. 2. Bemerkenswert ist, daß in der Gesetzesnovellierung vom 16.12.1993 der Förderzweck um die *wirtschaftlichen* Möglichkeiten der Gentechnik erweitert worden ist, um einem Wettbewerbsnachteil insbesondere im Vergleich zu den USA und Japan entgegenzuwirken. Hier zeigt sich deutlich die doppelte Zielrichtung des Gesetzgebers, wie sie im modernen Technikrecht häufig anzutreffen ist. Auf der einen Seite ist es die Verpflichtung des Staates, die Menschen vor den Gefahren neuer Technologien zu schützen, auf der anderen Seite muß in einer modernen Gesellschaft aber auch der rechtliche Rahmen dafür geschaffen werden, daß neue Technologien entwickelt und eingesetzt werden können.

## 1.3
## Anwendungsbereich des Gesetzes

Das Gentechnikgesetz gilt für
- gentechnische Anlagen,
- gentechnisches Arbeiten,
- das Freisetzen von gentechnisch veränderten Organismen
- sowie das Inverkehrbringen von Produkten, die gentechnisch veränderte Organismen enthalten oder aus solchen bestehen (§ 2 Abs. 1 GenTG).

Damit setzt das Gesetz die genannten EG-Richtlinien 90/219/EWG und 90/220/EWG in nationales Recht um.

Das Gentechnikgesetz erfaßt demgegenüber nicht die unmittelbare Anwendung von gentechnisch veränderten Organismen am Menschen (etwa zu Therapiezwekken), was in der Gesetzesnovelle vom 16.12.1993 noch einmal ausdrücklich klargestellt worden ist (vgl. jetzt § 2 Abs. 2 GenTG). Damit ist der gesamte Bereich der Humangenetik (s.o. 1. Teil 1.2) aus dem Anwendungsbereich des Gentechnikgesetzes ausgeklammert. Ausweislich der Gesetzesbegründung sind vor allem die Bereiche der somatischen Gentherapie (Korrektur genetischer Defekte in menschlichen Körperzellen zu Heilzwecken), der Keimbahntherapie (vererblich wirkende Eingriffe in Zellen der Keimbahn mit dem Ziel erheblicher genetischer Modifikation) sowie sämtliche gentechnische Arbeiten mit Zellen der menschlichen Keimbahn nicht vom Gesetz erfaßt.

Erfaßt wird vom Gentechnikgesetz dagegen die gentechnische Arbeit mit menschlichen Zellen und Zellkulturen, die nicht unmittelbar am Menschen durchgeführt wird. Insbesondere unterfallen in-vitro-Teilschritte zur Diagnose oder Therapie, die der unmittelbaren Anwendung am Menschen vorausgehen oder folgen können, dem Anwendungsbereich des Gentechnikgesetzes. Auch unmittelbare Anwendungen beim Tier werden erfaßt.

## 2 Die Grundpflichten

In § 6 GenTG sind die allgemeinen Grundpflichten des Betreibers für den Umgang mit der Gentechnik normiert. Betreiber ist hierbei nach der Definition des § 3 Nr. 9 GenTG nicht nur die (natürliche oder juristische) Person, die eine gentechnische Anlage errichtet oder betreibt, sondern auch die Person, welche gentechnische Arbeiten oder Freisetzungen durchführt oder Produkte, die gentechnisch veränderte Organismen enthalten oder aus solchen bestehen, in Verkehr bringt. Damit korrespondiert diese weite Betreiberdefinition mit dem Anwendungsbereich des Gentechnikgesetzes.

### 2.1 Pflicht zur Risikobewertung

Nach § 6 Abs. 1 GenTG ist der Betreiber verpflichtet, die mit seinem Vorhaben verbundenen Risiken umfassend zu bewerten. Damit soll das beim Betreiber vorhandene Fachwissen auch für die Behörde zugänglich gemacht werden. Die Vorschrift hat den Zweck, an die Selbstverantwortung des Betreibers zu appellieren. Die Risikobewertung muß vor Beginn der Tätigkeit erfolgen, damit der Betreiber während des Betriebes seinen Pflichten sachgerecht nachkommen kann. Seit der Neufassung von 1993 muß der Betreiber diese Bewertung dem Stand der Wissenschaft anpassen. Damit ist nunmehr klargestellt, daß – abhängig von der wissenschaftlichen Entwicklung – eine Aktualisierung der Sicherheitsbewertung erforderlich ist.

Inhaltlich hat der Betreiber bei der Risikobewertung insbesondere die Eigenschaften der Spender- und Empfängerorganismen, ferner die Auswirkungen dieser Organismen auf die menschliche Gesundheit und die Umwelt zu berücksichtigen. Das Nähere ist hierbei vor allem in der Gentechnik-Sicherheitsverordnung konkretisiert.

### 2.2 Schutz- und Vorsorgepflicht

Gemäß § 6 Abs. 2 GenTG hat der Betreiber die nach dem Stand von Wissenschaft und Technik notwendigen Vorkehrungen zu treffen, um die zu schützenden Rechtsgüter vor möglichen Gefahren zu schützen und dem Entstehen solcher

Gefahren vorzubeugen. Da der Stand von Wissenschaft und Technik sich stets fortentwickelt, handelt es sich hierbei nicht um eine statische, sondern um eine *dynamische Betreiberpflicht*, die während des gesamten Betriebs beachtet werden muß. Wenn sich beispielsweise der Erkenntnisstand während des Betriebes ändert, kann sich der Betreiber nicht darauf zurückziehen, daß er zum Zeitpunkt der Genehmigung seiner Anlage alle ihn treffenden Pflichten eingehalten hat. Nach § 6 Abs. 2 Satz 2 GenTG hat der Betreiber sogar sicherzustellen, daß auch nach einer Betriebseinstellung von der Anlage keine Gefahren ausgehen können.

Die vom Betreiber zu beachtenden Schutzpflichten sind vor allem in der Gentechnik-Sicherheitsverordnung normiert. Danach müssen unter anderem Labor- und Produktionssicherheitsmaßnahmen getroffen werden sowie der Arbeitsschutz und die Entsorgung gewährleistet sein.

## 2.3 Aufzeichnungspflicht

§ 6 Abs. 3 GenTG normiert als dritte Grundpflicht die Aufzeichnungspflicht. Der Betreiber hat die Durchführung gentechnischer Arbeiten und Freisetzungen zu protokollieren und diese Aufzeichnungen der zuständigen Behörde auf ihr Ersuchen vorzulegen. Einzelheiten sind in der Gentechnik-Aufzeichnungsverordnung geregelt.

Zweck der Aufzeichnungspflicht ist es zum einen, eine effektive Überwachung durch die Behörde überhaupt zu ermöglichen, da eine solche erst gelingen kann, wenn die Behörde Kenntnis von den innerbetrieblichen Vorgängen hat. Zum anderen wird durch die Aufzeichnungspflicht an den Betreiber appelliert, in Eigenverantwortung notwendige Maßnahmen zur Gefahrenabwehr und Vorsorge zu ergreifen.

Ist ein Schaden eingetreten, erleichtert die Aufzeichnungspflicht die Ursachenerforschung. Dadurch kann die zukünftige Sicherheit gentechnischer Arbeiten erhöht werden. Wurden die Aufzeichnungen nicht ordnungsgemäß geführt, kann dies Bedeutung für die den Betreiber bei einem Schadensfall treffende Gefährdungshaftung aus § 32 GenTG haben. Pflichtverletzungen können hier zu einer vollen Beweislastumkehr zu Lasten des Betreibers führen. Er muß dann nachweisen, daß der Schaden nicht durch Eigenschaften von Organismen verursacht wurde, die auf seinen gentechnischen Arbeiten beruhen.

## 2.4 Projektleiter, Beauftragte und Ausschüsse für biologische Sicherheit

Schließlich ist der Betreiber nach § 6 Abs. 4 GenTG verpflichtet, bei gentechnischen Arbeiten oder Freisetzungen Projektleiter sowie Beauftragte oder Ausschüsse für biologische Sicherheit zu bestellen.

Der Projektleiter nimmt eine zentrale Position ein. Er führt die unmittelbare Planung, Leitung oder Beaufsichtigung einer gentechnischen Arbeit oder Freisetzung durch. Dabei ist er dafür verantwortlich, daß die gentechnischen Arbeiten den gesetzlichen Anforderungen sowie den behördlichen Auflagen und Anordnungen entsprechen. Um diese Tätigkeit ausüben zu können, muß er eine besondere

Sachkunde besitzen. Einzelheiten regelt die Gentechnik-Sicherheitsverordnung. Dabei schließt das Gesetz nicht aus, daß Betreiber und Projektleiter identisch sind.

Der Beauftragte für biologische Sicherheit schließlich hat die Aufgabe, die Erfüllung der Aufgaben des Projektleiters zu überprüfen; ihm kommt eine allgemeine Überwachungs- und Beratungsfunktion zu. Werden mehrere Beauftragte bestellt, bilden diese den Ausschuß für biologische Sicherheit.

## 3 Anwendungen im geschlossenen System: Gentechnische Anlagen und gentechnisches Arbeiten

Bei gentechnischen Arbeiten in gentechnischen Anlagen arbeitet der Gesetzgeber mit dem im Umweltrecht und Wirtschaftsverwaltungsrecht verbreiteten Instrument des *Verbots mit Erlaubnisvorbehalt.* Der Betreiber darf nicht ohne weiteres eine Anlage in Betrieb nehmen (Verbot), aber er kann eine Genehmigung für sein Vorhaben beantragen und danach den Betrieb aufnehmen (Erlaubnisvorbehalt). Dieses Instrument dient der präventiven Eröffnungskontrolle. Durch eine behördliche Vorausprüfung soll sichergestellt werden, daß der Anlagenbetrieb im Rahmen der gesetzlichen Voraussetzungen stattfindet.

Das bedeutet: Errichtung, Betrieb und wesentliche Änderung einer gentechnischen Anlage sowie bestimmte weitere gentechnische Arbeiten bedürfen grundsätzlich einer Genehmigung. Diese ist zu erteilen, wenn die materiellen Genehmigungsvoraussetzungen des § 13 GenTG vorliegen (unten 3.2). Nur ausnahmsweise unterliegen bestimmte gentechnische Vorhaben einem vereinfachten Anmeldeverfahren, weil sie entweder ein geringes Gefährdungspotential aufweisen oder Forschungszwecken dienen (unten 3.3).

### 3.1 Sicherheitsstufen

Eine zentrale Rolle spielt hierbei die Einordnung der gentechnischen Arbeiten in vier Sicherheitsstufen. Davon hängen die zu fordernden Sicherheitsmaßnahmen ebenso ab wie sich hier die Frage entscheidet, ob ein Genehmigungs- oder nur ein Anmeldeverfahren durchgeführt werden muß. § 7 Abs. 1 GenTG unterscheidet zwischen vier Sicherheitsstufen:

- Die Sicherheitsstufe 1 betrifft gentechnische Arbeiten, bei denen nach dem Stand der Wissenschaft *nicht* von einem Risiko für die menschliche Gesundheit und die Umwelt auszugehen ist,
- bei der Sicherheitsstufe 2 ist von einem *geringen* Risiko auszugehen,
- die Sicherheitstufe 3 betrifft ein *mäßiges* Risiko,
- und bei der Sicherheitsstufe 4 schließlich ist von einem *hohen* Risiko oder dem *begründeten Verdacht* eines solchen Risikos für die menschliche Gesundheit oder die Umwelt auszugehen.

Diese allgemeine Einteilung wird durch die Gentechnik-Sicherheitsverordnung (GenTSV) konkretisiert und damit für die Praxis erst vollzugsfähig gemacht. Nach

§ 4 GenTSV ist die Sicherheitseinstufung abhängig von einer Gesamtbewertung der für die Sicherheit bedeutsamen Eigenschaften der verwendeten Spender- und Empfängerorganismen und ggf. der Vektoren sowie der erzeugten gentechnisch veränderten Organismen und der von ihnen ausgehenden Gefährdung. Zu berücksichtigen sind die Risikobewertung der Organismen (§ 5 GenTSV) und die vorgesehenen biologischen Sicherheitsmaßnahmen (§ 6 GenTSV). Die einzelnen, detaillierten Voraussetzungen der Zuordnung zu einer der vier Sicherheitsstufen sind in § 7 GenTSV aufgeführt. Entscheidende Bedeutung kommt hierbei der Bewertung der verwendeten Organismen zu; Prüfkriterien zur Bewertung ergeben sich aus dem Anhang I zur GenTSV.

### 3.2 Genehmigungspflicht

Das Gentechnikgesetz unterscheidet zwischen zwei Arten von Genehmigungen, der Anlagengenehmigung und der Arbeitsgenehmigung für weitere gentechnische Arbeiten. Während die Anlagengenehmigung vor allem (Erst-)Errichtung und Betrieb der Anlage erfaßt (sowie darüber hinaus zu den im Genehmigungsbescheid genannten gentechnischen Arbeiten berechtigt), erfaßt die Arbeitsgenehmigung die Durchführung weiterer, d.h. nicht von der ursprünglichen Anlagengenehmigung erfaßter gentechnischer Arbeiten; es handelt sich hierbei um eine Tätigkeitsgenehmigung.

#### 3.2.1 Anlagengenehmigung

Die *Anlagengenehmigung* erfaßt *Errichtung, Betrieb* und *wesentliche Änderung* einer gentechnischen Anlage. Diese sind gemäß § 8 Abs. 1 Satz 2 und Abs. 4 GenTG genehmigungsbedürftig, soweit es sich nicht nur um Anlagen handelt, in denen gentechnische Arbeiten der Sicherheitsstufe 1 durchgeführt werden sollen (§ 8 Abs. 2 GenTG). Ferner dürfen in der Anlage *gentechnische Arbeiten* durchgeführt werden, die im Genehmigungsbescheid benannt sind (§ 8 Abs. 1 S. 3 GenTG). Diese unselbständige, mit der Anlagengenehmigung verknüpfte Tätigkeitsgenehmigung für die (erstmalige) gentechnische Arbeit in der Anlage trägt dem Gedanken der Verwaltungsvereinfachung Rechnung.

Bei dieser Anlagengenehmigung nach dem GenTG handelt es sich um eine sog. *gemischte Genehmigung*. Sie ist nicht nur auf die Anlage bezogen, sondern enthält auch eine personenbezogene Komponente. Das bedeutet, daß – anders als etwa bei der immissionsschutzrechtlichen Anlagengenehmigung – die Genehmigung bei einem Betreiberwechsel nicht bestehen bleibt, sondern der nachfolgende Betreiber einer erneuten Betriebsgenehmigung bedarf. Dies folgt aus § 13 Abs. 1 Nr. 1 GenTG, wonach die Zuverlässigkeit des Betreibers und damit ein personenbezogenes Merkmal Genehmigungsvoraussetzung ist.

Die erteilte gentechnische Anlagengenehmigung entfaltet *Konzentrationswirkung*, schließt also andere, die gentechnische Anlage betreffende behördliche Entscheidungen ein (§ 22 Abs. 1 GenTG), sofern diese rein anlagenbezogen sind oder es sich bei diesen ebenfalls um gemischte Genehmigungen handelt. Erfaßt sind somit baurechtliche und immissionsschutzrechtliche Genehmigungen, aber auch andere Genehmigungen, etwa aus dem Bereich des Arzneimittelgesetzes oder des Tierschutzgesetzes. Nur reine Personalkonzessionen, die ausschließlich an bestimmte Merkmale einer Person, nicht aber an eine sach- oder tätigkeitsbezogene Komponente anknüpfen, werden von der Konzentrationswirkung nicht erfaßt.

Das *Genehmigungsverfahren* bestimmt sich nach den Vorgaben des § 11 GenTG. Es setzt einen schriftlichen Antrag voraus, dem Unterlagen beizufügen sind, die zur Prüfung der Voraussetzungen der Genehmigung erforderlich sind. Was die Unterlagen im einzelnen – umfassend und nachprüfbar – enthalten müssen, ergibt sich aus § 11 Abs. 2 GenTG. Die Einzelheiten hierzu sind in der Gentechnik-Verfahrensverordnung vom 24. 10. 1990 (GenTVfV) niedergelegt, welche von der Bundesregierung erlassen wurde. Durch die Verordnung wird die fachliche und rechtliche Prüfung des Vorhabens erleichtert, ferner ermöglicht sie eine bundeseinheitliche Durchführung des Gentechnikgesetzes. Zur Beschleunigung des Genehmigungsverfahrens enthält § 11 Abs. 6 GenTG eine Frist von drei Monaten, innerhalb derer die Genehmigungsbehörde über den Genehmigungsantrag zu entscheiden hat. Bei der Genehmigung einer gentechnischen Anlage, in der gentechnische Arbeiten der Sicherheitsstufe 2 zu Forschungszwecken durchgeführt werden sollen, hat die behördliche Entscheidung seit der Neufassung des Gentechnikgesetzes 1993 sogar unverzüglich, also ohne schuldhaftes Zögern, spätestens aber innerhalb eines Monats zu ergehen. Werden die Fristen überschritten, kann der Antragsteller allerdings nicht mit Errichtung oder Betrieb der Anlage beginnen; eine Genehmigungsfiktion tritt insoweit nicht ein. In Betracht kommt aber zum einen – ohne Durchführung eines behördlichen Vorverfahrens nach § 68 der Verwaltungsgerichtsordnung (VwGO) – eine Untätigkeitsklage gem. § 75 VwGO gegen die Behörde vor dem Verwaltungsgericht gerichtet auf Erteilung einer Genehmigung; zum anderen hat der Anlagenbetreiber – und dies kann für ihn von besonderem Interesse sein – die Möglichkeit, bei einem schuldhaften Verhalten der Genehmigungsbehörde Schadensersatzansprüche wegen Amtspflichtverletzungen geltend zu machen.

Die *Genehmigungsvoraussetzungen* für Errichtung und Betrieb einer gentechnischen Anlage sind in § 13 Abs. 1 GenTG normiert. Danach muß zum einen die Zuverlässigkeit des Betreibers und sonstiger verantwortlicher Personen gewährleistet sein. Ist der Betreiber eine juristische Person, sind Kriterien zur Beurteilung der Zuverlässigkeit unter anderem die betriebliche Organisationsstruktur und die finanzielle Leistungskraft. Neben diesen personenbezogenen Voraussetzungen ist zentrale Genehmigungsvoraussetzung die Erfüllung aller vom Gentechnikgesetz vorgegebenen Sicherheitsanforderungen. Ferner darf die Anlage nicht der Herstellung biologischer Kampfstoffe dienen. Schließlich müssen alle sonstigen öffentlich-rechtlichen Vorschriften eingehalten werden, also beispielsweise Vorschriften des Baurechts oder des Immissionsschutzrechts. Dies ist die folgerichtige Konsequenz aus der Tatsache, daß die gentechnische Genehmigung Konzentrationswirkung entfaltet.

Liegen die Voraussetzungen vor, *muß* die Genehmigungsbehörde die Genehmigung erteilen (gebundene Entscheidung). Der Betreiber hat dann also einen einklagbaren Rechtsanspruch auf Erteilung einer Genehmigung. Dies ist Folge des Umstands, daß die Genehmigungspflicht als Ausprägung des Verbots mit Erlaubnisvorbehalt präventiven und nicht repressiven Charakter hat. Es soll nur gewährleistet werden, daß die im Gentechnikgesetz normierten Voraussetzungen eingehalten werden, nicht aber sollen Errichtung und Betrieb gentechnischer Anlagen generell verhindert werden.

### 3.2.2
### Genehmigung weiterer gentechnischer Arbeiten

Einer *Arbeitsgenehmigung* als der zweiten Form einer gentechnischen Genehmigung bedürfen *weitere,* d.h. von der ursprünglichen Anlagengenehmigung bzw. von einer vorausgegangenen Tätigkeitsgenehmigung nicht erfaßte gentechnische *Arbeiten,* wenn sie gewerblichen Zwecken dienen und den Sicherheitsstufen 2 bis 4 unterfallen (§ 10 Abs. 2 GenTG). Diese Tätigkeitsgenehmigung hat anders als die Anlagengenehmigung keine Konzentrationswirkung. Die Genehmigungsvoraussetzungen richten sich nach § 13 Abs. 3 i.V.m. Abs. 1 GenTG, entsprechen also – bis auf das Erfordernis der Einhaltung sonstiger öffentlicher Vorschriften, das wegen der fehlenden Konzentrationswirkung nicht zum Tragen kommt – denen der Anlagengenehmigung. Das Genehmigungsverfahren richtet sich wie das Verfahren bei der Anlagengenehmigung nach § 11 GenTG. Nach vollständigem Eingang der Unterlagen ist über den Genehmigungsantrag innerhalb einer Frist von drei bzw. zwei Monaten zu entscheiden, § 11 Abs. 7 GenTG.

## 3.3
## Anmeldepflicht

Gentechnische Vorhaben von geringerem Gefährdungspotential werden einem vereinfachten *Anmeldeverfahren* unterzogen. Dies betrifft die Errichtung und den Betrieb gentechnischer Anlagen, in denen gentechnische Arbeiten der Sicherheitsstufe 1 durchgeführt werden sollen (§ 8 Abs. 2 GenTG), ferner die Durchführung weiterer gentechnischer Arbeiten der Sicherheitsstufen 2, 3 oder 4 zu Forschungszwecken (9 Abs. 1 GenTG) und die Durchführung weiterer gentechnischer Arbeiten der Sicherheitsstufe 1 zu gewerblichen Zwecken (10 Abs. 1 GenTG). § 12 GenTG regelt die Durchführung des Anmeldevefahrens. Hier besteht ein wesentlicher Unterschied zum Genehmigungsverfahren: Nach Ablauf der in § 12 Abs. 8 und 9 GenTG genannten Fristen darf mit dem geplanten gentechnischen Vorhaben begonnen werden, sofern die Behörde untätig bleibt. Der Ablauf der Frist *gilt* damit *als Zustimmung,* das Gesetz arbeitet hier also mit der Rechtsfigur der *Fiktion.* Ein bloß anmeldepflichtiges Verfahren unterliegt also nicht einem Verbot mit Erlaubnisvorbehalt. Die Behörde kann die Durchführung der angemeldeten gentechnischen Arbeiten von *Bedingungen* abhängig machen, zeitlich *befristen* oder mit *Auflagen* versehen, § 12 Abs. 10 GenTG. Ferner kann sie die Durchführung der angemeldeten gentechnischen Arbeiten nach § 12 Abs. 11 GenTG *untersagen,* wenn die Voraussetzungen des § 13 Abs. 1 Nr. 1 bis 5 GenTG nicht mehr gegeben sind; hinsichtlich der materiellen Anforderungen an gentechnische Vorhaben wird also auf die Norm rekurriert, welche systematisch das Genehmigungsverfahren betrifft.

# 4 Systemübergreifende Anwendungen: Freisetzen und Inverkehrbringen von gentechnisch veränderten Organismen

## 4.1 Genehmigungspflicht

Nach § 14 Abs. 1 GenTG bedürfen Freisetzen und Inverkehrbringen gentechnisch veränderter Organsimen der Genehmigung. Unter Freisetzen wird nach der Legaldefinition des § 3 Nr. 7 GenTG das gezielte Ausbringen von gentechnisch veränderten Organismen in die Umwelt verstanden. Erfaßt wird damit also nicht das unbeabsichtigte Entweichen von Organismen. Ein Inverkehrbringen liegt gem. § 3 Nr. 8 GenTG vor, wenn Produkte, die gentechnisch veränderte Organismen enthalten oder aus solchen bestehen, an Dritte abgegeben werden oder in den Geltungsbereich des Gesetzes verbracht werden, soweit die Produkte nicht zu gentechnischen Arbeiten in gentechnischen Anlagen bestimmt oder Gegenstand einer genehmigten Freisetzung sind. Transitverkehr, der unter zollamtlicher Überwachung durchgeführt wird, sowie die Abgabe und das Verbringen in den Geltungsbereich des Gesetzes zum Zwecke der klinischen Prüfung gelten dagegen nicht als Inverkehrbringen. Der Genehmigungspflicht unterfallen also nur solche Handlungen, bei denen gentechnische Produkte im freien Warenverkehr an einen Abnehmerkreis abgegeben werden.

Zuständig für die Genehmigung war ursprünglich das Bundesgesundheitsamt; nach dessen Auflösung durch das Gesetz über die Neuordnung zentraler Einrichtungen des Gesundheitswesens vom 24.6.1994 ist nunmehr das Robert-Koch-Institut als Nachfolgeeinrichtung für den Bereich des Gentechnikrechts Genehmigungsbehörde für das Freisetzen und Inverkehrbringen.

## 4.2 Genehmigungsverfahren

Das Verfahren hinsichtlich einer Genehmigung bei Freisetzung und Inverkehrbringung ist in den §§ 14 bis 16 GenTG geregelt. Dem Antrag auf Genehmigung sind die zur Prüfung erforderlichen Unterlagen beizufügen, die nach § 15 GenTG vor allem eine Beschreibung des Vorhabens, eine Darlegung der möglichen sicherheitsrelevanten Auswirkungen und der Kontroll- und Notfallmaßnahmen enthalten müssen. Über den Genehmigungsantrag muß das Robert-Koch-Institut innerhalb einer Frist von drei Monaten schriftlich entscheiden, § 16 Abs. 3 GenTG. Durch die Reform des Gentechnikgesetzes von 1993 ist nunmehr auch ein EU-weites Beteiligungsverfahren für das Inverkehrbringen vorgesehen, was den Art. 12 und 13 der EG-Freisetzungsrichtlinie (90/220/EWG) entspricht. Will danach das Robert-Koch-Institut einen Antrag auf Inverkehrbringen genehmigen, muß es innerhalb der Drei-Monats-Frist den Vorgang mit einer befürwortenden Stellungnahme an die EU-Kommission weiterleiten. Diese Beteiligung der Kommission, die das Letztentscheidungsrecht hat, ist als Ausgleich dafür anzusehen, daß die erteilte Genehmigung für das Inverkehrbringen für alle Mitgliedstaaten der EU gilt. Es bedarf also keiner weiteren Genehmigung, wenn in einem Mitgliedstaat eine auf der Freisetzungsrichtlinie beruhende und damit gleichwertige gentechnische Genehmigung vorliegt, vielmehr ist diese erteilte Genehmigung unmittelbar auch in der Bundesrepublik Deutschland wirksam.

Nach der Freisetzungsrichtlinie soll die Einbringung von gentechnisch veränderten Organismen in die Umwelt nach einem Stufenprinzip erfolgen (step-by-step-Verfahren). Danach soll die Einschließung der gentechnisch veränderten Organismen stufenweise gelockert und ihre Freisetzung in der gleichen Weise dann ausgeweitet werden, wenn die Bewertung auf der durchgeführten Stufe ergibt, daß die nächste Stufe eingeleitet werden kann. Ferner soll ein Produkt nur dann eine Marktfreigabe erhalten, wenn es zuvor im Forschungs- und Entwicklungsstadium in Feldversuchen in Ökosystemen, die von seiner Anwendung betroffen sein könnten, praktisch erprobt wurde. In dieser Deutlichkeit ist dieses Stufenverfahren nicht in das Gentechnikgesetz übernommen worden, so daß man an einer ordnungsgemäßen Umsetzung der Richtlinie zweifeln könnte. Jedoch können mögliche Bedenken durch eine EU-rechtskonforme Auslegung des Gentechnikgesetzes ausgeräumt werden. Danach wird man ein Vorhaben, dessen Sicherheitskonzeption im Hinblick auf die Risikobewertung ohne vorangegangene Versuche nicht möglich ist, nur dann als genehmigungsfähig ansehen dürfen, wenn vorher entsprechende – genehmigte – Versuche durchgeführt wurden. In Betracht kommen etwa experimentelle Voruntersuchungen im Freiland. Insofern findet das auf europarechtlichen Vorgaben beruhende Stufenverfahren auch Eingang in das Gentechnikgesetz.

## 4.3 Genehmigung

Ebenso wie bei der Anlagengenehmigung ergeht die Genehmigung zum Freisetzen und Inverkehrbringen nach § 16 Abs. 1 und 2 GenTG als gebundene Entscheidung. Bei Vorliegen der Genehmigungsvoraussetzungen besteht daher ein Rechtsanspruch des Antragstellers auf Genehmigung.

Die Genehmigungsvoraussetzungen für das Freisetzen und Inverkehrbringen finden sich in § 16 GenTG. Dabei regelt § 16 Abs. 1 GenTG die Genehmigungsvoraussetzungen für die Freisetzung. Gem. § 16 Abs. 1 Nr. 1 i.V.m. § 13 Abs. 1 Nr. 1 und 2 GenTG ist Voraussetzung für eine Genehmigungserteilung die Zuverlässigkeit des Betreibers sowie weiterer verantwortlicher Personen. Hingegen kommt es bei der Genehmigung für ein Inverkehrbringen (geregelt in § 16 Abs. 2 GenTG) nicht auf die Zuverlässigkeit des Betreibers an. Dies hat Konsequenzen für einen Betreiberwechsel: Während die Freisetzungsgenehmigung nach § 16 Abs. 1 GenTG – ebenso wie die Anlagengenehmigung – eine gemischt personen- und sachbezogene Genehmigung darstellt, ist die Genehmigung für das Inverkehrbringen nicht personenbezogen. Die letztere geht also – anders als die erste – bei einem Betreiberwechsel auf den Rechtsnachfolger über, da sie nicht von personenbezogenen Voraussetzungen abhängig ist. Nach § 16 Abs. 1 Nr. 2 und 3 GenTG sind ferner die erforderlichen Sicherheitsvorkehrungen zu treffen.

## 4.4 Vertretbarkeitsklausel

Probleme bereitet in diesem Zusammenhang die Formulierung in § 16 Abs. 1 Nr. 3 sowie Abs. 2 GenTG. Danach ist eine Genehmigung für das Freisetzen bzw. für das Inverkehrbringen zu erteilen, wenn nach dem Stand der Wissenschaft im Verhältnis zum Zweck des Freisetzens/Inverkehrbringens unvertretbare schädliche Umwelteinwirkungen nicht zu erwarten sind. Diese gesetzgeberische Formulierung der sog. Vertretbarkeits- oder Verhältnismäßigkeitsklausel erscheint in der Tat ungewöhnlich. Während sich auf der Tatbestandsseite der Norm diese Verhältnismäßigkeitsklausel befindet, welche eine Abwägung verlangt, ist die Norm auf der Rechtsfolgenseite als gebundene Entscheidung ausgestaltet (ist zu erteilen). Angesichts der sensiblen Materie des Gentechnikrechts ist ein Beurteilungsspielraum der Behörde, der gerichtlich nur eingeschränkt überprüfbar wäre, abzulehnen. Vielmehr unterliegt die behördliche Genehmigungsentsscheidung gerade auch im Hinblick auf die zur Beurteilung der Zumutbarkeit herangezogenen Kriterien der vollen gerichtlichen Kontrolle. Damit stellt sich die Frage, welche Kriterien in die Abwägung einzubeziehen sind.

Zweck der Vorschrift ist es nicht, das Schutzniveau des Gentechnikgesetzes zu relativieren. Damit darf die Verhältnismäßigkeitsklausel nicht so verstanden werden, daß auch ein hohes Risiko eingegangen werden darf, wenn nur der Nutzen groß genug ist. Auf der anderen Seite will die Klausel aber auch sicherstellen, daß die Durchführung eines gentechnischen Vorhabens nicht allein wegen möglicher unvermeidbarer Nebenfolgen untersagt werden muß, ohne daß der mögliche Nutzen des Vorhabens betrachtet wird. Vielmehr ist eine Gesamtabwägung der zu erwartenden Wirkungen vorzunehmen, bei der die bezweckten oder inkaufgenommenen möglichen schädlichen Auswirkungen einerseits und der Nutzen des Vorhabens andererseits gegeneinander abgewogen werden. Damit wird deutlich, daß nicht der Ausschluß jeglicher schädlicher Wirkung verlangt werden kann. Nach dem erklärten Willen des Gesetzgebers soll die Genehmigungsfähigkeit z.B. von Produkten zur Schädlingsbekämpfung nicht in Frage gestellt werden. Fehlte die Abwägungsklausel, wäre die Freisetzung von genetisch veränderten Organismen, die gerade die Schädigung bestimmter Lebewesen bezwecken (z.B. Pflanzenschädlinge), oder die neben bedeutsamen positiven ökologischen Wirkungen auch begrenzte schädliche Wirkungen aufweisen, nicht möglich.

Die Abwägung ist dabei zum einen innerhalb des jeweiligen Schutzgutes vorzunehmen. So ist eine relativierende Abwägung dann möglich, wenn gentechnisch veränderte Organismen mit möglicherweise (geringer) schädlicher Wirkung für die Umwelt speziell für die Bekämpfung bestehender (großer) Umweltschäden verwendet werden sollen. Zum anderen kann es auch erforderlich werden, die schutzgutimmanente Sichtweise zu verlassen und bei der Abwägung auch zu berücksichtigen, daß der Nutzen bei einer (höherrangigen) anderen Schutzgutgruppe eintritt. Möglich erscheint daher, eine schädliche Einwirkung auf die Umwelt zu rechtfertigen, wenn ein Impfstoff, der dem Patientenwohl dient, nicht oder nicht nur auf den Patienten, sondern auch auf die Umwelt negative Nebeneffekte auslösen kann.

# 5 Rechte Dritter gegenüber gentechnischen Anlagen

Die im Gentechnikgesetz normierten Genehmigungstatbestände stellen, wie dargelegt gebundene Entscheidungen dar. Wenn die Genehmigungsvoraussetzungen erfüllt sind, muß die Genehmigung erteilt werden. Bei der Wertung wissenschaftlicher Streitfragen steht der Verwaltungsbehörde ein Beurteilungsspielraum zu. Dies gilt etwa bei der Frage nach dem Stand von Wissenschaft und Technik notwendigen Schutzvorkehrungen gem. § 6 Abs. 2 in Verbindung mit §§ 13 Abs. 1 Nr. 3 und 4, 16 Abs. 1 Nr. 2 GenTG oder bei der Einstufung in die durch § 7 Abs. 1 GenTG geregelten jeweiligen Sicherheitsstufen.

Wurde das in § 18 GenTG vorgesehene Anhörungsverfahren durchgeführt, findet entsprechend §§ 11 Abs. 9, 16 Abs. 7 GenTG ein Widerspruchsverfahren nicht statt. Vielmehr tritt gem. § 5 Abs. 1 Satz 2 Gentechnik-Anhörungsverordnung (GenTAnhV) eine Präklusionswirkung ein. Einwände, die nicht im Anhörungsverfahren vorgebracht wurden, können dann später nicht mehr geltend gemacht werden. Damit gewinnen die Fragen des Drittschutzes erhebliche Bedeutung.

## 5.1 Drittschutzproblematik

Ist eine erteilte Genehmigung unanfechtbar geworden, kann sie nicht mittels Widerspruch oder Anfechtungsklage durch Dritte angegriffen werden. Es besteht dann lediglich die Möglichkeit, einen Anspruch auf Erlaß staatlicher Maßnahmen zur Aufhebung oder Einschränkung der erteilten Genehmigung geltend zu machen. Voraussetzung hierfür ist, daß der Dritte durch die erteilte Genehmigung in einem subjektiven Recht belastet wird. Es muß also die Verletzung eines Schutzgesetzes gerügt werden, das drittschützenden Charakter hat. Dient der Schutzzweck lediglich der Allgemeinheit, kann der einzelne aus dieser Vorschrift kein subjektives Recht herleiten, selbst wenn er als Teil der Allgemeinheit von dieser Regelung geschützt wird (vgl. BVerfGE 27, 297 ff; 31, 33 ff; 46, 214 ff). Ob eine gesetzliche Norm drittschützend ist, muß durch Auslegung unter Berücksichtigung von Regelungszweck und systematischem Zusammenhang ermittelt werden. Es muß daher für jede Norm des Gentechnikgesetzes einzeln festgestellt werden, ob sie drittschützenden Charakter hat.

Erkennbar dienen die Bestimmungen des Gentechnikgesetzes dem Schutz menschlicher Gesundheit und der Umwelt. Man könnte sich deshalb auf den Standpunkt stellen, daß diese Regelungen insgesamt drittschützend seien (vgl. Eberbach/Lange/Herdegen § 1 GenG, Rdn 18). Diese Sichtweise berücksichtigt jedoch nicht die besondere Gefahrenlage der Gentechnik. Eines ihrer Hauptrisiken besteht darin, daß sich für die Schutzgüter nach § 1 Nr. 1 GenTG gefährliche gentechnisch veränderte Organismen unkontrolliert verbreiten könnten. Hierbei wird es sich im wesentlichen um Bakterien oder Viren handeln. Deren Verbreitung ist jedoch an keine räumliche Grenze gebunden, so daß letztlich alle Bürger gleichermaßen betroffen sein können. Nach den obigen Ausführungen bedeutet dies wiederum, daß der einzelne keine eigenen subjektiven Rechte aus den Vorschriften des GenTG herleiten könnte.

Dabei ist jedoch zu berücksichtigen, daß bei gentechnischen Unfällen unterschiedlich stark betroffene Personenkreise auszumachen sein werden. Die örtliche Nähe zu der gentechnischen Anlage ist hierbei bereits von besonderer Bedeutung. Die hieraus resultierende Abgrenzbarkeit eine Personenkreises spricht bereits für den drittschützenden Charakter.

Das Gentechnikgesetz enthält ferner Regelungen zur Risikovorsorge, wie etwa § 6 Abs. 2 GenTG. Diese Regelungen dienen nicht der Gefahrenabwehr. Allgemein wird unter dem Begriff Gefahr eine Sachlage verstanden, die in absehbarer Zeit mit hinreichender Wahrscheinlichkeit zu einem Schaden für ein Schutzgut führt, während es sich bei einem Risiko um einen theoretisch möglichen Schadenseintritt handelt. Die Regelung des § 6 Abs. 2 GenTG verpflichtet also zu Vorbeugemaßnahmen und dient nicht der Abwehr konkreter Gefahren. Für die insoweit vergleichbare Vorschrift des § 5 Abs. 1 Nr. 1 BImSchG wird allgemein eine drittschützende Wirkung abgelehnt. Demgegenüber wird nach überwiegender Auffassung der drittschützende Charakter für § 6 Abs. 2 GenTG bejaht. Dieser Auffassung ist zuzustimmen, da sich im Bereich der Gentechnik Gefahrenabwehr und Risikovorsorge kaum voneinander unterscheiden lassen (vgl. VG Neustadt, NVwZ 1992, 1008 ff.).

Unter Berücksichtigung der vorstehend aufgeführten Kriterien ist davon auszugehen, daß die Regelungen in §§ 7 bis 13 GenTG drittschützend sein können. Hier wird sich ein von der Allgemeinheit abgrenzbarer Personenkreis ermitteln lassen. Entsprechendes gilt für § 14 GenTG für die Freisetzung gentechnisch veränderter Mikroorganismen. Die eine Freisetzung regelnden Vorschriften stellen für die in der Nähe dieser Gebiete wohnenden Personen eine Schutznorm dar. Dieser Personenkreis ist trotz seiner Größe noch von der Allgemeinheit abgrenzbar.

Beim Inverkehrbringen gentechnisch veränderter Organismen im Sinne des § 14 GenTG wird allgemein der drittschützende Charakter der Vorschrift abgelehnt. Hier ist der Kreis der potentiellen betroffenen Personen nicht von der Allgemeinheit abzugrenzen. Ob hier allerdings eine Differenzierung danach vorzunehmen sein wird, ob es sich um Zulassungen zum Inverkehrbringen handelt, die nicht zum späteren Ausbringen der genetisch veränderten Organismen vorsieht oder um solche, die die spätere Ausbringung in die Umwelt mit umfassen. Im letzteren Fall könnte ein abgrenzbarer Personenkreis anzunehmen sein, wie es bei einer Freisetzung in einem bestimmten Gebiet der Fall wäre.

Seinem Wortlaut nach hat § 15 Abs. 3 Nr. 3 GenTG drittschützenden Charakter, da bereits bei Einreichung der Antragsunterlagen zur Genehmigung eines Inverkehrbringens die vorgesehene räumliche Verbreitung anzugeben ist.

Auch ausländische Grenznachbarn können sich auf die drittschützende Wirkung der Regelungen des Gentechnikgesetzes berufen, wenn sie unmittelbar betroffen sind. Für § 7 Atomgesetz hat das Bundesverwaltungsgericht den Drittschutz für ausländische Grenznachbarn bejaht. Der Gesetzgeber hat bei Schaffung des Gentechnikgesetzes ausländische Grenznachbarn nicht vom Drittschutz nach dem Gentechnikgesetz ausgeschlossen, obwohl die Entscheidung des Bundesverwaltungsgerichts zum Atomgesetz bekannt war. Insbesondere bei großräumigen Freisetzungsvorhaben sind ausländische Grenznachbarn ebenso betroffen wie die auf deutschem Gebiet ansässigen Personen. Deshalb sind ausländische Grenznachbarn ebenso in den Schutzzweck des § 1 Nr. 1 GenTG mit einzubeziehen. Ein gegenteiliges Ergebnis würde im übrigen gegen EU-Recht verstoßen.

## 5.2 Rechte Dritter gegen eine bestandskräftige Genehmigung

Eine von Beginn an rechtswidrige Genehmigung eines gentechnischen Vorhabens, die unanfechtbar geworden ist, kann unter den Voraussetzungen des § 48 VwVfG (Verwaltungsverfahrensgesetz) auf Veranlassung eines Dritten durch die Behörde zurückgenommen werden. Für den Dritten besteht die Möglichkeit, von der Behörde die Rücknahme des Verwaltungsaktes zu verlangen, da er einen Anspruch auf ermessensfehlerfreie Entscheidung hat (vgl. BVerfGE 27, 297 ff). Einen Anspruch auf Entscheidung über die Rücknahme einer Genehmigung kann nur ein Dritter haben, der vor Unanfechtbarkeit der Genehmigung durch Anfechtungsklage gegen diese hätte vorgehen können. Allerdings hat dieser Dritte zunächst nur einen Anspruch auf ein Wiederaufgreifen des Verfahrens durch die Behörde. Dabei muß die Rechtswidrigkeit der Genehmigung noch nicht feststehen, sondern nur als möglich erscheinen, da deren Vorliegen im begehrten Verfahren gerade erst überprüft werden soll.

Nimmt die Behörde das Verfahren wieder auf, müssen die Voraussetzungen des § 48 VwVfG vorliegen. Neben der Rechtswidrigkeit der erteilten Genehmigung ist § 48 Abs. 4 VwVfG zu berücksichtigen, wonach die Rücknahme des Verwaltungsaktes nur innerhalb Jahresfrist seit dem Zeitpunkt der Kenntnisnahme zulässig ist. Im Bereich des Inverkehrbringens gentechnisch veränderter Organismen ist eine Rücknahme der Genehmigung erst nach einer Entscheidung gem. Artikel 16 Abs. 2 der bereits erwähnten Freisetzungsrichtlinie möglich. Dem Inhaber der Genehmigung steht gegenüber der Behörde gem. § 48 Abs. 3 VwVfG ein Entschädigungsanspruch auf Ausgleich des Vermögensnachteils zu, den dieser dadurch erleidet, daß er auf den Bestand des Verwaltungsaktes vertraute, soweit sein Vertrauen unter Abwägung mit dem öffentlichen Interesse schutzwürdig ist.

## 5.3 Rechte Dritter auf ein sonstiges behördliches Vorgehen

Neben der dargestellten Rücknahme einer rechtswidrigen Genehmigung gibt es weitere Möglichkeiten für Dritte, gegen ein genehmigtes oder angemeldetes gentechnisches Vorhaben vorzugehen.

Eine rechtmäßig erteilte Genehmigung nach dem Gentechnikgesetz kann nach § 49 Abs. 2 VwVfG widerrufen werden, wenn der Widerruf durch Rechtsvorschrift zugelassen oder in der Genehmigung vorbehalten wurde; oder wenn mit der Genehmigung eine Auflage verbunden war, die der Betreiber nicht innerhalb einer ihm gesetzten Frist erfüllt hat; oder wenn die Behörde aufgrund nachträglich eingetretener Tatsachen berechtigt wäre, die Genehmigung nicht zu erteilen und wenn ohne den Widerruf das öffentliche Interesse gefährdet wäre; oder um schwere Nachteile für das Gemeinwohl zu verhüten oder zu beseitigen. Auch hier ist dem Betreiber auf Antrag dessen Vermögensnachteil zu entschädigen, wie dies vorstehend bereits beschrieben wurde.

Unter den Voraussetzungen des § 51 VwVfG ist ein Wiederaufgreifen des Verfahrens durch die Behörde möglich. Voraussetzung ist hier eine nachträgliche Änderung der Sach- oder Rechtslage. Die zuständige Behörde trifft ihre Entscheidung über eine Genehmigungsaufhebung oder -änderung aufgrund der für die Erteilung einer derartigen Genehmigung geltenden Rechtsvorschriften. Liegen die Voraussetzungen für die Genehmigung nicht vor, ist die Behörde verpflichtet, die bereits erteilte Genehmigung aufzuheben oder abzuändeRn. Der Antrag ist jedoch nur zulässig, wenn der Dritte ohne grobes Verschulden außerstande war, den Grund für das Wiederaufgreifen in dem früheren Verfahren, insbesondere durch Einlegung eines Rechtsbehelfs, geltend zu machen. Auch in diesem Fall steht dem Betreiber ein Entschädigungsanspruch zu.

Die Genehmigungsbehörde hat nach § 20 Abs. 1 GenTG ferner die Möglichkeit, die vorläufige Einstellung des Vorhabens für den Fall anzuordnen, daß die Voraussetzungen zur Durchführung nachträglich entfallen sind. Es handelt sich hierbei um die Anordnung des vorläufigen Ruhen der Genehmigung, bis die zuständigen EU-Organe nach Artikel 16 Abs. 2 der Freisetzungsrichtlinie eine endgültige Entscheidung getroffen haben.

Ebenso wie bei den §§ 48, 49 VwVfG hat ein Dritter nur einen Anspruch auf ermessensfehlerfreie Entscheidung über das Wiederaufgreifen des Verfahrens. Nach § 20 GenTG bleibt zwar die Genehmigung bestehen und kann nur vorübergehend ganz oder nur eingeschränkt nicht genutzt werden. Da die Bestandskraft der unanfechtbar gewordenen Genehmigung bei einer Maßnahme nach § 20 GenTG faktisch betroffen wird, erscheint es sachgerecht, einem betroffenen Dritten nur einen Anspruch auf eine Entscheidung über ein Wiederaufgreifen des Verfahrens zuzugestehen.

In § 12 Abs. 11 GenTG ist die Untersagung angemeldeter Arbeiten vorgesehen. Auch hier hat der Dritte, der von einem gentechnischen Vorhaben betroffen ist, nur einen Anspruch auf Entscheidung über ein Wiederaufgreifen des Verfahrens, wie dies bereits bei § 20 GenTG ausgeführt wurde.

Die nachträgliche Anordnung von Auflagen sieht § 19 Abs. 3 GenTG vor. Auch hier kann ein Dritter nur eine Entscheidung über ein Wiederaufgreifen des Verfahrens beanspruchen, da durch eine nachträgliche Auflage die Genehmigung in ihrer Bestandskraft betroffen wird.

Die zuständige Behörde kann nach § 26 GenTG Anordnungen treffen, die bis zur Untersagung des Betriebes einer gentechnischen Anlage oder gentechnischer Arbeiten führen kann, wenn dies zur Beseitigung festgestellter oder zur Verhütung künftiger Verstöße gegen das Gentechnikgesetz oder seiner Rechtsverordnungen notwendig ist. Da auch in diesen Fällen die Bestandskraft der unanfechtbar gewordenen Genehmigung betroffen ist, hat ein Dritter, der eine Entscheidung nach den in § 26 GenTG vorgesehenen Regelungen geltend macht, nur einen Anspruch auf Wiederaufgreifen des Verfahrens.

Der Gesetzgeber hat ferner in § 25 GenTG eine Reihe von Kontrollmaßnahmen für die zuständigen Behörden vorgesehen. Hier wird überwiegend die Auffassung vertreten, daß ein betroffener Dritter einen Anspruch auf fehlerfreie Entscheidung über ein Vorgehen nach § 25 GenTG hat. Kontrollmaßnahmen beeinträchtigen die Bestandskraft der unanfechtbaren Genehmigungen nicht. Es müssen allerdings tatsächliche Anhaltspunkte dafür vorliegen, daß ein subjektives Recht eines Dritten verletzt ist, oder eine solche Verletzung bevorsteht, um den geschützten Personenkreis von der Allgemeinheit abzugrenzen (vgl. Hirsch u.a. § 25, Rn. 27). Folgerichtig wird in diesem Rahmen einem Dritten in analoger Anwendung des § 29 Abs. 1 VwVfG ein Auskunftsanspruch über das Ergebnis der Kontrolle grundsätzlich zugebilligt.

Ist eine Genehmigung unter Auflagen erteilt worden, die auch den Zweck hat, einen Dritten zu schützen, hat dieser das Recht auf eine ermessensfehlerfreie Entscheidung über die Durchsetzung der Auflage mit Mitteln des Verwaltungsvollstreckungsgesetzes.

## 6 Zivilrechtliche Haftung

In den Vorschriften der §§ 32 bis 37 GenTG sind Haftungsvorschriften enthalten. Danach haftet der Betreiber für Schäden, die durch Eigenschaften eines Organismus verursacht werden, die auf gentechnischen Arbeiten beruhen. Es handelt sich hierbei um eine Gefährdungshaftung. Zwar fehlt diese Bezeichnung im Gesetzeswortlaut, findet sich aber in der amtlichen Begründung der Bundesregierung (vgl. BT-Drs. 11/5622, S. 33). Der Geschädigte hat somit kein Verschulden des Schädigers nachzuweisen. Die Einführung der Gefährdungshaftung im Gentechnikgesetz ist beachtlich, da bisher auch für den Umgang mit hochpathologischen Krankheitserregern keine Gefährdungshaftung für erforderlich gehalten wurde. In der Gentechnik wird in der Regel mit weit weniger gefährlichem Material gearbeitet. Da sich die Reaktionsweise von in ihrer natürlichen Erbsubstanz veränderten Organismen nach dem heutigen Stand der Wissenschaft nicht mit letzter Sicherheit prognostizieren läßt, werden insbesondere Schäden aus Entwicklungsrisiken erfaßt (vgl. Hirsch u.a. vor § 32, Rn. 4).

Nach § 32 Abs. 3 GenTG in Verbindung mit § 254 BGB hat sich der Geschädigte ein Mitverschulden bei der Berechnung des ersatzfähigen Schadens anrechnen zu lassen. Nach § 33 GenTG ist die Haftung auf 160 Millionen DM begrenzt. Eine Erstattung immaterieller Schäden ist nicht vorgesehen. Ein Schmerzensgeld kann der Geschädigte daher nur nach den Vorschriften der §§ 823, 847 BGB geltend machen. Hierzu hat er dann allerdings ein Verschulden des Schädigers nachzuweisen.

Dem Geschädigten obliegt bei der Geltendmachung von Haftungsansprüchen nach §§ 32 ff GenTG der Kausalitätsbeweis. Da diese Beweisführung mit erheblichen Schwierigkeiten verbunden ist, die gerade in der Gentechnologie entstehen, hat der Gesetzgeber auf massive Forderungen hin § 34 GenTG geschaffen (vgl. BR-Drs. 217/87). Danach wird vermutet, daß ein Schaden, der durch gentechnisch veränderte Organismen verursacht worden ist, auf Eigenschaften dieser Organismen zurückzuführen ist, die auf gentechnischen Arbeiten beruhen, sofern diese Vermutung nicht dadurch entkräftet wird, wonach es wahrscheinlich ist, daß der Schaden auf anderen Eigenschaften dieser Organismen beruht (vgl. Damm JZ 1989, 566). Der Geschädigte hat jedoch auf jeden Fall nachzuweisen, daß die Schäden überhaupt auf der Wirkung der gentechnisch veränderten Organismen beruhen. Insoweit gilt keine Beweiserleichterung.

Nach § 35 GenTG hat der Betreiber auf Verlangen des Geschädigten Auskunft über die Art und den Ablauf der in der gentechnischen Anlage durchgeführten oder einer Freisetzung zugrunde liegenden gentechnischen Arbeiten zu erteilen, soweit dies zur Feststellung, ob ein Anspruch nach § 32 GenTG besteht, erforderlich ist. Voraussetzung hierfür ist, daß Tatsachen vorliegen, die die Annahme begründen, daß ein Personen- oder Sachschaden auf gentechnischen Arbeiten eines Betreibers beruht.

Die §§ 32 ff. GenTG finden keine Anwendung, wenn infolge der Anwendung eines zum Gebrauch bei Menschen bestimmten Arzneimittels, das im Geltungsbereich des Arzneimittelgesetzes an Verbraucher abgegeben wurde und der Zulassungspflicht unterliegt, ein Schaden eingetreten ist. Sind mehrere Betreiber für denselben Schaden ersatzpflichtig, haften sie nach § 32 Abs. 2 GenTG als Gesamtschuldner.

Die Verjährung der vorstehend beschriebenen Ansprüche richtet sich nach § 852 BGB, so daß sie nach drei Jahren verjähren, beginnend vom Zeitpunkt an, in welchem der Geschädigte von dem Schaden und der Person des Ersatzpflichtigen Kenntnis erlangt hat. Dabei ist Voraussetzung für den Lauf der Verjährungsfrist die Kenntnis. Die fahrlässige Unkenntnis reicht nicht aus. Es genügt jedoch, wenn die vollständige Kenntniserlangung in zumutbarer Weise ohne nennenswerte Mühe möglich gewesen wäre (vgl. BGH NJW 1973, 703). Die Ansprüche unterliegen im übrigen der absoluten Verjährungsfrist des § 195 BGB, so daß sie mit Ablauf von 30 Jahren verjähren. Eine Unterbrechung der laufenden Verjährungsfrist kann nur durch die Erhebung einer Klage unterbrochen werden, wobei die Erhebung einer Feststellungsklage ausreichend ist für den Fall, daß der Schaden noch nicht beziffert werden kann.

Die sachliche Zuständigkeit für die Geltendmachung derartiger Ansprüche liegt bei den Zivilgerichten, wobei allein wegen des Gegenstandswertes von der Zuständigkeit des Landgerichts auszugehen ist. Die örtliche Zuständigkeit wird sich nach § 32 a ZPO bestimmen. Danach ist das Gericht ausschließlich zuständig, in dessen Bezirk der Betreiber die betreffenden gentechnischen Arbeiten ausgeführt hat.

## 7
## Straf- und Bußgeldvorschriften

In den §§ 38 und 39 GenTG finden sich Bußgeld- und Strafvorschriften. Daneben regeln §§ 20 ff Gentechnik-Sicherheitsverordnung (GenTSV, Bundesgesetzblatt 1990 I S. 2340) sowie § 5 Gentechnik-Aufzeichnungsverordnung (GenTAufzV, Bundesgesetzblatt 1990, I S. 2338) weitere Tatbestände, deren Verwirklichung straf- oder bußgeldbewehrt ist. Diese Bestimmungen richten sich regelmäßig an den Betreiber. Teilweise sind jedoch auch Projektleiter und die Beauftragten für die biologische Sicherheit Adressaten dieser Bestimmungen.

Das Gesetz unterscheidet in § 39 GenTG zwischen abstrakten und konkreten Gefährdungsdelikten. § 39 Abs. 2 GenTG ist ein abstraktes Gefährdungsdelikt. Danach wird ein Verhalten unabhängig davon unter Strafe gestellt, ob es zu einer konkreten Gefahrensituation gekommen ist. Dies gilt etwa für das Freisetzen ohne Genehmigung. Bei einem konkreten Gefährdungsdelikt nach § 39 Abs. 3 GenTG, in dem es durch eine Verhaltensweise zu konkreten Gefährdungen kommt, ist eine erhöhte Strafandrohung (Freiheitsstrafe bis zu 5 Jahren) vorgesehen. Der Projektleiter einer gentechnischen Anlage kann Normadressat des § 38 Abs. 1 Nr. 8 GenTG sein.

## Literatur, Rechtsprechung, Amtliche Dokumente

Bender/Sparwasser/Engel, Umweltrecht, 3. Aufl. 1995, Teil 8
BGH, NJW 1973, 703
Bickel, Möglichkeiten sind Risiken der Gentechnik – Ethische und rechtliche Grenzen, VerwArch 87 (1996), 169ff
BR-Drs 217/87
BR-Drs. 792/93
BT-Drs. 10/6755
BAnz Nr. 56 v. 21.3.1978
Deutsch, in: Lukes/Scholz (Hg.) Rechtsfragen der Gentechnologie, 1986, S. 76 ff
BT-Drs. 11/5622
BVerfGE 27, 297 ff; 31, 33 ff; 46, 214 ff, 47, 327/367; 54, 148/153; 65, 1/43; 72, 155/170; 78, 77/84; 84, 192/194; 90, 1/11 f
Damm, Gentchnologie und Haftungsrecht. JZ 1989, 561ff
Dreier (Hg.), Grundgesetz, Bd. 1, 1996
Eberbach/Lange/Herdegen, Gentechnikrecht
Epiney, Umweltrecht in der Europäischen Union, 1997, S. 256–258
Fluck, Die anlagenbezogenen Vorschriften des Gentechnikgesetzes, BB 1990, 1716 ff
Fluck, Zum Anlagenbegriff nach dem Gentechnikgesetz, UPR 1993, 81 ff
Fluck, Aufzeichnungs-, Aufbewahrungs- und Vorlagepflichten bei gentechnischen Arbeiten, L8, A.6, B.5, DÖV 1991, 129 ff
Häberle, in: Isensee/Kirchhof (Hg.), Handbuch des Staatsrechts, Bd. 1, 1987, § 20
Jarass, Grundfragen der innerstaatlichen Bedeutung des EG-Rechts, 1994
Jarass, Die Vorgaben des Europäischen Gentechnikrechts für das deutsche Recht, NuR 1991, 49 ff
Jarass/Pieroth, Grundgesetz, 5. Aufl. 2000
Keller/Günther/Kaiser, Embryonenschutzgesetz 2, 1992
Kienle, Bioethik und Pränataldiagnostik in Europa, ZRP 1996, 253ff
Kienle, Ds Verbot des Klonens von Menschen, ZRP 1998, 186 ff
Koenig/Müller, EG-Rechtlicher Schutz biotechnologischer Erfindungen am Beispiel von Klonverfahren an menschlichen Stammzellen, EuZW 1999, 681 ff
v. Münch/Kunig (Hg.), Grundgesetz, Bd. 1, 4. Aufl. 1992
Lukes, Der Entwurf eines Gesetzes zur Regelung von Fragen der Gentechnik, DVBl. 1990, 273 ff
Luttermann, Patentschutz für Biotechnologie, RIW 1998, 916 ff
Nicklisch, BB 1989, 1 ff
Rengeling (Hg.), Handbuch des europäischen und deutschen Umweltrechts, Bd. I, 1998, §§ 21, 26, 27 bis 33
Ruderisch, Rechtliche und rechtspolitische Fragen der Humangenetik, ZRP 1992, 260ff
Scherer/Heselhaus, in: Dauses (Hg.), Handbuch des EG-Wirtschaftsrechts, November 1999, O Rn. 200–203a
Simon/Weyer, Die Novellierung des Gentechnikgesetzes, NJW 1994, 759 ff
Straus, Gerät das Patentrecht außer Kontrolle?, FAZ vom 6. März 2000, 10 f.
Streinz, Die EG-Verordnung über neuartige Lebensmittel und neuartige Lebensmittelzusätze, EuZW 1997, 487 ff.

Taupitz, Die Menschenrechtskonvention zur Biomedizin - akzeptabel, notwendig oder unannehmbar für die Bundesrepublik Deutschland, VersR 1998, 542 ff
VG Gießen, NVwZ-RR 1993, 534
VG Neustadt, NVwZ 1992, 1008 ff
VGH Kassel, NJW 1990, 336
Wagner/Morsey, Rechtsfragen der somatischen Gentherapie, NJW 1996, 1565ff
Winter, Grundprobleme des Gentechnikrechts, 1993, S. 63 ff
Wolfrum/Stoll, Access to Genetic Ressources under the Convention on Biological Diversity and the Law of the Federal Republic of Germany, Berlin 1996

# KAPITEL 27

# Internationale und nationale Rahmenbedingungen der Molekularen Medizin

S. F. Winter

Die Gesundheitspolitik ist zu einem großen Teil auf das nationale Gesundheitssystem bezogen. Oft bestimmen Kostenentwicklung und Finanzierbarkeit allein die gesundheitspolitische Diskussion (vgl. Klinkhammer 1997). Der Zustand des Gesundheitswesens selbst ist umgekehrt auch ein Parameter für die Wohlfahrt und die Leistungsfähigkeit einer Gesellschaft. Bei der politisch geführten Debatte um den „Standort Deutschland" einerseits und der Finanzierungsdiskussion im Gesundheitswesen andererseits wird gelegentlich übersehen, daß ein funktionsfähiges Gesundheitswesen wie das deutsche nicht vorrangig als volkswirtschaftlich kostenintensiver Faktor, sondern vielmehr – durch seine Funktion der Gesunderhaltung der Bevölkerung – als wesentliche Voraussetzung für die Prosperität eines Landes gesehen werden muß (vgl. Meier & Klitzsch 1997). Zudem werden im deutschen Gesundheitswesen heute mehr als 3 Millonen Menschen beschäftigt, bei einem jährlichen Umsatz von derzeit über 500 Milliarden DM.

Die Leistungsfähigkeit des Systems hängt entscheidend von den der Medizin zur Verfügung stehenden präventiven, diagnostischen und therapeutischen Möglichkeiten ab. Neue, bessere Technologien sind für die Fortentwicklung des Gesundheitswesens unabdingbar. Die Molekulare Medizin ist dabei, auch in Deutschland zu einer Schlüsseltechnologie der modernen Medizin zu werden. Molekulare Medizin umfaßt sowohl Gendiagnostik als auch Therapie und Prävention mit molekulargenetischen Methoden, sie basiert auf der Entschlüsselung der menschlichen Erbinformation (DNA). Die Gesundheitspolitik muß sich mit der Frage, wie eine sinnvolle Integration dieses neuen Medizinzweiges ermöglicht werden kann, frühzeitig auseinandersetzen. Sie muß die Perspektiven erkennen und ethisch wünschenswerte Verbesserungen der medizinischen Versorgung ermöglichen (Winter 1997e).

Die Molekulare Medizin ist wie kaum ein anderer Zweig der Heilkunde auch einem Prozeß der Internationalisierung unterworfen, wodurch die Gesundheitspolitik gezwungen ist – wie schon bei der biomedizinischen Ethik – Konzepte über den nationalen Rahmen hinaus zu erstellen bzw. mitzugestalten.

## 1 Gendiagnostik (Genomanalyse)

Medizinische, rechtliche, ethische und gesundheitspolitische Aspekte der Gendiagnostik (vgl. Rittner 1997) sind im Rahmen dieses Buches an vielen Stellen zur

Sprache gekommen. In diesem Kapitel soll kurz zusammengefaßt auf die nationalen und internationalen Rahmenbedingungen der Gendiagnostik, wie sie sich gegenwärtig aus gesundheitspolitischer Sicht darstellen, eingegangen werden.

## 1.1 Nationale Rahmenbedingungen und gesundheitspolitische Vorgaben

Bereits Mitte der 80er Jahre hat sich die Bundesregierung in einer gemeinsamen Arbeitsgruppe zwischen dem damaligen Bundesminister für Forschung und Technologie und dem Bundesminister der Justiz, „In-vitro-Fertilisation, Genomanalyse und Gentherapie", der sog. „Benda-Kommision", mit Fragen der Gendiagnostik (Genomanalyse) befaßt (Benda-Bericht 1985). Auf diesem Bericht aufbauend hat die Enquête-Kommission des Deutschen Bundestages in einem Teil ihres Berichts „Chancen und Risiken der Gentechnologie" (BT DS 10/6775) Aussagen zum Bereich der Genomanalyse getroffen, die wiederum als Grundlage für die Arbeit der Bund-Länder-Arbeitsgruppe „Genomanalyse" gedient haben (Bund-Länder-Arbeitsgruppe „Genomanalyse" 1990). Im Kern trifft die Bund-Länder-Arbeitsgruppe „Genomanalyse" folgende Aussagen und Empfehlungen:

- Genomanalyse berührt in besonderem Maße das in Artikel 2 Abs. 1 in Verbindung mit Artikel 1 Abs. 1 Grundgesetz gewährleistete allgemeine Persönlichkeitsrecht...
- ...Genomanalyse unterscheidet sich von den übrigen medizinisch-diagnostischen Methoden dadurch, daß
  (1) grundsätzlich über einen aktuellen Befund hinaus genetische Dispositionen für bestimmte individuelle Eigenschaften und für bestimmte Krankheiten eines Menschen festgestellt werden, die für ein ganzes Leben festliegen;
  (2) durch die Ermittlung verschiedener Merkmale und deren gezielter Verknüpfung bei hohem Automatisierungsgrad der Verfahren weitreichende Aufschlüsse über die genetische Konstitution des Menschen erlangt werden können;
  (3) aufgrund der genetischen Bedingtheit der erhobenen Daten die Persönlichkeitsrechte Dritter direkt und indirekt betroffen sein können, insofern z.B. die genetischen Daten eines Kindes sichere Rückschlüsse auf die genetischen Anlagen der Eltern zulassen (Bund-Länder-Arbeitsgruppe „Genomanalyse" 1990, S. 11).

Diese Aussagen sprechen dem Gebiet „Genomanalyse" eine Sonderrolle zu, die in dieser Absolutheit so für die Medizin nicht zutrifft (vgl. Rüdiger 1991). Bereits im Bericht selbst wird eingeräumt, daß der Begriff der Genomanalyse nicht nur die molekulargenetische Analyse der DNA, sondern alle Untersuchungsmethoden, die einen Rückschluß auf die Struktur oder die Funktion von Genen zulassen, umfaßt: Chromosomenanalysen, proteinchemische Analysen und Phänotyp-Analysen (BLAG „GA", S. 10). So nimmt es denn nicht Wunder, wenn folgerichtig der Bericht die Konsequenz aus der zunächst der Genomanalyse zugeschriebenen Sonderrolle in letzter nicht zu ziehen bereit ist. Es heißt explizit: „Eine Differenzierung ist im Einzelfall oft unmöglich" (ibid.), weswegen die Arbeitsgruppe auch der im Rahmen der Beratungen von Datenschutzsachverständigen ausgesprochenen Empfehlungen nach speziellen datenschutzrechtlichen Bestimmungen für die Genomanalyse nicht gefolgt ist (BLAG „GA", S. 12 - 13). Dazu wird ausgeführt: Die Arbeitsgruppe vertritt mehrheitlich zu diesen Forderungen (der Datenschutzsachverständigen) die Auffassung, daß der Datenschutz bei Genomanalysen in die allgemeine Frage eingebettet ist, wie weit der Schutz medizinischer Daten *insgesamt* gehen muß (BLAG „GA" S. 13).

Weiter heißt es: Für die Schutzwürdigkeit der Daten kommt es in erster Linie auf die Eigenart der Daten an, nicht auf die Methode ihrer Erhebung. So gibt es auch Daten, die nicht oder nicht allein durch Genomanalyse zu gewinnen sind, die aber schutzwürdiger sein können als konkrete, durch Genomanalyse erhobene Befunde; erinnert sei etwa an besonders sensible Daten über eine HIV-Infektion, Geschlechtskrankheiten, Krebs oder psychische Krankheiten (BLAG „GA" S. 13). In der Konsequenz trifft die Arbeitsgruppe einvernehmlich folgende relativierende Aussage: Die Arbeitsgruppe hat einvernehmlich festgestellt, daß die Genomanalyse sich von anderen medizinisch-diagnostischen Verfahren dadurch unterscheidet, daß sie das Persönlichkeitsrecht des einzelnen in besonderer Weise betreffen *kann* (BLAG „GA" S. 13). Je nach Lesart erscheint diese Aussage nach dem Vorhergesagten unstimmig und könnte einer politischen Kompromißformel entsprechen (Man denke beispielsweise an die konventionelle Diagnose eines Diabetes Typ I oder einer Hepatitis B, die Familienanamnese - Frage nach Tod und Todesursache bei den Eltern etc.: dies alles hat medizinisch enorme Konsequenzen für den Einzelnen).

Gleichwohl hat die Bund-Länder-Arbeitsgruppe „Genomanalyse" wesentliche konkrete Aussagen zu den folgenden Bereichen getroffen, die umgekehrt - wo zutreffend - auch für die allgemeine medizinische Diagnostik von Relevanz sein sollten:

- Allgemeine genetische Beratung und Diagnostik
- Präkonzeptionelle genetische Beratung und Diagnostik
- Pränatale genetische Beratung und Diagnostik
- Genomanalyse an Embryonen vor dem Transfer (Präimplantationsdiagnostik)
- Genomanalyse bei Reihenuntersuchungen Neugeborener (Screening)
- Genomanalyse bei Arbeitnehmern
- Genomanalyse bei Versicherungen
- Genomanalyse im Strafverfahren
- Genomanalyse im Zivilprozeß

Wesentliche *Kernpunkte* der Aussagen und Empfehlungen für diese Bereiche sind die

- grundsätzliche Zulässigkeit von allgemeiner genetischer Beratung und Diagnostik,
- die Freiwilligkeit der Untersuchung,
- das Recht auf Wissen bzw. auf Nichtwissen der eigenen genetischen Konstitution,
- die Bindung von genetischer Diagnostik und Beratung an Ärzte mit der Zusatzbezeichnung „Medizinische Genetik",
- (für den präkonzeptionellen und pränatalen Bereich) Bindung an Krankheiten, für die ein genetisches Risiko festgestellt worden ist bzw. an schwerwiegende genetische Krankheiten,

- (für das Neugeborenenscreening) Bindung an Krankheiten, deren frühzeitige Erkennnung eine sofortige Behandlung noch vor Ausbruch der Krankheit ermöglicht,
- (für den Arbeitsmedizinischen Bereich) Verbot der DNA- und Chromosomen-Analyse und Bindung proteinchemischer Analysen an Feststellung einer bestehenden oder unmittelbar bevorstehenden arbeitsplatzrelevanten Krankheit; Chromosomenanalyse nur zur Vorsorge,
- (für Krankenversicherungen) Bindung an bestehende oder unmittelbar bevorstehende Krankheit,
- (für Lebensversicherungen) eindeutige Zweckbindung unbedingte Voraussetzung,
- die Etablierung der Trias „Beratung, Diagnostik, Beratung",
- Vertraulichkeit und Schutz der Daten (Bund-Länder-Arbeitsgruppe „Genomanalyse" 1990).

Die Aufzählung dieser verschiedenen Aussagen und Empfehlungen zeigt die außerordentliche Heterogenität der von der Genomanalyse betroffenen Gebiete. Sie verdeutlicht aber noch einmal, daß ganz wesentliche Aspekte der Gendiagnostik in der allgemeinen medizinischen Diagnostik bereits anzutreffen sind. Es ist daher nicht verwunderlich, daß der Gesetzgeber in diesem Bereich bisher sehr zurückhaltend ist. So sieht auch die Gesellschaft für Humangenetk lediglich für die Bereiche Arbeits- und Versicherungsrecht einen gesetzlichen Regelungsbedarf (Gesellschaft für Humangenetik 1996). Wichtig ist, daß der Zugang zu genetischen Daten nicht allgemein, sondern nur spezifisch mit einer schriftlichen Entbindung von der Schweigepflicht nach voller Aufklärung der Betroffenen möglich ist (Gesellschaft für Humangenetik 1996).

Eine besondere Qualität werden prädiktiven (Gen)tests im Bereich der Onkologie zugeschrieben, da einerseits durch den Test eine Verunsicherung lange Zeit vor einem möglichen Krankheitsausbruch bewirkt werden kann, andererseits jedoch auch wirksame präventive Maßnahmen - wie z.B. im Falle des Brustkrebsgens BRCA-1 (Miki et al. 1994) verstärkte engmaschige Kontrollen oder gar die subcutane Mastektomie - denkbare Konsequenzen sind (vgl. Beckmann et al. 1997). Auch in anderen medizinischen Bereichen erfordern prädiktive (Gen)tests eine verantwortliche reflektierte Anwendung. Die Gesellschaft für Humangenetik fordert daher in ihrer Stellungnahme zur Einzelfallbeurteilung jedes neuen Gentests und zur ausführlichen kontrollierten wissenschaftlichen Evaluation vor der eventuellen Einführung solcher Tests auf (Gesellschaft für Humangenetik 1996):

„Die Durchführung prädiktiver Testverfahren ist deshalb nur dann vertretbar, wenn vor ihrer Einführung mehrere Bedingungen erfüllt sind (vgl. hierzu Stellungnahme zur postnatalen prädiktiven genetischen Diagnostik (Med. Genetik 3/2 (1991) 10–11) sowie Stellungnahme zur Entdeckung des Brustkrebsgens BRCA-1 (Med. Genetik 7 (1995) 8–10)):

- Wichtigste Voraussetzung ist die Sicherstellung eines ausreichenden Informations- und Beratungsangebots zu allen wesentlichen Aspekten der zu untersuchenden Krankheit bzw. Krankheitsdisposition.
- Die Eigentumsrechte am Untersuchungsmaterial sowie die Rechte an der Verwendung der Untersuchungsergebnisse bedürfen eindeutiger Regelungen, ein

Fragerecht von Dritten nach Durchführung oder Ergebnissen dieser Art von Diagnostik muß ausgeschlossen sein.

- Prädiktive Diagnostik darf nur bei Volljährigen durchgeführt werden. Ausnahmen sind Krankheiten, bei denen wichtige präventive oder therapeutische Maßnahmen bereits im Kindesalter eingeleitet werden können (siehe hierzu Stellungnahme zur genetischen Diagnostik im Kindes- und Jugendlichenalter, Med. Genetik 7 (1995) 358–359).
- Prädiktive genetische Diagnostik kann Informationen über den genetischen Status nicht untersuchter Familienmitglieder offenbaren. Dieser Situation ist bei der Beratung vor der Testung im besonderen Maße Rechnung zu tragen. Dabei sollte es das Ziel aller beteiligten Personen sein, ein Einvernehmen zwischen den Angehörigen zu erzielen.
- Prädiktive genetische Diagnostik sollte im Rahmen wissenschaftlich begleiteter Pilotprojekte eingeführt werden, bei denen gleichzeitig Nutzen, Risiken und potentielle Folgewirkungen untersucht werden.

Es ist notwendig, für jede prädiktiv diagnostizierbare Erkrankung Richtlinien zu erarbeiten, so wie dies erstmals paradigmatisch für die Huntington Krankheit unter Einbeziehung Betroffener umgesetzt wurde...(Gesellschaft für Humangenetik 1996).

Diese Stellungnahme ist Beleg für eine gut funktionierende Selbstorganisation und Selbstbindung der Wissenschaft, ohne daß der Staat bisher einen Anlaß zur gesetzlichen Intervention gesehen hätte. Der Technologierat beim Bundeskanzler weist in seinem Gutachten zu den Biowissenschaften vom April 1997 darauf hin, daß die Aufgaben für den Gesetzgeber im Bereich der Molekularen Medizin nicht unerheblich sind; wörtlich heißt es: „Gerade im Bereich der gentherapeutischen und gendiagnostischen Forschung wird der Gesetzgeber Forderungen nach schlicht unangemessenen Restriktionen zu widerstehen haben. Auch sollte er die Bereitschaft der Forschung zur Selbstbindung und Selbstkontrolle, z.B. durch berufsständische Regelwerke, besser als bisher würdigen“ (Empfehlungen des Rates für Forschung und Technologie beim Bundeskanzler zum Thema „Biowissenschaften“, Bonn, 1997). Auf die in Deutschland für diesen Bereich bestehenden standes- und berufsrechtlichen Regelungen durch Bundesärztekammer, Landesärztekammern und Fachgesellschaften ist in diesem Zusammenhang hinzuweisen. So hat die Bundesärztekammer unlängst Richtlinien zur prädiktiven Diagnostik erblicher Krebserkrankungen erlassen (BÄK 1998). Bevor der Gesetzgeber vorschnell zu gesetzlichen Regelwerken greift, könnte es angemessener sein, die Rahmenbedingungen für die Genomanalyse international in verbindliche Grundprinzipien zu fassen, um einem unangemessenen, nicht zeitgemäßen Partikularismus a priori vorzubeugen (vgl. Winter & Ruoff 1997b). In diese Überlegungen sollten die Meinungen von Selbsthilfegruppen sowohl national (Zerres & Rüdel 1993) als auch international (Europarat 1998, Patienten-Hearing CDBI-GT4) miteinbezogen werden. Der neu eingerichteten Enquête-Kommission „Recht und Ethik der modernen Medizin“ des Deutschen Bundestages wird eine wichtige Funktion im Bemühen um eine gemeinsame deutsche Position in diesen Grenzfragen zukommen (Deutscher Bundestag: Einsetzung einer Enquête-Kommission „Recht und Ethik der modernen Medizin“, DS 14/3011, 22. März 2000).

## 1.2 Gendiagnostik - internationale Konsensbildung

Wer heute im gemeinsamen Markt der Europäischen Union nach Maastricht eine Lebensversicherung abschließen will, der kann dies in jedem Mitgliedsstaat der Gemeinschaft tun. Eine nationalstaatliche Regelung ist somit auch für Deutschland auf diesem Gebiet nicht gegeben. Daraus folgt zwingend, daß Fragen der Zulässigkeit prädiktiver genetischer Tests - beispielsweise im Versicherungswesen - der internationalen Harmonisierung bedürfen. Nationale Bestimmungen allein sind hier keinesfalls ausreichend. Für den Arbeitsmarkt trifft Analoges zu; auch hier gilt: jeder EU-Bürger kann in jedem EU-Mitgliedsstaat tätig werden. Daraus ergibt sich, daß die Zulässigkeit bzw. Unzulässigkeit von Gentests bei arbeitsmedizinischen Vorsorgeuntersuchungen ebenfalls nicht nur auf der nationalen Ebene geregelt sein darf.

Von dieser „Europäisierung" ausgenommen ist der Bereich der gesetzlichen Krankenversicherungen. Doch auch hier ist eine Notwendigkeit gegeben, über den Begriff „prädiktiver genetischer Test" im Zusammenhang mit dem Solidarprinzip einer Versicherung nachzudenken - ein Blick zu den Nachbarn kann der deutschen Gesundheitspolitik dabei nicht abträglich sein.

Bereits heute gibt es durch die „Menschenrechtskonvention zur Biomedizin" des Europarates gemeinsame europäische Normen auf dem Gebiet der Genetik (Roscam-Abbing 1996; Winter & Ruoff 1997b). Der Abschnitt über das menschliche Genom in der Konvention enthält vier Artikel, die den Gesundheitsbereich mittelbar oder unmittelbar betreffen: Artikel 11 „Nicht-Diskriminierung"; Artikel 12 „Prädiktive genetische Tests"; Artikel 13 „Eingriffe in das menschliche Genom" und Artikel 14 „Verbot der Geschlechtswahl" (Abb. 1).

Article 11 (Non-discrimination)

*Any form of discrimination against a person on grounds of his or her genetic heritage is prohibited.*

Article 12 (Predictive genetic tests)

*Tests which are predictive of genetic diseases or which serve either to identify the subject as a carrier of a gene responsible for a disease or to detect a genetic predisposition or susceptibility to a disease may be performed only for health purposes or for scientific research linked to health purposes, and subject to appropriate genetic counselling.*

Article 13 (Interventions on the human genome)

*An intervention seeking to modify the human genome may only be undertaken for preventive, diagnostic or therapeutic purposes and only if its aim is not to introduce any modification in the genome of any descendants.*

Article 14 (Non-selection of sex)

*The use of techniques of medically assisted procreation shall not be allowed for the purpose of choosing a future child's sex, except where serious hereditary sex-related disease is to be avoided.*

**Abb. 1.** Der Abschnitt „Menschliches Genom" der „Menschenrechtskonvention zur Biomedizin" des Europarats (Europarat 1996)

Artikel 11 der Konvention verbietet jedwede Form der Diskriminierung aufgrund des genetischen Erbes eines Menschen. Bereits vor Auflegung der Konvention zur Zeichnung im April 1997 in Oviedo, Spanien, hat diese Bestimmung Wirkung gezeigt. So ist es nach einem Bericht des Lancet mehr als fraglich, ob die am 18. Februar 1997 verlautbarte Erklärung der mehr als 440 britischen Lebensversicherungsgesellschaften - in Zukunft könnten Anwärter für eine Lebensversicherung nach bekannten Ergebnissen genetischer Untersuchungen befragt werden - angesichts von Artikel 11 der Konvention rechtens ist (Rogers & Ramsay 1997). Artikel 12 sieht eine klare Bindung prädiktiver genetischer Tests an gesundheitsgebundene Zwecke bzw. gesundheitsbezogene Forschung vor. Des weiteren ist eine angemessene genetische Beratung vorgeschrieben, d.h. - nach deutschen berufsrechtlichen Kriterien - *vor* und *nach* einem Gentest. Schließlich sieht Artikel 14 ein Verbot der Geschlechtswahl bei künstlicher Befruchtung vor, es sei denn zur Vermeidung einer schwerwiegenden geschlechtsgebundenen erblichen Krankheit.

Diese Bestimmungen des europäischen „Menschenrechtsübereinkommens zur Biomedizin" bilden den Ausgangspunkt für ein nunmehr als zusätzlichen völkerrechtlichen Vertrag zur Konvention zu erstellendes europäisches Genetik-Protokoll (Winter & Ruoff 1997b). Dieses wird sich sowohl mit Fragen der genetischen Diagnostik als auch der genetischen Therapie auseinanderzusetzen haben. Die Arbeiten zu diesem Protokoll sind vom Europarat 1998 aufgenommen worden.

Die Bestimmungen in der UNESCO-Deklaration zum Schutz des menschlichen Genoms (UNESCO 1997) enthalten wesentliche Elemente der Europäischen Menschenrechtskonvention zur Biomedizin. So beinhaltet dieses internationale Dokument entsprechend einer deutschen Forderung immerhin ein Diskriminierungsverbot aufgrund des genetischen Erbes (vgl. auch Workshop der Deutschen UNESCO-Kommission, Bonn, Februar 1997).

## 2 Gentherapie

Von Mai 1993 bis Mai 1997 hat sich die vom Bundesminister für Gesundheit - entsprechend den Beschlüssen der Gesundheits-, Kultus- und Justizministerkonferenz der Länder basierend auf der Entschließung des Bundesrates zur Anwendung gentechnischer Methoden am Menschen - einberufene Bund-Länder-Arbeitssgruppe „Somatische Gentherapie" mit den fachlichen, rechtlichen und ethischen Rahmenbedingungen der somatischen Gentherapie auseinandergesetzt (Bund-Länder-Arbeitsgruppe „Somatische Gentherapie" 1997). In den Verlauf der Beratungen fallen zwei wichtige politische Entscheidungen: zum einen die neu grundgesetzlich verankerte konkurrierende Gesetzgebungskompetenz des Bundes für die „Untersuchung und die künstliche Veränderung von Erbinformation des Menschen" (Art. 74 Nr. 26 GG), zum anderen das neue zentrale Zulassungsverfahren für Hochtechnologiearzneimittel bei der im Juli 1995 aufgrund der EWG-Verordnung Nr. 2309/93 errichteten Europäischen Arzneimittelbehörde (EMEA) in London (Abb. 2).

Gentherapie und Politik

Mitte 1993 - Mitte 1997: Bund-Länder-Arbeitsgruppe "Somatische Gentherapie"

Bewertung der fachlichen, ethischen, rechtlichen Rahmenbedingungen

Seit Nov. 1994: Gesetzgebungskompetenz des Bundes

für "Untersuchung und künstliche Veränderung der Erbinformation des Menschen"
- Art. 74 Nr. 26 Grundgesetz (GG) -

Seit Juli 1995: Zentrales Zulassungsverfahren EMEA - London

Zulassung von Hochtechnologiearzneimitteln nach EU-Verordnung (EWG) Nr. 2309/93

**Abb. 2.** Gesundheitsspolitische Einflußgrößen auf die „Somatische Gentherapie" (Winter 1996)

Es hat sich als politisch sinnvoll erwiesen, anstelle vorschneller spezialgesetzlicher Regelungen, zunächst eine sorgfältige Bestandsanalyse vorzunehmen, die Entwicklung auf europäischer Ebene voranzutreiben und auch dem Moment des Berufsrechts die Möglichkeit zu geben, adäquat auf die neuen Herausforderungen zu reagieren. Im folgenden sollen kurz die Ergebnisse der Bund-Länder-Arbeitsgruppe „Somatische Gentherapie" skizziert (Kap. 2.1) sowie die internationalen Rahmenbedingungen der Gentherapie erörtert werden (Kap. 2.2).

## 2.1
## Ergebnisse der Bund-Länder-Arbeitsgruppe „Somatische Gentherapie"

Die Bund-Länder-Arbeitsgruppe „Somatische Gentherapie" hat nach Erarbeitung des medizinisch-naturwissenschaftlichen Sachstands der Gentherapie ausgehend von der Erstellung einer Definition eine Analyse der bestehenden Regelungen vorgenommen. - Somatische Gentherapie wurde von der Bund-Länder-Arbeitsgruppe wie folgt definiert: „Somatische Gentherapie ist ein medizinisches Behandlungsverfahren, bei welchem ein direkter Gen- bzw. Nukleinsäuretransfer mit dem Ziel der Modifizierung des Erbguts somatischer Zellen oder ein Transfer bereits gentechnisch veränderter somatischer Zellen vorgenommen wird (BLAG „Gentherapie" 1997).

Wie Abbildung 3 verdeutlicht, lassen sich die Bestandteile somatischer Gentransferverfahren im Prinzip in drei Komponenten einteilen: DNA-Konstrukte, Vektoren und Zielzellen (im ex vivo Verfahren). Zentrales Ergebnis der Bund-Län-

| | |
|---|---|
| * DNA-Konstrukt | ("neues/normales" Gen + regulatorisches Element) |
| * Vektor | (Genfähre, um das genetische Konstrukt abzugeben) |
| * Zielzellen | (Zellen, die genetisch modifiziert werden) |

**Abb. 3.** Komponenten für eine somatische Gentherapie (Winter 1996)

Gentherapeutika sind Arzneitmittel

| Mögliche Gentherapieprodukte | |
|---|---|
| „nackte" DNA | chemische Verbindung (§ 3 Nr. 1 AMG)<br>evtl. auch Körperbestandsteile<br>§ 3(Nr. 3 AMG) |
| komplexierte Nukleinsäure | chemische Verbindung (§ 3 Nr. 1 AMG)<br>evtl. auch Körperbestandteile<br>(§ 3 Nr. 3 AMG) |
| replikationsdef. virale Vektoren | Mikroorganismen (§ 3 Nr. 4 AMG) |
| genet. modifizierte Körperzellen | Körperbestandteile (§ 3 Nr. 3 AMG) |
| anti-sense Therapeutika | chemische Verbindung (§ 3 Nr. 1 AMG) |
| Ribozyme | chemische Verbindung (§ 3 Nr. 1 AMG) |

**Abb. 4.** Subsumtion von Gentherapeutika unter den Arzneimittelbegriff nach AMG (Bund-Länder-Arbeitsgruppe „Somatische Gentherapie" 1997)

der-Arbeitsgruppe ist, daß die bei einer somatischen Gentherapie verwendeten Gentherapeutika Arzneimittel nach dem deutschen Arzneimittelrecht sind (Abb. 4).

Damit ist ein bewährter rechtlicher Rahmen für die klinische Prüfung und Zulassung somatischer Gentherapeutika gegeben. Zur somatischen Gentherapie teilanaloge Medizintechnologien wie Organtransplantate oder Lebendimpfstoffe fallen ebenfalls unter den Arzneimittelbegriff. Das Arzneimittelrecht ist für die Gentherapie voll anwendbar (Winter & Ruoff 1996a).

Die Bund-Länder-Arbeitsgruppe „Somatische Gentherapie" hat für den Bereich neuer Medizintechnologien die Bedeutung des ärztlichen Berufsrechts verdeutlich. Für die Anwendung der somatischen Gentherapie gilt das Standesrecht mit seiner Richtlinie zum Gentransfer in menschliche Körperzellen (BÄK 1995). Sie enthält

**Tabelle 1.** Diskussionspunkte zur Bewertung der Gentherapie (Winter 1993)

| Diskussionspunkte zur Bewertung der Gentherapie |
|---|
| - Sichere Vektorsysteme, die den Patienten nicht schädigen |
| - Stabile Integration des neuen Gens spezifisch in die Zielzelle |
| - Adäquate Expression des neuen Gens |
| - Nebenwirkungen / Immunreaktion |
| - Das Mutagenitätsrisiko muß in vernünftigem Verhältnis zur Therapie stehen |
| - Ausschluß von Geninsertionen in die Keimbahn |
| - Vorbeugung gegen möglichen Mißbrauch |

biomedizinische Planungs- und Prüfkriterien für die somatische Gentherapie, von denen die wesentlichen in der folgenden Tabelle zusammengestellt sind (Tab. 1). Die lokalen Ethikkomissionen wenden sich, wenn ein Gentherapievorhaben zur Genehmigung beantragt wurde, gemäß der Bundesärztekammer-Richtlinie an die Kommission „Somatische Gentherapie" bei der BÄK. Diese gibt dann anhand einer fachlichen und ethischen Bewertung eine Stellungnahme zum geplanten Vorhaben ab.

Zusätzlich zum Arzneimittel- und Berufsrecht gelten die einschlägigen Regeln des Gentechnikrechts, des Arbeitnehmerschutzes, des Seuchenrechts sowie des Zivil- und Strafrechts. Die Überprüfung der rechtlichen Rahmenbedingungen für die somatische Gentherapie in Deutschland hat gezeigt, daß ein dichtes Netz einschlägiger rechtlicher Regelungen besteht, die auf die somatische Gentherapie Anwendung finden (Abb. 5).

Ein weiteres wichtiges Ergebnis der Bund-Länder-Arbeitsgruppe ist, daß es in Bezug auf die vier ethischen Grundprinzipien für die ärztliche Therapie „Nichtschädigung", „Autonomie", „Fürsorge" und „Gleichheit" keine neue ethische Qualität durch somatische Gentherapie gibt (vgl. auch Hillman 1996; vgl. Bayertz 1994).

1997 lag die Zahl der klinischen Gentherapieprotokolle bei über 232, davon mehr als 180 Protokolle in den Vereinigten Staaten. In Deutschland waren demgegenüber erst 5 Protokolle in der Klinik, heute sind mehr als doppelt soviele Studien in oder unmittelbar vor der klinischen Erprobung (vgl. für 1997 auch Abb. 6; Bund-Länder-Arbeitsgruppe „Somatische Gentherapie" 1997).

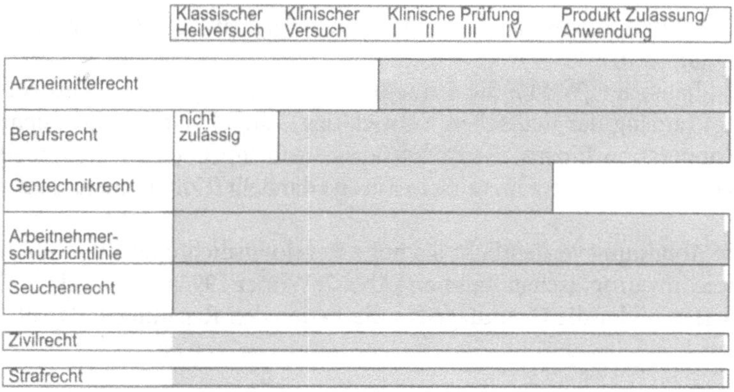


**Abb. 5.** In der Bundesrepublik Deutschland geltende Regelungen zur somatischen Gentherapie (Ruoff & Winter 1997)

| Einsatzbereiche der somatischen Gentherapie | Anzahl der Studien | |
|---|---|---|
| | USA | Europa |
| Therapie von Tumorkrankheiten | 63 | 30 (5 in D) |
| Therapie von Infektionskrankheiten (AIDS) | 12 | 0 |
| Therapie von multifaktoriell bedingten Krankheiten (Herz-/Kreislauf-, Gelenk- und neurodegenerativen Krankheiten) | 3 | 1 |
| Therapie von monogenen Erbkrankheiten | 22 | 8 |
| Markierung von Körperzellen | 25 | 8 |

**Abb. 6.** Einsatzbereiche der somatischen Gentherapie und Anzahl der durchgeführten Studien (Bund-Länder AG „Somat. Gentherapie" 1997)

## 2.2 Gentherapie – europäischer Rahmen und internationale Konsensfindung

Die Diskussion der Bund-Länder-Arbeitsgruppe „Somatische Gentherapie" hat in den vergangenen Jahren immer deutlicher gezeigt, daß – ähnlich wie im Gentechnikbereich – auch im Arzneimittelbereich und somit auch für die somatische Gentherapie eine Tendenz zur europäischen Harmonisierung erkennbar wird (Cohen-Haguenauer 1995; Winter & Röger 1995; Winter 1996a; Winter & Ruoff 1996a; Vesting 1997). So findet heute die wesentliche Fachdiskussion über die Arzneimittelzulassung von Hochtechnologieprodukten nach der EU-Verordnung

(EWG) Nr. 2309/93 in europäischen Gremien bei der Europäischen Arzneimittelbehörde in London statt.

Parallel dazu hat sich (EWGT), die Europäische Arbeitsgruppe der Gentherapeuten, gebildet (analog der deutschen Entwicklung), die über die behördliche europäische Kooperation hinaus ein Fachdiskussionsforum über die Sicherheit und Anwendbarkeit der Gentherapeutika in Europa darstellt (Cohen-Haguenauer 1995).

Die folgende Abbildung verdeutlicht die hohe Regelungsdichte für die somatische Gentherapie im europäischen Rahmen (Abb. 7; Winter 1996a). Die Mehrzahl dieser Vorschriften bildet die Grundlage für die nationalen Regelungen der EU-Mitgliedsstaaten.

| Regulatory Issue | Relevance |
|---|---|
| Council Regulation (EEC) 2309/93 on Drugs and Medicinal Products | * European Medicines Evaluation Agency(EMEA)<br>* quality, safety, efficacy of diagnostic and therapeutical devices<br>* specific environmental risk assessment for Medicinal products containing or consisting of GMO's |
| EEC-Directive 90/219 on Contained Use of GMO's | * laboratory aspects of genetic engineering |
| EEC-Directive 90/220 on Release of GMO's | * potential adverse effects of deliberate release of GMO's<br>* protection of man and environment |
| EEC-Directive 90/679 on the protection of workers | * protection of workers from the risks related to the exposure to biological agents at work |
| EEC-Guidelines for medicinal products derived by r-DNA technology (EC 1987a) | * production and quality control |
| EEC-Guidelines for validation of virus removal and inactivation procedures (EC 1991a) | * viral safety |
| Biotech headings for notice for the applicants (EC 1992) | * quality in biotechnology |
| Good Laboratory Practice (GLP) Council Directives 1983-1989 | * quality of products, safety testing and efficacy testing from production to clinical assessment in patients |
| Good Manufacturing Practice (GMP) Commission Directive June 1991 | * quality of large scale production |
| Good Clinical Practice (GCP) | * common professional standards |
| Notes for Guidance "Gene therapy" 1994/1995/1996 | * WP Biotech. & Pharm.: common prof. standards |

**Abb. 7.** Regelungsrahmen für die somatische Gentherapie in der Europäischen Union (Winter 1996a)

Einschränkung zulässiger Eingriffe in das menschliche Genom in der Menschenrechtskonvention zur Biomedizin des Europarates

Article 13 (Interventions on the human genome)

*An intervention seeking to modify the human genome may only be undertaken for preventive, diagnostic or therapeutic purposes and only if its aim is not to introduce any modification in the genome of any descendants.*

**Abb. 8.** Die Bestimmung der Menschenrechtskonvention zur Biomedizin des Europarats (Europarat 1996)

Schließlich gibt es über den parallel zum nationalstaatlichen Recht geltenden Rahmen der EU hinaus einen Konsens auf der 41 Staaten umfassenden Europarats-Ebene, der durch die seit April zur Zeichnung aufliegende Menschenrechtskonvention zur Biomedizin durch den Artikel 13 gegeben ist (Abb. 8).

Die Konvention beschränkt gentherapeutische Verfahren auf den Bereich der somatischen Gentherapie. Die Bindung von Eingriffen in das menschliche Genom an präventive, diagnostische und therapeutische Zwecke schließt den Bereich des Enhancements (vgl. Bayertz 1994), d.h. der nicht medizinisch indizierten Leistungssteigerung, aus (vgl. Gesellschaft für Humangenetik 1996). Der Terminus „preventive" stellt ausdrücklich sicher, daß Verfahren der genetischen Immunisierung („naked DNA") zur Prävention gegen Infektionskrankheiten oder Krebs zulässig sind. Gentransfers zu diagnostischen Zwecken (sog. Markierungen) sind z.B. zum Nachweis des Verbleibs tumorinfiltrierender Lymphozyten oder der Untersuchung der Rezidivursache nach autologen Knochenmarkstransplantationen angewendet worden (vgl. Bund-Länder-Arbeitsgruppe „Somatische Gentherapie", 1997).

## 3
## Ausblick

Die folgenden Hypothesen erscheinen mir als Ausblick auf die zukünftige Entwicklung auf dem Gebiet der Molekularen Medizin hinreichend belegt:

- Die Molekulare Medizin wird sich (vor allem mit Hilfe der ärztlichen Selbstverwaltung) ohne größere Reibungsverluste in das Gesundheitssystem „einpassen" und dabei von sehr großem Nutzen für die Patienten sein; ein Großteil der Probleme, die wir heute diskutieren, werden uns morgen schon als lösbare Begleitphänomene erscheinen.
- Die Sonderstellung der Molekularen Medizin wird nur für eine Übergangsphase bestehen, solange, bis ihre wesentlichen Methoden medizinisches Allgemeingut geworden sind; dies ist z.B. vergleichbar mit der stattgehabten Computerisierung in der Medizin. Dabei wird es – analog der medizinhistorischen Entwicklung der Biochemie – für die Humanmedizin wichtig sein, die Medizinische Genetik als Vererbungslehre und eigenständiges Fach zu erhalten, welches eine

Klammerfunktion und damit den theoretischen Überbau für die Anwendungen der Molekularen Medizin in anderen klinischen Fächern bietet. Nach der kompletten Entschlüsselung des Humangenoms wird die Phase der Genmedizin in eine Phase der verstärkten Untersuchung von sehr komplexen, vom Intermediärstoffwechsel abhängigen Bereiche der Proteinchemie und Zellbiologie münden (Protein -> Gen -> Protein).

- Dem Bereich der Gendiagnostik wird man politisch größere Aufmerksamkeit schenken müssen als den molekularmedizinischen Therapieansätzen, da die gesamtgesellschaftlichen Implikationen der prädiktiven Medizin (etwa im Versicherungs- und Arbeitsbereich) über das eigentliche Umfeld der Humanmedizin hinausreichen.
- Der Einfluß von Staaten mit großem biotechnologischem Potential auf die Kernentscheidungen (z.B.: Zulässigkeit prädiktiver genetischer Tests; Keimbahneingriffsverbot; Klonierungsverbot) im Zusammenhang mit der Molekularen Medizin wird im Hinblick auf die zukünftige Entwicklung entscheidender sein als der von biotechnologisch weniger aktiven Staaten, und zwar relativ unabhängig von deren gesamtökonomischem Potential. Die deutsche Beteiligung am Humangenomprogramm muß weiter verstärkt und intensiviert werden.
- Das Verbot von Keimbahneingriffen ist in einer internationalen Übereinkunft eindeutig zu verankern. Die UNESCO-Deklaration zum Schutz des Humangenoms ist hierbei ein wichtiger erster Schritt, der nur durch die europäische „Menschenrechtskonvention zur Biomedizin" erreicht werden konnte.
- Die jetzt anstehende Ausgestaltung des „Genetik-Protokolls" zur europäischen „Menschenrechtskonvention zur Biomedizin" wird eine wesentliche Voraussetzung für eine internationale Harmonisierung auf dem Gebiet der Molekularen Medizin darstellen.
- Nach dem Bericht des BMBF vom November 1999 werden bis zum Jahr 2000 in Deutschland über 100.000 Arbeitsplätze im Bereich der Biotechnologie entstanden sein. Die Gesundheitspolitik wird am Gelingen dieses Vorhabens durch die Gestaltung der Gesetzgebung ebenso Anteil haben, wie sie mit dafür Sorge tragen muß, daß bei den zu erwartenden entscheidenden Durchbrüchen in der Genmedizin auch in Deutschland genügend personelle, strukturelle und finanzielle Ressourcen zur Anwendung neuer Behandlungsmöglichkeiten für Patienten zur Verfügung stehen werden.

## Literatur

Anderson W.F. „Editorial - End-of-the Year Potpourri - 1996", 1996, Human Gene Therapy 7, S. 2201–2202

Bayertz K. „Gentransfer in menschliche Körperzellen", 1994, Insitut für System- und Technologieanalysen, Studie im Auftrag des Bundesministeriums für Forschung und Technologie

Beckmann M. W., Niederacher D., Goecke T.O., Bodden-Heidrich R., Schnürch H.-G. & Bender H. G. „Hochrisikofamilien mit Mamma- und Ovarialkarzinomen", 1997, Deutsches Ärzteblatt 94, Heft 4, 24. Januar, S. 161–167

Benda-Bericht „Bericht der gemeinsamen Arbeitsgruppe des Bundesministers für Forschung und Technologie und des Bundesministers der Justiz „In-vitro-Fertilisation, Genomanalyse und Gentherapie" 25. November 1985

Bericht der Enquête-Kommission des Deutschen Bundestages „Chancen und Risiken der Gentechnologie", BT-DS 10/6775, 6.1.1987
Bund-Länder-Arbeitsgruppe „Genomanalyse“, Abschlußbericht in: Bundesanzeiger 1990, Jg.42, Beilage zu Nr. 161a, 29. Aug.1990
Bund-Länder-Arbeitsgruppe „Somatische Gentherapie“, Abschlußbericht, Bonn 1997
Bundesärztekammer „Richtlinien zum Gentransfer in menschliche Körperzellen", 1995, Deutsches Ärzteblatt 92, Heft 11, 17. März, S. A-789–794
Bundesärztekammer „Richtlinien zur Diagnostik der genetischen Disposition für Krebserkrankungen“, 1998, Deutsches Ärtzeblatt 95, Heft 22, 29. Mai, S. A-1396–1403
Cohen-Haguenauer O. „Overview of Gene Therapy in Europe: A Current Statement Including Reference to US Regulation", 1995, Human Gene Therapy 6, S. 773–785
EU-Verordnung 2309/93; Verordnung (EWG) Nr. 2309/93 des Rates vom 22. Juli 1993 zur Festlegung von Gemeinschaftsverfahren für die Genehmigung und Überwachung von Human- und Tierarzneimitteln und zur Schaffung einer Europäischen Agentur für die Beurteilung von Arzneimitteln (ABl. Nr. L 214 S.1)
EU-Richtlinie 90/219/EWG des Rates vom 23. April 1990 über die Anwendung gentechnisch veränderter Mikroorganismen in geschlossenen Systemen (ABl. Nr. L 117 S.1)
EU-Richtlinie 90/220/EWG des Rates vom 23. April 1990 über die absichtliche Freisetzung gentechnisch veränderter Organismen in die Umwelt (ABl. Nr. L S. 15).
EU- Richtlinie 90/679/EWG des Rates vom 26. November 1990 über den Schutz der Arbeitnehmer gegen die Gefährdung durch biologische Arbeitsstoffe bei der Arbeit (ABl. Nr. L 374 S.1)
Europarat, Convention on Human Rights and Biomedicine, Europarat, DIR/JUR (96) 7, Straßburg, November 1996
Gesellschaft für Humangenetik e.V. „Positionspapier der Gesellschaft für Humangenetik e.V.“, 1996, Medizinische Genetik 1, S. 125–131
Hillman A.L. „Gene Therapy: Socioeconomic and Ethical Issues - A Roundtable Discussion“ 1996, Human Gene Therapy 7, S. 1139–1144
Meier E. & Klitzsch W. „Notwendiger Wechsel der Perspektive“, 1997, Rheinisches Ärzteblatt 1/97, S. 16–18
Miki Y., Swensen J., Shattuck-Eidens D. „Isolation of BRCA1, the 17q-linked breast and ovarian cancer susceptibility gene", 1994, Science 266, S. 66–71
Rat für Forschung und Technologie beim Bundeskanzler; Empfehlungen des Rates für Forschung und Technologie beim Bundeskanzler zum Thema „Biowissenschaften“, Bonn, 1997
Rittner Ch. „Genomanalyse, Gentherapie und forensische Medizin - medizinische, gesellschaftspolitische, rechtliche und ethische Aspekte“ 1997, Deutsches Ärzteblatt 94, Heft 6, 6. Februar, S. A-298–300
Rogers A. & Ramsay S. „British life insurers demand genetic test results“ , 1997, Lancet 249, S. 550
Roscam-Abbing H.D.C. „Editorial: Human Rights and Medicine - A Council of Europe Convention“, 1996, European Journal of Health Law 3, S. 201–205
Rüdiger H.W. in H.M. Sass (Hrsg.) Genomanalyse und Gentherapie, Titel: „Genomanalyse in der Arbeitsmedizin", S.68–80, 1991, Springer Verlag Berlin Heidelberg
UNESCO „Universal Declaration on the Human Genome and Human Rights“, Paris, Nov. 1997
Vesting J.-W. „Somatische Gentherapie - Regelungen und Regelungsbedarf in Deutschland“, 1997, ZRP, S. 21–26
Winter S.F. „Medizinisch-naturwissenschaftliche Grundlagen der somatischen Gentherapie“, 1993, Vortrag vor der Bund-Länder-Arbeitsgruppe Gentherapie, Bonn, Juli 1993
Winter S.F. & Röger H.-D. „Medical, ethical and legal aspects of somatic gene therapy“, 1995, European Journal of Health Law 2, S. 45–54
Winter S.F. „Are the current methods of evaluation appropriate for treatments based on gene therapy?“, 1996a, Europe Blanche XVII, S. 56–63
Winter S.F. „Biomedizinkonvention - Für eine offene Diskussion“, 1996b, Universitas 9, Sept, S. 848–853

Winter S.F. & Ruoff B. E. . „The framework for gene therapy in Germany“, 1996a, European Journal of Clinical Pharmacology 6, S. 521
Winter S.F. & Ruoff B.E. „Prospects for gene therapy and genetics - consequences for health policy in Europe“, 1996b, Council of Europe, Straßburg
Winter S.F. „Perspektiven für die Molekulare Medizin aus Sicht der Gesundheitspolitik“, 1997e, Recht und Politik im Gesundheitswesen, Heft 3, S.1-8
Winter S.F. & Ruoff B.E. „The Convention on Human Rights and Biomedicine - A Perspective from Health Policy and Human Genetics“, 1997b, Biomedical Ethics, Vol. 2., Nr. 2, S. 39-41
Zerres K. & Rüdel R. (Hrsg.) „Selbsthilfegruppen und Humangenetiker im Dialog“ 1993, Enke

# Ethische und gesellschaftliche Fragen gentechnischer Anwendungen in der Humanmedizin

H.-B. Wuermeling

Wann immer die Wissenschaft in der Analyse von Naturphänomenen auf deren Grundelemente gestoßen ist, hat sie Befürchtungen ausgelöst. Man meinte, die Kenntnis dieser Grundelemente befähige den Menschen auch dazu, über sie zu herrschen, sie auseinanderzunehmen und nach Gutdünken wieder zusammenzusetzen, um so neue Naturen zu schaffen, belebte oder unbelebte, gelingende oder mißlingende und zu guten oder zu bösen Zwecken. Paradigmatisch dafür ist die Vorstellung Demokrits vom körnigen, also atomaren Grundbestand der Welt. Je mehr diese Vorstellung durch wissenschaftliche Erfahrung gestützt wird (Kenntnis der Moleküle und Atome), desto mehr wird das von Ängsten begleitet. So erwog Lichtenberg, die Chemie verbieten zu lassen, weil die Chemiker auf „eine Art von Ferment" geraten könnten, das „unsere Luft plötzlich zu zersetzen" in der Lage sei, so daß die Welt untergehe. Hintergrund solcher Ängste ist ein Glaube, nach dem die Welt sich - sei es als Ergebnis eines göttlichen Schöpfungsplanes, sei es als Ergebnis einer von Zufall und Notwendigkeit gesteuerten ziellosen Evolution - in einem stabilen und wohlgeordneten Zustand befinde. Zwar sei der Mensch befähigt, in diesen Zustand einzugreifen, doch laufe er dabei immer Gefahr, ohne Kennntnis dessen, was die Welt in ihrem Innersten zusammenhält, die Welt aus ihrem Gleichgewicht und schließlich zum Untergang zu bringen.

Der nach Gregor Mendel einsetzenden Entdeckung der Grundelemente der Vererbung, der Gene, folgte deshalb auch zunächst die Angst, mit ihrer Kenntnis gelinge es, den Menschen durchschaubar und seine Zukunft vorhersehbar zu machen. Die Aufklärung der chemischen Struktur der Träger der genetischen Information durch Watson und Crick eröffnete darüber hinaus die Möglichkeit, die DNS zu schneiden, zu rekombinieren und schließlich auch damit transgene Organismen herzustellen. Von diesen befürchtet man zwangsläufig einsetzende Störungen jenes Wohlgeordnetseins der Natur, das man als ökologisches Gleichgewicht bezeichnet. Darüber hinaus argwöhnt man, daß auch der Mensch selbst zum Gegenstand genetischer Veränderungen gemacht werde. Die Grenze zwischen einer vielleicht noch tolerierbaren Reparatur „natürlicher" Schäden und der Konstruktion von Menschen nach dem Maß irgendwelcher Zweckmäßigkeiten sei weder eindeutig zu ziehen noch zu sichern.

Darum erstreckt sich das Mißtrauen auch auf jede Bio-Ethik, die nämlich verdächtigt wird, genetische „Manipulationen" nur deswegen begrenzen zu wollen, damit sie überhaupt gesellschaftliche Akzeptanz finden und keinem gänzlichen Verdikt unterworfen werden.

Die gemeinsame Wurzel solcher Ängste und Verdächtigungen ist in einer pseudoreligiösen oder atavistisch primitiven Mystifizierung oder gar Vergöttlichung der „Natur" zu suchen, die für sakrosankt gehalten wird, der man Gehorsam schuldet, und von der man wie von einem erzürnten Menschen Rache befürchten muß, wenn man gegen ihre „Gesetze" handelt. Das meint, daß neben den Naturgesetzen, wie sie jeder Naturwissenschaftler kennt und erforscht, ein System von Sollensvorschriften der „Natur" bestehe. Dieses ist zwar in sich weitgehend widersprüchlich. Dennoch wird solchen angeblichen „Naturgesetzen", die man nicht ungestraft verletzen dürfe, eine absolute Verbindlichkeit zugeschrieben, die einfach mit der absoluten Gültigkeit wirklicher Naturgesetze gleichgesetzt wird.

Aus naturwissenschaftlicher Sicht sei bereits an dieser Stelle eingefügt, daß selbstverständlich kein Zweifel daran besteht, daß jeder Eingriff des Menschen in natürliche Vorgänge Folgen hat, die mit naturwissenschaftlichen Verfahren prognostizierbar sind, zumindest jedenfalls im Nahbereich. Es ist aber nicht das Naturgesetz, das solche Eingriffe etwa verbietet oder gebietet. Vielmehr sind es die gewollten oder befürchteten Folgen des Eingriffes, die der Mensch anhand seiner Wertvorstellungen prüft und auf diese Weise als gesollt oder nicht gesollt beurteilt.

Sobald innerhalb dieser Wertvorstellungen „die Natur" als solche benannt wird, empfiehlt es sich nachzufragen, welcher ihrer Teilaspekte denn jeweils gemeint wird, damit dies in die Abwägung einbezogen werden kann (z.B. Storchennest auf einem Kamin, der dem Flugbetrieb weichen soll).

Die Prognostizierbarkeit der Folgen eines Eingriffes vermindert sich, wenn es sich um entferntere Folgen handelt und wenn der Eingriff ein sehr komplexes Geschehen betrifft. Die daraus resultierende Unsicherheit macht dann ein besonders vorsichtiges Vorgehen erforderlich, aber eben wegen dieser Unsicherheit und nicht aus Furcht vor einer rächenden „Natur".

Ohne auf die hier zutagetretende eigentlich religiöse (oder pseudoreligiöse) Problematik einzugehen, läßt sich ganz einfach empirisch feststellen, daß der Mensch, obgleich er unbezweifelbar Teil „der Natur" ist, seine Natur, hier als Umwelt verstanden, dauernd neu erschaffen muß, um überleben zu können. In einer von ihm nicht gestalteten Umwelt kann er nicht leben. Je intensiver er in die Umwelt eingreift, desto mehr Lebensmöglichkeiten kann er sich verschaffen. Selbstverständlich wachsen aber mit den so von ihm geschaffenen Chancen auch die mit seinem Eingreifen in die Natur hervorgerufenen Risiken. Häufig aber sind die Chancen und Risiken nicht kommensurabel, so daß ihrer nüchternen Abwägung gerne der bequeme Ausweg einer Überbewertung der Risiken – oder auch der Chancen – vorgezogen wird.

Von entscheidender Bedeutung ist dabei aber die Frage „Cui bono?" Um wessen Chancen und Risiken geht es? Um Chancen und Risiken für die Natur, für die Menschheit, für den einzelnen lebenden Menschen, für seine Nachkommen oder auch für künftige Menschen überhaupt? Bereits diese Frage ist schon nicht mehr einheitlich zu beantworten, weder weltweit noch in Europa. In gleicher Weise besagt die Forderung, verantwortlich zu handeln, erst dann etwas, wenn dazu gesagt werden kann, vor wem und für wen oder was man sich zu verantworten hat.

Diese Fragen ausdiskutieren wollen heißt, daß man zu keinem Ende kommt, jedenfalls zu keinem, das allgemein als verbindlich akzeptiert wird. Für praktische Zwecke hat es sich deshalb bewährt, die Wertediskussion als unabschließbar zu betrachten, auf Letztbegründungen zu verzichten und sich auf einer mittleren Ebene zu treffen, auf der eine Reihe von Werten als historisch und kulturell vorgegeben akzeptiert werden. Dafür müssen dann Begriffe wie etwa der der Menschenwürde eingeführt werden. Dieser Begriff ist allerdings, wenn man ihn nach der Herkunft des Wortes untersucht, zunächst einmal leer. Die dignitas (lat. für Würde) des Menschen meinte zunächst nur seine Eigenart. Pico della Mirandola (1463–1494), der den Begriff breitenwirksam machte, grenzte damit die Besonderheit und Eigenart des Menschen von der der Tiere einerseits und der der Engel andererseits ab. Im medizinischen Sprachgebrauch hat sich die Wertfreiheit des Ausdruckes noch in dem Wort Dignität erhalten. Wer nach der Dignität eines Tumors fragt, will wissen, ob er gutartig oder bösartig ist.

Im heutigen Sinne ist der Begriff „Menschenwürde" erst durch Auffüllung aus Geschichte und Kultur werthaltig und mit den ausformulierten allgemeinen Menschenrechten konkretisiert worden. Damit ist jedenfalls insoweit eine Art allgemeinverbindlicher Rahmen entstanden, als derjenige, der vom überkommenen Kanon der Menschenwürde und der Menschenrechte abweichen will, mindestens der Begründungspflicht unterliegt. Dieser kann er nicht einfach damit nachkommen, daß er das unmittelbare Ziel seines Handelns beschreibt und als gut vertritt. Vielmehr muß er weit darüber hinaus dartun, daß eine etwaige Verletzung der traditionell verstandenen Menschenwürde oder Menschenrechte deren Grundbestand nicht wirklich tangiert.

Wo neue, bisher noch nicht gestellte Fragen auftauchen, ist deren Lösung im Kontext dieser Menschenwürde und Menschenrechte zu versuchen.

In diesem Kontext wird die Frage „Cui bono?" mit der Gleichwertigkeit und Unaustauschbarkeit eines jeden einzelnen Menschen und seinem Primat sowohl vor jeglicher menschlichen Gruppierung als auch vor der Menschheit – und auch vor der „Natur" – beantwortet, wobei die Beziehungen zwischen dem Einzelnen und den Gruppen dem Prinzip der Solidarität einerseits folgen, das andererseits durch das Prinzip der Subsidiarität eingegrenzt wird. Auf diese Weise wird ein gewisser Rahmen als historisch und kulturell abgesteckt vorgefunden, innerhalb dessen Grundwertediskussionen sich weitgehend erübrigen und konkrete Lösungen leichter zu erreichen sind.

Wenn deshalb im Zusammenhang mit der Gentechnik irreführend und wortspielerisch eine neue „Gen-Ethik" gefordert wird, dann kann darin kein fruchtbarer Ansatz zur Lösung neu auftretender ethischer Fragen gesehen werden. Es wird vielmehr erforderlich sein, diese Fragen mit dem Ziel zu analysieren,die zugrundeliegenden Probleme entweder als nicht neu und damit zumeist in herkömmlicher Weise als bereits gelöst zu beschreiben – oder aber tatsächlich neue Probleme im Kontext der überkommenen Wertvorstellungen einer Lösung zuzuführen.

Nach diesem Grundsatz hat die Bundesärztekammer durch ihren Wissenschaftlichen Beirat bereits 1989 Richtlinien zur Gentherapie beim Menschen und 1995 Richtlinien zum Gentransfer in menschliche Körperzellen erarbeiten lassen und veröffentlicht. Sie sind im Anhang wiedergegeben. Auf sie wird verwiesen.

## Transgene Organismen und Humanmedizin

Transgene Organismen haben in mehrfacher Weise Bedeutung für die Humanmedizin. Man kann mit ihnen 1. Substanzen produzieren, die therapeutisch oder diagnostisch verwendet werden. Transgene Tiere können 2. Zellen, Gewebe oder Organe für die Xenotransplantation liefern. Schließlich werden 3. gesundheitliche Folgen diskutiert, die für den Menschen durch Verzehr von Nahrung aus genmanipulierten Tieren oder Pflanzen befürchtet werden.

In allen Fällen muß dem Einwand begegnet werden, es sei „unnatürlich" und darum abzulehnen oder verboten, den natürlichen Genbestand der Organismen zu verändern. Oft wird das allzu vordergründig mit dem Hinweis abgetan, die Natur selbst verändere ja ebenfalls den Genbestand ihrer Organismen, und zwar sowohl kurzfristig durch Mutationen als auch langfristig durch natürliche Auslese. Daraus folgert man, der Mensch dürfe das deshalb auch tun. Mit Recht bezeichnet man diese Art der Argumentation als naturalistischen Fehlschluß. Dessen Fehlerhaftigkeit wird unmittelbar evident, wenn man die Argumentation wie folgt fortsetzt: „Natürlicherweise muß jeder Mensch sterben. Also darf der Mensch auch jeden Menschen töten." Auf dieser Ebene, nämlich der eines naturalistischen Fehlschlusses, muß jede Auseinandersetzung scheitern, weil sowohl von den Manipulationsgegnern als auch von den Manipulationsbefürwortern der Natur eine sittliche Autorität unterstellt wird, die sie nicht besitzt. Das Sein der Natur ist *per se* noch kein Sollen.

Wirksam ist einer Tabuisierung der Gene nur zu begegnen, indem man nach dem grundsätzlichen Unterschied zwischen Eingriffen in den Genbestand und Eingriffen in die sonstige Natur fragt und diesen bestreitet. Er ist in der Tat nicht ideologiefrei begründbar. Allerdings ist einzuräumen, daß die Auswirkungen genetischer Eingriffe zunächst kaum prognostizierbar waren, und daß das Risiko deswegen vorsichtshalber erst einmal als hoch eingeschätzt wurde. Das führte sogar dazu, daß die Genetiker selbst in der bekannten Konferenz von Asilomar ein Moratorium beschlossen hatten. Es war damals besonders befürchtet worden, daß genetisch veränderte Mikroorganismen, wenn sie aus einem Labor entweichen würden, nicht nur einzelnen Menschen, sondern der ganzen Menschheit, ja sogar dem Leben auf dieser Erde überhaupt ein Ende setzen könnten. In der Tat wäre es durchaus denkbar, daß solche Mikroorganismen, wenn der Mensch (noch) keine natürliche Immunität oder Abwehrbereitschaft gegen sie entwickelt hat, eine Pandemie hervorrufen könnten. Inzwischen sieht aber man eine solche Gefahr nicht mehr als so groß an, weil genmanipulierte Mikroorganismen nur unter extrem speziellen Bedingungen überhaupt existieren können. Darüber hinaus sind inzwischen für Genlabors und Genfabriken strenge Sicherheitsanforderungen eingeführt und wirksam geworden. Auch haben Freisetzungen transgener Pflanzen und Tiere (noch?) nicht zu unerwarteten schädlichen Folgen geführt.

Dennoch kann ein Restrisiko, was immer man auch darunter versteht, nicht einfach ausgeschlossen werden. Die Manipulationsgegner werden deshalb auch nicht müde, auf dieses Restrisiko hinzuweisen, und es bleibt nichts anderes übrig, als sie an ihre Inkonsequenz zu erinnern, mit der sie tagtäglich fraglos viel größere Restrisiken anderer Techniken in Kauf nehmen.

## Gentechnisch hergestellte Therapeutika und Diagnostika

Natürlicherweise nur selten vorkommende oder schwer zu gewinnende Stoffe, die in der Humanmedizin therapeutisch oder zu diagnostischen Zwecken genutzt werden, lassen sich relativ billig herstellen, wenn man das genetische Programm für ihre Produktion in das Genom dazu geeigneter Organismen einschleust und darin zur Expression bringt (z.B. für Wachstumshormon, Insulin, Gerinnungsfaktoren). Die Verwendung solcher Stoffe am Menschen wirft dadurch, daß sie gentechnisch hergestellt worden sind, kaum ethische Probleme auf. Einmal ist zu fragen, ob man einen Patienten, bei dem solche Stoffe (auch versuchsweise) zum Einsatz kommen sollen, darüber informieren muß, was bejahenden Falles auch rechtliche Folgen haben kann. Theoretisch ist darüber hinaus zu fragen, welche Qualität ein nichtmenschliches Lebewesen erhält, dem ein menschliches Gen eingepflanzt worden ist.

Zur Frage der Aufklärungspflicht ist festzustellen, daß der Arzt seinen Patienten nicht nur über die objektiv wichtigen Sachverhalte aufzuklären hat, sondern auch über solche, von denen er annehmen muß, daß sie zwar aus ärztlicher Sicht ohne Bedeutung sind, dagegen vom Patienten subjektiv als für ihn wichtig angesehen werden. In einer Gesellschaft, in der verbreitet erhebliche Vorurteile gegenüber der Inkorporation gentechnisch hergestellter Substanzen herrschen, dürfte es sich empfehlen, auf diese Art der Herstellung vor Beginn einer entsprechenden Behandlung ausdrücklich hinzuweisen. Auf Nachfrage muß eine entsprechende Auskunft immer erteilt werden. Kommen gentechnisch hergestellte Substanzen im Rahmen eines wissenschaftlichen oder klinischen Versuches (nach der Nomenklatur der Deklaration von Helsinki) zur Anwendung, so muß darüber immer aufgeklärt werden, da dies für die Versuchsperson ein Grund sein kann, die Teilnahme am Versuch abzulehnen.

In der Fortpflanzungsmedizin wird praktisch weltweit die Erzeugung von Mischwesen aus Mensch und Tier als unsittlich abgelehnt (Chimärenverbot). Streng genommen wäre aber ein Colibakterium oder auch ein Schaf, das künstlich mit einem menschlichen Gen ausgestattet wird, eine solche Chimäre, der es nur am erschreckenden Aussehen mangelt. Dagegen ist natürlich einzuwenden, daß der nichtmenschliche Organismus durch die Einpflanzung eines menschlichen Gens in seinem Wesen (oder Wesenskern) nicht verändert wird. Bleibt eine solche Verpflanzung auf ein Gen beschränkt, dann kann man das Problem als unbeachtlich ansehen. Damit ist aber die Frage noch nicht gelöst, ab wann eine solche Verpflanzung menschlicher Gene in z.B. Tiere dann doch zu der durch das Chimärenverbot moralisch ausgeschlossenen Herstellung von Mischwesen aus Tier und Mensch führt. Diese Frage ist zur Zeit nicht aktuell, dennoch ist darauf hinzuweisen, daß sich die gentechnische Praxis auf diesem Gebiet – zur Zeit noch gefahrlos – in einem Rahmen bewegt, dessen (ferne) Grenzen keineswegs genügend abgesteckt sind.

Ein nur mittelbar mit der Gentechnik im Zusammenhang stehendes Problem ist die Notwendigkeit, transgene Tiere, die den erwünschten Stoff tatsächlich produzieren, nicht geschlechtlich zu vermehren. Sie würden bei normaler Fortpflanzung ihre gentechnisch erzeugte besondere Fähigkeit kaum an ihre Nachkommen weitergeben können. Dagegen würden aus den adulten Tieren ungeschlechtlich hervorgebrachte, also geklonte „Nachkommen" diese Eigenschaften behalten. Aus diesem Grunde erfordet dieses Gebiet der Anwendung von Gentechnologie die Entwicklung der Technik des Klonens aus den Zellen adulter Organismen. Wegen des möglichen Mißbrauches solcher Techniken beim Menschen gilt ihre Erforschung als gefährlich. Sie erhält aber durch ihre Anwendung in der Gentechnologie durchaus Berechtigung.

## Xenotransplantation

Die Transplantation von Tierorganen auf den Menschen scheitert bisher – von wenigen Ausnahmen abgesehen (Herzklappen) – an den Abwehrreaktionen des Empfängerorganismus, deren unmittelbar beginnender Anteil medikamentös nicht zu unterdrücken sein dürfte. Deshalb sollen transgene Tiere hergestellt werden, deren Organe diese Primärreaktion nicht auslösen.

Über die bereits behandelten Einwände gegen die Herstellung transgener Organismen hinaus geht es nun darum, bei höheren Tieren nach deren Befindlichkeit im transgenen Zustand zu fragen. Erste Beobachtungen an transgenen Schweinen lassen aber nicht erkennen, daß sich diese von ihren nichtmanipulierten Artgenossen hinsichtlich ihres Wohlbefindens unterscheiden. Und daß ihr vom Menschen gesetzter Lebenszweck nicht der ist, verzehrt zu werden, sondern Organe zu liefern, ist wohl ethisch nicht als relevant anzusehen. Dennoch werden seitens der Tierschützer erhebliche Widerstände gegen die Xenotransplantation zu erwarten sein.

Im übrigen ist auch der xenotransplantierte Mensch letztlich eine Chimäre, weil (mindestens) ein Organ nichtmenschlicher Herkunft in seinem Körper lebt. Deshalb entsteht an dieser Stelle wiederum das Abgrenzungsproblem: ist der Mensch durch die Implantation eines tierischen Organs in seinem Grundbestand verändert oder gar gemindert? Auch dies wird man noch mit einem klaren Nein beantworten können, da der Wesenskern des Menschen unangetastet bleibt, selbst wenn er mit einem Tierherzen lebt. Auch bei der Xenotransplantation ist die Verletzung des Chimärenverbotes noch ungefährlich, spielt sich aber ebenfalls in einem Rahmen ab, der noch nicht genügend abgegrenzt ist. Die Frage bedarf theoretischer Klärung.

Doch stößt die Xenotransplantation (vielleicht deswegen?) bereits auf erhebliche psychologische Schwierigkeiten. Diese mögen sich bei den Transplantatempfängern angesichts des Leidensdruckes, unter dem sie stehen, noch in Grenzen halten. Viele Gesunde verbinden aber mit dem Gedanken, etwa mit einem tierischen Herzen leben zu müssen, schreckliche Vorstellungen, weil sie ihre Leibhaftigkeit mythisch verstehen und ihre Verwurzelung in der außermenschlichen Natur unterschätzen. Versuche einer „Entmythologisierung" und einer Aufwertung der Naturwüchsigkeit des Menschen könnten ihr humanes Ziel verfehlen und in einen platten Materialismus ausmünden.

## Gentechnisch veränderte Nahrungsmittel

Daß gentechnisch veränderte Nahrungsmittel die Gesundheit einzelner oder aller Menschen beeinträchtigen könnten, kann man nicht einfach in Abrede stellen, wenn es auch an konkreten Beweisen dafür fehlt. Deswegen - und auch aus weitergehenden weltanschaulichen Gründen - lehnen es manche Menschen ab, sich mit gentechnisch veränderten Lebensmitteln zu ernähren. Es ist ihnen das nicht zu verwehren. Es bleibt aber zu fragen, wie zu verfahren ist, wenn diese Menschen in der Auswahl ihrer Lebensmittel beschränkt sind, weil sie z.B. als Gefangene in Gemeinschaftsverpflegung sind oder als Asylbewerber Naturalien zur Verfügung gestellt bekommen. Haben sie einen Anspruch auf eine Ernährung mit nicht gentechnisch veränderten Lebensmitteln? Solange medizinisch eine schädliche Wirkung solcher Lebensmittel nicht zu befürchten oder gar nachgewiesen ist, wäre ein solcher Ansprch objektiv nicht begründbar. Wird aber ein solcher Anspruch auf besondere Ernährung, wie etwa der der Juden auf koschere Kost, religiös begründet, so kann er aus Gründen der Religionsfreiheit nicht abgelehnt werden. Es wird also darauf ankommen, ob man die Ablehnung gentechnisch veränderter Ernährung als eine unbeachtliche Marotte Einzelner unbeachtet lassen kann, oder ob man ihr religiöse oder wenigstens religionsähnliche Gründe unterstellen muß. Dann nämlich könnte ein solcher Anspruch nicht einfach abgelehnt werden.

Damit im Zusammenhang steht die Frage, ob es einer staatlich verordneten Kennzeichnungspflicht für gentechnisch veränderte Lebensmittel bedarf, damit jedermann sich nach seinen Vorstellungen ernähren kann. Im Prinzip müßte es dafür genügen, daß sich der Staat darauf beschränkt, den Mißbrauch eines privat etwa eingeführten „Gütezeichens" mit rechtlichen Mitteln zu verhindern. Angesichts der Unübersichtlichkeit des Weltmarktes kann aber durchaus auch an eine gesetzliche Kennzeichnungspflicht gedacht werden. Es wird dies letztlich politisch zu entscheiden sein.

## Gendiagnostik

Die ethische Diskussion um die Gendiagnostik wird gewöhnlich von Befürchtungen überfrachtet, man könne damit Aufschlüsse über einen Menschen erhalten, die man mit den herkömmlichen Mitteln, insbesondere also mit dem, was man gewöhnlich Menschenkenntnis nennt, nicht erhalten kann: über seinen Charakter, seine Vertrauenswürdigkeit, auch über Eignung oder Uneignung für bestimmte Aufgaben und Tätigkeiten, letztlich auch darüber, ob er ein guter oder ein schlechter Mensch ist.

Genetische Untersuchungen beschäftigen sich aber mit solchen Fragen nicht, und zwar schon deswegen, weil sie nicht zu deren Bearbeitung taugen. Teilweise dienen sie überhaupt nur dazu, bestimmte Muster von DNS-Abschnitten festzustellen, um anhand dieser die Identität eines Menschen mit sich, mit von ihm gelegten Spuren oder auch seine Abstammung nachzuweisen. Es handelt sich dabei um sogenannte nichtcodierende DNS-Abschnitte, die überhaupt keine oder allenfalls eine unbekannte Bedeutung für die betreffende Person haben. Weil es aber immer schon mehr oder weniger wissenschaftliche Versuche gegeben hat, körperliche Merkmale, besonders auch unsichtbare und darum nur dem Fachmann erkennbare (Blutgruppen!) mit Charaktereigenschaften in Verbindung zu bringen, mißtraut man auch der genetischen Identitätsfeststellung. Die ängstliche Wahrung des Rechtes auf informationelle Selbstbestimmung gerade auch für die nichtcodierende DNA gründet in solchem Mißtrauen. Dagegen ist die Tatsache, daß solche Befunde geeignet sind, biologische Verwandtschaftsbeziehungen auszuschließen oder zu beweisen, durchaus ein Grund, sie besonders vor indiskretem Zugriff zu schützen. Das unter Umständen berechtigte Interesse Anderer, Aufschluß über die verwandtschaftliche Beziehung mit der untersuchten oder zu untersuchenden Person zu erhalten, verbietet es aber, solche Daten unter einen absoluten Schutz zu stellen oder gar nach Gebrauch zu vernichten. Über die Zulässigkeit ihrer Erhebung oder Verwendung wird vielmehr im Einzelfall und nach den Umständen zu entscheiden sein. Gentechnische Identitätsfeststellungen können auch aus Gründen der Aufdeckung von Verbrechen erforderlich sein und sollten nicht dadurch behindert werden, daß zu anderen Zwecken gewonnenes Material, auch Datenmaterial, nach Gebrauch obligat vernichtet wird. Der Schutz solcher empfindlicher Daten vor Mißbrauch wäre natürlich durch Vernichtung am besten gewährleistet. Der Verfolgung berechtigter öffentlicher oder privater Interessen wäre aber mit einem differenzierten und nicht einfach vernichtenden Datenschutz besser gedient.

In diesem Zusammenhang muß die Aufdeckung biologischer Nichtverwandtschaft erwähnt werden, die als unbeabsichtigte Nebenfolge bei zu völlig anderen Zwecken durchgeführten genetischen Familienuntersuchungen eintreten kann: Ausschluß der Vaterschaft für ein bis dahin unbezweifelt eheliches Kind. Für die Zustimmung zu solchen genetischen Familienuntersuchungen müßten die Beteiligten zunächst über die Möglichkeit einer solchen zufälligen Entdeckung aufgeklärt werden. In der Regel müßte die Mutter, die ja den Grund für eine solche eventuelle Nichtvaterschaft kennt, deren Aufdeckung befürchten. Formal kann sie die Teilnahme an der Untersuchung ohne Angabe von Gründen verweigern. Innerhalb der Familie müßte sie aber damit rechnen, nach diesen Gründen gefragt zu werden. In jedem Falle könnte das zu schwerwiegenden Störungen des familiären Friedens führen. So könnte man also bereits das Ansinnen einer genetischen Familienuntersuchung als eine Zumutung betrachten, zumal eine solche Entdekkung je nachdem etwa jedes zehnte als ehelich geltende Kind treffen könnte. Diesem Problem ist mit nachträglichem Datenschutz nicht beizukommen. Hier ginge es darum, Daten nicht entstehen zu lassen, ja sogar die Bitte um entsprechende Untersuchungen als unzumutbar anzusehen. Das Problem ist nicht befriedigend zu lösen. Mindestens sollte man deswegen genetische Familienuntersuchungen auf solche beschränken, die von ganz besonders großer gesundheitlicher Bedeutung sind.

Während diese Erörterung Nebenbefunde aus der Untersuchung codierender DNA betraf, sind auch mit den eigentlichen Befunden ethische Probleme verbunden. Solche Befunde lassen oft indirekt Rückschlüsse auf an der Untersuchung unbeteiligte oder die Untersuchung verweigernde Personen zu. Die Rücksicht auf an der Untersuchung unbeteiligte Dritte erfordert deswegen größte Diskretion; insbesondere sollte der Untersucher es vermeiden, dem Untersuchten – gefragt oder ungefragt – das Ergebnis solcher Rückschlüsse auf Dritte mitzuteilen. Er kann auch nicht den unbeteiligten Dritten um Erlaubnis bitten, das, was er über ihn weiß, anderweitig zu offenbaren, weil dieser ja ein Recht hat, darüber selbst nichts zu wissen.

Das Recht auf Nichtwissen, also das „Recht, von seiner eigenen Zukunft unbehelligt zu leben" (Hans Jonas), spielt in der prädiktiven Medizin, die weitgehend auf genetischen Untersuchungen beruht, eine große Rolle. Während sich der Mensch einerseits bemüht, seine Zukunft mit rationalen und irrationalen Mitteln so gut wie möglich zu erkennen, kann ihn wirkliches oder vermeintliches Zukunftswissen in die Verzweiflung, ja sogar in den Suicid treiben. Wegen dieser Ambivalenz des Zukunftswissens ist prädiktive Medizin so erwünscht wie unerwünscht. Erwünscht ist es, Bedrohungen im voraus zu kennen, wenn man ihnen begegnen kann. Dagegen ist das Wissen um unabänderliche Bedrohungen zumeist belastend. Darum ist das Einfordern des Rechtes auf Nichtwissen nicht einfach und in jedem Falle zu unterstellen. Vielmehr muß in jedem Einzelfalle gemutmaßt werden, ob der Betroffene von diesem Recht in der konkreten Situation Gebrauch zu machen wünscht. Man kann ihn im allgemeinen aber auch nicht danach fragen, weil dadurch ja bereits sein Recht auf Nichtwissen verletzt würde. Andererseits kann es unsittlich sein, auf seinem Recht auf Nichtwissen zu bestehen, nämlich dann, wenn das Wissen ein für das Wohl anderer bedeutsames Handeln oder Unterlassen zur Folge haben müßte.

Aus diesen Überlegungen ergibt sich, daß der Arzt, der prädiktiv bedeutsame Befunde erheben will oder erhoben hat, vielfach nicht gleichzeitig einerseits die Autonomie seines Patienten und andererseits dessen Recht auf Nichtwissen beziehungsweise eine etwaige Pflicht zum Wissen respektieren kann. Eine Patentlösung für diesen Konflikt, etwa der Autonomie grundsätzlich den Vorrang oder den Nachrang gegenüber den Wissensrechten einzuräumen, gibt es nicht. Vielmehr wird der Arzt im Einzelfall versuchen müssen, nach bestem Vermögen im mutmaßlichen Sinne seines Patienten über das Gewinnen und die Verwendung genetischer Informationen zu verfügen. Insoweit ist in gewissen Grenzen ein paternalistisches Handeln des Arztes geradezu geboten. In solchen Fällen sollte der Arzt allerdings regelmäßig kollegialen Rat einholen.

Diese Überlegungen zeigen, daß es nicht einfach genügt, genetische Untersuchungen und die Verwendung ihrer Ergebnisse von der Einwilligung der Untersuchten abhängig zu machen. Diese Regel ist zwar grundsätzlich zu beachten, wird aber nicht genügen, um allen etwa auftretenden Situationen gerecht zu werden.

Ähnlich steht es mit der allgemein anerkannten Regel, daß niemand zu einer genetischen Untersuchung gezwungen werden darf. Sie wird bereits dadurch eingeschränkt, daß eine solche Untersuchung durch richterlichen Beschluß angeordnet werden und auch physisch erzwungen werden kann. Wichtiger aber ist, daß es durchaus einen mittelbaren Zwang geben wird, solche Untersuchungen vornehmen zu lassen, jedenfalls für besondere Arbeitsverhältnisse. Wer bei einer Bewerbung entsprechende Untersuchungsergebnisse nicht vorlegt, wird für die Einstellung nicht berücksichtigt. Vom potentiellen Arbeitgeber her kann es dafür durchaus respektable Gründe geben, z. B. wenn die vorgesehene Beschäftigung für Menschen mit bestimmten genetisch feststellbaren Abweichungen besonders risikoreich ist. Dann kann es sogar die Fürsorgepflicht des potentiellen Arbeitgebers verletzen, wenn er solchen Risiken trotz möglicher Feststellbarkeit durch genetische Untersuchung nicht Rechnung trägt. Andererseits können solche Gegebenheiten auch, wie bereits geschehen, zur Diskriminierung ganzer Populationen mißbraucht werden. Das einfache Verbot genetischer Untersuchungen, die nicht unmittelbar gesundheitlichen Zwecken der untersuchten Person dienen, wird den komplizierten Verhältnissen der Lebenswirklichkeit nicht gerecht. Es wird darum mit der Zeit höchst differenzierten Regelungen weichen müssen.

Besonders kritisch wird die Frage behandelt, ob Versicherungen für den Abschluß von Verträgen die Durchführung genetischer Untersuchungen oder die Mitteilung ihrer Ergebnisse verlangen dürfen, um so das Risiko, das versichert werden soll, besser einschätzen zu können. Man glaubt, das einfach mit einem entsprechenden Verbot behandeln zu können. Soweit dies durchzuführende Untersuchungen betrifft, wird ein solches Verbot leicht umgangen werden können, indem die Versicherungen Beitragsrabatte für solche Kunden einräumen, die sich gentechnisch auf besondere Risiken untersuchen lassen. In dem Fall aber, daß dem Versicherungsnehmer aufgrund zu anderen Zwecken durchgeführter genetischer Untersuchungen sein individuelles Risiko bekannt ist, das er der Versicherung verschweigt, besteht aus ethischer Sicht keine Vertragsgrundlage. Der Versicherungsvertrag beruht nämlich darauf, daß das Unwissen über den Eintritt des Versicherungsfalles, etwa des Todes, gleichmäßig auf beide Vertragspartner verteilt ist. Der Versicherungsnehmer, der aufgrund eines nur ihm bekannten Risikos damit rechnen muß, daß er eher stirbt als der Versicherer nach allgemeiner Risikoeinschätzung annimmt, verfügt über einen vertragswidrigen Wissensvorsprung. Auch dieses Problem wird mit der Zeit einer differenzierteren Lösung bedürfen.

Die aller prädiktiven Medizin zugrundeliegende soziale Problematik äußert sich in solchen Einzelfragen, bedarf aber einer tieferen Betrachtung. Das Gebot der Solidarität, nach dem die Menschen füreinander einstehen sollen, verlangt, daß die Stärkeren (in einem stets umstrittenen Maße) den Schwächeren helfen. Aus diesem Grunde gibt es Einrichtungen für Behinderte, wirtschaftlichen Ausgleich bei Krankheit und Invalidität und Gesetze, die die Nachteile Schwerbehinderter auszugleichen versuchen. All dies bezieht sich auf jeweils gegenwärtige Ungleichheiten unter den Menschen, für die ein soziales Gemeinwesen zahlreiche Ausgleichsmechanismen vorsieht. Die prädiktive Medizin deckt dagegen künftige Ungleichheiten auf, für die solche Ausgleichsmechanismen nicht bestehen, ja nicht einmal angedacht sind. Es bedarf sozialer Phantasie, um auch den voraussehbaren künftigen Ungleichheiten der Menschen in angemessener Weise begegnen zu können. Einstweilen begnügt man sich damit, die Daten der prädiktiven Medizin einfach unter Verschluß zu halten, damit Betroffenen keine sozialen Nachteile erwachsen. Auf die Dauer wird es aber erforderlich, auch die durch diese prädiktiven Daten zutagetretenden künftigen Ungleichheiten der Menschen in ein System des solidarischen Ausgleiches einzubeziehen, z.B. durch gemeinschaftlich finanzierte Zuschüsse zu Prämien für Kranken-, Invaliditäts- und Lebensversicherungen. Doch darf man sich ebensowenig wie bei den gegenwärtigen Ungleichheiten unter den Menschen der Hoffnung hingeben, daß ein sozialer Ausgleich künftiger Ungleichheiten völlige Zufriedenheit herstellen könnte. Es wird immer nur darum gehen können, grobe Benachteiligungen auszugleichen.

Genetische Diagnostik wird auch pränatal betrieben und soll ebenso vor der Implantation eines dieser Diagnostik wegen extrakorporal erzeugten Embryos eingeführt werden. Soweit solche Diagnostik eine pränatale Therapie zur Folge hat, was zur Zeit nur ausnahmsweise der Fall sein kann, ist dies ethisch unproblematisch. Wird aber durch pränatale genetische Diagnostik ein (möglicherweise erst künftig wirksam werdender) Gendefekt des Kindes festgestellt, dann ist dessen pränatale Tötung rechtlich zulässig, wenn der Mutter die Fortsetzung der Schwangerschaft wegen gesundheitlicher Gefährdung durch das geborene und dann kranke oder krank werdende Kind nicht zumutbar ist, und wenn keine anderweitige zumutbare Abhilfe geschaffen werden kann. In einem solchen Falle wird der Verstoß gegen das Tötungsverbot rechtlich und weitgehend auch sittlich deswegen toleriert, weil sich die Schwangere in einer unausweichlichen Zwangslage befindet. Ethisch nicht vertretbar ist es, im Vertrauen auf eine solche Duldung einer Tötung die Schwangerschaft sozusagen bedingt herbeizuführen oder zuzulassen. Bedingt meint hier, daß das Kind nur überleben darf, wenn es die befürchtete Anlage nicht aufweist. Das Recht behandelt allerdings die durch bedingte Zeugung herbeigeführte Situation nicht anders als diejenige, die wegen unvorhergesehener oder ungeplanter Zwangslage der Mutter eingetreten ist und deswegen den Schwangerschaftsabbruch gestattet.

Bei der Präimplantationsdiagnostik (PGD, preimplantation genetic diagnosis) liegt dagegen immer bedingtes Zeugen vor. Die Zeugung wird ja gerade wegen der dadurch möglichen frühen Diagnostik und Selektion extrakorporal durchgeführt. Das Vorhaben schließt die Absicht eventueller Tötung des Embryos ein. PGD ist im Ausland weit verbreitet. In Deutschland wird ihre rechtliche Zulässigkeit (Embryonenschutzgesetz) zur Zeit diskutiert.

## Gentransfer in der Humanmedizin

Grundsätzlich wird eine somatische Gentherapie von einer sogenannten Keimbahntherapie unterschieden. Die Wirkung der ersteren beschränkt sich auf das behandelte Individuum und endet mit dessen Tod. Die Wirkung der letzteren betrifft auch etwaige Nachkommen. Es bestand eine weitgehende Übereinstimmung darüber, daß eine genetische Keimbahntherapie ethisch unzulässig sei, doch gab es dafür unterschiedliche Begründungen. In erster Linie sollte das Verbot der Unsicherheit über die Wirkung einer Keimbahntherapie auf künftige Generationen Rechnung tragen. In zweiter Linie wurde hervorgehoben, daß der künftige Mensch der ihn betreffenden Therapie ja nicht zustimmen könne. Diese Zustimmung glaubte man in den Fällen vorausschauend mutmaßen zu können, in denen es um die Bekämpfung einer schwerwiegenden erblichen Erkrankung geht. Doch geriet man damit in Abgrenzungsschwierigkeiten zu einer genetischen Manipulation künftiger Menschen zur Verbesserung von deren wie auch immer verstandener Qualität. Auch wird eingewendet, für die Etablierung einer solchen Therapie seien Versuche erforderlich, die zu erzeugenden Kindern nicht zugemutet werden könnten. In letzter Zeit tauchen aber immer wieder Überlegungen auf, mit denen auch eine Keimbahntherapie gerechtfertigt werden soll, wobei besonders an Eingriffe an frühen Embryonen gedacht wird, um einem genetisch belasteten Paar seinen Kinderwunsch zu erfüllen. Einstweilen stehen dem noch praktische Hindernisse entgegen, und vielfach kann auch das gleiche Ziel mit PGD oder Pränataldiagnostik durch Ausselektion erreicht werden.

Radikale Kräfte haben versucht, das Verbot der genetischen Keimbahntherapie so weit zu fassen, daß jeder Eingriff darunter fiele, der sich auf die Keimbahn auswirkt, auch der nur zu anderen Zwecken durchgeführte. Sie befürchteten, daß sich dann eine geplante Keimbahntherapie unter dem Tarnmantel einer somatischen Gentherapie als Nebenwirkung versteckt etablieren könnte. Im Augenblick ist noch nicht entscheidbar, ob eine solche Befürchtung realistisch ist. Dagegen steht bereits jetzt fest, daß ein Verbot von Eingriffen, die sich unabsichtlich (und bei entsprechend schwerwiegender Indikation auch tolerierbar) auf die Keimbahn auswirken, viel zu weit ginge. Es würde dann z.B. auch die Röntgenbestrahlung oder die Chemotherapie von Tumorerkrankungen von diesem Verbot erfaßt werden.

Die übrigen ethischen Fragen einer somatischen Gentherapie sind nicht grundsätzlich anderer Art als diejenigen, die bei herkömmlicher Therapie (und auch Diagnostik) auftreten. Wie bei jedem neuen Verfahren sind die den erhofften Chancen gegenüberstehenden Risiken zunächst schwer abschätzbar. Die Konsequenzen aus dieser Tatsache für den Gentransfer in menschliche Körperzellen sind in den bereits genannten Richtlinien der Bundesärztekammer von 1995 differenziert gezogen worden. Diese bedürfen dem wissenschaftlichen Fortschritt entsprechend der laufenden Fortschreibung.

## Anhang

Richtlinien der Bundesärztekammer, 8 Druckseiten im Deutschen im Deutschen Ärzteblatt (siehe Anhang, S. 759).

# KAPITEL 29

# Halten wir Gentechnologie aus?[1]

W. Michaelis

Dürfen wir, was wir können? Diese zum Topos herabgesunkene Frage ist logisch zulässig, geht aber *praktisch* ins Leere. Eine ethische Betrachtung trifft nur einen Teil dessen, was Menschen bedrückt und ratlos macht, wenn sie Gentechnologie beurteilen. Noch weniger bedeutsam für eine Stellungnahme sind die wahrgenommenen Risiken der Anwendung (Daele 1997: 11; Eurobarometer 1997: 845), der zweite Fixpunkt, auf den sich die Bemühungen eines öffentlichen Dialogs bisher konzentrieren. Dies erhellt einigermaßen konsistent aus den Zeitreihen-Erhebungen des Eurobarometers on Biotechnology (1991, 1993, 1996), deren Ergebnisse[2] sich überspitzt in der paradoxen Aussage zusammenfassen lassen: Segnungen der Gentechnik ja, Anwendung der Gentechnik nein (vgl. Bartram 1997: 126; Hennen 1994: 332).

## Tun was uns am meisten nützt

Es ist der Erfolg, der Recht gibt: Techniken, die einen unmittelbaren Vorteil für ihren Benutzer überzeugend erkennen lassen, haben sich jederzeit durchgesetzt (Tudge 1994: 523 ff), unabhängig von allen Bedenken gegen die Technik selbst, erst recht frei von Bedenken gegen die Ziele, die damit verfolgt werden können (vgl. empirische Ergebnisse bei Hennen 1994: 319). So wie Erkenntnis nur durch bessere ("wahrere„ umfassendere, genauere, integrierende) Erkenntnis ersetzt wird, nicht aber durch Methoden- und andere Sachkritik, so wird auch Technik durch effizientere Technik verdrängt, nicht durch moralische Bedenken und Risikoabwägung: Den Faustkeil haben wir nicht zur Seite gelegt, weil er als Mordwaffe eingesetzt werden kann; er eignet sich genau dafür am besten. Die technische Nutzung der Atomspaltung werden wir aufgeben, wenn es in der Gesamtbilanz vorteilhaftere Mittel gibt, Energie freizusetzen. Für friedliche Zwecke ist bei rein bilanzierender Betrachtung ein Ersatz noch nicht in Sicht, für militärische Anwendungen gibt es Alternativen mit besseren Bilanzen, wenn auch im öffentlichen Bewußtsein noch nicht genügend verankert. Nicht die Friedensbewegung mit ihren achtbaren Argumenten, auch nicht das Gewissen einzelner Meinungsführer hat zum Einstieg in

---

[1] Der Text wurde im Dezember 1998 abgeschlossen.
[2] Weitere empirische Ergebnisse z.B. bei Brandt 1997, Braun 1997, Götsch 1994, Kiper 1998, Menrad 1997, Vahrenholt 1997.

den Ausstieg geführt, der sich binnen kurzem vollenden wird, wenn die neuen Waffen technisch ausgereift sind.

Bei der Akzeptanz einer neuen Technik spielt der Grenznutzen eine bedeutende Rolle (Bauer et al. 1994). Je weiter eine Gesellschaft technisch fortgeschritten ist, desto geringer wird der Nutzen weiteren Fortschritts und desto gewichtiger und unerträglicher erscheinen seine Nebenfolgen. Dies drückt sich in einer Kurvilinearität des Zusammenhanges zwischen Industrialisierungsgrad und Technikakzeptanz aus: Zunächst nimmt die Akzeptanz bei wachsender Technisierung stark zu, geht dann aber in eine negative Beschleunigung über.

## Tun was wir am besten können

Der Grund für solche utilitaristische Zwangsläufigkeit liegt auf der Hand: Ist der Mensch als homo faber anthropologisch zutreffend charakterisiert, hat er seinen Evolutionsvorteil der (besonders ausgeprägten) Fähigkeit zu verdanken, Erkenntnisse und Werkzeuge zu erfinden, so ist er einer Gesetzlichkeit unterworfen, der er sich nicht entziehen kann. Nicht nur als Gattung (phylogenetisch festgelegt), sondern auch individuell (onto- und aktualgenetisch gesteuert) tut er, was er tun *kann* und kümmert sich erst spät darum, wohin seine Handlung führt. Es ist fraglich, ob dieser Zwang, von vorhandenen Kompetenzen Gebrauch zu machen, als Tyche, als *verderbliches* Schicksal existentiell zureichend gedeutet werden kann.

Nach den Erkenntnissen der Psychologie strebt nicht nur jeder nach Gebrauch seiner Gaben, sondern ist dazu intrinsisch motiviert, läßt sich in der Freude über das Gelingen (Funktions- und Kompetenzlust) nur ergänzend durch äußere Einflüsse (extrinsische Motivation) steuern, seien diese aversiv (Strafe) oder appetent (Belohnung). Wer sich in wachem Zustand befindet, benutzt (fast) ständig seinen „kognitiven Apparat" – nichts anderes als der Gebrauch eines Meta-Werkzeuges. Kleinkinder, deren Muskulatur und sensumotorische Koordinationsfähigkeit weit genug entwickelt sind, können sich nicht genug darin tun, zuerst zu krabbeln und sich dann laufend durch die Welt zu bewegen, ohne daß diese Techne einem erkennbaren Ziel außer ihrem eigenen Gelingen zuzuordnen wäre.

## Ertragen wir Gentechnologie?

Alltagsnäher und *praktisch* virulenter als die Fragen nach Verantwortbarkeit und Risiken einer Technologie ist ein anderer Zweifel: Ertragen wir, was wir können? Oder beginnen die Handlungsmöglichkeiten, uns psychisch über den Kopf zu wachsen? Erschrecken wir vor der Macht unserer Möglichkeiten? Nicht nach verderblichen Folgen, nach technischen oder sozialen oder den Risiken einer Erosion des Wertgefüges wird gefragt. Auch nicht nach den ethischen Grund- und daraus abgeleiteten Werten, mit denen Handlungen oder angestrebte Ziele sanktioniert oder verworfen werden können. Solche Fragen sind nicht geringwertig, wenngleich deren Erörterung im Rahmen der Gentechnologie seltsam abgehoben wirkt. Wenn die bisher einmalig ausgiebig geführte wie frühzeitig initiierte Diskussion – die entscheidende Konferenz von Asilomar liegt 24 Jahre zurück – den Kanon verweigernder Stimmen kaum hat leiser werden lassen, dann ist das ein Indiz dafür, daß etwas wesentliches außer Acht gelassen worden ist.

In seiner existentiellen Bedeutung steht dieser andere Aspekt (mindestens) gleichrangig neben den der Rationalität zugänglichen Fragen nach den Risiken und der moralischen Vertretbarkeit der Gentechnologie und ihrer Anwendung: Halten wir es in einer nicht-rationalen, „gefühlsmäßigen" Stellungnahme aus, daß von Menschenhand geschaffene Instrumentarien weit mächtiger sind als die/der Kompetenteste unter uns? Instrumentarien, die bisher dem „Schöpfer" und seiner Weisheit vorbehalten, unerreichbar und damit *vernünftigerweise* tabuisiert waren. Instrumentarien auch, die gegen jede systemtheoretische Logik verstoßen, indem sie die menschliche Existenz nicht einfach auf ein pars *pro* toto, auf die übermächtige Technologie entäußern, sondern dieser Technologie die Stellung eines pars *super* totum zuweisen, somit das Menschsein desintegrieren. Der Mensch, vordem der amoralischen Laune der Natur ausgeliefert, wird jetzt ganz sich selbst pflichtig, weil es keinen „Herrn" mehr gibt, den er haftbar machen und von dem er Gnade erflehen kann.

## 1
## Eine Kalkulationsskizze der Technikbewertung

Eine Methode birgt keinen Wert in sich, sie ist weder gut noch böse. Sie wird beurteilt nach ihren Effekten, d.h. nach der *Beschaffenheit* und *Ausprägung* der Veränderungen, die infolge der Anwendung der Methode eintreten, und nach der *Bedeutung* dieser Veränderungen. Weicht der Skalarwert des Effektes nicht signifikant von Null ab, dann wird die Methode ohne weiteres verworfen; die Prüfung der inhaltlichen Bedeutung eines Null-Effektes ist nicht möglich. Zeitigt eine Methode nur einen einzigen Effekt und ist dieser anerkannt negativ, dann ist die Methode nicht akzeptabel. In diesem Fall gilt aber ebenfalls, daß die Methode deshalb „böse" ist, weil der durch sie herbeigeführte *Folge*zustand nicht akzeptiert wird.

Die Beschaffenheit der Effekte wird beurteilt nach skalierbaren Wirkungsgesichtspunkten: (1) Effektstärke, (2) Beherrschbarkeit des Effekts (Reliabilität, Sicherheit, Reversibilität), (3) Kosten-Wirkung-Verhältnis. Die Bedeutung der Skalen wird bewertet nach qualitativen Gesichtspunkten: (a) Moral, (b) Rechtsnormen, (c) weitere gesellschaftliche Festlegungen, die sich aus politischen (parlamentarischen und außerparlamentarischen) Entscheidungen ergeben, (d) persönliche Zielperspektiven. Die Kriterien tragen mit unterschiedlichem Gewicht zum Urteil bei. Da es innerhalb der qualitativen Kriterien mehrere Einzelwerte gibt (konkurrierende ethische Prinzipien, Rechtsnormen etc.), kommt hier eine zusätzliche Gewichtung ins Spiel. Der errechnete Gesamtwert berücksichtigt alle Gewichte.

Wenig spricht dafür, daß die Rangordnung der Gewichtungen für alle Individuen (annähernd) gleich ist. Daher sind individuell unterschiedliche Berechnungsergebnisse zu erwarten. Ein erheblicher Teil der Diskussion zur Gentechnologie dreht sich darum, daß unterschiedliche Gruppen reklamieren, die von ihnen vertretene Rangfolge der Gewichte sei die (einzig) richtige. Ein Beispiel ist die Ansicht, die qualitativen Gesichtspunkte seien absolut vorrangig und innerhalb dieser Klasse seien die moralischen Prinzipien allen anderen Erwägungen weit voranzustellen.

Aber auch die in empirischen Erhebungen zu beobachtende Anfälligkeit der Ergebnisse für geringfügigste Veränderungen der Fragestellung (Hennen 1994: 313) dürfte hier einzuordnen sein.

Gibt es nur einen einzigen Effekt, dann folgt die Bewertung der Technik zwangsläufig der Bewertung dieses Effekts, unabhängig davon, ob rational oder nicht rational vorgegangen wird. *Objektiv* ist dies ein hypothetischer Fall; jeder Effekt wird von anderen Effekten begleitet oder in einer Kette von weiteren Effekten gefolgt, die beim Gesamturteil zu Buche schlagen. Dennoch ist die *subjektive* Realität häufig so, daß nur ein einziger Effekt wahrgenommen wird. Welcher von den vielen gleichzeitig oder in Folge auftretenden Effekten die Aufmerksamkeit zur Wahrnehmung führt, hängt von individuellen Vorannahmen (Glaube) und Befindlichkeiten (Emotion) ab. Entsprechende Wahrnehmungsverengungen sind völlig normal, deuchen aber den kontrolliert vernünftig denkenden Laien schizophren oder sonstwie psychopathologisch (Vahrenholt 1997: 142): Das gentechnisch hergestellte Chymosin, ein Bestandteil des Labfermentes, das zur Käseherstellung aus Kälbermägen gewonnen wird, wurde in Deutschland mit einem Aufschrei der Entrüstung abgelehnt (in England 40% Marktanteil, in USA 60 %); und dies angesichts des damals weit verbreiteten Rinderwahnsinns, das die „natürliche“ Herstellung des Ferments mit erhöhtem Risiko belastete.

Bei parallelen oder seriellen Effekten erfolgt bei rationaler Vorgehensweise eine Kalkulation aller gewichteten Effekte zu einem Gesamtwert. Parallel auftretende Effekte erhalten gemäß ihrer zeitlichen Anordnung gleiche Ausgangsgewichte, d.h. die vorerwähnte Gewichtung nach Gesichtspunkten außerhalb der raumzeitlichen Anordnung wird nicht weiter relativiert. Anders bei den seriellen Effekten, deren Stellung in der Raumzeit eine Neuberechnung der bereits aus anderen Gründen zugeteilten Gewichte erforderlich macht. Auch bei streng rationalem Vorgehen ist nicht eo ipso festgelegt, wie serielle Effekte gewichtet werden. Ihnen kann Bedeutung in aufsteigender oder absteigender oder anderer Reihenfolge zugemessen werden; dies kann in Schritten gleicher Abstände (als Grenzfall kontinuierlich), aber auch kurvilinear erfolgen. So können etwa Folgeeffekte, die sich mit weitem zeitlichen Abstand einstellen, degressiv gewichtet werden. Man kann vermuten, daß die unterschiedliche Bewertung der Gentechnologie oder einzelner ihrer Techniken durch verschiedene Bevölkerungsgruppen (Frauen lehnen stärker ab als Männer, höhere Bildung führt zu mehr Akzeptanz etc., vgl. Eurobarometer 1997, Götsch 1994, Hennen 1994) hier einen Grund haben.

Zu den Gewichtszahlen, die sich aus der *Quantität* der Wirkungen ergeben, treten die Gewichtszahlen aus der *qualitativen* Bewertung der Wirkungsvariablen hinzu. In der Psychologie wird das Verhältnis dieser beiden Klassen von Gewichten in der Regel als multiplikatives gesehen. Dies ist die Basis der sog. Erwartung x Wert-Theorien, deren bekannteste Vertreterin die Theorie der Leistungsmotivation ist.

## 1.1 Konsequentialistische vs. deontologische Bewertung?

Lunshoff (1994: 283 f) und Abshagen (1992: 94) unterscheiden wie andere zwischen einer konsequentialistischen/verantwortungsethischen und einer deontologischen

Argumentation bei der Beurteilung der Gentechnologie. Im ersten Fall bilden die außermoralischen Folgen einer Handlung das Kriterium für deren Bewertung. Sei Gesundheit ein außermoralisches Gut, dann ist eine gesundheitsfördernde Handlung als moralisch geboten anzusehen. Im Falle der deontologischen Argumentation werden Handlungen *an sich* moralische Qualitäten beigemessen. Sei Linderung von Leiden eine moralische Pflicht, dann wird Gesundheitsförderung insoweit als moralisch geboten aufgefaßt, als damit Leiden gelindert werden. Linderung von Leiden ist ohnedies geboten, auch wenn es nicht die Gesundheit fördert.

Die Redeweise von der moralischen Qualität der Handlung selbst könnte den Eindruck erwecken, als ob entgegen der obigen Ausführung Methoden auch ohne Ansehung ihrer Konsequenzen bewertet werden können. Das ist nicht der Fall. „Linderung von Leiden" bezeichnet keine umschriebene Handlungsweise, sondern das beabsichtigte *Ergebnis* unbestimmter Handlungen. Eine dieser vorstellbaren Handlungen kann zufolge des Beispiels von Lunshoff eine solche sein, die Gesundheit fördert und *dadurch* Leiden mindert.

Selbst wenn präziser davon gesprochen würde, daß die moralische Qualität nicht der Handlung als solcher anhaftet, sondern der *Eignung*, ein bestimmtes Resultat herbeizuführen, ist allein das gemutmaßte *Resultat* entscheidend für die Attribuierung des moralischen Wertes der Handlung. Der singuläre Fall, daß eine Handlung als einzigen Effekt etwa die Linderung von Leiden zeitigt, setzt nicht die Logik der allgemeinen Betrachtung außer Kraft. Außerdem zeigt das von Lunshoff selbst angeführte Beispiel, daß ein solcher Fall hypothetisch, wenn nicht fiktiv ist. Ist diese Argumentation schlüssig, dann ist *jede* Methode konsequenzethisch zu bewerten. Moralische Qualitäten können nur Zuständen, nicht aber Prozessen zuerkannt werden. Die von Lunshoff getroffene Unterscheidung wirft insoweit keinen Gewinn ab. Es bleibt, daß die zur Handlungsbewertung herangezogenen Folgen moralische oder außermoralische Güter sein können.

## 1.2 Die Stellung der kategorischen Argumentation

Ein anderes Beispiel widerlegt prima facie die Auffassung, daß alle moralischen Bewertungen konsequenzethisch ausgerichtet sind: Gentechnik anwenden heiße Gott spielen (Lester Lubov: „playing god with DNA"; Jonas 1987: 204; Kitcher 1998: 245 ff). Sich so aufzuführen wie der Schöpfer, sei die extremste Form der Anmaßung, ein Sakrileg. Daher sei die Anwendung von Gentechnik verboten, selbst wenn damit Effekte erzielt werden, die akzeptiert (Gesundheit) oder gar moralisch geboten sind (Linderung von Leid). Derart „kategorische" Argumentation scheint jede „pragmatische" Argumentation, der es um die Abwägung *sämtlicher* möglichen Konsequenzen im Sinne des oben skizzierten Modells geht, auszuhebeln, da sie *vor* allen, beabsichtigten wie unbeabsichtigten, Handlungseffekten steht. Erwiese sich die Vorgängigkeit solcher Argumente als trügerisch, müßten sich deren Proponenten bequemen, sich auf die Ebene der abwägend-pragmatischen Argumentation zu begeben.

Genau betrachtet geht es auch in diesem Beispiel nicht um die Handlung selbst, sondern um deren Produkt, das verboten werden soll: eine Variante von Leben, die nach einem von Menschen festgelegten Plan geschaffen oder verändert wurde.

Wenn es dem Menschen möglich wird, Geschöpfe zu entwerfen, dann richtet sich das Verbot weder auf den Produktionsprozeß noch auf das Gelingen (Effizienz) als solches, sondern – andere Gründe beiseite gelassen – auf die Befürchtung, daß die Schöpfung *nicht wohl* gelungen sein könnte, so daß entweder das Geschöpf selbst oder die Mitgeschöpfe in der Folge unter ihm zu leiden haben werden. Die Herbeiführung von Leid ist moralisch nicht vertretbar, woraus sich das Verbot vollständig begründen läßt: Es liegt eine übliche Abwägung von seriellen Effekten vor. Erst dann, wenn sich in dieser Kalkulation die Eintrittswahrscheinlichkeit des befürchteten Resultats der (guten) Begründung zu entziehen sucht, wird daraus eine kategorische Argumentation.

Der andere Verbotsgrund, ein Geschöpf nach menschlichen Plänen herzustellen, betrifft den *Produzenten* und wiederum nicht den Produktionsprozeß. Es ist aber fraglich, ob es nicht lediglich einem wenig gründlichen Denken geschuldet ist, daß dem einen Schöpfer *als solchem*, Gott, etwas als heilig zugebilligt wird, das dem anderen Schöpfer, dem Menschen, untersagt sein soll. Alle bekannten Explikationen solcher Argumentation laufen darauf hinaus, daß die Produktgüte, nicht aber der Produzent die Meßlatte für die Bewertung abgibt. Woran sonst sollte ein Produzent eindeutig gemessen werden, wenn nicht an seiner Kompetenz und deren Realisation. Die Rede von der „Anmaßung“ hätte wenig Sinn außerhalb einer Kompetenzargumentation.

Dem Menschen wäre eine Schöpfung folgerichtig untersagt, weil er sich bei allem Erkenntnisfortschritt nicht annähernd mit dem allmächtigen Schöpfer messen kann, die Wahrscheinlichkeit eines mißlungenen Produkts bei von ihm ausgehenden Handlungen also ungleich höher ist (Jonas 1987). Es zwingt keine Logik dazu, diesen Abstand, wie groß auch immer er gesehen wird, als kategorisch, d.h. unverringerbar oder gar unüberbrückbar anzusehen. Dies kann nicht hindern, einen anders lautenden Glaubenssatz aufrecht zu erhalten. Damit allerdings befänden wir uns außerhalb rationaler Argumentation.

Andernfalls ließe sich die Bewertung nach dem oben skizzierten Modell vornehmen: Könnte gezeigt werden, daß der Mensch seine Sache bei der biologischen Schöpfung *innerhalb einer geduldeten Fehlertoleranz* gut macht und daß er die Fehlermarge Stück für Stück verringern kann, dann könnte ihm aus dieser Sicht die Erlaubnis zur Schöpfung nicht verweigert werden. Daß ihm Fehler unterlaufen, kann allein die Erlaubnis nicht ausschließen. Wir haben nur zwei Möglichkeiten, nicht menschengemachtes Leid, Not und Elend zu interpretieren: Auch dem Schöpfer unterlaufen Fehler, d.h. er ist nicht *unvergleichlich* mächtig, oder aber er mißbraucht seine Gaben zu etwas Bösem.

## 1.3 Intendierte vs. nicht intendierte Effekte

Ist es richtig, daß die moralische Beurteilung einer Handlung resp. einer Methode bei genauerer Betrachtung immer konsequenzethisch erfolgt, bleibt doch zu klären, ob intendierte Effekte in das Urteil mit anderem Gewicht eingehen als nicht intendierte, aber unverhinderbare Effekte. Dies ist auch die Frage danach, ob der Zweck die Mittel heiligt, oder ob nicht bezweckte Effekte so schwergewichtig in die Rechnung eingehen können, daß die Handlung trotz eines moralisch gebotenen

Zieles unterlassen werden muß. *Mißbrauch* bezeichnet dagegen die Verwendung einer Technik, die derjenigen Untermenge von Zielen dient, die gegen eine Verpflichtung (Ethik, Rechtsnorm, anderes gesellschaftliches Gebot) verstoßen. Das Urteil über den Mißbrauch ist einhellig, Uneinigkeit besteht lediglich im Hinblick auf die Definition und Rangfolge der Verpflichtungen.

Zu den *non target effects* sind hingegen zwei diametrale Standpunkte denkbar:

1. Nicht beabsichtigte Effekte haben *keinen* Einfluß auf das moralische Urteil über eine Technik. Würde diese Position vertreten, ließe sich keine Technik zurückweisen, sofern ihre Verwendung einem gebilligten Ziel zugeschrieben werden kann.
2. Nicht nur *zwangsläufige* non target effects gehen in die Rechnung ein, sondern alle parallelen und seriellen Folgen, die sich *allenfalls* einstellen. In diesem zweiten Fall könnte keine einzige Methode mehr akzeptiert werden: Auch ein Kissen oder eine Plastiktüte können töten; Liebe kann psychisch letal sein, indem sie jemanden „erstickt"; Geschenke können jemanden so sehr verpflichten, daß er daran entweder sozial oder ökonomisch zugrunde geht (z.B. indianischer Potlatsch).

Ein bedeutsamer Teil der Diskussion dreht sich genau darum, daß die einen die Gentechnologie ablehnen, weil sich - mit welch geringer Wahrscheinlichkeit immer - zusätzlich zum gebilligten Ziel unakzeptable Effekte einstellen *können*, während andere sie nur ablehnen wollen, wenn deren Eintrittswahrscheinlichkeit und Gewicht hoch (genug) sind.

## 1.4 Kategorische vs. pragmatische Argumentation

Eine Argumentation sei kategorisch genannt (anders Lunshoff 1994), wenn *irgendeiner* der kalkulierbaren bezweckten oder außerintentionalen Effekte, der moralisch, rechtlich oder nach sonstiger Pflicht nicht akzeptabel ist, *allein* ausreicht, um die Technik zu untersagen, ohne Ansehung der *Eintrittswahrscheinlichkeit* dieses Effektes und ohne Ansehung des *Effektgewichtes* („Wertes") und deren Relation zu den übrigen Effekten und deren Gewichten (gewichteter Gesamtwert). Eine extreme, egozentrische Variante des Verbots liegt vor, wenn es für das Urteil ausreicht, daß ein solcher Effekt rein subjektiv und ohne Rücksicht auf die Übereinstimmung mit allgemeinen Wertvorstellungen klassifiziert wird (Privatmoral).

Eine andere extreme Form der kategorischen Argumentation besteht auf einem Verbot einer Technik bereits dann, wenn unakzeptable Effekte bloß vorstellbar sind oder nur diffus gefürchtet werden (sog. frei flottierende Angst). Diese Argumentation endet in der Forderung nach der Umkehr der Beweislast: Solange nicht bewiesen worden ist, daß nicht *irgend* einmal ein negativer Effekt auftritt, ist die praktische Verwendung der Methode untersagt (vgl. Braun 1997: 3; Daele 1997: 7 f). Da die Erkenntnislogik dem Beweis einer Allaussage im Wege steht, bedeutet die Einbeziehung imaginärer Effekte eine Blockade *jeder* Technik (Krebs 1997: 57).

Triebe man das Argument konsequent weiter und machte keinen wesentlichen Unterschied zwischen Operationen, die von Menschenhand eingeleitet werden und solchen, die „natürlich" erfolgen, dann müßte die Welt buchstäblich stillstehen.

Nach physikalischem Verständnis hätte die Welt damit aufgehört zu existieren (philosophisch Oevermann 1997: 160: „aporetische Schließung des Lebens"). Eine andere Variante extremer kategorischer Argumentation, die als *fundamentalistisch* bezeichnet werden kann, ist dem Publikum eher zu vermitteln: Bestimmt definierte Effekte gehen mit einem so hohen Gewicht in die Kalkulation ein, daß sie alle anderen Effekte ausstechen.

Um der Blockade zu entgehen, wird eine Prüfung der Effekterwartung vorgeschlagen (Oevermann 1997: 160 ff): Eine Technik soll dann und nur dann nicht angewandt werden, wenn es „plausible" Anhaltspunkte für negative Nebenwirkungen gibt. Die bloße Imagination genügt nicht, sondern die Plausibilität muß empirisch oder theoretisch genügend verankert sein; dazu reichen schon geringe bis schwache „Evidenzen". Was in der kategorischen Argumentation übersehen wird: Die Prüfung ist *zweiseitig* vorzunehmen: Bevor eine Handlung unterlassen wird, ist ebenso zu belegen, daß die Nicht-Handlung oder eine mögliche Alternativhandlung zu mindestens gleichwertigen positiven Effekten *und* zu mindestens geringeren negativen Nebeneffekten führen als die Ausführung der Handlung. Die kategorische Argumentation muß daher als unzulässig zurückgewiesen werden.

Eine Argumentation kann *pragmatisch* genannt werden (ähnlich Bayertz & Runtenberg 1997: 110 ff), wenn nach dem bereits oben angedeuteten Rechengang im Hinblick auf *alle* vorhersehbaren Effekte eine gewogene Entscheidung herbeigeführt wird: Mit welcher Wahrscheinlichkeit treten welche positiven und welche negativen Effekte ein? Welches Gewicht haben die einzelnen Effekte, d.h. bei wie vielen Personen mit welcher Intensität, mit welcher Dauer und mit welcher Möglichkeit der Reversion stellen sich die Effekte ein? Dieser Rechengang ist insoweit pragmatisch, als er inhaltlich durch die epistemische Struktur des Kalkulators definiert ist, was dazu führt, daß Personen und Personengruppen selbst bei strikt rationalem Vorgehen zu unterschiedlichen Resultaten gelangen: Die Vorhersagbarkeit der Effekte, ihrer Auftretenswahrscheinlichkeiten, ihrer Werte und der darunter subsumierbaren einzelnen Parameter sind abhängig von unterschiedlichem Wissenshintergrund, unterschiedlichen Weltsichten, unterschiedlichen Lebensweisen.

## 1.5 Kurzschlüssige Bewertungen

Ein unscharf begründeter, „gefühlsmäßig" vorhergesagter negativer Effekt der Gentechnologie oder eine fundamentalistische Übergewichtung eines solchen Effekts verzerren zwar das Resultat, stellen die Rationalität der Abwägung aber nicht grundsätzlich in Frage. Auch die „pragmatische" Vorgehensweise, das Endurteil nach bestem Wissen und Gewissen zu fällen, erlaubt keine vollständige und verzerrungsfreie Abwägung, da die Eingangswerte nicht zweifelsfrei sind. Von solcher Unschärfe zu trennen ist eine Bewertung der Gentechnologie, die auf *direktem* Weg, ohne Verwendung irgendeines Kalküls, erreicht wird:

1. Eine Kalkulation wird unterlassen, weil auf der Grundlage eines *übergeordneten Urteils* „alles klar" ist. Die Gentechnologie wird entweder auf der Basis einer Ideologie abgelehnt oder aufgrund eines anderen Urteils auf ungenügender Informationsbasis (Vorurteil). In beiden Fällen wird weder geprüft, ob der

Urteilsgegenstand als Spezialfall unter die generellen Urteile subsumiert werden kann, noch wird die Haltbarkeit dieser Urteile in Zweifel gezogen. Dabei handelt es sich nicht um psychopathologische Prozesse, sondern es sind einfache kulturelle Orientierungs- und Interpretationsmuster, die zu den immunisierten „Technikbildern" führen (Elstner 1997: 5). Eine Demonstration, wie klar alles sein kann, liefert eine indische Stimme (Mies & Shiva 1993; Shiva 1998: 53), welche die Ablehnung gentechnisch veränderter Nutzpflanzen zu einem Kampf zwischen zwei wissenschaftlichen Kulturen stilisiert. Die eine (grüne) Kultur basiere auf Transparenz und Verantwortungsbewußtsein gegenüber Mensch und Umwelt; die andere hingegen auf Gewinnstreben und fehlender Transparenz. Die eine sei ausgerichtet auf Zukunftssicherung, die andere auf Risiko; die eine auf Vernunft, die andere auf Unvernunft.

2. Die Stellungnahme erfolgt automatisch auf der Grundlage einer Kalkulation *aus der Vergangenheit*, die auf den gegenwärtigen Beurteilungsgegenstand fortgeschrieben wird, auch hier, ohne zu prüfen, ob dieser ein vergleichbarer Fall ist und ob die Randbedingungen sich geändert haben, etwa durch neue Erkenntnisse, welche die in die Kalkulation eingeflossenen Werte ändert.

Die beiden vorgenannten Bewertungen können grundsätzlich für eine realitätsangemessene Informationsverarbeitung geöffnet werden. Die Motivation dazu wird nach der Theorie der kognitiven Dissonanz (Festinger) dann erreicht, wenn die Diskrepanz zwischen dem „feststehenden" Urteil und neu zugeführter Information, etwa über ausbleibenden Mißbrauch oder das Ausbleiben von Unfällen bei gentechnischen Experimenten, zu groß wird. Allerdings läßt sich nicht generell vorhersagen, wie sich die entstandene Motivation auswirkt. Sie kann u.U. dazu führen, daß neu hinzutretende Information durch Aufmerksamkeitsverschiebung ausgeblendet oder für unglaubwürdig erklärt wird. Dies wird dann der Fall sein, wenn die vertretene Vorausbewertung einen hohen Stellenwert in der Weltsicht des Individuums einnimmt. Die *theoretisch* gegebene Zugänglichkeit ist daher *praktisch* bei Fanatikern und Strenggläubigen nicht erreichbar.

3. Die Bewertung ist eine Gewohnheitshandlung, die im Trial-error-Verfahren operant konditioniert wurde (Skinner-Paradigma), eine kalkulatorische Prüfung hat *niemals* stattgefunden. Die Konditionierung wird aufgrund zumindest gelegentlicher Verstärkung (z.B. aus der eigenen Bezugsgruppe) aufrecht erhalten.
4. Die Gentechnologie wird *emotional* abgelehnt. Weder erfolgt aktuell eine Abwägung der für ein Urteil in Frage kommenden Gründe, noch hat es in der Vergangenheit eine - hier zu recht oder unrecht angewandte - Kalkulation gegeben, deren Resultat einfach fortgeschrieben wird. Eine Emotion läßt keinen Raum für eine kognitive Abwägung, weil die Aktivierung des autonomen Nervensystems zu einer forcierten Entscheidung „nötigt". Das „Schreckliche" eines nur möglichen Schadens wird dann bedeutsamer als dessen Eintrittswahrscheinlichkeit (Hennen 1994: 332).

Die Emotion, etwa Angst oder Abscheu, können eine unterschiedliche Genese haben. Sie kann klassisch konditioniert sein (Pawlow-Paradigma, einfache Verhaltensstörung), sie kann konkrete Folge einer religiösen, esoterischen oder sonstigen transzendental-apokalyptischen Kosmologie sein, aber auch mit Krankheitswert im Syndrom einer schweren Persönlichkeitsstörung (Neurose) oder einer Psychose auftreten, also auf einer tiefgreifenden Störung des psychischen oder biochemischen Haushalts beruhen. Bei der Durchsicht der pauschalen Ablehnungen der Gentechnologie gewinnt man den Eindruck, daß alle diese Zugänge in der Realität auftreten.

Die beiden zuletzt genannten kognitiven Verengungen resp. Ausblendungen gegenstandsadäquater Information sind auf üblichen Wegen, etwa durch öffentliche Diskussionen und andere, selbst sehr massive Informationsangebote, nicht aufhebbar. Nach der Zwei-Faktoren-Theorie der Konditionierung (Mowrer) greifen die klassische und die operante Konditionierung so ineinander, daß ein Circulus vitiosus entsteht, in dem das radikale Urteil über die Gentechnologie mit jedem Versuch des Abbaus nur immer stärker wird. Dies ist in ausgedehnten Experimentalreihen sowohl bei Tieren als auch bei Menschen wiederholt bestätigt worden.

Vereinfacht dargestellt führt die ablehnende Verhinderung der Gentechnologie zum sich ständig wiederholenden Bestätigungserlebnis, daß nur deshalb die Welt noch nicht aus den Fugen geraten ist, weil der Kampf gegen die Technologie erfolgreich war. Der abgeschmackte, aber didaktisch durchschlagende Witz über den psychiatrischen Patienten, der ständig magische Zeichen produziert, beleuchtet das Prinzip: Gefragt, was er damit bezwecke, gibt er die Auskunft, er verjage die Elephanten. Als man ihn darauf hinweist, daß weit und breit kein Elephant zu sehen sei, antwortet er triumphierend: Na, sehen Sie!

Um die Folge von fehlattribuierter Ursache und Wirkung zu durchbrechen, verwendet die Verhaltenstherapie eine Brutaltechnik, deren Einsatz eine kenntnisreiche Kausalanalyse und viel Geschick voraussetzt: Sie „überflutet" den sich Verschließenden schonungslos mit der Realität, so daß die Erfahrung erzwungen wird, daß seine Kognitionen fehlerhaft sind. Übertragen auf die Gentechnologie: Die Ablehnungsfront würde schnell zusammenbrechen, wenn die Techniken überall gegen den Widerstand angewendet und sich die geweissagten schrecklichen Folgen dennoch nicht einstellen würden. Ob diese hochwirksame psychotherapeutische Technik im globalen Maßstab eingesetzt werden darf, kann – nicht nur wegen des dann gestörten sozialen Friedens, ein Phänomen, das sich auch im therapeutischen Setting negativ auswirkt – nur politisch entschieden werden, da wir nicht garantieren können, daß die befürchteten negativen Folgen gänzlich ausbleiben.

## 2 Einwände und Bedenken gegen die Gentechnologie

Die folgende Skizze soll den Extrakt dessen zur Kenntnis bringen, was an Bedenken und Argumenten im einzelnen[3] hinüber- und herübergereicht wird. Die Darstellung erfolgt weitgehend unabhängig vom spezifischen Einsatzgebiet der Gentech-

[3] Vgl. eine tabellarische Zusammenstellung bei Kepplinger 1997: 47.

nologie. Wo ein Bezug zur Verdeutlichung unvermeidbar ist, wird eher auf die „rote“ Gentechnologie zurückgegriffen, während die „grüne“ und die mikrobielle (pharmakologische) Gentechnologie im Hintergrund bleiben. Jedoch wird die rote Gentechnologie nicht aus der engen Sicht der ärztlichen Profession erörtert werden, da dies eine unzulässige Verkürzung wäre, erreicht durch eine vereinfachende Ausschlußargumentation (z.B. Winnacker et al.), die wesentliche Teile der Anwendungsproblematik unerörtert im Raum stehen läßt. Es bedarf keiner Prophetie, bei ausgereifter Technologie neue Berufsbilder für möglich zu halten wie das des Gendesigners, des Geningenieurs, des Genpädagogen oder des Genberaters (z.B. Wüstner 2000), die sich der Techniken bedienen oder über deren individuellen Einsatz urteilen, die bisher nur in der Funktion der Linderung und Heilung akzeptabel erscheinen. Die medizinische Profession steht nur momentan im Vordergrund der Anwendungsdiskussion.

## 2.1 Technische Risiken

Eine Technologie ohne Risiken ist undenkbar. Nicht anders als die *intendierten* Effekte müssen die *unerwünschten* Effekte nach dem Erwartung x Wert-Modell geschätzt werden. Ist eine Technologie sehr wirkungsmächtig, dann ist die Expression in Nebeneffekten entsprechend stark. Ist die Technologie grundlegend neu, kann die Eintrittswahrscheinlichkeit der Nebeneffekte nicht anhand von Hilfsparametern geschätzt werden. Die praktische Vernunft gebietet es daher anfangs, die Wahrscheinlichkeit auf ein Maximum zu setzen, dies zumal dann, wenn das Gewicht eines unerwünschten Effekts hoch sein kann (Elstner 1997: 38: Vorrang der schlechtesten Prognose). Kein geringerer als Virchow hat seine ganze Reputation gegen die Eisenbahn in die Waagschale geworfen (Kreysa 1997: 79), weil er überzeugt war, die hohe Geschwindigkeit würde dem Menschen ernsthaften Schaden zufügen. Das war zu seiner Zeit, bei der damals gegebenen Datenlage, kein unvernünftiger Gedanke. Ganz entsprechend wurde anfangs das Risiko der Gentechnologie überschätzt; in der Konferenz von Asilomar 1975 wurden Restriktionen vereinbart, die sich im Nachhinein als zu streng erwiesen.

Man hielt es für möglich, daß durch die gentechnische Veränderung als solche ein Sicherheitsproblem entstehen könnte (Winnacker 1997: 46). Wäre es nicht denkbar, daß der gentechnische Eingriff einen so harmlosen Organismus wie die Bäckerhefe zu einem Krankheitserreger machen könnte? Auch sind viele Gene pleiotrop, haben mehr als eine Auswirkung. Eingeschleust in ein fremdes Genom könnten sie in unvorhersehbarer Weise die Expression dort vorhandener Gene beeinflussen, insbesondere solcher, die dort „schlummern“ (Tudge 1994: 504). „Heute, 20 Jahre und -zig Hunderttausende Experimente später, gehen wir davon aus, daß es das spezifisch gentechnische Risiko nicht gibt. Die Genome der in den Forschungslaboratorien und Produktionseinrichtungen verwendeten Standardmikroorganismen sind so klein und so gut untersucht, daß das Risiko im Umgang mit ihnen kalkulierbar geworden ist. Was nicht heißt, daß gentechnische Experimente risikolos geworden sind, sondern nur, daß sie sich aus der bekannten Natur der Mikroorganismen und der verwendeten Gene voraussagen lassen. Natürlich sind gentechnische Arbeiten am Pestbakterium gefährlich, aber eben nur weil dieses selbst schon hochpathogen ist und nicht etwa wegen der gentechnischen Veränderung." (Winnacker 1997: 46). Erst der Vergleich mit anderen Risiken macht die Geringfügigkeit deutlich (Winnacker 1995: 65): Unter 30.000 Bakterienspezies ist nur ein einziges menschen-, tier- oder pflanzenpathogen, während die Wahrscheinlichkeit, daß ein U.S.-Bürger des Mordes überführt wird, etwa doppelt so hoch ist.

### Synergistische Effekte

Allerdings gilt die Geringfügigkeit des Risikos nur für Mikroorganismen unter den speziellen Bedingungen des Forschungslabors oder einer geschlossenen Produktionsanlage der pharmakologischen Gentechnik. Die Kritiker der Gentechnologie werfen der Forschung vor, daß sie pro domo arbeite, indem sie alle Ansätze ausschließe, die nicht in das Korsett einer naturwissenschaftlich-experimentellen Herangehensweise (Labor) passen. Erfahrungswissen (Epidemiologie) werde zunehmend entwertet, komplexe Systemzusammenhänge so weit reduziert, bis sie im Labor bearbeitet werden könnten und dann zur trügerischen Schlußfolgerung des minimalen Risikos führten. Unsere Lebenszusammenhänge entsprächen nicht diesen Laborwelten, sondern seien von hoher Komplexität (Tappeser 1998: 224). So beeindruckend die interne Gültigkeit der Erkenntnisse sei, so wenig könne daraus auf die externe (ökologische) Validität extrapoliert werden. Daher könne auch etwa die Gefahr der Antibiotika-Resistenz immer noch nicht ausgeräumt werden (Tappeser 1998: 234).

Die Befürworter der Gentechnologie leugnen nicht, daß die Situation bei Freilandversuchen unübersichtlicher ist, da das Genom von Pflanzen komplexer ist als das von Mikroben (Winnacker 1997: 47). Daher werden synergistische (nicht-lineare) Modelle der Risikoabschätzung für adäquater erachtet als übliche linear-additive Modelle (Elstner 1997: 33). Für Hans Jonas (1987) ist die Wirkungsambivalenz (neben der Zwangsläufigkeit der Wirkungen und ihrem globalen Ausmaß in Raum und Zeit) einer der drei tragenden Pfeiler des Bedrohlichkeitspotentials der neuen Technologien, die ihn zu der Schlußfolgerung führt, ethisches Gebot der Stunde sei ein radikaler Konservatismus (bremsen, schützen, bewahren), um so eine Entwicklung zu verhindern, die zum Untergang des Menschen führen *könne*. Die Befürworter relativieren die negative Bedeutung der so sehr gefürchteten Unvorhersagbarkeit, wenden sie sogar ins Positive (Abshagen 1992: 97; Markl 1992: 37): Allein durch *unkontrollierte* Mutation entstünde laufend eine unübersehbare Zahl neuer genetischer Varianten. Im Bereich der Mikroorganismen sei die Überschreitung von Artgrenzen durch Konjugation, Transformation und Transduktion (z.B. Antibiotikaresistenz, Hospitalismus) der Normalfall. Auch die Vielfalt der höher entwickelten Arten sei großenteils durch artüberschreitenden Gentransfer entstanden. Jede Geburt eines Menschen sei ein genetisches Freisetzungsexperiment. Gerade die Unüberschaubarkeit, mit der laufend genetische Rekombinanten erzeugt werden, sei das kreative Potential und einer der wesentlichen evolutionären Vorteile sexueller Fortpflanzung.

Im dritten Anwendungsgebiet, der roten Gentechnik, ist die Forschung noch zu wenig fortgeschritten, als daß abschließend argumentiert werden könnte. Es ist vor allem die Verfahrenstechnik, die noch weit von der Beherrschbarkeit entfernt ist. Teilweise, wie bei der Präimplantationsdiagnostik, wird die Anwendungssicherheit als genügend hoch eingeschätzt. Als größtes Problem wird die Zielungenauigkeit von Genvektoren gesehen (Tudge 1994: 501). Wenn ein eingeschleustes Gen ungewollt mitten in einem Onkogen plaziert wird, dann kann die Krebsgefahr merklich ansteigen.

## 2.2 Ökologische Risiken

In der Diskussion um negative ökologische Folgen gentechnischer Anwendungen sind kaum Argumente zu finden, die nicht aus anderweitigen Themenkreisen zur Ökologie bereits bekannt sind. Es sind das *Ausmaß*, die gemutmaßte *Irreversibilität* und die *Eigendynamik* möglicher negativer Effekte, die erschrecken lassen. Gegen Hans Jonas, Günter Anders und Robert Speamanns Menetekel stark verlängerter, unübersehbarer Wirkungsketten wird relativiert, daß bereits jede bisher bekannte Technik, beginnend mit der Einführung des Ackerbaus und der Tierzucht vor zehntausend Jahren (vgl. Tudge 1994), unter dieser Perspektive hätte gesehen werden können (Kreysa 1997: 78), so daß nicht von einer *neuen* Dimension einer Verantwortbarkeitslücke gesprochen werden könne. Wir haben auch bisher vieles für verantwortbar gehalten, was wir nicht überschauen konnten, weil es *unmittelbare* Bequemlichkeiten und Vorteile gebracht hat.

Dennoch spielen solche Argumente gerade in der Ablehnung der grünen Gentechnologie eine bedeutende Rolle. So wird etwa gegen transgene schädlingsresistente Pflanzen eingewandt, daß durch deren ständige Produktion insektentoxischer Proteine viel schneller eine Resistenz bei den Schädlingen erzeugt werde als bei der äußeren Applikation toxischer Chemie, deren Wirkungsdauer immer begrenzt ist (Tappeser 1998: 228). Dem steht die Beobachtung entgegen, daß derartig mit „Giftspritzen" ausgerüstete Pflanzen auch natürlich vorkommen und diese keineswegs schnell wehrlos gegen Schädlinge werden. Auch die gleichzeitige Schädigung von Nützlingen und die unkontrollierbare Beeinflussung von Bodenprozessen muß von daher relativiert werden.

Nähert man sich über die Einzeleffekte hinaus einer ganzheitlicheren, systemtheoretischen Betrachtungsweise, dann lehnt nicht nur das Lager der eingefleischten Kritiker die Freisetzung transgener Organismen ab. Transgene Pflanzen können mutieren oder sich mit natürlichen Pflanzen kreuzen, ohne daß der Effekt berechenbar ist. Die Welt könnte auf diese Weise in stärkerem Ausmaß als bereits bisher zu einer unübersichtlichen Baustelle werden, auf der wir ständig reparieren müssen, was sich eigendynamisch aus unseren vorherigen Eingriffen ergeben hat (Kreysa 1997: 87; Tudge 1994: 511). Wenn auch die behauptete Irreversibilität von „Fehlern" logisch kaum zu begründen ist, so ist es immerhin denkbar, daß der Reparaturaufwand größer ist als der Nutzen der beabsichtigten Eingriffe, so daß auch die ökonomische Bilanz negativ wird. Vor allem aber wird befürchtet, daß sich an irgendeinem Punkt eine positive Rückkopplung, ein lawinenartiger Prozeß einstellen könnte, der die in Jahrmillionen gewachsene Ökologie so weit aus dem Systemgleichgewicht bringt, daß sie sich nicht mehr einpendeln läßt.

**Rücksichtslosigkeit**

Auch der zweite globale Einwand ist bekannt. Der Mensch hat sich zu einem Monster entwickelt, das rücksichtslos die natürlichen Ressourcen ausnutzt, ohne daran zu denken, daß manches unwiederbringlich und unersetzbar ist, auch im Bereich von Organismen. Derjenige, der alle Ressourcen nutzt, macht das evolutive Rennen (Tudge 1994: 543). Diese Strategie kann als Tugend gelten, solange es genügend Ressourcen gibt. Jenseits einer bestimmten Grenze aber schaufelt sich der Mensch mit seiner Tüchtigkeit das eigene Grab (Tudge 1994: 545). Diese Befürchtung gilt vor allem auch in bezug auf die Verarmung des Genpools durch gezielte Eingriffe, die unter einem vordergründigen Nutzendenken stehen (Mieth 1997: 259).

Alle Belange moderner Gesellschaften sind heute durch die ausnutzende Einstellung geprägt. Diese kassandrische Warnung läßt sich auf eine meta-stoffliche Sphäre transzendieren und begründet dann ökologisch, was bislang durch religiöse Tabus geschützt wurde: Die Forschung ist der Kulminationspunkt der Attitüde, alles der Ausbeutung zuzuführen (Tudge 1994: 545). Die Ergründung des Unbekannten macht dieses verfügbar; Erkenntnis bleibt nicht für sich, sondern wird „verbraucht". Die Forderung an die Wissenschaft, nicht nur aus Wissensdurst, also intrinsisch motiviert zu handeln, sondern „relevant" zu sein, d.h. etwas zur Lösung der materiellen Lebensprobleme (technische Relevanz) oder der psychosozialen Probleme (emanzipatorische Relevanz) beizutragen, steigert die Ausbeutung noch einmal und spiegelt wider, wie fest diese Mentalität, alles Vorhandene zu unseren Gunsten auszubeuten, im gesellschaftlichen Bewußtsein verankert ist.

Die Versuchungen und Mißbräuche, die Materie zu verschwenden, wögen vielleicht weniger schwer als diejenigen, die aus dem Vermögen erwachsen, die Strukturen und Ordnung der Natur, das Organische in der Natur zu verändern (Bundesministerium für Forschung Technologie 1991: 72). Hier könnte ein Mißverständnis vorliegen: Die Ordnung der Natur, so wie sie als Struktur gegeben ist, ist nicht gleichzusetzen mit den Funktionsprinzipien dieser Ordnung. Etwas zu tun, was auch die „Natur" selbst tut, nämlich inhaltliche Veränderungen am Genpool vorzunehmen, bedeutet nicht, die Prinzipien anzutasten, nach denen der Bauplan im Genom gespeichert ist. Die Naturgesetze werden dadurch nicht außer Kraft gesetzt oder verändert. Insofern ist die „verbrauchte" Struktur als ein *erneuerbares* Produkt zu betrachten, so daß nach dem Credo der ökologischen Bewegung kein wirklicher Schaden entstehen kann. Es ist bezweifelbar, ob wir in die Gesetze selbst je werden eingreifen können. Wir kommen mit unserer Forschungsmacht bis zu einem Punkt, wo wir diese Gesetze ergründen und, wo immer dies nach den vorgenommen Zielen und den tatsächlichen Folgen und Nebenfolgen verantwortbar erscheint, sie gezielt nutzen, d.h. die Gesetze genauso anwenden, wie die „Natur" selbst es tut.

Mit einigem Zynismus könnte man ihre eigene Argumentation auf die ökologisch argumentierenden Kritiker der Gentechnologie zurückwenden: Wenn der Mensch sich „natürlich", ohne jeden gentechnischen Eingriff von unberufener Seite zu einem solchen epistemischen und ordnungssaugenden Vampir entwickelt hat, der die größte Gefahr für den orbis terrarum bildet, was kann uns dann noch Schlimmeres durch die gezielt eingesetzte Gentechnik widerfahren? Die Antwort müßte lauten: Der mißratene Mensch, der sich selbst und seine Eingriffsmöglichkeiten allzu wichtig nimmt, so als ob er wirklich ein Demiurg sein könnte.

Während auf der einen Seite (siehe unten) die Gentechnologie für die zunehmende Verarmung der Dritten Welt verantwortlich gemacht wird, wird in Diskrepanz dazu gemutmaßt, transgene Pflanzen könnten mit ihren höheren Erträgen zu einem Anstieg der Bevölkerung über die jetzt kalkulierbare Gleichgewichtsgrenze von 12 Milliarden hinaus führen. Denn ein höherer Ertrag mache mehr Menschen satt und lasse weniger hungers sterben. Ist das gut oder ist das schlecht? Können wir verantwortbarere Lösungen für die Minderung des zu erwartenden Schadstoffausstoßes und für die Errettung von Lebensraum für unsere Mitgeschöpfe finden als ein Verbot der Gentechnologie? Gibt man sich die möglichen Antworten, entdeckt man schnell, daß eine Kritik an der Gentechnologie in dieser Hinsicht falsch plaziert ist.

## 2.3 Ökonomische Risiken

Die meisten der hier kritisch vorgebrachten Effekte sind nicht charakteristisch für die Gentechnologie, sondern eignen jeder Technik, auch jeder Handlung, die sich keiner besonderen Technik bedient. Es geht um Sekundäreffekte, die nicht der Technik, sondern dem intendierten Erfolg resp. der Handlungseffektivierung immanent sind: Können wir Schädlinge und Unkraut gentechnisch eindämmen, dann brauchen wir selbst weniger zu arbeiten. Lassen sich Krebs, Aids und andere Krankheiten gentechnisch „besiegen", dann brauchen wir weniger kurative, seelsorgerische und andere Dienstleistungen, die Elend lindern.

### Weniger Tagewerk

Dies kostet Arbeit, aber es ist logisch defekt zu argumentieren, es koste Arbeits*plätze*. Die Menge leistbarer Arbeit ist praktisch unbegrenzt, lediglich wenn wir Raum und Zeit fixieren, ist eine Grenze gegeben: Wird weniger im Gesundheitsbereich und im Agrarbereich gearbeitet, so steht an anderen Stellen mehr Manpower zur Verfügung. Auf wie viele *Personen* der Gesamtbetrag zu leistender Arbeit *aufgeteilt* wird, ist Sache eines gesellschaftlichen Vertrages. Ein Krieg, der alles Geschaffene in Schutt und Asche legt, oder die Abschaffung aller Maschinen und Techniken steigern zwar den Betrag der Arbeit, die zum Überleben notwendig ist, schaffen aber nicht Mehrwert in irgendeiner materiellen oder ideellen Hinsicht. Wenn Kulis auch in der westlichen Welt wieder Lasten schleppen und Personen in Rikschas befördert werden, dann sinkt nicht nur der Gesamtbetrag erwirtschafteter Leistungen, sondern auch der Lohn des Einzelnen. Insoweit ist es erstaunlich, daß in dieser Hinsicht ernsthaft gegen die Gentechnologie argumentiert wird (z.B. bei Kiper, 1998: 93; Weber 1998: 199).

### Verteilungsgerechtigkeit

Eine Variante der Verwechslung von Erträgen der Wissenschaft qua Technologie und der gerechten *Verwendung* dieser Erträge ist das Argument, Kleinbauern in traditionellen Anbaugebieten würden brotlos, weil eine Nutzpflanze als transgene Variante jetzt in anderen Anbaugebieten auch und vielleicht gar höhere Erträge bringt (Shiva 1998: 53). Es geschieht nichts anderes, als daß der bisherige Standortvorteil verlagert wird und am neuen Platz Menschen Brot und Arbeit bringt. Solche Verlagerungen hat es bisher schon in jedweder Form gegeben (Kautschuk, Verlagerung von Handelsströmen durch Wegebau oder Sicherheitsgarantien etc.). Bei Licht betrachtet geht es einzig um Gruppenegoismus und Gewinnverteilung.

Gesetzt den Fall, es gelänge, eine Form der Energiegewinnung technisch zu beherrschen, welche die starken physikalischen Kräfte nutzbar macht, dann würde den bisherigen Standorten mit fossilen Brennstoffvorkommen, nutzbarer Sonnenintensität, nutzbaren Wassermengen oder Kernspaltungs-Knowhow der (nicht immer verdiente) Standortvorteil genommen. Soll man die neue Energieform ablehnen, weil sie zu einer Umverteilung von Gewinn führt? In der Regel sind entsprechende technische Neuerungen in der Gesamtbilanz wesentlich vernünftiger: weniger Emissionen, höhere Erträge bei weniger Aufwand etc..

Auch ein weiteres Verteilungsproblem spricht nicht gegen die Gentechnologie selbst: Die Länder, die die neuen Technologien am dringendsten brauchen, können sie sich am wenigsten leisten (Shiva 1998; Tudge 1994: 521), während die Länder, die sie entwickeln, auch ohne sie auskommen könnten, weil bei ihnen ohnedies alles durch Optimierung traditioneller Technologien wohlgeordnet abläuft. Selbst indirekt könnte dieser Einwand nur dann greifen, wenn sich zeigen ließe, daß die armen Länder *überhaupt keinen* Nutzen oder sogar Schaden aus der Gentechnologie ziehen; ein solches Argument ist bisher nicht vorgebracht, geschweige denn begründet worden. Daß die leistungsstarken Länder überproportional von jeder neuen Entwicklung profitieren und daher das Wohlstandsgefälle zunimmt, ist ein Problem, das sich ethisch, aber nicht durch die Unterdrückung der Technologie lösen läßt (Markl 1992: 39). Im übrigen hat sich in mehreren fernöstlichen Ländern gezeigt, daß der Schereneffekt kein ehernes ökonomisches Gesetz ist, bzw. sich außerethisch, mit üblichen monetären und anderen wirtschaftlichen Instrumenten, vermeiden läßt.

Mit der gerechten Verteilung in Zusammenhang steht ein weiterer irrelevanter Einwand gegen die Gentechnologie: deren Anwendung bei ungenügender oder fehlender Indikation (Hennen 1994: 318; Lunshoff 1994: 284). Die Frage der schwierigen Begründung von Indikation einmal beiseite gestellt läßt sich immerhin erwarten, daß sowohl die Forschung als auch die Anwendung von Gentechnik sich nicht immer, anfangs wahrscheinlich sogar selten auf Probleme richten wird, die unter moralischen Gesichtspunkten besonders dringlich einer Lösung bedürfen. Es wird befürchtet, daß der Fortschritt in bezug auf typische Zivilisationserkrankungen (Krebs, Herzinfarkt, Parkinson, Alzheimer) gewaltige Mittel von der medizinischen Grundversorgung abzieht (Mieth & Haker 1997: 256). Die Herstellung der gut lagerungs- und transportfähigen Tomate ist ein Beispiel dafür, daß die Aussicht auf schnellen Gewinn die Handlungsmaxime festlegt. Da das Volumen an Investitionsmitteln endlich ist und durch die Gentechnologie unverhältnismäßig viel Kapital gebunden wird (Kiper 1998: 93), kann es sein, daß zu Beginn einer neuen technischen Entwicklung in den Regionen, in denen rascher Gewinn zu machen ist, zu viel zuungunsten unterprivilegierter Regionen investiert wird (Schwarke 1994: 275).

Auch hier gilt das vorher Gesagte: Nur wenn die anerkannt wichtigen Fragen (Linderung von Leid, Gesundheit, Versorgung mit lebenswichtigen Gütern etc.)

auf Dauer und konsequent ausgeklammert würden, gäbe es Anlaß zu (allerdings auch hier nur indirekten) Einwänden. Jede bisherige Entwicklung von Technologien hat diesen potentiellen Einwand entkräftet, da nicht nur die sozial geregelte, sondern sogar die freie Marktwirtschaft die anerkannt wichtigen Aufgaben irgendwann wenigstens als „Nische" entdeckt haben.

## Kosten-Nutzen-Verhältnis

Ein noch weniger zulänglicher Einwand richtet sich gegen den widersinnigen Gebrauch der Gentechnologie, so etwa wenn Holsteiner Milchkühe transgen an Steppen oder verkarstete Regionen angepaßt werden, statt die dort überlebensfähigen Rinderrassen durch transgene Veränderung zu höherer Milchleistung zu bringen (Tudge 1994: 297). Hier geht es erkennbar nicht um einen Mangel der Gentechnik, sondern um unkluge Zielbildung, vielleicht auch um eine kriminelle Vermarktung von gentechnischen Produkten, so daß sie unter Rahmenbedingungen verwendet werden, für die sie nicht geschaffen worden sind. Dies scheint dort der Fall zu sein, wo etwa besonders ertragreiches, aber kurzhalmiges Getreide in Regionen angebaut wird, in denen Stroh ein wichtiger Wirtschaftsfaktor ist. Dies zum Anlaß zu nehmen, die Gentechnologie zu kritisieren (Shiva 1998: 43), ist nicht nachvollziehbar. Selbst in Indien und anderen Ländern ist nicht vorauszusehen, ob die hohe Menge an Stroh auf Dauer gebraucht wird oder die wirtschaftlichen Verhältnisse sich nicht so ändern, daß der Anfall von Stroh eine ökologische Verschwendung wäre. Gegen die kontraproduktive Verwendung von Gentechnologie hilft keine Technokritik, sondern nur eine Verbesserung des Bildungsstandes: Aufklärung und Denkschulung.

Es bleibt neben der Verteilungsgerechtigkeit der Forschungserträge ein einziges ernsthaftes Argument: Die gesamtwirtschaftliche Kosten-Nutzen-Relation muß sich bei Einsatz von Gentechnologie verbessern. Für eine abschließende Bewertung ist es zu früh, jedoch liefern die bisherigen Einsatzgebiete positive Daten in zweifacher Hinsicht: ökonomisch und ökologisch. Zum einen können eine ganze Reihe wichtiger Wirkstoffe wie Hormone, Wachstumsfaktoren, Differenzierungsfaktoren, Signalstoffe, Impfstoffe mit Hilfe der Gentechnik in unbegrenzter Menge, in bisher unerreichter Reinheit, vor allem ohne Virenkontamination, Somatotropin ohne Übertragung der Creutzfeld-Jacob-Krankheit, dazu auch wesentlich wirtschaftlicher hergestellt werden (z.B. Insulin oder Wachstumshormone). Andere Agentien aus dem Heilbereich wie Erythropoietin, Interferone oder Interleukine können ohne Gentechnik überhaupt nicht erzeugt werden (Abshagen 1992: 96). Hier weicht inzwischen auch die Front der Gentechnikgegner auf: Gentests, sonst kategorisch abgelehnt, werden im Fall der Kinderleukämie befürwortet (Kiper 1998: 91).

Zum anderen können viele Stoffe jetzt mit geringerem Energieaufwand, geringerer Abfallmenge, insgesamt unter sanfteren Bedingungen, mit geringeren Temperaturen und Druck gefertigt werden. Am wichtigsten vielleicht: Es fallen keine persistenten toxischen Abfälle an (Vahrenholt 1997: 142). Die – sehr inkonsistenten – Berechnungsmodelle für andere Großtechnologien (z.B. Verbrennungsmotor, Kernspaltung) lassen dennoch Zweifel an der positiven Langzeit- und Gesamtbilanz nicht ganz unberechtigt erscheinen.

## 2.4 Kosmologische Einwände

Bei der Frage, ob wir in die „Natur“ eingreifen dürfen, stehen sich zwei Positionen schroff gegenüber (Baumann 1997: 243):

1. das rein technologische Kalkül einer wenig rücksichtsvollen Kultur der grenzenlosen Machbarkeit
2. die emotionalisierte Position einer in romantisch-esoterische Natur-Nostalgie abgleitenden Kultivierung des Ökologischen

### Heiligkeit der Natur

Auf der einen Seite wird die Natur für unantastbar erklärt, sie gilt als etwas Heiliges wie der abgeschlossene Temenos eines Tempels, unbegehbar wie das Adyton. Ein Eindringen ist Hybris, stört die Schöpfungsharmonie. Eine Verständigung darüber, wie weit man gehen darf, eine Güterabwägung, wird zur kaltschnäuzigen Buchhaltung erklärt (Krebs 1997: 216), auf die man sich keinesfalls einlassen darf, da sie den Anfang der Unaufhaltsamkeit in den Abgrund bedeutet. Verhandlungen mit dem Ziel des gesellschaftlichen Konsenses, wie sie die Bioethiker vorschlagen, sind auch deshalb unangebracht, weil die Menschheit sich bereits auf der verhängnisvollen schiefen Bahn (slippery slope) befindet und eine vernünftige Perspektive ihr verschlossen ist, seit sie mit der Landwirtschaft vor zehntausend Jahren angefangen hat, die Natur auszubeuten und dabei grenzen- und schamlos geworden ist (Tudge 1994: 544 ff). Diese Bedenken sind verschiedentlich als selbstwidersprüchlich aufgedeckt worden (z.B. Schwarke 1994: 274): Da wir uns nach übereinstimmender Ansicht bereits so lange und kontinuierlich in einer technischen Entwicklung befinden, könnte man diese Entwicklung gar nicht mehr anhalten, wenn die Unausweichlichkeit des Zutaumelns auf den Abgrund stimmt. Das Argument negiert also den Sinn dessen, was es fordert.

Die Bedenkenträger sehen den Ausweg aus dem Verhängnis darin, daß uns ein System *unanfechtbarer*, fundamentaler Regeln stoppt, wie es Religionen oder andere metaphysische und spirituelle Kosmologien liefern: Tabus, Vorschriften, Gebote, die uns keine rationalisierenden Ausflüchte lassen, uns vernünftig zu verhalten, gegen unsere egoistischen Interessen und für langfristige Ziele, die jenseits unseres Horizontes liegen und daher auch kaum zu definieren sind (Tudge 1994: 549 f). Solche unhinterfragbaren Sperrbezirke werden als Meta-Weisheit gesehen, die wir mit unserer diesseitigen Rationalität nicht begreifen können. In der theologischen Sprache (Eibach 1986) geht es um die „Einweisung in die heilsamen Grenzen des Geschöpfseins“.

Gegen diese insgesamt eher mystische Position, die zusammen mit ganz ähnlichen anthropologischen Einwänden das eigentliche Zentrum der Front gegen die Gentechnologie bildet, haben die Befürworter versucht, *rational* zu antworten – in völliger Verkennung der Irrationalität und Fundamentalität dieser Weltsicht. So führen Winnacker et al. (1997: 14) aus, die Bedeutung der Genforschung würde überbewertet, wenn sie als völlig neuartiger Eingriff in eine bislang vom Menschen unberührte Natur gesehen werde. Die Kultur des Menschen sei immer durch Eingriffe in die Natur geformt worden, Kultur werde sogar als manipulierender Umgang mit der Natur konzipiert (Sass 1994: 340). Seit Jahrtausenden setzen wir uns über Fragen des Dürfens hinweg: Zuchtwahl, einseitige Auslese von Nutzpflanzen sind schon längst realisierte Eingriffe in die Evolution des Lebens (Baumann 1997: 243; Braun 1997: 4). Man müßte die Menschheitsgeschichte umschreiben wie in diktatorischen Politsystemen, wollte man den jungfräulichen Zustand der Natur wiederherstellen. Eine generelle ethische Diffamierung, die sich selektiv gegen den *direkten* molekulargenetischen Eingriff richte, das ganze sonstige Inventar züchterischer Manipulation oder chirurgischer Eingriffe bis hin zur Geschlechtsumwandlung und Organverpflanzung aber kulturell akzeptiere (Bayertz & Runtenberg 1997: 116; Winnacker et al. 1997: 26), sei ein ethischer Kunstfehler ersten Ranges (Sass 1994: 346).

**Natur ist nicht statisch**

Im übrigen ist die Natur selbst nicht statisch. Die Kenntnisse der sich in der belebten Natur ständig vollziehenden Evolution sind eine der wesentlichen Voraussetzungen der Gentechnologie (Winnacker et al. 1997: 14). Insofern könne der Gentechnologie auch nicht die Auflösung des Artenbegriffes vorgeworfen werden, da die Natur selbst diese laufend vollziehe (Kreysa 1997: 80 f). Die in fast magischer Weise ins Feld geführte Ehrfurcht vor der Schöpfung sei eine ethisch verbrämte „ptolemäische" Biologie, die unser heutiges Wissen über genetische Verbindungen zwischen verschiedenen Lebensformen schlicht ignoriere. Nur unsere unbelehrbare *typologische* Betrachtung biologischer Wirklichkeit könne die Schöpfung heilig sprechen (Markl 1992: 38). Da die Beschwörung einer vollkommenen Schöpfungsharmonie sich nicht nur gegen die Gentechnik, sondern gegen Technik schlechthin (als Denaturierung) richte, sei die ganze Argumentation unredlich, da niemand mehr behaupte, wir könnten ohne jegliche Technik (gut) leben (Kreysa 1997: 69). Dennoch muß der durch keine rationale Position zu rechtfertigende kategoriale Unterschied zwischen einer Selektion von Genen durch Züchtung zufällig auftretender Mutationen und dem direkteren gentechnischen Eingriff weiterhin für die Fundamentalposition der Gentechnologiekritiker herhalten.

Die von den Kritikern für ihre Position vereinnahmte Theologie sieht das differenzierter (Schwarz 1987: 55): „Da die Welt als Natur und Schöpfung nicht etwas statisch Gegebenes ist, sondern sich entwickelt hat und noch entwickelt, können wir uns nicht mit dem Bewahren und Erhalten des Status quo zufrieden geben, da es solchen in Natur und Schöpfung nicht gibt. Es muß uns erlaubt sein, falls es nicht sogar zu unserem Auftrag gehört, an der Schöpfung mitzubauen. Ich sehe deshalb keinen theologisch triftigen Grund zu behaupten, daß die wissenschaftlich-technische Analyse, Veränderung und Gestaltung werdenden Lebens von sich aus grundlegend tabu sei oder vom jüdisch-christlichen Glauben her abzulehnen ist." In Fürsprache für die Keimbahntherapie als des am weitesten gehenden Eingriffes läßt sich sogar konkret argumentieren (Abshagen 1992: 108): „Wenn bei schwerem, zu körperlichem oder geistigem Siechtum und frühem Tod führenden, definierten Erbkrankheiten das defekte Gen gegen ein gesundes normales Gen ausgetauscht wird, so stellt der Therapeut nur den ursprünglich von der Natur ... gewollten Zustand wieder her." Solches „Deformata reformare" entspreche in vollem Umfang dem ethischen Heilauftrag des Arztes.

Allerdings soll jeder Eingriff aus theologischer Sicht immer die gute Schöpfung Gottes *verbessern* helfen, einschließlich der Rahmenbedingungen für das gesamte

Menschsein und für das Leben des einzelnen Menschen (Schwarz 1987: 55): „Als verantwortlicher Haushalter Gottes wird deshalb unser Neuschaffen auch unter dem Aspekt des Bewahrens und Hegens der Gesamtschöpfung stehen, aber nicht unter der egoistischen Ausbeutung." In einer unveränderbar lebensfeindlichen Umgebung (Klimakatastrophe, Strahlenkatastrophe) wäre demnach nicht nur ein therapeutischer, sondern auch ein züchterischer Eingriff gerechtfertigt. Von der Verletzung der Menschenwürde, die auch von abwägenden Stimmen gegen Keimbahneingriffe jenseits der Therapie ins Feld geführt werden (so auch Abshagen 1992: 108), könnte nicht im entferntesten die Rede sein. Das Darwinsche Ausleseprinzip, die Natur, funktioniert nicht anders, bewahrt wegen seiner Trägheit eine Spezies jedoch nicht sicher vor dem Aussterben, kann vor allem namenloses Leid nicht vermeiden. Keine Frage, daß es – ob Therapie oder umweltadaptierende Züchtung – klarer, gesellschaftlich sanktionierter Regeln bedarf, in welchen Fällen solche Eingriffe vorgenommen werden dürfen.

**Die Natur ist gut – der Mensch ist böse**

Wo die Kritiker sich überhaupt auf Argumentation einlassen, werden zwei Gründe (mit zahlreichen Varianten) für die Konservierung der Natur genannt:

1. Die Natur ist moralisch gut, der eingreifende Mensch ist selbst böse oder gebiert Böses (der unsterbliche Mythos des Sündenfalls).
2. Der Mensch ist mit seinen Technologien so mächtig geworden, daß die Natur keine Chance mehr hat, sich gegen seine Bösartigkeit zu wehren.

Dieses Argument impliziert eine Antwort auf die Frage, warum denn gerade jetzt mit der Gentechnologie der point of no return erreicht sei.

Aus biologischer Perspektive liege ein naturalistischer Fehlschluß vor, wenn das Natürliche für moralisch akzeptabel, das Unnatürliche für verworfen gehalten werde (Markl 1992: 20). Für fast jede moralisch unakzeptable Handlung finden sich in der Natur Beispiele zuhauf: Kindermord, Kannibalismus, ethnische Säuberung, Massenvergewaltigung durch den Sieger etc. Viele natürliche Verhaltensweisen (Recht des Siegers, sich alles zu nehmen) seien nicht nur im Ausnahmefall unmoralisch. Das Menschliche und die Würde des Menschen mache es gerade aus, solchen „natürlichen" Impulsen aus unabhängigen moralischen Gründen nicht zu folgen. Dieses Räsonnieren sollte nicht dazu führen, die Bewertung von Natur und Kultur einfach umzukehren, aber es kann den Blick öffnen für das eine, was in der Natur erhaltenswert ist, und das andere, das in der Kultur in weiterentwickelter Form existiert. Denn Kultur und Technik sind nicht bodenlos, sondern bauen Natur aus.

Ein naturalistischer Fehlschluß wird aber ebenso den Befürwortern der Gentechnologie angelastet (Elstner 1997, 26 f). Daß in der Natur etwas so sei, könne nicht als Rechtfertigung für menschliches Sollen dienen. Die Natur geht nicht nur verschwenderisch mit Embryonen um, sondern auch mit erwachsenen Menschen. In der Natur kommt nicht nur die Genübertragung zwischen verschiedenen Organismen vor, etwa dadurch, daß Viren ihre Gene in das Genom eines anderen Organismus „schreiben", sondern die Natur ließ (und läßt) auch ganze Arten aussterben. Ergo: Welchen Eingriff und welche Risiken wir akzeptieren wollen, ist nicht durch das Walten der Natur schon entschieden, sondern bedarf davon unabhängiger Begründung.

Wenn weder die Gegner der Gentechnologie ihren romantisierenden Konservatismus mit dem Hinweis auf die Natur retten können, noch deren Befürworter sich die Erlaubnis für ihren Fortschritt einfach aus dem gleichartigen Walten der Natur entleihen können, aber auch Ethik weitgehend offen geworden ist, muß Ratlosigkeit herrschen. Allerdings darf nicht übersehen werden, daß die Einwände der Gegner und Befürworter sich streng genommen auf Unterschiedliches beziehen: Die Gegner der Gentechnologie wollen mit Hinweis auf die Natur die *Ziele* menschlichen Handelns binden, die Befürworter hingegen halten *Prozesse* für erlaubt, die so auch in der Natur ablaufen. Eine Technologie *kann* letzten Endes nicht anders, als sich der Gesetzmäßigkeiten und damit des Instrumentariums zu bedienen, die die Natur bereithält. Insoweit kann ihr dies nicht als Fehlschluß vorgehalten werden. Nur soweit die Technologie Ziele impliziert oder aus sich (pseudo-)ableitet, könnte man ihr einen gleichartigen Vorwurf machen wie denen, die die Natur in ihrer Zielhaftigkeit für sakrosankt halten.

### Naturromantik

Theologische Stimmen erklären den Naturbegriff der Technologiekritiker für unverschämt harmonisierend und idyllisch (Birnbacher 1996), wenn er die menschenunwürdigen Seiten der Natur, die Hekatomben von Katastrophen, Toten und Leidenden einfach ausblendet. Natur sei weit davon entfernt, dem Menschen hilflos ausgeliefert zu sein. Bis vor kurzer Zeit war die Natur das Allbedrohliche, erst die kultivierende Zähmung des Menschen hat die Erde überhaupt zu dessen Heimat machen können (Sass 1994: 340): „Technik ist Teil von Kultur und erlaubt uns, Willkür, Ungerechtigkeiten und Mißgunst roher und grausamer Natur zu bekämpfen und unzivilisierte Lebensumstände zu verbessern und zu kultivieren." Auch heute sei das Drohpotential der Natur noch gewaltig. So sei das Aids-Virus die „größte und mit den raffiniertesten mikrobiologischen Waffen geführte Offensive der Natur gegen unsere menschliche Existenz, deren Heimtücke selbst unseren perversen menschlichen Erfindergeist noch übertrifft. Wie man angesichts einer Natur, die immer wieder mit immer schwerer werdenden Geschützen und Geheimwaffen zum Sturm gegen die Menschheit bläst, ausgerechnet deren Bewahrung und Unantastbarkeit zur Heiligen Sache erklären kann, ist absolut unverständlich." (Kreysa 1997: 70).

Eine Verbindung der Bösartigkeit menschlichen Sinnens gegenüber der Natur und deren hilfloser Unterlegenheit liegt in der Behauptung vor, wir beuteten die Natur, statt es bei einer einfachen Nutzung zu belassen, in schamlos-arroganter, kapitalistischer Manier aus (Mies 1992; Mies & Shiva 1993; Shiva 1997: 57), so daß ihr Wesenskern verändert würde. Als Standardbeispiel dient die Onkomaus und die Patentierung von Leben (vgl. Vossius 1997), die die „Ehrfurcht vor dem Leben" (Albert Schweitzer) vergessen lasse. Wir könnten der Versuchung einfach nicht widerstehen, uns mit immer mächtigeren Technologien die Natur völlig zu willen zu machen: zuerst Gesundheit, dann Schönheit, demnächst ewiges Leben und am Horizont bereits Intelligenz und Charaktermerkmale per Wunschkatalog. Auch dieser Sichtweise wird Simplizität und Fehlschlüssigkeit vorgehalten: Jeder Patentierung einer aus Erz gefertigten Maschine liege die Ausbeutung eines natürlichen Stoffes zugrunde, ohne daß sich heute jemand darüber erregt. Die gesellschaftliche Debatte darüber wurde schon vor Hunderten von Jahren ausgetragen. Die Ausbeutung der Natur habe begonnen, als Adam und Eva sich Kleidung aus Fellen anfertigten (Kreysa 1997: 76).

### Emanzipation von der Evolution

Bleibt zuletzt die gezielte ethische Frage (Daele, zit. nach Schreiber 1997: 123): „Leben, bisher zumindest noch von Resten einer fast religiösen Unantastbarkeit umgeben, wird technisch verfügbar wie Kunststoff. Ist das angemessen? Ist eine Ethik, sind individuelle Wertungen angemessen, die eine solche Technisierung erlauben bzw. geradezu anbieten? Können und dürfen wir uns beliebig von den Grundlagen der biologischen Evolution emanzipieren? Diese Fragen berühren den Sinn unseres Daseins und unseres Handelns, sie betreffen die Grundlagen unseres Denkens, unseres Verhältnisses zur Natur und unserer moralischen Institutionen." Auch aus theologischer Sicht wird gefragt, ob nicht in der mosaisch-christlich-islamischen Tradition die Evolution, darüber hinaus der ganze kosmische Prozeß einem vorgegebenen Schöpfungsplan, einer prästabilisierten Teleologie, einem universalen Gesetz folgen muß. Muß nicht jeder gentechnische Eingriff als faustisches Attentat auf die Souveränität Gottes abgelehnt werden (Baumann 1997: 244)? Eine Antwort aus der Theologie selbst (Schwarz 1987: 57): „Wenn Gott durch seinen Geist Leben bewirkt, so sollte man diesem Leben doch zu seiner höchstmöglichen Entfaltung verhelfen, ohne genetische Beeinträchtigungen und verantwortungslose Fortpflanzung."

Da ein unhinterfragbares Kriterium für die Entscheidung fehlt, könnte die Antwort auch eine Gegenfrage sein (Baumann 1997: 244): „Was aber, wenn umgekehrt" (und das sei wissenschaftlicher Befund) „die Evolution keiner erkennbaren Absicht zu folgen scheint, wenn – was uns jetzt allmählich dämmert und in Angst versetzt – die Menschheit ihre Zukunft und ihr Ziel in dem von ihr erreichbaren und gestaltbaren Universum doch selbst festlegen muß?" Wenig später heißt es (Baumann 1997: 249): „Wir haben uns mit der Tatsache abzufinden: Das Ziel der Evolution ist offen. Die Schöpfung ist kein Uhrwerk, das ... unaufhaltsam und unbeirrbar abläuft. Ist dann nicht auch unsere Artgeschichte und die Zukunft der Biosphäre offen? Dann müßte das Handeln immer wieder von den Möglichkeiten und Zukunftsfolgen her neu bedacht werden: Es gibt viele alternative Zukünfte." Dann sind möglicherweise die überkommenen ethischen Systeme der neuen Technologie überhaupt nicht mehr angemessen, sondern mit dieser inkommensurabel. Der Vorwurf der „Vitalisten", die das Besondere des Lebendigen gegenüber der unbelebten Materie betonen, könnte dann unzutreffend werden (fiktiver Dialog bei Freudenberg et al. 1990: 6).

Sind wir in der Lage, haben wir die Wahl, nach dieser neuerlichen Vertreibung aus dem Paradies die Verantwortung für die Entwicklung von Leben zu übernehmen? Man kann die Antwort in verschiedenen Sprachen geben; ein Theologe formuliert die Alternativen des völligen Handlungsverzichts oder der abgewogenen Handlung so (Baumann 1997: 251):

1. „Wir geben die Möglichkeit, schöpferische Verantwortung zu übernehmen, an Gott zurück und verweigern ihm fortan die weitere technische und geistige Schöpfungszusammenarbeit. Die Menschheit entschließt sich, in den Schoß der Natur zurückzukehren. Aber welcher Natur? Handlungsverzicht wäre gleichbedeutend mit Selbstaufgabe. Denn tatsächlich haben wir ja gar nicht die Wahl."

2. „Bereitschaft zu verantworteter Schöpfungszusammenarbeit. (...) Gentechnik ist von Hause aus weder gut noch böse. Erst der Gebrauch, den wir von ihr machen, entscheidet ... über Wert und Unwert."

## 2.5 Anthropologische Einwände

Die Thematik der Idealisierung und des blinden Vertrauens in die Natur setzt sich nahtlos fort in den anthropologischen Einwänden gegen die Gentechnologie: Die „Planung" durch ein undurchsichtiges, metaphysisches Prinzip wird gutgeheißen, dem Menschen bei der Gestaltung des Lebens durch aktive Eugenik nur Böses und Dummes zugetraut. Ein Theologe sieht in dieser Sichtweise ein Vogel-Strauß-Verhalten (Baumann 1997: 251): „Wir brauchen also nicht wegzudiskutieren, daß der Mensch, indem er den Tempel des Bewußtseins betrat und das Licht der Vernunft empfing, immer mehr zum Schöpfer seiner selbst wurde. Tatsächlich haben wir ja nicht erst mit der gentechnischen Revolution begonnen, unsere arteigene Evolution und die Evolution der irdischen Biosphäre in die eigenen Hände zu nehmen. Neu ist nur die Möglichkeit, bewußt und planvoll in das Geschehen einzugreifen."

### Ganzheit

Zusätzlich wird ein neuer Leitbegriff in die Ablehnung der Gentechnik eingeführt, der in der grün-alternativ-esoterischen Bewegung an vielen Stellen eine bedeutende Rolle spielt: Es ist nicht allein die Hybris, Gott ins Handwerk pfuschen zu wollen, hinter der das ängstliche Mißtrauen versteckt wird, sondern es wird ein Verstoß gegen die menschliche Natur als einer *lebendigen Ganzheit* gegeißelt, die nicht mit dem kalten Blick einer analytischen Wissenschaft seziert und durch die Gentechnologie „zu einer Maschine mit regelmäßigen Wartungs- und Reparaturnotwendigkeiten degradiert" werden dürfe (Reiter 1992: 85).

Unverhohlener als bei den rein kosmologischen Einwänden zeigen sich die antiaufklärerischen Tendenzen, wenn es heißt, der Mensch in seiner Ganzheit, als Wesen aus Körper, Geist, Umwelt- und Sozialbezügen erscheine nun als *pathologisches* Objekt von Forschung (Neuer-Miebach 1997: 149). „Das Paradigma, das ... die Wissenschaft insgesamt bestimmt, beruht auf dem Prinzip der Gewalt und Herrschaft des ... Weißen Mannes über die Natur. Diese Herrschaft wurde möglich durch die gewaltsame Zerstörung der *lebendigen Zusammenhänge*, die die Lebewesen darstellen und die sie miteinander verbinden." (Mies 1992: 9).

Auch die technische „Verfügbarkeit" rührt die Kritiker stärker an, wenn es nicht mehr um Pflanzen und Tiere, sondern um den Menschen selbst geht: Zeugung, Schwangerschaft und eventuelle Ablehnung eines Embryos würden in vivisezierender Weise der Ratio unterworfen. Ein „ganzheitlich" eingestellter Arzt „fühlt sich" in die Situation eines ungeborenen Kindes ein (Maris 1997: 50): „Wie steht es nun in der Schwangerschaft mit dem Gespräch und vor allem mit der Fähigkeit zuzuhören und dem neuen Menschenkind die Gelegenheit zu bieten, sich in seiner Eigenart zu offenbaren? Inwieweit wird dieses Gespräch, was so erquicklich sein kann, bedroht durch die Art der Schwangerenvorsorge, durch die vorgeburtliche Diagnostik mit Ultraschall und Gen- und Chromosomenanalyse? Welche Kinder dürfen sich noch aussprechen und welche wollen wir lieber nicht hören, weil sie krank, behindert oder anders sind, und lassen sie deshalb abtreiben?"

Exemplarisch schildert er die Vorsorgeuntersuchung bei einer dreißigjährigen Erstgebärenden in der 8. Schwangerschaftswoche ganz im Sinne eines Horror-Szenarios (Maris 1997: 51): „Die Frau fühlte sich zutiefst verletzt. Auch die Intimsphäre des unsichtbaren, aber so gut fühlbaren Kindes wurde durch den Ultraschall durchbrochen. Dieses Schwarz-Weiß-Bild mit dem großen Kopf, war das ihr Kind? Was hatte das mit ihrem sonnigen [nota bene: hormonell gesteuerten, W.M.] Stimmungsbild zu tun? Und dann die ganzen Untersuchungen, die noch auf sie zukommen würden, diese Suche nach Fehlbildungen, Syndromen und Krankheiten. Brauche ich das, will mein Kind das und was würde es uns weiterhelfen? Viele Fragen, Verunsicherungen und Ängste schwebten durch Kopf und Herz. Drei Tage hat sie gebraucht, um ihr ursprüngliches Vertrauen wieder zu gewinnen und den Ballast an Bildern und abstrakten Informationen wegebben zu lassen." Dann entscheidet sie, sich nicht mehr dem „medizinisch-wissenschaftlichen Denken" zu unterwerfen, sondern sich nur von einer Hebamme betreuen zu lassen.

Die Steigerung solcher Unmenschlichkeit wird in der Fertilisation in vitro und der Präimplantationsdiagnostik gesehen, die der Mutter die Entscheidung für das „Wegwerfen" des Kindes so leicht macht wie für ein beliebiges technisches Produkt, das nicht zusagt. Demgegenüber enthalte der natürliche Reproduktionsvorgang eine „Schuldbremse", die vor einer Abtreibung zurückschrecken lasse. Die Gentechnik nutze schamlos aus, daß die genetische Mutter so wenig wie eine x-beliebige Person ein emotionales Verhältnis zu dem im Reagenzglas gehaltenen Embryo habe entwickeln können (Neuer-Miebach 1997: 155).

Der „natürliche" und „ganzheitliche" Reproduktionsvorgang wird als Maßstab gesehen. Dazu gehört das Zurückschrecken vor der Abtreibung, das durch hormonelle Vorgänge ausgelöst wird, die durch Moral noch einmal überhöht werden und Frauen in namenloses Elend stürzen können, weil alle anderen Erwägungen dagegen klein erscheinen müssen, inkl. der Voraussicht, daß das unter Angst oder wider Willen zu gebärende Kind nicht nur das Lebensrecht der Mutter einschränken, sondern das Leben der Geschwister, der ganzen Familie zerstören kann; auch daß es selbst wahrscheinlich wegen der zwar nicht offen, aber paraverbal meist in aller Deutlichkeit kommunizierten Ablehnung einen Hospitalismusschaden erleiden wird. Soll dann in logischer Konsequenz auch die „natürliche" Vergewaltigung der Frau gutgeheißen werden? Wie die „Schuldbremse" der Schwangeren „natürlich" gelenkt wird, so auch der Trieb des Mannes. Warum folgen wir dieser Logik nicht? Weil dem Menschen klar geworden ist, daß in der Natur eingravierte Prinzipien nicht immer die zu hegenden sind, sondern es andere mögliche oder wenigstens vorstellbare Umgangsweisen gibt, denen wir mehr Sittlichkeit zuschreiben.

Besonders deutlich ist der Fundamentalismus der Einwände, der jede Diskussion nicht nur unfruchtbar erscheinen läßt, sondern sogar explizit ausschließt; der die Weigerung, wie um sicher zu gehen, daß sie nur ja ernst genommen wird, mit Reizwörtern aus der aggressiven Politsprache garniert: „Die Motivation ... (zum Protest) entstand aus dem Horror, aus Betroffenheit darüber, daß nun die weibliche Gebärfähigkeit selbst den Frauen aus der Hand genommen und in einen technisch-industriellen Produktions- und Verwertungsprozeß überführt werden sollte. (...) Aus dieser Betroffenheit heraus ließen wir uns von Anfang an nicht auf das legitimatorische Spiel von Für-und-wider-Diskussionen ein, das den 'Pharmakraten' ... lediglich dazu dient, die öffentliche Akzeptanz für diese 'Menschenversuche' zu fördern." (Mies 1992: 7).

## Menschenwürde

Der schlechthinnige Einwand, fundamentalistische Panzerung gegen jede Abwägung, zugleich Präventivwaffe gegen auch nur potentielle Befürworter, ist die Behauptung, die Anwendung der Gentechnologie sei ein Verstoß gegen die Menschenwürde. Da die Menschenwürde nicht nur Axiom in der Ethik ist, sondern zu den unveräußerlichen Rechten gehört, die unabhängig von allem staatlichen Recht gelten, sie als überpositives Rechtsprinzip im deutschen Grundgesetz allen anderen Werten vorangestellt und auch in vielen internationalen Regelwerken verankert ist, taugt dieser Einwand wie kein anderer zur Immunisierung der gentechnokritischen Position. Er stellt damit einen unspezifischen „Fluchtpunkt" dar, der für die ethische Diskussion nichts weniger denn hilfreich ist (Schwarke 1994: 277).

Heute lassen sich wenigstens vier unterschiedliche Konzeptionen von Menschenwürde differenzieren (Balzer et al. 1998: 22; ausführlich Bayertz 1996c). Durchzusetzen scheinen sich derzeit Realdefinitionen, in denen eine eng umgrenzte Zahl unveräußerlicher moralischer Rechte aufgelistet wird, z.B. *elementare Sicherung der Existenzbedingungen, Freiheit von starkem Schmerz*, ein *Minimum an Handlungsfreiheit* und *Selbstachtung* (Birnbacher 1996: 110 ff). Die Forderung nach Menschenwürde taugt nicht als Zauberschlüssel für die Regelung mitmenschlichen Zusammenlebens. Mit dem Griff nach der Menschenwürde kann und wird im Streit um die Gentechnologie die rationale Diskussion über die richtige menschliche Ordnung quasi erschlagen (Birnbacher 1996: 107 f; Schreiber & Wachsmuth 1987: 24). Hinter der Argumentation verbirgt sich wahrscheinlich eine große Angst, daß die Möglichkeiten und Folgen technischer Umsetzung unseres Wissens immer unüberschaubarer und damit bedrohlicher werden (Schwarz 1987: 50). Der Preis des Fortschritts erscheint vielen als zu teuer, die Technik selbst unheimlich.

Harscher urteilt ein Bischof (Wölber 1987: 68): „Immer, wenn wir bei unseren ethischen Problemen nicht weiter wissen, taucht die Ultima-ratio-Formel der Menschenwürde auf. Das geschieht mit viel Pathos und wirkt sehr suggestiv. Bald jedoch stellt sich heraus, daß Menschenwürde außerordentlich unterschiedlich ausgelegt wird." „Zugespitzt gesagt: der Begriff Menschenwürde ist als Begriffshülse ein strategischer Begriff, eine Plattform für wünschbare Ziele. Wenn ich ein wünschbares Ziel habe, dann deklariere ich dieses Ziel als menschenwürdig. Anders gesagt, wem es gelingt, diesen Begriff mehrheitlich zu besetzen, der hat dann die Ethik unseres Gemeinwesens in der Hand."

Es müsse vermieden werden, das Würdeprinzip wie ein neu begründetes Naturrecht zu gebrauchen (Schreiber & Wachsmuth 1987: 25): „Der Fehler aller Naturrechtslehren in ihren historisch verschiedenen Gestalten ist es, Elemente der empirischen menschlichen Natur in ein transzendental verstandenes Wesen des Menschen zu projizieren, um daraus für höchst streitige und wechselnde Anschauungen scheinbare Begründungen zu gewinnen. Unter Berufung auf 'die Natur des Menschen' hat man Sklaverei und Emanzipation, autoritäre Überordnung und Gleichheit aller, das Recht zum Krieg und die Pflicht zum prinzipiellen Frieden gleichermaßen zu begründen versucht. Ähnlich ersetzt der Rückgriff auf das vielen

Auslegungen zugängliche Prinzip der Menschenwürde die konkrete Begründung politischer Forderungen."

**Neue Absolutheit**

Angesichts der unsicheren Definition des Begriffes wird vor allem die *Absolutheit* in Frage gestellt, mit der das Recht auf Menschenwürde innerhalb der gentechnischen Diskussion eingefordert wird. Zwischen Embryo, Fötus, Mensch, Person wird keine Abstufung zugelassen (Krebs 1997: 206 ff). Der Schutz des menschlichen Lebens müsse bereits bei der Befruchtung beginnen, da hier der Mensch schon festliege. Alle Entwicklungsstadien des Menschseins hätten die gleichen Rechte, auch wenn sie nicht gleiche Pflichten übernehmen könnten. Eine Abwägung zwischen Rechten und Pflichten sei unstatthaft buchhalterisch; Menschenwürde müsse man sich nicht verdienen, sie sei bedingungslos gegeben (Altner 1985).

Dieser Absolutheit steht seit Jahrtausenden ein Bemühen um die nicht leichte Differenzierung gegenüber. Seit Aristoteles Beseelungstheorie wird zwischen der Entstehung des physischen Lebens und dem Beginn des Menschseins unterschieden. Der Zeitpunkt für letzteres wurde willkürlich festgelegt, bei weiblichen später als bei männlichen Föten. Sogar der Säugling wurde im ersten Lebensjahr noch als extrauteriner Fötus betrachtet, da er als normale („physiologische") Frühgeburt gelten kann. Entsprechend wurden bis in christliche Zeit hinein kranke und mißgestaltete Kinder in einer nachgeburtlichen Fristenlösung „abgetrieben" (Schwarz 1987: 48). Nach heutigem Sprachverständnis kann zwischen mindestens diesen zwei Stufen von Menschenwürde unterschieden werden (Schreiber & Wachsmuth 1987: 22): (1) Eine Würde, die allgemein ist und niemals genommen werden kann, (2) die individuelle Würde der jeweiligen Persönlichkeit. Diese persönliche Würde sei nicht angeboren, sondern entspreche dem, was der Mensch aus sich macht. Der Mensch könne solche Würde erwerben und verlieren.

Die neue Absolutheit wird als „Fundamentalbiologismus" gegeißelt (Markl 1992: 22): Es sei heute fast ein moralphilosophisches Dogma, daß der Genbausatz der Zygote vom Augenblick der Gametenverschmelzung an den Menschen in seiner Wesenheit ganz und gar bestimme (z.B. Altner 1985). Dem könne kein Biologe bei klarem Verstand folgen. Nicht eine bestimmte DNA unterscheidet uns von den Tieren. Die Gene bereiten lediglich die personale Identität des Menschen vor, sie definieren sie nicht. Sie geben die *Möglichkeit*, sich zu einem Menschen zu entwickeln. Erst der denkende, fühlende, wollende Geist *beseele* den Körper. Dieser Geist zwinge uns, unser Tun und Lassen vor uns und anderen zu verantworten. Es sei das Handeln nach Wertvorstellungen, in freier Entscheidung gegen natürliche Antriebe, das uns menschlich mache (Markl 1992: 10).

Nicht anders wird es in der Theologie gesehen (Schwarz 1987: 49): Von einer Würde der Samen- und Eizelle könne man nicht sprechen, obwohl dort die genetische Information für den potentiellen neuen Menschen vorhanden sei. Bei jeder einzelnen Befruchtung gehen viele tausend Samenzellen verloren, ebenso die meisten von den mehreren hundert Eizellen der Frau im Lauf ihres Lebens. Noch beim Embryo sei die Bezeichnung Würde nur bedingt zu gebrauchen. Auf jede Geburt kämen mehrere natürliche Abgänge, die meist in so frühem Stadium erfolgten, daß sie unbemerkt blieben. Die „Natur" lasse offenbar schwer defizient werdendes Leben überhaupt nicht zur Geburt, nicht einmal zur Nidation kommen, letzteres auch unter äußeren Bedingungen wie etwa lebensweltlich bedingtem Streß. „Von Natur aus“ könne man dem werdenden Leben keine besondere Würde zuerkennen, denn die Natur gehe geradezu grausam mit dem werdenden Leben um. Die erfolgende Geburt sei die Ausnahme, das Auf-der-Strecke-Bleiben die Regel, auch ohne Ovulations- oder Nidationshemmer und ohne Abtreibungskliniken.

Obwohl der Begriff Menschenwürde im Grundgesetz an prominenter Stelle verankert ist, bleibt er uninterpretiert. Da der Begriff nicht zum biblischen Sprachschatz gehört, ist auch die christlich-theologische Deutung offen. Man kann darunter die Gottebenbildlichkeit in einer modernen Version verstehen. Mit dieser Stellung sei dem Menschen eine Vorrangstellung unter den Kreaturen als „Krone der Geschöpfe“ eingeräumt worden, ein Plus jenseits von Instinkt und Trieb, mit der Fähigkeit zur Reflexion und mit einem Gewissen. Während in der Aufklärung der Begriff wesentlich durch einen Tugendidealismus bestimmt war, nämlich das Gute um des Guten willen zu tun, hat sich inzwischen eine Bedeutungsverschiebung eingestellt: „Menschenwürde ist dort, wo die Freiheitsrechte gewahrt sind und in Anspruch genommen werden.“ (Wölber 1987: 68). Dabei geht es vornehmlich um die Freiheit des Individuums vor dem Zugriff Einzelner oder der Gesellschaft (Schwarke 1994: 277).

## Zufallsgenese als Meßlatte der Würde

Die *Freiheit vor dem Zugriff anderer* ist der Punkt, an dem sich wenigstens die abwägenden Stimmen treffen können: „Wenn ein Mensch anderen Zielsetzungen als sich selbst bzw. auch seinesgleichen unterworfen wird, z.B. zum Zwecke des wissenschaftlichen Experiments, wenn er gleichsam vergegenständlicht wird, so ist das menschenunwürdig.“ (Wölber 1987: 69). Nicht zu vereinbaren mit der Menschenwürde ist die Züchtung bestimmter Arten von Menschen, etwa Chimären oder Hybride (Schreiber & Wachsmuth, 1987: 26). Ein gentechnischer Eingriff zum Zwecke der Therapie ist erlaubt, weil dies dem Menschen selbst zugute kommt. Entscheidend: „Aber was an ihm und mit ihm geschieht, muß der Mensch selbst entscheiden und nicht ein anderer.“ (Wölber 1987: 69). Geklärt ist damit nicht, wie bei entscheidungsunfähigen Menschen zu verfahren ist, ein Problem, das schon der konventionellen Medizin genügend Kopfzerbrechen bereitet: Dürfen dann die nächsten Angehörigen entscheiden, unter der steten Gefahr kollidierender Interessen? Oder muß dafür eine unabhängige Anwaltschaft ins Leben gerufen werden?

Einheitlich wird die Klonierung als Freiheitsbeschneidung gewertet, „denn zur Idee des Menschen gehört es nun einmal, daß er nicht Produkt der Technik ist, sondern ... Zufall der Natur ist. Daß er seine Herkunft und sein So-Sein also nicht einem Konstrukteur verdanken muß.“ (Reiter 1997: 120). Mit dieser Argumentation wird aber auch Keimbahntherapie abgelehnt: Das Menschliche beruhe nicht auf technischem Herstellen, sondern auf natürlichem Werden. Nur diese Genese mache es möglich, ein Bewußtsein seiner selbst als einem schicksalhaft entstandenen Wesen zu entwickeln, das seine Rechte ergreifen kann, ohne sie anderen verdanken zu müssen (Bayertz & Runtenberg 1997: 116). Auch das Totalverbot genetischer Eingriffe wird durch einen Würdebegriff begründet, der auf die *Natürlichkeit* des Werdens zentriert ist und in technischer Planung eine Herabwürdigung erblickt, obwohl mit dieser Planung ethisch gebotene Ziele erreicht werden (Krebs 1997: 211): „Sind die ehrgeizigen Versuche zur Verdrängung von Krankheit und

Normabweichungen und die herbeiphantasierte Verbesserung von Wohlbefinden und Leistungsfähigkeit durch Genetik es uns wert, dass wir für sie unser Wesen und unsere Würde als Menschen hergeben?"

Ohne Fragezeichen kann auch diese prima facie so konsensfähige Position nicht bleiben: Ist es nicht Teil der christlich-abendländischen Weltsicht, daß wir unsere Existenz einem Schöpfer zu *verdanken* haben? Soll man schließen, daß der Mensch lieber ein Spielball der Kräfte bleiben möchte als über sich selbst, und sei es stellvertretend durch Experten und „Techniker", zu bestimmen? Geht es darum, daß der Schöpfer so unbegreiflich außerhalb menschlicher Erwägungen steht, daß man sich *subjektiv* frei fühlen kann, obwohl objektiv eine vollkommene Determination vorliegt? Das wäre eine stark antiaufklärerische Tendenz nach so vielen Jahrhunderten gegenteiliger Bemühungen; aber sie wird vertreten: Vor die vielleicht zukünftig unumgängliche Wahl gestellt, entweder schlechthin, d.h. von Gott (säkular: dem Zufall) abhängig zu sein, oder aber gezielt, d.h. vom Menschen, wählt die Emotion lieber Gott, die „unantastbare" Natur (Schwarke 1994: 277).

Es sollte bedacht werden: Würde, die der Mensch nur empfinden kann, wenn er sich im Schnittpunkt einer „natürlich" verlaufenden Evolution sieht; die sich allein konstituiert in einem von ihm selbst unangetasteten genetischen Status; die eine Veränderung dieses Status nur zuläßt über eine sich im „freien Spiel" der Kräfte ergebende Zuchtwahl; die dadurch verloren geht, daß der Mensch gezielt sein eigenes Schicksal in die Hand nimmt; die unabhängig ist von der Gestaltung seines Lebens, seinen moralischen Bemühungen – ist solche Würde ihrer selbst würdig? Vielleicht sind sich diejenigen, die einen derartigen Würdebegriff vertreten, nicht darüber klar, wer wem was konkret verdankt: Blondinen werden bevorzugt; Frauen mit engem Becken und schlanker Gestalt bei ausreichender Busengröße werden (heute) bevorzugt; Männer, die etwas leisten, es zu Wohlstand und Ansehen bringen, werden bevorzugt. Verleiht diese Auslese dem Genpool Würde?

Die Nachfrage, ob Würde nur dann gegeben sein kann, wenn wir niemandem etwas zu „verdanken" haben, muß noch weiter gehen: Mit dem gegen die Gentechnologie verwendeten Argument läßt sich auch die Erziehung, ja die Zeugung selbst ablehnen. Im Bewußtsein der Kinder „verdanken" sie das Leben in dieser doppelten Hinsicht ihren Eltern. Das drückt sie manchmal schwer, hindert sie aber nicht daran, in der Auseinandersetzung mit Eltern und Gesellschaft eine eigene Identität zu entwickeln. Ob die vielen unguten Erscheinungen in der Adoleszenzphase ein Indiz gegen Verpflichtung schlechthin sind, ist unklar. Interkulturelle Studien lassen eher vermuten, daß die Ursache in der Diskrepanz zwischen biologischer Reifung und der zeitlich ausgedehnten Unmündigkeit zu suchen ist, wie sie für die westlichen und mittlerweile alle hochentwickelten Kulturen typisch ist. Die Auseinandersetzung als solche erweist sich eher als ein kreatives Element, das immer wieder neue Identitäten entstehen läßt, statt Persönlichkeits-„Klone" zu fördern, und auf diese Weise eine psychologische Vergreisung des Menschengeschlechts verhindert, ganz entsprechend dem auf der biologischen Ebene gegebenen Kreativitätspotential durch - umständliche und mit Kosten verbundene – sexuelle Fortpflanzung.

## Das menschliche Sosein

Nicht nur die oben bereits genannte „lebendige Ganzheit" würde dem Menschen durch Wissenschaft und Gentechnologie genommen, sondern auch entscheidende Elemente seiner Wesenheit. Dazu zählen die Bescheidenheit und Demut vor der Natur (neue Religiosität) und - als offenbar unverzichtbares Konstituens des Seins - die Zerbrechlichkeit, Unvollkommenheit, Normabweichung, nicht zuletzt Leid und Leiden (Freudenberg et al. 1990: 12). Den Menschen macht das Gesamt seiner Erfahrungsmöglichkeiten aus, von denen nichts verloren gehen darf, nicht Leid und Unglück, nicht Krankheit und Schmerz. Sie alle haben ihren Sinn (Krebs 1997: 222): „... wird der Mensch ein zerbrechliches, bisweilen gebrechliches, normabweichendes Wesen bleiben. Gerade darin liegt seine Qualität." Das sei die Gesundheit in einem tieferen Sinne, daß er alles dieses ertragen könne „gleichmütig, wenn nicht gar heiter und dankbar, jedenfalls aber würdig und fruchtbringend." Krankheit und Leiden hätten immer zur menschlichen Existenz gehört, der Versuch der Befreiung davon sei nicht nur Hybris, sondern von vornherein zum Scheitern verurteilt (Krebs 1997: 211): „Letztlich bin ich davon überzeugt, dass alle Anstrengungen zur Schaffung des glücklichen, gesunden Menschen scheitern müssen, weil Krankheit, Behinderung und Leid fundamentaler Bestandteil menschlichen Lebens sind." Diese Anthropologie des Leidens würde im westlichen Lebensstil zu Unrecht immer mehr verdrängt (Mieth & Haker 1997: 264).

Es ist unter dieser Prämisse konsequent, vom Versuch der Heilung abzuraten, der - wie jeder beliebige Eingriff - mit Risiken verbunden ist. Fraglich bleibt, warum *gegen* Gentechnik das Argument des naturalistischen Fehlschlusses verwendet wird (Elstner 1997: 26 f), während der Fehlschluß hier geflissentlich mißachtet wird. Jede Kreatur ist anpassungsfähig im Leiden, der Mensch kann darüber hinaus im mehrfachen Sinn lernen zu leiden. Aber ist das Leiden auch eine Pflicht? Und selbst wenn er diese Frage für sich bejaht, darf er in egozentrischer Manier andere Menschen dadurch behelligen, daß er sie unweigerlich empathisch in seine Passion hineinzieht?

Stärker noch als das bereits genannte Argument, Würde sei nur in der unplanmäßigen Genese der Person gegeben, wird das Verbot einer Veränderung der *Wesenheit* der Gattung Mensch zur Ablehnung der Keimbahntherapie herangezogen; denn damit mache sich der Mensch zum übermenschlichen Architekten des Menschen (Winnacker et al. 1995: 46 ff). Intelligenz und Aggression werden par exemple herangezogen, um die Gefahr menschlicher Irrungen zu beleuchten: Der Genpool müsse erhalten bleiben, wie er ist, denn es sei nicht vorhersehbar, welche Formen von Intelligenz oder sozialen Verhaltenweisen zukünftig vorteilhaft sein werden. Bei der Aggression sind sich die Autoren sogar sicher; sie bedürfe zwar einer gewissen Steuerung dort, wo sie im Übermaß auftritt, sei „aber zugleich für eine humane Gestaltung des menschlichen Lebens unentbehrlich." (ibid. 47).

Die Inkonsequenz der Argumentation erstaunt bei dezidierten Verfechtern anderer Gentechniken. Die Chemie stellt Verbindungen her, die deutlich über das in der Natur Gegebene hinausgehen. Unsere Bedenken richten sich nicht gegen die Konstruktionsarbeit, sondern gegen die Gefahren, die von den Endprodukten ausgehen. Ein Verbot von Konstruktionsarbeiten am Menschen kann nur auf der Besonderheit des Menschen vor allen anderen Erscheinungsformen im Kosmos basieren, aller theologischen Dogmatik entkleidet und nüchtern betrachtet ein anthropozentrischer Machismo.

Intelligenz ist ein wenig taugliches Beispiel, um Konstruktionsirrungen plausibel zu machen. Es gibt auf der psychologischen Meßebene genügend empirische Belege dafür, daß Intelligenz kein homogenes Konstrukt ist, sondern aus vielen einzelnen Faktoren besteht, im übrigen einen Konsens darüber, daß sie nicht monogen vererbt wird, auch daß ein merklicher Anteil umweltdeterminiert ist resp. sich in Interaktion mit Umweltbedingungen entwickelt. Durch genetische Eingriffe könnte folglich lediglich die *Streubreite* der phänotypischen Intelligenz verringert werden. Wenn die Genvektoren einmal zielgenau genug sein werden, dann ließe sich die Streuung einseitig am unteren Ende der Skala kappen. Wir hätten als Resultat nicht eine Zunahme der Hochintelligenten, aber kaum noch sehr gravierende Intelligenzausfälle, so daß weniger Menschen ein menschenunwürdiges, auf Gedeih und Verderb anderen ausgeliefertes Leben führen müßten.

Nicht ganz anders bei der Aggression: Es gibt keine Einigkeit, ob überhaupt, falls ja, in welcher Form und mit welcher Intensität Aggression für den Weiterbestand der Menschheit unverzichtbar ist. In großen Teilen der Psychologie und der Sozialwissenschaften gilt Aggressionslosigkeit als gut begründbares Ideal. Vieles spricht allerdings dafür, daß diese Wissenschaften Opfer einer selbst ausgelegten Definitionsfalle[4] sind. Selbst wenn der biologische Standpunkt der Aggressionsnotwendigkeit also haltbar ist, ist dies kein sehr starkes Argument gegen eine genetische Verringerung des Aggressionspotentials. Die immer wieder von den Befürwortern der Gentechnologie angeführten Argumente müssen auch hier gelten: Der gentechnische Eingriff verdichtet nur zeitlich, was bei entsprechendem Zuchtwunsch des Menschen auch „natürlich" ablaufen würde. Auch ist ein genetischer Eingriff nicht unumkehrbar, sei es daß Mutationen auftreten, sei es daß gezielt gentechnisch revidiert wird. Und zuletzt ist nach den vorliegenden Daten auch bei der Aggression Multideterminiertheit wahrscheinlich, sowohl auf der genetischen wie auf der Milieuebene.

Die Hinterfragung uneingestandener Tabus liefert keinen Freifahrschein für schrankenloses genetic engineering. Solches kann nicht so unbefangen empirisch erprobt werden wie eine Technologie toter Werkstücke, wo mißratene Prototypen nach Belieben geändert, verschrottet, getestet und wieder getestet werden können, bevor schließlich ein gut geheißenes Modell zur Produktion frei gegeben wird (Jonas 1987). Wenn die Ergebnisse biologischer Technik sichtbar werden, ist es für Berichtigungen zu spät (Abshagen 1992: 110): „Man kann Personen nicht ans Werk zurückliefern oder Bevölkerungen verschrotten. In der Tat, was man mit den unvermeidlichen Fehlleistungen genetischer Intervention tun soll, den Schnitzern,

---

[4] Während Aggression in der Biologie und Ethologie als Motivationskonstrukt aufgefaßt wird, das die Form der Handlung prinzipiell offen läßt, hat die Psychologie Aggression über Jahrzehnte synonym für Gewalttätigkeit, also eine bestimmte Handlungsform benutzt. Dies geschah in Befolgung des behavioristischen Gebotes, nur solche Daten zur Forschung zuzulassen, die objektiv erfaßbar sind. Gewalt ist handlungstopographisch und sekundär (mit einiger Unsicherheit) in den Folgen (Verletzung) meßbar.

den Mißgeburten ...., das sind ethische Fragen, die gesehen und beantwortet werden müssen, bevor auch nur der erste Schritt in diese Richtung getan werden darf." Daß die „Natur" sich solche „Schnitzer" in großer Zahl und beängstigender Ausformung liefert, kann - wie bereits dargelegt - menschliches Handeln so wenig begründen wie der Naturzustand als der erhaltenswerte gelten kann.

Es besteht ein hoher Bedarf an ethischer Diskussion, je mehr der Mensch sich aus dem Paradies der unwissenden Unschuld hinausbewegt. Je mehr er die existentiellen Gesetzmäßigkeiten ergründet, je mehr er handelnd den Wurzeln des Seienden nahe kommt, nicht nur hinnehmen muß und allenfalls lindern, sondern planen und konstruieren kann, so wie er das mit seinem Habitat schon seit Tausenden von Jahren tut, desto drängender wird die Frage nach den Zielperspektiven dieser Planung. Aber es eröffnet sich auch die Frage nach der Setzung partikulärer Ziele durch einzelne Gruppen und Individuen zu ihrem persönlichen Nutzen und in Abweichung von einem gesellschaftlichen Konsens: Welcher Gesellschaft? Der Weltgesellschaft? Das ist das Metathema jeder Technikfolgenabschätzung.

## Reduktionismus

Erstaunlicher noch in der Ablehnungsfront als die in sich tief gespaltene Position zur Menschenwürde, ja vielleicht der inkonsequenteste Einwand überhaupt gegen die Gentechnologie, ist die Warnung vor einer zunehmend reduktionistischen Betrachtungsweise: Eine gentechnische Pharmazie würde sich noch mehr nur der physiologischen Dimension von Krankheit zuwenden. Daß viele krankmachende Faktoren unserer Zivilisation anzulasten sind, könne noch mehr übersehen oder gar verschleiert werden (Mieth & Haker 1997: 63; Rhein 1998: 70; Schreiber 1997: 123). Der Primat der Wiederherstellung geeigneter Umwelt- und Lebensverhältnisse gegenüber medizinischen und pharmazeutischen Eingriffen müsse durchgesetzt werden (Reiter 1997: 85). Wenn, wie behauptet, Krebs, Allergien, Rheuma, Alzheimer nicht nur genetisch, sondern auch durch Umwelteinflüsse bedingt sind, warum werde dann eine solche genetische Fixierung praktiziert? Warum werde der Mensch an die Umwelt angepaßt und nicht umgekehrt vorgegangen? (Neuer-Miebach 1998: 153).

Die Warnung vor einem Reduktionismus erscheint per se durchaus als berechtigt, es befremdet jedoch die Einäugigkeit. Diese bleibt ohne stringente Begründung, denn es haben *nicht sämtliche* Erkrankungen epigenetische Ursachen und es gibt nur wenige Erkrankungen, an denen nicht konstitutionelle und damit häufig auch genetische Ursachen beteiligt sind.

Es sind derzeit ca. 7000 Erbkrankheiten bekannt (Winnacker et al. 1995: 21), eine Zahl, die mit Fortschreiten des Human Genome Projects weiter ansteigen dürfte. Wieso kann auf diesem Sachhintergrund pejorativ von biologischem Determinismus gesprochen werden, aber Umweltmanipulation affirmativ konnotiert werden? Warum sollen soziale Reformen verträglicher sein als biologische Verbesserungen? Wieso ist es bedenklicher, seines Glückes Schmied zu sein, als vom Glück geschmiedet zu werden?

Die Schöpferrolle der Eltern, der formende Eingriff der Erzieher wird nach Kräften gefördert, um biologische und gesellschaftliche Benachteiligungen zu lindern. Warum dann nicht auch gegebene gesellschaftliche oder physikalische Belastungen (Klima, Leben in sauerstoffarmer Höhe, in unwirtlichen Steppen, ohne genügend Sonnenlicht), ja sogar wirtschaftliche Nachteile (wenig eigene Ressourcen im Rohstoff- oder Agrarbereich) durch biologische Eingriffe lebenserträglicher machen? Wenn es einmal im Sinne des Überlebens sein sollte, daß alle Menschen eine tiefbraune Hautfarbe haben, weil sie so besser gegen die Folgen der möglicherweise unbeeinflußbar intensiver werdenden UV-Strahlung geschützt wären, dann wird man diese Manipulation mit Recht zulassen. So ist es ja bisher schon auf „natürliche" Weise geschehen. Erziehen und bilden sollen wir, die Haut durch chemische Emulsionen gegen UV-Strahlung schützen dürfen wir, biologischer Schutz aber soll verboten sein. Solche Schieflage der Argumentation kann kaum anders als ideologisch hochbelastet eingestuft werden.

Es scheint nicht aufzufallen, daß damit der Argumentation an anderer Stelle das eigene Grab geschaufelt wird: Wenn dem Menschen schon Mißtrauen entgegengebracht wird und lieber alles der „Natur" überlassen bleiben soll, dann kann man nicht gut der Enkulturation und Sozialisation das Wort reden und überdies noch gentechnische Eingriffe ablehnen, die fraglos naturnäher sind, ja fast aufs Haar genauso von der Natur selbst vorgenommen werden. Ist aber gar nicht die Eingriff*stechnik* Zentrum der Kritik, ist also die Metapher von der Maschinenreparatur unbedacht und ist die Frage doch wiederum *quo usque tandem*, dann könnte man von den Kritikern der Gentechnologie mit Fug fordern, daß sie ihre Doppelmoral aufgeben: Mögen sie mißtrauen oder vertrauen, so sollte dies für beides gelten, für Milieueingriffe nicht weniger als für biologische Eingriffe. Demiurgischer Dilettantismus kann nicht nach Gutsherrenart beliebig attribuiert werden.

Noch etwas vergessen die Kritiker, wenn sie nach der Indikation des gentechnischen Eingriffs fragen unter der Prämisse, umweltliche Steuerungen seien vorzuziehen, wo sie möglich sind: Es erscheint vernünftig, auch im Sinne einer ökologischen Bilanz, ein Ziel mit dem effizientesten Mittel anzusteuern. Solange die kostspielige Gestaltung des Habitats (Anpassung der Lebenswelt an jede erdenkliche Form der Behinderung) das einzige Instrument war, um Leiden und Benachteiligung zu lindern, solange erzieherische und psychotherapeutische Manipulation, bei Inkaufnahme langanhaltender, wenn nicht unrevidierbarer Entmündigung, effektiver erschienen als jede andere „Behandlung", war der Einsatz solcher wenig effizienten Mittel begründbar. Anders sieht es aus, wenn einer *political correctness* zuliebe Ressourcen vergeudet werden, zumal dies nicht ohne Auswirkungen auf Nöte an anderer Stelle unseres Gemeinwesens oder in anderen Teilen der Welt geschehen kann, die unserer Hilfe bedürfen. Ein Theologe formuliert (Schwarz 1987: 50): „... so ist auch der Ausstieg etwa aus der Gentechnologie ... nicht einmal ein Tritt ins Leere, sondern ein Tritt ... ins Gesicht anderer, die sich auf den sich immer mehr bevölkernden Planeten um uns drängen."

Reduktionistische Tendenzen wechseln ihre Couleur mit dem Fortschritt des Wissens und Könnens. Die Rationalität dieser Schwankungen ist evident: Unsere Aufmerksamkeit richtet sich dorthin, wir greifen dort ein, wo wir effektive Mittel zum Eingreifen haben. Im Gesamtkomplex aller an einem Phänomen beteiligten Faktoren tun wir damit manches Mal einen Fehlgriff. Als der in der Psychologie gewachsene Behaviorismus beeindruckende Erfolge hatte, wurde er bedenkenlos von der Soziologie und von der Pädagogik übernommen und in geradezu grotesker Verkennung des wissenschaftstheoretischen Hintergrundes von einem zunächst rein methodologischen[5] zu einem metaphysischen Behaviorismus befördert: Der Mensch galt als durch seine Umwelt determiniert; Ansatzpunkt für eine Einwirkung war eo ipso die Umwelt. Kritik daran formierte sich schnell: Wenn die Psychologie „behandelt" (pädagogisch, klinisch, organisatorisch), dann am Symptom, die Ursachen mißachtend. Heute richtet sich derselbe Vorwurf an die Gentechnologie, nur mit anderem Vorzeichen: Es droht eine Konzentration der Eingriffe bei den genetischen Ursachen, die Lebenswelt des Menschen mißachtend. Die kritischen Positionen sind austauschbar, das Handlungsgesetz aber unabänderlich: Gehandelt wird immer an der Stelle, an der die Handlung am effektivsten erscheint, sei die Erkenntnis darüber nun verifiziert oder nur phantasiert.

## 2.6 Psychologische Risiken

Die wesentlichen Einwände auf psychologischer Ebene sind bei genauer Betrachtung kontradiktorisch: Angst und Abscheu *vor dem Unbekannten* und Unbeherrschbaren einerseits, unerträgliche Gewissensbelastung durch *Aufhebung des Unbekannten* und durch völlige Beherrschbarkeit andererseits. Emotionale Überwältigung spielt bei der Ablehnung der Gentechnologie in dreierlei Hinsicht eine Rolle: Angst vor der *Fehlbarkeit der Naturwissenschaft* und den abgeleiteten Technologien, Angst vor den *unübersehbaren Folgen* wirkmächtiger Eingriffe, Angst und Abscheu vor der *Verselbständigung der Technik* und dem Entgleiten der Kontrolle über die Ziele (Tudge 1994).

### Angst vor dem Unbekannten

Angst läßt sich trefflich an den Pranger stellen: „Heute gilt alles schnell als bedenklich, wogegen jemand Bedenken erhebt. Mir will manchmal scheinen, daß die größten Risiken der gentechnischen Biotechnologie in der Freisetzung von Schrekkensszenarien durch Mitbürger bestehen, die sich beim Ausmalen ihrer Angstfantasien weder durch die realistische Bewertung von Fakten und Argumenten noch durch das ethisch gebotene Abwägen der Folgen von Handlungs- und Nichthandlungsalternativen behindern lassen." (Markl 1992: 41). Die Irrationalität wird als Zerrspiegel vorgehalten, so etwa, wenn den Grünen vorgeworfen wird, sie plädierten im Sinne eines „Sicherheitsabstandes", wenn sie nicht nur die Keimbahntherapie, sondern das Kind mit dem Bad ausschütteten und auch die somatische Gentherapie kategorisch ablehnten, um den Anfängen wehren zu können. Angesichts des unbestreitbaren Nutzens und der ethischen Unbedenklichkeit machten sie sich zum Opfer der eigenen Abgrenzung und würden damit im elementaren Sinne unfrei (Schwarke 1994: 274): „Die mittelalterliche Frömmigkeitspraxis mit ihren ständig steigenden Angstpotentialen ist dafür ein klassisches Beispiel."

---

[5] Der methodologische Behaviorismus verbot auf dem Hintergrund der Tradition des Schwafelns in der Psychologie Daten, die nicht objektsprachlich gefaßt werden konnten. Damit blieb das öffentlich beobachtbare Verhalten des Menschen die einzige Datenquelle für die Aufstellung von Gesetzen. Dieser Grundidee fühlt sich die Psychologie noch heute verpflichtet.

Nur wenige Stimmen nehmen die Angst nüchtern als das, was sie ist: Etwas, das das Denken und Handeln verengt, aber unverhinderbar ist – eine Grundbefindlichkeit menschlicher Existenz, die immer auch als positives Alarmsignal dienen kann (Reiter 1992: 90). Es wird in der Emotion sogar ein Rationalitätssurrogat gesehen in dem Sinne, daß sie Konflikte signalisiert zwischen Neuerungen und kulturell geprägten Selbstverständlichkeiten (Schwarke 1994: 275). Erkennbar sei dies an den Begriffen, die stereotyp eingesetzt würden, um ein Unbehagen auszudrücken: Schöpfung, Natur, Unverfügbarkeit, Menschenwürde, Individualität, Integrität, Freiheit. Vernünftige Argumentation kann gegen das geballte Gewicht der versammelten Konnotation nichts ausrichten. Insofern sticht auch nicht sarkastische Entlarvung, etwa der Hinweis, daß sich die meisten Menschen im Vertrauen auf die Bernouilli-Gleichung einem Flugzeug anvertrauen (Kreysa 1997: 65), obwohl dessen praktische Beherrschung von höherer Labilität gekennzeichnet ist als im Falle der Gentechnologie und durch den einzelnen ohnehin nicht gegeben ist. Emotion kann nicht durch logische Argumentation widerlegt werden, oder wenn doch, dann wäre sie keine Emotion.

### Angst vor dem Bekannten

In krassem logischen Gegensatz zur *Angst vor dem Unvorhersagbaren* steht die gleichfalls als Argument eingebrachte *Angst vor der Vorhersage* des eigenen Schicksals durch prä- und postnatale Genomanalyse. Da der Mensch ein Vorauswissen um eventuelle schwere Leiden (Chorea Huntington, Alzheimer) nicht ertragen könne, wird auf ein *Grund*recht des Nichtwissens gepocht (Hans Jonas 1987; Abshagen 1992: 104; Mieth & Haker 1997: 257 f), auch die Pflicht zum Wissen in die Nähe eines Informations- und Entscheidungsterrors gerückt (Maris 1997: 51; Weß 1998). Kritiker dieser Haltung wenden ein, die bloße Frage, ob ein Mensch Wissen über sich ertragen könne, sei töricht. Menschen hätten Jahrtausende mit dem sicheren Wissen des frühen Todes und unheilbarer Krankheiten gelebt. Schwerbehinderte würden noch heute von früher Kindheit an mit ihrem Schicksal konfrontiert (Markl 1992: 26).

Dieses Wissen kann ebenso gut positiv wie negativ bewertet werden. Nicht nur in der Tradition des Abendlandes, sondern kulturübergreifend, also von allgemeingültiger Gesetzlichkeit, ist die Forderung des *gnothi seauton* verwurzelt. Diese Forderung gilt auch praktisch: Wenn jemandem bekannt ist, daß in seiner Familie häufige Depressionen mit Suizid vorgekommen sind oder mehrere Frauen an Brustkrebs haben sterben müssen, dann erlebt ein Mensch die endgültige Gewißheit über sich mit Erleichterung – auch dann, wenn sie negativ ist. Er kann sein verbleibendes Leben sinnvoll planen, vielleicht gar Schutz- und Linderungsvorkehrungen treffen (Bartram 1997: 127). Aber aus der Selbstverantwortlichkeit kann auch Selbstzwang entstehen, die Lebensführung unter das Diktat genetischer Informationen zu stellen. Die Autonomie, die das genetische Wissen verspricht, kann umschlagen in eine Expertenabhängigkeit, die für immer mehr Details des Lebens Handlungsimperative schafft (Bundesministerium für Forschung und Technologie 1991: 132). Im Einzelfall kann er auch außerstande sein, die Chance der Selbststeuerung zu nutzen, auch heute schon bei der Mitteilung einer schicksalsschweren Diagnose. Dann können und sollen Begleitmaßnahmen (etwa begleitende Psychotherapie) diesen Personen, die das vertiefte Wissen aus der Bahn wirft, im Erleben und in der Lebensplanung zur Seite stehen.

Ebenso wenig wie die emotionale Hilflosigkeit im Einzelfall kann die Unbequemlichkeit, die aus der gesteigerten Selbstverantwortung infolge profunden Wissens folgt, Grund für ein Verbot der Gendiagnostik sein. Wissen dürfe zwar nicht aufgezwungen werden, aber ebenso wenig dürfe Nichtwissen zum Zwang werden. Wissen könne belastend sein, doch unwissend bleiben zu *wollen*, könne kaum als Ausweis überlegener Moral verstanden werden (Markl 1992: 31).

## 2.7 Soziale Risiken

### Zukunftsverantwortung

Hans Jonas (1987) hat die Zukunftsverantwortung ins Zentrum seiner Überlegungen zur Unbeherrschbarkeit von Großtechnologien gestellt. Bei der Herstellung transgener Pflanzen und Tiere, erst recht bei Keimbahneingriffen am Menschen reiche der Kategorische Imperativ, das Prinzip der Gegenseitigkeit nicht mehr als moralisches Regulans aus, denn die Adressaten der Zukunftspflicht seien noch gar nicht geboren. Das läßt ihn die Forderung aufstellen: Handle so, daß die Folgen deiner Handlung nicht die Möglichkeit menschlichen Lebens und seiner Umwelt in Gegenwart und Zukunft zerstören oder auch nur gefährden und mindern könnten.

Der eigentliche Defekt dieses Imperativs liegt nicht darin, daß er verkennt, daß das Kantsche Prinzip der Gegenseitigkeit kein empirisches Gegenüber braucht, eher transzendental ist (Bundesministerium für Forschung und Technik 1991: 144), sondern daß die Forderung unerfüllbar ist und daher gar nicht aufgestellt werden darf. Bezieht sich der Kantsche Imperativ auf eine definite Menge konkreter Individuen und konkreter Effekte, so formuliert Jonas eine indefinite Allaussage für jedwede Form menschlicher und außermenschlicher Existenz: Selbst wenn unsere Handlung keine gentechnische ist, können wir nicht ausschließen, daß sie *irgend*ein menschliches Leben oder *irgend*einen Teil der Lebenswelt in *irgend*einer Zukunft in Mitleidenschaft zieht oder zumindest gefährdet. Auch die Unterlassung jeglicher Handlung schließt das Risiko nicht aus, ja verringert es nicht einmal. Handlung ist ein relationaler Begriff, bei vorausgesetzter Veränderung der Welt schafft eine auf die Veränderung nicht respondierende *Nicht*handlung eine Veränderung der Relation und insoweit Folgen. Nur wenn wir menschliches Leben und die Lebenswelt eliminieren, ließe sich Jonas Forderung einlösen. Das widerspricht der Intention seines Imperativs.

Dem Paradoxon können wir allein dadurch entgehen, daß wir Jonas Forderung entweder verendlichen und damit in den Kantschen Imperativ zurückführen oder die Handlung auf die bloße Intention abschwächen: Versuche so zu handeln .... In beiden Fällen, wenn auch aus verschiedener Perspektive, enden wir in der üblichen, nicht-kategorischen Abwägung: Was sollen wir im Detail tun, was lassen, in welchem Ausmaß, unter welchen Bedingungen und welchen Sicherheitsvorkehrungen, in welchen Einzelfällen, damit das Eintreten dessen, was gefordert wird, wahrscheinlicher und das Eintreten dessen, das gefürchtet wird, unwahrscheinlicher wird?

### Veränderte Einstellung zu Krankheit und Behinderung

Da Jonas *Prinzip Zukunftsverantwortung* bei unkritischer Betrachtung plausibel ist, zentriert sich die Diskussion um die gesellschaftlichen Implikationen der Gentechnologie darauf. Substantieller ist ein anderer Komplex der Bedenken: Wenn Krankheit und Abweichung immer beherrschbarer werden, sicher und schon vorgeburtlich diagnostizierbar sind, Präventivmaßnahmen daher ein viel höheres Gewicht erreichen, akute Kriseninterventionen gleichzeitig an Bedeutung verlieren, wie verändert sich durch diese „kopernikanische Wende in der Medizin" (Sass 1994: 343) die Einstellung zu Krankheit und Behinderung? Wichtiger noch: Wie haben wir diese veränderte Einstellung zu bewerten? Am weitreichendsten: Ergeben sich daraus neue, unerhörte moralische Gebote?

Bislang waren Andersartigkeit und Krankheit ein Schicksal, dem sich niemand entziehen konnte. Es war nur konsequent in der Befolgung des ethischen Brükkenprinzips, daß von niemandem etwas gefordert werden darf, das er nicht vollbringen kann, eine Ethik der Akzeptanz von Krankheit zu entwickeln. Diese Akzeptanz wuchs, was heute leicht vergessen wird, in drei Stufen. Sie war zunächst spirituell: Krankheit entlastete, mit Ausnahmen innerhalb theologischer Argumentation, von Verantwortung. Ergänzt wurde diese moralische Entschuldung mit der Entdeckung der gesellschaftlichen Nützlichkeit vieler Formen der Andersartigkeit, die wir heute als (Über-)Betonung der Individualität kennen. Nachdem wir es uns materiell *leisten konnten*, wurde auch die fürsorgliche Investition in gesellschaftsunnütze (Krankheit) oder gesellschaftsschädliche Andersartigkeit (Kriminalität) zur Selbstverständlichkeit ausgebaut. Wir haben in den reichen westlichen Ländern einen Stand erreicht, der selbst bei schwersten Formen der Behinderung und Abweichung eine Lebensqualität garantiert, die Millionen gesunder Menschen in anderen Ländern missen.

Heute, in einer dritten, noch labilen Stufe, tritt Andersartigkeit aus dem Kreis gesellschaftlicher *Pflicht*ethik zunehmend in ein System der *Neigungs*ethik ein: Es ist zum Ideal geworden, der Pflege des Andersartigen auch zu bedürfen und Befriedigung daraus zu ziehen, die über einen Tugendidealismus hinausgeht. Es melden sich Stimmen, die diese humanistische Kulmination der Akzeptanz als Fehlentwicklung empfinden (Schwarz 1987: 58): „Ich bin nicht der Meinung, daß wir genetisch geschädigte Kinder brauchen, um unsere Nächstenliebe zu zeigen. Im Gegenteil."

Nachdem wir durch Präimplantationsdiagnostik, absehbar auch durch somatische Gentherapie und dereinst wesentlich effektiver durch Keimbahntherapie Pandoras Büchse (die von Hans Jonas mit reversem Sinn bemühte Metapher) werden schließen können, gerät diese Ethik der langsam gewachsenen Hinwendung zur Behinderung und zur Abweichung ins Wanken. Es wird gar behauptet, genetische Diagnostik trage, unabhängig von konkreten Zwecken, die Ziele einer eugenischen Praxis schon in sich (Elstner 1997: 10 ff). Da die Begriffe Krankheit und Andersartigkeit fließend sind, neben klar definierte Anomalien schnell Abweichungen wie niedrige Leistungsfähigkeit, geringe Körpergröße oder „falsche" Haarfarbe gestellt werden können, würde die Grenze von der passiven Eugenik zur aktiven Züchtung bevorzugter Merkmale zwangsläufig überschritten werden (Freudenberg et al. 1990: 128; Hubig 1997: 221). Die Zuchtprodukte hätten keine Chance, ihre Individualität zu entfalten. Was sie sind und tun sollen, ist im Plan der Züchter vorbestimmt.

Die Erfahrung lehrt, daß solche Behauptungen wenig Substanz haben. Die friedliche Nutzung der Atomenergie hat in keinem Land automatisch, gegen den Willen der Politik zum Bau der Bombe geführt, weder in Deutschland, noch in Canada, Italien, Japan. Dort wo Bomben gebaut worden sind, geschah dies klar nach politischen Vorgaben und sogar bei relativ gering ausgebildeter friedlicher Nutzung (Indien, Irak, Israel, Pakistan, Südafrika). Allerdings muß unterschieden werden zwischen der Ebene der Gemeinschaften und jener der Individuen. Individueller Mißbrauch ist nicht zu verhindern (Automißbrauch, Nahrungsmißbrauch), hält sich aber in erträglichen Grenzen oder ist rechtlich steuerbar und kann kein Grund zur globalen Ablehnung einer Technologie sein. Die ergänzend angefügten anthropologischen Bedenken müssen konsequenterweise nicht nur auf „Zuchtprodukte" angewandt werden. Auch nach den Plänen der Natur geborenes Leben hat nicht die Chance, über seine genetische Ausstattung zu bestimmen. Kinder werden geboren, ohne sich ihre Eltern und ihre bevorzugte Genkombination aussuchen zu können. Sie haben nicht einmal einen Einfluß darauf, ob sie überhaupt geboren werden wollen.

## Soll Behinderung willkommen sein?

Es sind vor allem die Betroffenen selbst und ihre Sprecher, aber auch die dahinter stehenden Berufsgruppen, die den Wert ihrer Existenz und ihrer sozialen Netze (Selbsthilfegruppen) in Frage gestellt sehen (Neuer-Miebach 1998: 158). In ihren Warnungen wird nicht hinreichend klar, ob es allein darum geht, den einmal errungenen sozialen und Rechtsstatus zu sichern, oder ob die Forderung, Behindertsein und Kranksein müsse von der Gesellschaft „getragen" werden, mehr bedeutet, nämlich Verinnerlichung des Krankseins und der Behinderung als gesellschaftlicher Eigenwert, als eine Form der Existenz, die *willkommen* geheißen wird und das „entwürdigende" Agieren auf der Ebene einer pressure group entbehrlich macht.

Es erscheint zweifelhaft, ob je eine Gesellschaft beliebige Formen des Seins und damit des Andersseins als gleichwertig akzeptieren kann. Wäre es so, wäre das Ende der Moral gekommen, der es gerade um das Gute und Rechte geht, um den Ausschluß anderer Formen des Daseins, des Urteilens und des Handelns. „Anything goes" (Feyerabend) kann als Methodenprinzip in der Diskussion bleiben, darf aber nicht der Zielbestimmung dienen. Ethik kennt keine Toleranz, sondern will erfüllt sein. Würde Toleranz zum obersten moralischen Prinzip, würde Ethik als System desolat.

Die Frage, was mit Menschen geschehen solle, die „schlechte" Gene haben, die etwa zur Gewalttätigkeit oder zum Alkoholismus beitragen, ob wir sie ausmerzen oder wegsperren sollen (Breyer 1998: 282), diese Frage ist gründlich verfehlt. Nicht anders eine Bemerkung im Arbeitsbericht des Bundesministeriums für Forschung und Technologie (1991: 137), daß mit der Gendiagnostik der Weg gebahnt werde für eine Stigmatisierung und Aussonderung derjenigen, deren genetisches Material deutliche Defekte aufweist, so daß sich Kategorien von „wrongful life" festsetzen würden.

Die Gesellschaft kann sich durchaus darauf einigen, daß Alkoholismus und Neigung zur Gewalttätigkeit positiv zu beurteilen sind, ebenso darauf, Menschen nicht nach ihrer produktiven, sondern nach ihrer destruktiven oder auch gar keiner Leistung zu bewerten. Wenn aber jemand Dispositionen aufweist, die qua Konsens für „schlecht" befunden werden, dann wäre es äußerst töricht weil selbstwidersprüchlich, die dafür verantwortlichen Determinanten zu hegen und zu pflegen, ganz gleich, ob sie im genetischen oder Umweltbereich angesiedelt sind. Andernfalls und konsequenterweise müßten wir auch eindeutig als solche definierbare Krankheiten hegen, statt sie zu heilen oder wenigstens zu lindern. Wir tolerieren solche Eigenschaften, solange dadurch nicht andere Menschen - vermeintlich oder tatsächlich - zu Schaden kommen. Niemand hat bisher auch solche Hegearbeit gefordert, soweit die Determinanten unerwünschten Soseins im Milieubereich vermutet werden. Es gibt keinen vernünftigen und redlichen Grund, bei Faktoren aus dem Bereich der Genetik anders zu verfahren.

Nichts spricht generell dafür, daß die Gesellschaft es nicht verstünde, zwischen der Bewertung der *Eigenschaften* resp. Verhaltensweisen eines Menschen und dem *Menschen selbst* als Merkmalsträger zu differenzieren. Sie akzeptiert und unterstützt Menschen - mit der üblichen Marge an Ausnahmen und Fehlerhaftigkeit im Urteil -, die unter diesen Merkmalen selbst leiden (Krankheit) oder die anderen Leiden bereiten (Kriminalität). Sie tut das inzwischen in einem solchen Ausmaß, daß die Akzeptanz für den Merkmalsträger oftmals einen erheblichen Vorteil darstellt, der ihn in der Krankheit oder Normabweichung fesselt. Dieser payoff ist als „sekundärer Krankheitsgewinn" jeder Mutter und jedem Psychotherapeuten, als social exploitation jedem Sozialarbeiter und Streetworker wohlbekannt.

### Selbstverantwortung und Solidarität

Es wird begrüßt, daß die genetische Deutung von Abweichungen klarer als bisher von Schuld freispricht, aber bedauert, daß sie den einzelnen Menschen gleichzeitig seiner *Verantwortung beraubt* (Schreiber 1997: 123). Diskordant dazu beklagt derselbe Autor wenig später, daß durch das gendiagnostische Wissen um Krankheitsrisiken die *Selbstverantwortung ausgeweitet* und das Solidarprinzip eingeschränkt werde. Neue Handlungsmöglichkeiten werden zur Normalität; was anfangs als Angebot gedacht war, schlägt in Zwang zur Nutzung um. Wenn es möglich wird, Trisomie 21 sicher zu erkennen, geraten diejenigen, die sich entschlossen haben, trotzdem ein so geschädigtes Kind zu gebären und aufzuziehen, in einen sozialen Rechtfertigungsdruck (Mieth & Haker 1997: 263). In einer Umfrage stimmten 70 % der Frauen der Aussage zu (Nippert 1994: 74): „Eine Frau, die ein Kind mit einer schweren geistigen oder körperlichen Behinderung zur Welt bringt, weil sie die vorgeburtliche Diagnostik nicht durchführen lassen wollte, handelt unverantwortlich."

Der Arbeitsbericht des Bundesministeriums für Forschung und Technologie (1991: 134 f) sieht in den Möglichkeiten der Gendiagnostik die letzte Stufe einer fatalen Entwicklung in unserer Gesellschaft: Kinder dürften immer weniger so bleiben, wie sie sind. Es bestehe der Anspruch, alle Mängel zu korrigieren und alle Potenzen zu stärken. Die Fortschritte der Medizin, der Psychologie und der Pädagogik ließen das Kind zunehmend gestaltbar erscheinen, Behinderungen würden nicht mehr schicksalhaft hingenommen. Die Kindererziehung sei eingespannt zwischen Aufstiegswunsch und Abstiegsdrohung. Die staatliche Bildungswerbung fördere noch diesen Machbarkeitswahn, sie fordere selbst von den benachteiligten und Randgruppen ihren Tribut. Eltern würden gezwungen, alles zu tun, um ihren Kindern optimale Startchancen zu geben.

Mit der Genomanalyse könne derartige Sorge für das Kind nun schon vorgeburtlich beginnen. Zwangsläufig komme die Frage auf: Können verantwortungsbewußte Eltern es noch wagen, ihrem Kind (und sich) die Möglichkeit einer Behinderung zuzumuten? Selbst kleinste Anomalien würden zum Wunsch nach Korrektur oder Abtreibung führen (schleichende Eugenik). Bildungswerbung, Chancengerechtigkeit, der Platz an der Sonne, alle Bemühungen der Gesellschaft um Egalitarismus erscheinen den entschiedenen Gegnern der Gentechnologie schal (Krebs 1997: 197): „Der angebliche Zugewinn an Entscheidungsfreiheit für das Individuum entpuppt sich als Zwang zur Nutzung gentechnologischer Methoden zur 'Optimierung' des eigenen Erbgutes oder der eigenen Nachkommen und nicht zuletzt zur 'Kostenersparnis' für die Gesellschaft."

Es wird dagegen gehalten (Sass 1994: 344): Nicht länger Compliance mit paternalistischen ärztlichen Entscheidungen ist das Modell, vielmehr wird der Patient mit dem neuen Wissen *zum Partner* von Verhinderung und Verzögerung des Eintritts schwerer Gesundheitsrisiken (Sass 1994: 343). Neben die fürsorgliche und *fremdbestimmte Ärzte*ethik tritt die *selbstverantwortete Bürger*ethik in der Gesundheitspflege. Auf die Frage, ob es eine Pflicht zum Wissen oder umgekehrt ein Bürgerrecht auf Nichtwissen in bezug auf eigene Risikofaktoren für Gesundheit gibt, lautet die Antwort (Sass 1994: 344): „Jawohl, es gibt eine Pflicht zum Wissen um Risikofaktoren dort, wo ich durch verantwortungsvollen Umgang mit diesem Wissen etwas ändern kann." Wissen sei Macht, und aus der Macht ergebe sich die Pflicht, verantwortlich mit ihr umzugehen. Das erinnert an die Warnung eines Hans Jonas und endet doch in einem anderen Schluß: Nicht nur trägt die Gesellschaft Verantwortung für den Einzelnen, sondern es ist der Einzelne, der das abstrakte Prinzip Verantwortung in der Gesellschaft mit Leben erfüllt. Wissen bedeutet in dieser Hinsicht Verantwortung für den Anderen übernehmen, um so der Solidarität Aller würdig zu werden.

Verantwortung nach Information und Beratung und eine nach den Kriterien von beidem, Verantwortung *und* Solidarität finanzierte Gesundheitsvorsorge sind die primären bioethischen Tugenden des Bürgers und die ordnungsethischen Parameter bei der Gesundheitsvorsorge (Sass 1994: 344). Praktisch bedeutet dies eine Pflicht, so viel Information über eigene Gesundheitsrisiken zu beschaffen oder zuzulassen, daß das eigene Verhalten präventiv daran ausgerichtet werden kann, um Risiken nicht oder spät oder mit geringer Intensität in einer Erkrankung manifest werden zu lassen. Und es bedeutet auch eine Verantwortung zwischen den Generationen, doch in anderem Sinne als bei Jonas: Alles Menschenmögliche und Zumutbare zu tun, um schwerste Erbkrankheiten nicht zur Belastung für künftige Generationen werden zu lassen.

Diese neue Ethik, die im Solidaritätsprinzip *nicht mehr einseitig* die Rechtsansprüche *an* die Gesellschaft sieht, sondern die *Balance von Rechten und Pflichten* zwischen Individuum und Gemeinschaft einfordert, ist stark umstritten. Auf der einen Seite steht die Auffassung, daß Eltern, die sich in Kenntnis der zu erwartenden Behinderung des Kindes dennoch für dessen Geburt entscheiden, rechtlich und materiell zu sichern seien (Bundesministerium für Forschung Technologie 1991: 147). Auf der anderen Seite wird die Gewissensentscheidung, ein geschädigtes Kind auszutragen, nur dann für achtbar gehalten, wenn die Eltern die Verantwortung für die Folgen übernehmen. Die Lasten aus der selbstverantwortlich getroffenen Entscheidung können nicht auf den Sozialstaat abgeschoben werden, die Eltern müssen zeitlebens für das Kind aufkommen und für eine angemessene Versorgung des Kindes auch nach ihrem Tod einstehen (Bayertz 1994: 103).

Die Rede vom autonomen Handeln und der Selbstverantwortung, die von den Kritikern der Gentechnologie so gerne gegen die Inpflichtnahme ins Feld geführt wird (Mieth & Haker 1997: 263), wäre sinnentleert oder perfide, wenn sie sich in genossener Sozialpflege erschöpfen wollte, zwar die Freiheit der Entscheidung und die Sicherung dieser Freiheit für sich beanspruchte, aber die Kosten gerne anderen überließe. Dabei sind die materiellen Kosten (behindertengerechte Einrichtungen mit einem äußerst ungünstigen Investitions-Nutzungs-Verhältnis, Abzug der Ressourcen von wichtigen sozialen Aufgaben im eigenen Land und in der Dritten Welt) nur der eine und weniger bedeutsame Aspekt. Schwerer wiegt das Elend der Familienmitglieder, die rechtlos gestellt und an der Entscheidung nicht beteiligt wurden. Es ist aus der Psychopathologie nur allzu bekannt, wie sehr Geschwister durch Entzug psychischer Ressourcen geschädigt werden, wenn die Eltern ihre ganze Kraft für die Versorgung des einen behinderten Kindes brauchen. Aber auch das Elend des behinderten Kindes selbst (Ramm, zit. nach Bayertz 1994: 103): „Gibt es nun nicht aber ein öffentliches Interesse, daß gesundheitlich schwer behinderte Kinder nicht geboren werden: Schützt nicht der Sozialstaat das Interesse des Embryos, lieber nicht geboren zu werden, als den Zugang zum Glück zu entbehren, den die anderen Kinder haben?“ Und zuletzt der in Deutschland tabuisierte Grundgedanke der Eugenik: Die Weiterreichung der Behinderung an die kommenden Generationen.

**Eugenik**

Die Gegner der Gentechnologie wiederum fragen sich besorgt, ob nicht mit dieser neuen ausbalancierten Verantwortungsethik ein Klima geschaffen wird, in dem immer weniger Platz ist für das Anderssein (Rhein 1998: 70). In welchem Maße muß jemand gesund sein, um noch ein Recht auf Leben zu haben? Der Primat der Prävention, wie vernünftig er „ansonsten“ sei, könne eine gefährliche eugenische Wendung erfahren: Nicht mehr Verhinderung von Krankheit, sondern Verhinderung der Krankheitsträger durch Ausbau pränataler Diagnostik und Beratung (Schreiber 1997: 123; Mieth & Haker 1997: 263). Angesichts der Tatsache, daß Normalität und Gesundheit nicht eindeutig zu bestimmen seien, würden Verschiedenartigkeit und Individualität zu Risiken: Sie würden entweder durch Gentherapie egalisiert oder durch Verhinderung der Geburt selegiert. Was geschehe mit jenen, für die es derzeit oder dauerhaft keine „Reparaturmöglichkeit“ gebe (Neuer-Miebach 1998: 150)?

Die Warnung vor der passiven Eugenik durch Präimplantationsdiagnostik und Gentherapie muß allerdings als unredlich gelten, wenn gleichzeitig der Schwangerschaftsabbruch und das (fast schrankenlose) Recht darauf eingefordert werden, ohne Rücksicht auf die erheblichen emotionalen und ethischen Bedenken (Sass 1994: 345). Nach dem Eindruck besteht eine merkliche faktische Korrelation der beiden Einstellungen, die ethisch unverträglich sind. „Verpflichtende genetische Beratung für potentielle Ehepaare und konsequente Weiterentwicklung der Gentherapie ... würden hier in eine bessere Richtung weisen. Schwangerschaftsabbruch kann eben nur in sehr egoistischer Weise als Therapie verstanden werden." (Schwarz 1987: 58).

**Gesellschaftliche Diskriminierung**

Am Rande dieser Diskussion gibt es die allfälligen Bedenken gegen den Mißbrauch der neuen Techniken. Versicherungen könnten dazu übergehen - und tun dies angeblich bereits in den U.S.A. -, genetisch Benachteiligte in eine höhere Risikostufe einzugruppieren. Eine solche Individualisierung des Risikos sei vergleichbar mit Diskriminierung aus rassischen oder Geschlechtsgründen. Der, neben vielen anderen, dies vorträgt, ein sonst eher besonnener Kopf (Reich 1997: 202), übersieht, daß Versicherungen schon immer und generell aus vielerlei (guten wie schlechten) Gründen die Prämie individuell nach Belastung der Solidargemeinschaft festgesetzt haben, und dies nicht nur im Falle der „profitgierigen" Assekuranz, sondern auch der gemeinnützigen Rentenversicherung: Höheres Eintrittsalter bzw. kürzere Lebensarbeitszeit bedingen höhere Prämien oder geringere Auszahlungen, ohne Rücksicht auf die „Schuldhaftigkeit" der Eingangsbedingung; und so auch bei allen anderen Policen, ob bei Krankheit, Haftpflicht, Diebstahl, Feuer: Ein höheres Risiko bedingt höhere Vorsorgeaufwendungen. Nur wenn das Solidarprinzip *ganz* durchbrochen würde, gäbe es Anlaß zur Sorge. Dann allerdings wäre eine Versicherung auch keine Versicherung mehr, sondern ein Sparfonds. Aber zwischen der schrankenlosen Solidarität und der extremen Individualbelastung muß es Gestaltungsmöglichkeiten geben, die dem Gesamt des Lebensfeldes mit den konkreten ökonomischen und gesellschaftlichen Bedingungen angepaßt sind.

Auch die Befürchtung, die Aufgabe der Arbeitsmedizin könne bei Rückgriff auf die Gentechnologie vom Arbeitsschutz zum Schutz vor dem anfälligen Arbeitnehmer pervertieren (Schreiber 1997: 123), wäre erst dann gravierend, wenn die Effektivierung des Arbeitsschutzes durch Gendiagnostik (aktive oder passive Anpassung des Arbeitsplatzes an die Fähigkeiten des Arbeitnehmers) völlig verweigert würde. Auch heute, ohne ausgebaute Gendiagnostik, aber nicht ohne andere diagnostische Möglichkeiten, wird man einen Allergiker nicht an einen „reizvollen" Arbeitsplatz stellen, einen Astheniker nicht zur körperlichen Schwerstarbeit heranziehen, einem unterdurchschnittlich Intelligenten eher selten eine Professur anbieten, ohne daß es einen Protest wegen rassistischer Benachteiligung gäbe; und dies aus beidseitig guten Gründen: Angemessenheit der Arbeitsbelastung, aber auch Angemessenheit der Personbelastung.

**Der Egoismus der Verlierer**

Technikkritik ist immer auch Kritik ihrer sozialen Folgen, derjenigen Folgen, die Bedeutsamkeit haben für die soziale und ökonomische Position des Individuums in der Gemeinschaft. Es gibt mit jeder neuen Technologie Profiteure und Verlierer. Eine Analyse der Stringenz der Argumente der Benachteiligten halten manche für unfruchtbar, weil sie am deutlich egoistischen Kern der Vorbringungen vorbeigeht und daher ungehört bleiben muß (Schwarke 1994: 275). Nicht die technische Effizienz sei die Meßlatte für eine neue Technologie, sondern der Hintergrund eines breiten lebensweltlichen Sinnhorizonts, in den moralische Fragen eingehen wie die nach Gerechtigkeit: Wer kann die Chancen nutzen, wer wird die Risiken tragen (Schreiber 1997: 124)?

Diese verständliche gruppenegoistische Position muß ihre Grenze dort haben, wo eigenes Elend dazu dient, die Fortdauer des Elends anderer oder aller anderen zu fordern. Wenn einigen durch Gendiagnostik nicht geholfen werden kann, weil es (noch) keine passende Therapie gibt, dann verdient das unser aller Anteilnahme und Bemühungen, ihr Leiden auf andere Weise zu lindern. Es gibt ihnen aber nicht das Recht, Gendiagnostik und Gentherapie dort zu verhindern, wo menschliche Schicksale mit diesen Techniken zum Positiven gewendet werden könnten. Diese Rechtsverweigerung läßt sich damit begründen, daß nicht Anderen Menschenrechte (z.B. Schmerzlinderung, Selbstachtung) vorenthalten werden dürfen, weil die eigenen Ansprüche darauf nicht im gewünschten Maß erfüllt werden können.

**Leichtsinnige Lebensweise**

Wenig gewichtig erscheinen Argumente, die sich deshalb gegen Gentherapie richten, weil damit ein Gut errungen wird, mit dem Menschen nicht verantwortlich umgehen können: Menschen, denen das Risiko (des Herzinfarkts oder Aids) genommen worden ist, würden weniger gesundheitsbewußt leben. Gesunde Lebensweise ist nicht absolut zu definieren, kann kein Wert per se sein. Als ungesund kann Lebensführung erst bezeichnet werden, wenn sie faktisch zur Gesundheitsbeeinträchtigung geführt hat. Dieses Faktum allein von der Interaktion mit der Welt abhängig und nur hier einen Ansatzpunkt zur Einwirkung zu sehen, zeigt ein weiteres Mal den bereits besprochenen Bias der unhinterfragten Umweltdetermination von Varianzen. Zur Manifestation einer Erkrankung gehört immer beides: eine Disposition *und* Performanzfaktoren. Wenn wir einen Ball mit aller Kraft gegen eine Mauer schleudern, ist das für dessen Existenz nicht ungesund, bei einer Glaskugel wäre es anders. Aus der Zerbrechlichkeit des Glases moralische Bedenken gegen die Elastizität des Gummis zu erheben, zeugt nicht von Einsicht.

Wenn wir genetisch so ausgestattet wären, daß wir „sündigen" könnten, dann würde uns viel Leid erspart bleiben, weil wir nicht an die Grenze des Ausschöpfbaren gehen und das Risiko der Transgression eingehen müßten. Ein Beispiel, das nicht nur exemplarisch steht, sondern ein gesellschaftliches Problem darstellt: die Überforderung durchschnittlich intelligenter Kinder im Bildungssystem. Wären wir mit denjenigen Faktoren, die genetisch die Ausbildung der Intelligenz präformieren (z.B. Geschwindigkeit und Genauigkeit der Informationsverarbeitung, genaue Abstimmung zwischen den unterschiedlichen Gedächtnismodulen), reichlich ausgestattet, dann könnten wir die Motivation „halbe Kraft" fahren lassen, so wie wir auch nur einen Teil des Hirns nutzen.

**Hoher Lebensüberschuß**

Auch die Verlängerung des Lebens, die durch Gentechnik (und andere Instrumente moderner Medizin) erreicht wird, mag Friktionen in bezug auf eine gerechte Ressourcenverteilung mit sich bringen (Tudge 1994: 513), kann aber ebenso wenig der Technik angelastet werden wie eventueller Mißbrauch der Gesundheit, sondern ist Angelegenheit gesellschaftlicher Übereinkünfte. Im übrigen muß auch bei der konventionellen Medizin angefragt werden: War es gut oder schlecht, daß Menschen heute etwa doppelt so alt werden wie vor 200 Jahren, daß die Geburtenrate zurückgeht, daß aus beidem zusammen der Anteil der älteren Bevölkerung ansteigt? Oder in den Entwicklungsländern: Daß die Geburtenrate nicht proportional zur Überlebensrate zurückgeht und damit die Länder aufgrund des hohen Bevölkerungswachstums verelenden?

**Zerstörung des Gemeinschaftsgefühls**

Nicht anders steht es mit einem letzten Einwand, der eine weitere Variante der Verletzung der petitio principii darstellt: Wir würden durch die neuen Technologien zwar besser leben, aber nicht unbedingt besser *miteinander*. Technikentwicklung liege allzu dicht neben gesellschaftlicher Fehlentwicklung. Das daraus resultierende Brüchigwerden des Fortschrittsglaubens wird als der schwer zu greifende, aber eigentliche Grund der Fundamentalopposition gegen neue Technologien angesehen (Schreiber 1997: 220). Selbst wenn dieser Einwand empirisch substantiell wäre (was bezweifelbar ist) und der beklagte Zusammenhang nicht nur eine Scheinkorrelation darstellt, sind die Bedenken nur dann stichhaltig, wenn zuvor geklärt worden ist, welchen Stellenwert Gemeinschaftsleben *vorgängig und unabhängig* von individuellem Leben hat. Die Lebensweise als Zoon politikon kann als eine *Technik* aufgefaßt werden, die das individuelle Überleben oder das Überleben der Spezies sichert. Als solche Technik kann sie von neuen Techniken abgelöst oder ergänzt werden, wenn sich diese als effizienter erweisen. Auch hier also lassen sich die Bedenken gegen die Gentechnologie nur durch Rückzug auf eine naturromantische bis archaische Ideologie retten.

## 2.8 Politische Implikationen

Es gibt kaum rein politische Argumente in bezug auf die Gentechnologie. Das wichtigste entstammt der Analyse, keine Risikoregulierung, die nicht zum *völligen Verbot* führe, könne den öffentlichen Streit beenden. Risiken seien zwar das sichtbare Thema des Konflikts, aber nicht dessen einziges, wohl nicht einmal ein wesentliches Motiv (vgl. Eurobarometer 1996: 845). Es gehe vielmehr letztlich um Verfassungsfragen einer modernen Industriegesellschaft: Soll die Einführung neuer Techniken der politischen Planung unterstellt werden? Und wie sind dann die politischen Entscheidungsprozesse zu gestalten? (Daele 1997: 11). Kritiker der Gentechnologie geben teilweise überraschend offene Antworten (Neuer-Miebach 1998: 154): Wirksam sei Technikfolgenabschätzung nur dann, wenn Risikoabschätzung im Stadium der Forschungs*fragen*auswahl und der Wahl der Forschungs*verfahren* als Meßlatte an Bewilligung und Förderung von Projekten angelegt werde.

Dieser Zugriff auf die sensibelsten und grundrechtlich geschützten Elemente wird so begründet (Mies 1992: 114; Hervorhebungen im Original): „... wenn die Wissenschaft zu solchen Resultaten führt, wie *Bhopal, Tschernobyl, Rheinvergiftung durch die Firma Sandoz* – so kann nicht gesagt werden, es handele sich bei diesen Katastrophen um *'bedauerliche Unfälle'*. Dann muß bereits an den *Grund-*

*lagen dieser Wissenschaft* etwas faul sein." Naturwissenschaft und Technik haben sich so weit entwickelt und spezialisiert, daß sie für die meisten Menschen, selbst für die gebildeten, unverständlich geworden sind; man traut der Wissenschaft alles zu (Lieb zit. nach Johannssen 1994: 178). Verkehrte Welt: Wissenschaft, angetreten nach den Idealen der Rationalität, hat in den Augen der (alternativen) Öffentlichkeit die Rolle des Dämonischen eingenommen, die früher in den Kräften der Natur gesehen wurde, die nun verklärt wird. Ein so unberechenbares, gemeingefährliches Monster gehört nach dieser Auffassung in (hier: geistige und ökonomische) Fesseln gelegt.

Sekundär ist der Hinweis auf den Schaden, den der ruppige und bornierte Stil der Diskussion in unserer politischen Kultur und der internationalen Reputation hinterläßt (Winnacker 1992: 70/71): „Bei der überspitzten, maßlosen und sogar handgreiflichen Kritik ging es auch den fundamentalen Kritikern nicht um die biologische Sicherheit; nach ihren eigenen Aussagen war hier kein Risiko zu erkennen. Stattdessen stritt man fürs Prinzip, dafür also, den Einstieg in diese Technologie der Freiland- oder Freisetzungsversuche überhaupt zu verhindern. Im Ausland hat uns dieses lautstarke Verhalten nicht nur lächerlich gemacht; es hat auch diejenigen in ihren Vorbehalten gegenüber Deutschland bestätigt, die uns der Prinzipienstreiterei, der Maßlosigkeit und der Besserwisserei verdächtigen. (...) Der vollständige Mangel an Rationalität, die absolute Blindheit ... all dies ist selbst für unsere allerbesten Freunde eine Erinnerung an die Zeiten, als die Welt am deutschen Wesen genesen sollte."

## 3
## Grenzen des Diskurses

Die Diskussion über die Gentechnologie krankt daran, daß von einer möglichst lupenreinen rationalen Argumentation wahre Wunder an Überzeugungskraft erhofft werden – um desto bitterlicher zu klagen und anzuklagen, wenn sich ein solches Ergebnis nicht einstellen will. Geradezu beschwörend wird dazu aufgefordert, die Regeln des Dialogs einzuhalten, dabei die neueren soziologischen Präskriptionen, die Diskursethik Habermasscher oder ähnlicher Provenienz, nicht zu vergessen, um so auf sicherem Wege zu einer vollständigen und einvernehmlichen Klärung zu gelangen (so Elstner 1997: 31). Konsens in jedweder Angelegenheit, auch der Gentechnologie, nimmt sich derart als folgerichtiges Ergebnis des guten Willens und einer sozialtechnischen Kompetenz aus.

Das Selbstverständnis des Menschen als eines strikt, man könnte sagen: algorithmisch, rationalen Wesens ist ein alter (exklusiv abendländischer) Traum, dessen endliche Realisierung seit der Renaissance zunehmend rigoroser eingefordert wird. Das führt zur Erwartung, daß ein hohes Maß an Sachinformation wie selbstverständlich zu einem sachangemessenem Urteil führt. Die Wirklichkeit menschlicher Denk- und Verhaltensweisen weicht von diesem Bild beträchtlich ab und weist ihm die Stellung einer Utopie zu: Unterschiedliche Individuen und Gruppen weisen unterschiedliche „Rationalitäten" auf (Hennen 1994: 332) und sind deshalb nur empfänglich für Information, die ihnen als glaubwürdig *gilt* (Götsch 1994: Vorwort). Konsistent finden sich in Umfragen Bevorzugungen bestimmter Informationsquellen durch bestimmte Gruppen (Eurobarometer 1997, Menrad 1997), weitgehend ohne Rücksicht auf die vermutbare Kompetenz dieser Quellen.

Es ist eine Ironie, daß gerade diejenigen, die der Gentechnologie und anderen großtechnischen Entwicklungen vorwerfen, sich naiv an Laborszenarien zu orientieren, in denen Prozesse in märchenhafter Weise kontrolliert, linear und additiv ablaufen, daß gerade diese Kreise vergessen, ihren Einwand auf die eigene Sichtweise von Realität anzuwenden. Man darf getrost unterstellen, daß die Mahner auf der Grundlage einer entsprechenden Erziehung, einer eisernen Disziplin und einer gehörigen, von ihrer Überzeugung genährten Portion Fanatismus, vielleicht auch einer (in dieser Hinsicht) privilegierten genetischen Ausstattung, der utopischen Anthropologie recht nahe kommen. Aber außerhalb dieser singulären, klinisch-reinen Laborexistenz des Intellektuellen, da wo der gemeine Mensch in seiner buntschillernden Lebenswelt west, sehen dessen Verhaltensweisen sehr anders aus, und dies zumindest in den nachfolgenden Aspekten.

### 3.1 Emotionale Begrenzung der Vernunft

Daß die kühl kalkulierte Stellungnahme zur Gentechnologie durch gefühlsmäßige, nicht gut und vor allem nicht linear begründbare Reaktionen begrenzt wird, ist bekannt, wird jedoch nicht akzeptiert, sondern als vermeidbarer Faux Pas bewertet (Hennen 1994: 326 ff): Gefühle der Empörung und Erschütterung hätten im Entscheidungsprozeß nichts zu suchen. Andernfalls könne man die Ethik-Kommissionen wieder abschaffen und die präreflektive Ansicht der Menschen in Stichprobenumfragen erheben (Kuhse 1996: 123). Nur wenige Stimmen geben zu bedenken (z.B. Catenhusen 1997: 17; Schwarke 1994: 275), ob gekonnt, was gesollt wird, und ob die emotionale Reaktion angesichts der für den Laien gegebenen Unüberschaubarkeit, Unbegreiflichkeit und Ungeheuerlichkeit der zu beurteilenden Materie wirklich als primitiv eingestuft werden darf oder nicht vielmehr Rationalität einer anderen Dimension beanspruchen kann: Wo es aus Mangel an Kompetenz keine andere Reaktion geben *kann*, ist die einzig *mögliche* Tat im strengen Sinn vernünftiger als die Tatenlosigkeit. Lasse sich belegen, daß ein großer Teil der Menschen aufgrund der genannten Randbedingungen mit dem erwarteten rationalen Urteil zur Gentechnologie überfordert ist, dann ist das – positive wie negative – Gefühlsurteil nicht nur zu tolerieren, sondern ernst zu nehmen, zu achten und in politischen Entscheidungen zu berücksichtigen (ähnlich Schwarke 1994: 275).

Diese rein existentielle Anerkennung der Unvernunft läßt die Frage unberührt, ob und bis zu welchem Grad die Unvernunft, und sei sie auch in der deutlichen Mehrheit, die zu einem Vernunfturteil Fähigen bindet, oder nicht vielmehr vice versa toleriert werden muß, daß Gentechnologie trotz vehementer Ablehnung weiterentwickelt und von allen Fürsprechern in vollem Umfang für *sie selbst* genutzt wird. Die *gegenseitige* Freistellung der Gestaltung des Lebensraumes kann erst dort eine Grenze haben, wo die selbstbezüglichen Interessen des jeweils anderen ernsthaft betroffen oder in eine riskante Position gestellt werden. Kontrakte dazu lassen sich ausarbeiten. Die Kennzeichnung gentechnisch veränderter Lebensmittel ist ein Beispiel der Machbarkeit. Daß die Fundamentalisten unter den Unvernünftigen sich damit nicht zufrieden geben, entscheidet die aufgeworfene Frage moralisch nicht zu deren Gunsten, indiziert allerdings ein Dilemma: Während die Vernunft gezwungen ist, Unvernunft einzukalkulieren, um sich treu zu bleiben, wirkt die Unvernunft desto überzeugender, je radikaler sie sich der Vernunft verschließt.

## 3.2 Soziologische Grenzen des Argumentationsraumes

Die Rationalität der Stellungnahme ist auch *in sich selbst* begrenzt: Die Horizonte des Denkbaren sind zwar theoretisch unendlich weit, werden aber praktisch durch Zugehörigkeit zu einem bestimmten „Lager" erheblich und in konsistenter Weise verengt. Solche Verengung betrifft mehr noch als die Mutmaßung unbekannter Effekte aus der Anwendung von Gentechnologie die *Bewertung* solcher Folgen. Das wird exemplarisch deutlich, wenn derselbe Effekt, etwa die Unkontrollierbarkeit genetischer Rekombinanten aus Freisetzungsversuchen von der einen Seite (Jonas 1987) als apokalyptisch negativ, von der anderen Seite (Markl 1992) als kreativ und evolutiv positiv eingeschätzt wird. Daß die Lager *innerhalb* der vorgezeichneten Kognitionsgrenzen vernünftig und daher nachvollziehbar glaubwürdig argumentieren, dabei aber untereinander nur geringe Überschneidungsmengen ausweisen, gerade dies macht die Unbegreiflichkeit für den Beobachter aus und legitimiert seine zwar nicht zwangsläufig unvernünftige, aber in sich wenig stimmige und gefühlsbetonte Stellungnahme.

Dies ist nicht der Rahmen, ein soziologisch zweifelfreies Strukturmodell solcher Gruppen zu kreieren, deren Anzahl, Grenzen und Interrelationen sicher hinterfragbar bleiben. Es geht allein darum, ins Bewußtsein zu rufen, *daß* es solche kognitiven Korsagen gibt; daß sie *normal* und nicht etwa pejorativ zu bewertende Verirrungen sind; daß *alle* an der Diskussion Beteiligten davon betroffen sind, wenn auch in unterschiedlichem Ausmaß; daß die resultierende Einäugigkeit *innerhalb* der Rationalität angesiedelt ist, was sie viel mehr dem Blick entzieht, sie unangreifbarer macht als die Urteile der emotionalen Unvernunft; daß die genannten Horizonte oder Grundüberzeugungen letzte Grenzen sind, die auch durch noch so überzeugende Argumente oder empirische Belege nur sehr schwer, *wenn überhaupt durchbrochen* werden können. Ein wenig Bewußtsein für diese kognitiven Fesseln könnte die Erwartungen an eine Rationalität des Diskurses bescheidener werden und Alternativen im Umgang mit umstrittener Technologie ausloten lassen, statt zu moralisieren oder auf ein Wunder zu warten. Um dieses Memento zu implementieren, reicht es aus, grob vereinfachend nur vier argumentative Horizonte zu unterscheiden:

(1) Die *Macher* im Sinne der theoretischen und technischen Wertschöpfung, das sind die Grundlagen- und Technologieforscher der Biogenetik und deren Verwender, bisher nur die agrarischen und medizinischen Berufe. Ihnen fällt es schwer, in ihrem Tun etwas potentiell Böses zu sehen. Ihr pragmatisches Denken ist gezeichnet durch ein relatives Unverständnis gegenüber des Gedankens Blässe der nächstfolgenden Gruppe, deren Argumentationsweise sie oft als sophistisch ansehen, als unnötige Zuspitzung von Problemen, deren Lösung sich bei weniger Aufgeregtheit quasi induktiv ergeben würde.

(2) Die professionellen *Analytiker und Reflexionisten*, das sind die Bioethiker aus Theologie, Philosophie und weiteren Fächern, dazu die Sozialwissenschaftler und Juristen mit ihrer je eigenen *deformation professionelle*. Für sie ist der Streit

um die Gentechnologie ein interessantes Erkenntnisfeld, das Gelegenheit gibt, nach Prinzipien allgültiger Lösungen zu suchen. Diese Gruppe ist die einzige, die positiv mit der Abgeschlossenheit ihrer Argumentationswelt identifiziert wird, in der sie sich souverän bewegt und diese klar geordnete Welt auch als allein der Urteilsaufgabe angemessen empfiehlt. Aus diesem Geltungsanspruch heraus erscheinen die übrigen drei Argumentationshorizonte als überflüssig, wenn nicht störend.

Sie empfinden sich als notwendige Ergänzung zur Naturwissenschaft und Technik. Sie sind jedoch prinzipiell in derselben Position wie die Forscher und Techniker, nur daß ihr „Machen" nicht technisch-manipulativer oder naturwissenschaftlich-ergründender Art ist, sondern überwiegend kontemplativ-hermeneutisch. Ihre Ergebnisse sind weniger eindeutig, die Nebenfolgen ihrer Ergebnisse sowohl in der Erkenntnis als auch in der Anwendung auf die Forscher/Techniker und die Gesellschaft weniger klar, die Anwendung ihrer „Erkenntnisse" oder „Szenarien" merklich fragwürdiger als bei den Machern der empirischen Wissenschaften. Die erkenntnistheoretisch unverzichtbare Abstufung der Fehlbarkeit ihrer Einsichten bleibt in der bisherigen Diskussion unthematisiert. Wie notwendig sie ist, kann man daran ermessen, daß selbst im Arbeitsbericht des Bundesministeriums für Forschung und Technologie (1991) Wendungen auftauchen wie diese (S 72): Die Gentechnik dürfe das Genom nicht beliebig verfügbar machen. Sie habe in ihm „die Buchführung des Lebens anzuerkennen und zu achten."

Die beiden restlichen Gruppen lassen sich nicht so klar beruflichen Tätigkeiten zuordnen, die das Sein und die Sichtweise des Seins präformieren. Es sind eher persönliche Dispositionen, kosmologische und anthropologische Voreinstellungen, die ihre Erwartung an die Welt und deren Entwicklung bestimmen. Die Haltungen weisen eine überwiegend unklare Genese auf, die es noch schwerer macht, die eigene Verengung der Weltbetrachtung bewußt werden zu lassen, geschweige darin ein Problem zu sehen. Bekanntlich ist im Einzelfall schwer zu entscheiden, ob und wie viel eine bestimmte Lebensführung und Berufstätigkeit zu einer Formung der Persönlichkeit beitragen, oder ob nicht umgekehrt Personen mit gegebenen Dispositionen sich ihre Lebenswelt und ihren Beruf suchen oder erst schaffen. Außerhalb einer nur noch insulär (in der Pädagogik und Soziologie) vertretenen radikalen Sozialisationstheorie wird heute ein Interaktionismus angenommen, in dem beide Prozesse parallel und ohne Primat ablaufen.

Diese Gruppen lassen sich je einer der bereits genannten Gruppen direkt an die Seite stellen, liegen aber in einem gedachten taxonomischen Koordinationssystem in einem benachbarten Quadranten mit umgekehrtem Vorzeichen. Sie halten die Argumentationshorizonte der beiden erstgenannten Gruppen pauschal für verantwortungslos oder technokratisch indiskutabel, wie es auch umgekehrt einen Widerwillen gibt, die Sichtweisen dieser Gruppen ernst zu nehmen. Untereinander stehen sich die beiden erstgenannten und die folgenden Gruppen recht nahe, können einander zumindest „verstehen".

(11) Die *Ideologen, Moralisten und Präskriptionisten*, das sind die Vertreter und Vorkämpfer geschlossener, nicht notwendig kanonisierter Glaubenslehren, Dogmen, Welt- und Menschenbilder. Sie sind Macher wie die erste Gruppe, gestalten aber nicht die Welt auf gegebenem Fundament, sondern halten es für nötig, neue Grundfesten zu legen. Möglich, daß die nationalen Unterschiede in der Bewertung von Gentechnologie hier einzuordnen sind, soweit sie nicht auf ein simples Infor-

mationsdefizit zurückgeführt werden können. Die Ablehnungsfront ist nach allen vorliegenden Daten (siehe p. 591) im deutschen Sprachraum merklich höher als in anderen Ländern und - weitaus bedeutsamer - bemerkenswert unbeeinflußbar durch Bemühungen, eine breite Informationsgrundlage zu schaffen, ganz im Gegensatz etwa zu Dänemark oder Finnland (Hennen 1994). Da dieser Befund sich nicht mit Staatsgrenzen deckt, sondern gerade auch in der Schweiz der Unterschied zwischen der frankophonen Romandie und dem deutschsprachigen Landesteil ausgeprägt ist (vgl. Braun 1997: 1), können weder die leidvolle geschichtliche Erfahrung noch allgemeine Temperamentsunterschiede dafür verantwortlich zeichnen. Vielleicht hat die bissige Bemerkung, daß die Deutschen noch nicht von ihrem Eifer abgelassen haben, an ihren Wahrheiten die Welt genesen zu lassen, sondern dabei lediglich den Inhalt gewechselt haben (Winnacker 1992: 71), einen Kern, der als These bestehen bleiben kann.

(22) Die quasi-berufsmäßigen *Lamentierer und Pessimisten*, das sind die allgemein Ängstlichen und spezifisch Technophoben, die Seher und Unheilkünder, denen jedes auch noch so gute Argument pro Technologie nichtig erscheint, weil sie eine Grundeinstellung haben, die langsam gewachsen, technisch genauer: unterhalb der kortikalen Ebene konditioniert worden ist und daher auch nicht rational revidiert werden kann. Sie trauen der neuen Technologie sehr viel und sehr schnell etwas zu, während diese sich - wahrscheinlich wie alle bisherigen Technologien - langsam entwickeln wird.

Die Sprache verrät die Ängstlichen häufig genug. Da ist herabwürdigend von Allmachtsphantasien der Biomediziner oder pathetisch vom 8. Schöpfungstag die Rede; offenbar fürchten sie, daß sie anderen ausgeliefert sind. Auch wird durch Reizwörter wie „Genmanipulation", „lebensunwertes" Leben, Menschen als „Ausschußware", Menschen „ausmerzen", „herbeiphantasierte Verbesserung von Wohlbefinden", „Arroganz der Naturwissenschaft" gerne etwas unterstellt (vgl. Kreysa 1997, Mies 1992, Schwarke 1994). Dieser Teil der Sprache wird auch gerne durch die Presse verwertet (Vossius 1997: 223). Die Lamentierer gestalten nicht, sondern beurteilen das Geschaffene, jedoch nicht analytisch sezierend in den Bahnen eines axiomatischen Systems wie die zweite Gruppe, sondern „ganzheitlich", daher unangreifbar, außer durch eine alternierend allumfassende Stellungnahme.

Die knapp skizzierten Argumentationsrahmen sind aus rein didaktischen Erwägungen *typisiert* worden, so als ob jeder Teilnehmer der Gentechnologiediskussion eindeutig einem bestimmten Rahmen zugeordnet werden könnte, der ihn jederzeit und unverrückbar in seiner Argumentation restringiert. Angemessener ist es, die Typen in Gleitskalen zu transformieren: Menschen urteilen bevorzugt, mehr oder weniger, entsprechend diesen Verengungen. Und sie können in Maßen, je nach Randbedingung und persönlicher Entwicklung, punktuell oder längerfristig, die Lager wechseln. Das tut der heuristischen Kraft der Klassifikation keinen Abbruch.

Man muß nicht Hans Jonas oder Spaemann, Giddens oder Rifkin aufrufen, um dem Mißverständnis vorzubeugen, diese Typsierung kognitiver Engstirnigkeit weise eine Korrelation zur Intelligenz auf. Auch bei bestem Willen und wacher Intellektualität sind die Grenzen des Einlassens auf andere Standpunkte eng gesetzt (ähnlich Freudenberg et al. 1990: 4). Und eine weitere Klarstellung ist notwendig:

Typisiert worden sind die Lager, die *aktiv* an der Diskussion teilnehmen. Ihnen steht das Gros der „Beobachter" gegenüber, der Konsumenten, die der erbittert geführten Diskussion hilflos zuschauen und daher, wie eingangs erwähnt, widersprüchlich, weil nach auf der Hand liegenden und verstehbaren Argumenten urteilen.

Die unvermeidliche Einengung des Argumentationshorizontes bei der Bewertung von Erscheinungsweise und Gestaltungsmöglichkeit der Gentechnologie wird in der Diskussion bisher nicht reflektiert. Hat das seinen Grund darin, daß diese „Zwangsjacke" bis zur Banalität selbstverständlich ist? Der Eindruck ist ein anderer: In Unkenntnis der Determination *sämtlicher* kognitiven Prozesse, angefangen von der bloßen Wahrnehmung[6] bis hin zur bewußten Entscheidung, wird die je eigene Sichtweise für unverfälscht gehalten, während die Stimme aus dem anderen Lager nicht diskussionswürdig erscheint. Das ist kein Wunder, denn sie stammt tatsächlich aus einer anderen „Welt".

## 3.3
## Die eine und die vielen Ethiken

Eines ist den modernen Großgesellschaften sicher: die Unsicherheit der Werte. In einer Untersuchung an Humangenetikern aus 19 Nationen, denen 14 klinische Fallbeispiele zur Beurteilung vorgelegt wurden, fand sich in den ethisch relevanten Fragen nur geringe Übereinstimmung (Wertz & Fletcher 1989: 99). Die Gentechnologie und die gesamte beschleunigte Entwicklung besonders der Medizintechnik würden uns nicht in derart grundsätzliche Verantwortungsdebatten stürzen (Mieth & Haker 1997: 266), wenn die zeitgenössische Ethik nicht von einem Chaos konkurrierender Ansätze geprägt wäre, das dazu verleitet, moralische Diskussionen mißbräuchlich zu führen, um simple Meinungsunterschiede unangreifbar erscheinen zu lassen (Bayertz 1996: 11).

In ihren Mythen drückt sich das kollektive Selbstverständnis einer Zeit archaisch, aber treffend aus. Während Moses inmitten der Wüste hoch auf dem Berg Sinai den Dekalog, gemeißelt in Stein, direkt aus Jahves Händen empfing – ein Pleonasmus an Absolutheits- und Ewigkeitssymbolik –, dieser somit in jedem Sinn unhinterfragbar war, werden Wertesysteme heute nüchtern betrachtet: Als etwas irdisch Gewordenes, geronnene und normativ verarbeitete Erfahrung (Bayertz 1996: 22). Entsprechend abhängig sind sie von den Existenzverhältnissen der Menschen, für die sie Gültigkeit haben; ergo offen für Veränderungen, wenn sich die physischen, sozialen und ökonomischen Bedingungen der Existenz ändern. Damit hat sich ein weiteres Stück Vertreibung aus dem Paradies unschuldiger Naivität vollzogen.

Es nimmt überhaupt nicht wunder, daß kulturelle und Mentalitätsunterschiede nicht nur in zeitlicher Sukzession, sondern auch nebeneinander bestehen, daß etwa

[6] Ein konnotativ in die Irre weisender Begriff für ein raffiniertes und ausgedehntes Gemenge von Informationsverarbeitungsprozessen.

in China das Sterilisationsgebot für schwer Erbkranke nicht nur widerstandslos, sondern affirmativ aufgenommen wird (Winnacker 1997: 54), während gleichzeitig im nazi-erfahrungsbeladenen Deutschland nicht einmal eine Debatte darüber eröffnet werden kann. Daß die Bioethik in den U.S.A. ganz andere Wege geht als in Deutschland: Dort die Betonung der Freiheit der Wahl und der gegenseitigen Achtung dieser Freiheit (Mieth 1993: 275), hier der diktatorische Imperativ, der das Gute vom Bösen sondern soll und zwangsläufig bioethisch frömmelnde und eifernde Gruppierungen auf den Plan lockt.

In der einen (Sub-)Kultur steht die utilitaristische Ethik im Zentrum; die Lösbarkeit der physischen Existenzprobleme, die Wohlfahrt, die Gesundheit sind das primäre Maß der Dinge (Engelhardt 1996: 32). Bei vielen Menschen aber, die in dieser Hinsicht bescheiden bleiben (können), steht die Frage des Sich-behaust-fühlens in ihrer Lebenswelt im Vordergrund, der Glückspfad einer deontologischen Ethik. Die weniger Entschiedenen streben beides an, versuchen es mit Kompromissen oder einer persönlichen Rangfolge: erst das Fressen, dann die Moral. Was Bertold Brecht im klassenkämpferischen Jargon auf den Punkt bringt, bestimmte schon Immanuel Kants Menschenbild: Erst die Minimalerfüllung der Grundbedürfnisse versetzt in den Zustand der Moralitätsfähigkeit. Daraus läßt sich eine primäre Pflicht auf Wohlfahrt ableiten. Die Abwendung unerträglichen Leids ist die conditio sine qua non für eine Autonomie. So gesehen verläuft die bedeutsame Trennlinie nicht zwischen einer utilitaristischen und einer deontologischen Ethik, sondern zwischen der Freiheit *von* externer Determination und der Freiheit *zu* Handlungsspielräumen (Hubig 1997: 232).

Gemäß der (empirisch wenig gesicherten) Motivationstheorie eines Vertreters der sog. Humanistischen Psychologie, Abraham Maslow, werden menschliche Entscheidungen und Handlungsimpulse nach dem Modell einer Wertepyramide gelenkt (vgl. Quadbeck-Seeger 1992: 118). An der breiten Basis stehen die vielen biologischen Bedürfnisse (Hunger, Schmerzfreiheit etc.), an der Spitze einzig die Selbstverwirklichung, die nur wenigen gelingt: Werde ganz, der Du bist. Um die Basistriebe zu befriedigen, werden die „edleren“ Motive aufs Spiel gesetzt (z.B. Sicherheit, Nächstenliebe). Jede Person, jede Gruppe, jede Kultur weist ihre individuell geschichtete Wertepyramide auf.

Es ist fraglich, wie erfolgreich die Bemühungen sein können, einen allgemein gültigen Katalog letzter Werte für die Anwendung der Gentechnologie herauszuarbeiten, wie dies mit zwar nicht spektakulären, aber dennoch deutlichen Differenzen immer wieder versucht wird. Hier ein Exempel solch ethischer Leitprinzipien (Reiter 1997: 118):

1. Wahrung der genetischen Integrität: körperliche, seelische, soziale, geschichtliche Integrität
2. Förderung menschlichen Wohls: Minderung von Leid, Sicherstellung von Wohlfahrt
3. Ehrfurcht vor allem Lebendigen
4. Bewahrung der natürlichen Lebensgrundlagen, Umweltqualität
5. therapeutischer Aspekt: Beseitigung von Krankheit und Hunger
6. Wahrung von Handlungsfreiheit und Wahlmöglichkeiten für jetzige und künftige Generationen. „Das würde bedeuten, so weit wie eben möglich sollten keine

irreversiblen Handlungen gesetzt werden. Fehler sollten begrenzbar und korrigierbar sein."
7. Überleben des einzelnen sowie langfristiges Überleben der Menschheit

Da der Autor, unähnlich Maslow, aber wie die meisten anderen, nicht imstande ist, eine hierarchische oder sonstige Rangordnung anzugeben, muß er unvermeidliche Zielkonflikte durch einen Ergänzungskatalog von „Vorzugsregeln" ausräumen (Reiter, 1997: 119):
a) Sicherheit hat Vorrang vor Wirtschaftlichkeit.
b) Allgemeinwohl hat Vorrang vor Einzelwohl.
c) Verwirklichung von Gerechtigkeit im Sinne von Verträglichkeit: Es muß auch das Leben anderer, der nachfolgenden Generationen, der Menschen der dritten Welt gewollt sein.
d) Der erstrebte Nutzen muß das eingegangene Risiko deutlich übertreffen.
e) Eine Entscheidung mit reversiblen Folgen hat Vorrang vor einer Entscheidung mit irreversiblen Folgen.

Alle derartigen Bemühungen der theologischen oder philosophischen Ethik werden als nicht mehr zeitgemäß angezweifelt (z.B. Markl 1992: 14): Ethik könne Werte nicht unwiderlegbar begründen, Ethik sei eine Geisteswissenschaft und nicht (mehr) Religion. Sie könne nicht verhindern, daß Menschen gänzlich unterschiedliche Wertvorstellungen haben, und dürfe nicht die eine Auffassung als minderwertiger hinstellen als die andere. Ebenso wenig dürfe eine bestimmte Gruppe ihre Wertideale zur Zwangsnorm für alle anderen machen; das indiziere eine totalitäre Gesinnung. Eine ethisch-fundamentalistische Argumentation sei nicht nur deshalb fatal, weil die Freiheit der Bürger zur weltanschaulichen Selbstbestimmung aufgehoben würde, sondern auch, weil sich gegen den einen Totalitarismus bald ein Gegenstück finde, so daß ein bürgerkriegsähnlicher Stil der geistigen (oder sogar tätlichen) Auseinandersetzung entstehen könne.

Die Vorschläge der meisten Ethiker zur Vermessung der Gentechnologie gehen in eine ganz andere Richtung: Keine Grundsatzdebatte mehr, da von ihr in absehbarer Zeit eine Einigung nicht zu erwarten ist, aber dennoch die Handlungsfähigkeit erhalten bleiben muß (was man als Teil einer Meta-Ethik auffassen könnte). Statt dessen Teilkonsense auf einer Ebene, auf der sie erreichbar sind, z.B. die Übereinstimmung einer begrenzten Zahl von Individuen in einer konkreten Frage (Bayertz 1996: 16). Anders herum: Wenn es um sehr unterschiedliche Anwendungsfelder (grüne, rote und pharmakologische Gentechnologie) und sehr konkrete Fälle geht, seien *allgemeine* moralische Prinzipien nicht mehr durchzusetzen. Dann bleibe nichts anderes als die sorgfältige Einzelfallbetrachtung und Güterabwägung anhand eines mehrrelationalen Verantwortungsbegriffs (Hubig 1997: 223): Wer? Wofür? In welcher Hinsicht? Nach welchen Maßstäben? Vor welcher Instanz? In diesem Sinne ist ein „Eskalationsmodell" für die rote Gentechnologie konzipiert worden (Winnacker et al. 1997).

Noch einen Schritt weiter in Richtung einer Individualisierung der Entscheidungen bildet die Implementation von Kommissionen als „das zweckdienlichste Mittel zur Lösung ethischer Konflikte." „Solche Kommissionen werden dies nicht dadurch zuwege bringen, daß sie 'die Wahrheit' überreichen, sondern vielmehr dadurch, daß sie der Gesellschaft rationale Argumente und, hoffentlich, moralisch akzeptierbare Lösungen überreichen.“ (Kuhse 1996: 99). Bei einem konkreten Dissens könnte es zweckdienlich sein, die Frage moralischer Ideale ganz von der Tagesordnung zu nehmen. Wenn man den Diskurs auf diese Weise beschränkt, sei es vielleicht möglich, normative Prämissen zu identifizieren, welche die am Dialog Beteiligten vernünftigerweise akzeptieren können. Ziel sei nicht mehr, die letztendliche Wahrheit zu finden, sondern den Mitgliedern einer Gesellschaft einen Weg des vernünftigen Reagierens auf ihre fortgesetzten moralischen Meinungsunterschiede zu eröffnen.

Das setze voraus, daß Vernunft eine *gewisse* Rolle in der Ethik spielt. Glaube man hingegen, daß Ethik gänzlich eine Angelegenheit subjektiver Gefühle sei (wobei dann jegliche Intuition gleich viel Gültigkeit haben muß), dann wäre nichts damit gewonnen, an Diskursen teilzuhaben (Kuhse 1996: 119). Die Umfragen des Eurobarometers (1997: 846, Figure 3) und Hennens (1994: 331 Tab. 4) stützen den Pessimismus der australischen Autorin: Das Vertrauen in pragmatisch arbeitende Kommissionen ist gering. Es geht der Öffentlichkeit eher um subjektive Gefühle als abwägende Entscheidungen.

Mehr im Hintergrund steht die Frage der Verantwortbarkeit von gentechnischer *Forschung*. Neben einer radikalen Position, die auf der Grundlage des technischen Gefahrenpotentials und des Hybris-Arguments in der Ablehnung zwischen den Prozessen des Erkenntnisgewinns und der Anwendung keinen Unterschied zulassen will, gibt es hier auch eine reizvolle Konstellation: Vorstellbare Akzeptanz der Keimbahntherapie bei gleichzeitig strikter Ablehnung der unvermeidlichen „verbrauchenden“ Embryonenforschung. Diese bereitet nicht nur praktische Schwierigkeiten, weil die notwendige hohe Zahl von Embryonen kaum verfügbar sein dürfte (Winnacker et al. 1997: 35 f), sondern wird unter Rückgriff auf das bereits diskutierte Argument der Verletzung der Menschenwürde selbst von Forschern zurückgewiesen, die der Gentechnologie im übrigen positiv gegenüberstehen.

Bewertungshintergrund ist offensichtlich eine implizite oder explizite Form des vorerwähnten Eskalationsmodells. So führt einer der Autoren an anderer Stelle aus (Winnacker 1992: 63), daß selbst im Falle einer schweren und eindeutig monogenetisch determinierten Erkrankung wie der Chorea Huntington ein Keimbahneingriff „verwerflich“ sei. Wenn im schlimmsten Fall beide Eltern ein defektes Gen trügen, könne immer noch eines von vier Kindern gesund auf die Welt kommen. Dann sei es „richtiger“, diesen gesunden Embryo durch Präimplantationsdiagnostik zu identifizieren und – was ungesagt bleibt – die übrigen zu vernichten. Selbst der Verzicht auf Kinder sei die bessere Alternative. Solche Scheu vor dem (vorläufig) „letzten Schritt“ ruft andererseits auch gallige Kommentare hervor (Sass 199: 347): Technophobe Empörungsmoden hätten die Gemüter über die Keimbahntherapie so sehr bewegt, daß die Regierungen und Berufsverbände vorauseilend gehorsam im Interesse einer Akzeptanz von somatischer Gentherapie die Keimbahntherapie zum Tabu und das mögliche Faktum zum absoluten Übel erklärt hätten. Allerdings ist vorherzusehen, daß die verbrauchende Embryonenforschung zu irgendeinem Zeitpunkt überflüssig werden könnte, wenn es gelingt, den genetischen Eingriff technisch über die Spermien vorzunehmen. Dann würde sich wahrscheinlich die ethische Frage neu stellen, da allein das Argument der verletzten Menschenwürde nicht sehr weit trägt, wie oben bereits gezeigt.

Ganz konsequent argumentierende Wissenschaftler drehen den Spieß um und weisen auf die moralische Pflicht zur Forschung hin, da wir mit ihrer Erkenntnis Probleme lösen können, die uns drücken (Markl 1992: 43): „Es gibt auch eine Erbarmungslosigkeit des guten Gewissens, die sich groß damit tut, durch Nichtstun nichts falsch zu machen ..." Wer in der Forschung nur das von vornherein garantiert Risikofreie und Unschädliche versuchen wolle, werde mit dem garantiert Nutzlosen enden. Man müsse nicht alles tun, was Wissenschaft möglich macht, aber es sei doppelt dumm, aus Angst vor der eigenen Unvernunft gar nichts Neues mehr lernen zu wollen. Unwissenheit verspiele jede Chance; Wissen müsse keineswegs jede Chance nutzen. Eine Stimme aus der Politik assistiert (Catenhusen 1997: 16): „Das Potential einer neuen Technik für gesellschaftlichen Fortschritt ausschöpfen, das gehört zur Verantwortung von Gesellschaft und Politik, nicht nur die Betrachtung möglicher Gefahren und Risiken für Mensch und Umwelt."

## 3.4 Was ist ein Konsens wert?

Ist ein Konsens zur Gentechnologie zu erwarten, ist die Kluft zwischen den Befürwortern und den fundamentalen Gegnern nicht zu tief, die Qualität des Trennenden zu unterschiedlich, das argumentative Zaumzeug nicht zu eng angelegt, die Pluralität der Moral zu selbstverständlich, um die Kluft überbrücken zu können? Dieser bereits behandelte Fragenkomplex soll knapp ergänzt werden: Besteht überhaupt die Pflicht zum Brückenbau, oder genügt es, die Standpunkte der jeweils anderen Seite zur Kenntnis zu nehmen und verstehend nachzuvollziehen, um den Weg für eine künftige Einigung unter veränderten Prämissen offen zu halten? Oder die andere Facette: Welche Art von Konsens ist vertretbar?

Die strittigen Bewertungen der Gentechnologie lassen sich auf fünf Ebenen ordnen (Hubig 1997: 232 ff):

1. Konflikt zwischen *Grundnormen*, z.B. zwischen Wahrung der Autonomie (Freiheit) und Erzielen von Wohlfahrt (Erfüllung der Grundbedürfnisse).
2. Konflikt zwischen konkreten, *abgeleiteten* Pflichten untereinander, die ihre Wurzel in *demselben* gerechtfertigten Grundprinzip haben. Am Beispiel Gesundheit: Hier konfligieren Chancenwahrnehmung und Risikovermeidung, je nachdem wie gravierend die entsprechenden Nebenwirkungen angesehen werden. Diese Ebene ist das eigentlich Feld der Güterabwägung.
3. Konflikt durch unterschiedliche *Wertungen* im Beurteilungsprozeß des Einzelfalles. Gentransfer kann als naturanalog, aber auch als anthropogen gesehen werden. Unterschiedliche Wertungen solcher Art werden etwa dann virulent, wenn die Stellung des Menschen im Evolutionsprozeß taxiert wird. Es kann sich ein Konflikt zwischen evolutionistischer Moral und Pflichtethik ergeben, die am Prinzip der Menschenwürde orientiert ist.
4. Konflikt um die Erlaubnis zur Forschung und Therapie an *Unmündigen*. Selbst wenn der Eingriff für die unmittelbar Betroffenen (Embryonen) neutral ist, kann er die Wertgefühle der mittelbar Beteiligten tangieren.
5. Konflikt bei „supererogatorischen" Pflichten. Das sind Obliegenheiten, denen nicht ein Sollensanspruch innewohnt, sondern deren Befolgung besondere

Verdienste begründet, z.B. unbewußte Zwänge durch traditionale, emotionale oder religiöse Bindungen.

Je uneindeutiger eine empirische Sachlage ist, desto mehr Spielraum besteht für *vernünftige* Ausprägungen eines Dissenses (Bayertz 1996: 21). Für jede neue Großtechnologie, zumal solche, die in ihrer Wirkung weitreichend sind, kann daher ein besonders hohes Maß an gut begründeter Nichtübereinstimmung erwartet werden. Insoweit sind die schmerzlich beklagten Widerstände gegen die Gentechnologie inhaltlich nicht immer Zeichen eines Technopessimismus, einer desolaten Verfassung der Gesellschaft oder ihrer Streitkultur; anders allerdings lautet das Urteil über die gewalttätigen und bornierten *Formen* dieses Widerstandes, die wir allzu bereitwillig als Normalität sittlicher Verwahrlosung hinnehmen.

Auch die zweite Hälfte des Streites ist nicht derart, daß sich unsere Gesellschaft dafür dereinst wird schämen müssen. Man könnte es als Erfolg der Aufklärung, auch der politischen Erziehung feiern, daß heute kaum noch etwas heilig ist; daß auch ehemals festgefügte moralische Orientierungen nicht mehr einfach hingenommen werden, sondern sich der Hinterfragung stellen müssen. Gebote und Verbote der Moral können ihre Verbindlichkeit nicht länger aus der Tradition schöpfen, sondern müssen einer externen Probe standhalten. Die zersetzende Kraft der Reflexion entkleidet das Selbstverständliche seiner legitimierenden Wirkung (Bayertz 1996: 24).

Die heute offen zutage tretenden Streitigkeiten müssen vor dem Hintergrund einer offeneren Gesellschaft, daher auch positiv als Ausdruck wachsender individueller Autonomie betrachtet werden. Moralische Dissense hat es früher nicht unbedingt in geringerer Zahl gegeben, aber es gab mit Sicherheit weniger Möglichkeiten, sie in die Öffentlichkeit zu tragen. Nicht auszuschließen auch, daß Konsense nicht immer das Ergebnis freier Zustimmung waren, sondern sich mangels der Möglichkeit moralischer Alternativen ohne Entscheidungsakt ergaben (Bayertz 1996: 23).

Soweit der Konsens kein Selbstzweck ist, hängt sein moralischer Wert von der Art und Weise ab, wie er zustande kommt. Der Konsens als Faktum, ohne Ansehung des Mangels an alternativen Standpunkten, eines vielleicht gegebenen Konformitätszwanges durch Gruppen- oder kulturellen Druck, oder sogar als Ergebnis des dumpfen Zufalls, kann keine moralische Autorität beanspruchen. Echter Konsens, der nicht durch raffinierte Strategie zustande gekommen ist, ist rational begründeter Konsens. Solcherart Konsens setzt voraus, daß die beteiligten Individuen sachlich genügend informiert[7] und in der Kommunikation ehrlich sind und daß kein Zwang ausgeübt wird (Bayertz 1996: 27): „Ob die moralische Geltung eines Satzes durch einen Konsens begründet ist, hängt also davon ab, ob dieser Konsens selbst der moralischen Kritik standzuhalten vermag. Auch der Konsens bietet daher keinen archimedischen Punkt, von dem aus Moral begründet werden kann."

[7] Nicht weniger als 44 % undergraduates waren in einer Befragung der Ansicht, bereits bei Frühembryonen sei das Gehirn ausgebildet (Kuhse 1996: 121).

Ein solcher moralisch tragbarer Konsens zur Gentechnologie im Sinne einer rationalen Einmütigkeit wird von nicht wenigen heute und in absehbarer Zeit für nicht erreichbar gehalten. Um angesichts dieser Einschätzung die Mehrheitsmeinung oder die lauteste Meinung oder die Meinung mit der stärksten und medienwirksamsten Lobby nicht tyrannisch über die unterlegene Minderheit herrschen zu lassen, muß der Staat sich strikt der Lenkung der Reproduktionstechnologie enthalten - außer um sicher zu stellen, daß die Bürger gegen Betrug und andere Arten ungewollten Schadens und Zwangs geschützt werden (so in amerikanischer Tradition Engelhardt 1996: 32). Betrachtet man die Ergebnisse des Eurobarometer on Biotechnology (1997: 845/46), dann läßt sich dies auch empirisch vertreten: Grund für die - gegenüber den U.S.A. außerordentlich - strikte Regelung der Gentechnologie in Europa ist der Schutz der Bevölkerung vor Risiko. Für das Urteil der Geschützten spielt die vermutbare Gefahr aber nur eine so verschwindend geringe Rolle, daß in einer Regressionsrechnung durch diese Variable kaum statistische Varianz aufgeklärt wird.

Es gibt einen tröstlichen trivialpsychologischen Nachsatz zu der für europäische Denkgewohnheiten überraschenden gesellschaftspolitischen Offenheit der Amerikaner: Der Mensch ist trotz aller Fähigkeit zur Reflexion auch ein Gewohnheitstier. Er lernt auf der subkortikalen Erfahrungsebene nicht weniger, sondern entgegen weit verbreiteter Ansicht (wahrscheinlich erheblich) mehr als durch rationale Erwägungen (kognitives Lernen). Wenn die Zeit der Gentechnologie immer mehr Erfolge beschert, dann wird der heutige Streit bald nur noch ein blasses Kapitel im Buch der Geschichte sein (ähnlich Catenhusen 1998: 273). Die anfängliche Gegnerschaft in den U.S.A. ist nach Bekanntwerden substantieller Erfolge merklich geringer geworden. Zwar ist in Deutschland die Chance, Erfolge vorzuweisen, wegen gesetzlicher Restriktionen und des Drucks militanter Gruppierungen erheblich geringer. Aber das ist eher ein wirtschaftliches als ein psychologisches Handikap: In einer nachrichtenvernetzten Welt werden wir an fremdproduzierten Erfolgen lernen und mit ihnen leben (müssen).

Es gibt Schätzungen (Hubig 1997: 222), daß bis zum Jahre 2010 bei nahezu jedem Lebensmittel Gentechnik im Entwicklungs- oder Verwertungsprozeß beteiligt sein wird. Bereits derzeit (1996) lägen über 1200 Freisetzungsexperimente mit transgenen Pflanzen vor. Da mute die Warnung zur Büchse der Pandora (Hans Jonas) als liebenswert altmodisch an. Vielleicht nicht trotz, sondern gerade wegen einer zu fundamentalistischen und daher verpuffenden Diskussion wird sich die Gentechnologie auch weiterhin besonders schnell durchsetzen.

## Literatur

Abshagen U (1992) Ethische Probleme im Umgang mit neuen Technologien am Beispiel der Gentechnik. In: Schlaffke, S 93–114

Altner G (1985) Der Mensch als Geschöpf. Theologische Überlegungen und ethische Bewertungen zur Entwicklung der Gentechnologie. In: Bonin, S 55–72

Balzer P, Rippe KP & Schaber P (1998) Menschenwürde vs. Würde der Kreatur. Freiburg, Alber

Bartram C (1997) Diskussionsbeitrag. In: Friedrich-Ebert-Stiftung, S 125 ff

Bauer M, Durant J & Evans G (1994) European public perceptions on science. International Journal of Public Opinion Research 6:163–186

Bauman UA (1997) Der Mensch als Schöpfer neuen Lebens? In: Brandt, S 243–253
Bayertz K (1994) Die normative Kraft des Technischen. Die technische Kontrolle der menschlichen Fortpflanzung 30 Jahre nach dem CIBA-Symposium. In: Fischer & Geißler, S 95–105
Bayertz K (1996a) Moralischer Konsens als soziales und philosophisches Problem. In: Bayertz 1996b, S 11–29
Bayertz K (Hrsg)(1996b) Moralischer Konsens. Technische Eingriffe in die menschliche Fortpflanzung als Modellfall. Frankfurt, Suhrkamp
Bayertz K (1996c) Human Dignity: Philosophical Origin and Scientific Erosion of an Idea. In: Bayertz 1996d, S 73–90
Bayertz K (Hrsg)(1996d) Sanctity of Life and Human Dignity. Dordrecht, Kluwer
Bayertz K & Runtenberg C (1997) Gen und Ethik: Zur Struktur des moralischen Diskurses über die Gentechnologie. In: Elstner, S 107–121
Beck-Gernsheim E (1997) Wer heilt, hat Recht? In: Elstner, S 81–95
Birnbacher D (1996) Ambiguities in the Concept of Menschenwürde. In: Bayertz 1996d, S 107–121
Böhme W (Hrsg)(1987) Menschenwürde und Schutz des Lebens. Zur Ethik der Gentechnologie. (Herrenalber Texte 74) Karlsruhe: Evangelische Akademie Baden
Bonin K von (Hrsg)(1985) Menschenzüchtung. Ethische Diskussion über die Gentechnik. Stuttgart, Kreuz Verlag
Brandt P (Hrsg)(1997) Zukunft der Gentechnik. Basel, Birkhäuser
Braun R (1997) Kommunikation der Bio- und Gentechnik in der schweizerischen Öffentlichkeit: die „Gen-Suisse"-Erfahrung. In: Stadler & Kreysa, S 1–5
Breyer H (1998) Zukunft der Gentechnik: Mehr Risiken als Nutzen. In: Die Hessische Landesregierung, S 276–283
Bundesminister für Forschung und Technologie (Hrsg)(1991) Die Erforschung des menschlichen Genoms. Ethische und soziale Aspekte. Frankfurt, Campus
Catenhusen WM (1997) Gentechnik und gesellschaftliche Verantwortung. In: Friedrich-Ebert-Stiftung, S 12–21
Catenhusen WM (1998) Ein sozial und ethisch verantwortlicher Umgang mit der Gentechnik erfordert Grenzziehungen. In: Die Hessische Landesregierung, S 270–275
Daele W van den (1997) Der lange Abschied von den „besonderen Risiken" der Gentechnik. Ergebnisse aus der partizipativen Technikfolgenabschätzung zu gentechnisch erzeugten herbizidresistenten Pflanzen. In: Stadler & Kreysa, S 7–14
Die Hessische Landesregierung (Hrsg)(1998) Zukunft der Gentechnik: Welcher Nutzen? Welche Risiken? Frankfurt, Eichborn
Eibach U (1986) Gentechnik – der Griff nach dem Leben Wuppertal, R. Brockhaus
Elstner M (Hrsg)(1997) Gentechnik, Ethik und Gesellschaft. Berlin, Springer
Engelhardt HT Jr (1996) Konsens: Auf wieviel können wir hoffen? Eine begriffliche Erkundung, veranschaulicht an neueren Debatten über die Verwendung von Reproduktionstechnologien beim Menschen. In: Bayertz 1996b, S 30–59
Engels EM (1998) Ethisch relevante Aspekte und Probleme von Biotechnologien. In: Die Hessische Landesregierung, S 95–82
[Eurobarometer 1996] Biotechnology and the European Public Concerted Action Group (1997) Europe ambivalent on biotechnology. Nature 387:845–847
Fischer EP & Geißler E (Hrsg)(1994) Wieviel Genetik braucht der Mensch? Die alten Träume der Genetiker und ihre heutigen Methoden. Konstanz, Universitätsverlag
Friedrich-Ebert-Stiftung (Hrsg)(1997) Bio- und Gentechnologie – Optionen für die Zukunft. Bonn, Friedrich-Ebert-Stiftung
Freudenberg A, Röhring K & Stennes N (1990) Gentechnik. Grundwissen für den politisch-ethischen Dialog. Frankfurt, Campus
Götsch K (1994) Riskantes Vertrauen: Theoretische und empirische Untersuchung zum Konstrukt Glaubwürdigkeit. Münster, LIT-Verlag
Haker H, Hearn R & Steigleder K (Hrsg)(1993) Ethics of Human Genome Analysis. European Perspectives. Tübingen, Attempto

Hennen L (1994) Gentechnologie und Öffentlichkeit. Zum Bild der Bevölkerung von der Gentechnologie und zur Notwendigkeit eines öffentlichen Gentechnologie-Diskurses. In: Fischer & Geißler, S 311–337
Hubig C (1997) Das Verantwortungssubjekt für gentechnische Interventionen: Zum Spannungsverhältnis von institutioneller und individueller Verantwortungswahrnehmung. In: Elstner, S 221–241
Johannssen R (1994) Gentechnisch hergestellte Pharmaka im Widerstreit. Die deutsche Debatte und die Angst vor der Wissenschaft. In: Fischer & Geißler, S 173–183
Jonas H (1985) Technik, Medizin und Ethik. Praxis des Prinzips Verantwortung. Frankfurt, Insel
Kepplinger HM (1997) Gentechnik im Spiegel der Medien. In: Stadler & Kreysa, S 15–49
Kiper M (1998) Undogmatisch auf gentechnikfreie Biotechnologien setzen. In: Die Hessische Landesregierung, S 90–100
Kitcher P (1998) Genetik und Ethik. München, Luchterhand
Krebs Renée (1997) Mit der Bioethik auf dem Weg zum programmierten Menschen. In: Maris, S 191–222
Krebs Rolf (1997) Wie geht die Industrie mit den gesellschaftspolitischen Aspekten der Gentechnik um. In: Stadler & Kreysa, S 51–61
Kreysa G (1997) Prominente Medienargumente auf dem Prüfstand der kommunikativen Vernunft. In: Stadler & Kreysa, S 63–92
Kuhse H (1996) Neue Reproduktionstechnologien: Ethischer Konflikt und das Problem des Konsenses. In: Bayertz 1996b, S 98–126
Lunshoff JE (1994) Keimbahnmodifikation: Was spricht dagegen? Gesellschaftliche Konsensfindung und kategorische Einwände. In: Fischer & Geißler, S 281–287
Markl H (1992) Genetik und Ethik. In: Schlaffke, S 9–48
Maris B (1997) Gentechnik in der Medizin am Beispiel der vorgeburtlichen Diagnostik. In: Maris, S 47–78
Maris B (Hrsg)(1997) Die Schöpfung verbessern? Möglichkeiten und Abgründe der Gentechnik - ein Weg ohne Umkehr? Stuttgart, Urachhaus
Menrad K (1997) Akzeptanz und Kommunikation der Gentechnik in der Öffentlichkeit. In: Stadler & Kreysa, S 93–123
Mies M (1992) Wider die Industrialisierung des Lebens. Eine feministische Kritik der Gen- und Reproduktionstechnik. Pfaffenweiler, Centaurus
Mies M & Shiva V (1993) Ecofeminism. London, Zed Books
Mieth D (1993) The Problem of „Justified Interests" in Genome Analysis. A Socioethical Approach. In: Haker, Hearn & Steigleder, S 272–289
Mieth D & Haker H (1997) Gentechnik am Menschen – Eine ethische Bewertung. In: Brandt, S 255–266
Neuer-Miebach T (1998) Welchen Preis sind wir bereit, für das Fortschrittsangebot der Gentechnik zu zahlen? In: Die Hessische Landesregierung, S 146–164
Nippert I (1994) Frauen und Pränataldiagnostik. In: Neuer-Miebach T & Tarneden R. (Hrsg.) Vom Recht auf Anderssein. Anfragen an pränatale Diagnostik und humangenetische Beratung. Düsseldorf: Bundesverband für Körper- und Mehrfachbehinderte.
Oevermann U (1997) Gebildeter Fundamentalismus oder pragmatische Krisenbewältigung. In: Stadler & Kreysa, S 125–187
polis Gesellschaft für Politik und Sozialforschung mbH (1998) Einstellungen zur Gentechnologie. Ergebnisse einer Repräsentativuntersuchung in Hessen. In: Die Hessische Landesregierung, S 315–322
Quadbeck-Seeger HJ (1992) Verantwortung der Forschung im Spannungsfeld von Welternährung und Ökologie. In: Schlaffke, S 115–141
Reich JG (1997) Genmedizin: Aktuelle Risiken und Gefahren. In: Stadler & Kreysa, S 199–203
Reiter J (1992) Gentechnik in der Pharmaindustrie. In: Schlaffke, S 75–91
Reiter J (1997) Ethische und soziale Aspekte der Gentechnologie. In: Friedrich-Ebert-Stiftung, S 118 ff

Rhein M (1998) VerbraucherInnen zwischen Heilungsversprechen und Überrumpelungsstrategie. In: Die Hessische Landesregierung, S 70–74
Sass HM (1994) Der Mensch im Zeitalter genetischer Diagnostik und Manipulation. In: Fischer & Geißler, S 339–349
Sass HM (1995) Hilflose Helfer. Ein Interview. In: ZEIT-Punkte (Sonderheft zur Wochenzeitung DIE ZEIT), 2:62–64
Schlaffke W (Hrsg)(1992) Ethik in der Forschung. (Kölner Texte und Thesen 9) Köln, Deutscher Instituts-Verlag
Schreiber HL (1997) Diskussionsbeitrag. In: Friedrich-Ebert-Stiftung, S 122 ff
Schreiber HL & Wachsmuth W (1987) Menschenwürde – was ist das eigentlich? Rechtsphilosophische Überlegungen. In: Böhme, S 21–28
Schwarke C (1994) Genetik und Menschenwürde. Beobachtungen zur Diskussion um ethische Probleme der somatischen Gentherapie. In: Fischer & Geißler, S 271–279
Schwarz H (1987) Von der Würde werdenden Lebens. In: Böhme, S 47–59
Shiva V (1998) Die Risiken der Gentechnik und einer Wissenschaft auf Irrwegen. In: Die Hessische Landesregierung, S 38–58
Stadler P & Kreysa G (Hrsg)(1997) Potentiale und Grenzen der Konsensfindung zu Bio- und Gentechnik. (34. Tutzing Symposium) Frankfurt: DECHEMA
Tappeser B (1997) Über Politik und Wissenschaft der Risikoabschätzung bei Freisetzungen – oder welche Aussagen zum Risiko von gestern werden heute ernst genommen? In: Stadler & Kreysa, S 205–222
Tappeser B (1998) Allergierisiko und Resistenzprobleme – ist die Gentechnik in der Nahrungsmittelproduktion nachhaltig? In: Die Hessische Landesregierung, S 227–240
Tudge C (1994) Wir Herren der Schöpfung. Gentechnik und Genethik. Heidelberg, Spektrum
Vahrenholt F (1997) Zukunft der Gentechnologie braucht den breiten Konsens! In: Friedrich-Ebert-Stiftung, S 139–148
Vossius V(1997) Patentierbarkeit von Leben – Ein Alptraum? In: Stadler & Kreysa, S 223–235
Weber B (1998) Transgene Pflanzen: Risiken und Welternährung – Entscheidung zwischen Bedenken und Hoffnung? In: Die Hessische Landesregierung, S 190–202
Wertz DC & Fletcher JC (1989) Ethics and Human Genetics. A Cross-Ultural Perspective. Berlin, Springer
Weß L (Hrsg)(1998, 2. Aufl) Die Träume der Genetiker. Gentechnische Utopien vom sozialen Fortschritt. Frankfurt, Mabuse/PRO
Winnacker EL (1992) Das Potential der Gentechnik für Erkenntnisgewinn und Praxis – Versuch einer Nutzen-/Risikobilanz. In: Schlaffke, S 49–74
Winnacker EL (1997) Wieviel Gentechnik brauchen wir? In: Elstner, S 43–55
Winnacker EL, Rendtorff T, Hepp H, Hofschneider PH & Korff W (1997) Gentechnik: Eingriffe am Menschen. Ein Eskalationsmodell zur ethischen Bewertung. (Akzente 7) München, Utz
Wölber W (1987) Humane und inhumane Freiheit. In: Böhme, S 60–73
Wüstner K (2000) Genetische Beratung. Risiken und Chancen. Bonn, Psychiatrie-Verlag

# Förderprojekte, Unternehmen und Märkte

# Der Krankheitsbegriff der prädiktiven Medizin und die humangenetische Beratung

B. Irrgang

Die Entdeckung krankheitsauslösender Gene brachte neue Krankheitsbilder und neue diagnostische Möglichkeiten und zwar (1) in der postnatalen prädiktiven Diagnostik, (2) in der Heterozygoten-Diagnostik und im Heterozygoten-Screening (Identifizierung von Anlageträgern rezessiv erblicher Erkrankungen), (3) in der Pränataldiagnosik und (4) in der Gentherapie. Damit gibt es zahlreiche neue Handlungsmöglichkeiten in der klinischen Praxis. Allerdings wirkt sich die Humangenetik auch auf das Menschenbild und im Hinblick auf den Wertewandel aus. Zentrale Begriffe wie Gesundheit und Krankheit werden einer Revision unterzogen. Gleiches gilt für den Begriff der Normalität. Auch für die Gesellschaft hat die Humangenetik gravierende Konsequenzen, insbesondere die Privatisierung von Erkrankungsrisiken und den Umgang mit Behinderten betreffend.

Ein zentrales Anwendungsfeld des neuen gentechnisch erzeugten Wissens ist die humangenetische Beratung. Die Feststellung genetisch bedingter Erkrankungsrisiken kann dabei von einem selektiven oder von einem therapeutischen Interesse geleitet sein. Da häufig keine Therapien nach der Diagnose genetisch bedingter Erkrankungsrisiken zur Verfügung stehen, müssen die therapeutischen Interessen deutlich spezifiziert werden, um nicht in den Verdacht zu geraten, eugenischer Natur zu sein. Eugenische Interessen orientieren sich am Modell der Selektion. Zur Höherentwicklung oder zur Vermeidung einer Verschlechterung des Genpools sollen „abnormale" Gene ausgeschaltet werden. Meist aufgrund gesellschaftlicher Bedürfnisse und Wertvorstellungen sollen bestimmte Individuen zumindest von der Fortpflanzung ausgeschlossen, im Rahmen einer pränatalen Diagnose möglicherweise abgetrieben werden.

Um eugenische Implikationen zu vermeiden, beschränkt sich humangenetische Beratung heute auf die Feststellung eines individuellen genetisch bedingten gesundheitlichen Risikos auch bei noch Ungeborenen. Das genetische Beratungsgespräch im Rahmen einer medizinisch-präventiven Praxis gehört heute zu den ärztlichen Dienstleistungen im engeren Familienkreis ohne eugenische Nebenabsichten, ohne Beachtung der Effekte auf Gesellschaft, Staat und Politik mit dem Ziel der Leidensverminderung. Zudem ist zu klären, worin sich eugenische von medizinisch-präventiver Praxis unterscheidet, denn auch individuelle Wünsche, z.B. von Eltern, können sich selektionistisch auswirken. Ob es sich aber um eine neue Eugenik von unten handelt, müßte noch genauer herausgearbeitet werden.

## 1
## Der Krankheitsbegriff der prädiktiven Medizin

Mit der genetischen Deutung vieler Krankheitsursachen im Rahmen einer prädiktiven Medizin sind eine Reihe von Krankheiten zu diagnostizieren, bevor es überhaupt zu einer Symptomausbildung kommt. Es handelt sich um Krankheitsanlagen, nicht um Krankheiten im eigentlichen Sinn. Patienten im Sinne der prädiktiven Medizin sind daher keine Kranken im eigentlichen Sinn, sondern Menschen, die Aufklärung über genetische Information haben wollen, die medizinische Relevanz haben kann. Potentiell Kranke erhalten damit eine neue Verantwortung für ihre zukünftige Erkrankung, insbesondere dann, wenn Kinder oder andere Familienangehörige ebenfalls aktuell oder potentiell von einem Erkrankungsrisiko betroffen sein könnten. Dabei sind die Aussagen der prädiktiven Medizin bei Erkrankungen mit niedriger Heridität und geringer Expressivität noch sehr vage. Der Krankheitsbegriff, sowieso nur schwierig zu definieren, bekommt im Kontext von Potentialität keine schärferen Konturen.

Schon beim herkömmlichen Krankheitsbegriff wird deutlich, wie wenig sich in Worten und in Daten über komplexe Sachverhalte wie Gesundheit, Krankheit, Schmerz, Wohlfühlen, Wohlsein oder Unwohlsein aussagen läßt (Sass 1989, 11). Es läßt sich kein allgemeiner Krankheitsbegriff entwickeln, der nur auf der Beschreibung von Naturphänomenen im Menschen beruht. Auch subjektive Empfindungen, Leidensgefühl, Schmerz und Unwohlsein sind für die Definition von Krankheit nur begrenzt verwendbar. Dies ist auch der Mangel der Gesundheitsdefinition der Weltgesundheitsorganisation, die Gesundheit als Zustand des vollkommenen biologischen, sozialen und psychischen Wohlbefindens definiert und so falsche Vorstellungen einer Gesellschaft mit radikaler Glücksorientierung verabsolutiert. Das Englische unterscheidet bereits rein begrifflich zwei Krankheitskonzepte, die in der deutschen Sprache nicht so leicht verschieden benannt werden können, nämlich Krankheit im Sinne von „disease" als biomedizinisch feststellbare Erkrankung und „illness" als subjektiv empfundenes Beeinträchtigt-Sein von Funktionsstörungen des eigenen Organismus (Irrgang 1995, 98–103). Im Rahmen der prädiktiven Medizin liegen beide Aspekte nur potentiell vor und verschärfen die Probleme der medizinischen Ethik.

In der Krankheit erfährt sich der Mensch in seiner Ungesichertheit, Anfälligkeit, Begrenztheit, Ohnmacht und Endlichkeit. Es ist daher nicht verwunderlich, daß mit Krankheit, Leid und Sterben immer auch die Sinnfrage verbunden wurde. Entweder sieht man den Grund der Krankheit im Wirken einer übernatürlichen Macht, welche den Menschen mit der Krankheit oder anderen Plagen für sein Übertreten von Geboten oder sonstigen Lebensvorschriften bestraft oder warnt (Rothschuh 1976, 1187). Hier wird Krankheit als Strafe oder Prüfung bzw. Erziehungsmaßnahme verstanden. Andere wiederum geben der Krankheit einen biographischen Sinn, denn sie vermittele eine Chance, über das eigene Leben nachzudenken und eventuell den eigenen Lebensplan und die zugrunde liegende Strategie zu ändern (Rothschuh 1976, 1190). Auf jeden Fall werden ernsthafte, insbesondere lebensbedrohliche Krankheiten als Infragestellung der eigenen Identität erlebt.

Krankheit ist also zum einen eine objektive Erscheinung, eine Veränderung des Körpers oder Bewußtseins in bestimmten Regionen und Funktionen mit der Folge einer Unfähigkeit des Organismus, die anatomisch-physiologischen Abweichungen von der Norm auszugleichen, die seine Selbsterhaltung und Fortpflanzung gefährden. Krankheit ist andererseits immer auch eine subjektive Erscheinung, eine Veränderung des Körpergefühls, des Raum- und Zeitempfindens, der allgemeinen Stimmung und des Selbstwertgefühls des Kranken (Eser 1989, 646). Gesundheit und Krankheit sind damit Weisen der Selbstzuschreibung bzw. der sozialen Rollenzuschreibung. Sie sind Interpretationskonstrukte mit empirischen und werthaften Komponenten. Dies läßt sich im Englischen besonders gut durch die Unterscheidung von „disease" für die naturwissenschaftlich-biologische Komponente und „illness" für die werthafte Komponente ausdrücken. Als dritte Komponente des Krankheitsbegriffes kommen kulturelle, weltanschauliche oder auch religiös formulierte Krankheitsvorstellungen zum Tragen, die einem Wertewandel unterliegen können.

Da es ein objektives Maß ärztlichen Handelns aufgrund des Fehlens eines entsprechenden Krankheitsbegriffes nicht gibt, ist eine medizinische Ethik in Fragen der prädiktiven Medizin an den Bedürfnissen des potentiell Kranken und seinem potentiell mitbetroffenen Umfeld zu orientieren. Er hat das Recht auf Informationserhebung, aber auch das Recht auf Nichtwissen, obwohl die Folgen auf mögliche Mitbetroffene aus sittlichen Gründen (z.B. bei Kindern) mitberücksichtigt werden sollten.

## 2
## Medizinische Ethik für prädiktive Medizin

Selbst- und Fremdzuschreibungen sind leitende Paradigmen der medizinischen Ethik. Zu unterscheiden sind (1) das paternalistische hippokratische Ethos mit seiner Verpflichtung zu Helfen und zu Heilen, zumindest aber nicht zu schaden, und (2) das aus der Rechtsprechung kommende Prinzip der Einwilligung nach Aufklärung („informed consent"), das in der Medizinethik allgemein als Selbstbestimmungsrecht des Kranken oder als Patientenautonomie formuliert wird. Zwischen beiden Prinzipien können Konflikte auftreten, die sich für die prädiktive Medizin aufgrund der Potentialität der Erkrankung verschärfen können.

Das traditionelle hippokratische Ethos ging von zwei Grundsätzen aus. Der erste dieser Grundsätze verlangt vom Arzt, weitmöglich niemandem zu schaden und findet sich in vielen Pflichtethiken und im Regel-Utilitarismus (Beauchamp 1989, 121) Er verlangt Sorgfalt bei der Vermeidung von Übeln oder Schäden durch die Behandlung und durch Nebeneffekte. Was ein Schaden ist, läßt sich in den meisten Fällen nur empirisch feststellen. Bei der Bewertung von Schäden gibt es objektive und subjektive Standards (Beauchamp 1989, 173). Der zweite Grundsatz verpflichtet die Handelnden zum Wohltun, zum Nutzen, zum Heilen und zum Retten, soweit dies in ihrer Macht steht und keine unbillige Härte bedeutet (Beauchamp 1989, 195f). Er findet sich auch in der utilitaristischen Ethik und deren Grundverpflichtung zur Steigerung des Gesamtwohles bzw. des größtmöglichen Wohls der größtmöglichen Anzahl von Betroffenen einer Handlung. Die Verpflichtung zum Wohltun begründet Fürsorgepflichten, kann allerdings nicht generalisiert werden, denn selbst kleine Verpflichtungen anderen gegenüber summieren sich auf und werden dann unerfüllbar (Beauchamp 1989, 200).

In der medizinischen Ethik neuerer Prägung hat sich inzwischen jedoch weitgehend der zweite Typus in verschiedenen Ausprägungen durchgesetzt, nämlich als Prinzip der informierten Zustimmung („informed consent“) oder der Einwilligung nach Aufklärung (Sass 1989, 13). Die Entscheidung der Betroffenen (Patienten) gilt als letztgültige Instanz für die Legitimität oder gar Sittlichkeit einer Behandlung durch den Arzt. Dieser Ansatz entspricht unseren Autonomie- und Emanzipationsbestrebungen, ist jedoch problematisch, weil Entscheidungen auch willkürlich, irrational, unüberlegt und unbegründet sein können. Weiterhin setzt das Prinzip der informierten Zustimmung Entscheidungs-Kompetenz voraus. Es ist zudem in den Fällen nicht anwendbar, bei denen Ärzte oder Angehörige für Patienten oder Eltern für ihre unmündigen oder ungeborenen Kinder entscheiden müssen, ohne deren faktische Zustimmung einholen zu können (Notfallmedizin, Psychiatrie, Pränatale Diagnostik).

Patientenwohl („salus aegroti suprema lex“) und Patientenwille, („voluntas aegroti“) sind zu einem Ausgleich zu bringen. Insgesamt bietet sich eine Handlungsregel an, die nahezu auf eine gewisse Gleichrangigkeit zwischen „salus aegroti“ und dem Selbstbestimmungsrecht des Patienten hinausläuft, wobei im Konfliktfall dem Selbstbestimmungsrecht des Patienten ein gewisser Vorrang eingeräumt werden sollte. Der Begriff der Autonomie wurde in der ethischen Diskussion bislang herangezogen, um ein Set verschiedener Bedeutungen zu bezeichnen unter Einschluß von Freiheitsrechten, von Selbstbestimmung, von Privatheit, von individueller Wahl, von der Freiheit, dem eigenen Willen zu folgen oder sein eigenes Verhalten hervorzubringen oder die eigene Person zu sein (Beauchamp 1989, 67f). Autonomie verlangt Schutz und Berücksichtigung, selbst wenn die Wahl einer Person nicht individuelle oder soziale Wohlfahrt fördert (Beauchamp 1989, 75).

Der Gedanke der Patientenautonomie kann nun in vier unterschiedlichen Versionen im Rahmen diverser Ethik-Typen ausgelegt werden (Irrgang 1995, 75–80). (1) Die erste Interpretation greift im Sinne des Emotivismus auf Stimmungen und Neigungen des Patienten zurück. Diese sind mangels einer verbindlichen, rational begründeten Ethik, die eine solche Entscheidung kritisieren könnte, zu akzeptieren, auch wenn sie irrational und nicht verständlich erscheinen. Wenn diese Einstellung auch weit verbreitet ist, den Namen Ethik verdient sie nicht. (2) Der Präferenzutilitarismus erkennt jedes Interesse, Bedürfnis, jede Entscheidung eines einzelnen an, wenn er sie als nützlich betrachtet. (3) Das Selbstbestimmungsrecht des Patienten kann auch im Sinne der Vertragsfreiheit ausgelegt werden. Diese Konzeption kann sich auf den alten juristischen Spruch berufen: „volenti non fit iniuria“ (Dem, der etwas will, kann (durch die Erfüllung seines Wunsches) kein Unrecht geschehen). Das Konzept des „informed consent“ legt die Vertragsfreiheit im Sinne des Betroffenenschutzes aus. Der Erkrankte als schwächerer der Vertragspartner sollte in besonderer Weise geschützt werden und daher das Recht auf letzte Entscheidung über eine Behandlung haben. (4) Das von Kants Ethik der personalen Würde des Menschen und der Autonomie der Sittlichkeit inspirierte Konzept erkennt ebenfalls die Entscheidung eines jeden an, wenn sie im sittlichen Sinne autonom getroffen wurde, sich also an ethischen Prinzipien orientiert.

Als solche ethischen Prinzipien gelten: (1) Der Gerechtigkeitsgrundsatz, der grundlegend ist für die Vertragstheorie und den Regelutilitarismus sowie wichtig für die Transzendentalphilosophie und die Diskursethik. Er wird unter Berücksichtigung von Nutzengesichtspunkten von Rawls auch als Fairneß-Prinzip eingeführt, kann aber auch als Grundsatz der Gleichbehandlung unter vergleichbaren Umständen verstanden werden. (2) Die Verpflichtung zur Optimierung des Wohlergehens der Betroffenen unserer Handlungen, ein allgemeines Folgenprinzip (Berücksichtigung aller Betroffenen von Handlungen) als Grundsatz des Utilitarismus. (3) Der Grundsatz der Berücksichtigung der Wünsche, Interessen und Präferenzen des Betroffenen in Emotivismus, Vertragstheorie und Utilitarismus. (4) Der Grundsatz der Menschenwürde und der Autonomie des sittlich handelnden Menschen gemäß Kants Selbstzweckformel oder des ethisch Argumentierenden gemäß der Diskursethik. (5) Die nichtempirische und die empirische Verallgemeinerung unter Einschluß der Unparteilichkeitsforderung und des Transsubjektivitätsprinzipes gemäß der Verpflichtung zur nicht-empirischen Universalisierung der Handlungsmaximen gemäß dem Kategorischen Imperativ und zum empirischen Verallgemeinerungsverfahren im Regel-Utilitarismus. Eine genauere Diskussion der Prinzipien findet sich in Irrgang 1998, 211–225.

Derjenige, der im Rahmen der prädiktiven Medizin nach Aufklärung über potentielle Krankheitsrisiken sucht, kann sich dabei auf das Selbstbestimmungsrecht desjenigen berufen, der sein Leben planen und gestalten will. Bei der Realisierung des Wissens um das eigene Genom sind allerdings die Folgen der Datenerhebung insbesondere im Hinblick auf andere, z.B. auf Familienmitglieder, mitzubedenken und bei der Entscheidung über eine eventuelle Informationseinholung zu berücksichtigen. Ein Recht auf Wissen um das Genom von anderen, auch der eigenen Kinder, kann aus diesem Ansatz nicht abgeleitet werden. Das Wissen um das Genom der eigenen Kinder, insofern sie ein Teil der eigenen Lebens- und Familienplanung sind, können aber als Sonderfall der Klientenautonomie interpretiert werden. Verschärft wird dieses Problem in der Pränatalen Diagnose, wenn Eltern genetische Informationen über ihr Kind erhalten wollen und per Abtreibung in das Lebensrecht und das potentielle Selbstbestimmungsrecht ihres Kindes eingreifen. Es gibt ein Recht auf Nichtwissen um das eigene Genom gerade zur Erhaltung des Selbstbestimmungsrechtes im Hinblick auf die Gestaltung des eigenen Lebens. Mit der Ausübung des Rechtes auf Nichtwissen um Erkrankungsdispositionen wählt man ein anderes Leben. Es ist ein Leben unter dem Leitgedanken der Unsicherheit, aber auch der Hoffnung. Ein Recht auf Nichtwissen um das eigene Genom ist insbesondere dann zu rechtfertigen, wenn dieses Wissen Leiden verursacht, z.B. Angst vor Krankheit oder deren soziale Konsequenzen wie Stigmatisierung, Diskriminierung oder höhere Versicherungspolicen..

## 3
## Zum Beratungskonzept prädiktiver Medizin

Traditioneller Ansatzpunkt medizinethischer Fragen ist die Behandlung, das Anwenden einer „Technik". Sie wird kausalanalytisch begründet, richtet sich auf einzelne Gegebenheiten am Menschen und setzt dabei ein funktionales Verständnis menschlicher Wirklichkeit voraus (Eser 1989, 159). In diesem Zusammenhang entsteht das medizinethische Grundproblem der Vermittlung von technischem Handeln am Menschen mit dessen Anspruch auf freie Selbstbestimmung (Eser 1989, 159). Technisches Handeln am Menschen ohne personale Kommunikation im Anspruch freier Selbstbestimmung ist aber Gewalt, die der Kranke im Sich-ausgeliefert-Fühlen an Technik bis hin zum Ertragen sog. „aggressiver" Diagnostik und Therapie erfährt. Medizinische Behandlung als verantwortete Praxis ist nur dann möglich, wenn der Entschluß, bestimmte technische Mittel anzuwenden, Ergebnis von Gegenseitigkeit und Gespräch ist (Eser 1989, 162).

Nun zieht die humangenetische Beratung im Paradigma der prädiktiven Medizin wegen ihrer Präsymptomalität keine unmittelbare Therapie nach sich. Viele Erbkrankheiten sind nicht kausal therapierbar, manche können durch Ersatztherapien in ihrer Wirkung abgemildert werden. Bei den meisten Ratsuchenden liegen noch gar keine Symptome vor. Insbesondere bei krankheitsrelevanten Befunden, die im Rahmen einer Untersuchung des eigenen Genoms erhoben werden, empfiehlt sich eine humangenetische Beratung durch den Arzt. Diese sollte unter dem Leitbild einer Selbstbestimmungsaufklärung stehen. Die Aufklärung des Patienten über die therapeutischen Absichten des Arztes geht als Aufklärungspflicht aus der Anerkennung des Patienten als selbstverantwortlicher Person hervor, der nicht nur Objekt der Behandlung, sondern Partner in der Arzt-Patienten-Beziehung ist. Eine solche Konzeption begreift ärztliche Aufklärung als kommunikativen Prozeß und als ethisch-medizinischen Diskurs, in der personalen Sichtweise des Arzt-Patienten-Verhältnis als Gespräch und Begleitung verstanden (Irrgang 1995, 234–236).

Oberstes Kriterium in der angelsächsischen medizinischen Ethik im Hinblick auf die Beratungssituation ist die Nichtfestgelegtheit des Ergebnisses (non-directiveness, non-directivity). Das Beratungsgespräch zielt wie jede andere ärztliche Aufklärung auch auf (objektive) Information, Sensibilisierung und praktische Rationalität. Dabei darf sich „non-directivity" nicht auf die bloße Vermittlung von Information beschränken, sondern muß eine eigene Entscheidung der Klienten ermöglichen, vorbereiten und zumindest die Entscheidungssituation strukturieren. Non-directivity wird häufig mit wertneutraler Information und neutraler Indifferenz im naturwissenschaftlichen Sinne gleichgesetzt. Dies ist nicht die richtige Interpretation im Sinne der Patientenautonomie. Der Grundsatz der Unparteilichkeit sollte dem Patienten helfen und nicht ihn einschränken. Eine ethische Direktive auch bei nichtdirektiver Beratung ist die personale Selbstbestimmung und die Vermeidung von Leiden, aktuell und auch zukünftig (Irrgang 1998, 228f).

Im Hinblick auf die Möglichkeiten postnataler Diagnostik können Vererbungsmuster von Krankheiten nun mit molekulargenetischen Untersuchungsmethoden viel effektiver analysiert werden. Es handelt sich um eine präsymptomatische oder prädiktive Diagnostik (Petermann 1997, 82). Besondere Probleme bereitet die präsymptomatische Diagnostik autosomal-dominant erblicher, noch nicht therapierbarer Erkrankungen des Erwachsenenalters wie Chorea Huntington und Alzheimer. Diese Diagnose sollte nur im Erwachsenenalter, im Rahmen ausführlicher Beratungen und auf ausdrücklichen Wunsch des Ratsuchenden stattfinden (Petermann 1997, 93f). Prädiktive Medizin im Hinblick auf spät ausbrechende Erkrankungsdispositionen setzt eine umfassende Beratung im Erwachsenenalter mit Respektierung des Rechtes auf Nicht-Wissen Dritter voraus.

In jüngerer Zeit wird insbesondere eine prädiktive Diagnostik bei erblichen Tumoren durchgeführt. Der Vorteil dieser Methode ist eine frühere Krankheitserkennung durch die molekulargenetischen Methoden. Aufgrund der Kompliziertheit sollte allerdings molekulargenetische Diagnostik zumindest in der Anfangsphase nur in speziellen Zentren durchgeführt werden (Petermann 1997, 101). Risiken im Hinblick auf therapierbare Tumorbildungen wie das Retinoblastom sollten auch von Eltern für ihre Kinder abgeklärt werden. Wenn Vorsorgeprogramme aufgrund z.B. von stark divergierender Expressivität einer Krankheitsdisposition nicht möglich sind, sollte die prädiktive Diagnostik genau überlegt werden. Falls keine Konsequenzen für eine Therapie oder die eigene Lebensführung gezogen werden können, ist die Diagnose nicht sinnvoll. Auch beim erblichen Brustkrebs gibt es eine erhebliche Variabilität der Expressivität. Vorsorgemaßnahmen im Sinne einer intensiven Überwachung wären in diesem Falle möglich. Eine Amputation der Brüste oder Herausnahme der Gebärmutter auf Verdacht ist wohl nicht vertretbar. Bei mangelnder Therapie und großer Unsicherheit ist die eigene Entscheidung im Sinne der Patientenautonomie erforderlich, für andere sollte hier in der Regel keine Entscheidung erfolgen.

Problematisch ist auch die Pränatale Diagnostik. Es läßt sich kein Recht auf die Kenntnis des Genoms der eigenen Kinder begründen. Und die drohende Abtreibung mißachtet das Lebensrecht und das potentielle Selbstbestimmungsrecht des Embryos (Irrgang 1995, 238). Abtreibungen aus genetischen Gründen stehen im Verdacht, eugenische Maßnahmen zu sein. Da Eltern aber ausschließlich das zukünftige Wohl ihres Kindes im Auge haben, nicht aber die Auswirkungen auf den Genpool, ist diese Unterstellung wohl nicht zutreffend. Dennoch können auch Elternwünsche diskriminierend sein und zu Abtreibungen führen. Auswirkungen in den Einstellungen gegenüber Behinderungen und Behinderten sind ebenfalls nicht auszuschließen. Hinzu kommen die psychosozialen Folgen. Frauen leiden insbesondere unter den widersprüchlichen Anforderungen der vorgeburtlichen Diagnostik (Petermann 1997, 111). Die Wartezeit bis zum Eintreffen des Befundes und die Unsicherheit, ob eine Behinderung vorliegt, sowie die Entscheidung über Leben und Tod ihres Kindes stellen extreme Belastungen dar. Gerade in der Pränataldiagnostik ist die einsame Entscheidung der Schwangeren oder der Eltern ethisch nicht zu rechtfertigen. Andererseits sollte auch der Arzt die letzte Entscheidung über die Zumutbarkeit eines behinderten Kindes nicht fällen dürfen. Die begründete Entscheidung der Eltern nach einer intensiven Beratung ist aus der Sicht der Autonomie der Betroffenen zu bevorzugen. Eine schwere Beeinträchtigung des Familienlebens und eine schwere Krankheit des Kindes gehören zu den Voraussetzungen für eine solche Begründung, wobei unter Anerkennung der Grenzen der Vorhersehbarkeit der Einzelfall geprüft werden muß, vor allem unter Berücksichtigung der unterschiedlichen Krankheitsbilder bei einer Krankheitsdisposition. Nicht alle Elternwünsche sind ethisch vertretbar, so z.B. der nach einem Stammhalter. Bedeutet der Elternwunsch eine Diskriminierung des Heranwachsenden, sind Elternwünsche nicht berechtigt.

## 4 Präimplantationsdiagnostik als Grenzfall der pränatalen Diagnose

Im Zusammenhang mit einer In-vitro-Fertilisation ist auch eine Präimplantationsdiagnostik möglich. Bei dieser Methode wird in einem frühen Stadium der Zellteilung eines Embryos vor der Einnistung eine Zelle entnommen (im Prinzip ein Klonierungsvorgang) und auf bestimmte Erbkrankheiten hin untersucht (Bertazzoni 1990, 59). Bis zur Ergebnisfeststellung kann der Präembryo eingefroren werden. Weist er die vermutete Erbkrankheit nicht auf, wird er im Rahmen eines Embryonentransfers übertragen. Diese Methode ist sehr umstritten nicht zuletzt wegen des implizierten Klonierungsvorganges, ohne daß dabei allerdings ein menschlicher Klon hergestellt werden soll. In absehbarer Zeit wird die Präimplantationsdiagnostik wegen der geringen Erfolgsrate der In-vitro-Fertilisation jedoch kaum in größerem Umfang eingesetzt werden können. Sie ist ethisch gesehen nicht empfehlenswert.

Da die Präimplantationsdiagnostik vor der Einnistung erfolgt, halte ich diese Methode nicht grundsätzlich für unerlaubt. Aber die nicht exakt bestimmbare Grenze zwischen Krankheitsvermeidung und möglicherweise diskriminierender Selektion spricht nicht für diese Methode. Hinzu kommt die Möglichkeit der Adoption als Alternative anstelle des Versuchs, eigene Kinder mit genetisch bedingten Risiken auszuschließen. Die geringe Anzahl von medizinischen Indikationen und der hohe technische Aufwand, um ein eigenes Kind zu bekommen, sind ebenfalls kein ethisches Argument für diese Methode. Im Hinblick auf die Präimplantationsdiagnostik ist der moralische Status des Embryo von Bedeutung. Der Verweis auf die Unverfügbarkeit der Entwicklung des vorgeburtlichen Lebens hat seine bisherige Plausibilität verloren. Menschliches Leben ist unter der Perspektive der leib-seelischen Grundlage für Personalität und sittlich zurechenbares Handeln schutzwürdig, und zwar in wachsendem Maße mit der Befruchtung, Einnistung, der Ausbildung der Schmerzfähigkeit bzw. Empfindungungsfähigkeit (Entwicklung der Großhirnrinde) bis zur Geburt. Es genießt allerdings nicht dieselbe Berücksichtigungswürdigkeit in einer Güterabwägung wie ein geborener Mensch. Als Kriterien für die Bewertung der Ausbildung der leibseelischen Vorausbedingungen für Personalität können gemäß dem Gradualismus (Irrgang 1995, 207–231) angeführt werden: Einnistung, Individuierung, Organentstehung, Herzschlag, EEG-Funktion und EEG-Aktivität, volle Ausbildung aller Organe, unabhängige Existenz nach der Geburt (Bertazzoni 1990, 106).

Im Hinblick auf die Zumutbarkeit für die Eltern werden aus sozialen wie aus genetischen Gründen Ausnahmen von der Respektierung des Lebensrechtes des Embryos bzw. Fetus geduldet. Wenn wir Konsistenz in unseren moralischen Grundüberzeugungen anstreben, müssen wir nach der Zumutbarkeit von Kinderlosigkeit bei den Paaren fragen, von denen mindestens ein Elternteil Träger der Anlage einer schweren Erbkrankheit ist. Darf ihnen die Bemühungen um leibliche Kinder verwehrt werden? Diese Frage ist nicht einfach mit Ja zu beantworten. Am klarsten ist noch der Hinweis auf die In-vitro-Fertilisation, deren geringe Erfolgsquote nicht zumutbar ist. Da sich dies für längere Zeit nicht ändern wird, ist dies der wichtigste ethische Einwand gegen die Präimplantationsdiagnostik.

## 5 Prädiktive Medizin und genetischer Determinismus

Häufig liegt der prädiktiven Medizin als Weltanschauung ein genetischer Determinismus zugrunde, der den Schluß von Krankheitsdispositionen auf den späteren Krankheitsausbruch erlaubt. Zu unterscheiden ist eine deskriptiv-prognostische Variante des genetischen Determinismus von der Deutung des Selektionsprinzipes im Sinne einer Evolution zum Höheren oder Schlechteren. So gibt es eine Variante des genetischen Determinismus, die normative Schlußfolgerungen aus der Evolution zieht und zu eugenischem Denken tendiert. Galtons Konzept der Eugenik aus dem Jahre 1883 ging von einem Vererbungsdeterminismus aus, wobei statistische Untersuchungen den Determinismus begründen sollten. Das Programm der Eugenik war eine künstliche Zuchtwahl der Besten (Vogt 1997).

Für die Entwicklung der Humangenetik empfiehlt sich ein Leitbild, welches sich nicht am genetischen Determinismus orientiert, sondern das erkrankungsbedrohte oder bereits erkrankte Individuum in den Mittelpunkt stellt. Das Leitbild sollte sich an Vorstellungen einer Patientenautonomie orientieren. Die im Sozialdarwinismus unterstellte Rassenideologie hat sich als nicht haltbar erwiesen, das Konzept eines genetischen Determinismus der Verhaltensgenetik ist zu undifferenziert. Die klassische Eugenik richtet sich gegen Merkmalsträger von als genetisch bedingt unterstellten Krankheitsdispositionen, die im Hinblick auf die genetische Fitness einer Rasse oder Population als minderwertig unterstellt werden. Sie ist aufgrund ihrer Diskriminierungsverfahren gilt ethisch und moralisch zu Recht als vollkommen diskreditiert. Wird prädiktive Medizin als Mittel gesehen, Embryonen aufgrund ihres Geschlechts oder aufgrund von Krankheitsdispositionen abzutreiben, ist ein quasi-eugenisches Denken nicht auszuschließen, auch wenn Selektionswünsche eher bei den Eltern als bei Ärzten in der humangenetischen Beratung zu unterstellen sind. Quasi-eugenisch ist ein solches Denken, weil es sich nicht an der Gesamtfitness einer Population orientiert, sondern am individuellen Wohl der eigenen Nachkommen. Ethisch unbedenklich wird gentechnisch induzierte Medizin aber erst dann, wenn prädiktive Medizin Therapie ermöglicht, nicht bloß eine Vorhersage.

## Literatur


Beauchamp, Tom L. 1989: (James F. Childress) Principles of Biomedical Ethics ([1]1979); New York, Oxford

Bertazzoni, Umberto 1990: (Paolo Fasella, Andreas Klepsch, Peter Lange; Hgs.) Human Embryos and Research. Proceedings of the European Bioethics Conference in Mainz, 7–9 November 1988; Frankfurt, New York

Eser, Albin 1989: (Markus von Lutteroni, Paul Sporken; Hrgs.) Lexikon Medizin, Ethik, Recht; Freiburg, Basel, Wien

Irrgang, Bernhard 1993: Lehrbuch der evolutionären Erkenntnistheorie; München, Basel

Irrgang, Bernhard 1995: Grundriß der medizinischen Ethik; München, Basel

Irrgang, Bernhard 1997: Forschungsethik Gentechnik und neue Biotechnologie. Grundlegung unter besonderer Berücksichtigung von gentechnologischen Projekten an Pflanzen, Tieren und Mikroorganismen; Stuttgart

Irrgang, Bernhard 1998: Praktische Ethik aus hermeneutischer Perspektive; Paderborn
Petermann, Franz 1997: (Sylvia Wiedebusch, Michael Quante; Hgs.) Perspektiven der Humangenetik; Medizinische psychologische und ethische Aspekte; Paderborn München, Wien, Zürich
Rothschuh, K. E. 1976: Art Krankheit; in: J. Ritter, K. Gründer (Hgs.): Historisches Wörterbuch der Philosophie; Bd. 4 Basel, 1184–1190
Sass, Hans Martin 1989: (Hg.) Medizin und Ethik; Stuttgart
Vogt, Markus 1997: Sozialdarwinismus. Wissenschaftstheorie, politisch und theologisch-ethische Aspekte der Evolutionstheorie; Freiburg, Basel, Wien

# KAPITEL 31

# Vision and Money
# Biotechnologie – eine Jahrtausendphantasie

K. Uhlenbrock

## Ein neues Zeitalter für Investoren und Unternehmer

Mobile Telekommunikation, neue Medien, Internet, neue EDV-Technologien, Bio- und Gentechnologie, Informationsmanagement und neue Dienstleistungen bestimmen zunehmend das Weltgeschehen. Ständig und überall erreichbar zu sein – entweder online oder über die Handy- Mailbox –, nachts via Internet Rechnungen zu begleichen oder ein neues Cocktailkleid zu bestellen, e-mails aus dem Hotelzimmer verschicken, gentechnisch veränderte oder biotechnologisch hergestellte Nahrungsmittel und Medikamente einnehmen oder über geklonte Schafe in der Zeitung zu lesen – dies alles bewegt uns. Kurzum: unser gesamtes Lebensumfeld verändert sich immer schneller und immer drastischer. Traditionelles geht unter oder vermischt sich mit vor kurzem noch nicht Vorstellbarem, Visionen werden von der Realität eingeholt. Mit diesen Veränderungen hat sich auch die internationalen Börsen- und Aktienlandschaft dramatisch verändert. In Deutschland hat seit dem Börsengang der Telekom im November 1996 die Entdeckung einer neuen Aktienkultur stattgefunden, und mit dem Zusammenfallen dieser Entwicklungen beobachten wir noch immer einen regelrechten Aufholprozess, der einen beachtenswerten Anstieg an Neuemissionen zur Folge hat. Dieser Aufholprozess findet gleich in zweierlei Hinsicht statt: Zum einen explodiert die Anzahl der neuen Unternehmen geradezu, und zum anderen hat sich das Angebot an verschiedenen neuen Branchen und Sektoren erheblich erweitert. Einen besonders interessanten Sektor, sein Entwicklungspotenzial sowohl für Unternehmen als auch für Investoren wollen wir im Folgenden näher beleuchten:

## Biotechnologiebranche: Eine Wette auf das Upside-Potenzial der Pharma-Industrie

Der Trend in der Pharmaforschung geht dahin, nicht nur wie bisher Symptome zu kurieren, sondern die Symptome und die zugrunde liegende Krankheit in ihren molekularen Ursachen zu erkennen, sie an der Wurzel zu packen und sie effektiv und möglichst nebenwirkungsfrei zu behandeln. Vor allem die Möglichkeiten der Genomanalyse („Genomics“) und der Analyse der Genprodukte (Proteine = > „Proteomics“) haben eine Revolution in sämtlichen F&E-Prozessen der Pharma- und Agroindustrie eingeleitet, deren weitreichende Auswirkungen unser inneres und äußeres Weltbild verändern. Das in Zukunft tiefergehende Verständnis molekularer Zusammenhänge wird grundlegend neue Erkenntnisse über Lebensprozesse, deren Entstehung und ihre pathologischen Abweichungen vermitteln. Damit werden laufend neue Erkenntnisse über Krankheitsursachen gewonnen, und einzelne Indikationsgebiete wie Herz/Kreislauf-Krankheiten oder Krebs können in ihren Therapiemöglichkeiten weitaus differenzierter betrachtet werden. Dies schafft Potenzial für zahlreiche neue und auf die Patienten maßgeschneiderte Therapien. Auf der Marktseite sollte dies langfristig zu einer gewissen Fragmentierung der bestehenden Indikationsgebiete in spezialisiertere Produkte mit kleinerem Umsatzvolumen führen, große Blockbuster-Produkte werden langfristig immer mehr der Vergangenheit angehören.

Diesem Wandel folgend, und um vor allem auf der Kostenseite langfristig wettbewerbsfähig zu bleiben, reagieren die großen Pharmaunternehmen mit einem „Outsourcing" der eigenen Wirkstofforschung. Es werden zunehmend strategische Allianzen mit Plattformtechnologie-Unternehmen aufgebaut, um deren spezielles Know-how zu nutzen. Weil diese Allianzen ganz gezielt eingegangen, über bestimmte Milestones einer ständigen Erfolgskontrolle unterliegen und dementsprechend bei Nichterfolg auch wieder aufgelöst werden können, trägt dieses Outsourcing der Forschung nicht nur zu einer Verringerung der Overhead-Kosten bei „Big Pharma" bei, sondern reduziert gleichzeitig die Kosten der Wirkstoffsuche von US$ 500 Mio auf US$ 350 Mio pro Medikament. Hinzu kommt eine Zeiteinsparung von 2–3 Jahren, durch die sich der gesamte Drug Discovery-Prozess auf 8–9 Jahre reduziert. Last, but not least erhöht sich zudem die Effizienz durch die frühzeitige Selektion der „Versager", das heißt, der potentiellen Wirkstoffkandidaten, die aus dem Prozess ausscheiden müssen.

Die Patentlaufzeit beträgt im allgemeinen 17 Jahre. Bei einer „Time-to-Market" von 10–12 Jahren hat das Pharmaunternehmen nur noch 5–7 Jahre Zeit, mit Hilfe der zu erwartenden Umsätze die in der F&E-Zeit entstandenen Kosten von durchschnittlich US$ 500 Mio zu decken und darüber hinaus Gewinne zu generieren. Deshalb waren bei den großen Pharmafirmen in der Vergangenheit ausschließlich Blockbuster-Produkte (Peak-Umsätze US$ 1 Mrd) das vorrangig angestrebte Entwicklungsziel.

Fallen nun bei gleichbleibender Patentlaufzeit aufgrund der schnelleren und effizienteren Technologien zur Wirkstoffsuche und der reduzierten Opportunitätskosten in Höhe von ca. US$ 150 Mio, die durch Produkte verursacht werden, die in einer späten Phase der klinischen Prüfung ihre Wirksamkeit nicht beweisen konnten, die Entwicklungskosten auf US$ 300–350 Mio und verkürzt sich gleichzeitig die „Time-to-Market" von 10–12 auf 8–9 Jahre, so hat das Pharmaunternehmen statt 5–7 Jahre nun 7–9 Jahre Zeit, unter Patentschutz mit Hilfe der Umsätze die mit US$ 300 - 350 Mio deutlich geringeren Kosten zu decken. Somit werden für die Pharma-Unternehmen auch kleinere, nicht-Blockbuster-Produkte ökonomisch interessant, was ja auch - wie oben beschreiben - dem Trend auf der Abnehmerseite - der Nachfrage nach spezifischeren und damit zwangsläufig „kleineren" Produkten - entspricht.

Eine sinnvolle Möglichkeit, diesen Trend in marktökonomisches Potenzial zu übersetzen, liegt in der engen Verflechtung des Pharma- und des Biotech-Sektors: während die Biotechunternehmen den Pharmaunternehmen ihre Innovationskraft und ihr spezifisches Know-How zur Verfügung stellen, stellt die Pharmain-

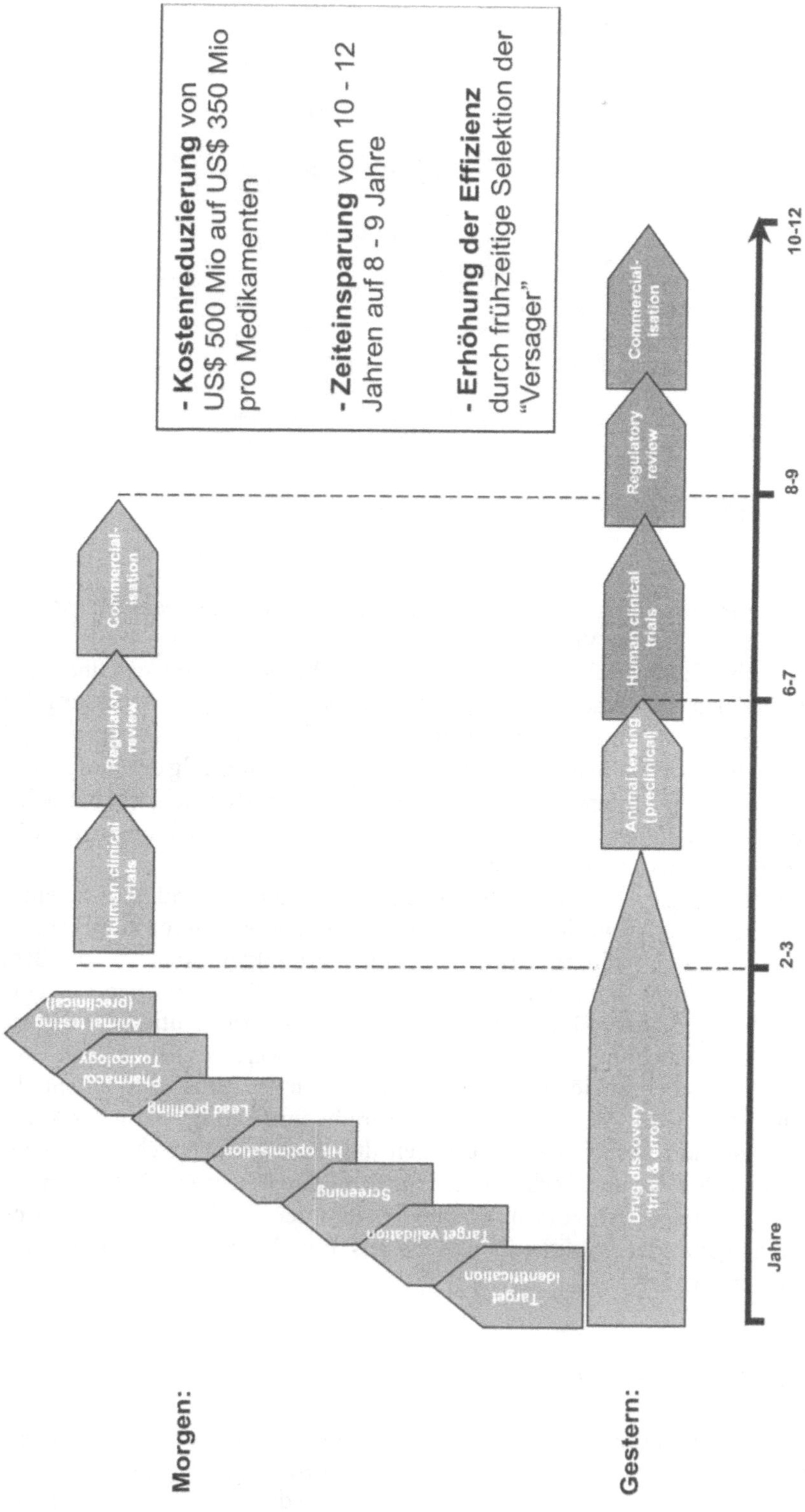


Abb. 1. Wirksoffsuche gestern und morgen

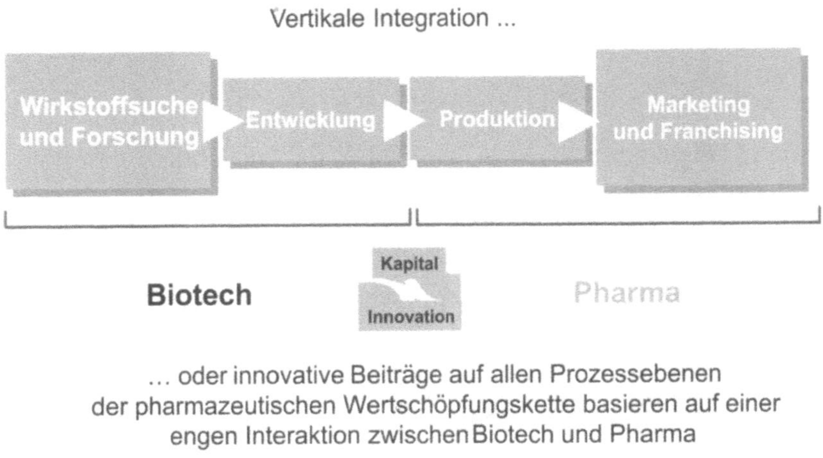


**Abb. 2.** Partnerschaft Pharma und Biotech

dustrie das zur Forschung nötige Kapital in Form von Voraus- oder Milestone- oder Lizenzzahlungen zur Verfügung.

Die Tatsache, dass fast alle großen Pharmaunternehmen mit enormen finanzielle Mitteln in Form von Forschungskooperationen die Technologieentwicklung der Genomics- und Plattformtechnologie-Unternehmen finanzieren, manchmal sogar mit direkten finanziellen Beteiligungen von dem erwarteten Erfolg der Biotechnologieunternehmen profitieren wollen, zeigt, dass die Pharmabranche ein beträchtliches Potenzial in diesem neuen Forschungsansatz sieht und sich möglichst früh in diesem neuen Wirtschaftskonzept positionieren möchte.

Die Biotechnologie ist mittlerweile ähnlich wie die Computerindustrie zu einer solchen Querschnitts- bzw. Plattformtechnologie herangereift, deren kommerzielle Anwendungen sich nicht nur in eigenständigen Produkten, sondern vor allem auch im Einsatz ihres Methodenspektrums in nahezu allen Bereichen der Forschung für die Life Sciences-Industrie manifestiert. Die pharmazeutische Industrie setzt weiter auf Forschung und Entwicklung: für 1999 werden allein in den USA bereits F&E-Ausgaben in Höhe von US$ 24 Milliarden geschätzt. Dies entspricht einem Anstieg von 14, 1% gegenüber dem Vorjahr und beträgt etwa 20,8% des Umsatzes. Man kann deshalb davon ausgehen, dass alle Plattformtechnologie-Unternehmen, die Service und Technologien für den Drug Discovery-Prozess anbieten, direkt von steigenden Forschungsbudgets und der Tendenz, die Forschung auszulagern, ganz klar profitieren und bereits überdurchschnittliche Wachstumsraten verzeichnen.

## Neue Impulse für die Biotechnologie

Unseres Erachtens gründet sich der Run auf Biotechaktien vor allem auf die zahlreichen Erfolgsmeldungen im Biotech-Sektor sowie eine allgemeine Neubewertung der Biotech-Branche. So erlebt insbesondere die US-amerikanische Biotech-Branche seit Mitte 1999 ein regelrechtes Revival, vor allem wenn man diese Entwicklung mit den größeren Pharmakonzernen vergleicht, die im vierten Quartal 1999 ein Plus von lediglich 2% erreichten. Für das Gesamtjahr mußten diese sogar Einbußen von 10% hinnehmen, da die Besorgnis der Investoren wuchs, dass ihre Pipelines die Verluste, die sich durch das Auslaufen zahlreicher Patente für Blockbuster-Arzneimittel einstellen würden, möglicherweise nicht ausgleichen könnten.

Angesichts der steigenden Zahl hochspezialisierter therapeutischer Produkte, die im vergangenen Jahr auf den Markt gekommen sind oder für dieses Jahr erwartet werden, scheinen Investoren mittlerweile den neuen Trend zur Biotechbranche erkannt zu haben.

Es bleibt die Frage, ob die Neubewertung bereits abgeschlossen ist, oder ob sich dieser Prozess auch im laufenden Jahr 2000 fortsetzen wird. Ende 1999 betrug die Marktkapitalisierung des größten US-Pharmaunternehmens Merck & Co. sage und schreibe US$ 158 Mrd. Zur Zeit hat Merck neun Phase III-Produkte in seiner Entwicklungs-Pipeline. Ein Vergleich mit der gesamten amerikanischen Biotech-Branche zeigt, dass diese über eine Marktkapitalisierung von zusammen US$ 225 Mrd verfügt. Die Gesamtzahl der Produkte in der Biotech-Pipeline beläuft sich auf über 800, davon allein 230 in Phase III.

Daher sind wir der Meinung, dass der Bewertungsabschlag des Biotech-Sektors gegenüber dem Pharmasektor noch lange nicht ausgeglichen und nach wie vor erhebliches Neubewertungspotenzial vorhanden ist.

## Die Liquiditätsfalle

Das Hauptproblem für Start-up-Unternehmen – und Biotechnologieunternehmen gehören zu dieser Gruppe – ist immer wieder die zuweilen recht enge Liquiditätslage: Für viele größere Investoren ist es aufgrund des oft geringen Volumens umlaufender Stücke zumeist nicht ohne weiteres möglich, sich mit den gewünschten interessanten Aktien einzudecken, fast noch wichtiger: diese bei Bedarf schnell wieder loszuwerden, um Verluste zu vermeiden, bzw. zu beschränken. Für Investoren aus dem In- und Ausland spielt Liquidität bei Investitionsentscheidungen eine große Rolle, weil Aktien mit höherem ausstehendem Volumen schlicht einfacher zu handeln sind und weil sich die Geld-Brief Spanne entsprechend verengt.

Aber auch aus Sicht des Unternehmens spricht alles für Liquidität, denn bei Titeln mit geringer Liquidität gerät der Kurs durch jeden nennenswerten An- oder Verkauf ins Schwanken. Diese hohe Volatilität ist eindeutig nicht im Sinne des Unternehmens und kann zum Teil erhebliche Kursabschläge bewirken. Diese Abschläge sind vom Unternehmen nicht gern gesehen, die ja in der Zukunft im allgemeinen noch einige Male auf die Inanspruchnahme des Kapitalmarktes (meist in Form einer Kapitalerhöhung) angewiesen sind, die natürlich bei einem hohen Kursniveau für das Biotechnologieunternehmen wesentlich attraktiver ist.

## Heiße Produkte oder Plattformtechnologien? – oder There is no free lunch!

Generell kann man die Unterschiede zwischen Produktunternehmen und Plattformtechnologien wie folgt definieren: Unternehmen, die sich auf die Entwicklung von neuen Medikamenten konzentrieren, und die sich damit am oberen Ende der biotechnologisch-pharmazeutischen Wertschöpfungskette befinden, haben auf jeden Fall die größeren Renditeerwartungen, besonders wenn sie ein Produkt finden, das es ermöglicht, eine bisher unheilbare Krankheit zu heilen, oder für das es einen sehr großen Markt gibt. Die große Hoffnung, einen solchen Coup zu landen, wird zum Teil mit extrem hohen Prämien bezahlt. Allerdings besteht hier auch ein großes Risiko: Bevor ein Medikament am Markt zugelassen wird, muß es zahlreiche klinische Tests über sich ergehen lassen und das Risiko, dass ein vielversprechendes Produkt sogar in der letzten Stufe scheitert, ist sehr hoch. Von 100 potentiellen Medikamenten hat in der Vergangenheit hat nur eines den erfolgreichen Gang an den Markt geschafft. Das Risiko, dass ein potentielles Medikament an den harten Bedingungen der klinischen Prüfung scheitert, ist sehr hoch, auch wenn die Biotechnologie in den letzten beiden Jahrzehnten eine Vielzahl von Technologien hervorgebracht hat, die es zum Ziel haben, möglichst früh im Prozess der Wirkstoffsuche, möglichst viel Information über das Wirksamkeits- und Toxizitätsprofil der potentiellen Medikamentes zu gewinnen und damit die Erfolgswahrscheinlichkeit in der klinischen Prüfung zu erhöhen. Bis heute hat die Biotech-Industrie knapp 100 kommerzielle Produkte hervorgebracht.

Am unteren Ende der Wertschöpfungskette stehen solche Unternehmen, die als Laborausstatter, oder Zulieferer zwar selbst keine Biotechnologieunternehmen im engeren Sinne sind, aber diese als Kunden Basis haben und auf diese Weise von dem Entwicklungspotential der Biotechnologiebranche profitieren. Ihre Position in der biotechnologisch-pharmazeutischen Wertschöpfungskette und damit auch ihr Renditepotential ist davon abhängig, welchen Wert ihr Informationsbeitrag zur Wirkstoffsuche liefert. Der Wertbeitag eines Herstellers von Pipettierrobotern, die lediglich Substanzen von A nach B transportieren, für den Informationsgewinn auf der Suche nach neuen Wirkstoffen ist gering. Ermöglichen andere Maschinen aber die Erforschung von molekularen Wechselwirkungen und damit Erkenntnisse über Wirksamkeit und Toxizität von Substanzen, so ist ihr Wertbeitrag folgegemäß sehr hoch.

Zwischen diesen beiden Extrempunkten sind sogenannte Plattformtechnologieunternehmen oder Forschungsdienstleistungsunternehmen angesiedelt: Diese Unternehmen bieten ihre proprietäre Technologie den Pharmaunternehmen an, um damit ihre Forschungsmethoden zu bereichern und zu beschleunigen. Das Renditepotenzial in diesem Business-Modell ist weniger hoch als bei Produktunternehmen, aber dennoch attraktiv, denn im Allgemeinen lasen sich im Dienstleistungsgeschäft attraktive Margen erzielen. Hinzu können später noch Royalty-Zahlungen kommen, wenn ein Pharmapartner das gemeinsam entwickelte Produkt an den Markt bringt. Die Unternehmen leben von den Dienstleistungskontrakten, die zwischen Pharmapartnern und Biotech-Unternehmen abgeschlossen werden. Der damit anfallende Forschungsaufwand wird damit finanziert und das Biotechnogieunternehmen muß nicht in dem Maße in Vorleistung treten, wie das Produktunternehmen. Damit wird auch das Ausfallrisiko geringer.

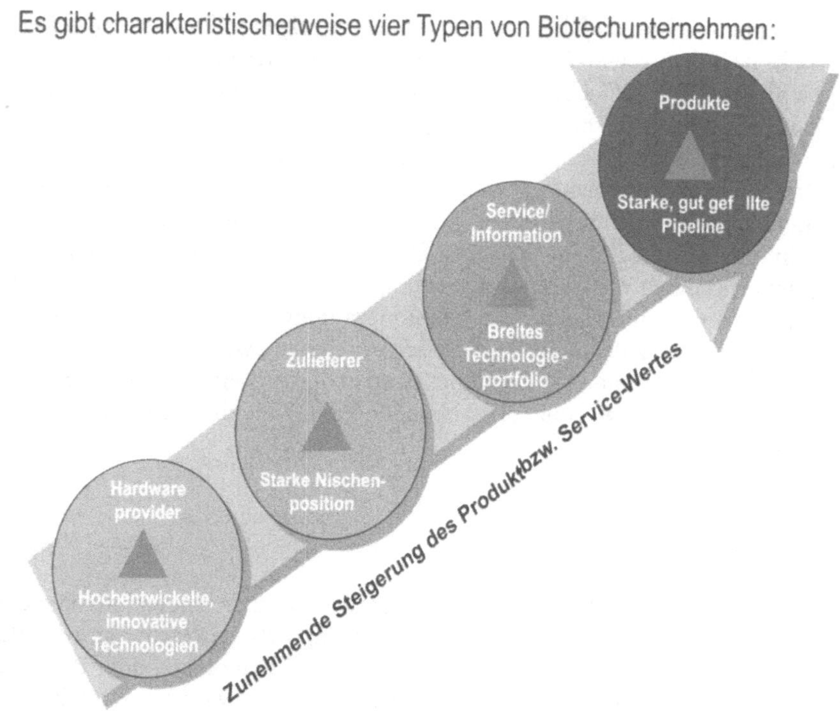


**Abb. 3.** Biotech-Universum

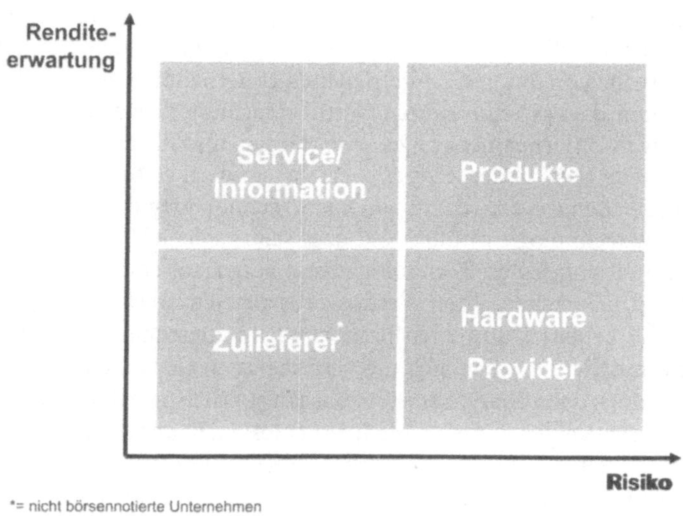


**Abb. 4.** Rendite-Risikoprofil

Die Kapitalmärkte sind bei Unternehmen mit eigener Produktentwicklung skeptisch, nachdem diese Unternehmen in der Vergangenheit Meldungen über fehlgeschlagene oder schlecht konzipierte klinische Studien veröffentlichen mußten. Zahlreiche Projekte hätten schon in einem früheren Stadium aufgegeben werden müssen; aufgrund der starken Konzentration auf nur wenige wissenschaftliche Projekte und der demzufolge dünnen Pipeline hätte dies aber ein großes Loch in die Entwicklungspipeline gerissen. Zudem hätte ein Zugeständnis des Scheiterns der Technologie womöglich auch weitere Entwicklungspartner auf der Pharmaseite abgeschreckt. Eben von diesen Entwicklungspartnern auf der Pharmaseite und letztendlich von deren Upfront- und Milestonezahlungen hängt aber die kurz- bis mittelfristige Existenz der Biotechnologieunternehmen essentiell ab. Dem hohen Potenzial aus einer eigenen Produktpipeline steht dieses hohe Ausfallrisiko entgegen. Primär Risikoreduzierung, erst sekundär Return-Maximierung sollte daher die Devise sein.

## Jäger oder Gejagte?

Im Endeffekt gilt es, eine Brücke zwischen dem Potenzial der Biotechnologie und dem Anspruch der Investoren nach solidem und langfristigen Wachstum zu schlagen und ein Unternehmen auf eine möglichst breite Technologie- oder Produktbasis zu stellen. Anstatt ein Unternehmen auf einer einzigen wissenschaftlich/technologischen Erkenntnis – häufig nur ein kleines Bruchstück einer viel komplexeren Technologie – aufzubauen, impliziert das generelle Verlangen der Investoren nach reiferen, werthaltigeren Unternehmen einen Trend dahingehend, dass die Finanzierungsbereitschaft für solche Unternehmen, die auf einer breiteren Basis stehen, deutlich größer ist, als für solche, die nur auf einem kleinen Technologieausschnitt begründet sind. Und letztendlich ist es der stets offene Zugang zu frischem Kapital, der über Wohl und Wehe von innovationsgetriebenen Unternehmen entscheidet. Dies soll nicht bedeuten, dass es keine wahren Plattformtechnologien gäbe, die aus der Hand eines einzigen Unternehmens angeboten werden, und die dazu geeignet wären, erfolgreiche neue Medikamente zu entwickeln, sondern es soll nur nochmals in Erinnerung gerufen werden, dass nicht viele Technologien diese Voraussetzung der Grundsatztechnologie erfüllen und dass selbst solche Unternehmen, die auf einer solch breit angelegten Technologiebasis aufgebaut sind, langfristig ebenfalls unter dem Druck stehen, ihren Wettbewerbsvorteil aufrechtzuerhalten. Schließlich beträgt der Lebenszyklus einer Plattformtechnologie maximal 3 bis 5 Jahre. Ist dies nicht möglich, müssen sich die Unternehmen Gedanken darüber machen, ob sie nicht doch dazu übergehen, über das längerfristig angelegte Potenzial der Entwicklung eines eigenen neuen Medikamentes nachzudenken. Da dies aber in der Regel und auch mit den neuen Technologien mindestens zwischen 5 und zehn Jahren dauern wird, stehen einige Unternehmen vor einer gewissen Lücke in ihrem Business-Plan, in der die Technologie für eine Auslizensierung bereits veraltet, das neue Medikament aber noch nicht fertig entwickelt ist.

In logischer Folge ruft diese Beobachtung daher die mikroökonomische Argumentation über die Industriekonsolidierung hervor – ganz im Gegensatz zu den makroökonomischen Argumenten, die zumeist von der Tatsache des schieren

Überflusses an Biotechnologieunternehmen und von dem Mangel an kompetentem Management gespeist werden. Damit stellt sich für die betroffenen Biotechnologie-Unternehmen die Frage, ob sie in Zukunft eher die Jäger oder die Gejagten sein werden.

Es stellt sich auch die Frage, wer diese Biotechnologieunternehmen akquirieren wird: Werden es eher die großen Pharmaunternehmen sein oder andere Biotechnologieunternehmen? Die Frage ist schwierig zu beantworten, aber dass die Käufer die Pharmaunternehmen sein werden ist eher unwahrscheinlich. Dafür gibt es zwei Argumente: Biotechnologieunternehmen leben von der Kreativität ihrer Mitarbeiter, und diese wiederum benötigen für ihre Kreativität eine Atmosphäre mit kurzen Entscheidungswegen und flachen Hierarchiestrukturen. Häufig sind sie sogar über Aktienoptionsprogramme direkt am Erfolg „ihres“ Unternehmens beteiligt. Würde ein solches Unternehmen von einem großen Pharmaunternehmen einfach „geschluckt“ und in ein starres und komplexes Hierarchiegefüge integriert, würden die meisten dieser Mitarbeiter kündigen und womöglich sogar ein neues eigenen Unternehmen gründen, was sicher nicht im ursprünglichen Sinne des Akquisiteurs war. Außerdem hat das Pharmaunternehmen ja ohnehin Zugang zu der interessanten Technologie, wenn es einen Lizenzvertrag eingeht – warum also viel Geld für das gesamte Unternehmen zahlen, wenn man nur einen Teil davon will? Während sich auf der Pharmaseite das Konsolidierungskarussel noch immer dreht, um Pipelinelücken zu füllen und Synergieeffekte zu nutzen, zeigt sich der Biotechnologiesektor in – finanzierungstechnisch günstigen Zeiten – erstaunlich resistent.

## Die Biotechnologie Branche in Deutschland

In den USA und in Großbritannien ist die Rolle der Börse als Unternehmensfinanzierungs- und Beteiligungsplattform für junge und auch ältere Unternehmen sowie für Investoren bereits seit langem etabliert. Seit Eröffnung des Börsensegments Neue Markt in Frankfurt hat sich diese ihm zustehende Rolle als Wachstums-Innovations- und Vermögensbildungsdrehscheibe nun zunehmend auch in Deutschland durchgesetzt. Der hiesige Biotech-Sektor befindet sich zwar noch in den Kinderschuhen, aber mit dem hervorragenden Know-How und Forschungspotenzial, die Deutschlands Wissenschaftler auch im internationalen Vergleich zu bieten haben, kann es nur eine Frage der Zeit sein, bis dieser Rückstand aufgeholt und sich diese Lücke geschlossen haben wird.

Um aber eine Vorausschau auf die potentiellen Entwicklungen des hiesigen Sektors halten zu können, ist eine kritische Analyse des US-Biotech-Sektors sehr hilfreich. Trotz der im Vergleich zum amerikanischen Sektors um etwa 10 Jahre verzögerten Entwicklung des deutschen Sektors, der einerseits auf den Hemmschuh des Gentechnik-Gesetzes und andererseits auf den Mangel an Risikokapital zurückzuführen war, denken wir, dass die deutschen Biotechnologieunternehmen derzeit eine einmalige Chance haben, die den Start-ups in den USA und in Großbritannien nicht zur Verfügung stand. Sie können von den dort gemachten Erfahrungen sowohl in Bezug auf die Umsetzung von Business-Modellen, als auch in Bezug auf die Kapitalbeschaffung profitieren und einmal gemachte Fehler vermeiden. Bereits zum heutigen Zeitpunkt beläuft sich die Anzahl der am Neuen Markt gelisteten Biotech-Firmen im engeren Sinne auf ca. 6 – Tendenz weiter steigend.

## Die Kunst, Zukunftstechnologien zu bewerten – oder was ist der faire Preis für eine Biotechnologieaktie?

Die Bewertung von jungen, innovativen und stark wachsenden Unternehmen stellt Analysten und Investoren vor immer neue Herausforderungen. Diese Aktien – und dies schließt die Biotechnologie-Aktien mit ein – sind notorisch volatil und sehr schwer zu bewerten. Jeder Ansatz, ein Biotechnologieunternehmen zu bewerten, muß einerseits die „Hard facts" wie die Innovationskraft und damit die Qualität der Technologie (Zahl der Patente), das zukünftige Wachstumspotenzial oder die Höhe des bereits eingesetzten Kapitals berücksichtigen, andererseits aber auch die immateriellen Werte, wie beispielsweise die Managementqualität oder externe Informations- und Kooperationsnetzwerke mit einbeziehen. Gerade diese immateriellen Werte eines Unternehmens sind aber nur schwer zu quantifizieren. Auch das Verständnis des Unternehmens aus Perspektive der Investoren und die Qualität der Kapitalbasis sind für den Wert eines Unternehmens relevant. Jeder Ausstieg eines Investors oder Gründungsmitglieds in einem schwachen Markt kommt gewissermaßen einem Vertrauensentzug gleich und kann den Wert eines Venture-Unternehmens stark unterminieren. Qualitativ hochwertige Investoren sind im allgemeinen die Gründungsmitglieder, industrielle Kooperationspartner und nach einem späteren Börsengang Pensionsfonds und institutionelle Investoren, die häufig einen längerfristigen Anlagehorizont verfolgen und bereit sind, eventuelle Durststrecken in ihrem Investment auch einmal durchzuhalten. Nicht zuletzt spielt bei einer fairen Bewertung auch die bei einer letzten Finanzierungsrunde erzielte Bewertung und die Renditeerwartung der VC-Investoren eine Rolle.

Der Kern einer Bewertung ist aber in erster Linie die Technologiebasis des Unternehmens. Bewertungsansätze aus der Analyse von traditionellen, stark produktorientierten Pharmaunternehmen können einem stark wachsenden Biotechnologieunternehmen nur teilweise gerecht werden. Bewertungsansätze, die auf Umsätzen aus Produktverkäufen resultieren, sind auf service- und technologieanbietende Biotech-Firmen schwer übertragbar. Der Wert einer Technologie an sich ist nicht mit dem Wert eines Produktes vergleichbar, sondern ist vielmehr als das zu definieren, was ein anderer Vertragspartner (z.B. große Pharmaunternehmen „Big Pharma") damit verwirklichen kann. Somit ist hierin ein stark subjektiver Faktor enthalten, der von den Interessen des Pharmakooperationspartners abhängig ist.

Ein einziger Bewertungsansatz kann aber keinesfalls alle wertschöpfenden Elemente und Investoreninteressen gleichzeitig vereinen. Ein gemischter Ansatz sollte daher die beste Möglichkeit sein, die unterschiedlichen Interessen und Auffassungen über die Bewertung eines Biotechnologieunternehmens unter einen Hut zu bringen. Diskontierungsmodelle spiegeln den Wert des Unternehmen eher aus einer „Insider-Perspektive" wider, denn diese setzen möglichst detaillierte Kenntnisse über die internen Produktplanungen und Einschätzungen über die Entwicklungen der Märkte voraus. Eine Bewertung anhand von Vergleichsunternehmen orientiert sich dagegen eher daran, was Investoren allgemein bereit sind, für ein vergleichbares Unternehmen zu bezahlen. Es spiegelt gegenüber einem Diskontierungsmodell eher den Wert des Unternehmens aus externer Sicht wider.

Im Zusammenhang mit einer vergleichenden Bewertung spielt es natürlich eine wesentliche Rolle, ob es passende Vergleichsunternehmen gibt, wie viele Wettbewerber es gibt, und wie einfach die Technologie zu verstehen ist. Unternehmen, die ein Produkt oder eine Technologie anbieten, deren Bedeutung leicht abzuschätzen ist (z.B. ein AIDS- oder Krebsmedikament, das die erste sichere Heilung einer bisher nicht heilbaren Krankheit verspricht, oder das Geschäftsmodell einer Datenbank-Lizensierung), tendieren dazu, höhere Bewertungen zu bekommen, als solche mit wissenschaftlich hochkomplexen Technologien und Business Modellen. Dies impliziert eine gewisse Informationsineffizienz des Marktes im Biotech-Sektor, was zu großen Differenzen in der Bewertung führen kann.

## Sinn und Unsinn von relativen Bewertungen über Kurs/Gewinn-Verhältnisse

Die in der Regel bei Biotechnologieunternehmen bis auf weiteres anfallenden Verluste aufgrund der hohen Forschungs- und Entwicklungsaufwendungen lassen eine Bewertung auf Basis von Kurs/Gewinnverhältnissen (KGVs) nicht zu. Außerdem bezieht sich das KGV immer nur auf ein Betrachtungsjahr und berücksichtigt somit in der Bewertung kein zukünftiges Wachstumspotenzial. Aber ergibt sich nicht gerade aus den heutigen hohen Aufwendungen für Forschung und Entwicklung eben dieses zukünftige Wachstumspotenzial? Schon allein aus diesen Punkten erkennt man, dass sich das KGV nur schlecht zur Bewertung von Biotechnologieunternehmen eignet. Aus diesen Gründen müssen neue Bewertungskonzepte herangezogen werden, welche die Besonderheiten dieser Unternehmen erfassen und damit auch den Bewertungsherausforderungen gewachsen sind.

Neuere Verfahren, das zukünftige Wachstumspotenzial zu berücksichtigen, finden wir im wachstumsadjustierten KGV, welches das KGV zur durchschnittlichen Gewinnwachstumsrate über die nächsten drei bis fünf Jahre zum Verhältnis setzt. Aber auch bei diesem Verfahren wird vorausgesetzt, dass das Unternehmen sich bereits in der Gewinnzone befindet, was bisher nur bei den wenigsten Biotech-Unternehmen auch tatsächlich der Fall ist.

## Cash-Flow-Diskontierungsmodelle

Es gibt vor allem ein Verfahren, das die Bewertung von diesen Unternehmen leisten und realitätsnah abbilden kann: die Cash-Flow-Diskontierungsmethode (DCF-Methode). Hierbei werden individuell für das Unternehmen die zukünftigen Zahlungsströme geschätzt. Über die Annahmen, die diesem Zahlungsstrom zugrunde liegen, werden alle Annahmen über einen ganzen Zeitraum hinweg (meist 10 Jahre) berücksichtigt. Diese Annahmen gehen über Kollaborationspartner, Höhe und Frequenz von Milestone-Zahlungen, Marktzulassung von neuen Produkten sowie auf der Kostenseite über die Anzahl der Mitarbeiter, die Höhe der Aufwendungen für Investitionen, Forschung und Entwicklung, Investitionen, Abschreibungen, etc. Schließt man Wahrscheinlichkeiten etwa für das Erreichen eines Produktes einer nächsten Stufe der klinischen Entwicklung ein, kann man sogar gewisse Produktrisiken in der Bewertung berücksichtigen. Die Fähigkeit „Cash" zu generieren ist aber dennoch der wichtigste Bewertungsbestandteil. Auch wenn dieser Sachverhalt oft diskutiert wird und gerade in der Shareholder Value-Maxime weit verbreitet wurde, wird er tatsächlich immer noch zu wenig in die Bewertungspraxis umgesetzt. Der Grund liegt sicherlich in der Schwierigkeit, den Zahlungsstrom möglichst realistisch zu bestimmen, denn dies setzt einen möglichst guten Einblick in die Planung des Unternehmens voraus und ist stark abhängig von der Informations- und Kommunikationsbereitschaft des betroffenen Unternehmens.

Ein wesentlicher Bestandteil des DCF-Modelles ist der Diskontierungsfaktor. Venturekapitalisten verwenden häufig Diskontierungsfaktoren in der Größenordnung von 30%–40% um das höhere Risiko eines Biotech-Investments zusätzlich zu den normalen Kapitalkosten zu reflektieren. Ein Nachteil dieser Methode ist, dass die unterschiedlichen wertsteigernden Einflüsse der einzelnen Geschäftszweige des Biotechunternehmens nicht gewürdigt bzw. alle im gleichen Maße über einen Kamm geschert werden. Die wahren wertsteigernden Bereiche können so nicht identifiziert werden. Aus diesem Grund kann man – wie oben bereits angedeutet – die unterschiedlichen Risiken in Form von Eintrittswahrscheinlichkeiten auf der Ebene der Cash-Flows berücksichtigen. Der Diskontierungsfaktor bleibt dann aber unadjustiert, so dass er lediglich die aktuellen Kapitalkosten reflektiert. Dennoch gibt es gerade auch bei Diskontierungsmodellen einen hohen Unsicherheitsfaktor, der gerade in der Wahl von Wahscheinlichkeitsfaktoren zu suchen ist, so dass auch diese Methode allein nicht das optimale Verfahren darstellt.

## Vergleiche mit verwandten Unternehmen

Mit einem Vergleich anhand von Peer Group Unternehmen kann man einen Bewertungsversuch starten, der im Gegensatz zum DCF-Modell eher einen Wert aus der Sicht des Kapitalmarktes (der Investoren) darstellt. Grundsätzlich setzt sie auf der Investorenseite ein sehr gutes Verständnis der Technologie und eine optimale Informationslage voraus. Genau hier liegt aber ein prinzipieller Schwachpunkt der Methode. Im Biotechbereich erfordert das Verständnis einer neuen Technologie eine intensive Beschäftigung mit der Materie, die durchaus etwas Zeit in Anspruch nehmen kann. Oft läßt die Zeit, innerhalb derer eine Investitionsentscheidung getroffen werden muß, diesen Aufwand nicht zu, sondern es werden nur verallgemeinernde und schematisierte Bewertungsmethoden angewandt. Außerdem haben Biotechnologieunternehmen – zu Recht – den Anspruch, eine besonders originäre und einzigartige, eben nicht mit Wettbewerbern vergleichbare Technologie anzubieten. Aus diesen Gründen hat die Auswahl der Vergleichsunternehmen eine grundlegende Bedeutung. Auch die Wahl des Bewertungskriteriums (Gewinn, Umsatz) ist eine entscheidende Einflußgröße.

Falls das Unternehmen bereits Gewinne erwirtschaftet, ist eine Bewertung, die schwerpunktmäßig auf das Verhältnis von durchschnittlicher Gewinnwachstumsrate eines Unternehmens zum aktuellen (bzw. ein Jahr vor, also derzeitigem

1999er) Kurs/Gewinn-Verhältnis abgestellt ist, die beste Möglichkeit. Die Faustformel für eine Bewertung nach dieser Methode lautet hier, dass das KGV dem Gewinnwachstumsrate entsprechen sollte.

Problematisch wird eine Bewertung aber, wenn die Unternehmen auf die nächsten drei oder mehr Jahre noch Verluste erwirtschaften, so wie es bei den meisten Biotechnologieunternehmen der Fall ist. Die Gewinnwachstumsraten gehen ins Unendliche, insbesondere wenn das Unternehmen in den Turnaround kommt. Aus dieser Not heraus konzentrieren sich Analysten und Investoren häufig allein auf einen absoluten Vergleich der jeweiligen Marktkapitalisierungen von Vergleichsunternehmen, ohne diese absolute Bewertung in Relation zu einer Kenngröße im Unternehmen zu setzen, die in irgendeiner Form die Qualität des Unternehmens beschreibt.

Man kann auch einen Ansatz wählen, in dem – basierend auf der oben erwähnten Faustformel KGV = Gewinnwachstumsrate – das Bewertungskriterium Gewinn, bzw. Gewinnwachstum durch das Bewertungskriterium Umsatz und Umsatzwachstum ersetzt. Es ist für Plattformtechnologieunternehmen auch durchaus gerechtfertigt, denn ein wesentlicher Faktor für einen erfolgreichen Geschäftsverlauf ist gerade die Fähigkeit, Kooperationen mit größeren Pharma- oder Biotechpartnern abzuschließen. Der Abschluß solcher Kontrakte findet sich in der Form von Upfront- und Milestone payments auf der Umsatzseite wieder. Letztendlich sollten sich diese Umsätze, wenn auch mit einem gewissen Zeitverzug, auch auf der Gewinnseite widerspiegeln. Allgemein gesprochen weist ein Unternehmen, dessen Technologie für Pharmapartner sehr attraktiv ist, und dessen Management darüber hinaus ein großes Geschick in der Akquirierung von Kooperationspartnern hat, demnach auch einen hohen absoluten Umsatz mit hoher Umsatz-Wachstumsrate auf, der sich dann auch auf der Gewinnseite niederschlagen sollte. Es hat folglich – in Analogie zur oben beschriebenen Faustformel KGV = Gewinnwachstumsrate – dementsprechend auch eine höhere Bewertung des Umsatzes verdient.

## Nachrichtenfluß als wichtigster wertsteigernder oder wertmindernder Faktor

Die Komplexität der Risiken in der Biotech-Branche bringt es zwangsläufig mit sich, dass jedem größeren Biotechnologie-Investment ein intensiver Prüfungs-Prozess vorangeht. Wenn daher ein größerer Pharmapartner eine Beteiligung an einem Biotechnologieunternehmen hält, können daher die anderen, in der Technologie weniger erfahrenen Investoren Rückschlüsse auf die Qualität und den Wert des Investments ziehen. Häufig verlassen sich auch Fondsmanager ohne technischen oder medizinischen Hintergrund auf das Urteilsvermögen von Venturekapital- Organisationen. Wenn sich dagegen einer dieser Partner aus dem Investment zurückzieht, kann das in dramatischer Weise das Vertrauen der anderen Investoren unterminieren.

Die Reaktion des Marktes auf negative Nachrichten ist meist deutlich heftiger, als die Reaktion auf positive Nachrichten. Ist dies wirklich gerechtfertigt? Sicherlich nicht, aber es reflektiert ganz deutlich die Empfindlichkeit der Märkte, wenn Investoren ein potentielles Risiko in Form einer schlechten Nachricht einmal wieder allzu deutlich vor Augen geführt wird das die manchmal etwas überzogenen Erwartungen wieder relativiert. Die Gefahr, sich von Visionen, Potenzial und Phantasien forttragen zu lassen, besteht immer und so mancher Investor läßt sich auch nur zu gerne darauf ein. Aus diesem Grunde ist gerade bei Technologieunternehmen, die eine starke Dynamik aufweisen, eine zeitnahe Informationspolitik des Unternehmens unabdingbar. Eine solide Informationspolitik spiegelt sich auch in der Kursentwicklung des Unternehmens wider: Für einen steten Informationsfluß ist man auch bereit mehr zu bezahlen und so werden solche „Qualitätsaktien" von Investoren nicht nur mit gewissen Prämien auf den Aktienkurs bedacht, sondern auch mit einer geringeren Volatilität im Kursverlauf. Mit der intensiven Kommunikation zwischen Unternehmen und Anlegern verlieren Technologieaktien ihren Spekulationscharakter und könnten damit langfristig auch in Deutschland dazu beitragen, die Aktienkultur weiter aufzubauen und eine relevante Rolle für den langfristigen Vermögensaufbau, nicht zuletzt auch unter dem Stichwort private Altersvorsorge, zu spielen.

# Die Bio$^{M}$ AG, ein neues Konzept zur Förderung von Unternehmensneugründungen in der Biotechnologie

B. Hatz

Die moderne Biotechnologie ist seit 1996/97 in Deutschland durch einen einzigartigen Aufschwung gekennzeichnet. Nach dem Ersten Deutschen Biotechnologie-Report 1998 von der Unternehmensberatung Schitag Ernst & Young (Schitag Ernst & Young Unternehmensberatung 1998), umfaßte die deutsche Biotechnologie-Szene im Jahr 1998 442 kleine und mittelständische Unternehmen als Anbieter von Verfahren, Produkten und Dienstleistungen. Diese Unternehmen beschäftigen über 11.000 Menschen. Diese Entwicklung hat bis heute angehalten. Eine genauere Betrachtung der Unternehmen der Kategorie I nach Definition der Ernst & Young Consulting GmbH, zu der insbesondere Unternehmen mit innovativen Forschungs- und Entwicklungsansätzen zur kommerziellen Umsetzung von Ergebnissen der modernen Biowissenschaften gezählt werden, zeigt, dass je nach Berücksichtigung des zugrundeliegenden Zahlenmaterials Ende 1999 etwa 280 (Ernst & Young Consulting GmbH) bzw. über 540 (BIOCOM AG) Biotechnologie-Unternehmen in Deutschland gezählt werden konnten.

Diese wohl mehr als beeindruckende Entwicklung der letzten Jahre ist insbesondere auch auf den BioRegio-Wettbewerb zurückzuführen, der im Jahre 1996 vom Bundesministerium für Bildung und Forschung initiiert wurde.

Neben den Regionen Rheinland und Rhein-Neckar war es die Region München, die in diesem Wettbewerb als eine der drei herausragenden Modellregionen Deutschlands für Biotechnologie ausgezeichnet wurde.

Das BioRegio-Konzept hat die Umsetzung von Forschungsergebnisse aus der Bio- und Gentechnologie in neue biotechnische Produkte, Produktionsverfahren und Dienstleistungen zum Ziel und will gleichzeitig die Wirtschaftskraft und finanziellen Ressourcen in den Regionen zu bündeln. Um dies in München zu realisieren, wurde 1997 die Bio$^{M}$ AG als kleine Aktiengesellschaft gegründet. Die vorrangigen Ziele der Bio$^{M}$ AG sind die Organisation der BioRegio-Projektförderung, die Beratung und Unterstützung und Finanzierung von Entrepreneuren, die ein Biotechnologie-Unternehmen gründen wollen, und der Aufbau eines dichten Netzwerkes in der Biotechnologie-Region München – mit Bio$^{M}$ als zentralem Ansprechpartner.

# 1 Gründungsgeschichte

## 1.1 Die BioRegio Initiative des Bundesministeriums für Bildung und Forschung

Der Begriff BioRegio oder besser BioRegio-Wettbewerb beschreibt zunächst einmal eine Fördermaßnahme des Bundesministeriums für Bildung und Forschung (BMBF), die erstmals in einer Bekanntmachung im Oktober 1995 veröffentlicht wurde. Dieser BioRegio-Wettbewerb hat zum Ziel, Forschungsergebnisse aus der Bio- und Gentechnologie in neue biotechnische Produkte, Produktionsverfahren und Dienstleistungen umzusetzen und die Wirtschaftskraft und finanziellen Ressourcen in den Regionen zu bündeln. Diese Ausschreibung führte in ganz Deutschland zu einer bisher so nicht dagewesenen Mobilisierung von regionalen Kräften und Zirkeln, allen gemeinsam das Ziel die Biotechnologiebranche zu stärken und zu fördern. Daher wird die Initiative BioRegio-Wettbewerb als besonderer Meilenstein in der Entwicklung der deutschen Biotechnologiebranche angesehen und ist Synonym für die Aufbruchstimmung, die seitdem bei allen Betroffenen in der Forschung, in der Industrie und in der Politik deutschlandweit ausgebrochen ist.

Während staatliche Förderprogramme bis dahin nur die akademische Forschung oder Verbundprojekte zwischen Universitäten und der etablierten Industrie unterstützten, hat gerade die BioRegio Initiative zum Ziel, durch Anreize und Erleichterung, die Ausgründungen von kleinen und hochinnovativen Biotechnologieunternehmen aus den akademischen Instituten stärker anzuregen. Durch den Charakter eines Wettbewerbs wurde zudem ein Element aufgegriffen, das üblicherweise in der freien Wirtschaft Unternehmer und Unternehmen zu höchsten Leistungen motivieren kann.

In der Ausschreibung heißt es daher wörtlich „Es sollen Regionen untereinander in einen Wettbewerb treten, die am Standort Deutschland die besten Voraussetzungen bieten, die Umsetzung von biotechnologischen Wissen in Produkte, Produktionsverfahren und Dienstleistungen zu organisieren und zu realisieren." Gefordert wurde dabei von den Wettbewerbsteilnehmern, ihr besonderes Stärkenprofil im Bereich Biotechnologie zu identifizieren und die Vorstellungen über die Weiterentwicklung der regionalen Ansätze zur Förderung von Biotechnologie darzulegen. Aus der Situationsbeschreibung sollte eine Perspektive für die Zukunft in Form eines integrierten Konzeptes entwickelt werden, wobei ein besonderer Wert auf das Zusammenwirken aller Beteiligten aus Wissenschaft, Wirtschaft und der öffentlichen Verwaltung gelegt wurde.

Folgende Kriterien bzw. Zuwendungsvoraussetzungen wurden als besonders wichtig für eine erfolgreiche Teilnahme am BioRegio bewertet (Bekanntmachung des Bundesministeriums für Bildung, Wissenschaft, Forschung und Technologie vom 9. Oktober 1995):

- Art, Anzahl, Profil und Leistungsfähigkeit der in der Region vorhandenen biotechnologisch orientierten Forschungsinstitute, Hoch- und Fachhochschulen
- Qualität, Umfang und Ausmaß bereits bestehender interdisziplinärer Vernetzung der biologischen Forschung

- vorhandene Industrieunternehmen und Dienstleistungsangebote (Patentbüros, Datennetze, Beratungen bei Antragsstellungen bei Behörden und Banken durch entsprechend organisierten Service)
- Nutzung des vorhandenen wissenschaftlichen Know-Hows und regionaler Forschungskapazitäten auf dem Gebiet der modernen Biotechnologie für die Entwicklung und Vermarktung neuer Produkte, Produktionsverfahren und Dienstleistungen (Labors, Patente u.a.)
- Bereits ergriffene Maßnahmen zur Ansiedelung bzw. Neugründung biotechnologisch orientierter Unternehmen
- Finanzierungsbereitschaft von Banken und privaten Anlegern in regionale Biotechnologieunternehmen
- Kooperationen von Forschungseinrichtungen und Kliniken in der Region
- Genehmigungspraxis für Biotechnik-Anlagen und Freisetzungsversuche in der Region

Im Mittelpunkt stand also die optimale Integration biotechnologischer Kapazitäten und Aktivitäten in der jeweiligen Region. Dazu gehörte insbesondere auch, inwieweit es den einzelnen Regionen auch gelingen sollte, private Finanzierungsbeiträge für die spätere Konzeptumsetzung aufzutun. Gleichzeitig wurde als Leitidee des BioRegio-Wettbewerbs formuliert, die starken und innovativen Regionen weiter zu stärken. Den Gewinnern, zugesagt war die Auswahl von drei besonders qualifizierten Sieger- bzw. Modellregionen, wurden als Preis Fördermittel in Höhe von jeweils 50 Millionen DM für einen Zeitraum von fünf Jahren garantiert, die allein für biotechnologische Forschungsvorhaben innerhalb dieser Siegerregionen verwendet werden sollten.

Nach diesem Aufruf konnten, verteilt über ganz Deutschland, emsige Aktivitäten beobachtet werden, die bestrebt waren, die geforderte Zusammenarbeit von Wissenschaft, Wirtschaft und öffentlicher Hand zu verwirklichen und die notwendigen Entscheidungsträger an einen Tisch zusammenzubringen.

Der formelle Ablauf des BioRegio-Wettbewerbs wurde in zwei Phasen realisiert. Zunächst wurden sogenannte Voranträge eingereicht, um sich in einer ersten Phase um einen Förderzuschuß für die Entwicklung des eigentlichen regionalen Konzeptes zu bewerben. So wurden bis zum 31. Januar 1996 von 17 Regionen aus ganz Deutschland Antragskonzepte für die Teilnahme am BioRegio-Wettbewerb eingereicht. Die folgende Liste der Teilnehmer zeigt, daß Regionen aus ganz Deutschland beteiligt waren.

| | |
|---|---|
| BioInitiative Nord | BioRegio Greifswald Rostock |
| Region Nordwestliches Niedersachsen | BioTOP Berlin-Brandenburg |
| Region Bremen | Bioregion Halle-Leipzig |
| BioRegioN | BioRegio Jena |
| BioRegio Rheinland | BioMIT Mittelhessen |
| BioRegion Rhein/Main | |

| | |
|---|---|
| BioRegion Rhein-Neckar-Dreieck | BioRegio Regensburg |
| BioRegion Stuttgart Neckar Alb | Initiativkreis Biotechnologie München |
| BioRegio Freiburg | Biotechnologie Ulm |

Die eingereichten Voranträge wurden vom BMBF trotz der großen Heterogenität , z.B. im Hinblick auf den Stand der bereits geleisteten Vorarbeiten, die Schwerpunkte der vorgeschlagenen Aktivitäten und die Größe der Regionen komplett zur Förderung zugelassen. Damit verbunden wurden anteilig Kosten für die weitere Konzeptentwicklung der zweiten Wettbewerbsphase bis maximal 100.000 DM pro Region übernommen. Die damit entwickelten Projektvorschläge mußten bis zum 30. September 1996 eingereicht und wurden dann von einer unabhängigen Jury, die sich aus bekannten Persönlichkeiten aus Wissenschaft, Wirtschaft und Politik zusammensetzte, bewertet.

In Bayern hatte man versucht, zunächst ein Gesamtkonzept für alle bayerischen Regionen gemeinsam über das Bayerische Staatsministerium für Wirtschaft, Verkehr und Technologie einzureichen. Dies wurde aber vom BMBF nicht akzeptiert, sondern im Gegenteil eine engere regionale Einschränkung gefordert. Diese Aufsplittung wurde realisiert, indem in der zweiten Phase zwei Regionen aus Bayern, nämlich die Münchner und Regensburger Region als getrennte Teilnehmer ihre abgeänderten Konzepte einreichten.

## 1.2
## Die Teilnahme der Region München am BioRegio-Wettbewerb

Nach der ersten Wettbewerbsphase erfolgte also eine Differenzierung und Eingrenzung der Regionen in Bayern, die bereits einen biotechnologischen Schwerpunkt erkennen ließen. Die Akteure in der Region München konnten in überzeugender Weise durch die Gründung des Initiativkreises Biotechnologie München in eine gemeinsame und dennoch formlose Organisation eingebunden werden. Initiator war Prof. Dr. Winnacker, ehemaliger Direktor des Genzentrums der LMU, heute Präsident der Deutschen Forschungsgemeinschaft. In diesem informellen Kreis konnten viele bedeutende Persönlichkeiten aus allen Teilen der Wirtschaft, der Wissenschaft und der öffentlichen Verwaltung bzw. Politik aus dem Münchner Raum und darüber hinaus, versammelt werden. Damit war es tatsächlich gelungen, wie vom BMBF gefordert, Vertreter aus allen drei Bereichen an einen Tisch zu bringen und in einer konzertierten Aktion unter Einbeziehung aller Beteiligten ein Gesamtkonzept für die Weiterentwicklung der Biotechnologiebranche in der Region München zu erarbeiten. Die Erzählungen der Beteiligten lassen noch heute die Begeisterung und den Arbeitseifer spüren, mit dem das Konzeptes erarbeitet wurde. Unterstützt wurden die Aktivitäten auch durch eine professionelle Unternehmensberatung, die gemeinsam mit der Lenkungsgruppe aus Mitgliedern der Münchner Universitäten, dem Max-Planck-Institut für Biochemie und Unternehmen der Region für die Koordinierung und abschließende Konzepterarbeitung verantwortlich war.

Vor Entwicklung eines Strukturkonzeptes für die BioTech-Region München mußte jedoch zunächst ermittelt werden, wie umfassend das bereits vorhandene biotechnologische Potential in der Region sich darstellte, um daraus notwendige Verbesserungen und Entwicklungsziele abzuleiten und in ein Gesamtkonzept zu integrieren.

In der Evaluierungsphase wurde schnell deutlich, daß in München ein längst nicht mehr zu übersehendes Potential in Form bereits vorhandener Biotechunternehmen, international bekannter Forschungsinstitute, entwickelter Infrastruktur und einer unterstützenden und fördernden Staatspolitik gewachsen war.
Hierzu einige Kenndaten:

- Bereits 1996 waren in München über 30 klein- und mittelständische Unternehmen ansässig, deren Geschäftsfeld die Biotechnologie im engeren Sinne beinhaltete, d.h. die eigene biotechnologische Forschung- und Entwicklungsarbeiten durchführen. Hierzu wurden nicht die zahlreichen Firmen aus angrenzenden Feldern wie z.B. Unternehmen aus der Biosensorik oder der Mikrosystemtechnik hinzugezählt.
- International bekannte und wichtige Großunternehmen wie Boehringer Mannheim (heute Roche Diagnostics), SKW Trostberg, Wacker Chemie waren im Münchner Raum angesiedelt.
- Zwei große Universitäten, renommierte Forschungsinstitute wie die Max-Planck-Institute für Biochemie und Neurobiologie, das GSF- Forschungszentrum für Umwelt und Gesundheit, das Genzentrum und die Universitätskliniken, mit dem sich bereits abzeichnenden Kristallisationskern Martinsried/Großhadern belegen das starke wissenschaftliche Potential der Region.
- Das bereits vorhandene günstige „Business-Climate" wurde auch durch bekannte Risikokapitalgesellschaften mit Sitz in München, zahlreiche Patentanwaltskanzleien, das Deutsche und Europäische Patentamt geschaffen.
- Die Bayerische Staatsregierung hat mit ihrer stabilen und konsequenten Politik bekanntermaßen langjährig und intensiv die Förderung der Biotechnologie unterstützt und so beste Rahmenbedingungen für eine wirtschaftliche geschaffen.

Bereits in der Evaluierungsphase wurden in verschiedensten Arbeitsgruppen und Treffen über die zukünftig zu ergreifenden Maßnahmen zur Förderung der wirtschaftlichen Anwendung der Biotechnologie in der Region München diskutiert. Diese verschiedenen Initiativen wurden dann durch den Initiativkreis Biotechnologie München erneut zusammengefaßt, Maßnahmenvorschläge erarbeitet und allen Beteiligten, d.h. über 200 interessierten Personen aus Wirtschaft, Wissenschaft und Politik der Region in einer Großveranstaltung vorgestellt, gemeinsam überarbeitet und verabschiedet.

Das daraus abgeleitete Gesamtkonzept, daß als Antragsunterlagen anschließend in der zweiten Phase des Wettbewerbs September 1996 eingereicht wurde, orientierte sich an folgenden drei Leitgedanken:

1. Synergien in der Region noch besser zu realisieren
2. Mobilisierung von Kapital für Neugründungen
3. Akzeptanz und Vertrauen in der Region schaffen, um das erforderliche Innovationsklima zu sichern

Das Gesamtkonzept für die BioTech-Region München beschrieb sechs Aktivitäten bzw. einzelne Projekte, die zur expansiven Weiterentwicklung der Biotechbranche beitragen sollten:

1. Verbesserung der Finanzierungsbedingungen für junge Biotechnologieunternehmen
2. Forschungsschwerpunkt für die Vergabe der 50 Millionen DM Fördergelder war die „genombasierte Produktentwicklung“, d.h. Umsetzung der Erkenntnisse aus der Genomforschung in neue Produktentwicklungen
3. Unterstützung des Informations- und Erfahrungsaustausches und der Beratung von Unternehmen, Wissenschaftlern und Finanzierungsinstitutionen sowie der Gründung von Biotechnologieunternehmen in der Region
4. Maßnahmen zur Unterstützung von Patentanmeldungen und deren Verwertung
5. Projektorientierte Förderung einzelner Aktivitäten im Bereich der Öffentlichkeitsarbeit
6. Unterstützung junger Biotechnologieunternehmen bei der Durchführung von präklinischen und klinischen Studien (Phase 1 und 2) durch Beratungs-, Informations- und andere Dienstleistungen und eine finanzielle Förderung

All diese Aktivitäten sollten durch eine gemeinsame Koordinierungsstelle, die aus dem Initiativkreis z.B. in Form einer GmbH entstehen sollte, organisiert und verwirklicht werden. Um dem Konzept bzw. dem Antrag auch das entsprechende Gewicht zu verleihen, konnten renommierte Persönlichkeiten gewonnen werden, die den Antrag stellvertretend für den Initiativkreis und die Region München unterzeichneten.

Am 21. November 1996 wurde dann die mit Spannung erwartete endgültige Entscheidung der Jury bekannt gegeben. Neben den Regionen Rheinland und Rhein-Neckar wurde auch München als eine der drei Sieger- bzw. Modellregionen ausgezeichnet. Diese Regionen waren als die bestorganisierten Regionen bewertet worden und sollten als Modelle für andere Regionen in Deutschland dienen. Gleichzeitig sollte durch die Siegerregionen Deutschland als Biotechnologie-Standort im internationalen Vergleich stärker an Bedeutung gewinnen und zu einer Verringerung des Wettbewerbsvorsprung der amerikanischen Biotechbranche beitragen.

## 2 Umsetzung des Strukturkozeptes für die BioTech-Region München und Etablierung der Bio$^{M}$ AG

Nach Auswahl der Münchner Region als eine der Sieger- und Modellregionen, wurde im August 1997 die Koordinierungsorganisation Bio$^{M}$ AG aus dem Initiativkreis Biotechnologie München heraus gegründet. Aufgrund noch offenstehender Fragen, insbesondere hinsichtlich der tatsächlichen Umsetzung des Gesamtkonzeptes für die BioTech-Region München, der zu wählenden Gesellschaftsform der Koordinierungsstelle, der Akquise von Kapitalgebern bzw. Investoren und einer notwendigen Fokussierung des Entwicklungskonzeptes hatte sich die Gründung der Gesellschaft verzögert.

In der Satzung der Bio$^{M}$ AG wurden die Aufgaben der Gesellschaft wie folgt zusammengefaßt: „Gegenstand des Unternehmens ist die Unterstützung der Entwicklung wirtschaftlich nutzbarer Anwendungen der modernen Bio- und Gentechnik, insbesondere in den Feldern Pharma, Diagnostika, Landwirtschaft, Nahrungsmittel, Chemie und Umweltschutz, durch die Erbringung von Beratungsleistungen, Kooperationsunterstützung und ähnliche Dienstleistungen sowie durch Unternehmensbeteiligungen".

Anstatt der ursprünglich angedachten Gesellschaftsform GmbH, wurde die Form einer kleinen Aktiengesellschaft gewählt, wodurch es möglich wurde, die zahlreichen Beteiligten des Initiativkreises bei Interesse als Aktionäre in die neue Organisation miteinzubinden. Dadurch wurde es ebenfalls möglich, in größerem Umfang Kapital, zusätzlich zu den 50 Millionen DM BioRegio-Fördergeldern, zu akquirieren, indem auch Großinvestoren wie Münchner Banken, Industrieunternehmen, Wagniskapitalbeteiligungsgesellschaften und die Bayerische Staatsregierung in die neue Gesellschaft durch Aktienkauf investierten. Im Entwicklungskonzept für die Region München war insbesondere auch eine Verbesserung der Kapital- und Finanzierungssituation für junge Biotechunternehmen vorgesehen. Dieses Ziel wurde nun durch die Akquisition der Aktiengelder verwirklicht, die ausschließlich für die Startfinanzierung neugegründeter Biotechunternehmen zur Verfügung stehen.

Aus diesem Aktienverkauf stehen derzeit 14 Millionen DM für Investitionen zur Verfügung. Neben den bereits genannten Großunternehmen sind Privatanleger mit etwa 4,6 % am Gesamtaktienvolumen beteiligt.

Verantwortlich für die Führung und Leitung der Bio$^{M}$ AG ist laut Satzung der Vorstand der Bio$^{M}$ AG, der aus ein oder mehreren Personen bestehen kann. Die Bestellung des Vorstands erfolgt durch den Aufsichtsrat der Bio$^{M}$ AG. Als erster Vorstand der Bio$^{M}$ AG wurde Prof. Dr. H. Domdey berufen, der diese Aufgabe zunächst kommisarisch und seit April 1998 hauptberuflich wahrnimmt.

Der Aufsichtsrat der Bio$^{M}$ AG setzt sich zusammen aus Vertretern der Anteilseigner an Bio$^{M}$. Derzeit sind Vertreter einer Bank, einer Anwaltskanzlei, zweier Industrieunternehmen und zwei Wissenschaftler als Aufsichtsräte gewählt.

Zur Unterstützung des Vorstands bei der Auswahl von Beteiligungen der Bio$^{M}$ AG an jungen Biotechunternehmen wurde ein Beteiligungsausschuß eingerichtet, dem derzeit zwei Vertreter von VC-Gesellschaften, ein Wissenschaftler und jeweils ein Vertreter eines großen und eines klein- und mittelständischen Unternehmens des Biotechnologie-Sektors angehören. Nachdem bereits vor der Gründung von Bio$^{M}$ intensive Beratungstätigkeiten zum Thema Existenzgründung stattfanden, konnte im Herbst 1997 damit begonnen werden, Anträge zur finanziellen Beteiligung von Bio$^{M}$ an neugegründeten Biotechnologie-Unternehmen anzunehmen, zu bearbeiten und darüber zu entscheiden. Ziel dieser Aktivitäten ist es, daß sich Bio$^{M}$ pro Jahr an ca. 8 neuen Unternehmensgründungen beteiligt, allerdings unter der Voraussetzung, daß diese Unternehmenskonzepte eine eindeutig positive Entwicklung erwarten lassen. Derzeit hält die Bio$^{M}$ AG 16 Beteiligungen an jungen Biotechunternehmen aus Bayern.

Neben der Startfinanzierung, die Bio$^{M}$ anbietet, hat der bereits im Frühsommer 1997 stattgefundene Aufruf des Initiativkreises Biotechnologie München, Projektskizzen und Vorhabensbeschreibungen einzureichen, das BioRegio-Förderprogramm erfolgreich eingeleitet. Vorrangiges Ziel der innerhalb der Bio$^{M}$ AG eingerichteten Koordinierungsstelle wird es sein, möglichst viele Vorhaben, die durch ein internationales Gutachtergremium und den regionalen wissenschaftlichen Beirat der BioTech-Region München positiv beurteilt wurden, dem Bundesministerium für Bildung und Forschung zur Förderung zu empfehlen, um damit die der Region versprochenen zusätzlichen Fördermittel in Höhe von DM 50 Millionen in den Münchner Raum zu holen.

Das Begutachtungsverfahren beinhaltet zunächst eine kritische Evaluierung einer eingereichten Projektskizze durch den wissenschaftlichen Beirat der BioTech-Region München, im nächsten Schritt die Begutachtung einer ausführlichen Projektbeschreibung durch fünf (z.T. internationale) Gutachter, eine Empfehlung (oder Nichtempfehlung) des Vorhabens auf der Basis der erhaltenen Gutachten durch den wissenschaftlichen Beirat und schließlich die Vorlage aller Vorhaben beim Projektträger BEO, Forschungszentrum Jülich. Die endgültige Bewilligung kann nur durch das BMBF gegeben werden.

Bereits zum jetzigen Zeitpunkt kann festgestellt werden, daß die Förderanträge weniger von wissenschaftlichen Instituten sondern in erster Linie von den Biotechnologie-Unternehmen aus der Region gestellt wurden, häufig unter Einbezug von Partnern aus dem akademischen Sektor. Bisher sind über 50 Projektskizzen eingegangen, 40 vollständige Vorhabensbeschreibungen wurden als Förderanträge eingereicht, von denen mittlerweile 18 bewilligt wurden oder zumindest eine Förderung in Aussicht gestellt wurde. Einen positiven Zuwendungsbescheid haben die Unternehmen Agrobiogen GmbH, Axxima Pharmaceuticals AG, Bayerisches Forschungszentrum für Züchtungsbiologie GmbH & Co KG, Bio$^{M}$ AG, EpiLogic GmbH, Evax Technologies AG, Genomatix GmbH, GPC Biotech AG, Medigene AG, Micromet GmbH, MondoGene GmbH, MorphoSys AG, Proteros Biostructures GmbH, Switch BioTech AG, Wilex Biotechnology GmbH, als auch das Institut für Medizinische Mikrobiologie der LMU und die Abteilung Membranbiochemie des Max-Planck-Institutes für Biochemie erhalten. Das Finanzvolumen dieser bereits bewilligten 19 Projekte liegt bei über DM 78 Millionen. Damit wurde der gewählte Forschungsschwerpunkt der Region München, die „genombasierte Produktentwicklung" durch die antragstellenden Unternehmen bereits gefestigt. Ergänzend ist hier zu erwähnen, daß es sich bei der BioRegio-Förderung im Grunde genommen um eine Förderung der wirtschaftlichen Umsetzung von biotechnologischen Produktideen handelt. Dadurch ist es bei der Antragstellung, anders als bei universitären Forschungsanträgen erforderlich, mindestens 50 % der Gesamtkosten eines Projektes selbständig durch eigenes Kapital zu finanzieren. Dadurch wird auch deutlich, daß mehr als DM 37 Millionen vorab als privates Eigenkapital in diese Forschungs- und Entwicklungsvorhaben eingebracht wurden. Weitere Vorhaben sind noch in der Bewilligungsphase durch das BMBF, so daß sicherlich im Jahr 2000 der Gesamtbetrag von 50 Millionen DM für die Region ausgeschöpft sein wird.

Die Unterstützung des Informations- und Erfahrungsaustausches sowie Beratung bei der Gründung von Biotechnologieunternehmen wird von der Bio$^{M}$ AG durch eine offene und kostenlose Kontaktvermittlung und Erstberatungsgespräche wahrgenommen. So können Personen, die sich mit der Idee einer Firmengründung tragen, Informationsmaterial z.B. über Förderprogramme in Bayern und Deutschland erhalten, Adressen von Patent- und Rechtsanwaltskanzleien einholen, die sich im Bereich Biotechnologie besonders engagieren bzw. über das notwendige Know-How und die erforderliche Kompetenz verfügen. Ein immer wichtiger werdender Faktor ist auch die Unterstützung bei der Suche nach geeigneten Laborflächen. Hier kann die Nachfrage besonders für die Martinsrieder Gegend nur unzureichend abgedeckt werden. Auch hier versucht die Bio$^M$ AG Anfragen jeglicher Art zu beantworten bzw. geeignete Ansprechpartner zur vermitteln. Diese Informations- und Kontaktvermittlung steht nicht nur Gründern offen, sondern kann auch von ausländischen Unternehmen, die sich mit dem Gedanken tragen, sich hier in der Region München anzusiedeln, in Anspruch genommen werden. Eine solche Ansiedlungsunterstützung erfolgt in enger Zusammenarbeit mit dem Ansiedlungsbeauftragten des Bayerischens Staastministers für Wirtschaft, Verkehr und Technologie, um den Unternehmen das tatsächliche Interesse der Region und auch der öffentlichen Hand zu demonstrieren. Dies beinhaltet ebenfalls Aktivitäten, die zum internationalen Bekanntheitsgrad des Standorts München beitragen, wie z.B. Teilnahme an internationalen Messen, Präsentationen auf internationalen Kongressen und Symposien und die Präsentation der Region im Medium Internet.

Die Maßnahmen zur Unterstützung von Patentanmeldungen z.B. im Vorfeld einer Unternehmensgründung, sind bisher noch unzureichend und beschränken sich lediglich auf die Kontaktvermittlung geeigneter Anwälte. Allerdings versucht die Bio$^M$ AG durch die Organisation spezieller Seminare auch hier weiterzuhelfen.

Einer der essentiellen Punkte des Förderkonzepts der Biotechnologie-Region München war und ist die Öffentlichkeitsarbeit. Deren Ziel besteht vor allem darin, eine noch breitere Akzeptanz der modernen Biotechnologie herbeizuführen. Hier ist insbesondere die wohl in ganz Europa einzigartige Aktion „BioTech mobil" zu nennen: Ein fahrbares gentechnisches Laboratorium hat bereits im Schuljahres 1997/98 mehr als 80 Standorte in Bayern angefahren, um dort vor allem Schülern an Gymnasien, aber auch der breiten interessierten Bevölkerung die Möglichkeit zu geben, sich umfassend über diese neue Hochtechnologie zu informieren, um damit eine objektive Meinungsfindung zu Chancen und Risiken der Gentechnik zu ermöglichen. Diese Aktion wurde sowohl durch fünf bayerische Ministerien, als auch durch das BMBF und die Bio$^M$ AG finanziert und hat sich als so erfolgreich erwiesen, dass das Mobil bis heute weiterhin im Einsatz ist und gleichzeitig ein zweites Mobil, finanziert durch das BMBF, seit April 2000 in ganz Deutschland unterwegs ist. Die Öffentlichkeitsarbeit hat durch eine Vielzahl weiterer Aktionen eine große Bedeutung in der Arbeit von Bio$^M$ erhalten. An erster Stelle ist hier die Einrichtung einer Internet-Homepage zu nennen, die nicht nur Bio$^M$, sondern die gesamte BioTech-Region München darstellt und informiert. Insbesondere war und ist Bio$^M$ stolz darauf, die Biotech-Region München bei einer Vielzahl von Gelegenheiten vorstellen und vertreten zu können.

Bis heute nicht zufriedenstellend umgesetzt ist das Ziel, junge Biotechunternehmen bei der Durchführung klinischer Studien, die bekanntermaßen enorme Kosten verursachen, zu unterstützen. Dies ist allerdings ein Thema, das mit zunehmender Anzahl an entwickelten Biotechunternehmen erneut zu diskutieren sein wird, um Möglichkeiten aufzuzeigen.

Der BioRegio-Wettbewerb ist mit dem Ziel angetreten, Deutschland den Anschluß an der kommerziellen Umsetzung der Biotechnologie an den weltweiten Vorreiter USA zu ermöglichen. Auch derzeit ist Deutschland noch weit entfernt, den USA annähernd den Rang streitig machen zu können. Dennoch wurde erreicht, daß alle Parteien, die für einen Aufbau einer deutschen Biotechindustrie Entscheidendes beizutragen haben, zusammengeführt wurden. Die Umsetzung der gemeinsam erarbeiteten Konzepte ermöglichen mehr und mehr einen erfolgreichen Technologietransfer von der akademischen Forschung in kleine, neue Unternehmen. Die Großindustrie hat die Vorteile erkannt, die eine eigenständige und wachsende Biotech-Szene vor Ort bietet, nämlich kurze Anfahrts- und Kommunikationswege, eine Auswahl unter Spitzentechnologien und Aufwertung des eigenen Firmenimage durch den Einsatz für den Standort Deutschland. Diese konzertierten Aktionen haben tatsächlich zu den erhofften Unternehmensgründungen geführt. So konnten allein in der Region München seit Anfang 97 bis heute über 60 Neugründungen und Neuansiedelungen gezählt werden, mit immer noch wachsender Tendenz. In anderen Regionen in Deutschland sind ähnliche Entwicklungen zu beobachten. Das begonnene Zusammenwirken der Kräfte aus Wirtschaft, Wissenschaft und Politik trägt also wirklich Früchte und muß kontinuierlich fortgesetzt werden, um dem begonnenen Aufschwung der Biotechnologie zu einem stabilen und sich vergrößernden Wachstum zu verhelfen.

Die BioTech-Region München zeichnet sich durch eine über die vergangenen Jahre hinweg stetig gewachsene Struktur aus. Moderne Biotechnologie ist an diesem Standort mit seinen beiden Universitäten, den Fachhochschulen, den Kliniken und vielen Laboratorien fest etabliert und erfolgreich weiterentwickelt worden und hat zu einem beispielhaften Innovationsprozess geführt. Dieser Prozeß soll in den nächsten Jahren mit der gleichen Intensität fortgeführt werden. Bio$^{M}$ kann und wird sich an dieser Entwicklung weiterhin aktiv beteiligen und diese mit allen Mitteln fördern. Es ist abzusehen, daß im Lauf des Jahres 2000 die Bio-Regio-Fördergelder vergeben sein wird – ein erfreuliches Zeichen für den anhaltenden Aufschwung der BioTech-Region München. Dies wird vor allem durch den andauernden Gründungsboom, ermöglicht, der Privatkapital über VC-Finanzierungen und die damit einhergehenden stillen Beteiligungen in diese Unternehmen einbringt. Verschiedene Aktivitäten – u.a. auch die wiederholte Durchführung des Münchner Businessplan-Wettbewerbs – schaffen die Grundlage für weitere erfolgversprechende Beteiligungen an Unternehmensgründungen im Biotechnologie-Sektor. Weitere von Bio$^{M}$ durchgeführte bzw. organisierte Beratungstätigkeiten, Präsentationen und Seminare sollen schließlich mit dazu beitragen, daß sich die Biotech-Region München zu einem international renommierten Kompetenzzentrum entwickelt. Damit wird ein essentieller Beitrag geleistet, um Deutschland zum wichtigsten Biotechnologie-Standort Europas entwickelt – mit der Region München als einem der wichtigsten Innovationszentren.

Ausführliche Informationen können Sie anfordern bei:

Bio$^{M}$ AG - Munich BioTech Development
Am Klopferspitz 19
D-82152 Planegg-Martinsried
Tel.: 0049 (0) 89-8996 79 0
Fax: 0049 (0) 89-8996 79 79
Email: info@bio-m.de

## Literatur

Bekanntmachung des Bundesministeriums für Bildung, Wissenschaft, Forschung und Technologie vom 9. Oktober 1995. Bundesministerium für Bildung, Wissenschaft, Forschung und Technologie, Heinemannstr. 2, D-53175 Bonn

Biotechnologie Das Jahr- und Adressbuch 2000, 14. Jahrgang.

Herausverber Andreas Mietzsch. Verlag BIOCOM AG, Alt-Moabit 19, D-10559 Berlin

Schitag Ernst & Young Unternehmensberatung (1998) Aufbruchstimmung 1998, Der erste Report der Schitag Ernst & Young Unternehmensberatung über die Biotechnologie-Industrie in Deutschland. Schitag Ernst & Young Unternehmensberatung, Mittlerer Pfad 15, D-70499 Stuttgart

# KAPITEL 33

# Anwendungsprobleme genetischer Testverfahren in der Medizin

I. Nippert

Kaum ein anderes Gebiet der biomedizinischen Grundlagenforschung erlebt zur Zeit eine derart rasante Entwicklung wie die Humangenomforschung. Eines der ehrgeizigsten Programme dieser Forschung, das ,Human Genome Project' das sich zum Ziel gesetzt hat, die ca. 80.000 Gene des menschlichen Genoms zu identifizieren und zu sequenzieren, wird voraussichtlich lange vor dem ursprünglich gesetzten Zeitlimit abgeschlossen werden können.

Es wird dagegen wahrscheinlich noch mehrere Dekaden dauern, bis endgültig die Aufgaben bekannt sind, die jedem Gen bei der Entwicklung und dem „Funktionieren" eines individuellen Menschen zukommen einschließlich der bei dieser Entwicklung wirksam werdenden exogenen Kofaktoren. Erst dann wird der eigentliche Gewinn dieses Projektes, der therapeutische Nutzen, hier verstanden als Prävention, Behandlung oder Heilung genetisch bedingter bzw. genetisch mitbedingter Erkrankungen, realisiert werden können.

Heute befinden wir uns wahrscheinlich in einer Übergangszeit, in der sich ein Paradigmenwechsel in der Medizin vollzieht und sich die Grundlagen eines neuen Paradigmas, das der genetisch basierten bzw. Genom basierten Medizin, gestalten. Noch weitet sich die Schere zwischen der stetig wachsenden Zahl an über identifizierbaren Genen diagnostizierbaren Erkrankungen und Prädispositionen für Erkrankungen und der geringen Zahl davon erfolgreich therapierbarer Erkrankungen aus.

Zu dem bestehenden Defizit an therapeutischen Interventionsmöglichkeiten kommt hinzu, daß genetische Testmöglichkeiten sich von den bisherigen Testmöglichkeiten in der Medizin unterscheiden. Während in der tradierten medizinischen Praxis diagnostische Verfahren für Personen angeboten werden, die in der Regel bereits erkrankt sind, können genetische Testverfahren angewendet werden, um bei *gesunden* Pesonen zukünftige Erkrankungsrisiken vorherzubestimmen, aus diesem Ergebnis können wiederum Erkrankungsrisiken für die (künftigen) Kinder und gesunden Blutsverwandten abgeleitet werden.

Jegliche genetische Testung kann auch pränatal an ungeborenen Kindern durchgeführt werden und vom Testergebnis kann abhängig gemacht werden, ob eine Schwangerschaft fortgesetzt wird oder nicht. In der pränatalen Diagnose (PD) überschreiten die Absichten und Konsequenzen genetischer Diagnostik/Testung die Grenzen medizinischer Prävention hin zur Selektion. Hier wird nicht eine Krankheit verhütet, sondern der Träger einer Erkrankung selbst wird nicht zum Leben zugelassen.

Derzeit besteht Unklarheit über die möglichen Risiken und den Nutzen genetischer Informationen und Diagnosen bei fehlender effektiver therapeutischer Interventionsmöglichkeit. Für die prädiktive Diagnostik spätmanifestierender, nicht behandelbarer Erkrankungen bedeutet dies für gesunde Personen die Wahl zwischen dem Wissen oder dem Nichtwissen um das mögliche zukünftige Betroffensein von dieser Erkrankung.
Bei prädiktiver Diagnostik spätmanifestierender Erkrankungen schließen negative („normale“) Testergebnisse die zukünftige Entstehung der Erkrankung (z.B. beim Brustkrebs) nicht völlig aus. Umgekehrt bedeuten positive Ergebnisse nicht, daß damit schon bei gesunden Personen die Erkrankung selbst diagnostiziert ist, sondern sie sind eine Wahrscheinlichkeitsaussage darüber, daß die Erkrankung im Verlauf des Lebens der Betroffenen eintreten wird. Das Erkrankungsrisiko kann in der Regel erst durch das Eintreten der Erkrankung selbst bestätigt werden, nicht aber durch einen anderen unabhängigen Test.
Positive genetische Testergebnisse können dazu führen, daß Patienten in schwierige Entscheidungssituationen über ihre zukünftige Lebensplanung, einschließlich ihres Reproduktionsverhaltens, geraten. Soziale Diskriminierung und Stigmatisierung aufgrund von Zuschreibungen und gesellschaftlichen Erwartungshaltungen an normgerechtes Verhalten identifizierter genetischer Risikopopulationen können die Konsequenz von Testangeboten und deren Ergebnissen sein (Holtzman, 1989; Holtzman und Watson, 1997).
Entsprechend kontrovers wird die Einführung und Etablierung genetischer Testverfahren, der Bedarf an solchen genetischen Informationen, ihr Nutzen und derzeitige Risiken wie kaum bei anderen neuen medizinischen Testverfahren sowohl innerhalb der medizinischen Experten als auch in der Öffentlichkeit diskutiert.

Folgende Bedenken werden dabei vorwiegend geäußert:

- Die Anwendung genetischen Wissens hat in der Vergangenheit zur Verletzung elementarer Menschenrechte geführt. Es besteht die Gefahr, daß dies bei unreflektierter Einführung ohne entsprechende Schutzmaßnahmen für die Adressaten von Testangeboten wieder eintreten könnte.
- Kommerzielle Interessen können zu einer differentiellen Entwicklung des Angebots an Testverfahren ausschließlich für bestimmte häufige Erkrankungen führen und andere, seltene Erkrankungen („orphan diseases“) vernachlässigen.
- Die prämature Einführung von Testverfahren ohne entsprechendes Verständnis der Aussagereichweiten und -grenzen der Testergebnisse sowohl auf Seiten der Anbieter wie auf Seiten der Nutzer verursacht mehr Schaden und Kosten als Nutzen.

Richtlinien und Empfehlungen sind deshalb auf nationaler und internationaler Ebene für die Einführung und Etablierung genetischer Testverfahren entwickelt worden. Hier sind vorrangig zu nennen: Die Empfehlungen des Committee on Assessing Genetic Risks des Institute of Medicine der National Academy of Sciences (Andrews et al., 1994), die Guidelines on Ethical Issues in Medical Genetics and the Provision of Genetic Services (Wertz et al., 1995), die Empfehlung der Task Force on Genetic Testing der NIH-DOE Working Group on Ethical, Legal, and

Social Implications of Human Genome Research (Holtzman und Watson 1997) und das Positionspapier der Deutschen Gesellschaft für Humangenetik (DGfH) (1996). Diese Richtlinien und Empfehlungen stellen hohe Ansprüche an die korrekte Sachwalterschaft des Arztes und fordern einen besonderen, berufsethisch verantwortungsvollen Umgang mit genetischen Testmöglichkeiten. In ihrem Kernbereich handelt es sich hierbei um die Ausformulierung von Anwendungsprinzipien wie z.B.: Freiwilligkeit der Inanspruchnahme, „informed consent", Sicherung der Entscheidungsfreiheit im Umgang mit genetischen Informationen, Recht auf Nichtwissen, etc.

Zentrales Anliegen dieser Anwendungsprinzipien ist die Wahrung der Entscheidungsautonomie des Patienten. Dem Prinzip der Entscheidungsautonomie und daraus abgeleitet dem „informed consent" wird von Seiten der Medizinethik (s.u.a.: Beauchamp und Childress, 1994; Cowan, 1992; Fletcher et al., 1985) bei der Durchführung von medizinischen Behandlungsmaßnahmen zentrale Bedeutung zugewiesen. In der Diskussion um die Anwendung genetischer Testverfahren wird die Wahrung der Prinzipien der Entscheidungsautonomie und des „informed consent" in Stellungnahmen der Humangenetik und von Patientenorganisationen (Wertz und Gregg, 1996; Smit et al., 1996) mit Nachdruck vertreten bzw. gefordert. So bezeichnet z.B. die DGfH in ihrem o. g. Positionspapier als ihre Grundprinzipien: *„die Respektierung des Selbstbestimmungsrechtes, die Respektierung des Gleichheitsgrundsatzes und der Vertraulichkeit..., damit verbunden die Respektierung des Rechtes auf umfassende Aufklärung sowie die Wahrung des „informed consent", der Schweigepflicht und der Freiwilligkeit und leitet daraus ab: „In der medizinischen Anwendung verbieten die genannten Prinzipien nicht nur die Ausübung jeglichen Zwangs, sondern erfordern darüber hinaus die aktive Förderung der individuellen Autonomie und Entscheidungsfreiheit. Dies schließt auch die Achtung der kulturellen Verschiedenheit und der unterschiedlichen Interpretationen von Gesundheit und Krankheit bzw. Behinderung ein, sofern diese Interpretationen wiederum nicht die Menschenwürde und die individuelle Autonomie anderer verletzen."* (Deutsche Gesellschaft für Humangenetik, 1996, S. 48). Damit findet sich die DGfH im Konsens mit bisher vorwiegend in anglo-amerikanischen Ländern, vor allem in den U.S.A. entwickelten Prinzipien und Empfehlungen zur Durchführung und Strukturierung genetischer Test- und Diagnoseangebote.

Zentrale Bedeutung für den Patienten erlangt im Kontext der Anwendungsprinzipien das Vorhandensein von und der Zugang zu Aufklärungs- und Informationsangeboten über genetische Risiken, genetische Testmöglichkeiten, ihre Aussagereichweiten und -grenzen, das Vorhalten eines Leistungsangebotes von qualifizierter genetischer Beratung.

Parallel dazu wird vermehrt die Entwicklung und Anwendung von schrittweisen, der Einführung genetischer Testverfahren vorgeschalteten Evaluations- und Assessment-Strategien gefordert, um die „Gefahr" der ad-hoc Einführung genetischer Testverfahren zu verringern und die Entwicklung von „objektivierbaren" Standards der Qualitätssicherung und des Nachweises Evidenz-basierten Nutzens zu fördern (Wilfond und Nolan, 1993; Holtzman und Watson, 1997). Die Entwicklung objektivierbarer, Evidenz-basierter Evaluationskriterien setzt allerdings voraus, daß Konsens hergestellt werden kann über die dabei Verwendung findenden Prinzipien, z.B. welche Zielvorstellungen mit dem Angebot genetischer Testverfahren verbunden werden; welche Methoden der Intervention und Prävention angeboten werden sollen; welche Faktoren in eine Kosten-Nutzen Analyse einfließen sollen; wie relative, absolute und attributive Risiken ermittelt und bewertet werden sollen, etc.. Derartige Evaluationsansätze sind zur Zeit nicht vorhanden (Khoury, 1996).

## Untersuchungsergebnisse zur Anwendungsproblematik genetischer Testangebote

Einen Überblick über die unterschiedlichen Grade der Übereinstimmung über die Zielvorstellung genetischer Testangebote vermitteln Untersuchungsergebnisse der Studie „Ethics and Genetics", die von D. Wertz und J. Fletcher 1993–1996 im Rahmen des Ethical, Legal, and Social Issues Programms des US-amerikanischen Human Genome Projektes in 37 Nationen durchgeführt wurde. Die Autorin (I. Nippert) hatte, zusammen mit G. Wolff (Freiburg), die Leitung für Deutschland. Befragt wurden Humangenetiker in 37 Ländern (n = 4548, Responserate 63%). Dazu seien beispielhaft genannt:

Untersuchungen zur Anwendungsproblematik genetischer Testverfahren zeigen im Hinblick auf die Einhaltung der oben vorgestellten Grundprinzipien (Entscheidungsautonomie und „informed consent") folgendes Bild:

Die Anzahl durchgeführter genetischer Untersuchungen steigt ständig. In den alten Bundesländern stieg z.B. für den Bereich der PD die Zahl der mit den gesetzlichen Krankenversicherungen abgerechneten Leistungen (Amniozentese und Chorionzottenbiopsie) von 42.745 in 1991 auf 61.794 in 1995. Dies bedeutet einen Zuwachs von mehr als 44% (Nippert et al., 1997). Gleichzeitig läßt sich aufgrund der Zahlen über die im gleichen Zeitraum abgerechneten Beratungsleistungen vermuten, daß die meisten Frauen *vor* Inanspruchnahme der PD nicht speziell genetisch beraten wurden. Inwieweit die Inanspruchnahme der PD durch

**Tabelle 1.** Ein wichtiges Ziel genetischer Beratung, ist die Anzahl schädlicher Gene in der Bevölkerung zu vermindern

| | % Zustimmung |
|---|---|
| Deutschland | 2 |
| Frankreich | 10 |
| Großbritannien | 13 |
| Niederlande | 3 |
| Rußland | 57 |
| Spanien | 67 |
| China | 90 |
| Indien | 87 |
| USA | 6 |

**Tabelle 2.** Einstellung zur Rolle staatlicher Präventionsprogramme

| | Staaten sollten vor einer Heirat Heterozygoten-Tests für häufige genetische Erkrankungen verpflichtend machen. | Die Bundesländer sollten ein Neugeborenen - Screening für Duchenne - Muskeldystrophie verpflichtend machen<br><br>% Zustimmung | Ein wichtiges Ziel des Neugeborenen-Screenings besteht darin, Eltern, die beide Anlageträger sind, vor der nächsten Schwangerschaft zu identifizieren und zu beraten. |
|---|---|---|---|
| Deutschland | 2 | 9 | 52 |
| Frankreich | 18 | 21 | 81 |
| Großbritannien | 4 | 13 | 86 |
| Niederlande | 7 | 7 | 67 |
| Rußland | 54 | 54 | 91 |
| Spanien | 16 | 20 | 98 |
| China | 86 | 1 | 65 |
| Indien | 65 | 65 | 87 |
| USA | 5 | 11 | 73 |

**Tabelle 3.** Befürwortung von Neugeborenen Screening Programmen in Europa

| | Falls automatisierte DNA-Techniken zur Untersuchung von Blutstropfen, die durch das klassische PKU-Screening gewonnen werden, zur Verfügung stünden, für welche der folgenden Erkrankungen würden Sie ein Screening empfehlen? | |
|---|---|---|
| | % Zustimmung | |
| | Deutschland | Europa |
| zystische Fibrose | 67 | 85 |
| Familiäre Hypercholesterinämie | 64 | 77 |
| fragiles X-Syndrom | 39 | 70 |
| Thalassämie | 55 | 76 |

**Tabelle 4.** Einstellung zur Gewährleistung von genetischen Leistungen

| | Wenn Patienten um eine Maßnahme bitten, die ich aus moralischen Gründen nicht bereit bin durchzuführen, so liegt es in meiner Verantwortung, eine Überweisung anzubieten, sofern die Maßnahme legal ist. | Wenn ein Gesetz eine Maßnahme im eigenen Land verbietet, sollte der Arzt eine Überweisung ins Ausland anbieten. | Geschlechtsdiagnostik mit selektivem Schwangerschaftsabbruch |
|---|---|---|---|
| | | % Zustimmung | |
| Deutschland | 82 | 17 | 6 |
| Frankreich | 100 | 40 | 4 |
| Großbritannien | 93 | 44 | 14 |
| Niederlande | 90 | 54 | 21 |
| Rußland | 81 | 79 | 58 |
| Spanien | 88 | 63 | 37 |
| China | 54 | 29 | 2 |
| Indien | 86 | 50 | 9 |
| USA | 90 | 65 | 56 |

diese Frauen auf der Grundlage eines qualifizierten „informed consent" erfolgte, bleibt unklar.

Anhand der Einführung des Triple Testes in die PD lassen sich folgende symptomatische Entwicklungen darstellen: Die Untersuchungen von Nippert und Horst (1994) zeigen, daß in den meisten Fällen die Frauen weder gefragt wurden, ob sie den Test überhaupt wollten, noch wurden sie ausreichend über die Implikationen des Testes *vor* dem Test und *nach* dem Vorliegen des Testergebnisses aufgeklärt. Die Folge war eine dramatische Beunruhigung und Verunsicherung von Schwangeren nach positivem Befund, die oftmals nur durch die Inanspruchnahme einer primär von ihnen nicht gewollten Amniozentese behoben werden konnte. An der schnellen Diffundierung des Triple Tests in die Praxis a) ohne irgendeine vorhergehende klinische Prüfung der Reliabilität und Validität und b) gegen die Empfehlung der wissenschaftlichen Fachgesellschaften zeigt sich, wie stark Interesselagen der Anbieter die Durchsetzung von Tests ohne die Berücksichtigung des „informed consent" oder der Entscheidungsautonomie der Patienten beeinflussen können.

Untersuchungen zur Einführung des Tests auf Anlageträgerschaft (Heterozygotie) für zystische Fibrose (CF) zeigen ebenfalls deutlich, wie sehr die Nutzung des

**Tabelle 5.** Recht auf Leistung

| | % Zustimmung | |
|---|---|---|
| | Deutschland | USA |
| Das Vorenthalten irgendwelcher erbetenen Leistungen einschließlich Pränataldiagnostik ist paternalistisch | 29 | 56 |
| Pränataldiagnostik mittels Amniozentese oder Chorionzotten-Biopsie (CVS) sollte für alle Frauen unabhängig vom Alter, vom medizinischen/ genetischen Status oder von ihrer finanziellen Möglichkeit, den Test zu bezahlen, zur Verfügung stehen | 43 | 41 |
| Patienten haben das Recht jede Dienstleistung, die sie wünschen und bezahlen können, in Anspruch zu nehmen | 13 | 36 |

Tests von den Anbietern steuerbar ist. Die Untersuchungen von Modell (Modell, 1998) zeigen, daß je nach dem wie der Test angeboten wird, die Inanspruchnahmeraten steigen bzw. fallen. Geringe Aufklärung, verbunden mit sofortigem Angebot, ließen die Annahme in England auf über 80% steigen, umfassende Aufklärung, verbunden mit Bedenkzeit, ließen die Raten auf unter 10% sinken. Diese Daten wurden durch die Untersuchung von Holtzman bestätigt (Holtzman, 1997), die zeigt, daß Aufklärungsniveau und Inanspruchnahme von CF-Heterozygotentests sich umgekehrt proportional zueinander verhielten. In Deutschland variierten Inanspruchnahmeraten in unterschiedlichen Einrichtungen und Angebotsformen zwischen 99,8% und 15,5% (Nippert et al., 1997).

Vorläufige Ergebnisse aus der zur Zeit in Deutschland laufenden multizentrischen Evaluationsstudie zur prädiktiven Testung von BRCA1/BRCA2 (Brustkrebs) zeigen, daß nach strikter Einhaltung festgelegter formaler „informed consent" Verfahren, die die intensive Aufklärung über die Aussagereichweiten und Grenzen des Tests, über die zur Zeit zur Verfügung stehenden Therapiemöglichkeiten und Bedenkzeiten beinhalten, sich mehr als 50% der bisher beratenen Frauen *gegen* den Test entscheiden (Inanspruchsrate 40%). Diese vorläufigen Daten stimmen mit den Ergebnissen anderer Studien im Ausland zur Inanspruchnahme von BRCA1/2 Testangeboten überein. (Science, 1997)

Eine Untersuchung zum Aufklärungsverhalten und zur Informationskompetenz niedergelassener Ärzte (Holtzman und Watson, 1997, p. 63), die genetische Tests bei kommerziellen Laboren zur Untersuchung auf Genträgerschaft für das APC-Gen (Polyposis coli/Darmkrebs) in Auftrag gaben – 88% der getesteten Personen waren asymptomatisch für Darmkrebs – ergab, daß in 17% der Fälle eine Indikation zum Testen nicht gegeben war, nur in 16,9% aller Fälle eine schriftliche Einverständniserklärung vorlag und *in 31,6% der Fälle die vom Arzt erbetene Interpretation des Testergebnisses falsch war.*

Daten aus dem BIOMED 2-Projekt „Decision-making after the diagnosis of a fetal abnormality“ (DADA) belegen, daß die Abbruchsraten bei positivem Befund einer klinisch meist nicht besonders schweren Chromosomenstörung (47,XXY) nach PD in verschiedenen Zentren zwischen 0% und 76% variieren (Aymé et. al., 1999). Diese Unterschiede sind wahrscheinlich auf unterschiedliche Beratungsstile und unterschiedliche Kenntnis des Syndroms beim informierenden Arzt zurückzuführen (Unkenntnis korreliert eher mit hohen Abbruchsraten). Sie belegen die Abhängigkeit der Entscheidungsfindung der Schwangeren, wenn sie selbst die Störung aus eigener Anschauung nicht kennt, von akkurater und unvoreingenommener Information.

Eine kürzliche Befragung unter niedergelassenen Ärzten für Allgemeinmedizin in den USA ergab, daß die Mehrheit der Befragten annahm, daß eine „Trisomie 52“ (eine Chromosomenstörung, die es nicht gibt bzw. nicht geben kann, da es kein menschliches Chromosom 52 gibt) durch die PD erkannt werden kann. (Wertz, 1997)

Untersuchungen von Wertz, Sorensen und Heeren zeigen, daß nach genetischer Beratung nur in 26% der Fälle *beiden* (dem Berater und den Ratsuchenden) klar war, worüber ihr Gesprächspartner am meisten zu sprechen wünschte. Die meisten Berater nahmen die für die Ratsuchenden relevanten Informationswünsche nicht wahr. Trotzdem waren 95% der Berater mit ihrer Beratung zufrieden. Beraterzufriedenheit mit ihrer Beratung korrelierte nicht damit, inwieweit die Berater die Informationsbedürfnisse der Ratsuchenden überhaupt wahrnahmen (Wertz et al., 1988 a; Wertz et al., 1988 b).

Die Untersuchungen von Geller zur Einführung der prädiktiven Testung auf familiär bedingten Brustkrebs zeigen, daß nur 5% der befragten Frauen, die alle aus Hochrisikofamilien kamen, „informed consent“ vor der Testung für *nicht* wichtig hielten. Dagegen hielten 28% der befragten männlichen Ärzte „informed consent“ vor Testung für *nicht* wichtig. Während nur 6% der befragten Frauen angaben, bei positivem Befund eine prophylaktische Mastektomie in Betracht zu ziehen, würden 28% der Ärzte diesen Eingriff von vornherein nach positivem Testergebnis empfehlen, nach Fachgebiet aufgeschlüsselt lag der Anteil der empfehlenden Ärzte bei den Chirurgen bei 50% (Geller, 1997).

Bisher vorliegende Ergebnisse aus der im Rahmen der o. g. internationalen Studie „Ethics and Genetics“ in Deutschland durchgeführten Untersuchung zeigen, daß zwischen Humangenetikern und Patienten signifikante Unterschiede in der Einstellung zum gewünschten Ausmaß von Patientenautonomie z.B. zum Recht auf Nichtwissen, zur prädiktiven Testung von Kindern und Jugendlichen, zur Weitergabe von Daten an Dritte ohne Zustimmung der betreffenden Person, zu Behinderung und Gesellschaft, zum Abbruch der Schwangerschaft bei bestimmten Befunden und zu möglichen Präventionsmaßnahmen bestehen (Nippert et al., 1998).

Insgesamt ergeben die zur Zeit vorliegenden Forschungsergebnisse zur Problematik der Umsetzung der Entscheidungsautonomie und „informed consent“ im Rahmen genetischer Testangebote folgendes Bild:

- Informierte Klienten entscheiden sich eher gegen bestimmte Testangebote (z.B. CF-Heterozygotenscreening) als weniger Informierte, z.B. wenn spezifische „informed consent“ Verfahren bei prädiktiver Testung auf spätmanifestierende

Erkrankungen für die zur Zeit nur ungewisse Therapieerfolge in Aussicht gestellt werden können, eingehalten werden, entscheidet sich eine Mehrheit gegen die Testangebote.

- Die Mehrzahl der heute Untersuchten (Schwangere in der PD) wird wahrscheinlich nicht nach den Kriterien eines qualifizierten „informed consent" *vor* der Inanspruchnahme der PD beraten.
- Die Leistungsanbieter (Ärzte) können den Umfang der Inanspruchnahme von Tests beeinflussen (s. Triple Test; CF-Heterozygotentest), ebenso die damit verbundenen Informationen.
- Nicht alle Ärzte, die prädiktive Testung asymptomatischen Personen anbieten, halten „informed consent" vor Testung für notwendig.
- Patienten sind in ihrer Entscheidungsfindung in hohem Maße abhängig von akkurater Information, mangelhafte, inakkurate Information, mangelnde Kenntnis über Befunde und Aussagereichweiten von Testergebnissen auf Seiten der Anbieter verhindern für Patienten die Möglichkeit, eine informierte Entscheidung zu treffen. Während Patienten Meinungen wie „ich würde dies empfehlen" erkennen und bewerten können, sind sie nicht in der Lage, inkorrekte Informationen als solche zu erkennen. Dies resultiert wiederum in einer höheren Inanspruchnahme von Tests und erhöht z.B. die Wahrscheinlichkeit von Schwangerschaftsabbrüchen bei eher banalen Befunden.
- Berater nehmen die Informationsbedürfnisse ihrer Patienten oft nicht wahr.

Es ist davon auszugehen, daß die Mehrheit der Inanspruchnehmer genetischer Testverfahren heute nur bedingt Zugang zu „state of the art"-Informationen gemäß den Empfehlungen der DGfH zur Einhaltung zum „informed consent" (Deutsche Gesellschaft für Humangenetik, 1996) hat. Gleichzeitig ist problematisch, wie der Zugang zu „state of the art"-Informationen überhaupt gewährleistet werden kann. Es besteht ein Mangel an Ärzten, die über eine qualifizierte genetische Ausbildung mit entsprechender Fachkenntnis verfügen. In Deutschland gibt es zur Zeit weniger als 200 Ärzte, die Facharzt für Humangenetik sind (Anzahl der Fachärzte für Frauenheilkunde und Geburtshilfe: ca. 11 000). D.h., die Mehrzahl genetischer Tests wird wohl auch zukünftig von Ärzten, die außerhalb der Humangenetik tätig sind, veranlaßt und interpretiert werden. Es scheint aufgrund der bisherigen Erfahrungen wenig wahrscheinlich, daß Empfehlungen zur Gestaltung von Entscheidungsautonomie und des „informed consent", wie sie bisher entwickelt wurden, ebenso leicht Eingang in den Alltag medizinischer Praxis finden wie genetische Testangebote.

Die Problematik der Sicherstellung informierter und selbstbestimmter Entscheidungsfindung wird sich mit der Ausbreitung genetischer Testangebote, insbesondere mit der Einführung chip-basierter „multiplex"-Verfahren verschärfen. Gleichzeitig besteht die Gefahr der prämaturen Einführung von Testangeboten (Holtzman und Watson, 1997). Die Adressaten solcher Testangebote sind in der Regel nicht in der Lage, aufgrund eigener Uninformiertheit, aber auch der vieler Ärzte, diese Angebote zu beurteilen und kritisch zu hinterfragen. Die Befürchtung, daß Entscheidungsautonomie und „informed consent" von vielen Ärzten im Rahmen „leicht" (mit Hilfe von Blut- und Speichelproben) anzuwendender, kostengünstiger Tests vernachlässigt werden, wird international geteilt. (Geller, 1993; Holtzman, 1997).

## Literatur

Andrews, L. B.; J. E. Fullarton, N. A. Holtzman, A. G. Motulsky (1994) Assessing Genetic Risks, Implications for Health and Social Policy, National Academic Press, Washington

Aymé, S.; I. Nippert; T. Marteau (1999) Variations between European regions in termination rates for fetal abnormalities: why is it so?, Med. Genetik 11 (1999), S. 126

Beauchamp, T. L., J. F. Childress (1994) Principles of Biomedical Ethics, 4th ed. New York, Oxford University Press

Cowan, R. S. (1992) Genetic technology and reproductive choice: an ethics for autonomy. In: Kevles, D. J. and Hood, L. (eds) Code of Codes: Scientific and Social Issues in the Human Genome Project. Cambridge, MA, USA, Harvard University Press

Fletcher, J. C., K. Berg, K. E. Tranøy (1985) Ethical aspects of medical genetics. Clin. Genet., 27:199–205

Geller, G. et. al (1993) Incorporation of Genetics Into Primary Care Practice: Will Physicians Do the Counseling and Will They Be Directive? Archives of Family Medicine 2, 1119–25

Geller, G. (1999) American's Attitudes Toward Informed Consent for Breast Cancer Susceptibility Testing: Questions for Cross-Cultural Research. In: Nippert I, Neitzel H, Wolff G (eds.): The new genetics: From research into health care – social and ethical implications for users and providers, Springer Verlag, Berlin, Heidelberg, New York, 13–21

Holtzman, N. A. (1989) Proceed with Caution. Predicting Genetic Risks in the Recombinant DNA Era, Johns Hopkins University Press, Baltimore and London

Holtzman, N. A.; M. S. Watson (ed.) (1997) Promoting Safe and Effective Genetic Testing in the United States, Final Report of the Task Force on Genetic Testing, NIH

Holtzman, N. A. (1997) Comment, in: Nippert, I. (ed): Proceedings of the International Workshop on Cystic Fibrosis Carrier Screening Development in Europe, Womens Health Research Series, Münster, Volume I, Number 2

Khoury, M. J. (1996) From Genes to Public Health: The Applications of Genetic Technology in Disease Prevention, American Journal of Pubic Health, Vol. 86, No. 12, 1717–1722

Deutsche Gesellschaft für Humangenetik e.V. (1996) Positionspapier, Med. Genetik 125–131, 48–53

Modell, M. (1998) Country Report from the United Kingdom, in: Nippert, I.; H. Clausen; P. Frets; M. Modell, Evaluating Cystic Fibrosis Carrier Screening Development in Northern Europe: Denmark, the Federal Republic of Germany, the Netherlands and the United Kingdom, Womens Health Research Series, Münster, Volume II, Number 1, 84–108

Nippert, I. (ed) (1997) Proceedings of the International Workshop on Cystic Fibrosis Carrier Screening Development in Europe, Womens Health Research Series, Münster, Volume I, Number 2

Nippert, I.; J. Horst (1994) Die Anwendungsproblematik der pränatalen Diagnose aus der Sicht von Beratenen und Beratern – unter besonderer Berücksichtigung der derzeitigen und zukünftig möglichen Nutzung der Genomanalyse. Gutachten im Auftrag des Büros für Technikfolgen-Abschätzung (TAB) beim Deutschen Bundestag, veröffentlicht als TAB-Hintergrundpapier Nr. 2, Bonn

Nippert, I.; R. P. Nippert; J. Horst; J. Schmidtke (1997) Die medizinisch-genetische Versorgung in Deutschland. Med. Genetik 2 (1997) 188–205

Nippert, I., G. Wolff, J. Horst, D. Wertz (1998) Patients' and geneticists' views on the provision of genetic services in Germany: A report from a nationwide survey in Germany in 1994–1996. Medizinische Genetik 10, 113

Science, Vol. 275 (1997) 782, Gene Tests Get Tested

Smit, C., A. Kent, Y. Poortman (1996) Biomedical Research and Patenting: Ethical, Social, and Legal Aspects, European Platform for Patients' Organisations, Science and Industry
Wertz, D. C. (1997) Society and the Not-So-New Genetics: What are we afraid of? Some future predictions from a Social Scientist, The Journal of Contemporary Health Law and Policy, Vol. 13:299, p. 299–346
Wertz, D. C., J. R. Sorenson and T. C. Heeren (1988a) Can't Get No (Dis) Satisfaction, Professional Satisfaction with Professional-Client Encounters, Work and Occupations 15, 36–54
Wertz, D. C., J. R. Sorenson and T. C. Heeren (1988b) Communication in Health Professional-Lay Encounters: How Often Does Each Party Know How What the Other Wants to Discuss?, Information and Behavior 2, B. D. Ruben, Transaction Books. New Brunswick
Wertz, D. C., J. C. Fletcher, K. Berg, V. Boulyjenkov (1995) Guidelines on Ethical Issues in Medical Genetics and the Provision of Genetic Services, World Health Organization, Hereditary Diseases Programme, Geneva
Wertz, D. C., R. Gregg (1996) Optimizing Genetic Services in a Social, Ethical, and Policy Context, in: The Genetic Resource, Vol. 10, No. 2 (Special Issue)
Wilfond, B. S.; K. Nolan (1993) National Policy Development for the Clinical Application of Genetic Diagnostic Technologies, JAMA, Vol. 270, No. 24, 2948–2954

# KAPITEL 34

# Genetische Diagnostik und private Krankenversicherung

O. Schöffski

## 1 Genanalysen zur Risikoabschätzung bei Versicherungen

> Knowledge is a good thing; those found to be negative will be relieved of uncertainty (...), and those found to be positiv will be empowered to plan their lives accordingly. [21]

> Ignorance has its advantages. [10]

Kaum eine Frage wird im Zusammenhang mit der Genomanalyse so heftig diskutiert, wie die Nutzung der Ergebnisse durch Versicherungen. Hier kann man fast schon von einem Zusammentreffen der Kulturen sprechen: Auf der einen Seite diejenigen, die gegen Diskriminierung kämpfen, auf der anderen Seite diejenigen, die davon leben. [20] Im Gegensatz zur Genomanalyse bei anderen Anlässen ist im Bereich der Versicherung ein Eigeninteresse der Betroffenen an der Offenlegung ihrer genetischen Veranlagung nicht ersichtlich. Im Gegenteil: Für den Versicherungsnehmer ist die Offenlegung in der Regel nachteilig, weil er gegebenenfalls ungünstigere Versicherungsbedingungen akzeptieren muß, vor allem aber Fremden Informationen gibt, die zum Kernbereich seiner Persönlichkeit zählen. Das Interesse der Antragsteller liegt ausschließlich im Abschluß eines Versicherungsvertrags, Genanalysen sind dabei im Regelfall eher hinderlich.

Eine Abschätzung des Risikos von Antragstellern wurde allerdings in der privaten Versicherungswirtschaft schon immer vorgenommen. Man könnte demzufolge davon ausgehen, daß Gentests nur ein neues Werkzeug darstellen. Genetische Tests für Erkrankungen, die bereits manifest sind, bereiten in diesem Zusammenhang auch keine neuen Probleme. Diese entstehen nur, wenn die Krankheit, auf die getestet wird, noch nicht manifest ist. Die Genomanalyse unterscheidet sich dabei im Vergleich zu herkömmlichen Diagnoseverfahren erheblich: [11, 14]

- *Unabhängigkeit vom Alter.* Die Testergebnisse sind identisch, egal in welchem Alter man sich testen läßt, das gilt auch für vorgeburtliche und sogar Präimplantationsdiagnostik, da die Gene sich im wesentlichen im Zeitablauf nicht verändern.
- *Unabhängigkeit vom klinischen Status.* Die Testergebnisse sind dieselben, ob sich die Krankheit bereits manifestiert hat oder man sie erst in 50 Jahren bekommen wird, ob ihr Krankheitsverlauf mild oder schwer verläuft oder ob man sie sogar vielleicht gar nicht bekommt.

- *Unabhängigkeit vom Gewebe.* Die Gene sind in jeder Körperzelle vorhanden, egal ob sie gerade genutzt werden oder nicht. Ein Gendefekt, der zu einer schweren Gehirnerkrankung führt, kann deshalb auch in Blutzellen oder sogar durch einen Mundschleimhautabstrich entdeckt werden.
- *Stabilität und kleine Proben.* Ein einziger Bluttropfen oder ein Mundschleimhautabstrich reichen aus, um viele Tests durchzuführen und man kann die Probe etliche Jahre aufbewahren und sich damit die Möglichkeit offenlassen, sie aus anderen Gründen für weitere Tests zu (miß-)brauchen.
- *Auswirkungen auf die Familie.* Durch die eigene genetische Konstitution lassen sich auch Aussagen über die Konstitution von Angehörigen machen.
- *Korrelationen zwischen Genmutationen und ethnischer Zugehörigkeit.* Hier besteht eine große Gefahr für Diskriminierung.
- *Mangel an Interventionsmöglichkeiten.* Die Schere zwischen Diagnostik und Behandlung ist bei Gentests wesentlich größer als bei herkömmlichen diagnostischen Maßnahmen.
- *Quantität der Daten.* Durch die Möglichkeit der Genomanalyse wird die zur Verfügung stehende und auszuwertende Datenmenge explosionsartig zunehmen.
- *Soziale Stigmatisierung.* Diese ist in vielerlei Hinsicht möglich, z. B. auf dem Arbeits-, Versicherungs- und Heiratsmarkt.

Genetische Tests schaffen demzufolge eigentlich keine neuen Probleme, sie heben sie aber besonders hervor und verleihen ihnen ein zunehmendes Gewicht.

Wenn man vom Versicherungswesen spricht, so muß als erstes zwischen der Sozialversicherung und der Privatversicherung unterschieden werden. Da die Beiträge der Sozialversicherung nach dem Leistungsfähigkeitsprinzip erhoben werden und Kontrahierungspflicht besteht, sind hier zunächst keine direkten Auswirkungen der verbesserten Möglichkeiten der Genomanalyse zu erwarten. Trotzdem gibt es auch in der Sozialversicherung schon heute einige Regelungen, die durch die Genomanalyse tangiert werden. So ist die Mitwirkungspflicht der Versicherten zu ihrer eigenen Gesunderhaltung im Sozialgesetzbuch kodifiziert. Dieses könnte irgendwann einmal zu einer Verpflichtung zur Durchführung von Gentests ausgelegt werden. Erhält man ein ungünstiges Ergebnis (z. B. erhöhtes Risiko einer Herz-Kreislauf-Erkrankung), so könnte gefordert werden, daß man die gesamte Lebensführung darauf abstellt, dieses erhöhte Risiko zu kompensieren (z. B. durch Einhaltung einer strengen Diät). Sanktionsmaßnahme wäre dann beispielsweise ein selektiver Leistungsausschluß, den das Sozialgesetzbuch in Teilbereichen bereits heute vorsieht. Man hätte dadurch einen faktischen Zwang zur Prävention.

Im Bereich der privaten Versicherungen liegen die Probleme erst einmal anders. Hier geht es insbesondere um die Frage, ob ein Vertrag überhaupt zustande kommt und zu welchen Konditionen. Da Vertragsfreiheit zwischen Anbieter und Nachfrager von Versicherungsschutz existiert, sind die staatlichen Eingriffe in diesem Bereich geringer als in der Sozialversicherung. Bei den folgenden Betrachtungen wird sich insbesondere auf das private Versicherungsgewerbe, speziell die private Krankenversicherung, beschränkt, da es sich um einen besonders wichtigen Versicherungszweig handelt, bei dem, neben der Lebensversicherung, die größten Auswirkungen der neuen Möglichkeiten zu erwarten sind.

Es stellt sich insbesondere die Frage, ob Versicherungen die Durchführung eines Gentests vor Vertragsabschluß verlangen können, ob sie verlangen können, daß die Ergebnisse bereits durchgeführter Gentests bei Vertragsabschluß offengelegt werden oder ob auf die Berücksichtigung genetischer Komponenten verzichtet wird. Für jede dieser drei Lösungen sprechen eine Reihe von Argumenten, die im folgenden diskutiert werden.

Obwohl es bei den folgenden Erörterungen insbesondere um die Risikoabschätzung bei der Antragstellung geht, so muß doch betont werden, daß der offensichtlichste Nutzen von genetischen Untersuchungen, auch aus der Sicht der Versicherungsunternehmen, in den verbesserten Therapiemöglichkeiten liegt. Dadurch, daß Krankheiten früher erkannt und damit eventuell behandelbar werden, ergeben sich sowohl in der Sozial- als auch in der Privatversicherung als Ganzes wahrscheinlich Kosteneinsparungen, die nicht vernachlässigt werden dürfen.

## 2
## Asymmetrische Informationsverteilung als Kernproblem

Versicherungsunternehmen gewähren Versicherungsnehmern in einem genau festgelegten Rahmen für einen bestimmten Zeitraum Versicherungsschutz. Dadurch werden finanzielle Nachteile aus dem Eintritt bestimmter Schadenereignisse ganz oder teilweise auf das Versicherungsunternehmen übertragen. Wesentlicher Aspekt für das Versicherungsgeschäft ist die Unabhängigkeit der zu leistenden Entschädigungen sowie deren Indeterminiertheit, d. h. der Eintritt des Schadenfalls und die Höhe der Entschädigung müssen zufallsbedingt sein. Von einem Zufall spricht man in diesem Zusammenhang auch, wenn der Schadenfall determiniert ist (z. B. bestimmte genetische Konstitution), diese Gesetzmäßigkeit im konkreten Fall den Vertragspartnern aber unbekannt ist, d. h. auf beiden Seiten die gleiche Ignoranz besteht. [29, 38]

Versicherungsunternehmen können überhaupt nur existieren, wenn zukünftige Umweltzustände nicht mit Sicherheit prognostiziert werden können. Vollständige Informationen wären der Tod für jeden Versicherungsmarkt. [42] Wüßte ein Individuum, daß es etwas weniger krankheitsanfällig ist wie der Durchschnitt der Bevölkerung, würde es entweder selbst Vorsorge treffen oder aber sich mit ähnlich guten Risiken zusammentun und eine Versicherung selbst gründen. Am Ende würden sich - bei vollständigen Informationen über die Zukunft - die Individuen aufteilen in solche, die keinen Versicherungsschutz bekommen und solche, die nicht versicherungswillig sind. [37] Es würden sich beträchtliche Effizienzverluste auf Versicherungsmärkten ergeben.

Probleme ergeben sich aber bereits, wenn eine Vertragspartei über mehr Informationen verfügt als die andere. Man spricht hier von der asymmetrischen Information. Jeweils die Marktseite mit den besseren Informationen hätte beim Vertragsabschluß Vorteile. Hätte ein Versicherungsunternehmen Informationen über die genetische Konstitution des Antragstellers, die dieser selbst nicht besitzt, könnte das Unternehmen höhere als risikoadäquate Prämien durchsetzen. [2] So würde der Versicherungsnehmer eine durchschnittliche Prämie akzeptieren, obwohl sein Risiko vielleicht besser als durchschnittlich ist. Stellt er ein schlechteres Risiko dar, kann das Versicherungsunternehmen den Versicherungsschutz ablehnen, die Durchschnittsprämie für alle anderen Versicherten aber unverändert lassen und dadurch Zusatzgewinne erzielen. Üblicherweise wird beim Thema Genomanalyse eine Situation, in der das Unternehmen bessere Informationen über das Individuum hat als dieses selbst nicht problematisiert, da der Versicherungsnehmer die Ergebnisse der Genanalysen in der Regel kennt (es besteht nur die Frage, ob er sie auch genauso gut interpretieren kann) und er sich mehrere Angebote von unterschiedlichen Versicherungsunternehmen unterbreiten lassen kann. Die Konkurrenz zwischen den Versicherungsunternehmen wird wieder zu risikogerechten Prämien führen.

Größere Probleme bereitet dagegen die bessere Information auf Seiten des Versicherungsnehmers. Dieser hat gegebenenfalls einen Anreiz sich testen zu lassen, ungünstige Informationen dann dem Versicherungsunternehmen vorzuenthalten und Versicherungsschutz zu besseren als der persönlichen Risikosituation entsprechenden Bedingungen zu erhalten. [23] Gerade die schlechten Risiken werden deshalb tendenziell mehr Versicherungsverträge abschließen und dort auch höhere Versicherungssummen (z. B. bei der Tagegeldversicherung) vereinbaren, als wenn beide Vertragsparteien gleiche Informationen hätten. Da das Versicherungsunternehmen gute und schlechte Risiken nicht unterscheiden kann, erhalten beide Gruppen Versicherungsschutz zu der gleichen (Durchschnitts-)Prämie. Gute Risiken werden aus dem Pool austreten, da sie die Prämie für nicht mehr angemessen erachten. Diese Gefahr wird als adverse Selektion (Antiselektion, Gegenauslese, Adverse Selection) bezeichnet. Es kommt zu einem Zusammenbruch des Versicherungsmarktes und damit zu gesamtgesellschaftlichen Wohlfahrtsverlusten, da zu wenig Risikovorsorge betrieben wird. Aus diesem Grund müssen sich Versicherungsunternehmen bemühen, die gleichen Informationen über den Versicherungsnehmer auf dem Wege einer Risikoprüfung zu bekommen, um der adversen Selektion zu begegnen. [1]

## 3
## Risikoprüfung und aktuarische Fairness

Das Fragerecht der Versicherungsunternehmen nach risikorelevanten Faktoren ist durch die Privatautonomie bei den Versicherungsverträgen begründet. Rechtsgrundlage sind dabei die §§ 16 ff. VVG. Diese Normen statuieren die vorvertragliche Anzeigepflicht aller bekannten Umstände, die für die Übernahme der Gefahr erheblich sind. Die Fragen des regelmäßig beigefügten Fragebogens gelten gemäß § 18 Abs. 2 VVG als erheblich und im Zweifel als abschließend. [3]

Kommt der Versicherungsnehmer seiner Anzeigepflicht schuldhaft nicht nach oder zeigt er einen Umstand falsch an (§ 17 Abs. 1 VVG), so kann das Versicherungsunternehmen vom Vertrag zurücktreten (= einseitige Lösung des Vertrags) (§§ 16 Abs. 2, 17 Abs. 1 VVG) oder diesen gemäß § 123 BGB wegen arglistiger Täuschung anfechten. Das Versicherungsverhältnis gilt dann rückwirkend als aufgehoben. Bei einem unverschuldeten Verschweigen können die Versicherungsunternehmen eine Prämienerhöhung verlangen oder den Vertrag kündigen. Die Versicherer sind dabei nicht verpflichtet, die Angaben des Bewerbers gleich vor Vertragbeginn zu überprüfen. Sie können beispielsweise auch einen kostspieligen Versicherungsfall zum Anlaß einer Überprüfung nehmen und gegebenenfalls den Vertrag dann erst kündigen. In der Literatur wird es sogar als gängiges Prinzip hingestellt, daß jeder Leistungsfall eine Überprüfung der vorvertraglichen Anzeigepflicht verlangt. [36] Diese Vorgehensweise muß aus Konsumentensicht sehr kritisch beurteilt werden, ist allerdings aus Sicht der Versicherungsunternehmen rational.

Aufgrund der Erkenntnisse aus der Risikoprüfung wird eine risikoadäquate Prämie kalkuliert. Die Versicherungswirtschaft spricht in diesem Zusammenhang von „aktuarischer Fairness". Die Prämien müssen so gestaltet sein, daß alle Versicherungsnehmer fair behandelt werden, dieses aber bezüglich des Risikos, das jeder Versicherte in den Pool mit einbringt. [26] Versicherte mit demselben oder zumindest ähnlichem Risiko müssen auch dieselbe Prämie bezahlen. Dieser Begriff der „Fairness" unterscheidet sich von dem, der allgemein verwendet wird und bei dem tatsächlich jede Person, unabhängig von ihrem Risiko, gleich behandelt wird.

In vielen Zusammenhängen gilt die aktuarische Fairness als allgemein akzeptiert. In der Kraftfahrversicherung ist beispielsweise die Differenzierung der Prämien nach der Leistung des Kraftfahrzeugs unproblematisch, auch noch die Differenzierung nach Regionen. Die Einführung spezieller Tarife für Ausländer („Balkantarife") hat dagegen zu großen Protesten geführt, obwohl auch hier eine unterschiedliche Risikosituation objektiv nachweisbar war. Auch in der Lebensversicherung wird regelmäßig und unwidersprochen diskriminiert nach Alter und Geschlecht, wobei letzteres sicherlich genetisch bedingt ist. Allgemein akzeptiert scheint es dagegen zu sein, daß die Prämien nicht bezüglich Rasse, ethnischem Hintergrund und Religionszugehörigkeit differenziert werden. [28] Es geht demzufolge nicht um die Frage „Aktuarische Fairness: ja oder nein", sondern eher um die Frage, wieviel aktuarische Fairness akzeptabel ist. In der Vergangenheit hat man bisher mit sehr wenig aktuarischer Fairness in der Versicherungsbranche gelebt. Dieses war allerdings allein dadurch begründet, daß man auch nur sehr wenig aktuarische Informationen hatte. [26] Dieses wird sich durch die verbesserten Möglichkeiten der Genomanalyse aber ändern. Die aktuarische Tarifkalkulation führt damit zu einer Segmentierung des Marktes. Es entsteht dadurch ein Spannungsverhältnis zwischen Segmentierung und Diskriminierung. [35]

Die Einstellung der (potentiellen) Versicherungskunden zu Fragen bezüglich einer Diskriminierung ist durchaus ambivalent. Fragt man, ob eine Diskriminierung (beispielsweise anhand vererbbarer Faktoren) in der Versicherungswirtschaft erlaubt sein soll, so werden die Versicherungsnehmer regelmäßig dagegen sein. Fragt man allerdings danach, ob sie bereit wären, eine höhere Prämie zu bezahlen, damit jeder Versicherungsschutz bekommen kann, so wird die Mehrzahl der Befragten dieses ablehnen. In einer Befragung aus dem Jahr 1994 in den USA gaben 77% der Befragten an, daß Versicherungsunternehmen keinen Zugriff auf genetische Daten haben sollten, nur 12% waren dafür. Allerdings waren auch 58% der Befragten nicht bereit, höhere Prämien zu bezahlen, damit jeder Zugang zu Versicherungsschutz hat. 27% waren zu höheren Prämien bereit. [22] Individualnutzen wird dann höher eingeschätzt als der kollektive Nutzen. Solange man einer Gruppe (hier: Versichertengemeinschaft) nicht angehört, hat man andere Präferenzen als wenn man bereits Mitglied dieser Gruppe ist. Die Präferenzen ändern sich in der Regel schnell, wenn man seinen Status ändert. Dieses Problem wird insbesondere bei Versicherungsunternehmen deutlich, denn es sind ja nicht die Versicherungsunternehmen, die (eventuell ungerechtfertigt hohe) Gewinne erzielen, sondern es handelt sich in erster Linie um die Versichertengemeinschaft, die durch ihre Prämien sämtliche Schadenzahlungen finanzieren muß.

## 4 Die Notwendigkeit von Krankenversicherungschutz

Krankenversicherung wird in allen entwickelten Volkswirtschaften (vielleicht mit Ausnahme der USA) quasi als ein Grundrecht der Bevölkerung angesehen. Daher ist die Krankenversicherung in vielen Ländern rein staatlich (z. B. der National Health Service in Großbritannien) oder parafiskalisch (z. B. Sozialversicherungssysteme vom Typ Deutschland) organisiert. Nur in wenigen Ländern wird der privaten Krankenversicherung auch die Möglichkeit gegeben, vollen Krankenversicherungsschutz anzubieten, in den meisten Staaten ist sie auf das Angebot von Zusatzversicherungen beschränkt. Die Kalkulation von risikoadäquaten Prämien ist demzufolge die Ausnahme, daher wird die Genomanalyse in den meisten Ländern im Bereich der Krankenversicherung auch nicht thematisiert.

Den größten Freiraum haben private Krankenversicherungsunternehmen in den USA, wo sie (mit Ausnahme der Älteren und Bedürftigen), für die Krankenversicherung der gesamten Bevölkerung zuständig sind. In Europa gibt es nur zwei Länder, in denen die private Krankenversicherung einen nennenswerten Marktanteil hat: die Niederlande (etwa 30% Marktanteil) und Deutschland (etwa 9% Marktanteil). Daher ist die Genomanalyse in der Krankenversicherung außerhalb der USA nur in den Niederlanden und - zu einem noch geringeren Teil - in Deutschland ein kontroverses Thema. [12] Während in den Niederlanden Personen, die über einer bestimmten Einkommensgrenze verdienen, in das private Krankenversicherungssystem wechseln müssen, besteht in Deutschland üblicherweise eine Wahlmöglichkeit, d. h. man kann sich entscheiden, im gesetzlichen System zu verbleiben oder sich privat zu versichern. Hat man einmal das gesetzliche System verlassen, gibt es nur beschränkte Möglichkeiten, dorthin zurückzukehren. In Deutschland ist der ganz überwiegende Teil der Bevölkerung gegen das Krankheitskostenrisiko versichert. Man kann davon ausgehen, daß Krankenversicherungschutz in Deutschland als Notwendigkeit und als Recht für jeden Bürger angesehen wird.

## 5 Risikoprüfung und Vertragsannahme

Für die private Krankenversicherung in Deutschland existieren zwei konstitutive Merkmale: zum einen die risikogerechte Kalkulation und zum anderen die Vertragsfreiheit. Prinzipiell kann ein privates Krankenversicherungsunternehmen nicht gezwungen werden, einen Antragsteller aufzunehmen. Nur durch eine Art Selbstverpflichtung wurde dieser Grundsatz in der Vergangenheit etwas aufgeweicht (z. B. garantierte Aufnahme neugeborener Kinder bereits Versicherter, Versicherung von neu in das Beamtenverhältnis übernommene Personen mit um maximal 100% des Normalbeitrags erhöhten Prämien als eventuell erforderliche Risikozuschläge). [31]

Die Leistungen innerhalb der privaten Krankenversicherungen variieren und können vertraglich festgelegt werden. Dies betrifft beispielsweise den Einschluß bestimmter Behandlungsmethoden, die Höhe von Tagegeldern oder auch den Komfort bei der Unterbringung in Krankenhäusern. Generell wird davon ausgegangen, daß die medizinische Versorgung von Privatpatienten in Deutschland besser ist als bei gesetzlich Versicherten, da die Honorare an die Leistungserbringer höher sind und diese sich daher intensiver um die Privatpatienten kümmern.

Private Krankenversicherungsunternehmen müssen immer bestrebt sein, bei einem Aufnahmeantrag die gesundheitlichen Risiken des Antragstellers möglichst genau abzuschätzen. Dieses ist insbesondere deshalb von Bedeutung, da die deutschen Krankenversicherer bei der Krankheitskostenvollversicherung auf das ordentliche Kündigungsrecht verzichtet haben. Wird der Versicherte zu einer Standardprämie versichert, verursacht aber wesentlich höhere Kosten, so müssen die Prämien insgesamt angehoben werden. Über kurz oder lang würde solch ein schlecht kalkulierendes Unternehmen seine Wettbewerbsfähigkeit verlieren und vom Markt verschwinden.

Zusätzlich könnte noch das Problem der adversen Selektion relevant sein. Personen, die von ihrem erhöhten Risiko wissen, könnten eher bestrebt sein, privaten Krankenversicherungsschutz abzuschließen, um eine bessere Versorgung zu erhalten bzw. würden Tarife mit höheren Leistungen wählen, um von diesen zu profitieren. Diesen Vorteilen stehen aber erhebliche Risiken gegegenüber (z. B. Kündigung des Versicherungsschutzes), daher ist anzunehmen, daß entsprechende Personen nicht verstärkt in die PKV drängen. Es ist auch nicht anzunehmen, daß ein Versicherter sein Leben so gestaltet, daß es zum Ausbruch einer Krankheit kommt, um dadurch in den Genuß von Versicherungsleistungen zu gelangen. [41] Das Problem der adversen Selektion ist deshalb im Bereich der Krankenversicherung (im Gegensatz zur Lebensversicherung) wahrscheinlich als eher vernachlässigbar einzustufen und wird deshalb hier auch nicht weiter behandelt.

Gentests sind für die Krankenversicherung in zweierlei Hinsicht bedeutsam. Zum einen für die Risikoabschätzung, zum anderen aber auch als Möglichkeit, Krankheitskosten zu senken. Ein Individuum, das frühzeitig von einer Krankheitsveranlagung erfährt, kann rechtzeitig Maßnahmen ergreifen (z. B. Verhaltensänderungen, häufigere Vorsorgeuntersuchungen, frühzeitige Behandlung). Man kann davon ausgehen, daß diese Maßnahmen geeignet sind, Krankheitskosten zu senken und daß dadurch Krankenversicherungen einen Vorteil haben, zumindest wenn die Diagnose- und Behandlungsmaßnahmen kosteneffektiv sind. Dieses gilt allerdings nur bei Personen, mit denen bereits ein Versicherungsvertrag abgeschlossen wurde und für deren Krankheitskosten man aufkommen muß. Vor Abschluß des Vertrags wird es im Regelfall für das Versicherungsunternehmen kostengünstiger sein, den Antrag abzulehnen.

In der Krankenversicherung geht es für das Versicherungsunternehmen vor Vertragsabschluß insbesondere darum, ob das Krankheitsrisiko richtig eingeschätzt wird und ob eine adäquate Prämie verlangt werden kann. Daher werden Krankenversicherungsunternehmen bestrebt sein, soviel wie möglich medizinische Informationen vor Vertragsabschluß zu sammeln, um das Risiko möglichst genau kalkulieren zu können. Prinzipiell kann von einem unbegrenzten Datenhunger der Versicherungen ausgegangen werden. [6] Es existieren für Krankenversicherungsunternehmen drei Möglichkeiten, an entsprechende Informationen zu kommen, von denen die ersten beiden Möglichkeiten regelmäßig genutzt werden, die dritte Möglichkeit nur in bestimmten Fällen:

- Selbstauskunft des Patienten
- Schweigepflichtsentbindung für alle behandelnden Ärzte
- Ärztliche Untersuchung

Grundlage der Selbstauskunft des Patienten ist die vorvertragliche Anzeigepflicht aller bekannten Umstände, die für die Übernahme der Gefahr erheblich sind (§ 16 Abs. 1 VVG), für den Antragsteller. Da der Antragsteller häufig nicht entscheiden kann, was gefahrerhebliche Tatbestände sind, wird üblicherweise im Antrag direkt nach bestimmten Krankheiten/Störungen gefragt, an denen der Antragsteller leidet, gelitten hat oder die in der Familie aufgetreten sind. Es ist allerdings nicht ganz klar, wonach Krankenversicherungsunternehmen beim Antragsverfahren überhaupt fragen dürfen. Nur nach tatsächlich manifesten Erkrankungen oder auch nach Krankheitsdispositionen oder sogar nach erhöhten Wahrscheinlichkeiten für das Ausbilden einer Krankheit? Die letzteren beiden Möglichkeiten werden kontrovers diskutiert und spielen bei der Genomanalyse eine herausragende Rolle.

Mit der Schweigepflichtsentbindung ermächtigt der Antragsteller das Versicherungsunternehmen, bei allen Ärzten, Zahnärzten, Angehörigen anderer Heilberufe sowie Angehörigen von Krankenanstalten und Gesundheitsämtern, mit denen er die letzten 10 Jahre zu tun hatte, sämtliche Informationen einzuholen, die dort vorliegen. Das gleiche gilt für Angehörige anderer Kranken-, Lebens- und Unfallversicherer, mit denen er in Vertragsbeziehung stand oder noch steht. Diese Personen oder Institutionen sind zur Offenbarung von Individualdaten immer dann berechtigt, wenn sie von ihrer Schweigepflicht – ausdrücklich oder schlüssig – entbunden wurden. [5] Ärzte fühlen sich bei dieser Vorgehensweise häufig unwohl. Sie sind zwar sicher, daß der Patient tatsächlich die schriftliche Einwilligung zur Offenlegung der Daten gegeben hat, aber war er auch wirklich in der Lage, das Begehren der Versicherung abzulehnen? [17] War in alten Fassungen der Schweigepflichtsentbindung keine zeitliche Befristung enthalten (d. h. die Versicherungsunternehmen konnten sich unbefristet so oft sie wollten darauf berufen) [18] so ist heute eine Befristung von fünf Jahren vorgesehen. Brisant ist in diesem Zusammenhang, daß die über den Antragsteller in Erfahrung gebrachten Informationen auch in Datenbanken (z. B. bei der sogenannten Mitteilungsstelle für Sonderwagnisse beim Verband der privaten Krankenversicherung) aufgenommen werden, auf die alle Versicherungsunternehmen Zugriff haben. [34] Eine Verweigerung der Schweigepflichtsentbindung und der Erlaubnis zur Weitergabe der Daten führt regelmäßig zur Ablehnung des Antrags.

Eine ärztliche Untersuchung wird angeordnet, wenn der nach Aktenlage ermittelte Gesundheitszustand noch verifiziert oder bei Eintritt von wesentlichen Schadenfällen eine Überprüfung der vorvertraglichen Anzeigepflicht erfolgen werden soll. [34] Hier erhebt der Arzt die Familienanamnese und es werden auch medizinische Tests durchgeführt (z.B. Ermittlung des Cholesterin-Spiegels im Blut), die einen prognostischen Wert haben. Unter solch eine Untersuchung würde auch ein Gentest fallen, wenn er als Voraussetzung für den Abschluß eines Versicherungsvertrags durchgeführt wird. Eine Untersuchung zum Zwecke eines Vertragsabschlusses ist generell nur zulässig, wenn sie mit keinerlei gesundheitlichen Risiken verbunden ist. Dieses dürfte aber bei Gentests regelmäßig gegeben sein. [8]

## 6
## Probleme der Nutzung der Ergebnisse von Gentests im Antragsverfahren

Es ist generell nichts Neues und durch die Vertragsfreiheit begründet, daß Krankenversicherungsunternehmen Informationen über Antragsteller sammeln. Es gilt das Paradoxon des „inversen Deckungsgesetzes“: Je mehr Individuen Versicherungsschutz benötigen, desto weniger werden sie Krankenversicherungsschutz erhalten bzw. desto mehr werden sie dafür bezahlen müssen. [19, 39]

Das Potential genetischer Tests führt allerdings zu einer Verschärfung der Situation. Die weitreichende Unwissenheit bei beiden Vertragsparteien, die für einen breiten Krankenversicherungsmarkt Voraussetzung ist, wird durch neue Kenntnisse abgelöst. [10] Wäre es beispielsweise den Unternehmen gestattet, genetische Tests als Voraussetzung für den Abschluß des Versicherungsvertrag zu machen, so würde es eine noch stärkere Risikoauslese zu Lasten der Gesetzlichen Krankenversicherung geben. Personen ohne Gendefekte könnten sich zu günstigen Tarifen in der leistungsfähigen PKV versichern. Mehr und mehr Personen hätten allerdings Schwierigkeiten, einen angemessenen Krankenversicherungsschutz zu erhalten. Sie wären gezwungen, in der GKV zu bleiben, wenn sie diese Möglichkeit haben. Es ergäbe sich dadurch ein Rosinenpicken, das sozialpolitisch nicht akzeptabel wäre. [4]

Nicht akzeptabel ist allerdings auch die Möglichkeit, daß nach Ablehnung des Antrags durch die private Krankenversicherung ein Individuum überhaupt keinen Krankenversicherungsschutz erhält, da es nicht zum Kreis der versicherungspflichtigen oder versicherungsberechtigten Personen der GKV gehört. So haben Selbständige oder Beamte keinen Zugang zur GKV. Gleiches gilt für Personen, die ein Einkommen über der Versicherungspflichtgrenze haben und vorher nie in der GKV gewesen sind. [7] Für diese Personenkreise muß die PKV sehr vorsichtig mit den Konsequenzen aus den Ergebnissen einer Risikoprüfung umgehen, denn der Staat wird es kaum zulassen können, daß Bürger letztlich keinen Versicherungsschutz haben. [15] In letzter Konsequenz würden diese Personen auch der Allgemeinheit zur Last fallen. Der Versicherungswirtschaft ist daher durchaus bewußt, daß sie im Rahmen des gegliederten Krankenversicherungssystems eine besondere Verpflichtung gegenüber den Personengruppen hat, für die sie den alleinigen Krankenversicherungsschutz stellt. [31]

Hier könnte nun eingewandt werden, daß Personen mit einem erhöhten Risiko ja nicht regelmäßig abgelehnt werden, sondern daß häufig Prämienzuschläge vereinbart werden. Durch die umfassende Kenntnis der genetischen Konstitution würde sich aber eine erhebliche Prämienspreizung ergeben (z.B. gute Risiken 50 DM Monatsprämie, schlechte Risiken 3.000 DM Monatsprämie), die faktisch dazu führt, daß schlechte Risiken in der GKV bleiben. Auch das bei Informationsasymmetrie häufig angewendete Instrument der Teilversicherung (d. h. Versicherungsgrad kleiner als 100% durch die Vereinbarung von Selbstbeteiligungen/Selbstbehalten) führt hier zu keiner Lösung, da ein prädiktives ungünstiges Ergebnis zu große negative finanzielle Folgen hat.

Man kann sich auch fragen, was eigentlich noch versichert ist, wenn vom Antragsteller vollständige Informationen über alle Umstände, die seine Gesundheit beeinflussen, geliefert werden müssen. Eine allzu genaue Kenntnis der Erkrankungswahrscheinlichkeit würde auch den Versicherungsgedanken aus den Angeln heben, da durch die Aufsplitterung der Versichertengemeinschaft das „Gesetz der großen Zahl" nicht mehr anwendbar wäre, da die Bestände zu klein wären. Im Extremfall, bei völlig exakter und sicherer Kalkulation müßte jeder Versicherungsnehmer dann genau den Beitrag zahlen, der zur Deckung seiner Krankheitsausgaben notwendig ist. Auf solch einen „Versicherungsschutz" könnte er dann auch verzichten.

Gesundheitspolitisch nicht akzeptabel ist die Tatsache, daß Personen aus Angst vor diskriminierenden Maßnahmen der Versicherungsbranche davon abgehalten werden, aus medizinischer Sicht für sie sinnvolle genetische Tests durchzuführen bzw. mit dem Test zu warten, bis ein Versicherungsvertrag abgeschlossen wurde. Individuen, denen vom Arzt die Durchführung eines Gentests empfohlen wird, könnten diesen ablehnen, da sie Nachteile bei derzeitigem oder zukünftigem Krankenversicherungsschutz befürchten. Ein positives Testergebnis würde dunkle Stellen in ihrer Krankenakte hinterlassen.

Risikoaversion vorausgesetzt, läßt sich dieses Verhalten folgendermaßen erklären: Das Individuum kann sich bisher zu Normalkonditionen versichern und hat jetzt die Möglichkeit, sich einem Gentest zu unterziehen. Bei einem ungünstigen Ergebnis, das aber relativ unwahrscheinlich ist, hat das Individuum einen enormen Anstieg der Versicherungsprämie zu erwarten (oder es verliert den Versicherungsschutz ganz). Bei einem (wahrscheinlichen) günstigen Ergebnis, werden die Prämien nur gering oder gar nicht gesenkt. Als risikoaverses Individuum ist man in der Regel nicht bereit, sich auf solch eine „Lotterie" einzulassen und wird den Gentest nicht durchführen. [38] Dieses Verhalten läuft damit den Interessen der Versicherungsbranche und der Gesellschaft als Ganzes zuwider, da dadurch Krankheitskosten induziert werden, die nicht nötig wären. [13] Es besteht demzufolge ein Konflikt zwischen individueller und kollektiver Rationalität. Wird dagegen die Nutzung von genetischen Informationen in der Versicherungsbranche untersagt oder wird aufgrund von Moratorien freiwillig darauf verzichtet, so ergibt sich eine Dominanz für die Alternative „Gentest". Das Individuum kann sich durch einen freiwillig durchgeführten Test bezüglich seinem (geplanten) Versicherungsschutz nicht schlechterstellen.

Problematisch ist in diesem Zusammenhang auch, daß private Krankenversicherungsverträge einen Leistungsausschluß für „alte Versicherungsfälle" sowie für

Krankheiten, die ursächlich mit alten Fällen zusammenhängen, vorsehen. Solch ein Zusammenhang wird auch gesehen für Befunde, die zum Teil Jahrzehnte zurückliegen und zu keiner klinischen Auffälligkeit geführt haben. Je eher in einem präklinischen Zustand eine Behandlung (z.B. präventiver Natur) beginnt, desto größer ist die Gefahr von Leistungsausschlüssen im Fall später abzuschließender Krankenversicherungsverträge. Eventuell wird sogar schon die Diagnose als der Beginn des Versicherungsfalls angesehen. [33] Der privat Versicherte handelt damit medizinisch sinnvoll und spart wahrscheinlich durch die Prävention auch Behandlungskosten, trotzdem wird er bei Vertragsabschluß dafür bestraft. Hätte er die Diagnostik nicht durchgeführt, wäre er zu Normalkonditionen aufgenommen worden und hätte höhere Ausgaben bei der Krankenversicherung verursacht.

Es besteht demzufolge ein Problem der Abwägung. Die (berechtigten) ökonomischen Interessen von privaten Versicherungsunternehmen (und der bei ihnen organisierten Versichertengemeinschaft) müssen abgewogen werden gegenüber der sozialen Verantwortung dieser Unternehmen. [30] Wo soll die Grenzlinie zwischen akzeptabler und nicht mehr akzeptabler Risikoprüfung gezogen werden? Den Unternehmen kann kein unbegrenztes finanzielles Interesse zugebilligt werden, es wird ungerechtfertigt, wenn die dadurch erzeugten Ergebnisse sozialpolitisch inakzeptabel sind.

## 7
## Lösungsmöglichkeiten

Der derzeitige Stand in der privaten Krankenversicherung ist, daß Gentests nicht Voraussetzung für den Abschluß eines Vertrags sind und daß auch nicht speziell nach den Ergebnissen bereits durchgeführter Tests gefragt wird. Diese Situation könnte sich allerdings schnell ändern, wenn Gentests die Bevölkerung stärker durchdringen. Für die Lösung der im vorangegangenen Abschnitt dargestellten Probleme stehen unterschiedliche Ansätze zur Verfügung. Prinziell können die derzeitigen Regelungen zur Krankenversicherungspflicht geändert oder die Nutzung von genetischen Informationen gesetzlich reguliert werden.

Ein erster Lösungsansatz zur Vermeidung der Risikoselektion der PKV zu Lasten der GKV könnte so aussehen, daß man dem niederländischen Beispiel folgt und bei Überschreiten der Versicherungspflichtgrenze einen Übertritt in das private System der Krankenversicherung obligatorisch vorschreibt. Die PKV wäre damit exklusiver Anbieter von Versicherungsschutz für einen genau definierten Bevölkerungsteil. Ließe man weiterhin die Vertragsfreiheit zu, würde dies bedeuten, daß einzelne Personen mit einer schlechten genetischen Konstitution keinen Versicherungsschutz erhalten, da sie entweder abgelehnt werden oder sich die risikogerechten Prämien nicht leisten können. Solch eine Situation (wie sie in den USA der Normalfall ist) würde für Deutschland sicherlich nicht akzeptiert, da hier der Anspruch auf Krankenversicherung fest verwurzelt ist. Die nicht versicherbaren Personen könnten allerdings über einen Fonds abgesichert werden. [16] Dieser würde entweder von den PKV-Unternehmen getragen (dann können einzelne Unternehmen die Personen auch gleich selbst versichern) oder durch Steuermittel.

Dies würde allerdings eine sozialpolitisch nicht akzeptable Bevorzugung der PKV bedeuten.

Die zweite Lösungsmöglichkeit wäre die Erweiterung der Versicherungspflicht der GKV auf die gesamte Bevölkerung, d.h. die Abschaffung der substitutiven privaten Krankenversicherung. Diese Lösung würde die Konkurrenz um die guten Risiken wesentlich entschärfen, weil die Krankenkassen nicht nur jeden aufnehmen müssen (zu einkommensbezogenen Beiträgen), sondern sich auch jede Person mit dem „Standard-Leistungspaket" versichern müßte. [37] Dieser Vorschlag erscheint derzeit allerdings als nicht realisierbar, da er als Angriff auf die freiheitliche Gesellschaftsordung gesehen und eine Abkehr von Subsidiaritätsprinzip bedeuten würde. Das Verbot der privaten Krankenversicherung und die damit einhergehende erhebliche Freiheitsbeschneidung wären nur zu akzeptieren, wenn katastrophale Folgen eines Nichtverbots nachgewiesen werden könnten. Dieses ist aber im Zuammenhang mit der Genomanalyse zumindest derzeit nicht der Fall.

Die dritte Lösungsmöglichkeit wäre die gesetzliche Einschränkung der Nutzung von genetischen Informationen im Antragsverfahren bei Beibehaltung der derzeit gültigen Regelungen zur Versicherungspflicht. Hier stehen eine Reihe von Optionen offen, die jeweils mehr den Versicherungsunternehmen oder den Antragstellern entgegenkommen. Generell sind dabei das Verlangen der Durchführung eines Gentests als Voraussetzung für den Abschluß eines Versicherungsvertrags und die Offenlegung bereits bekannter Ergebnisse durch den Antragsteller zu unterscheiden. Differenzierter können die Optionen gemäß der folgenden Auflistung systematisiert werden. Sie sind dabei in Reihenfolge zunehmender Restriktion aufgelistet. Die Punkte 1 bis 5 betreffen dabei die Durchführung von Gentests zum Vertragsabschluß, die Punkte 6 bis 12 die Offenlegungspflicht bereits bekannter Ergebnisse.

1. Gentests sind bei der Kalkulation der Prämien vom Gesetzgeber zwingend vorgeschrieben.
2. Gentests als Voraussetzung für den Abschluß eines Versicherungsvertrags sind generell erlaubt.
3. Gentests als Voraussetzung für den Abschluß eines Versicherungsvertrags sind nur erlaubt, wenn nicht Ergebnisse denkbar sind, die für den Betroffenen nicht ohne weiteres verkraftet werden könnten.
4. Gentests als Voraussetzung für den Abschluß eines Versicherungsvertrags sind erlaubt, allerdings nur ab einem Versicherungsumfang, der der Lebenssituation des Antragsstellers nicht mehr angemessen erscheint.
5. Gentests als Voraussetzung für den Abschluß eines Versicherungsvertrags sind generell untersagt.
6. Generelle Offenlegungspflicht für Ergebnisse bereits durchgeführter Gentests beim Versicherungsantrag.
7. Generelle Offenlegungspflicht für Ergebnisse bereits durchgeführter Gentests beim Versicherungsantrag, aber Beschränkung der Konsequenzen eines Verschweigens für den Versicherten auf einen bestimmten Zeitraum.
8. Beschränkung der Offenlegungspflicht für Ergebnisse bereits durchgeführter Gentests beim Versicherungsantrag auf lebensbedrohliche Risiken.

9. Beschränkung der Offenlegungspflicht für Ergebnisse bereits durchgeführter Gentests beim Versicherungsantrag auf Gesundheitsstörungen, die mit Sicherheit eintreten werden.
10. Beschränkung der Offenlegungspflicht für Ergebnisse bereits durchgeführter Gentests beim Versicherungsantrag auf einen Versicherungsumfang, der der Lebenssituation des Antragstellers nicht mehr angemessen erscheint.
11. Generelle Abschaffung der Offenlegungspflicht für Ergebnisse bereits durchgeführter Gentests beim Versicherungsantrag.
12. Generelles Verbot der Berücksichtigung von Ergebnisse bereits durchgeführter Gentests beim Versicherungsantrag, auch wenn diese Ergebnisse freiwillig zur Verfügung gestellt werden.

Die meisten dieser Optionen sprechen für sich selbst und brauchen nicht näher erläutert zu werden, auf einige soll aber näher eingegangen werden. Das Recht auf informationelle Selbstbestimmung führt dazu, daß niemand verpflichtet werden kann, seine genetischen Daten zu erheben. Aus diesem grundrechtlich geschützten Recht folgt unmittelbar das Verbot der Zulassung der genetischen Untersuchung als Voraussetzung für den Abschluß eines Versicherungsvertrags. Möglichkeiten 1 bis 4 werden daher rechtlich nicht durchsetzbar sein. Auch der Einwand, daß die Untersuchung freiwillig erfolgt, kann hier nicht gelten, da regelmäßig eine Zwangslage des Versicherungsschutz Beantragenden vorliegen wird, so daß eine Freiwilligkeit faktisch nie gegeben ist. [3]

Ein Einwand der Versicherungswirtschaft gegen ein entsprechendes Verbot (Möglichkeit Nr. 5) ist, daß auch wenn die Offenlegung bereits bekannter Ergebnisse von Gentests gefordert werden darf, die Antragsteller häufig Falschauskünfte geben werden, eine Überprüfung der Angaben daher unumgänglich ist. Dieses wird insbesondere dann der Fall sein, wenn die Möglichkeit von anonymen Tests oder des Testens zu Hause (durch Home Kits) gegeben ist, die Gefahr einer Entdeckung der falschen Auskunft damit gegen Null tendiert. Man könnte aus diesem Argument allerdings auch folgern, daß auch das Nachfragen nach bereits bekannten Ergebnissen eingeschränkt werden könnte.

Die Möglichkeit Nr. 11 ist in dieser Hinsicht sehr weitreichend, allerdings kaum praktikabel. Nach vererbbaren Krankheiten wird bereits heute direkt oder indirekt (z. B. Todesursache der Eltern/Großeltern) gefragt. Nicht-genetische Laboruntersuchungen und Röntgenuntersuchen können ebenfalls Informationen über Erbkrankheiten geben. Auch lassen sich Krankenakten, die im Falle von Schweigepflichtsentbindungen eingesehen werden, nicht differenzieren nach genetischen und nicht-genetischen Informationen. Selbst medizinisch kann keine klare Trennlinie gezogen werden. Weiterhin problematisch an diesem Vorschlag ist, daß bekannte Ergebnisse nicht offengelegt werden müssen, die freiwillige Offenlegung jedoch nicht ausgeschlossen ist. Ergibt sich jedoch tatsächlich eine wesentlich Prämienspreizung, so kann der Antragsteller faktisch gezwungen sein, die Ergebnisse offenzulegen.

Man könnte allerdings, wie in Möglichkeit Nr. 12 geschehen, auch die freiwillige Zurverfügungstellung der Daten und deren Berücksichtigung bei der Prämienkalkulation untersagen. Ein Antragsteller, dessen Vater an Chorea Huntington gestorben ist, trägt gemäß den Vererbungsregeln ein 50%iges Risiko, ebenfalls zu erkranken. Er gilt damit derzeit als unversicherbar. Kann er aber nachweisen, daß er den Gendefekt nicht geerbt hat, so würde er ein normales Risiko darstellen. Es ist fraglich, ob in solchen Fällen die Verwertung der guten Informationen ausgeschlossen werden darf.

Ein Kompromiß, der in der Literatur immer häufiger diskutiert wird, könnte folgendermaßen aussehen: Die Versicherungsnehmer müssen gefahrerhebliche Tatbestände offenlegen. Die Gefahrerheblichkeit wird dahingehend präzisiert, daß eine Disposition nur angegeben werden muß, wenn die Krankheit mit Sicherheit und in nächster Zukunft ausbrechen wird. [32] Unsichere oder die fernere Zukunft betreffende Prognosen braucht der Versicherungsnehmer dagegen nicht angeben. Problematisch bei diesem Ansatz ist allerdings die genaue Definition der Begriffe „unsicher" und „fernere Zukunft". Das außerordentliche Kündigungsrecht für eine Verletzung der vorvertraglichen Anzeigepflicht soll dann auf einen bestimmten Zeitraum (beispielsweise drei Jahre) begrenzt werden. Nach diesem Zeitraum wäre die mangelhafte Anzeige unschädlich. [6]

Da die private Krankenversicherung in der Vergangenheit auch ohne genetische Daten ausreichend präzise kalkulieren konnte und das Problem der adversen Selektion in diesem Bereich im Gegensatz zur Lebensversicherung eher als gering einzuschätzen ist, könnte sich die Versicherungsbranche mit dieser Lösung einverstanden erklären. Wichtig ist, daß die Einschränkung der Nutzungsmöglichkeit für alle PKV-Unternehmen gemeinsam gilt. Nutzen einige Unternehmen ihr aktuarisches Wissen nicht in gleichem Maße wie ihre Mitbewerber am Markt, werden sich die lukrativsten Kunden für Angebote der Konkurrenz entscheiden. Durch die bestehende Wettbewerbslage wären praktisch alle Unternehmen gezwungen (auch die, die es eigentlich gar nicht wollen) eine Risikodifferenzierung gemäß gendiagnostischen Erkenntnissen vorzunehmen. Dasselbe Selektionsmuster entsteht auch, wenn Krankenversicherungen international im Wettbewerb stehen und die gesetzlichen Beschränkungen in einem Land lockerer sind als in einem anderen. [27]

Problematisch dabei ist, daß die risikogerechte Kalkulation konstitutives Merkmal der PKV ist. Wird die Freiheit der Prämienkalkulation eingeschränkt (wie es auch in anderen Bereichen schon passiert, z.B. dem Basistarif), ist zu fragen, ob die PKV überhaupt noch eine Daseinsberechtigung hat. Die unlimitierte Nutzung genetischer Informationen kann sicherlich aus sozialpolitischen Erwägung nicht akzeptiert werden. Denkt man diese Argumentationskette zu Ende, so könnte man zu dem Ergebnis kommen, daß die PKV überflüssig ist und die gesamte Krankenversorgung doch in die Hände der GKV gelegt werden sollte. Die rasante Entwicklung im Bereich der Genomanalyse führt auch in den USA immer häufiger zu der Forderung der Einführung eines staatlichen Gesundheitswesens oder anders organisierter Basisabsicherung für die gesamte Bevölkerung, da man die negativen Effekte dieser neuen Informationsflut in einem privaten Krankenversicherungssystem für nicht mehr akzeptabel hält. [10, 24, 25, 39] Auch in Europa (z. B. Großbritannien) wird bereits heute mit demselben Argument für die Beibehaltung eines umfassenden Krankenversicherungsschutzes argumentiert. [9] Für Deutschland existieren Untersuchungen, die die Vorteilhaftigkeit einer allgemeinen Grundsicherung ohne risikogerechte Prämien belegen, für die private Versicherungswirtschaft bliebe dann nur noch das Angebot von Zusatzleistungen mit dem Risiko entsprechenden Prämien. [40]

## Literatur


1. Alexander WH, Fischer EP (1991) Die neue Genetik und mögliche Auswirkungen auf die Risikoprüfung in der Lebensversicherung. Versicherungswirtschaft: 494–500
2. Brockett PL, Tankersley ES. (1997) The genetic revolution, economics, ethics and insurance. Journal of Business Ethics 16: 1661–1676
3. Büchele M (1991) Genomanalyse im Versicherungsrecht. In: Beckmann D, Istel K, Leipoldt M, Reichert H (Hrsg) Humangenetik – Segen für die Menschheit oder unkalkulierbares Risiko? Verlag Peter Lang, Frankfurt am Main, S 255–267
4. Chuffart A (1997) Genetik und Lebensversicherung: Einige Gedanken. Manuskript des Vortrags von der Jahrestagung der Versicherungsmedizinischen Abteilung im Deutschen Verein für Versicherungswissenschaft am 23. Mai 1997. Schweizer Rück, Zürich
5. Cramer S (1991) Genom- und Genanalyse. Rechtliche Implikationen einer „prädiktiven Medizin“. Verlag Peter Lang, Frankfurt am Main
6. Daele Wvd (1985) Genomanalyse, genetische Tests und „Screening“. Diagnose, Prävention und Selektion durch die Anwendung genetischer Techniken auf den Menschen. Bielefeld
7. Enquête-Kommission des Deutschen Bundestages, Catenhusen W-M, Neumeister H (Hrsg) (1990) Chancen und Risiken der Gentechnologie. Dokumentation des Berichts an den Deutschen Bundestag, 2. Auflage. Campus Verlag, Frankfurt, New York
8. Gevers JKM. (1990) Genetic screening and the law: An exploration. In: Rigter H, Bletz JCF, Krijnen A, Wijnberg B, Banta HD (Hrsg) The social consequences of genetic testing. Netherlands Scientific Council for Government Policy. The Hague, S 23–30
9. Gracia D (1993) Ethical and social aspects of the human genome project. In: Haker H, Hearn R, Steigleder K (Hrsg) Ethics of human genome analysis. European perspectives. Attempo Verlag, Tübingen, S 247–271
10. Greely HT (1993) Health insurance, employment discrimination, and the genetics revolution. In: Kevles DJ, Hood L (Hrsg) The code of codes. Scientific and social issues in the human genome project. Paperback edition. Harvard University Press, Cambridge/Massachusetts, London, S 264–280
11. Harper PS (1992) Genetic testing and insurance. Journal of the Royal College Physicians of London 26: 184–87
12. Harper PS (1993) Insurance and genetic testing. The Lancet 341: 224–227
13. Harper PS (1997) Genetic testing, life insurance, and adverse selection. In: Zeki S (Hrsg) Human genetics – uncertainties and the financial implications ahead. Philosophical Transactions of the Royal Society of London – Series B 352: 1063–1066
14. Harper PS (1997) What do we mean by genetic testing? Journal of Medical Genetics 34: 749–752
15. Jäkel HK (1992) Künftige Umwelten und Versicherungen: Konsequenzen in der Praxis der Personenversicherung bei der Bewältigung künftiger Risiken. Zeitschrift für die gesamte Versicherungswissenschaft 81: 177–190
16. Kass NE (1992) Insurance for the insurers. The use of genetic tests. Hastings Center Report, November–Dezember, 6–11
17. Lavender H (1996) Should insurance companies have access to patients′ medical records? Access should be denied. British Medical Journal 313: 286–287
18. Lebacqz K (1994) Genetic privacy: No deal for the poor. Dialog 33, 1: 39–48
19. Light DW (1992) The practice and ethics of risk-rated health insurance. Journal of the American Medical Association 267: 2503–2508

20. MacDonald AS (1997) How will improved forecasts of individual lifetimes affect underwriting? In: Zeki S (Hrsg) Human genetics - uncertainties and the financial implications ahead. Philosophical Transactions of the Royal Society of London - Series B 352: 1067–1074
21. MacIntyre S (1997) Social and psychological issues associated with the new genetics. In: Zeki S (Hrsg): Human genetics - uncertainties and the financial implications ahead. Philosophical Transactions of the Royal Society of London - Series B 352: 1095–1101
22. Masood E (1996) Gene tests: Who benefits from risk? Nature 379, 1. Februar 1996: 389–392
23. Moseley R, Crandall L, Dewar M, Nye D, Ostrer H (1991) Ethical implications of a complete human gene map for insurance. Business & Professional Ethics Journal 10, 4: 69–82
24. Murray TH (1993) Genetics and just health care: A genome task force report. Kennedy Institute of Ethics Journal 3, 3: 327–331
25. NIH/DOE Working Group on ethical, legal, and social implications of human genome research (1993) Genetic information and health insurance. Report of the task force on genetic information and insurance. Human Gene Therapy 4: 789–808
26. O'Neill O (1997) Genetic information and insurance: Some ethical issues. In: Zeki S (Hrsg): Human genetics - uncertainties and the financial implications ahead. Philosophical Transactions of the Royal Society of London - Series B 352: 1087–1093
27. Peters N (1998) Krankenversicherungssysteme im Ausland (II): Entwicklung des Solidaritätsprinzips aus europäischer Perspektive. Versicherungswirtschaft 3: 158–161
28. Pokorski RJ (1995) Genetic information and life insurance. Nature 376, 6. Juli 1995: 13–14
29. Pokorski RJ (1997) Insurance underwriting in the genetic era. Cancer Supplement 80, 3: 587–599
30. Roscam Abbing HDC (1991) Genetic predictive testing and private insurances. Health Policy 18: 197–206
31. Sahmer S (1995) Genomanalyse und Krankenversicherung. Ein theoretisches Problem? Versicherungsmedizin 47, 1: 5–9
32. Schmidt A (1991) Rechtliche Aspekte der Genomanalyse. Verlag Peter Lang, Frankfurt am Main
33. Schulz-Weidner W (1992) Genomanalyse und gesetzliche Krankenversicherung. 1. Teil: Verwendung präklinischer und genetischer Befunde und ihre rechtliche Bewertung. DOK, 1/2: 23–29
34. Schulz-Weidner W (1993) Der versicherungsrechtliche Rahmen für eine Verwertung von Genomanalysen. Die Bedeutung präklinischer und genetischer medizinischer Befunde im Rahmen rechtlicher Kausalitäts-, Risiko- und Eigenverschuldensbewertungen. Nomos Verlagsgesellschaft, Baden-Baden
35. Seifert WG (1994) Segmentierung oder Diskriminierung: Hat eine konsequente Spezialisierung am Markt ein Janusgesicht. In: Hesberg D, Nell M, Schott W (Hrsg) Risiko. Versicherung. Markt. Festschrift für Walter Karten zur Vollendung des 60. Lebensjahres. VVW, Karlsruhe: S 263–281
36. Sittaro N-A (1998) Neue Zielgruppenkonzepte für erweiterte Unfallversicherungen. Versicherungswirtschaft, 6: 370–375
37. Steinvorth U (1995) Genomanalyse- Lasten, Rechte und Pflichten des Gebrauchs genetischen Wissens. Zeitschrift für Gerontologie und Geriatrie, 28: 378–381
38. Tabarrok A (1994) Genetic testing: An economic and contractarian analysis. Journal of Health Economics 13: 75–91
39. The Ad hoc Committee on Genetic Testing/Insurance Issues (1995) Background statement. Genetic testing and insurance. American Journal of Human Genetics 56: 327–331
40. Wambach A (1999) Gentests und ihre Auswirkungen auf Versicherungsmärkte. Manuskript zur Veröffentlichung in der Zeitschrift für Wirtschafts- und Sozialwissenschaften
41. Wiese G (1994) Genetische Analysen und Rechtsordnung. Mannheim
42. Wilkie D (1997) Mutuality and solidarity: Assessing risks and sharing losses. In: Zeki S (Hrsg) Human genetics - uncertainties and the financial implications ahead. Philosophical Transactions of the Royal Society of London - Series B, 352: 1039–1044

# KAPITEL 35

# Internet in den Biowissenschaften

K. Adelhard

## Einleitung

Effiziente Kommunikationstechniken sind und waren in den Biowissenschaften seit langem unabdingbar. Die wissenschaftlichen Arbeitsgruppen und Forschungslabors sind in der ganzen Welt beheimatet. Die gemeinsame Arbeit an großen Aufgaben, wie z.B. dem Human Genom Project, muß durch schnellen Informationsaustausch unterstützt werden.

Neue therapeutische Verfahren oder die Verbesserung bestehender Methoden sind durch die Molekularbiologie möglich geworden. Damit hat die Information über Entwicklungen in den Biowissenschaften einen weiteren Stellenwert gewonnen. Ärzte und klinische Labore müssen über neue validierte diagnostische und therapeutische Verfahren informiert werden, damit sie Eingang in die Routine finden können.

Das Internet ist potentiell in der Lage diese Bedürfnisse der modernen Informationsgesellschaft zu erfüllen. Es könnte für die schnelle elektronische Verbreitung von Ideen und Vorstellungen sorgen. Wie jede Entwicklung zieht auch das Internet positive und negative Folgen nach sich. Ändert sich durch das Internet die Gesundheitsversorgung in Deutschland ? Entstehen neue Kosten für die Netzdienste oder kann der Arbeitsablauf ökonomischer gestaltet werden? Ändert sich das Verhältnis zwischen Arzt und Patient? Fördert das Internet den mündigen Bürger oder verliert man sich in einer unkontrollierten Datenflut? Bestehende gesetzliche Vorgaben sind das Postgeheimnis, das Telekommunikationsgesetz oder die Straßenverkehrsordnung.

## Was ist das Internet?

Das Internet basierte auf vielen unabhängigen und unterschiedlichen Netzwerken, die untereinander Daten austauschen. Die Netze können technisch aus Kupfer- oder Glasfaserkabeln bestehen oder auch auf Satelitenverbindung aufbauen. Die offene Netzwerkarchitektur erlaubt den Austausch von Daten unabhängig von der verwendeten Technik, dem Hersteller oder dem Betreiber des Netzwerks. Informationen werden weitergereicht, ohne daß eine übergeordnete Zentrale den Fluß der Daten steuert. Einrichtungen wie das Network Information Center[1], die Internet

[1] http://www.nic.de/

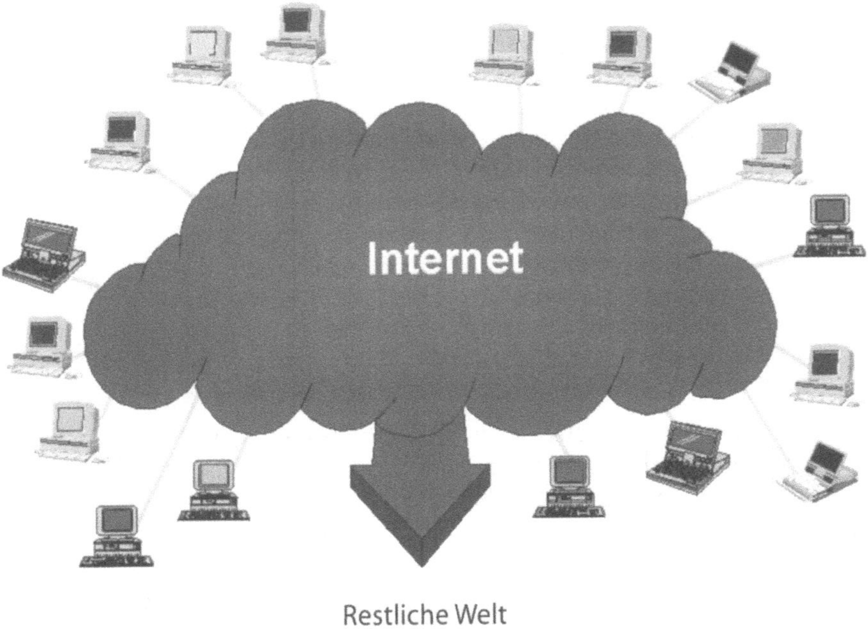


**Abb. 1.** Schematische Darstellung der Struktur des Internets

Society[2] oder das Réseaux IP Européens[3] kontrollieren lediglich die weltweit einheitliche Vergabe von Namen und Adressen und die Erstellung von technischen Standards.

## Technik der Netzdienste

Im Internet werden unterschiedliche Dienste angeboten, die sehr unterschiedlich genutzt werden. In Tabelle 1 wird der Anteil der Netzdienste dargestellt[4]. Die Daten beziehen sich auf Hochschulen in Bayern, die jedoch für das gesamte Internet typisch sein dürften.

## File-Transfer

Eine der ältesten Anwendungen der Computernetze ist die elektronische Übertragung von „Akten" (engl. File). Durch das sog. *ftp* (File Transfer Protocol) können

[2] http://www.isoc.o
[3] http://www.ripe.net/
[4] Quelle: Leibniz-Rechenzentrum der Bayerischen Akademie der Wissenschaften: Statistik des TCP/IP-Verkehrs im Weitverkehrsbereich (B-WiN) Zeitraum: 11.01.99 12:00–18.01.99 05:58 http://www.lrz-muenchen.de/services/netz/statistik/ipstat9902/

**Tabelle 1.** Prozentualer Anteil verschiedener Netzdienste

| Dienst | Prozentualer Anteil |
|---|---|
| WWW | 42% |
| ftp | 11% |
| News | 5% |
| E-Mail | 3% |

Dateien oder Programme übertragen werden. Daten werden von einem entfernten Rechner aktiv auf den eignen Rechner geladen. Die umgekehrte Richtung ist ebenso möglich. Der Zugriff auf Daten kann durch ein Kennwort geschützt sein.

## Elektronische Post

Die elektronische Post ist ebenfalls ein Dienst, der bereits seit längerer Zeit besteht. Ursprünglich war er dazu gedacht, kleinere Texte zwischen zwei oder mehreren Partnern auszutauschen. So kann als Empfänger eine oder mehrere Adressen angegeben werden. Kopien der Nachrichten können versendet werden. Diese Kopien können als „Carbon Copy" (CC) oder als „Blind Carbon Copy" (BCC ) verschickt werden. Wenn es wichtig ist, daß die Empfänger der Kopien ungenannt bleiben, sollten sie als „Blind Carbon Copy" versendet werden. Dann werden sie den anderen Empfängern nicht bekanntgegeben. Auch heute wird die elektronische Post genutzt, um Termine zu vereinbaren oder schriftliche Fragen zu stellen. Eine wesentliche Weiterentwicklung stellt MIME (Multipurpose Internet Mail Extensions) dar. Sie erlaubt es, Nachrichten zu versenden, die über den US-amerikanischen Zeichensatz hinausgehen. Erst dadurch wird es allgemein möglich Umlaute oder andere europäische Sonderzeichen zu versenden. Vor allem können jetzt auch Grafiken, Filme, Musik oder andere Nachrichten übertragen werden. MIME definiert einen Standard um beliebige Objekte über den elektronischen Postweg zu übertragen Damit vertrauliche Nachrichten über das Internet sicher übertragen werden können, sollten sie verschlüsselt werden. Damit ist es möglich Nachrichten gesichert zu übertragen, ohne daß Sender oder Empfänger explizit Verschlüsselungsprogramme aufrufen müssen.

## List-Server

Elektronische Post ist für die Kommunikation zwischen Partnern konzipiert, die dem Absender bereits bekannt sind. Diese Idee läßt sich erweitern, wenn der Empfänger der Nachricht ein Verteiler ist. Nachrichten werden dann nicht mehr nur an eine Adresse, sondern an eine Vielzahl verschickt. So lassen sich Diskussionsgruppen zu bestimmten Themen im Internet aufbauen. Eine Anfrage wird dann an alle Teilnehmer verschickt. Antworten können dann entweder an die ganze Liste oder nur an den Absender zurückgegeben werden. Um an diesen Diskussionsrunden teilzunehmen, muß man sich explizit anmelden und bekommt ab diesem Zeitpunkt alle Nachrichten zugeschickt. Damit diese Diskussionsrunden nicht mißbraucht werden, gibt es verschiedene Kontrollmöglichkeiten. Eine Möglichkeit ist es, den Kreis der Teilnehmer zu beschränken. Bei moderierten Listen werden Nachrichten erst nach manueller Überprüfung freigegeben. Dies bedeutet einen beträchtlichen Mehraufwand, kann aber die Qualität der Diskussionsrunde erheblich verbessern.

## Newsgruppen

Ein anderer Weg um Diskussionsgruppen im Internet aufzubauen sind Newsgroups. Nachrichten werden ebenfalls an eine Zentrale geschickt. Dort werden sie thematisch sortiert und lokal gespeichert. Zur Steigerung der Effizienz werden die Beiträge ggf. an andere Server weitergegeben. Um Nachrichten zu lesen, muß man sich aktiv an die Newsgruppe wenden. Die Beiträge werden nicht automatisch an die eigene Adresse geschickt. Dafür stehen auch Beiträge aus der Vergangenheit zur Verfügung.

## World-Wide-Web

Hinter dem World-Wide-Web steht die Idee eines einheitlichen Informationsraums in dem Informationen bereitgestellt und mit anderen geteilt werden[5]. Die universelle Einsatzfähigkeit ist essentiell für das Konzept. Ein Verweis kann auf alles zeigen, seien es persönliche Notizen, von lokaler oder globaler Bedeutung, vorläufige Notizen oder offizielle Verlautbarungen. Mit der großen Menge hochwertiger Information auf dem World-Wide-Web ist der erste Schritt bereits Realität, auch wenn immer noch wenige Menschen Zugriff auf Werkzeuge haben, um Dokumente selbst für das World-Wide-Web bereitzustellen. In manchen Aspekten ist das World-Wide-Web ein Spiegel unserer Gesellschaften. Die Arbeitsweise hat sich durch das WWW verändert, so daß manche Arbeiten ohne das WWW nicht mehr möglich sind. Es ist aber noch ein weiter Weg, bis sich die Arbeitsprozesse soweit auf das WWW abstützen, daß hier das WWW zum besseren Verständnis unserer Tätigkeiten herangezogen werden kann.

## Wie komme ich ans Internet?

Der Zugang zum Internet wird über einen *Internet-Provider* realisiert. Er ist der technische und organisatorische Vermittler zwischen dem Endkunden und dem

[5] http://www.w3.org/

Tabelle 2. Informationsquellen über Internetprovider im Internet

- http://www-cache.rrzn.uni-hannover.de/such-prov.html
- http://www.internet-provider.org/
- http://www.denic.de/Denic/mitglieder.html
- http://dir.yahoo.com/Regional/Countries/Germany/Business_and_Economy/Companies/Internet_Services/Access_Providers/

globalen Internet. Er bietet Einzelpersonen, Instituten oder Firmen den Zugang zum Internet. Der Provider verfügt auf der einen Seite über eine feste Verbindung an das Internet und auf der anderen Seite über viele Verbindungen, über die sich die Kunden anschließen können Dieser Service wird inzwischen von mehreren Hundert Firmen in Deutschland angeboten. Die Provider unterscheiden sich im Umfang der angebotenen Leistungen und der Preise. Die Anzahl der Firmen sowie deren Leistung und Preise ändern sich ständig. Die aktuellste Übersicht sollte daher am besten über das Internet bezogen werden (Tabelle 2).

## Verbindung zum Internet

Der wichtigste Service ist der eigentliche Zugang zum Internet. Die Endkunden können sich über eine Wählleitung bei Ihrem Provider einwählen. Die Geschwindigkeit des Internetzugangs richtet sich nach der Leistungsfähigkeit der Telefonverbindung und der Einwählknoten des Providers. Wenn Rechner ständig an das Internet angebunden werden sollen oder das gesamte Netzwerk eines Krankenhauses oder Forschungshauses auf das Internet zugreifen soll, ist es günstiger eine Standleitung einrichten zu lassen. Die Kosten sind geringer und lassen sich auch besser in ein Budget einplanen, als die variablen Kosten einer Telefonverbindung. Über Standleitungen lassen sich auch höhere Übertragungsgeschwindigkeiten realisieren, was bei einer großen Zahl von Nutzern (Netzwerk) oder bei der Übertragung von Bildern notwendig sein kann.

Internetprovider verfügen über einen festen Anschluß an das globale Internet. Die Übertragungskapazitäten sind sehr unterschiedlich. Auch hier spielt wieder die Geschwindigkeit eine große Rolle. Je höher die Anschlußgeschwindigkeit, um so schneller können Daten aus dem Internet abgerufen werden. Da sich alle Endkunden des Internetproviders diese Verbindung teilen, benötigen Provider mit vielen Endkunden entsprechend schnellere Leitungen.

## Eigene Homepage im Internet

Über die reine Verbindung zum Internet hinaus werden von den meisten Anbietern weitere Dienstleistungen angeboten. Der Auftritt im World-Wide-Web gehört mit zu diesen Angeboten. Damit können Sie auf Rechnern des Internet-providers

Informationen über Ihre Einrichtung hinterlegen. Die Informationen können abgerufen werden, auch wenn Ihre lokalen Rechner nicht mit dem Internet verbunden sind. Der Umfang der Homepages und der damit verbundene Preis ist zwischen den einzelnen Providern sehr unterschiedlich. Häufig richtet sich der Preis nicht nur nach dem Umfang des Internetauftritts, sondern auch danach wie häufig auf die Seiten zugegriffen wurde. In diesem Fall lassen sich die laufenden Kosten nur sehr schlecht vorausberechnen. Man sollte daher versuchen pauschale Abkommen mit dem Internetprovider zu vereinbaren.

Bei der Auswahl des Internetproviders muß beachtet werden, ob eigene Homepages angeboten werden und ob dies den eigenen Ansprüchen und Anforderungen genügt. Der mögliche Umfang des Internetauftritts und die Preise sind zwischen den Providern unterschiedlich.

Viele Provider bieten als weiteren Service die Erstellung der Internetauftritte an. Dabei müssen die anfallenden Kosten berücksichtigt werden. Nicht nur die einmaligen Kosten für die Erstellung müssen betrachtet werden. Für die regelmäßige Aktualisierung muß ein Konzept entwickelt werden und die laufenden Kosten kalkuliert werden.

Von verschiedenen Firmen werden für die Entwicklung eigener Internetseiten entsprechende Programme angeboten. Mit diesen Programmen kann man auf den eigenen Rechnern die Internetseiten erstellen und ändern. Um den vollen Umfang der Möglichkeiten nutzen zu können, benötigen manche Programme (z.B. Frontpage) Erweiterungen auf dem Server, der von Internetprovidern bereit gestellt wird.

## Eigener Name im Internet (Domain)

Die Rechner im Internet werden über einen weltweit eindeutigen Namen angesprochen (z.B. www.w3.org). Der Internetprovider verfügt für seine eigenen Rechner im Internet ebenfalls über solche Namen (z.B. www.aol.de ) Für Ihren eigenen Internetauftritt können Sie diese Adressen verwenden (z.B. klinik@aol.com, www.aol.de/klinik). Häufig ist es gewünscht, daß der Name des Internetproviders nicht in der eigenen Adresse erscheint. Die Adresse soll nur den eigenen Namen enthalten (z.B. aufnahme@klinik.de, www.klinik.de ). Diese Adressen werden von den Network Information Centers (NIC) vergeben. Die Beantragung und Realisation dieser Adressen wird meist durch den Internetprovider vorgenommen. Die Kosten für den eigenen Domainnamen variieren zwischen den einzelnen Internetprovidern.

Wichtig ist auch die Frage, unter welchem Namen Ihre Seiten im Internet zu finden sind. Die einfachste Möglichkeit ist es unter der Adresse Ihres Internetproviders zu erscheinen. Damit wird Ihr Name zu http://www.provider.de/~IhrName. Professioneller ist es natürlich, eine eigene Adresse (Domain) zu besitzen: www.IhrName.de. Die meisten Internetprovider bieten diesen Service gegen zusätzliche Gebühren an.

## E-Mail Account

Die meisten Internetprovider stellen auch einen E-Mail Account zur Verfügung, mit der elektronische Post ausgetauscht werden kann. Je nach Vertrag werden vom Provider eine oder mehrere Adressen bereitgestellt. Das Mengenvolumen wird von den Providern beschränkt. Dies betrifft zum einen die maximale Größe jeder einzelnen Nachricht. Es existieren umfangreiche Programme, mit denen E-Mail auf dem eigenen Rechner versendet, empfangen und verwaltet werden können. Der Internetprovider muß entsprechende Schnittstellen zur Verfügung stellen, damit dies möglich wird.

## Konzeption von Firewallsystemen und Sicherheitsanalyse

Der Schutz vertraulicher Patientendaten muß im medizinischen und klinischen Umfeld gesichert werden. Der Anschluß von Rechnern im klinischen Umfeld an ein offenes weltweites Computernetzwerk stellt per se eine Gefährdung des Datenschutzes dar. Die Gewährleistung der Sicherheit der eigenen Rechner muß sichergestellt werden. Manche Internetprovider bieten für diesen Problemkreis eigene Dienstleistungen an. Die Internetprovider dürfen dadurch natürlich keinen Zugriff auf vertrauliche Daten erhalten.

## Angebote im Internet

Das Angebot im Internet an gesundheitsrelevanten Informationen ist nur schwer zu überschauen und ändert sich laufend. Die folgenden Adressen im Internet können daher nicht vollständig sein und repräsentieren nur stellvertretend das umfangreiche Informationsangebot. Die Darstellung soll vor allem zeigen, welche Arten von Informationen man bereits im Internet erwarten kann und wie umfangreich diese Präsentationen sind. Es wurde ein besonderer Schwerpunkt auf deutschsprachige Angebote gelegt.

Alle größeren medizinischen Fachverlage bieten inzwischen eine elektronische Version ihrer gedruckten Zeitschriften im Internet an. Der einfachere Zugriff auf Zeitschriften über das Internet ist für Wissenschaftler und Kliniker gleichermaßen von Bedeutung. Der Umfang der Informationen im Internet ist zwischen den einzelnen Verlagen sehr unterschiedlich. Manche machen nur allgemeine Angaben zu ihren Publikationen, während andere Verlage Volltextversion aller Zeitschriften anbieten. Häufig ist der Zugriff auf die Artikel kostenpflichtig, bzw. wird nur für Abbonenten der gedruckten Zeitschriften freigegeben. Für Forschergruppen oder Klinikern in Krankenhäusern ist der Zugriff auf Zeitschriften im Internet eine attraktive Alternative zum Gang in die Bibliothek. Eine Alternative ist die Literatursuche in MedLine über das Internet (vgl. Abschnitt „Literatursuche").

Neben den elektronischen Ausgaben klassischer gedruckter Journale wächst die Anzahl von Zeitschriften, die nur über das Internet veröffentlicht werden. Viele dieser Journal halten die selben Qualitätsstandards ein, wie sie hochwertigen Fachzeitschriften garantieren. Die Beiträge werden von Fachwissenschaftlern be-

**Tabelle 3.** Zeitschriften im Internet

| Zeitschrift | Adresse im Internet |
|---|---|
| American Journal of Epidemiology | http://www.sph.jhu.edu/pubs/jepi/default.htm |
| Blood | http://www.bloodjournal.org/ |
| British Medical Journal | http://www.bmj.com/ |
| Canadian Medical Association Journal | http://www.cma.ca/cmaj/index.htm |
| Cancer | http://journals.wiley.com/cancer/ |
| Cell | http://www.cell.com/ |
| Deutsches Ärzteblatt | http://www.aerzteblatt.de/ |
| European Journal of Clinical Pharmacology | http://link.springer.de/link/service/journals/00228/index.htm |
| Gene | http://www.elsevier.nl/inca/publications/store/5/0/6/0/3/3/index.htt |
| Gut | http://www.bmjpg.com/data/gut.htm |
| Journal of Immunology | http://www.jimmunol.org/ |
| Journal of the American Medical Association (JAMA) | http://www.ama-assn.org/public/journals/jama/jamahome.htm |
| Journal of the American Medical Informatics Association (JAMIA) | http://www.amia.org/default.html |
| Lancet | http://www.TheLancet.com/ |
| M.D. Computing | http://enterprise.bih.harvard.edu/md-computing/ |
| Münchener Medizinische Wochenschrift (MMW) | http://www.mmw.de/ |
| Nature | http://www.nature.com/ |
| Naunyn-Schmiedeberg's Archives of Pharmacology | http://link.springer.de/link/service/journals/00210/index.htm |
| New England Journal of Medicine | http://www.nejm.org/ |
| Proceedings of the National Academy of Sciences | http://www.pnas.org/ |
| Psychopharmacology | http://link.springer.de/link/service/journals/00213/index.htm |
| Science | http://www.sciencemag.org/ |

urteilt und erst nach einem positiven Votum publiziert. Dies wurde auch von der National Library of Medicine (NLM) anerkannt, die auch on-line Zeitschriften in ihrer Datenbank MedLine indiziert. On-Line Journale werden entweder von Verlagen publiziert, von denen die technische Umsetzung und das einheitliche Layout der Beiträge für das Internet durchgeführt wird. Auf der anderen Seite verfügen anerkannte Forschergruppen selbst über die benötigten technischen Voraussetzungen. So werden bereits hochwertige Zeitschriften ohne Einbindung von Verlagshäusern im Internet realisiert. Der gesamte Prozeß der Herstellung der Ausgaben liegt in der Hand der Herausgeber.

Publikationen im Internet können die vollen Möglichkeiten von multimedialen Präsentationen verwenden. Daher ist es naheliegend, ganze Lehrbücher und Lernprogramme im Internet zur Verfügung zustellen. Die neuen didaktischen Möglichkeiten werden bereits heute im Unterricht von Medizinstudenten eingesetzt. Die Harvard Munich Medical Education Alliance[6] der Ludwig-Maximilians-Universität in München hat sich u.a. zum Ziel gesetzt, die neuen elektronischen Medien verstärkt in den Studentenunterricht einzubinden. Unter dem Titel der Virtuellen Universität[7] werden von verschiedenen Bundesländern in Deutschland diese Aktivitäten unterstützt. In diesen Projekten werden Lernprogramme entwickelt und im Studentenunterricht eingesetzt. Viele der Lernprogramm stehen nur den Studenten vor Ort zur Verfügung. In Tabelle 5 sind einige öffentliche zugängliche Beispiele aufgelistet.

**Tabelle 4.** Elektronische Journale

| Journal | Adresse im Internet |
|---|---|
| Advances in the Biology and Clinical Management of Melanoma | http://www.pulsus.com/plastics/03_02/karp_ed.htm |
| Immunology Today Online | http://www.elsevier.nl:80/homepage/sab/ito/menu.htm |
| Journal of Medical Internet Research | http://yi.com/ |
| Experimental Biology Online | http://science.springer.de/ebo/ebo-main.htm |
| Virtual Journals - Index | http://www.edoc.com/ |
| Internet Medical Journal, The | http://www.teleport.com/~heston/journal/index.htm |

**Tabelle 5.** Multimedia Lehrbücher

| Name | Adresse im Internet |
|---|---|
| Virtual Hospital | http://www.vh.org/ |
| VoxelMan | http://www.uke.uni-hamburg.de/institute/imdm/idv/vmjr/ |
| Visible Human Project | http://www.nlm.nih.gov/research/visible/ |
| Martindales | http://sun2.lib.uci.edu/HSG/HSGuide.html |

[8] http://www.med.uni-muenchen.de/harvard/

[7] http://www.virtuelle-hochschule.de/

Verschiedene Datenbanken können im Internet durchsucht werden. Am bekanntesten ist wahrscheinlich die Literaturdatenbank MedLine, die kostenlos im Internet zur Verfügung steht. Aber auch andere Datenbanken stehen zur Verfügung. So kann man über einen neuen Service Informationen über einzelne Ärzte mit speziellen Fachkenntnissen erhalten. Die Zuordnung von ICD und ICPM Schlüsseln zu Fallpauschalen und Sonderentgelten ebenfalls im Internet angeboten (Tabelle 7).

**Tablle 6.** Datenbanken im Internet

| Titel | Adresse im Internet |
|---|---|
| Medline | http://www.ncbi.nlm.nih.gov/PubMed |
| Arzt-Such-Service | http://www.arzt-auskunft.de |
| CancerNet | http://oncolink.upenn.edu/cancernet |
| NHSCRD | http://www.york.ac.uk/inst/crd/ |
| ICD/ICPM/Fallpauschalen | http://www.med.uni-muenchen.de/icd |
| Human Genome Project | http://www.ornl.gov/TechResources/Human_Genome/home.html |
| UnCover | http://www.carl.org/Access.html |
| The Merck Manual | http://www.merck.com/pubs/mmanual/ |
| RxList - The Internet Drug Index | http://www.rxlist.com/ |

**Tabelle 7.** Up-To-Date Gesundheitsinformationen

| Name | Adresse im Internet |
|---|---|
| Reuters Health | http://www.reutershealth.com |
| CNN Health | http://www.cnn.com/HEALTH/index.html |
| The Times | http://www.the-times.co.uk |
| Telegraph | http://www.telegraph.co.uk |
| WHO | http://www.who.int/ |
| Dep. of Health | http://www.open.gov.uk/doh/dhhome.htm |
| Frankfurter Allgemeine | http://www.faz.de/ |
| Süddeutsche Zeitung | http://www.sueddeutsche.de/ |
| Spiegel | http://www.spiegel.de/ |
| Fokus | http://www.fokus.de |
| Die Zeit | http://www4.zeit.de/zeit/ |
| Die Welt | http://www.welt.de/ |
| CDC | http://www.cdc.gov/ |

**Tabelle 8.** Suchmaschinen für Newsgruppen und Listserver

| Funktion | Adresse im Internet |
|---|---|
| Relevante Listen suchen | http://www.liszt.com |
| Searching Mailbase Lists | http://www.mailbase.ac.uk/search-descriptions.html |
| Relevante Newsgruppen suchen | http://sunsite.unc.edu/usenet-i/search.html |
| Archivierte Nachrichten durchsuchen | http://www.dejanews.com/ |
| Nachrichten filtern | http://www.ebi.ac.uk/sift |

Die aktuellen Nachrichten im Gesundheitsbereich werden meist von den klassischen Nachrichtendiensten angeboten. Aber auch Zeitungen bringen eine aktuelle Übersicht von neuen Meldung in das Internet. Diese Dienste bringen ein aktuelle Übersicht der aktuellen Themen in den Tageszeitungen und Fachpublikationen. Dabei werden nicht nur neue medizinische Errungenschaften der Medizin beschreiben. Stark sind auch Beiträge aus der Gesundheitspolitik vertreten.

## Newsgruppen und Listserver

Newsgruppen und Listserver können unter Fachleuten genutzt werden, um konsiliarische Beratungen durchzuführen. Für spezielle Fragen können schnelle kompetente Diskussionspartner gefunden werden, die in dem Diskussionsforum teilnehmen. Für Patienten und deren Angehörige entstehten virtuelle Selbsthilfegruppen im Internet, die klassische Beratungsangebote nicht ersetzen aber ergänzen können.

Es gibt Dienste, mit denen in den Inhalten von vorhergegangenen Diskussionen zu suchen. So können Newsgruppen gesucht werden, in denen bestimmte Themen besprochen wurden. Dies erleichtert die Auswahl von interessanten Newsgruppen für den eignen Bedarf. Für aktuelle Fragen können aber auch Antworten gefunden werden. Man muß sich aber bewußt sein, daß auf diese Weise Diskussionen im Internet auf lange Zeit erhalten bleiben. So können fremde Personen auch noch nach Monaten die Diskussion nachverfolgen. Wenn medizinische Themen besprochen werden, muß die Vertraulichkeit gewährleistet bleiben. In Tabelle 9 werden einige Adressen im Internet angeben, die ein solchen Service bieten.

## Wie finde ich relevante Informationen im Internet?

Die größten Probleme des Internets bestehen in seiner enormen Wachstumsrate und dem Fehlen eines zentralen Indexes. Es wurde bereits mit einer mittelalterlichen Bibliothek verglichen, in dem alle Bücher ungeordnet nebeneinander stehen und nur der eingeweihte Bibliothekar in der Lage ist, einzelne Werke herauszusuchen. Zusätzlich können Informationen im Internet genauso schnell gelöscht werden wie sie angeboten werden. Die enorme Dynamik ist ein entscheidener Unterschied zu den mittelalterlichen Bibliotheken. Dieser Herausforderung stehen Laien und Gnostiker des Internets gegenüber. Diese haben sich bereits seit längerem zusammengetan, um der anwachsenden Flut an Informationen Herr zu werden. Daraus haben sich im Internet verschiedene Initiativen entwickelt, die erlauben Informationen im weltweiten Informationsverbund aufzuspüren und auszuwählen. Viele der Initiativen unternehmen einen allgemeinen Ansatz, in dem Medizin und gesundheitsrelevante Fragestellungen nur einzelner Bestandteil sind. Diese Bestrebungen sind fast vollständig aus dem universitären Umfeld entstanden und haben sich über die Jahre zu professionellen Firmen entwickelt. Mit einiger Verzögerung wurden Initiativen für die Medizin gestartet. Von Ärzten initiiert, habe sie auch bereits das Versuchsstadium verlassen. In Amerika haben diese Angebote bereits Marktreife erreicht, in Deutschland steht die profitable Vermarktung kurz bevor. Ein allgemein anerkanntes Verfahren zur inhaltlichen Bewertung von Informationen in Internet fehlt ungeachtet der verschiedenen Bestrebungen.

Um Informationen im Internet zu finden, bieten sich verschiedene Strategien an. Interessante Informationsangebote werden häufig in der Fachpresse beschrieben. Dies kann ein guter Startpunkt für einen Streifzug durch das Internet sein. Dort werden meist auch Hinweise auf andere Informationsangebote im Internet gegeben, denen man folgen kann. Der Autor hat bereits eine Vorauswahl interessanter Angebote erstellt, die den eigenen Vorstellungen gut entsprechen kann. Weitere Möglichkeiten sind themenspezifische Kataloge mit Beschreibungen des Inhalts. Diese können eine gute Übersicht bieten. Umfassende Suchmaschinen suchen Informationen im gesamten Internet, finden daher meist viele Einträge im Internet, sind aber auch meist unspezifisch und bieten keine Beschreibung der Internetressourcen. Es gibt sicher keine einzelne Strategie, die in jedem Fall zu dem besten Ergebnis führt. Suchmaschinen und Kataloge sollten jeweils solange durchsucht werden, bis ein zufriedenstellendes Resultat erreicht wurde.

Die Flut an Informationen im Internet sollte beherrschbar gemacht werden. Prima Vista fehlen alle Möglichkeiten um die Angebote nach Schlagworten zu sortieren oder zu katalogisieren. Im Gegensatz zu Publikationen in Zeitschriften fehlten Angaben zu vorgegebenen Schlagworten. Daher wurde versucht die einzelnen Begriffe als solche zu indizieren und in einer Datenbank suchbar zu machen. Diese einfache Methode der Indizierung bietet wenig Zusatznutzen. So existiert keine Kurzbeschreibung der Informationsangebote. Auch wird die Suche nach Synonyma oder Flexionen nicht unterstützt. Im Internet stehen mehrere dieser Datenbank zur Verfügung. Die Systeme bestehen immer aus zwei Teilen. Die erste Komponente (sog. Robot) durchsucht das gesamte Internet nach neuen Angeboten und Änderungen. Systematisch werden alle Verweise zwischen den Angeboten verfolgt, die Inhalte indiziert und in der Datenbank abgelegt. Um ein aktuelles Abbild des Internets zu bieten, müssen die Angebote im Internet regelmäßig überprüft werden und neue Angebote aufgenommen werden. Die zweite Komponente sucht in der Datenbank nach eingegebenen Stichworten. Auf Grund der umfangreichen Datenbank werden meist sehr viele Verweise gefunden. Mehrere Millionen Treffer sind keine Seltenheit. Relevante Ergebnisse sollten von der Suchmaschine zuerst ausgegeben werden, um den Nutzer schnell zu der gewünschten

**Tabelle 9.** Suchmaschinen und Listen

| | |
|---|---|
| YAHOO:<br>http://www.yahoo.com/<br>http://www.yahoo.de/ | Medizinische Indexe von Yahoo |
| Altavista<br>http://www.altavista.com<br>http://www.altavista.de | Kein Themenkatalog, dafür sehr große Suchdatenbank |
| Lycos<br>http://www.lycos.com/<br>http://www.lycos.de/ | Große Suchmaschine, aber nur sehr kleiner Suchkatalog |
| Webcrawler<br>http://webcrawler.com/ | Relativ große Suchmaschine, überarbeitet und gut gestaltet mit Kommentaren zu den Einträgen |
| Excite<br>http://www.excite.com/<br>http://www.excite.de/ | Große Suchmaschine, gut gestaltet mit gutsortierten Querverweisen |
| Achoo Healthcare Directory<br>MNI Systems Corporation<br>http://www.achoo.com/ | Achoo unterhält eine Datenbank gesundheitsbezogener Ressourcen in Internet für Mediziner und alle Internetnutzer. |
| Antonius<br>Universität Frankfurt<br>http://www.dr-antonius.de/ | Liste deutschsprachiger Internetressourcen |
| BioHunt<br>Expasy and Health on the Net<br>http://www.expasy.ch/BioHunt/ | Datenbank molekularbiologischer Informationen, die automatisch indiziert werden. |
| BioSites<br>http://www.library.ucsf.edu/biosites/ | BioSites ist ein aktuelles Listing wichtiger Internetressoucen auf dem Gebiet der biomedizinischen Wissenschaft. Die Adressen wird ausgewählt und evaluiert von: National Network of Libraries of Medicine. |
| BUBL LINK-Medicine<br>BUBL Information Service,<br>University of Strathclyde.<br>http://link.bubl.ac.uk/medicine/ | Das BUBL Verzeichnis deckt verschiedene Themen, inkl. Medizin, ab. Ressourcen werden von akademischen Bibliothekaren ausgewählt und annotiert. Das Angebot ist auf Wissenschaft und Lehre ausgerichtet. |
| CliniWeb<br>Oregon Health Sciences University<br>http://www.ohsu.edu/cliniweb/search.html | CliniWeb konzentriert sich auf Informationen, die für Angestellte im Gesundheitsbereich und Studenten von Interesse sind. Die Datenbank wird mit Hilfe der MeSH (Medical Subject Headings) organisiert. |
| Hardin Meta Directory<br>Hardin Library for Health Sciences,<br>University of Iowa<br>http://www.arcade.uiowa.edu/hardin-www/md.html | Hardin ist eine „Liste über Listen". Der Zweck ist einen einfachen Zugang zu Verzeichnissen über gesundheitsbezogene Themen zu bieten. |
| Health AtoZ<br>http://www.HealthAtoZ.com/ | Health AtoZ ist ein Index medizinischer Adressen auf dem Internet, die von medizinischen Fachleuten katalogisiert werden. Richtet sich an medizinische Fachleute und die Öffentlichkeit. |

**Tabelle 9.** *Fortsetzung*

| | |
|---|---|
| Health On the Net<br>http://www.hon.ch/ | Health on the Net stellt die MedHunt Datenbank her. Sie kombiniert überprüfte und automatisch indizierte Ressourcen. Health on the Net ist eine internationale, gemeinnützige Organisation mit Hauptsitz in Genf. Die Gesellschaft widmet sich der Aufgabe die Vorteile des Internets und verwandter Technologien im Bereich der Medizin und der Gesundheitsversorgung verfügbar zu machen. Sie unterstützt andere Organisationen deren traditionelle medizinischen und gesundheitsbezogenen Tätigkeiten durch den Einsatz des Technologie und Werkzeuge des Internets zu verbessern. |
| MetaGer<br>http://meta.rrzn.uni-hannover.de/ | Metasuchmaschine über deutsche Suchmaschinen, mit Zusammenfassung und Trefferstatistik |
| Dino Lotse<br>http://www.dino-online.de/ | Guter Katalog und zusätzliche umfangreiche Suchmaschine, relativ renomiert |
| Magellan<br>http://magellan.excite.com/ | Umfangreicher Katalog mit nachrecherchierten und bewerteten Einträgen |
| HealthWeb<br>http://healthweb.org/index.html | HealthWeb bietet Links zu speziellen, evaluierten Informationsangeboten im World-Wide-Web, die von Bibliothekaren und Informationsverarbeitern akademischer Einrichtungen im mittleren Westen der USA ausgewählt wurden. Die Auswahl konzentriert sich auch die Qualität der Informationen. Das Angebot zielt sowohl auf Fachleute als auf Patienten. |
| MedFinder<br>Triple Star Systems Inc.<br>http://www.netmedicine.com/medfinder.htm | Datenbank medizinischer Internetadressen, vor allem für die Ausbildung |
| Medical Matrix<br>http://www.medmatrix.org/index.asp | Zielt vor allem auf amerikanische Ärzte und Angestellte im Gesundheits-bereich und ist besonders auf klinische Resourcen spezialisiert. Medical Matrix bewertet Internet Ressourcen auf Grund ihrer Nützlichkeit für die klinische Anwendung. |
| Medical World Search<br>TLC Information Services<br>http://www.mwsearch.com/ | Medical World Search zielt auf Fachleute in der medizinischen Praxis. Die Suchmaschine unterstützt den UMLS Metathesaurus. |
| Medi-Link<br>http://websurg.avonibp.co.uk/med_isp/medlinks.htm | Eine medizinische Liste aus England. |
| MedWeb<br>Supported by Emory University Health Sciences Center Library<br>http://www.medweb.emory.edu/default.htm | MedWeb bietet eine Liste von Resourcen geordnet nach Thema, Region und Land. Sie wird von einem kleinen Team amerikanischer Medizinbibliothekare unterhalten. |

**Tabelle 9.** *Fortsetzung*

| | |
|---|---|
| Net Links<br>Johns Hopkins Center<br>for Communications Programs<br>http://www.jhuccp.org/netlinks.stm | Eine Datenbank mit über 450 Internetressourcen und Organisationen für allem die in den Bereichen Gesundheit, Öffentlichkeit und internationale Entwicklung arbeiten. |
| Neurosciences on the Net<br>http://www.genetics.gla.ac.uk/neil/index.html | Eine Sammlung von Ressourcen über Neurowissenschaften, die von einem amerikanischen Arzt unterhalten wird. |
| OMNI<br>http://www.omni.ac.uk | OMNI Wegweiser auf Internet-Ressourcen für Medizin, Biomedizin, Gesundheitswesen und verwandte Themen. |
| Starting Point's Health Online<br>http://www.stpt.com/health/health.html | Fitness und „consumer health" Abteilung der „Starting Point", einer Metasearchengine. |
| Medizinindex Deutschland<br>www.medizin.de | Ständig aktualisierte Datenbank der Medizin-Server Deutschlands. |

Information zu führen und unnötigen Zeitaufwand zu vermeiden. Beispiele für diese Suchmaschinen sind Lycos, Alta Vista, Opentext u.a.

Die Qualität der Suchmaschinen ist unterschiedlich und kann je nach Verwendungszweck variieren. So sollte eine persönliche Liste von Suchmaschinen mit guten Resultaten angelegt werden. Für die Bewertung können verschiedene Kriterien herangezogen werden. Dazu gehören technische Überlegungen zum Verbindungsaufsaufbau. Kann der Server überhaupt erreicht werden? Wie schnell kann der Server erreicht werden? Wie lange hat die Suche gedauert? Wichtig ist die Aktualität und die Relevanz der Resultate.

Wie viele der ersten 10 gefundenen Adressen sind für Ihre Suchanfrage irrelevant? Wie oft bekommen Sie keine Verbindung oder den Hinweis, daß das Angebot nicht mehr oder auf einem anderen Server existiert? Beurteilen Sie die Nützlichkeit der Beschreibung der gefundenen Angebote. Finden Sie relevante Informationen unter den ersten 10 Treffern? Wichtig sind auch Hilfsinformationen und Beschreibungen zur Benutzung der Datenbank. Gibt es zusätzliche Information zu Datenbank? (z.B. Wie wird sie zusammengestellt? Wieviele Einträge gibt es? Wer ist verantwortlich?) Wie hilfreich sind die Hilfsinformationen?

In virtuellen Bibliotheken wird versucht, den Inhalt des Internets nach Fachgebieten getrennt, aufzuführen. Diese Kataloge bieten eine Beschreibung des Inhalts, der aber meist nicht über allgemeine Titelüberschriften hinausgeht. Der Umfang ist wesentlich kleiner, aber auch spezifischer als bei den umfassenden Suchmaschinen. Es kann meist gezielter nach Informationen gesucht werden. Vollständigkeit kann jedoch, wie auch bei realen Bibliotheken, nicht erwartet werden. Um die Bibliotheken auf einem umfassenden und aktuellen Stand zu halten, muß ein großer technischer und personeller Aufwand getrieben werden.

Reviewdienste im Internet gehen noch einen Schritt weiter als Virtuelle Bibliotheken. Sie bieten zusätzlich eine inhaltliche Bewertung der Angebote im Internet. Hier ist der Aufwand die Aufstellung aktuell und vollständig zu halten noch größer als bei den reinen virtuellen Bibliotheken. Der Umfang der beschriebenen Internetseiten ist häufig geringer. Für die inhaltliche Bewertung existieren keine allgemeingültigen Regeln. So sind die Dienste subjektiv und von den jeweiligen Betreibern geprägt. Wichtig ist daher, von welcher Institution dieser Reviewdienst betrieben wird und welche spezielle Fachkompetenz vorhanden ist. Spezielle themenbasiere Dienste führen darüberhinaus auch eine externe Evaluierung des eignen Angebots durch.

Einen anderen Ansatz verfolgen Meta-Suchdienste. Sie kombinieren die Ergebnisse verschiedene Suchmaschinen. Zu einer Anfrage werden mehrere Suchmaschinen gleichzeitig befragt. Die Ergebnisse werden zusammengefaßt. Internetressourcen, die von mehreren Suchmaschinen gefunden werden, können dann als relevanter und aktueller interpretiert werden. Das Ergebnis einer solchen Umfrage ist auch umfassender als eine einzelne Suchabfrage.

## Literatursuche

Über das Internet kann auch nach medizinischer Literatur gesucht werden. Die wohl wichtigste und bekannteste Literaturdatenbank ist MedLine. Sie wird seit 1966 von der National Library of Medicine herausgegeben und umfaßt die einzelnen Fachrichtungen in der Medizin, Zahnmedizin, Tiermedizin, der Gesundheitsversorgung und den Grundlagenwissenschaften. Insgesamt werden etwa 3.900 Journale aus den USA und 70 weiteren Ländern ausgewertet. PubMed (http://www.nlm.nih.gov/) ist ein Projekt des National Center for Biotechnology Information (NCBI) und der National Library of Medicine (NLM), in dem ein Suchwerkzeug zu MedLine und anderen Literaturdatenbanken für das Internet entwickelt wurde. Verschiedene Verlage liefern Informationen über Artikel vor deren Veröffentlichung, so daß PubMed ohne Verzögerung über die veröffentlichte wissenschaftliche Literatur informieren kann.

PubMed bietet verschiedene Abfragemasken für die Suche in der Literaturdatenbank. Für eine schnelle und einfache Suche können die Suchbegriffe, Autorennamen, Zeitschriften direkt hintereinander eingegeben werden. Es werden dann alle passenden Literaturzitate ausgegeben. Die Suche kann auf einen bestimmten Zeitbereich eingeschränkt werden. Außerdem kann die Anzahl der ausgegebenen Treffer beschränkt werden.

In der erweiterte Suche (Advanced Boolean Search) können einzelne Begriffe mit UND, ODER und NICHT verknüpft werden. Außerdem kann die Suche auf bestimmte Felder (z.B. Autor, Publikationsjahr, Titel) in der Literaturdatenbank beschränkt werden.

Ein Beispiel für eine Suchanfrage ist in Abbildung 2 dargestellt. Es wurde nach Artikeln gesucht, die sich mit der Verwendung von Internet in Deutschland beschäftigen. Die beiden Suchbegriffe wurden auf Englisch in die Suchmaske eingegeben.

Das Resultat der Suche ist in Abbildung 3 dargestellt. Insgesamt wurden 42 Artikel gefunden, von denen aber nur die ersten 20 angezeigt werden. Die restlichen können auf den folgenden Seiten abgefrufen werden. Für jeden gefundenen Eintrag werden Autor, Titel, Zeitschrift und Erscheinungsdatum angezeigt. Für viele Arti-

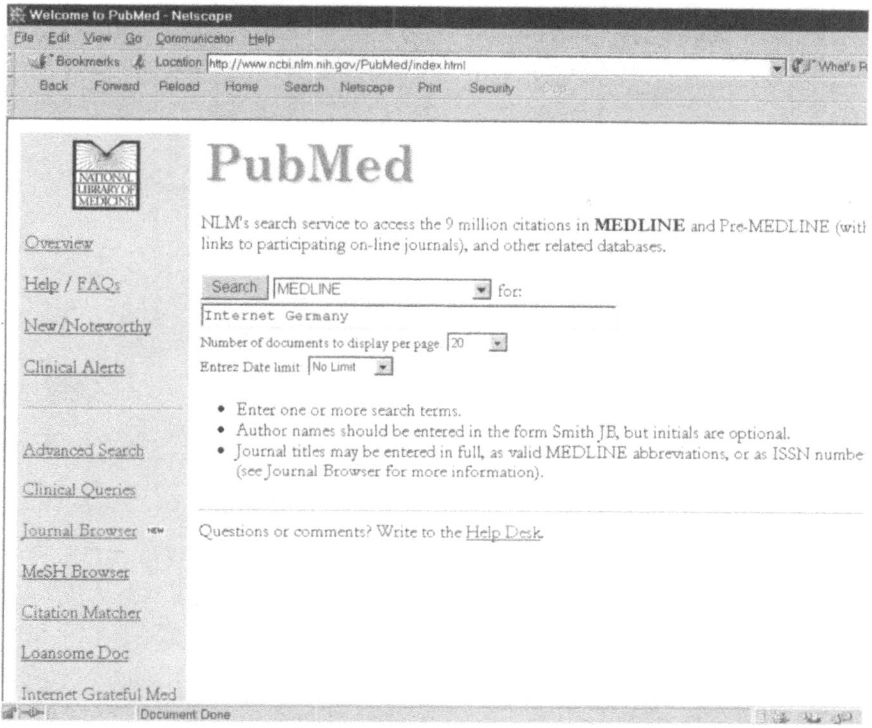


**Abb. 2.** Literatursuche in PubMed

kel existieren Abstracts, die ebenfalls kostenlos über PubMed abgefragt werden können. Gegen Gebühren können auch die ganzen Artikel bestellt werden. Weitere Auskunft gibt für Deutschland und Österreich die Deutsche Zentralbibliothek für Medizin[8] und in der Schweiz der Documentation Service of the Swiss Academy of Medical Sciences (DOKDI)[9].

Von besonderem Interesse ist auch die Möglichkeit nach verwandten Beiträgen („See related Articles)" zu suchen. In Abbildung 4 wird das Ergebnis für den dritten gefundenen Beitrag aus Abbildung 3 gezeigt. Das Suchergebnis liefert Artikel, dich sich mit dem Verhalten von Zahnärzten im Internet beschäftigen.

Durch PubMed werden Ärzte direkt unterstützt, die nach konkreten Lösungen in der Literaturdatenbank suchen. Es werden spezielle Filter angegeben, mit deren Hilfe effizient nach Diagnose, Therapie, Ethiologie oder Prognose von bestimmten Krankheiten gesucht werden kann. Die Suche kann sensitiv oder spezifisch gestaltet werden. Bei der sensitiven Suche, wird versucht ein möglichst umfassendes

---

[8] Deutsche Zentralbibliothek für Medizin (ZBMed), Joseph-Stelzmann-Str. 9, D-50924 Köln, Telefon: 0049-221-4785600, Fax: 0049-221-4785697, E-mail: Docline@zbmed.uni-koeln.de

[9] Documentation Service of the Swiss Academy of Medical Sciences (DOKDI), Effingerstrasse 40, CH-3008 Bern, Telefon: 41-31-389-9222, Fax: 41-31-389-9245, E-mail: dokdi@sams.ch

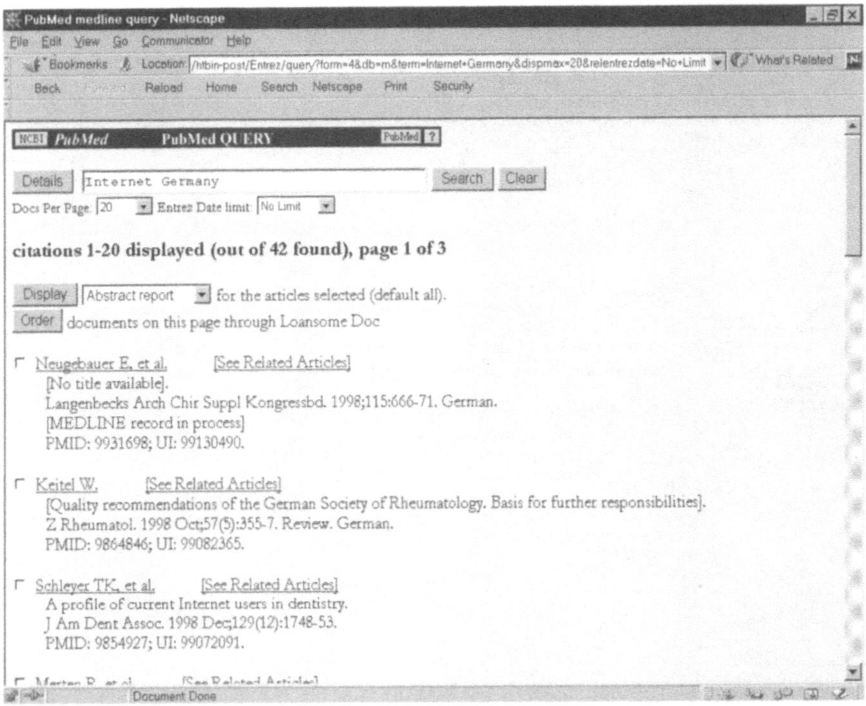


**Abb. 3.** Suchresultat in PubMed

Resultat zu liefern. Dabei können auch irrelevante Artikel gefunden werden. Die spezifische Suche versucht den umgekehrten Weg und liefert nach Möglichkeit nur Artikel, die sich direkt auf das Problem beziehen. Hier besteht dann die Gefahr, daß nicht alle Artikel gefunden werden. In Abbildung 5 wird nach der Therapie von rheumatischen Erkrankungen gesucht. Für die Suche muß immer der englische Ausdruck (joint problems = Gelenkbeschwerden) verwendet werden.

Diese Suchmöglichkeit sollte nicht verwendet werden, wenn eine umfassende Aufstellung aller Artikel zu einem bestimmten Sachgebiet durchgeführt werden sollen. Die Anzahl der Artikel, die wissenschaftliche Untersuchungen mit speziellen Verfahren durchführen, soll reduziert werden. Dies führt zu einer beträchtlichen Reduzierung der Gesamtzahl der angezeigten Artikel.

## Zusammenfassung

Der schnelle Zugriff auf hochwertige Informationen ist eine wichtiges Anliegen im Gesundheitswesen. Das Internet kann dazu einen wichtigen Beitrag leisten. Durch den schnellen Zugriff auf aktuelle Informationen können Patienten, medizinische Fachleute und der Öffentliche Gesundheitsdienst profitieren. Eine wichtige Voraussetzung ist die Etablierung von Qualitätsstandards im Internet, damit hochwertige von zweifelhaften Angeboten einfach unterscheidbar werden. Diese Aktivitä-

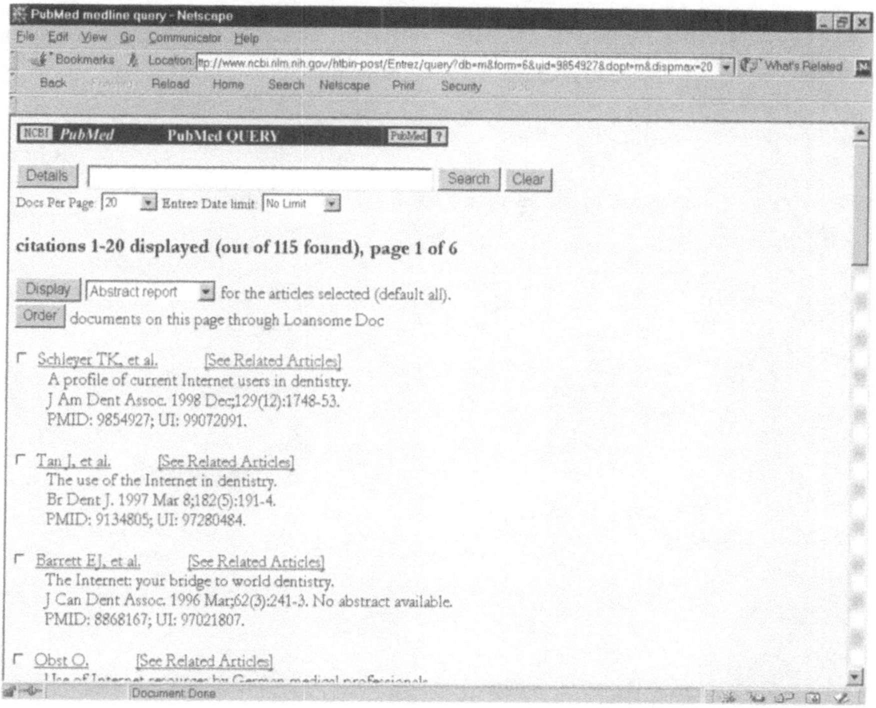


**Abb. 4.** Suche nach verwandten Artikeln

ten haben zu Informationsservern im Internet geführt, die den Zugriff auf medizinische Informationen vermitteln und die Suche nach korrekten Empfehlungen vereinfachen. Die eigene Präsenz im Internet ist ein wichtiger Beitrag, um das Informationsangebot im Internet zu erhöhen. Damit wird das Internet auch in Zukunft zu einem immer wichtigeren Informations- und Kommunikationsmedium im Gesundheitswesen.

## Literatur


1. Brown, M.: „Consumer Health and Medical Information on the Internet: Supply and Demand“ [ONLINE]
2. Ogle, P.: The Web beckons you; better check it out: Web Sites provide instant access to information and disinformation. Diagnostic Imaging 5 (1997).
3. Silberg, W., G. D. Lundberg, R. A. Musacchino: Assessing, Controlling, and Asuring the Quality of Medical Information on the Internet. JAMA 277 (1997)
4. Rettig, J.: Beyond Cool: Analog Models for Reviewing Digital Sources. ONLINE 5 (1996) 52–64
5. Galloway P.: Medical Markup Language? A case for the contextual marking of medical information on the Web [Online]
6. BHIA: BMIA-REC-Quality Standards for Medical Publishing on the Web-7/12/96 [Online].
7. Horton, R.: Sponsorship, Authorship, and a Tale of Two Media. Lancet 349 (1997) 1411–
8. Hernandez-Borges, A., Luis G. Pareras, and Alejandro Jimenez: Comparative Analysis of Pediatric Mailing Lists on the Internet. Pediatrics 100 (1997), e8

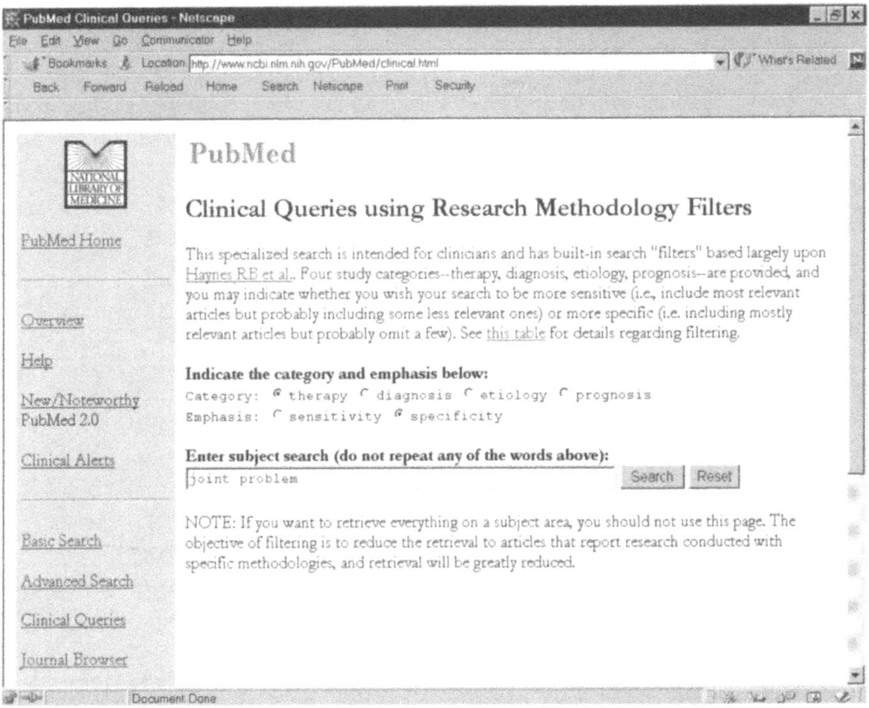


**Abb.5.** Unterstützung klinischer Fragen in PubMed


9. Demas, S., Peter McDonald, Gregory Lawrence: The Internet and Collection Development: Mainstreaming Selection of Internet Resources. Library Research & Technology Services 39 (1995) 275–290
10. The Dublin Core Metadata Element Set Home Page [Online] URL: http://purl.org/metadata/dublin_core
11. Appleyard R, and Gary Malet: A Proposal for using Metadata Encoding Techniques for Health Care Information Indexing on the WWW [Online] URL: http://medir.ohsu.edu/~appleyar/d004245.html
12. Obst O.: Internet: Das erste OMNI-Seminar in London. Bibliotheksdienst 30 (1996) 90–93. [Online] URL: http://medweb.uni-muenster.de/~obsto/text/omni.html
13. Stocker, D.: Alison Cooke.Evalation of Networked Information Sources. Publications of Essen University Library 18 (1995) 287–213
14. Tate, M., Jan Alexander: Teaching Critical Evaluation Skills for World Wide Web Resources. Computers in Libraries (1996) 49–55
15. Health Information Technology Institute: Criteria for Assessing the Quality of Health Information on the Internet, Working Draft. [ONLINE] http://www.mitretek.org/hiti/showcase/documents/criteria.html
16. Murray, PJ. „Reviewing and Evaluating Web Sites – Some Suggested Guidelines." In: Nursing Standard Online Nr. 45, July 30th, 11(1997)
17. Röscheisen, M., T.Winograd und A.Paepcke: Content Ratings and Other Third-Party Value-Added Information Defining an Enabling Platform. D-Lib Magazine, 8 (1995).
18. Zimmer, D.: Such dein Heil im Internet. Die Zeit 16.5.1997
19. FAS Cybeetwork Wizards, „Internet Domain Survey". [ONLINE] http://www.nw.com, January 1997

21. Widener University on Web Evaluation Techniques: Bibliography [ONLINE]
22. Nicole Auer, Virginia Politechnic Institute and States Universitys Bibliohraphy on Evaluating Internet Resources. [ONLINE] http://refserver.lib.vt.edu/libinst/critTHINK.HTM
23. H. Tillman, Evaluation Quality on the Net. [ONLINE] http://www.tiac.net/users/hope/findqual.html
24. L. Bennet, G. Wilkonson, K. Oliver. The Devlopment and Validation of Instruments to Access the Quality of Internet Information: A Progress Report. [ONLINE]
25. The Health on the Net [ONLINE] http://www.hon.ch/Conduct.html
26. Haynes RB, Wilczynski N, McKibbon KA, Walker CJ, Sinclair JC. Developing optimal search strategies for detecting clinically sound studies in MEDLINE: J Am Med Inform Assoc 1994 Nov-Dec;1(6):447–58

# Technik

# KAPITEL 36

# Biochips in den Wachstumsmärkten Genomics und Proteomics

K. Mittmann

## 1
## Genomics, die Aufklärung der Gesamtheit aller Gene

In den letzten zehn Jahren wurde das humane Genom vollständig entschlüsselt, wir stehen jetzt vor einer in der Biomedizin nie dagewesenen Datenflut am Anfang des 21. Jahrhunderts. Essentiell war für den Erfolg insbesondere in den letzten Jahren die Entwicklung und der Einsatz von Hochdurchsatz-Sequenzierung, also entsprechend geeigneter Geräte, Methoden und Datenverarbeitung, die einen sehr hohen Probendurchsatz in kurzer Zeit ermöglicht. Dies wurde durch die Entwicklung neuer Gerätetechnologie erst möglich, die die zeit- und arbeitsaufwendige Sequenzierung per Hand mittels Gelelektrophorese ablöste. Der Einsatz eines vollautomatischen Elektrophorese-Systems mit einer haarfeinen Kapillare erlaubte es, sowohl die Sequenzierung als auch die aufwendige Auswertung der Meßdaten computergesteuert durchzuführen. Der rasante Sprung bei der Ermittlung des humanen Genoms, der sowohl privatwirtschaftlich als auch durch öffentliche Einrichtungen durchgeführt wird, wurde insbesondere durch die Entwicklung eines Kapillarelektrophorese-Systems möglich, welches nicht nur eine, sondern 96 Kapillaren parallel zur gleichzeitigen Sequenzierung von DNA einsetzt (Abb. 1). Es ist sehr unwahrscheinlich, das diese rasante Entwicklung neuester Technologien ohne die Notwendigkeit des Human-Genom-Projekt erfolgt wäre, die Sequenzdaten waren sozusagen der Katalysator für diese Technologien (Übersicht: Vukmirovic u. Tilghman 2000).

## 2
## Beginn des postgenomischen Zeitalters

Sobald die gesamte genomische Information eines Organismus wie jetzt die des Menschen zur Verfügung steht, ändert sich die Herausforderung von der reinen Identifikation der Sequenz hin zum Verständnis der Funktion der einzelnen Gene im postgenomischen Zeitalter zum sogenannten functional genomics. Ziel dieses neuen Ansatzes wird es sein, Funktionselemente in jedem der Gene eines Organismus zuzuordnen und zwar mit systematischen Hochdurchsatz-Methoden wie des HTS (high throughput screening). Die Zusammenstellung der verschiedenen Funktionen eines Gens ist schwierig zu erstellen. Diese Wissenslücke zur Entwicklung eines neuartigen ganzheitlichen Genom-Verständnisses wird durch die Er-

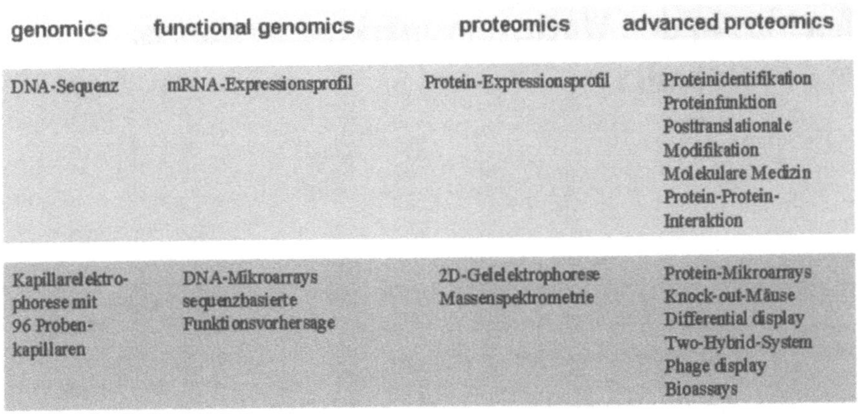


**Abb. 1.** Der Übergang von Genomics zu Proteomics. Die Informationen, die man aus den gesamtheitlichen Ansätzen erhält sind im grünen Feld wiedergegeben. Angewandte Technologien und Methoden, die die notwendigen Daten zur Erstellung des Genoms oder Proteoms generieren sind im roten Feld aufgelistet.

stellung von Expressionsprofilen versucht zu schliessen (Abb. 1). Expressionsprofile geben die Gesamtheit aller Gene wieder, die unter definierten Bedingungen expremiert werden, d.h. welche Gene zu einem Zeitpunkt transkribiert und in die entsprechende mRNA übersetzt werden. Die Information der mRNA wird in ein DNA-Molekül kopiert (cDNA), mittels Polymerase-Ketten-Reaktion (PCR, polymerase chain reaction) amplifiziert und die einzelnen DNA-Moleküle im Elektophoresegel identifiziert. Somit können die erhaltenen Expressionsmuster, die in der Gesamtheit das Expressionsprofil darstellen, von Zellpopulationen oder Gewebeproben verglichen werden (Meese, 1998).

Mittlerweile gibt es weitergehende Ansätze zur Erfassung der Funktion von Genen anhand eines Algorithmus für eine genomweite Vorhersage der Proteinfunktion (Marcotte et al. 1999) oder durch vergleichende Genomanalysen (Pellegrini et al. 1999), die konservative Gene in verschiedenen Organismen identifizieren sollen. Neue Berechnungsmethoden, die über die traditionellen Korrelationsberechnung zwischen Aminosäuren hinausgehen, lösen diese ab. Anstelle der klassischen Methoden treten Methoden zur Erfassung von Sequenzhomologien, die Korrelationen von Paaren von Proteinen in verschiedensten Spezies erkennen, sogenannte phylogenetische Methoden. Mit der Gen-Nachbar-Methode dagegen erfasst man die Position der Gene auf den Chromosomen (Übersicht: Eisenberg et al. 2000). Durch die Analyse der Genom- und Expressionsdaten mit diesen neuartigen Methoden werden Netzwerke funktioneller Verbindungen zwischen Proteinen in einer Zelle deutlich und verändern fundamental die Bedeutung der Funktion eines Proteins. Um die Funktion der Gene und ihrer Proteine vollständig zu verstehen, müssen aus den verschiedensten biowissenschaftlichen Disziplinen die Informationen zu jedem einzelnen Gen zusammengestellt werden, wie aus der Molekularbiologie, Biochemie, Zellbiologie, Strukturbiologie, Physiologie, Genetik und Bioinformatik.

## 3
## Proteomics, die Erfassung der Proteinfunktionen

Bisher standen Biowissenschaftlern prinzipiell folgende Wege zur Aufklärung der Proteinfunktion zur Verfügung. So wurden biochemische, genetische oder strukturelle Experimente zur Erfassung der Funktion eines individuellen Proteinmoleküls durchgeführt und die Daten erfasst. Wenn aus diesen Daten eine Funktion einem bestimmten Protein zugeordnet werden konnte, hat man anschließend durch Datenbankrecherchen Proteine mit ähnlicher Funktion aus dem Vergleich der Aminosäuresequenzen gefunden (Homologie-Methode, z.B. das BLAST-Programm, Altschul et al., 1997). Mittels dieser Homologie-Methode kann zirka die Hälfte einer Genomsequenz einer bestimmte Funktion zugewiesen werden. Mit dieser Methode können gewöhnlicherweise einige molekulare Funktionen von Proteinen erfasst werden, aber nicht die Rolle des Proteins in seiner zellulären Funktion. Aus diesem Grund hat man angefangen, die Gesamtheit der Proteine, bezeichnet als proteomics, mittels zweidimensionaler Gelelektrophorese aufzutrennen und anschließender Massenspektrometrie aus Zelllysaten zu identifizieren (Pandey u. Mann, 2000). Dadurch kann man im Vergleich zum Gen-Expressionsprofil nicht nur feststellen, welches Gen unter definierten Bedingungen transkribiert wird, sondern nun auch die translatierten Proteine im Protein-Expressionsprofil erfassen. In den neuen fortgeschrittenen Ansätzen, dem advanced proteomics, versucht man zusätzliche Informationen zu den Proteinfunktionen zu erhalten. Dazu werden die verschiedensten molekularbiologischen, biochemischen und technologischen Möglichkeiten genutzt, die verfügbar sind (Abb. 1). So werden posttranslationale Modifikationen wie Phosphorylierung oder Glycosylierung erfasst, die anhand der Proteinsequenz nicht erkennbar sind, aber für die Funktion wie z.B. An- oder Abschalten von Enzymen essentiell sind. Zur Funktionsbestimmung des Proteins gibt es verschiedenste Assays, so zur Bestimmung der Enzymaktivität sowie Bioassays und molekularbiologische Möglichkeiten wie knock-out-Mäuse bzw. Deletionen und anschließende Phänotypbestimmung. Ansätze der molekularen Medizin werden nicht mehr ausschließlich von Pharmazeuten genutzt, sondern von Biowissenschaftlern zur gezielten Identifikation der Ziele von Medikamenten in den Proteinmolekülen oder zur gewünschten Trennung von Protein-Protein-Wechselwirkungen. Ein anderer Ansatz ist der Differential Display, ein vereinfachten Methode zur Erfassung der mRNA-Profile ( Meese, 1998). Zur Bestimmung von Protein-Protein-Interaktionen können ebenfalls molekularbiologische Methoden wie das Hefe-Two-Hybrid-System oder Phage display genutzt werden. Das Two-Hybrid-System weist Protein-Protein-Wechselwirkungen in intakten Zellen ausschließlich auf genetischer Basis nach, daß heißt es umgeht die Nachteile der biochemischen Detektion (Kolanus, 1998). Im Phage-display werden in Überexpression rekombinante Proteine auf der Zelloberfläche durch Fusion mit Phagenhüllproteinen expremiert. Anschließend können potentiell neue Bindeproteine selektiert werden (Schäffner u. Schwarz, 1998). Die Proteinidentifikation ansich wird mit ein- oder zweidimensionalen Gelen durchgeführt, nachdem die Probe vorher einer Affinitätschromatographie zur Anreicherung spezifischer Proteine unterzogen wurde. Sehr erfolgversprechend bei der Proteinidentifikation ist die Anwendung von neuen Technologien, den sogenannten Proteinchips, eine Variante der Biochips.

## 4
## Biochips, Mikroarrays & Co

Angesichts der Lawine von schon bekannten und der ständig wachsenden Anzahl an Genomsequenzen sind die Biowissenschaftler und Mediziner konfrontiert mit dem Aspekt von umfangreichen Datensammlungen mit nur geringer Informationstiefe. Um hier in entsprechendem Umfang mehr Informationstiefe zu gewinnen sind neue Technologien notwendig. Darunter die vielseitigen Mikroarrays; dies sind Biochips mit kleinen geordneten Feldern, in denen punktförmig bis zu mehrere tausend Biomoleküle wie DNA oder Proteine gebunden sind. Unter den Mikroarrays sind derzeit die Hochdichte-Arrays mit Oligonukleotiden oder cDNAs am weitesten verbreitet. Die Funktionsweise von Nukleinsäurearrays ist denkbar einfach; nur die Nukleinsäuren werden aus einer Lösung mit einer Vielzahl verschiedener markierter RNA oder DNA-Moleküle gebunden, die komplementär zu einem auf der Mikroarray-Fläche gebundenen Oligonukleotid sind (Abb. 2). Die Anwendung von Nukleinsäure-Arrays wird schon seit einigen Jahren in biologischen Experimenten vollzogen (Southern et al. 1994, Zhao et al. 1995). Anfangs wurden DNA-Fragmente aus cDNA-Bibliotheken auf Nitrocellulose gebunden und radioaktiv markierte hybridisierte Oligonukleotide angewandt. Mittlerweile werden Glasoberflächen und Fluoreszenzmarker in Mikroarrays eingesetzt. Mit der Entwicklung neuer Technologien kann man nun miniaturisierte DNA-Arrays verwenden, die eine Zunahme der experimentellen Effizienz und des Informationsgehalts gewährleisten. Arrays mit mehr als 250 000 unterschiedlichen Oligonukleotiden oder 10 000 verschiedenen cDNAs pro Quadratzentimeter können jetzt in signifikanter Stückzahl produziert werden. Aus diesem Grund spricht man auch vom Herunterladen des Genoms auf einen Chip. Es gibt mittlerweile verschiedenste technische Varianten, die sich z.B. in der Oberfläche unterscheiden (Glas, Kunststoff, Gold, Gel, Membran). Dabei ist das Prinzip der parallelen Hybridisierung an lokalisierte und gebundene Oligonukleotide und die anschießende Detektion der gebundenen Moleküle aus der Probe überall beibehalten. Dank dieser Mikrorarrays ist es nun möglich Expressionsprofile zu den tausenden von reinen Informationsdaten zu erhalten (functional genomcis), um damit eine größere Informationstiefe zu den einzelnen Genen zu erhalten (Übersicht Pandey u. Mann 2000). In Zukunft werden neben den DNA-Mikroarrays die vielfältigsten Biochips ihre Anwendung finden, derzeit sind diese neuen Technologien wie die Proteinchips in der Entwicklung oder schon in den ersten Pilotstudien im Einsatz.

## 5
## Erster medizinischer Erfolg von Mikroarrays

Miniaturisierte biologische Detektionssysteme werden allgemein als ein Trend der Zukunft akzeptiert. Das die Anwendung solcher technischen Konzepte sowohl

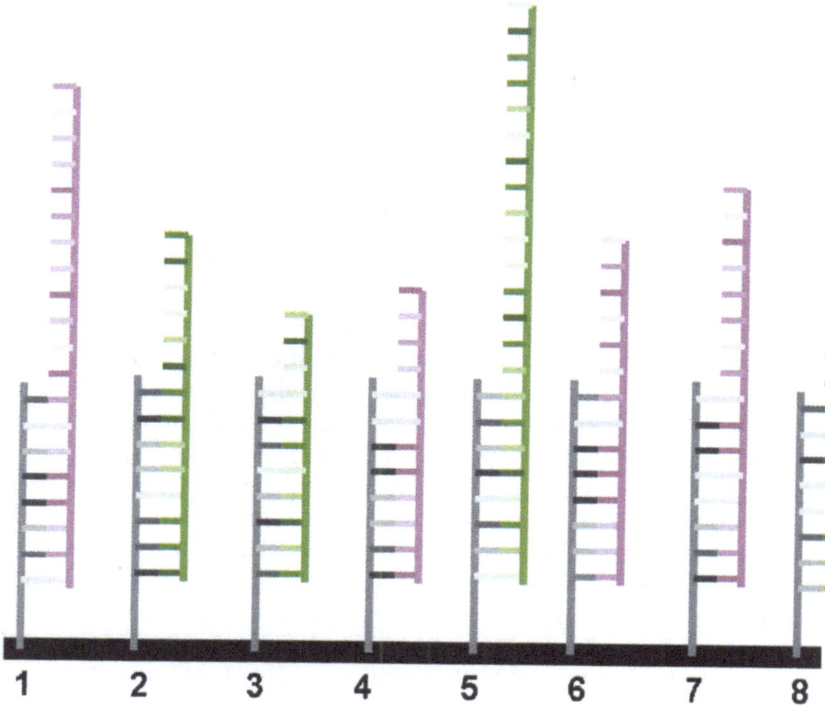


**Abb. 2.** Prinzip von DNA-Mikroarrays. Auf einer Matrix (schwarz) sind eine Vielzahl von Oligonukleotiden spezifischer Gene (grau) an genau definierten Positionen (1–8) gebunden. Die Expression eines jeden Gens kann in zwei Zellpopulationen verglichen werden. Dazu wird die expremierte mRNA in der einen Zellpopulation mit einem rot fluoresziierenden Farbstoff markiert (rote Nukleotide), die der anderen Population mit einem grünen Fluoreszenz (grüne Nukleotide). Die Transkripte binden spezifisch an ihren Genabschnitten, die als komplementäre DNA-Fragmente (grau) auf dem Mikroarray lokalisiert sind. Anschließend wird mit einem Mikroarray-Reader die Fluoreszenz an den einzelnen Positionen erfasst und per Computer dem dort lokalisierten Genfragment zugeordnet. Somit erhält man einen Schnappschuß der Genaktivität von bis zu mehreren tausend Genen gleichzeitig und kann damit einen definierten Zellstatus genau charakterisieren.

Erfolge bei der Geschwindigkeit als auch bei der Kostenreduktion bringt, ist schlüssig. Das jedoch darüber hinaus ganz neue medizinische Möglichkeiten erschlossen werden können, zeigt die erste bahnbrechende medizinische Nutzung von Mikroarrays in der Tumor-Diagnostik.

Trotz der Vielzahl an klinischen, morphologischen und molekularen Parametern, die zur Klassifizierung von humanen Tumoren heutzutage benutzt werden, können Patienten, die eine gleiche Diagnose erhalten haben, deutlich unterschiedliche klinische Verläufe und Reaktionen auf Behandlungsmethoden zeigen. Es besteht wenig Zweifel daran, das die gegenwärtige Krebs-Taxonomie vereinfacht ist im Vergleich zur molekular eindeutigen Krankheiten mit distinkten klinischen Phänotypen. Die hohe molekulare Heterogenität innerhalb der individuellen Krebsdiagnostik-Kategorien ist deutlich zu erkennen an der variablen Präsenz von

Chromosomentranslokationen, Deletionen von Tumorsuppressorgenen und verschiedensten Chromosomenanomalien. Die Klassifizierung von humanen Tumoren wird zunehmend informativer und klinisch nützlicher je mehr molekulare Analysen des Tumors durchgeführt werden. Genau hierfür bieten sich Mikroarrays als Technik der Wahl an. Am Beispiel des großen B-Zell-Lymphom, eines malignen Tumors spezifischer Blutzellen, kann dies eindrucksvoll gezeigt werden. Das diffuse große B-Zell-Lymphom (DLBCL), der häufigste Subtyp des Non-Hodgkin-Lymphoms, ist klinisch heterogen. 40% der Patienten sprechen gut auf die gegenwärtige Therapie an und haben somit eine verlängerte Überlebensrate im Gegensatz zu den restlichen Patienten, die der Krankheit erliegen. Es wurde vermutet, das diese Variabilität eine bisher unbekannte molekulare Heterogenität des Tumors wiederspiegelt, die mit bisherigen Methoden und Techniken nicht nachgewiesen werden konnte. Durch die Anwendung von DNA-Mikroarrays kann eine systematische Charakterisierung der Genexpression in B-Zell-Tumoren durchgeführt werden. Alizadeh und Kollegen zeigen Unterschiede in der Genexpression zwischen den Tumoren von DLBCL-Patienten, wobei diese in Tumorproliferationsrate, Wirtsantwort und Differenzierungsstatus des Tumors variieren (Alizadeh et al. 2000). Die Wissenschaftler können zwei molekular distinkte Formen von DLBCL identifizieren, welche Genexpressionsmuster zeigen, die unterschiedliche B-Zell-Differenzierungen aufzeigen. Eine Vielzahl von individuellen Markern wurde hier genutzt um zwei Subtypen von DLBCL zu definieren. Die beiden DLBCL-Subtypen unterscheiden sich in der Expression von hunderten von Genen und diese Gene sind verwandt mit Subgruppen von B-Zellen in der Differenzierung oder Aktivierung. Ein Typ expremiert Gene, die charakteristisch für Keimzentrum-B-Zellen sind, der zweite Typ expremiert Gene, die charakteristisch für normal aktivierte periphere Blut-B-Zellen sind.

Das Entscheidende dieser neuartigen diagnostischen Möglichkeit ist die Tatsache, das die Genexpressionsprofile auch prognostische Subgruppen definieren. Wie die Studie deutlich zeigt, werden trotz vergleichbarer Standard-Multichemotherapien signifikant unterschiedliche Erfolgsraten erzielt. Patienten mit Keimzentrum B-Zell-DLBCL haben eine signifikant bessere Überlebensrate als diese mit aktivierten B-Zell-DLBCL. Die 5-Jahres-Überlebensrate betrug für Keimzentrum B-Zell-DLBCL 76% im Gegensatz zu den Patienten mit aktivierten B-Zell-DLBCL, von denen nur 16% fünf Jahre nach der Erstdiagnose noch lebten. Dies legt nahe, die beiden DLBCL-Subtypen als unterschiedliche Krankheiten zu betrachten. Die Genauigkeit der bisherigen morphologischen Diagnose war, auch wenn sie mit Immunhistochemie kombiniert wurde, ineffizient um die im Falle des DLBCL vermuteten Subtypen zu identifizieren. Die molekulare Klassifizierung von Tumoren auf der Basis von Genexpressionsprofilen kann somit bisher unentdeckte und klinisch signifikante Subtypen von malignen Tumoren unterscheiden. Diese Studie zeigt, das ein genomischer Blick auf die Genexpression in der Krebsforschung Klarheit in die vorher unklaren diagnostischen Kategorien bringen kann. Mit dieser medizinischen Anwendung von Mikroarrays kann dem Kliniker sowohl eine vorher nicht mögliche diagnostische Differenzierung als auch eine große Hilfe bei der Erstellung der geeigneten Tumortherapie an die Hand gegeben werden.

## 6 Zukunft der Biochips in der medizinischen Forschung und Anwendung

Die Anwendung von Biochips und Arrays wird die Biomedizin revolutionieren, sie wird ein integraler Bestandteil des täglichen Arbeitens in einem typischen labormedizinschen oder molekularbiologischen Labor werden (Übersicht: Lockhart u. Winzeler 2000). Trotz ihres schnellen Wachstums steckt diese Technologie derzeit noch in den Kinderschuhen, mit viel Raum für angewandte Methoden und weitere Entwicklungen. Vermutlich wird die Entwicklung neuer Methoden und der Gebrauch von Biochips und Arrays parallel zu anderen Genom-Methoden ähnlich erfolgen wie dies bei der Etablierung von Computern und Hightech-Geräten war, die als exotische und teure Werkzeuge zuerst in die Hände einiger weniger Anwender und Entwickler in molekularbiologische Labore kamen. Diese veränderten sich schnell zu einfach zu nutzenden, besser zugänglichen und überzeugenden Werkzeugen, die individuell konzipiert und heutzutage in jedem Gen-Labor zu finden sind.

So findet man heute schon nukleinsäurebasierende Methoden, die bis vor kurzen als exotisch und zu teuer galten, mehr und mehr in Routineanwendungen, was man einfach anhand des rapiden Anstiegs an Publikationen erkennen kann, die Daten enthalten, die mit diesen Methoden erzielt worden sind. Trotz der relativ jungen Technologie Biochips und Mikroarrays ist der konkrete medizinische Nutzen, der noch vor wenigen Jahren eher der Science fiction zugeordnet wurde, nun klar erkennbar.

Zukünftig werden Biochips und Mikroarrays neben den bisherigen DNA-Chips mit Peptiden, Proteinen, kleinen Molekülen, mRNA, Klonen und Zellen weit verbreitet sein. Die kombinierte Nutzung der technologischen mit den molekularbiologischen Methoden in Genomics und Proteomics erhöht die Chance, zu verstehen wie alle Gene und Proteine funktionieren und reguliert werden, wie eine Zelle arbeitet und wie eine Krankheit entsteht. Erst dann haben wie die Möglichkeit, neue Wege zu entdecken, wie man interzelluläre anormale Prozesse steuern kann um die Gesundheit und das Wohlbefinden des Menschen in Zukunft zu verbessern.

## Literatur

Alizadeh AA et al. & Staudt LM (2000) Distinct types of diffuse large B-cell lymphoma identified by gene expression profiling. Nature 403, S 503–511

Altschul SF, Madden TL, Schaffer AA, Zhang J, Zhang Z, Miller W, Lipman DJ (1997) Gapped BLAST and PSI-BLAST: a new generation of protein database search programs. Nucleic Acid Research 25, S 3389–3402

Eisenberg D, Marcotte EM, Xenarios I, Yeates TO (2000) Protein function in the post-genomic era. Nature 405, S 823–826

Kolanus W (1998) Protein-Protein-Wechselwirkungen: das Two-Hybrid-System. In: Lottspeich F, Zorbas H (Hrsg) Bioanalytik. Spektrum Akademischer Verlag, Heidelberg, S 901–914

Lockhart DJ, Winzeler EA (2000) Genomics, gene expression and DNA arrays. Nature 405, S 827–836

Marcotte EM, Pellegrini M, Thompson MJ, Yeates TO, Eisenberg D (1999) A combined algorithm for genome-wide-prediction of protein function. Nature 402, 83–86

Meese E (1998) Differentielle Genaktivität. In: Lottspeich F, Zorbas H (Hrsg) Bioanalytik. Spektrum Akademischer Verlag, Heidelberg, S 867–876

Pandey A, Mann M (2000) Proteomics to study genes and genomes. Nature 405, S 837–846

Pellegrini M, Marcotte EM, Thompson MJ, Eisenberg D, Yeates TO (1999) Assigning protein functions by comperative genome analysis: protein phylogenetic profiles. Proc. Natl. Acad. Sci. USA 96, S 4285–4288

Schäffner J, Schwarz E (1998) Überexpression. In: Lottspeich F, Zorbas H (Hrsg) Bioanalytik. Spektrum Akademischer Verlag, Heidelberg, S 959–977

Southern EM, Case-Green SC, Elder JK, Johnson M, Mir KU, Wang L, Williams JC (1994) Arrays of complementary oligonucleotides for analysing the hybridisation behaviour of nucleic acids. Nucleic Acids Research 22, S 1368–1373

Vukmirovic OG, Tilghman SM (2000) Exploring genome space. Nature 405, S 820–822

Smith V, Chou KN, Lashkari D, Botstein D, Brown D (1996) Functional analysis of the genes of yeast chromosome V by genetic footprinting. Science 274, S 2069–2074

Zhao N, Hashida H, Takahashi N, Misumi Y, Sakaki Y (1995) High-density cDNA filter analysis: a novel approach for large-scale, quantitative analysis of gene expression. Gene 156, S 207–213

# KAPITEL 37

# Nanotechnologie in der Medizin

W. M. Heckl

## 1 Einführung

Nanotechnologie eröffnet als Schlüsseltechnologie des 21. Jahrhunderts neue und teilweise phantastisch anmutende Perspektiven für die Medizin. Unter Nanotechnologie versteht man die Sichtbarmachung und Kontrolle, sowie die Beeinflussung und Bearbeitung von Materie auf der Nanometerskala ($10^{-9}$ m), also der Skala von Proteinen, Molekülen bis hinein in den Größenbereich einzelner Atome. Erfolge auf dem Weg dorthin erfordern in hohem Maße eine interdisziplinäre Arbeitsweise, denn ein DNA Molekül ist z.B. nicht nur ein chemisches Makromolekül, sondern gehorcht natürlich den physikalischen Regeln der Quantenmechanik, so wie es auch Grundlage der biologischen Prinzipien der Vererbung ist. Nicht zuletzt hat auch neben dem genetic engineering die Ingenieurskunst auf den Gebieten der Mikrotechnologie (Ultrahochpräzisionsbauteile, massive computing) und Nanomechanik ihren Teil beizutragen, will man beispielsweise nanoelektromechanische Bauteile entwickeln, die im Körperinneren als Sensoren oder aktive „Reparatureinheiten" eingesetzt werden können.

Anwendungsmöglichkeiten reichen von der medizinischen Diagnostik, über Weiterentwicklungen der minimal invasiven Chirurgie bis hin zu therapeutischen Anwendungen. In der Entwicklung befinden sich seit längerem Drug-delivery Systeme, die therapeutisch wirksame Moleküle in Nanopartikelkäfige (z.B. C60, Buckminsterfullerene) einkapseln und deren Austritt am Wirkort im Körperinneren von Außen z.B. über elektromagnetische Felder gesteuert werden kann. Da die gesamte Biologie und damit die Medizin im Prinzip auf nanotechnologischen Verfahren beruht (z.B. molekulare Erkennungsmechanismen, Schloßschlüssel Prinzip, genetischer Code, Proteinbiosynthese, usw.) ist die Fülle nanotechnologischer Einsatzmöglichkeiten in der Medizin nicht abzusehen. Auf der Anderen Seite stellt die ungeheure Komplexität der biologisch-chemischen Mechanismen momentan noch eine große Hürde für die seit wenigen Jahren sich entwickelnde Nanotechnologie im biomedizinischen Einsatzbereich dar.

Was ist so neu am Konzept der Nanotechnologie? Die gegenwärtige Technologie versucht in immer kleinere Dimensionen (Stichwort Mikrochips, Biosensoren, etc.) vorzustoßen, indem von einem großen Werkstück ausgegangen und dieses mit physikalischen Methoden bis zur gewünschten Größe verkleinert wird („down scaling").

Diese Vorgehensweise findet seine natürlichen Grenzen beispielsweise in der Wellenlänge des Lichts, das zur Strukturierung von integrierten Schaltkreisen benutzt wird.

Ein technologisch völlig neuartiger Ansatz besteht nun darin, von den elementaren Bausteinen wie Atomen und Molekülen auszugehen und durch das Schritt-für Schritt Verarbeiten die gewünschten funktionalen Einheiten zusammenzubauen („up scaling").

Für diese Verfahrensweise gibt es zahlreiche Vorbilder in der Natur. Beispielsweise bauen molekulare Nanomaschinen in Form der Ribosomen in den Zellen der Lebewesen Proteine aus einzelnen Aminosäuren auf. Der genetische Code der DNA Doppelhelix wird durch eine natürliche molekulare Ablesemaschine in die Sprache der Proteine übertragen.

Die technologischen Verfahren befinden sich, was die praktische Durchführung anbelangt, jedoch erst ganz am Anfang der Entwicklung. Grundlegende physikalische Prinzipien müssen erforscht werden, die auf der Ebene der Quantenwelt oder im biologischen Bereich auf der einzelner Gene wirken, und ganz neuer Verfahrensweisen bedürfen.

Die Erkenntnisse der Nanowissenschaften führen beispielsweise zur Beherrschung von Nanomechnik bzw. Molekülmechanik, Nanoelektronik, usw. und eröffnen damit ein Potential, ganz neue Eigenschaften von Materie für technologische Zwecke auszunutzen (z.B. Nanopartikeloberflächenbeschichtungen, Nanopartikellichtquellen, Einzel-Elektronentransistor, Molekulare Elektronik, Quantencomputer, Neurocomputer Molecular Surgery, DNA- biomechanisch/ bioelektronische Hybridbausteine, usw.).

Eine intelligente Molekularelektronik mit zum Teil natürlichen, zum Teil künstlich hergestellten Komponenten könnte mittelfristig entwickelt werden mit all ihren Vorteilen hinsichtlich Energieverbrauch, Schaltgeschwindigkeit usw. Natürlich darf man auch potentielle Gefahren nicht übersehen, die z.B. in der inhärenten Fragilität solcher biomechnisch/ bioelektronischer Hybrid-Devices liegen. Dies reicht bis hin zur Degeneration unter Umwelteinflüssen physikalischer Art wie Licht, elektromagnetische Felder, Feuchtigkeit usw. Aber auch der Einfluß von Mikroorganismen, die als Freßfeinde agieren könnten, wenn es sich um biologische Materie handelt, ist zu berücksichtigen. Wird das Immunsystem jenes vielzitierte Beispiel eines molekularen U-Bootes, das die Blutbahnen reinigt, nicht sofort als Fremdkörper erkennen und ausschalten ? Man fühlt sich an jenen berühmten Film aus den zechziger Jahren „Eine Reise in das Innere des Körpers" erinnert. So wird auch eine neue Produktionstechnologie erforderlich sein, die nicht mehr die Partikelreinheit als allerhöchstes Ziel hat, sondern darüberhinaus, oder statt dessen, die biologische Reinheit ins Zentrum rückt.

Damit könnte es im nächsten Jahrhundert zu einer Ablösung der heutigen Siliziumtechnologie durch eine Nanoindustrie kommen. Schlüsselelemente auf dem Weg dorthin werden die Rastersondenmethoden sein, da sie zugleich Mikroskop und Werkzeug für die Nanowelt in sich vereinen. Auf Grund des Konstruktionsprinzips der Rastersondenmikroskope können diese sowohl zur hochauflösenden Abbildung als auch zur Manipulation von Materie, von einzelnen Atomen und Molekülen benutzt werden. Um mit solchen Nanowerkzeugen zu operieren, haben wir einen Nanomanipulator konstruiert, der es erst erlaubt, die Grobheit unserer

Handbewegungen computergesteuert in die Nanobewegungen von Nanowerkzeugen umzusetzen.

## 2 Rastersondenmikroskope

Rastersondenmikroskope eröffnen auf ideale Weise das Tor zu Nanowelt, da sie auf der submikro- bis hin zur Nanometerskala abbilden können, und ihre Spitze zugleich als Nanowerkzeug benutzt werden kann.

Das Prinzip der Rastersondenmikroskope ist genial einfach. Zeilenweise rastert eine bis zu atomar spitze Nadel die abzubildende Probenoberfläche im Abstand von etwa 1 nm ab, und erzeugt durch Messung der lokalen spezifischen Wechselwirkung zwischen Spitzenatom und Oberlächenatom ein dreidimensionales Bild der Oberfläche. Im Rastertunnelmikroskop wird als Wechselwirkung der nur quantenmechanisch zu erklärende Tunnelstrom benutzt, so daß ein elektronisches Bild der lokalen Oberflächendichtezustände mit atomarer Auflösung entsteht. Im Rasterkraftmikroskop, das im Prinzip wie ein miniaturisierter Plattenspieler arbeitet, werden die unterschiedlichen Kräfte zwischen Probe und Spitze (elektrostatisch, van-der Waals, Dispersion, Pauli-Abstoßung u.a.) über die Verbiegung eines winzigen Federbalkens gemessen und zur Bildentstehung herangezogen. Es eignet sich besonders gut für biologisches Material, da keine elektrische Leitfähigkeit wie beim Rastertunnelmikroskop vorausgesetzt wird.

Abbildung 1 zeigt das Auflösungsvermögen eines Rastertunnelmikroskops, wo ein einzelnes Schwefelatom einer Kristalloberfläche entfernt wurde.

Beiden Mikroskoptypen ist gemeinsam, daß sie auch als Nanowerkzeug benutzt werden können, wenn man die Spitze nahe genug an die Oberfläche heranführt. Dies ist in Abb2. Bei der Entnahme einer einzelnen DNA-Base Adenin demonstriert (NanoAblation).

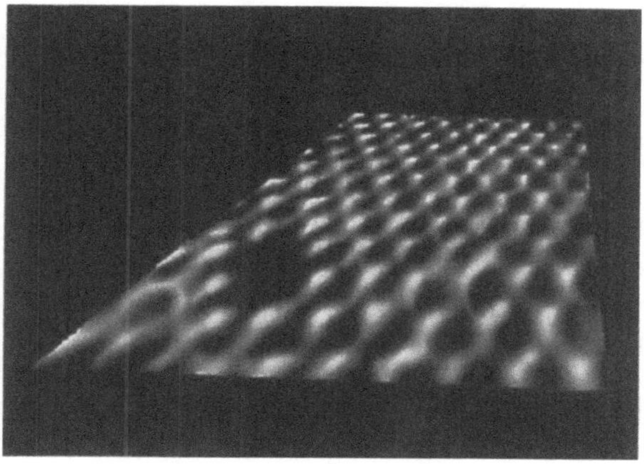

**Abb. 1.** Einatomarer Defekt (Wolfgang M. Heckl und John Maddocks, Guinnes Book of Records 1993ff: Kleinstes Loch der Welt) in hundermillionenfacher Vergrößerung

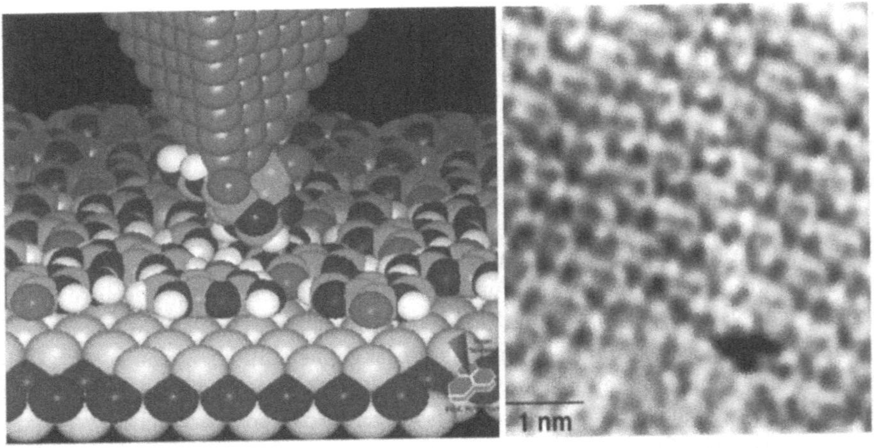


**Abb. 2.** Prinzip des rastertunnelmikroskopischen Nanowerkzeugs bei der Entnahme eines einzelnen DNA-Moleküls und Ergebnis in ca. 10 millionfachen Vergrößerung

### Das Rasterkraftmikroskop

Das Rasterkraftmikroskop ist konzeptionell das einfachste innerhalb der Familie der Rastersondenmikroskope, die im Nahfeld der Probe arbeiten. In seiner Abtastmethode ist es gut vergleichbar mit einer miniaturisierten Plattenspielernadel, die anstelle von Auflagekräften im Bereich von einigen Millinewton Kräfte im Bereich von Nanonewton (also um den Faktor eine Million reduziert und geringer) benutzt. Dies wird dadurch möglich daß eine kleine Feder mit den Abmessungen von wenigen Mikrometern sehr weich, daß heißt mit extrem kleiner Biegesteifigkeit hergestellt werden kann. Dies geschieht heute weitgehend mit Hilfe der anistropen Siliziumätz- und Mirkobearbeitungstechnik. Auf der Spitze der Feder sitzt vorne eine winzige Nadel mit nur ca. 10 nm Durchmesser am Ende. Diese kommt beim Abrastern in Kontakt mit der Probe, so daß die Feder je nach Probenoberfläche etwas nach oben verbogen oder nach unten gezogen wird, (d.h. abstoßende oder anziehende Kräfte) und zusätzlich zur Topographie die Steifigkeit der Probe gemessen werden.

## 3 Nanomanipulator

Beim Nanomanipulator/Nanoextraktor handelt es sich um ein mit Nanometerpräzision in 3 Raumrichtungen frei steuerbaren piezoelektrischen Manipulator für Nanowerkzeuge. Die angewendeten Kräfte können direkt über einen Kraftrückkopplungsmechnismus erspürt werden. Über einen vierten Kanal kann eine Beprobung vorgenommen werden. Sein Einsatz in den Biowissenschaften liegt bei der sterilen Extraktion von Femtogramm kleinen Mengen von Biomaterial aus Geweben, Zellbestandteilen und insbesondere Chromosomen mittels einer Nanoschaufel. Der Extraktionsort kann vorher mit einem hochauflösenden opti-

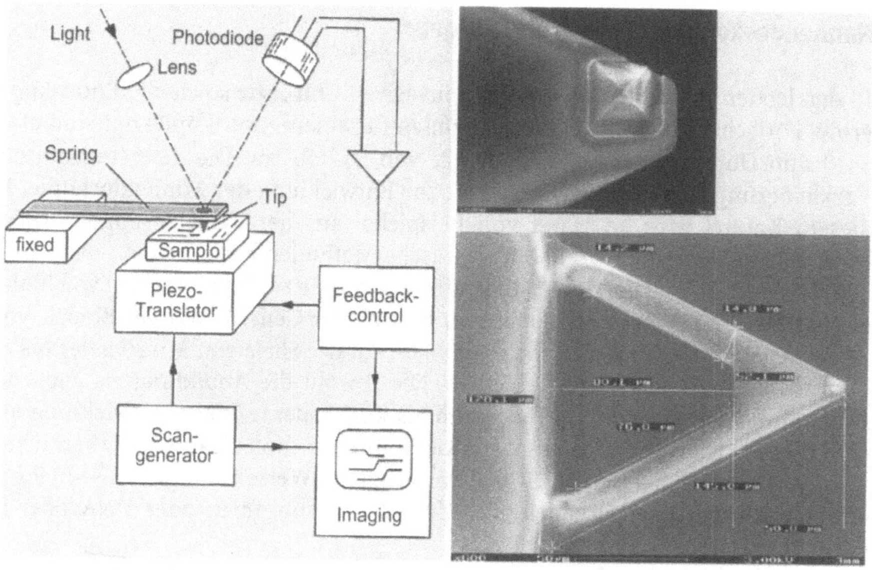


**Abb. 3.** Prinzipieller Aufbau eines Rasterkraftmikroskops sowie Abtastnadeln

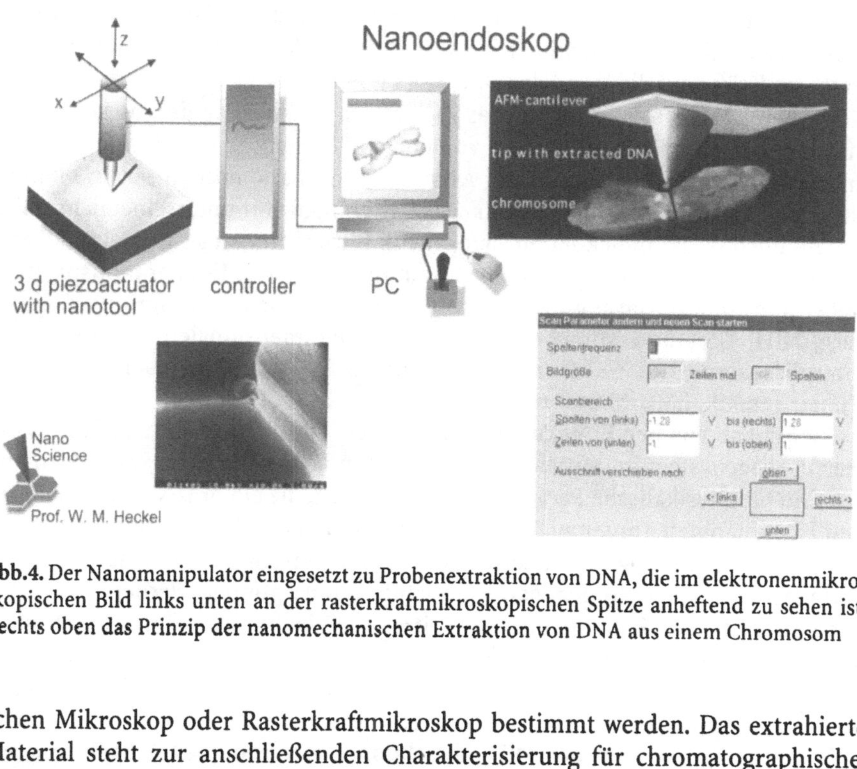


**Abb.4.** Der Nanomanipulator eingesetzt zu Probenextraktion von DNA, die im elektronenmikroskopischen Bild links unten an der rasterkraftmikroskopischen Spitze anheftend zu sehen ist. Rechts oben das Prinzip der nanomechanischen Extraktion von DNA aus einem Chromosom

schen Mikroskop oder Rasterkraftmikroskop bestimmt werden. Das extrahierte Material steht zur anschließenden Charakterisierung für chromatographische, massenspektroskopische oder biochemische Zwecke (z.B. PCR-Amplifizierung) zur Verfügung.

## Nanoendoskopie und Molecular Surgery

In den letzten Jahren hat die minimal invasiven Chirurgie sowie die Endoskopie große Fortschritte erzielt. Typische Größen für einen Endoskopiekopf sind etwa 5–10 mm Durchmesser bei einer Länge von 50–150 cm. Die Bestrebungen der Verkleinerung führten in jüngster Zeit zur Entwicklung der Miniendoskopie. In diesem Kapitel wird an Hand von Beispielen aus der Arbeitsgruppe darüber berichtet, wie neue mikro/nanomechanische Methoden basierend auf der Lasermikrodissektion und auf der Rasterkraftmikroskopie zur Manipulation von biologischer Materie, insbesondere aus dem Bereich der Genetik und der Biopsie von Zellgewebe für die biochemische Diagnostik auf der Skala von Mikrometer bis zu Nanometer eingesetzt werden können. Die sowohl die Abbildung als auch die Bearbeitung umfassende Technik kann als konsequente Weiterentwicklung auf dem Weg zur Nanoendoskopie und in Richtung eines molecular surgery betrachtet werden. Natürlich müssen die Proben in geeigneter Weise vorliegen, etwa in Form einzelner präparierter Organelle wie Zellen, Chromosomen oder DNA oder in Form von Gewebedünnschnitten.

Methodische Schlüsselkomponenten sind dabei neben dem Laser die Rastersondenmikroskope, deren atomar feine Nadelspitze als Skalpell eingesetzt werden kann, wenn sie durch den Nanomanipulator gesteuert wird. Um dem Nanochirurgen ein Gefühl in die Hand zu geben werden die im μ- bis pico- Newtonbereich liegenden Kräfte bei der Manipulation von biologischen Material mittels eines Force-Feedback Joysticks, wie er bei Computerspielen vielfach benutzt wird, in spürbare Kräfte auf die Hand des Operators übertragen.

Im Bereich der Genetik ist es das Ziel, durch Etablierung der lasergestützten Mikroskopie und der Kombination von hochauflösender Rasterkraftmikroskopie mit dem gleichzeitigem Einsatz der AFM-Spitze als nanomechanischem Manipulationswerkzeug, genetische Sonden zu generieren, die für unterschiedlichste Fragestellungen in der molekularen Zytogenetik Einsatz finden können. Im näheren Interesse unserer Arbeitsgruppe in Zusammenarbeit mit Kooperationspartnern stehen Fragen zur Klärung der Chromosomenevolution (Arbeitsgruppe J. Wienberg, NIH, USA und München), sowie der dreidimensionalen Architektur im Interphasekern (Prof. G. Mazzotti, Anatomie, Universität Bologna, Prof. Cremer, Humangenetik, LMU München).

Ausgehend von den Erfahrungen, die mit der Mikrodissektion von Chromosomen vorliegen, steht im Mittelpunkt, grundlegende physikalische Randbedingungen und biophysikalische Parameter zu bestimmen, die ein präzises Manipulieren und Extrahieren der untersuchten Proben erst erlauben. Die bestehenden Verfahren zur Amplifizierung des isolierten genetischen Materials müssen auf die veränderte experimentelle Vorgehensweise adaptiert und optimiert werden.

Damit könnte in Zukunft auch ein Beitrag zur Weiterentwicklung der physikalischen Feinkartierung des menschlichen Genoms geleistet werden. Dazu soll die Kombination von mehreren Techniken aus dem Bereich der hochauflösenden Mikroskopie und der molekularen Biochemie dienen.

Die neuen Methoden der Mikrodissektion bieten ein breites Spektrum zur Generierung genetischer Sonden, die in vielfältigen Fragestellungen der molekularen Zytogenetik verwendet werden können. Chromosomenmikrodissektion mit

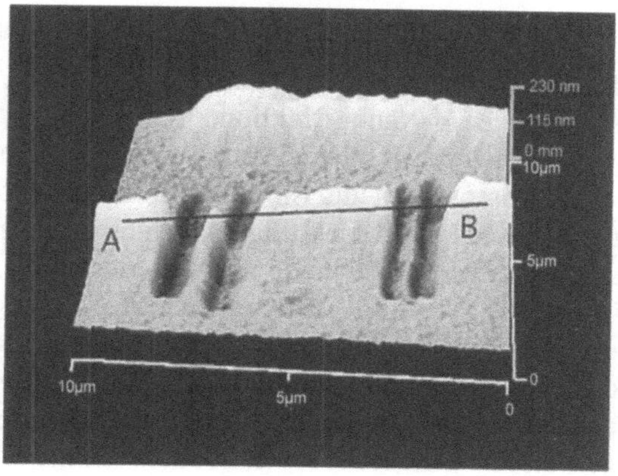


**Abb. 5.** Laserschnitte an einem Metaphasechromosom

**Tabelle 1.**

| genetisches Material | Sondengröße | Manipulationstechnik |
|---|---|---|
| Zellcluster | Fragestellung abhängig | NMD &LMD & LPC |
| Einzelzellen | " | NMD &LMD & LPC |
| Interphasekern | " | LMD & LPC, AFM-MD |
| genetisches Material | Chromosomen painting Proben | LMD & LPC |
| Metaphasechromosomen | 2–3 Mb | AFM-MD |
| gestreckte Chromatinfäden | um 400 kb | AFM-MD |
| zirkuläre DNA (z.B. Plasmidring) | um 1 kb | AFM-MD |

NMD: Needle Micro Dissection
LMD: Laser Micro Dissection
LPC: Laser Pressure Catapulting
AFM-MD: Atomic Force Microscope Micro Dissection

Hilfe von Glasnadeln hat sich in den letzten Jahren als eine Technik etabliert, die eine direkte Möglichkeit bietet, Proben aus beliebigen, mit zytogenischen Methoden erkennbar gemachten DNA-Bereichen, von Chromosomen bis zu Zellkernen zu gewinnen.

Durch den Einsatz der Glasnadelmikrodissektion (needle micro dissection, NMD), Lasermikrodissektion (laser micro dissection, LMD), Laser pressure catapulting (LPC) und AFM-Mikrodissektion (AFM-MD) in Verbindung mit anschließender Nanoextraktion stehen Mikroskope und Techniken zur Verfügung, die es erlauben, genetisches Material vom Mikro- bis zum Nanometerbereich zu entnehmen. Tabelle 1 gibt einen Überblick über die Größenverhältnisse (DNA- Menge in Mega-, bzw. Kilobasen) und die zu verwendende Technik.

Jede dieser Techniken hat verschiedene Vor- und Nachteile, teilweise sind die Methoden erst im reinen Experimentierstadium, wie die LMD- und LPC-Technik, sowie die AFM-Nanoextraktion.

Die Gewinnung von chromosomenspezifischer DNA durch Mikrodissektion von Chromosomen und Chromosomenabschnitten und Aufnahme des dissektierten Materials vom Objektträger mit einer Nadel und anschließender DOP-PCR hat sich als effiziente Methode zur Generierung von spezifischen DNA-Sonden bewährt. Die Präzision einer Probenentnahme ist durch die Größe der Nadelspitze und damit die Schnittbreite (≥1 µm) begrenzt. Bei der Lasermikrodissektion wird das zu isolierende Chromosomensegment mittels eines Laserstrahls von der benachbarten DNA dissektiert. Auch hier wird bislang eine Nadel verwendet, um das gewünschte genetische Material aufzunehmen und zur Weiterverarbeitung in ein Testgefäß zu transferieren. Dieses Verfahren bieten den Vorteil, daß nicht erwünschte Chromosomen zuvor mit Laserpulsen hoher Energie zerstört werden können (Laserablation).

### Anwendungsbeispiel

**Isolierung von Chromosomen mit Lasermikrodissektion**
Nachdem die auf einer geeigneten Folie aufgebrachten Metaphasechromosomen lichtoptisch detektiert wurden, werden sie mittels eines Laserschneidestrahls isoliert (Lasermikrodissektion) und anschließend mittels eines photonischen Impulses abgetrennt und in ein Auffanggefäß katapultiert. Damit stehen sie zur biochemischen Weiterverarbeitung zur Verfügung.

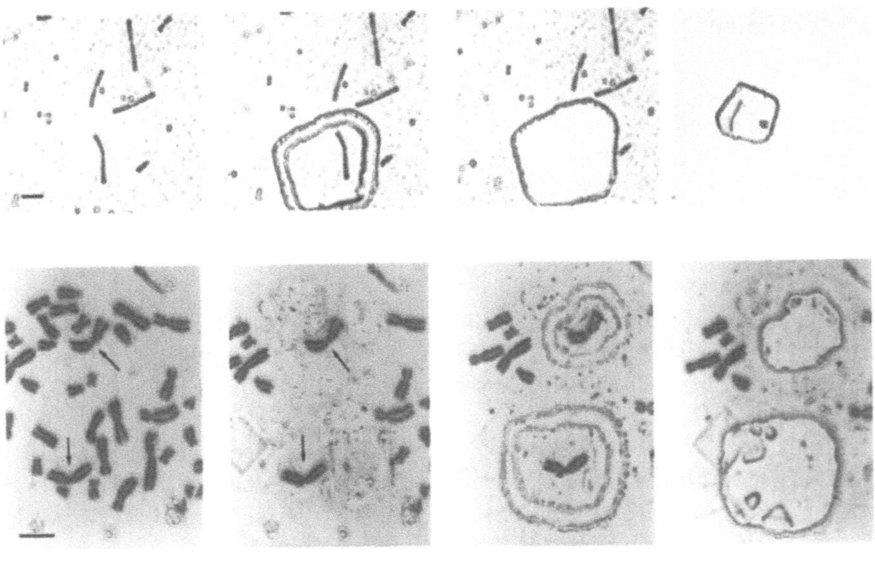

**Abb. 6.** Hamsterchromosomen (oben) menschliche Metaphasechromosomen (unten) werden mittels Lasertechniken isoliert und gesammelt

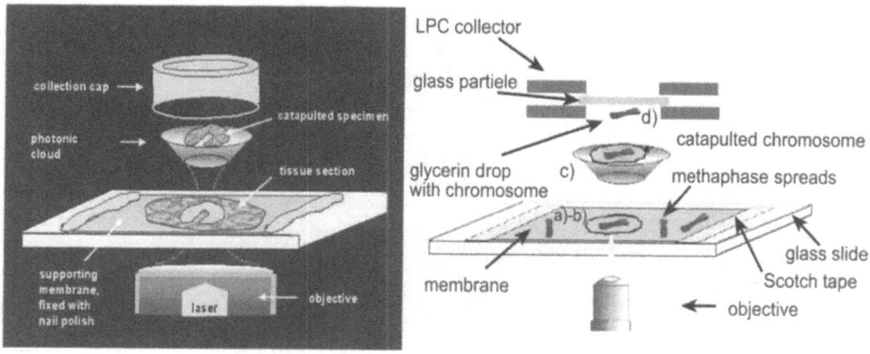


**Abb. 7.** Schematische Vorgehensweise beim Laser-Mikro-Dissektion (LMD) Laser-Pressure-Catapulting (LPC)

## Anwendungsbeispiel

### Isolierung von Genmaterial mittels Rasterkraftmikroskopie (AFM)

Die hochauflösende rasterkraftmikroskopische Abbildung von Chromosomen ermöglicht die Erstellung von genauen Kariogrammen.

Die hochpräzise und sterile rasterkraftmikroskopische Entnahme von DNA-Proben wird durch Force-Feedback Nanomanipulator gesteuerte Chromosomendissektionen ermöglicht, wobei die rasterkraftmikroskopische Spitze so funktionalisiert wird, daß DNA möglichst unbeschädigt an der Spitze anhaften kann. Solch eine nanomechanische Probenextraktion unter hochauflösender Bildkontrolle mit anschließender Amplifizierung mittels Polymeraseketternreaktionstechnik (PCR) könnte in Zukunft nicht nur Anwendungen bei der Isolierung definierter subchromolsomaler Regionen zur Generierung von spezifischen DNA-Sonden für die medizinische Diagnostik und in der molekularzytogenetischen Grundlagenforschung in den Bereichen Pränatale Diagnostik, Genomkartierung, Bruchpunktanalysen bei Chromosmentranslokationen, Zellkernarchitektur, Chromosomenevolution, Tumorbiologie etc. finden. Wir arbeiten beispielsweise auch an der Entnahme von Gewebeproben („molecular surgery“) in Zellschnitten gezielt aus dem Zytoplasma oder aus der Kernregion. Nicht zuletzt ist von großem wissenschaftlichem Interesse die bio-mechanischen Parameter wie z.B. Kompressionsmodul, Elastizität, Membransteifigkeit usw. zu ermitteln. Denkbar ist auch die Sequenzierung von positionsgenau entnommener DNA eines Patienten mit Verdacht auf bestimmte Erbkrankheiten und anschließendem Sequenzvergleich mit der neu erstellten vollständigen menschlichen Genomdatenbank.

DNA als von der Natur entwickeltes und optimiertes nanometrisches Baumaterial vereint eine ganze Reihe von entscheidenden Vorteilen auf sich und könnte daher ein hohes Anwendungspotential in der Nanotechnologie haben. Dazu zählen neben dem Aspekt der Preisgünstigkeit und ubiquitären leichten Verfügbarkeit, ihre mechanischen Eigenschaften, die sie als molekulares Seil mit extremer Elastizität Verwendung finden lassen, ihre elektrischen Eigenschaften (nach entsprechender chemischer Modifizierung am Rückgrat), die sie als molekularen Draht

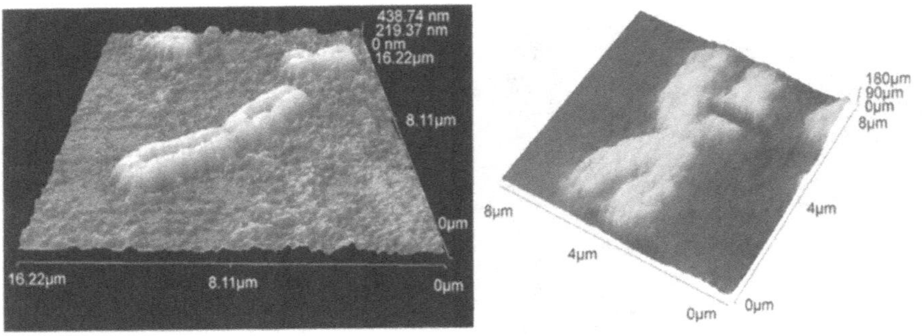


**Abb. 8.** Rasterkraftmikroskopische Aufnahme eines menschlichen Chromosoms, sowie eines Chromosoms mit extrahierter DNA

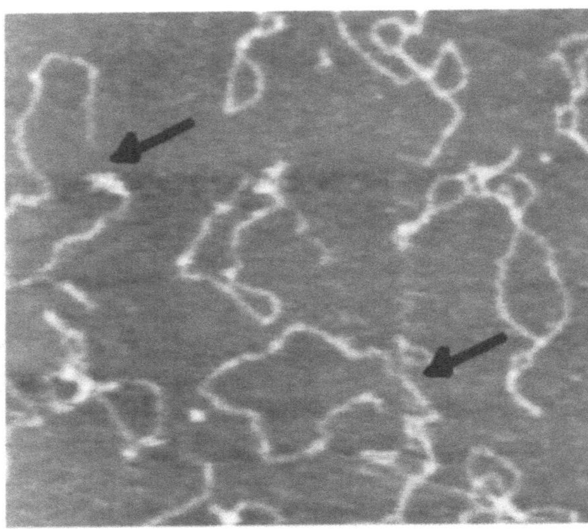

**Abb. 9.** DNA-Doppelhelix dissektiert mit wenige Nanometer großen Dissektionen (siehe Pfeile)

Verwendung finden lassen und ihre Sensoreigenschaften, die sie auf Grund der komplementären Basenerkennungstechnologie inhärent besitzt (Stichwort Cytochip, OligoChip). Sie könnte zukünftig auch eine Rolle spielen in einer intelligenten Molekularelektronik mit zum Teil natürlichen, zum Teil künstlich hergestellten Komponenten mit all ihren Vorteilen hinsichtlich Energieverbrauch, Schaltgeschwindigkeit usw. Natürlich darf man auch potentielle Gefahren nicht übersehen, die z.B. in der inhärenten Fragilität solcher biomechnisch/biolektronischer Hybrid-Devices liegen. Dies reicht bis hin zur Degeneration unter Umwelteinflüssen physikalischer Art wie Licht, elektromagnetische Felder, Feuchtigkeit usw. Aber auch der Einfluß von Mikroorganismen, die als Freßfeinde agieren könnten, wenn es sich um biologische Materie handelt, ist zu berücksichtigen. Eine neue Produktionstechnologie wird erforderlich sein, die nicht mehr die Partikelreinheit als allerhöchstes Ziel hat, sondern darüberhinaus, oder statt dessen, die biologische Reinheit ins Zentrum rückt. Abb. 9 zeigt die bisher von uns druchgeführten kleinsten Schnitte an Plasmid-DNA, wo zunächst vor allem das elasto-mechnani-

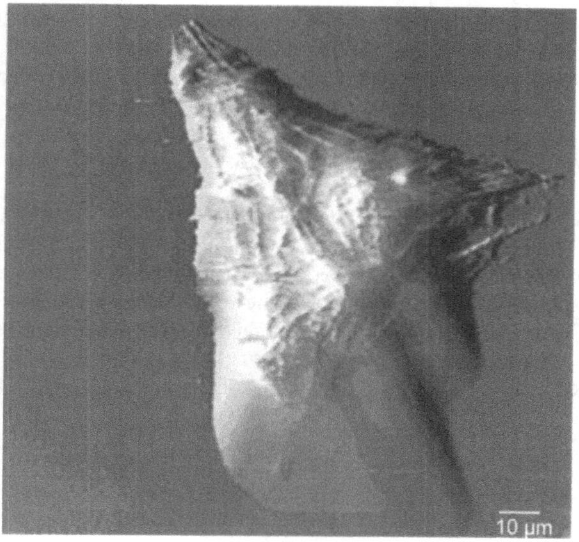


**Abb. 10.** Lebende Hepatozyten im Rasterkraftmikroskop, wobei das Zytoskeleton auf Grund der ausgeübten Druckes sichtbar wird

sche Verhalten studiert werden muß. In der Arbeitsgruppe von H. Gaub an der LMU München wurde die Elastizität der DNA-Fäden durch direktes Auseinanderziehen mittels Kraftsensoren gemessen. Die aufzuwendenden Kräfte bewegen sich dabei im Bereich von pico- bis nano Newton.

Die von uns entwickelte Technik der Nanoextraktion, mit deren Hilfe sich kleinste Probenmengen von einem topologisch identifizierbaren Probengebiet gewinnen lassen, wird vielfältigen Einsatz in allen Bereichen des Nanosampling finden. Wir benutzen sie z.B. auch zur genauen Bestimmung des Wirkortes von Medikamenten in Zellen. Dies geschieht durch Probenentnahme an verschiedenen Gewebestellen und anschließender Identifikation durch chemische, biochemische oder massenspektroskopische Verfahren.

Abb. 10 zeigt einen lebende Hepatozyten im Rasterkraftmikroskop, wobei das Zytoskeleton auf Grund der ausgeübten Druckes sichtbar wird. Zusätzlich zur nanometrischen Biopsie können auch Veränderungen in Form, Mobilität, Elastizität usw., auch nach Zugabe von Medikamenten, studiert werden.

## Literatur


Mathias Schulenburg, Nanotechnologie, die letzte industrielle Revolution, Insel Verlag 1995

Eric Drexler, Nanosystems, Molecular Machinery, Manufacturing and Computation, Wiley Verlag, New York, 1992

W.M. Heckl, Visualization and Nanomanipulation of Molecules in the Scanning Tunneling Microscope, in „Pioneering Ideas for the Physical and Chemical Sciences", eds. W. Fleischhakker and T. Schönfeld, Plenum Publishing Corporation, New York, 1997, pp. 179–191

W.M.Heckl,Scanning the Thread of Life, DNA under the microscope, in The Diagnostic Challenge, The Human Genome, Eds. E.P.Fischer and S.Klose, Piper Verlag, München,1995

Procedures in Scanning Probe Microscopies, Editoren, Colton et al.,Verlag John Wiley & Sons Ltd. 1998

W.M. Heckl,The Combination of AFM Nanodissection with PCR, A new tool for the generation of genetic probes, BIOforum International 3/1998, 133–138

S. Thalhammer, R.W. Stark, S. Müller, J. Wienberg and W.M. Heckl The Atomic Force Microscope (AFM) as a new microdissecting tool for the generation of genetic probes, , Journal of Structural Biology, 119 (1997) 232–237

W.M.Heckl , Rastersondenwerkzeuge zukunftweisend in der Life Science, BIOForum 3/99, 101–102

Stark R., Thalhammer S., Wienberg J. and. Heckl W.M. (1998): The AFM as a tool for chromosomal dissection – the influence of physical parameters. Appl.Phys. A66: 579–584

K. Schütze, I. Becker, K.-F. Becker, S. Thalhammer, R.W. Stark and W.M. Heckl, M. Böhm, H. Pösl, Cut out or poke in – the key to the world of single genes: laser micromanipulation as a valuable tool on the look-out for the origin of disease, Genetic Analysis: Biomolecular Engineering 14 (1997)1–8

K. Schütze, M. Böhm, S.Thalhammer, R. Stark, W.M. Heckl, H. Pösl, Laser Mikroablation für die Genanalyse auf Einzelzellbasis, BIOforum 20(1997)82–87

Thalhammer S., Stark R., Schütze K. and Heckl W.M. (1997): Laser microdissection of metaphase chromosomes and visualisation by scanning force microscopy. Journal of Biomedical Optics 2: 115–119

Schermelleh L., Thalhammer S., Heckl W.M, Pösl, H., Cremer T., Schütze K. and Cremer M. (1999): Laser microdissection and laser pressure catapulting as an approach for the generation of chromosome specific paint probes. BioTechniques,27(1999)362–367:

P.Gobbi, S. Thalhammer, M. Falconi, R.W. Stark, W. M. Heckl, G. Mazzotti, Correlative high resolution morphological analysis of the three-dimensional organization of human chromosomesScanning, in press

S. Thalhammer, U. Köhler, R.W.Stark and W.M. Heckl GTG banding of chromosomes detected with atomic force microscopy, Chromosome Research, submitted

W.M.Heckl, Nanowerkzeuge, Messer und Spatel für Moleküle, Spektrum der Wissenschaften, 12(1999), 106–108

S.Thalhammer, PhD thesis, Ludwig-Maximilians-Universität München, 2000-08-02

Nanotechnology in Medicine and the Biosciences, eds. R.R. H. Coombs and D.W. Robinson, Gordon and Breach Publishers, 1996

W.M. Heckl, Rastersondenwerkzeuge als Schlüsselelemente für die Nanowissenschaften, Bioforum 7-8, 425–430(1999)

# Genpatentierung – Eine „abstruse Idee"? Betrachtungen aus Anlass der EU Biotechnologierichtlinie 98/44/EG*

J. Straus

## Schwierigkeiten im Umgang mit Gentechnik und Patentrecht

Das Verhältnis der modernen Gesellschaft zu den neuesten Errungenschaften der Gentechnik und dem diese Technik fördernden Patentschutz erscheint gespannt und gespalten. Am krassesten kommt dies neuerdings im Bereich der Züchtung und Nutzung transgener Pflanzen zum Ausdruck, aber auch der Bereich der Medizin, wo man einen höheren Akzeptanzgrad und ein ungetrübteres Verhältnis zu den beiden vermuten dürfte, bildet scheinbar keine Ausnahme. So wurde der damalige Präsident der Bundesärztekammer, Karsten Vilmar, in der Frankfurter Rundschau vom 30. März 1996 in einem Bericht von Emmerich, Genpatentierung – "abstruse Idee", mit der Äußerung zitiert, dass es sich bei den Erbinformationen nicht um Erfindungen von Forschern, sondern um natürlich vorkommende Substanzen handle. Wenn es überhaupt einen Erfinder der Gene gäbe, dann wäre es – je nach Weltanschauung – Gott oder Evolution (3). Ähnlich negativ reagierte etwas später die Deutsche Gesellschaft für Humangenetik: Menschliche DNA-Sequenzen – innerhalb und außerhalb ihrer natürlichen Umgebung – seien Entdeckungen und keine Erfindungen. Sie seien Teile des menschlichen Körpers und sollten als solche nicht patentierbar sein (5).

Solche Äußerungen könnten den Eindruck erwecken, dass jenen, die täglich tausendfach Medikamente wie Penicillin, Tetracyclin, Lovastatin, Cyclosporin, Cephalosporin, Erythropoietin oder etwa Insulin, verschreiben und verabreichen, der Ursprung dieser Substanzen ebenso verborgen geblieben ist wie der Grund dafür, dass sie, nachdem sie etwa 8–11 Jahre auf dem Markt gewesen sind, ziemlich unvermittelt billigere Konkurrenz bekommen. Mit anderen Worten, man könnte auf den Gedanken kommen, dass den Kritikern von Genpatenten entgangen ist, dass es sich bei den genannten Wirkstoffen um in der Natur vorhandene Substanzen handelt, die mit immensem intellektuellem und finanziellem, durch Patente abgesicherten Aufwand, der Öffentlichkeit als Medikamente zur Verfügung gestellt wurden, und deren gewerbliche Nutzung daher für eine bestimmte Dauer dem Patentinhaber vorbehalten bleibt. Das Aufkommen von sog. Generika auf dem Markt signalisiert das Ende des Patentschutzes und freie Bahn für Nachahmung, ohne oder fast ohne eigenen Forschungsaufwand.

* Genpatentierung – Eine „abstruse Idee"?, Deutsches Ärzteblatt 97, Heft 16 vom 21. April 2000, AZ-Nr.: 172/99a

## DNA-Sequenzen als Naturstofferfindungen

Seit das Bundespatentgericht 1977 ein in der Natur im grünen Knollenblätterpilz vorkommendes zyklisches Dekapeptid mit dem Namen Antamanid mit der Begründung als patentierbar erklärt hat, dass es vorher der Öffentlichkeit nicht zugänglich war und der Erfinder nicht nur die Existenz dieses wertvollen Peptides in der Natur entdeckt hatte, sondern auch eine technische Lehre zur Gewinnung der Substanz sowie deren gewerbliche Anwendbarkeit offenbarte, gelten in der Natur vorkommende Substanzen grundsätzlich als patentierbar. Das Bundespatentgericht hat damit den Unterschied zwischen einer nicht patentfähigen Entdekkung, möge sie noch so wichtig sein, und einer patentfähigen Erfindung verdeutlicht. Die Prüfungsrichtlinien des Europäischen Patentamts schlossen sich dieser Auffassung an. Inzwischen ist sie zu internationalem Standard geworden.

Als Anfang der 80er Jahre die ersten Patentanmeldungen für Gene beim Europäischen und anderen Patentämtern eingingen, erfuhren sie die gleiche Behandlung wie die für andere Natursubstanzen. Denn obwohl Gene die Grundbausteine und Funktionseinheiten des Erbgutes aller Lebensformen darstellen, sind sie doch geordnete Sequenzen von Nukleotiden, die sich an einer festgelegten Stelle eines bestimmten Chromosoms befinden und für die Herstellung von Produkten mit spezifischen Funktionen, wie im Falle des Erythropoietins, z.B. zur körpereigenen Produktion von roten Blutkörperchen, verantwortlich sind. Die DNA, das Molekül, das die genetische Information kodiert, ist also eine in der Natur vorkommende biochemische Substanz (11).

Gestützt auf diese Betrachtungsweise sind weltweit in der Zeit von 1981 bis 1995 an die 1200 Patente auf humane DNA-Sequenzen erteilt worden (13), wobei diese Praxis sowohl vom Bundesgerichtshof als auch z.B. von dem britischen House of Lords und dem US Court of Appeals for the Federal Circuit bestätigt wurde. Das britische House of Lords machte dabei in einem Fall, in dem es um die Patentierung von vollständigen DNA-Sequenzen menschlichen Tumornekrosefaktors (HTNF) ging, deutlich, dass die Offenbarung einer unstreitig neuen, d.h. vorher nicht bekannten, DNA Sequenz ohne Angabe des Weges für ihre wiederholbare Herstellung noch keine patentfähige Erfindung, sondern „lediglich“ eine nicht patentfähige Entdeckung darstellt (9). Inzwischen sind beim US Patentamt über 5000, beim Europäischen Patentamt immerhin rund 2000 Patentanmeldungen anhängig, die sich auf DNA Sequenzen beziehen (6).

Im Gegensatz zur Patentierung vollständiger Gensequenzen mit aufgeklärten Funktionen, die lediglich den üblichen Schwierigkeiten bei der Erfüllung der Patentierungsvoraussetzungen der Neuheit und erfinderischer Tätigkeit begegneten, blieb die Frage der Patentfähigkeit der sog. Expressed Sequence Tags (ESTs), die 1991 wegen einer Anmeldung der National Institutes of Health (NIH) die sich auf 3421 cDNA Sequenzen mit meist unaufgeklärten Funktionen bezogen hat, für große Aufregung sorgte, lange umstritten und unbeantwortet (11). Seit im Oktober 1998 das US Patentamt der Firma Incyte Pharmaceuticals ein Patent für „Human Kinase Homologs“ erteilte und damit sowohl die Bedenken der pharmazeutischen Industrie als auch der Humangenomforscher unberücksichtigt ließ, wissen wir es auch, dass ESTs in den USA patentiert werden können (2). Es bleibt aber abzuwarten, ob diese Praxis von den zuständigen Gerichten bestätigt wird.

## Die EU-Initiative

Für die Initiative des Europäischen Gesetzgebers, die nach 10-jährigen kontroversen Diskussionen am 6. Juli 1998 mit der Verabschiedung der Richtlinie 98/44/EG des Europäischen Parlaments und des Rates über den rechtlichen Schutz biotechnologischer Erfindungen (1) einen erfolgreichen Abschluss gefunden hat, war die Notwendigkeit eines EU-weiten harmonisierten Schutzes biotechnologischer Erfindungen auf einem Niveau das dem in den USA und Japan gebotenen entsprechen würde, ausschlaggebend. Mangels ausdrücklicher gesetzlicher Bestimmungen war dies, trotz entsprechender Praxis des Europäischen Patentamts (EPA), bisher nicht der Fall.

Obwohl die Frage nach der Patentierung von DNA Sequenzen ursprünglich nicht im Mittelpunkt des Interesses stand, machte die Diskussion um die ESTs und die sich damit abzeichnende Problematik der Abhängigkeiten sowie der erfolglose Versuch, z.B. die Patentierung der für das menschliche H-2 Relaxin-Protein kodierenden DNA Sequenz, als gegen die öffentliche Ordnung oder die guten Sitten verstoßend anzusehen, bald deutlich, dass das Europaparlament nur bei einer befriedigenden Lösung des Problems der Patentierung humaner Gene bereit sein würde, die Richtlinie mit zu tragen. Nach einem 1995 zunächst missglückten Versuch fand dann 1998 die jetzige Fassung der Richtlinie im Parlament eine große Mehrheit (11).

## Die Verabschiedete Regelung

Ausgehend von den Grundsätzen, dass die Würde und die Unversehrtheit des Menschen stets zu gewährleisten sind und Entdeckungen als solche nicht patentiert werden können, stellt die Richtlinie klar, dass der menschliche Körper in allen Phasen seiner Entstehung und Entwicklung, einschließlich der Keimzellen, sowie die bloße Entedeckung eines seiner Bestandteile oder seiner Produkte, einschließlich der Sequenz oder Teilsequenz eines menschlichen Gens, *nicht patentierbar sind.* Zugleich wird aber klargestellt, dass ein *isolierter* Bestandteil des menschlichen Körpers oder ein auf andere Weise durch ein *technisches Verfahren* (z.B. Biosynthese) gewonnener Bestandteil, einschließlich der Sequenz oder Teilsequenz eines Gens selbst dann eine *patentierbare Erfindung* sein kann, wenn der Aufbau dieses Bestandteils mit dem Aufbau eines natürlichen Bestandteils identisch ist. Da die Richtlinie bis zum 30. Juli 2000 in die nationalen Patentgesetze der EU-Staaten umgesetzt werden muß, wird damit erstmalig für die Patentierung menschlicher DNA Sequenzen eine gesetzliche Grundlage geschaffen.

Der komplexen Problematik der Patentierung menschlicher DNA Sequenzen trägt der europäische Gesetzgeber auch damit Rechnung, dass er den menschlichen Körper selbst generell den Wirkungen von Patenten entzieht. Wenn z.B. im Zuge der Gentherapie in somatische Zellen eines Patienten erfolgreich ein patentiertes Gen eingeschleust wird, hat das Patent gegenüber dem Patienten also keine Wirkung. Die Richtlinie sieht in einem Erwägungsgrund auch vor, dass der Spender von biologischem Material bei einer Patentanmeldung die Gelegenheit erhalten haben muß, „gemäß den innerstaatlichen Rechtsvorschriften nach Inkenntnissetzung und freiwillig der Entnahme zuzustimmen". Damit wird die Regelung der hochsensiblen Frage des „prior informed consent" der nationalen Gesetzgebung der EU-Staaten überlassen. Ob es zu solchen nationalen Regelungen kommen wird und ob die EU-Staaten dazu aufgrund eines Erwägungsgrundes einer Richtlinie verpflichtet werden können, erscheint eher fraglich und soll hier ebensowenig problematisiert werden wie die schwierige Frage nach dem notwendigen Umfang der Aufklärung (4).

Dem Problem der Patentierung von ESTs, aber auch von sog. single nucleotide polymorphisms (SNPs), den im Bereich der Diagnostik und Therapie - „tailor-made medicine" - in Zukunft eine wichtige Rolle zufallen dürfte, sucht die Richtlinie dadurch zu begegnen, dass sie zum einen einfache DNA-Abschnitte, ohne Angabe einer Funktion als keine Lehre zum technischen Handeln ansieht und daher als nicht patentierbar erklärt. Zum anderen wird gefordert, dass die gewerbliche Anwendbarkeit, also die dritte Patentierungsvoraussetzung neben Neuheit und Erfindungshöhe, einer Sequenz oder Teilsequenz eines Gens bereits in der Patentameldung *konkret* beschrieben sein muß. Werden die Sequenzen zur Herstellung eines Proteins oder Teilproteins verwendet, müssen auch das (Teil)protein und seine Funktion angegeben werden. Da damit die Funktionsangabe zu einem integralen Bestandteil des Erfindungsbegriffs geworden ist, fragt man sich, ob unter Funktion nur die biologische Funktion oder auch jede andere Funktion der Sequenz verstanden werden kann, die kausal zur Lösung eines Problems beiträgt, z.B. als Marker in der Diagnostik dient, oder zur Identifizierung für forensische Zwecke. Die einhellige Meinung tendiert zur zweiten Alternative, da das Abstellen auf die biologische Funktion allein wertvolle Errungenschaften gerade bei Diagnostika unberücksichtigt ließe (8, 12). Andererseits bedeutet die Möglichkeit, Patente auf Teilsequenzen zu erhalten aber auch, dass dem Patentinhaber jegliche, auch die von ihm nicht erkannte und selbst die nur mit weiterer erfinderischer Tätigkeit auffindbare Verwendung des fraglichen Gen-Bruchstücks vorbehalten bleibt. Spätere Erfinder der vollständigen Gensequenz könnten die Teilsequenz also in der Regel nur mit Zustimmung Ihres Patentinhabers nutzen. Um das so entstehende Problem der Abhängigkeit abzumildern, erklärt die Richtlinie, dass dann, wenn sich Sequenzen lediglich in für die Erfindung nicht wesentlichen Abschnitten überlagern, patentrechtlich jede Sequenz als selbständige Sequenz anzusehen ist (12). In der Praxis sollte der Begriff des für die Erfindung Wesentlichen im Lichte der *unzweideutigen Angabe* der Funktion der Sequenz durch den Anmelder (Patentinhaber) und nicht auf der Grundlage der objektiven (natürlichen), aber vom Anmelder nicht offenbarten Funktion ausgelegt werden. Auch sollten in der Patenterteilungspraxis Patentansprüche auf Produkte, die eine solche Sequenz „enthalten" oder „umfassen" nur erlaubt sein, wenn die für den überlappenden Bereich der Sequenz offenbarte Information für die Ausführung der insgesamt beanspruchten Erfindung ausreichend ist. Anderenfalls wird man auch mit dieser Regelung dem Problem der Abhängigkeit kaum Herr werden können.

## Auswirkungen auf medizinische Praxis

Wann immer über Auswirkungen von Patenten im medizinischen Bereich nachgedacht wird, sollte bedacht werden, dass auch Mediziner, einerseits potentielle Erfinder sind, andererseits und überwiegend aber Erfindungen Dritter nutzen. In ihrer ersten Eigenschaft bietet ihnen Patentschutz Anreize für Forschung und Entwicklung, erleichtert den Zugang zu industriellen Finanzierungsquellen und sorgt mit der Forderung nach vollständiger Offenbarung und frühzeitiger Veröffentlichung der Anmeldungen sowohl für die Transparenz des Forschungsgeschehens als auch für den Zugang zu wichtigen Informationen. In ihrer Eigenschaft als Nutzer ziehen Mediziner Vorteile aus Errungenschaften anderer, indem sie in ihrer Forschungsarbeit darauf aufbauen, aber auch und vor allem ihre Patienten damit behandeln können.

Dies vorausgeschickt sei festgehalten, dass die Richtlinie an dem bestehenden Patentierungsausschluss für therapeutische, chirurgische und Diagnostizierverfahren, die am menschlichen Körper vorgenommen werden, nichts ändert. Da jedoch Erzeugnisse, insbesondere Stoffe oder Stoffgemische zur Anwendung in solchen Verfahren patentiert werden können, bedeutet dies z.B. für die somatische Gen- oder Zelltherapie, dass zwar ein solches Therapieverfahren als ganzes, einschließlich der Gewebsentnahme und Verabreichung (Infusion, Injektion, usw.) des veränderten Zellmaterials, nicht patentiert werden kann, sehr wohl aber einzelne in vitro durchzuführende Verfahrensschritte und die dabei entstehenden Erzeugnisse, wie Vektoren, Rekombinanten, einschließlich des letztlich dem Patienten zu verabreichenden, beim derzeitigen Stand der Technik, patientenspezifischen Medikaments (10). Die Richtlinie erklärt auch ausdrücklich Verfahren zum Klonen von menschlichen Lebewesen und Verfahren zur Veränderung der genetischen Identität der menschlichen Keimbahn als gegen die öffentliche Ordnung und die guten Sitten verstoßend und daher nicht patentierbar. Das Gleiche gilt für die Verwendung von menschlichen Embryonen zu industriellen oder kommerziellen Zwecken, allerdings mit der Maßgabe, dass davon Erfindungen unberührt bleiben, die therapeutische oder diagnostische Zwecke verfolgen und auf den menschlichen Embryo zu dessen Nutzen angewandt werden. Damit reflektiert die Richtlinie zwar durchaus die Rechtslage nach dem deutschen Embryonenschutzgesetz, läßt aber die Frage nach dem Umgang mit Erfindungen, die sich z.B. auf pluripotente embryonale Stammzellen beziehen offen. Da von der Wirkung der Patente Handlungen zu Versuchszwecken, die sich auf den Gegenstand der patentierten Erfindung beziehen, nicht erfasst werden, stellt das europäische Patentrecht auch sicher, dass Forschung mit patentierten DNA-Sequenzen zwecks Verbesserung und Weiterentwicklung sowie zur Auffindung weiterer Funktionen und Verwendungen ohne Zustimmung des Patentinhabers betrieben werden kann. Nach der Rechtsprechung des Bundesgerichtshofs werden von diesem Versuchsprivileg auch klinische Untersuchungen, selbst wenn deren Ergebnisse letztlich für die Arzneimittelzulassung verwendet werden sollen, jedenfalls so lange abgedeckt, als es sich dabei nicht um reine Versuche zum Nachweis der Bioäquivalenz handelt (14).

## Schlussbetrachtung

Die EU-Biotechnologierichtlinie ist grundsätzlich zu begrüßen. Sie sorgt erstmalig für eine gesetzlich geregelte Unterscheidung zwischen nicht patentfähigen Entdekkungen und patentfähigen Erfindungen auch in Bezug auf in der Natur vorkommende biochemische Substanzen, wie DNA-Moleküle. Damit wird für Rechtssicherheit gesorgt und die Wettbewerbssituation europäischer Forscher der ihrer US-Kollegen näher gebracht. Gegenüber der US Rechtslage bringt die europäische Regelung den Vorteil mit sich, dass sie für die Patentierung von ESTs und SNPs zusätzliche Hürden aufstellt und gleichzeitig die Möglichkeit eröffnet, das Problem der Abhängigkeiten abzumildern. Dadurch wird sichergestellt, dass zwar vollständige Gensequenzen mit aufgeklärten Funktionen patentiert werden können, in der Regel jedoch nicht die sog. ESTs und SNPs. Letztere sollten nach übereinstimmender Meinung der Humangenomforscher und der pharmazeutischen Industrie als sog. research tools als prekompetitive Information behandelt werden und patentfrei bleiben. Um das in Bezug auf die SNPs zu erreichen, ist kürzlich ein aus zehn Pharmaunternehmen und der britischen Wellcome Foundation bestehendes Konsortium gegründet worden, das innerhalb der nächsten zwei Jahre etwa 300.000 SNPs auffinden und der Öffentlichkeit umgehend zugänglich machen will (7).

Bei aller Komplexität welche die Patentierung von Genen begleitet ist anhand der bisherigen Erfahrungen festzustellen, dass Patente bereits zu einer beachtlichen Zahl neuer Medikamente verholfen haben und kein Grund für die Annahme besteht, dass dies in Zukunft anders sein könnte. Mit der EU-Biotechnologierichtlinie ist allen Beteiligten ein Rechtsinstrument an die Hand gegeben worden, welches für eine interessengerechte Lösung der Problematik sorgen dürfte. Angesichts der dynamischen Entwicklung der Wissenschaft in diesem Bereich, welche am besten anhand der sich neu abzeichnenden Perspektiven im Bereich der Nutzung pluripotenter embryonaler Stammzellen manifest wurde, fragt sich nur, ob die wohlgemeinte Regelung nicht schon bald wieder korrekturbedürftig werden wird. Der Medizin sollte sie jedenfalls nur Vorteile bringen und ihr nicht als eine „abstruse Idee“ erscheinen.

## Literatur


1. Amtsblatt EG: Nr. L 213 vom 30.7.1998, 13.
2. Doll JJ: The patenting of DNA. Science 1998: 280, 689–690.
3. Emmerich M: Genpatentierung „abstruse Idee“ – Vilmar für globale Lösung, Frankfurter Rundschau, Nr. 77/13 vom 30.3.1996, S. 4.
4. Knoppers BM et al.: Control of DNA samples and information. Genomics 1998: 50, 385–389.
5. Kommission für Öffentlichkeitsarbeit und ethische Fragen der Deutschen Gesellschaft für Humangenetik e.V.: Stellungnahme zur Patentierung menschlicher Gene und DNA Sequenzen, Med. Genetik 1997: 3, 487.
6. Marshall E: Companies rush to patent DNA, Science 1997: 275, 780–781.
7. Marshall E: Drug firms to create public data base of genetic mutations. Science 1999: 284, 406–407.
8. Oser A: Patentierung von (Teil)Gensequenzen unter besonderer Berücksichtigung der EST-Problematik. Gewerblicher Rechtsschutz und Urheberrecht Int. Teil 1998: 8–9, 648–655.

9. Straus J: Patenting human genes in Europe – past developments and prospects for the future. Int. Rev. Ind. Property Copyright Law 1995: 26, 920–950.
10. Straus J: Patentrechtliche Probleme der Gentherapie. Gewerblicher Rechtsschutz und Urheberrecht 1996: 1, 10–16.
11. Straus J: Genpatente – rechtliche, ethische, wissenschafts- und entwicklungspolitische Fragen, Basel, Frankfurt/Main: Helbing & Lichtenhahn, 1997.
12. Straus J: Abhängigkeit bei Patenten auf genetische Information – Ein Sonderfall? Gewerblicher Rechtsschutz und Urheberrecht 1998: 3–4, 314–320.
13. Thomas SM et al.: Ownership of the human genome. Nature 1996: 380, 387–388.
14. Urteil des Bundesgerichtshofs vom 17.4.1997. Mitteilungen der Deutschen Patentanwälte 1997: 8, 253–257.

# Anhang

Sonderdruck
„DEUTSCHES ÄRZTEBLATT – ÄRZTLICHE MITTEILUNGEN"

86. Jahrgang / Heft 41, A: Seite 2957-2960; B: Seite 2058–2059; C: Seite 1793–1794 / 12. Oktober 1989 / Postverlagsort Köln

BEKANNTMACHUNG DER BUNDESÄRZTEKAMMER

# Richtlinien zur Gentherapie beim Menschen

**Stellungnahme der „Zentralen Kommission der Bundesärztekammer zur Wahrung ethischer Grundsätze in der Reproduktionsmedizin, Forschung an menschlichen Embryonen und Gentherapie"**

Im Gegensatz zu der a posteriori aufgeflammten, kontrovers geführten Diskussion um die extrakorporale Fertilisation wurde die Auseinandersetzung über Möglichkeiten, Indikationen und ethische Vertretbarkeit der Gentherapie antizipatorisch, vor Beginn ihrer Machbarkeit begonnen. In ihrem Verlauf bildete sich Konsens darüber, daß eine Gentherapie an Körperzellen (somatische Gentherapie) sich in der ethischen Bewertung nicht von einer Autotransplantation unterscheidet. In den USA haben nach tierexperimentellen Grundlagenuntersuchungen die ersten Vorversuche am Menschen begonnen.

Die Gentherapie in der Keimbahn wird bis heute wegen der an die Vererbbarkeit der neu konstruierten genetischen Information und der an die Möglichkeit eines eugenischen Mißbrauchs geknüpften Bedenken generell abgelehnt. Einzelne neuere Stellungnahmen halten allerdings eine negative Intervention, das heißt eine auf Krankheitsheilung und -verhütung gerichtete Keimbahntherapie für ethisch vertretbar, nicht dagegen eine positive Intervention, das heißt den Versuch, menschliche Fähigkeiten durch Veränderung der genetischen Strukturen zu steigern. Zum gegenwärtigen Zeitpunkt scheinen jedoch derartige Vorgriffe auf eine noch nicht voraussehbare wissenschaftliche und technologische Entwicklung verfrüht und ein gesellschaftlicher Konsens ausgeschlossen.

Die Bundesärztekammer hat ihre Zentrale Kommission daher gebeten, Richtlinien zur Gentherapie zu erarbeiten, die von dem derzeitigen biologischen und ethischen Erkenntnisstand ausgehen und Handhaben für eine Kontrolle der gentherapeutischen Forschung bieten. Die Richtlinien stehen im Einklang mit den im Jahre 1987 von den Europäischen Medical Research Councils vorgelegten Empfehlungen.

(Dr. K. Vilmar)
Präsident der Bundesärztekammer und des Deutschen Ärztetages

(Prof. Dr. H. P. Wolff)
Vorsitzender der Zentralen Kommission der Bundesärztekammer zur Wahrung ethischer Grundsätze in der Reproduktionsmedizin, Forschung an menschlichen Embryonen und Gentherapie

## 1. Definitionen

Unter Gentherapie versteht man die Korrektur krankheitsbedingter Gene durch Anwendung rekombinanter DNA-Techniken. Eine Korrektur kann im Prinzip durchgeführt werden:

**a)** An Körperzellen (somatische Gentherapie): Defekte Gene in Zellen eines Gewebes oder Organs eines Menschen werden durch den Defekt korrigierende Gene ersetzt. Die Wirkungen sind auf das behandelte Individuum begrenzt.

**b)** An Zellen der Keimbahn (Keimbahn-Gentherapie): Der einen Gendefekt korrigierende genetische Eingriff wird an Zellen der Keimbahn vorgenommen. Das Ergebnis wird an die nachfolgenden Generationen weitergegeben.

Die Korrektur krankheitsbedingender Defekte im Genom könnte erreicht werden durch

– Einbringen eines zusätzlichen normalen Gens,
– Einbringen eines den Defekt kompensierenden Gens,
– Austausch des defekten Gens gegen ein normales Gen.

Für eine Gentherapie kommen in der Regel nur solche Krankheiten in Frage, deren Ursache im Defekt nur eines Gens liegt (monogene Krankheiten) und die einer der drei vorgenannten Maßnahmen zugänglich sind.

## 2. Somatische Gentherapie

**2.1** Heute sind etwa 3000 monogen erbliche Krankheiten bekannt. Einem Teil dieser Erkrankungen liegen diagnostizierbare genetische Defekte zugrunde. Nur einige wenige davon könnten mit den Methoden einer somatischen Gentherapie korrigiert werden. Genetische Defekte, die gegenwärtig für eine somatische Gentherapie in Betracht kämen, sind zum Beispiel Hämoglobinopathien, Immunmangelsyndrome, verschiedene lysosomale Speicherkrankheiten.

Die somatische Gentherapie erscheint derzeit nicht geeignet bei Krankheiten,

– denen ein nicht vollständig geklärter Gendefekt zugrunde liegt,
– bei denen die Regulation der Expression des normalen Gens sehr komplex ist,
– die sich in therapeutisch nicht erreichbaren Zellsystemen manifestieren oder
– für die andere Heilmethoden zur Verfügung stehen, die weniger invasiv, belastend oder riskant sind.

Gegenwärtig befindet sich die somatische Gentherapie im Versuchsstadium; sie wird am Menschen noch nicht durchgeführt.

2.2 Die somatische Gentherapie stellt eine besondere Form der Substitutionstherapie dar. Während bisher bei dafür geeigneten Krankheiten dem Patienten eine von ihm unzulänglich oder gar nicht gebildete Substanz (Genprodukt) zugeführt wird (zum Beispiel adrenogenitales Syndrom, Hämophilie), soll nun das krankheitsbedingende Gen substituiert werden.

Ihrem Wesen nach wirft diese, zwar auf der Ebene der Erbinformation ansetzende, in ihrer Wirkung aber auf das behandelte Individuum beschränkte Therapie keine neuen ethischen Probleme auf.

2.3 Demzufolge müssen in entsprechender Anwendung der allgemeinen Grundsätze und Vorschriften für Therapieversuche, wie sie sich namentlich aus der Deklaration von Helsinki in der revidierten Fassung von Tokio und Venedig sowie dem Arzneimittelgesetz ergeben, insbesondere folgende Voraussetzungen erfüllt sein:

a) Der Anwendung am Menschen müssen aussagekräftige Tierversuche zum Nachweis der Wirksamkeit und zur Risikoabschätzung vorausgegangen sein.

b) Es muß eine klare medizinische Indikationsstellung vorliegen.

c) Das Auswahlverfahren der in Frage kommenden Patienten muß offengelegt sein.

d) Es muß ein Forschungs- und Therapieplan vorliegen, der eine patientenbezogene Risiko-Nutzen-Abwägung beinhaltet sowie mögliche alternative Behandlungsmethoden aufzeigt.

e) Die nach entsprechender Aufklärung erteilte Zustimmung des Patienten beziehungsweise seiner gesetzlichen Vertreter muß vorliegen.

f) Der Schutz der Vertraulichkeit muß garantiert sein.

g) Jedes Vorhaben, das einen gentherapeutischen Eingriff am Menschen beabsichtigt, muß zuvor durch eine von der Bundesärztekammer eingesetzte Ethik-Kommission überprüft werden, die in der Anfangsphase der klinischen Einführung bundesweit arbeitet und ihre Begutachtungstätigkeit mit der „Zentralen Kommission für die biologische Sicherheit" koordiniert.

h) Über Forschungsergebnisse und Therapieverläufe muß berichtet und Rechenschaft abgelegt werden.

2.4 Speziell zur Risikobegrenzung ist zu beachten, daß die Entwicklung gentechnologischer Methoden erst am Beginn steht und daher die Voraussetzungen für die Anwendung am Menschen zur Zeit auch nicht annähernd vollständig beschreibbar sind. Folgende Anforderungen sind aber bereits jetzt in Betracht zu ziehen, und ihre Erfüllung ist anzustreben:

a) Es muß eine kontrollierte Integration des genetischen Materials gewährleistet sein, um schädliche Wirkungen desselben auf den Genbestand der Wirtszelle zu vermeiden.

b) Die Stabilität der Integration muß gesichert sein.

c) Eine adäquate Regulation der Expression muß gewährleistet sein.

d) Die Gewebsspezifität der Integration ist erforderlich; insbesondere dürfen bei einer somatischen Gentherapie die Keimbahnzellen nicht getroffen werden.

2.5 Bei Beachtung der unter 2.3 und 2.4 genannten Bedingungen sind Versuche einer somatischen Gentherapie als Erweiterung der bisherigen Therapieformen ethisch vertretbar.

## 3. Keimbahngentherapie

Eine Keimbahngentherapie ist schon wegen ihrer zur Zeit unabsehbaren Folgen auf das Individuum und seine Nachkommenschaft ausnahmslos abzulehnen.

Mitglieder der Arbeitsgruppe

Frau Prof. Dr. rer. nat. Ch. Fonatsch (Federführung)
Leiterin der Abt. Tumorzytogenetik
Institut für Humangenetik der Medizinischen Universität zu Lübeck

Prof. Dr. H. Grosse-Wilde
Direktor des Instituts für Immungenetik der Universität Essen

Prof. Dr. P. Propping
Direktor des Instituts für Humangenetik der Universität Bonn

Prof. Dr. rer. nat. T. Trautner
Max-Planck-Institut für Molekulare Genetik, Berlin

Prof. Dr. R. Thomssen
Vorstand der Abteilung Med. Mikrobiologie, Zentrum für Hygiene und Humangenetik der Universität Göttingen

Prof. Dr. H.-B. Wuermeling
Direktor des Instituts für Rechtsmedizin der Universität Erlangen

Korrespondenzanschrift:
Zentrale Kommission
der Bundesärztekammer
Herbert-Lewin-Straße 1
5000 Köln 41

Sonderdruck
„DEUTSCHES ÄRZTEBLATT – ÄRZTLICHE MITTEILUNGEN“

92. Jahrgang / Heft 11, A: Seite 789–794; B: Seite 583–588; C: Seite 507–512 / 17. März 1995 / Postverlagsort Köln

BUNDESÄRZTEKAMMER

# Richtlinien zum Gentransfer in menschliche Körperzellen

## Richtlinien des Ständigen Arbeitskreises „Biomedizinische Ethik und Technologiefolgenabschätzung“ beim Wissenschaftlichen Beirat

### Vorwort

Die am 12. Oktober 1989 von der „Zentralen Kommission der Bundesärztekammer zur Wahrung ethischer Grundsätze in der Reproduktionsmedizin, Forschung an menschlichen Embryonen und Gentherapie“ veröffentlichten (Dt. Ärztebl. 86 (1989) A 2957–2959 [Heft 41]) „Richtlinien zur Gentherapie beim Menschen“ waren als ein antizipatorisches wissenschaftspolitisches Statement zu verstehen, indem sie

– die medizinische und ethische Zulässigkeit einer somatischen Gentherapie ebenso wie die medizinische und ethische Unzulässigkeit einer Keimbahntherapie feststellten und begründeten,

– Empfehlungen für eine zukünftige Regelung der somatischen Gentherapie zur Diskussion stellten und

– den Anspruch der Wissenschaftler und Ärzte auf maßgebliche Beteiligung an einem zukünftigen Zulassungsverfahren von Forschungsprojekten der somatischen Gentherapie anmeldeten.

Seither hat die gentechnische und molekularbiologische Forschung die methodischen Grundlagen für einen Gentransfer in menschliche Körperzellen bis zur Anwendungsreife entwickelt. Erste klinische Versuche eines somatischen Gentransfers zu diagnostischen und therapeutischen Zwecken haben bereits begonnen, zahlreiche weitere befinden sich in Planung. Damit wird die Erstellung und Verwirklichung eines konkreten, einheitlichen, verbindlichen Regelungskonzeptes zwingend. Der Ständige Arbeitskreis „Biomedizinische Ethik und Technologiefolgenabschätzung“ beim Wissenschaftlichen Beirat der Bundesärztekammer hat, einer Bitte des Vorstandes folgend, in Zusammenarbeit mit dem „Arbeitskreis Medizinischer Ethik-Kommissionen in der Bundesrepublik Deutschland“ die nachstehenden Richtlinien erarbeitet. In dem vorangestellten Ausführungsbeschluß zu § 1 Abs. 3 BO wird darauf hingewiesen, daß bei Anwendung der somatischen Gentherapie nach den Richtlinien zu verfahren ist.

Diese Richtlinien hat der Vorstand der Bundesärztekammer am 20. Januar 1995 zustimmend zur Kenntnis genommen und ihre Veröffentlichung beschlossen.

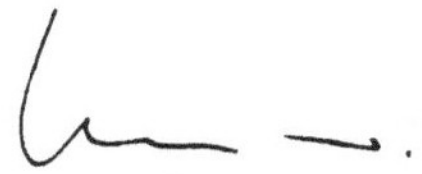

Dr. med. K. Vilmar
Präsident der Bundesärztekammer
und des Deutschen Ärztetages

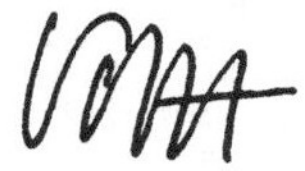

Prof. Dr. med. H. P. Wolff
Vorsitzender des Ständigen Arbeitskreises „Biomedizinische Ethik und Technologiefolgenabschätzung“

### Beschluß des Vorstandes der Bundesärztekammer vom 20. Januar 1995

Der Arzt ist verpflichtet, seinen Beruf gewissenhaft auszuüben (§ 1 Abs. 3 Musterberufsordnung). Er schuldet dem Patienten eine Behandlung nach den Regeln der ärztlichen Kunst.

Der Vorstand der Bundesärztekammer stellt fest, daß nach dem derzeitigen Stand der medizinischen Wissenschaft die Anwendung der somatischen Gentherapie nur dann diesen Anforderungen genügt, wenn nach den nachstehenden Richtlinien zum „Gentransfer in menschliche Körperzellen“ verfahren wird.

### 1. Begriffsbestimmung

– *Gentransfer* (GT): Gezielte Einführung von Genen oder Polynukleotiden*) in Zellen.

– *Genkonstrukt* (GK): Das transferierte genetische Material.

– *Somatischer Gentransfer* (SGT): Übertragung von Genen oder Polynukleotiden in menschliche Körperzellen. Mit dem Begriff „somatisch“ wird der hier gemeinte Gentransfer vom Gentransfer in Zellen der Keimbahn abgegrenzt.

– *Gentherapie:* Gentransfer in menschliche Zellen oder Gewebe mit therapeutischer Zielsetzung.

### 2. Medizinische, rechtliche und ethische Zulässigkeit

*2.1* Der SGT zu diagnostischen, therapeutischen oder präventiven Zwecken steht erst am Anfang seiner Entwicklung. Seine versuchsweise Anwendung am Menschen beschränkt sich vorerst auf schwere Krankheiten, insbesondere solche, die mit anderen Mitteln nicht heilbar sind und häufig tödlich verlaufen. Eine Keimbahntherapie ist nach derzeitiger Auffassung aus wissen-

*) Ausgenommen sind ausschließlich transkriptionshemmende Oligonukleotide

schaftlichen, medizinischen und ethischen Gründen unzulässig und nach dem Embryonenschutzgesetz verboten.

*2.2* In Abhängigkeit von Wirkungsprinzip und jeweiligem Anwendungsziel ist der Gentransfer

– ein *diagnostisches Verfahren* – zum Beispiel die Einbringung von Markergenen in definierte Zellpopulationen zur Klärung ihres Verbleibs und Verhaltens in vivo, insbesondere für die Optimierung oder Begleitung einer Therapie,

– eine *Substitutionstherapie* – zum Beispiel durch Ersatz oder Korrektur fehlender oder gestörter Genfunktionen bei Erbleiden,

– eine *Additionstherapie* – zum Beispiel durch Verstärkung physiologischer Genfunktionen in der Immunabwehr maligner und viraler Erkrankungen,

– eine *Suppressionstherapie* – zum Beispiel durch Unterdrückung pathogener Genaktivitäten bei Krebs und Virusinfekten.

Insofern unterscheidet sich der SGT nicht von anderen Diagnostik- und Therapiemethoden, die ihr Ziel durch Einsatz von Reagenzien, Medikamenten, Operationen, Strahlen, Prothesen oder Organtransplantaten erreichen.

*2.3* Die Anwendung des SGT am Menschen wirft keine grundsätzlich neuen ethischen und rechtlichen Probleme auf. Als eine Methode der molekularen Medizin verfolgt sie ihre Ziele auf einer neuen Ebene. Deshalb ist sie in geeigneten Fällen medizinisch und ethisch vertretbar, sofern die technische und biologische Sicherheit des Transferverfahrens und die Einhaltung der Regeln zur biomedizinischen Forschung am Menschen gewährleistet sind (zum Beispiel Deklaration von Helsinki, Gentechnikgesetz, AMG etc.).

*2.4* Die versuchsweise Anwendung des somatischen Gentransfers beim Menschen ist neben den Anforderungen durch den gesetzlichen Rahmen durch ein besonderes Verfahren gemäß den nachfolgenden Richtlinien geregelt.

## 3. Richtlinien

– Die Richtlinien regeln die Beurteilung der Zulässigkeit von klinischen Versuchen mit somatischem Gentransfer (§ 1 Abs. 4 Berufsordnung). Sie zielen auf die Einbringung fachlicher Kompetenz in das Beurteilungsverfahren und seine zügige Abwicklung.

– Die Versuche mit somatischem Gentransfer können nur durchgeführt werden, wenn der verantwortliche Leiter des klinischen Versuches auf der Grundlage eines Protokolls entsprechend den Richtlinien Abs. 3.2 und 4. hierzu das Votum der zuständigen Ethik-Kommission eingeholt hat.

– Die örtliche Ethik-Kommission soll vor Abgabe ihres Votums eine beratende Stellungnahme der Kommission „Somatische Gentherapie" der Bundesärztekammer einholen.

– Die Richtlinien gelten nicht für Anwendungsverfahren des somatischen Gentransfers, die sich nach Feststellung der Kommission „Somatische Gentherapie" nicht mehr im Versuchsstadium befinden.

– Die Richtlinien werden dem jeweiligen wissenschaftlichen Kenntnisstand angepaßt.

*3.1* Berufsrechtliche Voraussetzungen

3.1.1 Verantwortlicher Leiter des klinischen Versuchs muß ein approbierter Arzt sein. Der somatische Gentransfer auf Patienten darf nur von einem approbierten Arzt vorgenommen werden.

3.1.2 Der verantwortliche Leiter des klinischen Versuchs legt den Antrag mit ausführlichen Prüfungsunterlagen und einem zusätzlichen Exemplar zur Weiterleitung an die Kommission „Somatische Gentherapie" der zuständigen Ethik-Kommission (Fakultätskommission oder Kommission der Landesärztekammer) vor.

Der Antrag muß enthalten

– eine auf einer Seite zusammengefaßte Darstellung des Versuchsvorhabens,

– eine ausführliche Beschreibung des Versuchsvorhabens unter Berücksichtigung der „Biomedizinischen Planungs- und Prüfungskriterien" (s. Anhang A, Abs. 1),

– je einen beruflichen Lebenslauf des verantwortlichen Leiters des klinischen Versuchs und der Mitglieder der Projektgruppe.

3.1.3 Gegenstand der Beurteilung des Antrags durch die örtliche Ethik-Kommission ist die Einhaltung der Richtlinien unter ausdrücklicher Berücksichtigung der „Biomedizinischen Planungs- und Prüfungskriterien" (s. Anhang A) und hierbei besonders:

– der medizinischen Indikation und ihrer Begründung,

– der wissenschaftlichen Qualität des Forschungsvorhabens,

– der Nutzen-Risiko-Abwägung,

– der wissenschaftlichen, technischen und ärztlichen Qualifikation der Antragsteller,

– der Einhaltung der nationalen und der internationalen Regeln für die biomedizinische Forschung an Menschen gemäß der revidierten Deklaration von Helsinki,

– der ethischen Vertretbarkeit des Forschungsvorhabens.

3.1.4 Die örtliche Ethik-Kommission soll die Kommission „Somatische Gentherapie" der Bundesärztekammer beratend hinzuziehen. Die Kommission „Somatische Gentherapie" gibt ihr Votum gegenüber der örtlichen Ethik-Kommission ab, die es in die Beurteilung des Antrages ausdrücklich einbezieht.

3.1.5 Die Kommission „Somatische Gentherapie" ist als beratender Ausschuß bei der Bundesärztekammer einzurichten. Der Kommission „Somatische Gentherapie" sollen angehören:

Fünf Biowissenschaftler, von denen wenigstens drei Ärzte sein müssen,

ein Mitglied der „Zentralen Kommission für die biologische Sicherheit",

ein Ethikwissenschaftler,

ein Rechtswissenschaftler,

ein Vertreter des Öffentlichen Lebens,

sowie jeweils ein Stellvertreter der Genannten.

Die Mitglieder der Kommission werden vom Vorstand der Bundesärztekammer berufen.

3.1.6 Die Kommission „Somatische Gentherapie" soll weiterhin

– die örtlichen Ethik-Kommissionen bei der Beurteilung von Anträgen beraten und damit auf eine Vereinheitlichung der Begutachtungspraxis hinwirken,

– feststellen, ob ein Verfahren das Versuchsstadium verlassen hat,

– die nationale und internationale Entwicklung beobachten,

– einen Jahresbericht erstellen.

*3.2* Biomedizinische Voraussetzungen

Im Antrag werden Angaben gemäß den „Biomedizinischen Planungs- und Prüfungskriterien" verlangt (s. Anhang A, Abs. 1-7) zu:

– Behandlungsziel, Indikationsstellung und Nutzen-Risiko-Verhältnis (s. Anhang A, Abs. 1).

– Methodik: Transfersystem, präklinische Studien, Sicherheitsprüfung (s. Anhang A, Abs. 2/3).

– Klinisches Vorgehen (s. Anhang A, Abs. 4).

– Patientenauswahl (s. Anhang A, Abs. 5).

– Patientenbezogene Nutzen-Risiko-Abschätzung (s. Anhang A, Abs. 6).

– Auswirkungen auf die Allgemeinheit (s. Anhang A, Abs. 7).

– Fachliche Qualifikation, personelle und technische Voraussetzungen (s. Anhang A, Abs. 8, s. auch Abs. 8.3).

## 4. Aufklärung und Einwilligung

Die betroffenen Patienten beziehungsweise ihre gesetzlichen Vertreter müssen vor Beginn des klinischen Versuchsprogrammes durch den ärztlichen Projektleiter ausführlich und verständlich, gegebenenfalls in ihrer Landessprache, aufgeklärt werden über:

- Art und Ziel des geplanten Eingriffes,
- dessen Erfolgsaussichten, Risiken und Nebenwirkungen im Vergleich mit anderen möglichen Behandlungen,
- Ablauf und Einzelschritte des Vorgehens einschließlich der damit verbundenen - auch zeitlichen - Belastung,
- Darstellung der Mehrbelastung, die sich aus dem Versuchscharakter des Eingriffes ergibt,
- Begründung einer etwaigen Randomisierung und/oder Verwendung von Placebo,
- wer das finanzielle Risiko aus der Gefahr des Versuches trägt, gegebenenfalls welche Versicherung,
- die Kosten des Verfahrens und wer sie trägt,
- die Pflichten des Patienten im Rahmen des klinischen Versuchsprogrammes und die Erwartung seiner Zustimmung zur Durchführung einer inneren Untersuchung seines Körpers im Todesfall, unabhängig von dessen Ort, Zeit oder Zusammenhang mit der Behandlung,
- das zu erwartende Interesse der Öffentlichkeit und die dadurch gegebene mögliche Belastung.

Die mündliche Aufklärung ist durch ein ausführliches Patientenmerkblatt zu ergänzen (s. Anhang B, Abs. 1). Die Einwilligungserklärung (s. Anhang B, Abs. 2) muß schriftlich erfolgen.

## 5. Vertraulichkeit und Datenschutz

Für die somatische Gentherapie gelten die gleichen Regeln der ärztlichen Schweigepflicht und des Datenschutzes wie für andere medizinische Maßnahmen auch (s. auch § 3 BO).

## 6. Versicherungsschutz

Der Leiter des Versuchsvorhabens hat vor Beginn des klinischen Versuchs dafür zu sorgen, daß für die behandelte Person ein angemessener Versicherungsschutz besteht.

## 7. Dokumentation und Berichterstattung

Der Leiter des klinischen Versuchs hat der zuständigen Ethik-Kommission

- ernsthafte Neben- beziehungsweise Schädigungseinwirkungen der Versuchsmaßnahmen unverzüglich und in einem schriftlichen Bericht anzuzeigen,
- Zwischenberichte über den Fortschritt des Versuchsprogramms in jährlichen Abständen oder über einen Zeitraum vorzulegen, der eine Beobachtung und Dokumentierung aller wesentlichen Behandlungseffekte ermöglicht,
- die Todesursache und die Ergebnisse der beim Tode eines Patienten durchgeführten Sektion mitzuteilen.

Die der örtlichen Ethik-Kommission zugegangenen Berichte sollen der Kommission „Somatische Gentherapie" der Bundesärztekammer zugeleitet werden.

# Anhang

## A. Biomedizinische Planungs- und Prüfungskriterien

Bei der Formulierung des Versuchsprotokolls durch den Antragsteller ist grundsätzlich ausführlich auf die einzelnen Punkte des nachfolgenden Fragenkatalogs einzugehen.

Die Kommission „Somatische Gentherapie" kann unter bestimmten Voraussetzungen im Einzelfall prüfen, ob ein Antrag bevorzugt beschieden werden sollte.

## 1. Behandlungsziele und Indikationsstellung

*1.1* Transfer eines GK mit therapeutischer Zielsetzung

1.1.1 Warum ist die betreffende Krankheit für eine Gentherapie geeignet? Beschreibung von Krankheitsursache, -verlauf und und klinischer Variabilität. Welche objektivierbaren und/oder quantifizierbaren Befunde/Daten lassen sich zur Charakterisierung von Krankheitsverlauf und -stadium machen? Welche sind maßgeblich für die Stellung der Indikation zum somatischen Gentransfer? Ist der Krankheitsverlauf hinreichend voraussagbar, um therapeutische Effekte objektivieren zu können?

1.1.2 Zielt der Versuch ab auf eine Prävention der Krankheit beziehungsweise ihrer klinischen Manifestation beziehungsweise bestimmter Krankheitssymptome oder auf eine Rückbildung bestehender Krankheitsbefunde/-symptome oder eine Heilung?

1.1.3 Welche therapeutischen Alternativen gibt es? Wie sind Nutzen und Risiken des Versuchs im Vergleich zu bestehenden Alternativen (keine Behandlung, Standardbehandlung, symptomatische Behandlung) zu beurteilen?

1.1.4 Soll parallel zum Versuchsprotokoll eine konventionelle Therapie eingeleitet oder fortgesetzt werden? Wie lassen sich die Effekte der verschiedenen Maßnahmen voneinander abgrenzen?

*1.2* Transfer eines GK mit anderer Zielsetzung

1.2.1 Welche Fragestellungen sollen mit der Verwendung des GK beantwortet werden? In welche Zellen soll das GK transferiert werden?

1.2.2 Welche methodischen Alternativen existieren? Worin bestehen die relativen Vor- und Nachteile dieser Alternativen?

## 2. Methodik

*2.1* Charakterisierung des Transfersystems

Handelt es sich um ein neuartiges Gentransfersystem, oder wurden gleiche oder ähnliche Transfersysteme oder Genkonstrukte schon vorher am Menschen angewendet?

2.1.1 Struktur des Genkonstruktes

Beschreibung (gegebenenfalls Nukleotidsequenz, Restriktionskarte) der chemischen Struktur des GK (DNA genomisch, cDNA, RNA, synthetische Oligonukleotide, Herkunft/Spezies, gegebenenfalls biologischer Vektor, gegebenenfalls physikalisches/chemisches Transfersystem).

2.1.2 Welche regulatorischen Elemente enthält das Genkonstrukt (Promotor, Enhancer, Polyadenylierungssignal, Replikationsursprung, hormonresponsive Domänen etc.)? Beschreibung des Kenntnisstandes bezüglich dieser regulatorischen Elemente.

2.1.3 Darstellung der einzelnen Schritte zur Herstellung des GK.

*2.2* Zusammensetzung des dem Patienten verabreichten Materials

2.2.1 Beschreibung der Art und Darreichungsform des Materials, welches dem Patienten verabreicht werden soll. Nachweis der standardisierten Herstellung bzw. Reinigung (GMP-Standard).

2.2.2 Welchen Reinheitsgrad hat das GK, und wie wurde dieser bestimmt? Welche Nachweissensitivität bezüglich möglicher biologisch relevanter Kontaminationen (zum Beispiel Zellbestandteile, andere Viren, Nukleinsäuren, Proteine) haben die angewendeten Bestimmungsmethoden?

2.2.3 Bei Genkonstrukten auf viraler Basis: Angabe der Wirtszellen, ihrer Kulturbedingungen (Medium, Medienzusätze), Aufreinigungsmethode.

2.2.4 Bei vorausgegangener Ko-Kultivierung von Zellen: Welche Zellen wurden verwendet? Welche Maßnahmen wurden durchgeführt, um biologisch relevante Kontaminationen zu entdecken und zu eliminieren? Welche Nachweissensitivität bezüglich solcher Kontaminationen hat diese Analyse?

2.2.5 Bei anderen Methoden des GK-Transfers (physikalisch, chemisch): Welche Maßnahmen wurden durchgeführt, um biologisch relevante Kontaminationen zu entdecken und zu eliminieren? Welche Nachweissensitivität bezüglich solcher Kontaminationen hat diese Analyse?

2.2.6 Beschreibung aller übrigen Substanzen, die bei der Herstellung des an Patienten zu verabreichenden Materials verwendet wurden (zum Beispiel Helfervirus).

## 3. Präklinische Untersuchungen, einschließlich Risikoabschätzungsstudien

*3.1* Untersuchungen zum Transfersystem

3.1.1 Welches sind die Zielzellen des GK?

3.1.2

a) Wenn ein in vivo-Transfer geplant ist, welche Applikationsform wird gewählt? Wie verteilt sich das GK im Organismus? Was ist die theoretische und praktische (gegenenfalls Tiermodelle) Grundlage für die Annahme, daß die Zielzellen das GK aufnehmen? Gibt es Hinweise darauf, daß auch andere Zellen oder Gewebe das GK aufnehmen? Welche Konsequenzen ergeben sich gegebenenfalls hieraus? Welche Nachweisverfahren zur Verteilung des GK werden nach in vivo-Applikation gewählt?

b) Wenn die Zielzellen ex vivo behandelt werden sollen, wie werden sie vor und nach Gentransfer charakterisiert? Was ist die theoretische und praktische Grundlage für die Annahme, daß nur die Zielzellen das GK aufnehmen?

3.1.3 Handelt es sich um den Transfer eines replikationskompetenten Systems (Virus, Episom)?

3.1.4 Wie effizient ist das Transfersystem (Anteil transformierter Zielzellen)?

3.1.5 Wie und mit welcher Sensitivität wird der Verbleib des GK geprüft? Wird das GK chromosomal integriert, oder verbleibt es als Episom? Ist das GK nach Transfer in sich rearrangiert?

3.1.6 Wie hoch ist die Kopienzahl des GK pro Zelle? Wie stabil ist das GK in quantitativer und qualitativer Hinsicht?

3.1.7 Welche Zellkultur- und Tiermodelle wurden verwendet, um die Wirksamkeit des Transfersystems in vivo und in vitro zu ermitteln? In welcher Hinsicht ähneln oder unterscheiden sich diese Modelle von der vorgesehenen Behandlung des Menschen?

3.1.8 Wie hoch wird die minimale Effizienz des GK-Transfers beziehungsweise die Höhe der betreffenden Genexpression eingeschätzt, welches für einen erfolgreichen Einsatz am Menschen als erforderlich betrachtet wird? Wie wurde dieses Niveau ermittelt?

3.1.9 In welchem Umfang rührt die beobachtete Genexpression aus dem GK, aus dem Empfängergenom beziehungsweise aus der Interaktion zwischen beiden her? In welchem Umfang verändert die Aufnahme bzw. Integration des GK die Expression anderer Gene?

3.1.10 Ist das Produkt der GK-Expression biologisch aktiv? Wie hoch ist das Ausmaß biologischer Aktivität, verglichen mit dem biologischen Normalzustand?

3.1.11 Wird das GK in anderen außer in den beabsichtigten Zielzellen exprimiert? Wenn ja, in welchem Ausmaß?

*3.2.* Untersuchungen zur Sicherheit des Transfer-/Expressionssystems

3.2.1 In welche Zelltypen wird das GK eingeführt? Welche Zellen produzieren gegebenenfalls infektiöse Partikel?

3.2.2 Wird ein Helfervirus verwendet? Welche Eigenschaften hat der Helfervirus? Kann das GK vom Helfervirus getrennt werden?

3.2.3 Wie stabil sind das GK beziehungsweise das resultierende Virus gegen Verlust, Rearrangement, Rekombination und Mutation? Was ist über das mögliche Ausmaß von Rearrangement oder Rekombination mit endogenen oder anderen viralen Sequenzen in den Zellen des Patienten bekannt? Welche Maßnahmen sind erfolgt, eine GK-Instabilität zu minimieren? Welche Laboruntersuchungen wurden durchgeführt, um die GK-Stabilität zu prüfen, und wie hoch ist die Sensitivität dieser Analysen?

3.2.4 Welche Laborerfahrung existiert hinsichtlich möglicher schädlicher Nebenwirkungen des GK-Transfers, beispielsweise Auslösung von Tumorwachstum, schädlichen Mutationen, Erzeugung infektiöser Partikel und Immunreaktionen? Welche Maßnahmen sind bei der GK-Herstellung ergriffen worden, um die Pathogenität zu minimieren? Welche Laboruntersuchungen sind erfolgt, um die GK-Pathogenität zu prüfen, und wie hoch war die Sensitivität dieser Analysen? Liegen Ergebnisse pharmakologisch-toxikologischer Untersuchungen vor?

3.2.5 Gibt es im Tierversuch Hinweise darauf, daß das GK andere als zur Behandlung vorgesehene Zellen befallen hat, insbesondere Keimzellen? Wie hoch ist die Sensitivität dieser Analysen?

3.2.6 Wurden dem beantragten Verfahren ähnliche Versuche bei nichtmenschlichen Primaten und/oder anderen Versuchstieren oder beim Menschen selbst angewandt? Was waren die Resultate? Gab es insbesondere Hinweise darauf, ob der virale Vektor mit anderen endogenen oder anderen viralen Sequenzen in diesen Tieren rekombinierte? Handelt es sich um neue Vektoren, oder wurden diese oder ähnliche bereits beim Menschen eingesetzt?

## 4. Klinisches Vorgehen, einschließlich Patientenüberwachung

*4.1* Sollen Zellen dem Patienten entnommen und ex vivo behandelt werden? Wenn ja, welche Zellen, wie viele, wie oft und in welchen Abständen?

*4.2* Welche behandelten Zellen oder Genkonstrukte werden dem Patienten verabreicht? Wie und in welchen Mengen erfolgt die Verabreichung? Ist eine einzige oder sind multiple Behandlungen vorgesehen? Über welchen Zeitraum erstreckt sich die gesamte Behandlung?

*4.3* Sind zusätzliche Behandlungsformen zur Reduktion von Zellen mit genetischen Fehlfunktionen geplant (zum Beispiel Bestrahlung oder Chemotherapie)?

*4.4* Wenn eine in vivo-Behandlung geplant ist: Wie oft, über welchen Zeitraum, in welcher Einzeldosis/Gesamtmenge sollen das GK oder die gentechnologisch veränderten Zellen verabreicht werden?

*4.5* Wie soll geprüft werden, ob das GK von den Zellen des Patienten aufgenommen und darin exprimiert wird? Sind die rezipienten Zellen mit der beabsichtigten Zielzellpopulation identisch? Wie sensitiv sind diese Analysen?

*4.6* Welche Untersuchungen sind zum Nachweis von Verbleib und Auswirkungen von kontaminierenden Substanzen vorgesehen?

*4.7* Wie sind die klinischen Endpunkte der Studie definiert? Sind objektivierende und quantifizierende Messungen zur Beurteilung der Ergebnisse vorgesehen? Wie werden die Patienten hinsichtlich spezifischer Nebenwirkungen der Behandlung (beispielsweise Immunreaktionen) überwacht? Welche Parameter werden mit welchen Methoden wie oft überprüft? Wie hoch ist die Nachweisempfindlichkeit der angewendeten Methoden? Über welchen Zeitraum sind Nachuntersuchungen vorgesehen?

*4.8* Welche Maßnahmen werden ergriffen, um nachteilige Spätfolgen gegebenenfalls unter Kontrolle zu halten oder zu beseitigen? In welchem Verhältnis stehen Eingriffsrisiken zu den Folgen der nicht gentherapeutisch angegangenen Erkrankung?

*4.9* Welche post mortem-Untersuchungen sind im Falle des Ablebens des Patienten geplant?

## 5. Patientenauswahl

*5.1* Wie viele Patienten sollen über welchen Zeitraum hinweg behandelt werden?

*5.2* Welche Rekrutierungs- und Auswahlverfahren sind vorgesehen? Welches sind die Einschluß- und Ausschlußkriterien?

*5.3* Nach welchen Gesichtspunkten werden Patienten ausgewählt, wenn eine größere Anzahl Patienten einer geringeren Zahl von Behandlungsmöglichkeiten gegenübersteht?

## 6. Patientenbezogene Nutzen-Risiko-Abschätzung

Der Einbeziehung von Patienten in das Versuchsprogramm muß eine eingehende fallbezogene Nutzen-Risiko-Abwägung vorangehen. Beschreiben Sie die von Ihnen gewählten Kriterien.

## 7. Auswirkungen auf die Allgemeinheit

*7.1* Besteht die Möglichkeit, daß sich das GK vom Patienten auf andere (beispielsweise Patienten im gleichen Krankenzimmer, medizinisches Personal, Familienmitglieder) oder die allgemeine Umwelt ausbreitet? Ergeben sich hieraus Gefahrenmomente, und welche Vorsorgemaßnahmen werden gegebenenfalls gegen eine solche Ausbreitung getroffen?

Welche Maßnahmen werden ergriffen, mögliche Risiken für die Allgemeinheit zu mindern?

*7.2* Werden genetische Risiken für Nachkommen des behandelten Patienten erwartet?

## 8. Qualifikationen des Antragsstellers, Ausstattung von Labor und Klinik

*8.1* Es wird vorausgesetzt, daß der Projektleiter Arzt ist und einschlägige Therapieerfahrung besitzt. Dem Team muß ein Arzt oder Wissenschaftler angehören, der über eine mindestens zweijährige Erfahrung als Projektleiter nach dem Gentechnikgesetz verfügt.

## C. Einverständniserklärung zur Teilnahme an der klinischen Studie

Herr/Frau____________________hat mit mir, ____________________
(Name des aufklärenden Arztes) (Patientenname u.-vorname)

heute ein ausführliches abschließendes Aufklärungsgespräch geführt. Ich konnte dabei alle mich interessierenden Fragen stellen. Ferner hatte ich Gelegenheit, das Merkblatt genau durchzulesen und auch dazu Fragen zu stellen. Ein Exemplar des Merkblattes ist mir zum Verbleib ausgehändigt worden. Ich habe verstanden, daß die o.g. Methode bislang noch nicht bei einer größeren Patientenzahl zur Anwendung gekommen ist.

Ich bin damit einverstanden,
daß ich in ein Forschungsvorhaben einbezogen werde. Ich bin darüber unterrichtet, daß ich meine Einwilligung in die Teilnahme am Forschungsvorhaben jederzeit frei widerrufen kann, ohne daß mir irgendwelche Nachteile entstehen. Falls ich teilnehme, bin ich bereit, langfristig (mindestens zehn Jahre) an Nachsorgeuntersuchungen teilzunehmen.

Im übrigen bin ich – unabhängig vom Zeitpunkt meines Todes und dessen Ursache – damit einverstanden, daß nach meinem Ableben eine innere Untersuchung meines Körpers vorgenommen werden darf.

____________, den__________
(Ort) (Datum)

____________________
(Unterschrift der Versuchsperson)
(auch Kinder, soweit einsichtsfähig)

____________________
(Zeuge)
(Ist die zu behandelnde Person zur Unterschrift nicht fähig, so kann der Nachweis der Aufklärung und Einwilligung durch einen dabei anwesenden Zeugen geführt werden)

____________________
(gesetzlicher Verteter)

____________________
(gesetzlicher Verteter)

____________________
(Arzt)

*8.2* Wie viele und in welchen Gebieten weiter- beziehungsweise ausgebildete Mediziner/Nichtmediziner werden an dem Versuchsvorhaben teilnehmen?

*8.3* Wer stellt das Genkonstrukt in welchem Labor, in welcher Einrichtung (Universität, Institut, Pharmaunternehmen) her?

*8.4* In welcher Klinik soll der Gentransfer erfolgen? Welche klinischen Einrichtungen sind für die Durchführung des Versuchsprogramms besonders wichtig/notwendig/vorhanden? Soll der Gentransfer ambulant oder stationär, auf Allgemeinstationen oder in besonderen Behandlungseinrichtungen (Spezialstationen, Spezialambulanzen) durchgeführt werden?

*8.5* Wo werden die Patienten in der Nachuntersuchungsphase untergebracht?

## B. Aufklärung und Einwilligung

1. Das Merkblatt muß in ausführlicher und verständlicher Form alle für die Entscheidungsfindung des Patienten wichtigen Informationen (s. Abs. 4 der Richtlinien) enthalten.
2. Die schriftliche Einwilligungserklärung soll in Anlehnung an das Muster erfolgen.



Wissenschaftlicher Beirat
der Bundesärztekammer
Geschäftsführung
Herbert-Lewin-Straße 1
50931 Köln

# Sachverzeichnis

## C

## D

**F**

**G**

## I

## K

**L**

**Q**



**R**

**S**

**U**

FSC
www.fsc.org
MIX
Papier | Fördert gute Waldnutzung
FSC® C083411

Kolibri 360 GmbH
Ferdinand-Jühlke-Straße 7
99095 Erfurt, Deutschland
produktsicherheit@kolibri360.de